国家卫生健康委员会"十三五"规划教材

专科医师核心能力提升导引丛书

供专业学位研究生及专科医师用

运动创伤学

Sports Traumatology

主　编　敖英芳

副主编　姜春岩　蒋　青

　　　　雷光华　唐康来

人民卫生出版社

·北　京·

图书在版编目（CIP）数据

运动创伤学 / 敖英芳主编. —北京：人民卫生出版社，2020.9

ISBN 978-7-117-30463-4

Ⅰ.①运… Ⅱ.①敖… Ⅲ.①运动性疾病-创伤外科学-教材 Ⅳ.①R873

中国版本图书馆 CIP 数据核字（2020）第 176257 号

人卫智网	www.ipmph.com	医学教育、学术、考试、健康，购书智慧智能综合服务平台
人卫官网	www.pmph.com	人卫官方资讯发布平台

运动创伤学

Yundong Chuangshangxue

主　　编：敖英芳

出版发行：人民卫生出版社（中继线 010-59780011）

地　　址：北京市朝阳区潘家园南里 19 号

邮　　编：100021

E - mail：pmph @ pmph.com

购书热线：010-59787592　010-59787584　010-65264830

印　　刷：三河市潮河印业有限公司

经　　销：新华书店

开　　本：850×1168　1/16　　印张：32　　插页：16

字　　数：903 千字

版　　次：2020 年 9 月第 1 版

印　　次：2020 年 12 月第 1 次印刷

标准书号：ISBN 978-7-117-30463-4

定　　价：145.00 元

编 者 （按姓氏笔画排序）

马　勇　北京大学第三医院

马信龙　天津市天津医院

王　成　北京大学第三医院

王　洪　华中科技大学同济医学院附属
　　　　协和医院

王　涛　天津市天津医院

王　靖　湖南省人民医院

王卫明　大连大学附属中山医院

王健全　北京大学第三医院

王雪松　北京积水潭医院

韦庆军　广西医科大学第一附属医院

田彦杰　北京大学第三医院

白伦浩　中国医科大学附属盛京医院

吕红斌　中南大学湘雅医院

华英汇　复旦大学附属华山医院

刘　平　北京大学第三医院

刘　波　北京积水潭医院

刘　彬　北京大学第三医院

刘宝荣　湖南省人民医院

齐　强　北京大学第三医院

闫　辉　北京大学第三医院

孙建军　北京大学第三医院

孙贵才　南昌大学第四附属医院

李　箭　四川大学华西临床医学院（华西
　　　　医院）

李文翠　深圳大学第一附属医院

李志刚　北京大学第三医院

李建军　中国康复研究中心

李彦林　昆明医科大学第一附属医院

杨　军　北京大学第三医院

杨　波　中国医学科学院北京协和医院

杨　柳　陆军军医大学第一附属医院

杨渝平　北京大学第三医院

吴　萌　兰州大学第二医院

余家阔　北京大学第三医院

张　珂　北京大学第三医院

张　磊　中国中医科学院望京医院

张铃福　北京大学第三医院

陆　伟　深圳大学第一附属医院

陈世益　复旦大学附属华山医院

陈崇民　沈阳市骨科医院

陈廖斌　武汉大学中南医院

邵德成　河北医科大学第三医院

林向进　浙江大学医学院附属第一医院

欧阳侃　深圳大学第一附属医院

岳　冰　上海交通大学医学院附属仁济医院

周敬滨　国家体育总局运动医学研究所

郑　江　西安交通大学医学院附属红会医院

胡跃林　北京大学第三医院

段小军　陆军军医大学第一附属医院

修典荣　北京大学第三医院

施忠民　上海市第六人民医院

姜春岩　北京积水潭医院

洪劲松　广州市正骨医院

敖英芳　北京大学第三医院

袁慧书　北京大学第三医院

徐　雁　北京大学第三医院

徐海林　北京大学人民医院

高石军　河北医科大学第三医院

郭秦炜　北京大学第三医院

唐康来　陆军军医大学第一附属医院

黄华扬　中国人民解放军南部战区总医院

黄红拾　北京大学第三医院

崔立刚　北京大学第三医院

主 编 简 介

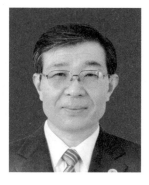

敖英芳　主任医师、教授、博士生导师，北京大学运动医学研究所所长、北京大学第三医院崇礼院区院长，国家区域医疗中心建设项目负责人、"庆祝中华人民共和国成立70周年"纪念章获得者、享受国务院政府特殊津贴。中华医学会常务理事、中国医师协会运动医学医师分会会长、中国体育科学学会副理事长，中华医学会运动医疗分会前任主任委员、中华医学会骨科学分会委员、中华医学会骨科学分会关节镜学组组长、中国体育科学学会运动医学分会副主任委员、北京医师协会运动医学专科医师分会会长、亚洲关节镜学会主席、亚洲关节软骨修复学会秘书长、国际关节软骨修复学会中国部创始主席。

从事临床医疗教学工作38年，临床专业为运动创伤学，专长为膝关节损伤治疗和软骨损伤修复与重建。中国运动医学与关节镜微创外科领军者，国家唯一运动医学重点学科带头人，中国奥委会唯一指定运动员伤病防治中心负责人，教育部创新团队带头人，国家临床重点专科建设项目负责人，国家卫生健康突出贡献中青年专家，全国优秀科技工作者。发表学术论文409篇（SCI 129篇），主持国家863计划、国家科技支撑计划、国家自然科学基金重点项目等国家级科研项目9项，担任2项国家重点研发计划"科技冬奥"重点专项的课题负责人、"十三五"国家重点研发计划重点专项总体专家组组长，主编专著12部。获国家科学技术进步奖二等奖1项，省部级一等奖2项、二等奖6项；获第九届吴阶平医学研究奖——保罗·杨森药学研究奖一等奖（运动医学）、首届全国创新争先奖、第二届国家名医盛典"国之名医·卓越建树"奖。

副主编简介

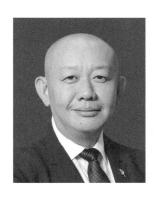

姜春岩 北京积水潭医院运动医学科主任、主任医师,北京大学医学部教授、博士生导师。2008年、2012年、2016年担任奥运会国家队医疗专家,中华医学会运动医疗分会常务委员、北京医学会运动医学分会主任委员、美国肩肘外科医师协会(ASES)国际会员、*Journal of Shoulder and Elbow Surgery* 常务编委。

主要从事肩关节外科专业以及运动医学专业的临床、科研与教学工作,培养多名博士研究生。师从著名的肩关节外科大师 Evan Flatow 教授,专门研修学习肩关节外科,回国后致力于开拓肩关节外科领域的发展。迄今已在国内外核心期刊中发表文章80余篇,并主编及参编多部专业教材以及骨科专著,作为负责人获得多项科研项目及人才资助。获得北京市科学技术进步奖、茅以升北京青年科技奖与"北京青年五四奖章"。

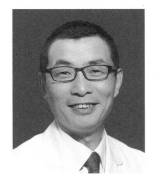

蒋青 教授、主任医师、博士生导师,南京大学医学院副院长、南京大学医学院附属鼓楼医院运动医学与成人重建外科主任。国际骨关节研究学会理事、国际关节软骨修复学会中国部副主席、中华医学会运动医疗分会副主任委员、中华医学会组织修复与再生分会委员、江苏省医学会运动医疗分会前任主任委员、骨科学分会副主任委员。

从事骨科及运动医学临床和基础研究。共发表中文核心论文228篇、SCI论文116篇。获得国家科技支撑计划1项,国家自然科学基金重大国际合作研究项目1项,有突出贡献中青年专家。获2005年度江苏省科学技术奖三等奖,2009年度江苏省科学技术奖二等奖、2015年度教育部自然科学奖二等奖、2018年度江苏省科学技术奖一等奖。

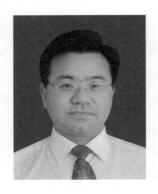

雷光华 教授、博士生导师，中南大学湘雅医院院长。国家"万人计划"领军人才、教育部长江学者特聘教授、科技部中青年科技创新领军人才；担任国家老年疾病临床医学研究中心主任、骨关节退变与损伤湖南省重点实验室主任、湖南省关节外科临床医学研究中心主任、中国医师协会骨科医师分会副主任委员、湖南省医学会骨科学专业委员会主任委员。

擅长人工关节置换、翻修与关节镜手术。主持国家重大科技专项、国家自然科学基金重点项目等课题 20 项，发表 SCI 论文 122 篇，获国家专利 23 项，主编、参编、翻译专著 12 部，获省自然科学奖二等奖 1 项、科学技术进步奖二等奖 1 项。

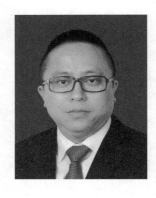

唐康来 教授、主任医师、博士生导师，陆军军医大学第一附属医院运动医学中心主任 / 重庆市运动创伤研究所所长。"创新人才推进计划"重点领域创新团队首席科学家、国家"万人计划"领军人才、国家重点研发计划首席科学家、享受国务院政府特殊津贴。担任世界足踝联盟执行委员、亚洲肩关节协会执行委员、亚太足踝外科协会秘书长、中国医师协会骨科医师分会常务委员兼足踝专业委员会主任委员、中华医学会运动医疗分会常务委员兼足踝工作委员会主任委员、中国医师协会运动医学医师分会常务委员兼足踝学组组长等。主持国家重点研发计划、国家自然科学基金重点项目等课题 26 项，发表论文 260 余篇（SCI 76 篇），主编、参编专著 28 部，牵头获得 2 项省部级科学技术奖一等奖。

全国高等学校医学研究生"国家级"规划教材第三轮修订说明

进入新世纪,为了推动研究生教育的改革与发展,加强研究型创新人才培养,人民卫生出版社启动了医学研究生规划教材的组织编写工作,在多次大规模调研、论证的基础上,先后于2002年和2008年分两批完成了第一轮50余种医学研究生规划教材的编写与出版工作。

2014年,全国高等学校第二轮医学研究生规划教材评审委员会及编写委员会在全面、系统分析第一轮研究生教材的基础上,对这套教材进行了系统规划,进一步确立了以"解决研究生科研和临床中实际遇到的问题"为立足点,以"回顾、现状、展望"为线索,以"培养和启发读者创新思维"为中心的教材编写原则,并成功推出了第二轮(共70种)研究生规划教材。

本套教材第三轮修订是在党的十九大精神引领下,对《国家中长期教育改革和发展规划纲要(2010—2020年)》《国务院办公厅关于深化医教协同进一步推进医学教育改革与发展的意见》,以及《教育部办公厅关于进一步规范和加强研究生培养管理的通知》等文件精神的进一步贯彻与落实,也是在总结前两轮教材经验与教训的基础上,再次大规模调研、论证后的继承与发展。修订过程仍坚持以"培养和启发读者创新思维"为中心的编写原则,通过"整合"和"新增"对教材体系做了进一步完善,对编写思路的贯彻与落实采取了进一步的强化措施。

全国高等学校第三轮医学研究生"国家级"规划教材包括五个系列。①科研公共学科:主要围绕研究生科研中所需要的基本理论知识,以及从最初的科研设计到最终的论文发表的各个环节可能遇到的问题展开;②常用统计软件与技术:介绍了SAS统计软件、SPSS统计软件、分子生物学实验技术、免疫学实验技术等常用的统计软件以及实验技术;③基础前沿与进展:主要包括了基础学科中进展相对活跃的学科;④临床基础与辅助学科:包括了专业学位研究生所需要进一步加强的相关学科内容;⑤临床学科:通过对疾病诊疗历史变迁的点评、当前诊疗中困惑、局限与不足的剖析,以及研究热点与发展趋势探讨,启发和培养临床诊疗中的创新思维。

该套教材中的科研公共学科、常用统计软件与技术学科适用于医学院校各专业的研究生及相应的科研工作者;基础前沿与进展学科主要适用于基础医学和临床医学的研究生及相应的科研工作者;临床基础与辅助学科和临床学科主要适用于专业学位研究生及相应学科的专科医师。

全国高等学校第三轮医学研究生"国家级"规划教材目录

11	SAS 统计软件应用（第 4 版）	主编	贺佳			
		副主编	尹平	石武祥		
12	医学分子生物学实验技术（第 4 版）	主审	药立波			
		主编	韩骅	高国全		
		副主编	李冬民	喻红		
13	医学免疫学实验技术（第 3 版）	主编	柳忠辉	吴雄文		
		副主编	王全兴	吴玉章	储以微	崔雪玲
14	组织病理技术（第 2 版）	主编	步宏			
		副主编	吴焕文			
15	组织和细胞培养技术（第 4 版）	主审	章静波			
		主编	刘玉琴			
16	组织化学与细胞化学技术（第 3 版）	主编	李和	周德山		
		副主编	周国民	肖岚	刘佳梅	孔力
17	医学分子生物学（第 3 版）	主审	周春燕	冯作化		
		主编	张晓伟	史岸冰		
		副主编	何凤田	刘戟		
18	医学免疫学（第 2 版）	主编	曹雪涛			
		副主编	于益芝	熊思东		
19	遗传和基因组医学	主编	张学			
		副主编	管敏鑫			
20	基础与临床药理学（第 3 版）	主编	杨宝峰			
		副主编	李俊	董志	杨宝学	郭秀丽
21	医学微生物学（第 2 版）	主编	徐志凯	郭晓奎		
		副主编	江丽芳	范雄林		
22	病理学（第 2 版）	主编	来茂德	梁智勇		
		副主编	李一雷	田新霞	周桥	
23	医学细胞生物学（第 4 版）	主审	杨恬			
		主编	安威	周天华		
		副主编	李丰	吕品	杨霞	王杨淦
24	分子毒理学（第 2 版）	主编	蒋义国	尹立红		
		副主编	骆文静	张正东	夏大静	姚平
25	医学微生态学（第 2 版）	主编	李兰娟			
26	临床流行病学（第 5 版）	主编	黄悦勤			
		副主编	刘爱忠	孙业桓		
27	循证医学（第 2 版）	主审	李幼平			
		主编	孙鑫	杨克虎		

28	断层影像解剖学	主 编	刘树伟	张绍祥		
		副主编	赵 斌	徐 飞		
29	临床应用解剖学（第 2 版）	主 编	王海杰			
		副主编	臧卫东	陈 尧		
30	临床心理学（第 2 版）	主 审	张亚林			
		主 编	李占江			
		副主编	王建平	仇剑崟	王 伟	章军建
31	心身医学	主 审	Kurt Fritzsche	吴文源		
		主 编	赵旭东			
		副主编	孙新宇	林贤浩	魏 镜	
32	医患沟通（第 2 版）	主 审	周 晋			
		主 编	尹 梅	王锦帆		
33	实验诊断学（第 2 版）	主 审	王兰兰			
		主 编	尚 红			
		副主编	王传新	徐英春	王 琳	郭晓临
34	核医学（第 3 版）	主 审	张永学			
		主 编	李 方	兰晓莉		
		副主编	李亚明	石洪成	张 宏	
35	放射诊断学（第 2 版）	主 审	郭启勇			
		主 编	金征宇	王振常		
		副主编	王晓明	刘士远	卢光明	宋 彬
			李宏军	梁长虹		
36	疾病学基础	主 编	陈国强	宋尔卫		
		副主编	董 晨	王 韵	易 静	赵世民
			周天华			
37	临床营养学	主 编	于健春			
		副主编	李增宁	吴国豪	王新颖	陈 伟
38	临床药物治疗学	主 编	孙国平			
		副主编	吴德沛	蔡广研	赵荣生	高 建
			孙秀兰			
39	医学 3D 打印原理与技术	主 编	戴尅戎	卢秉恒		
		副主编	王成焘	徐 弢	郝永强	范先群
			沈国芳	王金武		
40	互联网 + 医疗健康	主 审	张来武			
		主 编	范先群			
		副主编	李校堃	郑加麟	胡建中	颜 华
41	呼吸病学（第 3 版）	主 编	王 辰	陈荣昌		
		副主编	代华平	陈宝元	宋元林	

42	消化内科学（第3版）	主　审	樊代明	李兆申		
		主　编	钱家鸣	张澍田		
		副主编	田德安	房静远	李延青	杨　丽
43	心血管内科学（第3版）	主　审	胡大一			
		主　编	韩雅玲	马长生		
		副主编	王建安	方　全	华　伟	张抒扬
44	血液内科学（第3版）	主　编	黄晓军	黄　河	胡　豫	
		副主编	邵宗鸿	吴德沛	周道斌	
45	肾内科学（第3版）	主　审	谌贻璞			
		主　编	余学清	赵明辉		
		副主编	陈江华	李雪梅	蔡广研	刘章锁
46	内分泌内科学（第3版）	主　编	宁　光	邢小平		
		副主编	王卫庆	童南伟	陈　刚	
47	风湿免疫内科学（第3版）	主　审	陈顺乐			
		主　编	曾小峰	邹和建		
		副主编	古洁若	黄慈波		
48	急诊医学（第3版）	主　审	黄子通			
		主　编	于学忠	吕传柱		
		副主编	陈玉国	刘　志	曹　钰	
49	神经内科学（第3版）	主　编	刘　鸣	崔丽英	谢　鹏	
		副主编	王拥军	张杰文	王玉平	陈晓春
			吴　波			
50	精神病学（第3版）	主　编	陆　林	马　辛		
		副主编	施慎逊	许　毅	李　涛	
51	感染病学（第3版）	主　编	李兰娟	李　刚		
		副主编	王贵强	宁　琴	李用国	
52	肿瘤学（第5版）	主　编	徐瑞华	陈国强		
		副主编	林东昕	吕有勇	龚建平	
53	老年医学（第3版）	主　审	张　建	范　利	华　琦	
		主　编	刘晓红	陈　彪		
		副主编	齐海梅	胡亦新	岳冀蓉	
54	临床变态反应学	主　编	尹　佳			
		副主编	洪建国	何韶衡	李　楠	
55	危重症医学（第3版）	主　审	王　辰	席修明		
		主　编	杜　斌	隆　云		
		副主编	陈德昌	于凯江	詹庆元	许　媛

56	普通外科学（第3版）	主 编	赵玉沛			
		副主编	吴文铭	陈规划	刘颖斌	胡三元
57	骨科学（第3版）	主 审	陈安民			
		主 编	田 伟			
		副主编	翁习生	邵增务	郭 卫	贺西京
58	泌尿外科学（第3版）	主 审	郭应禄			
		主 编	金 杰	魏 强		
		副主编	王行环	刘继红	王 忠	
59	胸心外科学（第2版）	主 编	胡盛寿			
		副主编	王 俊	庄 建	刘伦旭	董念国
60	神经外科学（第4版）	主 编	赵继宗			
		副主编	王 硕	张建宁	毛 颖	
61	血管淋巴管外科学（第3版）	主 编	汪忠镐			
		副主编	王深明	陈 忠	谷涌泉	辛世杰
62	整形外科学	主 编	李青峰			
63	小儿外科学（第3版）	主 审	王 果			
		主 编	冯杰雄	郑 珊		
		副主编	张潍平	夏慧敏		
64	器官移植学（第2版）	主 审	陈 实			
		主 编	刘永锋	郑树森		
		副主编	陈忠华	朱继业	郭文治	
65	临床肿瘤学（第2版）	主 编	赫 捷			
		副主编	毛友生	沈 铿	马 骏	于金明
			吴一龙			
66	麻醉学（第2版）	主 编	刘 进	熊利泽		
		副主编	黄宇光	邓小明	李文志	
67	妇产科学（第3版）	主 审	曹泽毅			
		主 编	乔 杰	马 丁		
		副主编	朱 兰	王建六	杨慧霞	漆洪波
			曹云霞			
68	生殖医学	主 编	黄荷凤	陈子江		
		副主编	刘嘉茵	王雁玲	孙 斐	李 蓉
69	儿科学（第2版）	主 编	桂永浩	申昆玲		
		副主编	杜立中	罗小平		
70	耳鼻咽喉头颈外科学（第3版）	主 审	韩德民			
		主 编	孔维佳	吴 皓		
		副主编	韩东一	倪 鑫	龚树生	李华伟

71	眼科学（第3版）	主　审	崔　浩	黎晓新		
		主　编	王宁利	杨培增		
		副主编	徐国兴	孙兴怀	王雨生	蒋　沁
			刘　平	马建民		
72	灾难医学（第2版）	主　审	王一镗			
		主　编	刘中民			
		副主编	田军章	周荣斌	王立祥	
73	康复医学（第2版）	主　编	岳寿伟	黄晓琳		
		副主编	毕　胜	杜　青		
74	皮肤性病学（第2版）	主　编	张建中	晋红中		
		副主编	高兴华	陆前进	陶　娟	
75	创伤、烧伤与再生医学（第2版）	主　审	王正国	盛志勇		
		主　编	付小兵			
		副主编	黄跃生	蒋建新	程　飚	陈振兵
76	运动创伤学	主　编	敖英芳			
		副主编	姜春岩	蒋　青	雷光华	唐康来
77	全科医学	主　审	祝墡珠			
		主　编	王永晨	方力争		
		副主编	方宁远	王留义		
78	罕见病学	主　编	张抒扬	赵玉沛		
		副主编	黄尚志	崔丽英	陈丽萌	
79	临床医学示范案例分析	主　编	胡翊群	李海潮		
		副主编	沈国芳	罗小平	余保平	吴国豪

全国高等学校第三轮医学研究生"国家级"规划教材评审委员会名单

顾　问

韩启德　桑国卫　陈　竺　曾益新　赵玉沛

主任委员（以姓氏笔画为序）

王　辰　刘德培　曹雪涛

副主任委员（以姓氏笔画为序）

于金明　马　丁　王正国　卢秉恒　付小兵　宁　光　乔　杰
李兰娟　李兆申　杨宝峰　汪忠镐　张　运　张伯礼　张英泽
陆　林　陈国强　郑树森　郎景和　赵继宗　胡盛寿　段树民
郭应禄　黄荷凤　盛志勇　韩雅玲　韩德民　赫　捷　樊代明
戴尅戎　魏于全

常务委员（以姓氏笔画为序）

文历阳　田勇泉　冯友梅　冯晓源　吕兆丰　闫剑群　李　和
李　虹　李玉林　李立明　来茂德　步　宏　余学清　汪建平
张　学　张学军　陈子江　陈安民　尚　红　周学东　赵　群
胡志斌　柯　杨　桂永浩　梁万年　瞿　佳

委　员（以姓氏笔画为序）

于学忠　于健春　马　辛　马长生　王　彤　王　果　王一镗
王兰兰　王宁利　王永晨　王振常　王海杰　王锦帆　方力争
尹　佳　尹　梅　尹立红　孔维佳　叶冬青　申昆玲　田　伟
史岸冰　冯作化　冯杰雄　兰晓莉　邢小平　吕传柱　华　琦
向　荣　刘　民　刘　进　刘　鸣　刘中民　刘玉琴　刘永锋
刘树伟　刘晓红　安　威　安胜利　孙　鑫　孙国平　孙振球
杜　斌　李　方　李　刚　李占江　李幼平　李青峰　李卓娅
李宗芳　李晓松　李海潮　杨　恬　杨克虎　杨培增　吴　皓

前　言

在国家卫生健康委员会的指导及支持下，人民卫生出版社启动第三轮全国高等学校医学研究生"国家级"规划教材修订工作。《运动创伤学》首次进入研究生规划教材书目，作为整个规划教材的重要部分成册编写，旨在为培养高质量、高素质、创新型、研究型运动医学人才奠定基础，进一步提高运动医学整体研究生临床教育教学水平，推动"实施健康中国战略"的实现。

该书的编者由长期从事运动创伤学工作、具有丰富的临床和教学经验的专家团队组成，主要面向临床型研究生，着重于培养研究生发现临床问题、提出问题、分析解决问题的能力，在研究生临床技能、临床创新思维的培养过程中起到指南、导航系统的作用。该书也适用于本科毕业生、住院医师、从事与运动医学相关临床和科研工作的同等学力人员使用，有益于读者提高专业理论水平和临床实践能力。

本书共6篇、26章，各章节在注重解决临床实际问题的前提下，强调诊疗现状的剖析，必要的地方辅以回顾和展望。在陈述现状时着重对目前运动创伤诊疗中的困惑、局限与不足以及诊疗实践中应注意的问题等进行深入分析；在回顾中主要涉及运动伤病发病机制的认识过程，诊断依据、治疗方案的发展过程，重点揭示这些发展沿革的启发意义；而展望主要涉及运动创伤领域的研究热点及发展趋势的分析评议。为了突出运动创伤的特色，增加了受伤机制、伤病预防、功能康复和伤后重返运动的原则等；介绍近年来运动创伤临床的新技术、新方法，并提出未来的发展方向。本书在强调实用性、力争让读者在临床实践中用得上的同时，注重先导性，启发读者的创新性思维。

书成之余，我们要衷心感谢所有为本书撰稿的运动医学同仁，他们在繁忙的临床与科研工作中悉心归纳总结并撰稿；感谢为本书精心绘制插图的唐浩正、李妍、高翙等诸位老师，是他们的努力使本书显得更加充实；感谢各位副主编的精诚协力工作，为本书很好地如期完成奠定了良好的基础；感谢北京大学运动医学研究所蒋艳芳编写秘书在本书撰写工作中的组织、沟通协调、统稿与校对各方面做出的大量辛勤工作。

由于本书是运动创伤学领域的第一本（版）全国研究生教材，不同于其他专著，编写工作没有现成版本可供参考，对编者是一个新的任务与挑战。由于我们的经验与水平能力有限，加上时间要求紧，编写中总会有不妥之处，恳请广大读者提出宝贵意见、建议，以供再版时作为重要参考修改完善。

敖英芳

2019 年 12 月 15 日

目　录

第一篇　运动创伤总论

第二篇　上肢运动创伤

第三篇 下肢运动创伤

第四篇 脊柱运动创伤

第五篇　头颅、胸腹部运动创伤

第六篇　运动创伤康复

第一篇　运动创伤总论

第一章　运动创伤的概述

第一节　运动创伤的分类

运动创伤学是一门对于运动相关的伤病进行研究与治疗的专门学科,是体育运动和创伤医学的交叉学科,运动医学的重要组成部分。所以运动创伤的分类既要考虑到损伤部位、损伤类型等创伤医学的特点,也要考虑到运动方式与体育运动项目特点、致伤因素、对运动能力的影响等运动学的特点。

研究运动创伤分类的目的是更好地掌握运动创伤的客观规律,从而预防运动创伤的发生、降低运动创伤的严重程度、加快运动创伤后的组织修复与运动功能康复。通过对运动创伤进行深入的分类研究还可以对运动与体育训练提出科学的改进和调整方案。

目前,全民参与运动的热情也越来越高。参加运动的时间不但有了明显的增加,参与运动项目的难度也在不断提高。尤其随着2022年北京冬季奥运会的临近,冰雪运动越发成为了新的热点。但是,我们也要注意到,运动人数的增加和运动难度的提高也带来了运动创伤的增加。运动创伤学不仅仅要服务于专业运动群体,更要服务于全民运动。

研究运动创伤的分类对于指导治疗运动创伤有重要作用,可以在宏观上告诉我们哪里会有运动创伤,会出现什么样的损伤,对局部与身体有什么影响,如何进行干预。同时提供了运动创伤干预效果的评价条目。对于从事运动创伤工作的专业人士来说,运动创伤的分类也是梳理和完善自身知识结构体系的纲目。

运动创伤有很多种分类方法,一般可以从以下几个角度来对运动创伤进行分类。

一、按运动创伤的轻重分类

运动创伤后往往会影响患者的工作能力。实际工作中我们常常需要对患者损伤的轻重情况进行评价。这种轻重评价关系到患者重新参加工作的时间。

1. 不损失工作能力的轻伤。

2. 损失工作能力24小时以上,需要在门诊治疗的中等伤。

3. 需要住院治疗的重伤。

二、按运动能力丧失的程度分类

对于运动员而言,则需进一步评价该运动损伤对于运动能力的影响,以便于教练员安排训练计划。有些运动损伤虽然很常见,不影响工作,但是对于运动员却会影响日常训练。比如常见的"髌骨软化",在日常的门诊,我们一般认为是属于常见的轻伤,多数影响工作能力。但是对运动员,却往往需要减少膝关节负重蹲起的训练量,属于"中等伤"。如果按照一般门诊患者的经验给出结论,认为是属于不影响工作的"轻伤",让运动员继续参加原定的训练计划,往往会加重运动员膝关节的损伤程度,影响训练效果。按照运动能力丧失的程度分类,是运动医学专业与运动员训练学的结合,与教练员、运动员形成共同的评价和治疗体系,有利于医疗与体育结合,优化训练方法,提高训练效果。

1. 受伤后能按训练计划训练的"轻度伤"。

2. 受伤后不能按训练计划进行训练,需要停止患部训练或减少患部训练的"中等伤"。

3. 完全不能训练的"重度伤"。

三、按运动技术与训练的关系分类

运动损伤一定是运动相关的损伤。但是在运

动过程中一些非运动技术的因素也会导致损伤的发生,总结和分析运动损伤的时候应该把这两者分别统计分析,才能得到正确的结果。比如近年来发现击剑运动中前腿的髋关节撞击损伤发病率很高,这可能和髋关节长期处于屈曲的姿势有关系。这就属于运动技术损伤。但是,如果击剑运动员因为在准备佩剑时发生割伤等就应该属于非运动技术损伤。

1. 运动技术损伤 该损伤与运动技术特点密切有关,少数为急性伤,比如跟腱断裂,肱骨投掷骨折,膝关节内侧副韧带撕裂。多数损伤为过劳损伤,比如肌腱末端病、网球肘等。

2. 非运动技术损伤 多数属于运动意外损伤。比如场地因素、疲劳因素等导致的损伤。

四、按运动项目和特点分类

运动损伤致伤的客观因素是运动。不同的运动项目有对应的运动特点,对于运动者身体的不同部位有不同的要求。我们都知道在运动创伤范畴很多损伤都是有运动特点的俗称,比如:"网球肘""高尔夫球肘""足球踝""拳击手骨折"等。

通过对不同项目常见损伤的分析和统计,我们可以发现不同运动项目容易出现的特征性损伤。进一步我们可以有针对性地对训练进行指导,减少运动创伤的发生。例如调整体操运动员落地接起跳的踝关节角度,有效降低了体操运动员跟腱断裂的发生率。

五、按受伤种类分类

运动损伤不仅包括田径、球类、体操、冰雪等运动项目,还有高机动项目,如赛车、赛艇项目等,还有军事类项目。因此,运动时尤其是竞技比赛时,各种创伤的种类都有可能发生,有日常中常见,如四肢骨折、颅骨骨折、脊柱骨折、关节损伤、颅脑外伤、内脏破裂、烧伤、冻伤、溺水。也包括和运动相对密切的损伤,如疲劳骨折、肌肉韧带的撕裂和挫伤、肌腱末端病,肌腱炎等,并会有根据不同训练专项所易发、多发的损伤部位与伤病。

北京大学运动医学研究所研究表明,运动训练伤病多以肌肉、筋膜伤,肌腱腱鞘、韧带和关节囊伤、软骨损伤最多,其次是疲劳性骨膜炎、骨折、肩袖损伤等。

1991—1998 年中国优秀运动员运动创伤流行病学调查结果显示,国家集训队 6 810 名运动员中,共发现有 6 699 处伤病,其中肌肉损伤占总数的 51.23%(包括末端病 10.26%,肌腱损伤 9.94%,腱鞘炎 3.30%),韧带损伤占 10.97%,关节损伤占 9.63%。

六、按受伤的部位分类

这是创伤外科与骨科学常见的分类方式。如头面部损伤、胸腹部损伤、脊柱损伤(颈椎、胸腰椎损伤)、肢体损伤(上、下肢损伤)等。按照受伤部位分类和统计有利于治疗,也有利于运动创伤学者与创伤外科学者更好的交流合作。

七、按运动训练与级别分类

近年来,随着全民体育的不断普及,越来越多的普通百姓积极地参加到运动健身中来。但是也伴随着很多运动创伤的发生。我们应该注意到,高水平运动员和普通百姓的运动创伤中存在的很大区别。比如,羽毛球运动出现跟腱断裂的比率比较高,但是在高水平羽毛球运动员中,出现的比率明显低于参与羽毛球运动的普通百姓。这种差异的原因包括专业运动员训练的系统性和持续性在普通百姓中难以实现的客观因素。

因此,按照是否是专业运动员与运动级别来分类研究运动创伤,可以有针对性地对不同人群提供合理、有效医疗与医务监督意见。这是运动创伤学的社会功能,也是运动医学人的医疗与社会责任。同时,通过不同级别的差异研究,可以进一步地阐明运动创伤发生发展及其转归的规律与机制。

(赵 峰 敖英芳)

第二节 运动创伤的发病规律

运动和健身是国家强盛、国民素质提高的重要的健康决定因素。一般来说,经常的体育锻炼可以降低早期死亡的风险,可以降低心血管疾病、高血压、2 型糖尿病甚至某些癌症的风险。然而,体育运动亦会发生运动损伤,尤其是竞技体育运动与训练。因此,运动损伤成为竞技体育和群众体育的一种特殊的风险因素,但运动和健身对健康与体质提升以及社会效益的积极效应远远超过损伤带来的影响，人类社会也不断积极运动，在防护与治疗运动损伤中向前发展。

一、运动损伤发病规律与损伤类型的关系

从损伤机制和症状出现的角度考虑，运动损伤可分为急性损伤和慢性损伤。急性损伤多是突然或意外发生，有些可在慢性损伤的基础上发生，并有明确的原因或诱因。慢性损伤是逐渐发生的，是一个长时间运动中的慢性劳损所致，其一个重要的特征是，在临床症状出现的阈值以下，组织损伤已经发生，已有了病理基础，但反复过度使用没有得到纠正，最终组织损伤继续加重，导致临床症状的出现。这个发病规律是本来已经发生的组织损伤，在临床症状出现之前被忽视了，从而影响了及时有效的治疗。比如，足部跖骨的应力性骨折（疲劳骨折），可能是在某一次跑步动作中突然出现症状，所以很自然地被误认为是急性损伤。然而，应力性骨折的实际发生是随着时间的推移，过度使用导致跖骨反复不均匀受力而形成的。因此，这样的损伤应归类为慢性过劳损伤。

从生物力学的角度来描述急性损伤和慢性损伤。肌肉的等长或等张收缩动作在骨骼、软骨、韧带等组织结构中，组织产生内阻来抵消变形。所有组织都具有承受变形和应力的特征性能力，当超过耐受水平时，就会发生损伤。当负荷足以导致组织不可逆变形时，就会发生急性损伤，而过劳损伤则是由于负荷本身反复超载或负荷之间的恢复时间不足造成的。单是每次发病都不足以引起不可逆的变形，但反复的致伤动作最终会导致损伤发生。

急性损伤最常见于速度快、摔倒风险大的运动（如高山滑雪）和运动员之间身体接触很多的运动（如篮球、足球、摔跤）。过劳损伤在有氧运动中占很大一部分，有氧运动需要长时间的耐力训练，而且训练过程中动作单调（如长跑、自行车）。但是在技术性运动中也会出现大量过劳损伤，在这种运动中单一技术动作重复性高（如网球、标枪、举重和跳高）。

二、运动损伤发生的原因

为什么会发生运动损伤？训练的基本原则是身体对特定的体能训练负荷做出反应，并做出特定的运动适应。超过运动员的负荷用于使正在训练的组织尝试适应新的负荷。比如训练刺激使肌肉增加收缩蛋白的产生，使肌肉力量变得更强，肌纤维变得更多，肌肉耐力也适应性增加。这一规律适于骨骼、肌腱、韧带和软骨等各类型的组织。然而，如果训练负荷超过组织的适应能力，就会发生损伤。当训练负荷增加时，如某个训练内容的持续时间、训练强度或训练频率增加，过劳损伤的风险就会增加。因此，人们常说过劳损伤是由于"过多、过频、过快和休息过少"，这意味着训练负荷增加比组织适应能力更快。

各种类型的运动损伤可分为软组织损伤（软骨损伤、肌肉损伤、肌腱损伤和韧带损伤）和骨骼损伤（骨折）。不同类型的组织具有明显不同的生物力学特性，它们适应训练的能力也各不相同。

三、各类型运动损伤的生物力学特性

（一）韧带损伤

韧带损伤多是急性损伤。损伤机制是突然增加的负荷导致韧带在关节处于极限位置时被拉伸。例如，踝关节内翻扭伤可能导致外侧副韧带断裂。

韧带断裂可能发生在韧带实质部或韧带－骨连接的止点位置。有时也会发生撕脱骨折，也就是韧带会拉动一块骨头，通常呈薄薄的蛋壳状。韧带断裂的位置与年龄有关，儿童常发生撕脱骨折，而青少年和成人常发生韧带实质部断裂。韧带－骨连接的止点处可能是中年患者的弱点，撕脱骨折在老年人中最常见，尤其是骨骼骨质疏松的情况下。

韧带过劳损伤的情况并不多见，偶尔可见韧带止点炎，其原因可能是反复做韧带逐渐伸展的动作造成重复性微创伤。例如标枪、棒球、手球和排球运动员的肩关节，反复的肩关节上举外展动作，可能造成盂肱韧带的过劳损伤，会降低关节的稳定性，并使运动员容易因肩胛下结构的压迫而感到疼痛。事实上轻度的韧带过劳损伤通常是无症状的，只有当不稳定导致肌肉功能障碍或其他结构（如肩袖）受伤时，才会出现症状。

（二）肌腱损伤

肌腱损伤包括急性损伤和过度使用损伤。由

于肌腱通常位于皮肤下的浅表位置,所以可能因为锐器刺伤或切割伤而被切断。即便没有外力,如果自身肌肉产生的拉力超过肌腱的承受能力,也会发生急性肌腱断裂。这些类型的肌腱断裂通常与离心收缩有关,例如起跳瞬间腓肠肌在踝背伸位的突然收缩造成跟腱断裂,肘关节伸出用力拉拽重物时,肱二头肌突然收缩造成肱二头肌肌腱断裂。肌腱断裂可能是部分或全部断裂,通常发生在肌腱实质部,但也可能发生在肌腱-连接的止点处或发生撕脱骨折。急性肌腱损伤最常见于30~50岁的运动员和体育爱好者,而且在断裂发生之前,通常没有征兆,但也有研究表明,肌腱在断裂之前可以看到组织结构改变或退行性变化。

同时,肌腱也是最容易出现过劳损伤的组织结构,而且病理损伤类型多种多样,如肌腱炎、腱鞘炎、肌腱病、肌腱末端病,甚至骨膜炎和滑囊炎也和周围肌腱的过劳损伤有关,这些病变的性质通常都是无菌性炎症。炎症的发生是由于重复性的微创伤因素作用,导致对组织的损伤大于成纤维细胞修复损伤的速度,从而导致炎症。微创伤的累积也可能影响到肌腱内的胶原纤维桥接、基质蛋白或毛细血管。然而,也有肌腱损伤的组织学改变并不符合炎症特征。手术中的组织标本可以发现退行性改变、纤维组织变性、细胞计数减少、血管内皮内陷,偶尔可见局部坏死伴或不伴钙化,但是并没有发现炎性细胞。肌腱病的概念可以用来描述这种肌腱的局灶性退行性改变,在炎症与退行性改变的关系尚不明确的时候,可以用"肌腱病变"来描述慢性肌腱疼痛。

(三)骨折

骨折可以用不同的方式分类,但最重要的区别是急性骨折和疲劳骨折。急性骨折是由外伤引起的。超过骨组织的耐受力,如直接暴力(如腿踢伤)或间接暴力(如小腿扭伤),造成骨组织的连续性中断。急性骨折可大致分为横向骨折、粉碎性骨折、斜向骨折和压缩骨折,这取决于导致骨折的力的类型。横向骨折通常是由接触面积小的直接创伤引起的,粉碎性骨折是由大面积接触的直接创伤引起的,斜向或螺旋形骨折是由间接创伤引起的,伴有骨骼扭曲,压缩骨折是由轴向作用力垂直压迫骨组织引起的。肌腱撕裂或韧带止点

撕裂导致撕脱骨折。此外,儿童还有可能出现两种特殊类型的骨折:青枝骨折和骨骺骨折。骨折的特征性表现包括畸形、四肢缩短、反常活动,疼痛、肿胀和活动度受限通常也会出现,但不是特异性表现。

与急性骨折不同,疲劳骨折不一定存在暴力因素,而是有持续或反复的负荷因素。负荷增加导致微损伤、循环损伤,破骨细胞和成骨细胞活性增加。早期无明显症状,仅在磁共振成像可显示骨髓水肿,但常规X线片无任何变化。如果继续过度负重,可能会在一段训练中间感觉到轻微疼痛,久之会在训练前甚至休息时也感觉到疼痛。软组织(如肌腱、肌肉)的疼痛通常发生在训练开始时,在热身后减轻,而疲劳骨折在热身时疼痛不轻反重。持续的训练会增加疼痛的强度,使疼痛也会在训练后和常规步行等活动中出现。X线片可以显示初期的骨膜反应,骨折出现后还可以看到清晰的骨折线。疲劳骨折的出现是一个连续的病理生理过程,从正常重塑到加速重塑、疲劳性骨膜反应和疲劳骨折再到完全骨折。早期诊断可缩短治疗时间。

(四)软骨损伤

在急性损伤中,软骨可因为挫伤破坏,挫伤可导致裂纹,或出现水平、垂直裂缝。软骨损伤多是关节急性损伤的伴随损伤。急性踝关节扭伤导致外侧韧带损伤的患者常有肉眼可见的软骨损伤。在急性膝关节韧带损伤后进行关节镜检查的患者中,软骨全层损伤也很常见。部分患者有仅软骨层损伤;另有患者累及软骨下骨,出现骨软骨损伤。

关节软骨损伤根据损伤的大小和深度,以及损伤的原因和伴随的病理学进行分类。最重要的是区分软骨急性损伤和退行性软骨损伤,后者即骨关节病,患有骨关节病则会发生透明软骨变性、软骨下骨硬化和关节外缘骨赘形成。大面积急性韧带损伤,如前交叉韧带损伤,会增加继发性骨关节炎的风险。因为急性损伤会导致松弛度加剧,进而导致关节软骨负荷增加,损伤加重。

透明软骨在损伤后的修复能力有限,主要是由于缺乏血液供应和神经支配,软骨组织中细胞相对缺乏,不能再生,则会增加软骨损伤后骨关节病发生的风险。纤维软骨也经常在半月板损伤和

盂唇损伤中受伤。在大多数情况下，这些损伤是急性的，但也会发生退行性改变。对于膝关节半月板，靠近滑膜缘的红区半月板血液供应良好，修复的可能性高。然而，靠近游离缘的白区半月板血液供应不好，因此修复的可能性很低。

（五）肌肉损伤

肌肉损伤在受伤机制上可以分为两种形式：牵拉导致的肌肉拉伤和直接外力作用导致的肌肉挫伤。肌肉撕裂也会发生，但较为少见。此外，肌肉组织有时会因超量的训练而受伤，特别是离心负荷训练，这可能导致肌肉酸痛，称为延迟性肌肉酸痛。

肌肉拉伤通常发生在肌肉肌腱连接处附近，伴随着最大的离心肌肉动作，如短跑。通常的位置是腘绳肌、内收肌和腓肠肌。运动员的感受是瞬间出现肌肉疼痛，随后会有压痛和收缩力降低，有时会立刻感觉到肌肉的隆起，提示局部有形成血肿的可能。

肌肉挫伤主要发生在股四头肌，股四头肌正面和侧面暴露在大腿上，因此很容易被对手膝关节击中。挫伤的严重程度从非常轻微的应变损伤到典型的撕裂伤，肌纤维和相关的结缔组织结构（包括血管）发生破裂。肌肉组织血管分布丰富，受伤时血流量通常很高，因此累及血管破裂的肌肉损伤会导致肌肉组织内大量出血，所以这种类型的损伤几乎会立即发生血肿。如果肌肉筋膜没有损伤，出血可以是肌肉内出血，如果血液可以通过受伤的筋膜从肌肉间隔内流出，则可以是肌间出血。一般来说，肌肉内出血的愈合时间明显长于肌间出血。

骨骼肌以及其他软组织的愈合与骨折的愈合方式有所不同，软组织损伤后通过修复过程进行愈合，而骨折发生后通过再生过程进行愈合。当大多数肌肉组织被修复时，它们会通过瘢痕愈合，这个瘢痕会取代原来的组织，而当骨折后骨骼再生时，愈合组织与正常骨组织是相同的。

无论是挫伤还是拉伤，肌肉的愈合遵循软组织损伤愈合的三阶段规律，即炎症期、增殖期和成熟期。在最初的创伤后，断裂的肌肉收缩，血肿填补了肌肉残端之间的间隙。由于撕裂的肌膜被迅速重新封闭，因此肌纤维断端只发生局部坏死。活化血小板分泌生长因子，对炎症细胞起化学诱导作用，巨噬细胞首先从撕裂的血管聚集到损伤部位，清除细胞碎片并分泌促血管生长因子，即向损伤部位供血，同时激活肌肉的再生干细胞。增殖期，即再生肌肉成纤维细胞的形成，随着肌肉纤维的再生，成纤维细胞同时产生结缔组织瘢痕，因此肌纤维并非断端直接愈合，而是通过在新形成的肌腱连接处的黏附分子连接到瘢痕的细胞外基质上。因此，每一个破裂的肌纤维仍然被瘢痕分为两个独立的纤维。最后，在成熟期，随着时间推移，逐渐完成再生肌纤维的成熟、瘢痕组织的收缩和重组，以及肌肉功能、能力的逐渐恢复。

组织损伤和出血导致瘢痕组织形成，肌肉在损伤后组织几乎没有再生，而是被纤维瘢痕组织取代，由于瘢痕没有收缩和延展性，因此增加了复发性损伤的风险。肌肉血肿还会导致不良的并发症：骨化性肌炎。骨化最常见的位置在大腿上。股四头肌挫伤后，20% 的患者可能出现骨化性肌炎，这是一种骨和软骨在骨骼肌内的非肿瘤性增生，发生在先前的单次严重创伤或反复损伤或 / 和血肿的部位。这种并发症严重且相对少见，发病机制或最佳治疗方法尚无定论。有研究报道，血友病或其他出血性疾病患者对骨化性肌炎易感性增加。临床上，如果骨骼肌损伤后 10~14 天疼痛和肿胀没有明显消退，则应怀疑骨化性肌炎。如果创伤后几周或几个月症状加剧，尤其是受伤部位的组织变得僵硬，并且受伤的四肢关节活动度降低，则应特别警惕。异位骨化的形成通常会滞后于症状数周，因此，影像学上发现的骨化改变，往往比骨化发生的时间更晚，甚至是在实际损伤数月后才能发现。骨化性肌炎的治疗原则更多地基于经验，缺乏足够的临床或实验证据。如果在 12 个月的观察等待后症状仍未消失，则可以考虑在后期对骨化灶进行手术切除，但需要等异位骨化灶完全"成熟"，即症状出现后 12~24 个月才能进行手术，而未成熟骨化灶切除很容易导致复发。

肌内血肿的另一个并发症是间隔综合征。出血、细胞内和细胞间水肿会导致肌间隔压升高，从而影响肌肉间室的循环。由于主要影响到肌肉毛细血管，很少影响大血管，所以血肿远端良好的脉搏不一定排除肌间隔综合征的可能性。主要症状是疼痛，最终是极度疼痛，而且触诊时肌肉间室张力很高。神经可能受到影响而出现肢体远端感觉异常。如果不及时治疗，肌间隔综合征会导致间隔内肌肉缺血坏死和后期肌肉挛缩等严重后遗症。

延迟性肌肉酸痛是一种症状容易反复的肌肉损伤，一般来说是无害的，或者是所有积极运动的人在某一时刻都会经历的轻微的肌肉损伤。延迟性肌肉酸痛通常是未经训练的肌肉过度兴奋运动的结果，在运动过程中可以耐受，但在运动后1~3天会出现肌肉酸痛。这种现象尤其会发生在肌肉离心运动为主的情况下，比如跑下坡或负重蹲下时，收缩的肌肉会变长。症状体征包括在运动后1~2天出现肌肉触诊僵硬、酸痛和压痛，在第2或3天出现峰值，通常在第5~7天不治疗的情况下消失。受累肌肉在被动拉伸时疼痛加剧，肌肉的强度降低。伤后血清肌酸激酶（creatine kinase，CK）轻度升高，但有时高达20倍。CK值在第3~6天达到峰值，通常在运动后的一周恢复正常。非甾体抗炎药（nonsteroidal anti-inflammatory drugs，NSAIDs）可以减轻疼痛，但症状不重时也不必要使用。

（梅 宇 敖英芳）

第三节 运动创伤的预防原则

减少运动创伤最根本的原则是预防。因此，必须从积极方面着手，同时要重视机体的适应能力。其具体措施如下：

一、加强训练工作

包括4项内容，即思想心理素质教育、身体体能训练（力量、速度、耐力和灵敏性）、专项技术训练及战术训练。以上4项内容，任何一方面注意不够都有可能引起运动创伤。对预防慢性小创伤，特别是细微损伤来说，加强力量训练尤为重要。关节稳定性除了关节内的韧带和相应的稳定结构（例如膝关节内前、后交叉韧带和半月板，肩关节内的盂唇以及盂肱韧带等），关节外周围的肌肉、肌腱同样起到至关重要的作用，这部分是可以通过训练而得到加强的。除了针对专业运动员的训练，近些年来随着全民健身运动的逐渐普及和快速发展，越来越多的非职业运动爱好者向着半专业甚至专业化方向发展，这部分人群的日常训练更应该加以关注，虽然运动强度可能不及职业运动员（例如现在兴起的群众性马拉松运动），但往往因缺乏专业化的教学与训练，导致这部分人群在进行高强度运动时更容易发生损伤。

二、加强运动中的防护和帮助

教练员保护或帮助的方法不当（如体操），或缺乏保护与帮助，都常会引起外伤，但大都都是急性伤。运动员还应学会各种自我保护的方法，例如自高处摔下或落地时必须双腿并拢，相互保护以免扭伤膝与踝，也应学会各种滚翻动作以缓冲与地面的撞击（如跳伞落地或排球救球时常常需要做后滚翻，摩托车翻车时应根据情况做各种跳车及滚翻动作等）。

此外，运动员还必须学会各种保护支持带的使用。例如预防"足球踝"的绷带裹扎法；防止手及腕伤，拳击运动员必须要用绷带裹手；防止脚弓下陷的粘膏支持带；防止腰伤的皮围腰等等。这些保护支持带的使用可根据运动项目的易伤部位选择，也可于初伤症状不重还可训练时使用。针对不同运动，科学且足够的热身对于防止运动创伤也是必不可少的。近些年来，一些像肌内效贴布（kinesiology tape）、运动前对于特定肌肉的电刺激疗法等都对预防运动创伤提供了更多的防护方法。

三、加强医务监督工作

（一）定期并按需要进行体格检查

选拔新运动员集训时，必须进行详细的伤病检查。不能从事大运动量训练的伤病或先天畸形，或从伤情特点来看恰好是所学项目"专项多发病"，从治疗的角度来看又较困难或需要的时间较长，这一类运动员，就不一定批准集训。例如有髌骨软骨病的新运动员不宜参加篮球、铁饼、跳高等集训；椎板骨折不宜参加举重与体操等。除对新运动员进行初诊检查外，还应定期普查，普查时应特别根据运动专项的发病特点及部位仔细检查，以早期发现各种劳损性损伤，必要时应定期做超声、X线、磁共振等影像学检查。

（二）加强自我医务监督

其内容除包括一般所熟知的内脏器官的功能检查方法之外，还应根据不同项目的特点及外伤发病规律，制订一些特殊的自我监督方法。例如，易患髌骨软骨病的运动项目，运动员应于开始运动时做单腿半蹲起试验，出现膝痛或膝软即属（+）；易伤肩袖的项目，应每日做肩的反弓试验（肩于上举170°时再用力后伸），出现痛即为（+），易患胫腓骨疲劳性骨膜炎、足屈肌腱鞘炎者应每日做"足尖后蹬地试验"，伤部出现疼痛即为（+）等。出现以上阳性反应之后，运动员应就医仔细检查，并根据伤情的轻重安排新的训练内容。

（三）建立运动创伤数据库

在全国范围内首先针对运动员建立运动创伤数据库，利用大数据分析，从宏观上持续监测各类运动创伤在各种运动中的发病率以及发展趋势，同时可以辅助优秀运动员的选材。再将该数据库扩展应用于普通运动爱好者人群，建立完善的运动创伤数据库，利用大数据来对各类运动创伤进行实时监测和分析研究，从宏观上对运动人群的运动创伤进行预防。

四、在运动队建立和完善队医制度

各个运动队，包括各个职业联赛队伍的日常医疗保障主要依靠各个队中的随队医生来完成。队医这一角色经过多年的发展，已经远远超越了以前的"保健员"的范畴，现在主要包括随队医师（包括中医师）、康复治疗师、康复理疗师、康复训练师等，负责赛场急救、协助检查运动量的大小、反映伤病运动员是否根据医生的指示训练以及练习时伤部的反应、协助运动员的日常训练以及日常康复理疗等。

目前国内的队医制度相较于国际上先进水平还有一定的差距，各个运动队基本上没有随队的外科手术医师，需要手术的队员主要靠各个运动队的队医团队向医院转诊，并且缺乏一个系统性的制度来保障。这就需要在各级运动队，包括职业联赛队伍和各地区医院的运动医学专科之间建立更加稳定和高效的联系，同时不断提高队医这个团队的专业化和医疗技术水平。而各级医院的运动医学专科医生也应当积极地定期下运动队为运动员服务，和运动队建立稳定的合作关系，对各个运动队的运动创伤发生情况进行实时地了解，形成一个完善的治疗和预防体系。

五、建立医生和教练员相互学习研究的制度

运动医学专业的医生应该定期下队，对各个项目、各级运动队的运动创伤进行诊治和调查分析。而各级运动队也应经常举行有关体育理论和运动外伤知识的讲座和讨论，结合本队的外伤发病情况实事求是地与医生分析讨论，互相学习，共同研究伤病的防治，不断提高理论水平。同时，统一认识后协作关系就会更融洽。

目前，在全民健身运动迅速发展的背景之下，运动医学专业的医生也应该和各地区的主要健身中心建立联系，对健身教练这一群体进行定期的培训和交流，同时对广大的健身爱好者这一群体做好科普工作，从而在更大的范围内做好运动创伤的预防工作。

六、采取防伤三结合的工作方法

这部分内容主要根据不同的运动项目来进行，详见运动创伤的治疗部分。

（邵振兴　敖英芳）

第四节　运动创伤的治疗原则

运动创伤既有其共同点，也有其自身特点和发病规律。因此，治疗时在遵循共同的原则前提下，必须考虑到不同运动创伤阶段和类型采用各自不同的治疗方式，本节介绍运动创伤治疗的总体原则。

一、急性运动创伤

（一）急救处理

伤后即刻进行现场评估，在保证环境安全的情况下进行紧急判断伤情，处理原则一直以来采用PRICE原则（protect，rest，ice，compression，elevation），即保护（护具固定）、休息、冰敷、加压包扎和抬高患肢。紧急处理后将伤员运送至运动创伤相关救

治中心或医院进行进一步治疗。近年来 POLICE 原则被提出以替代 PRICE 原则，其实就是在不违反不同运动创伤治疗原则的前提下，用最佳负荷（optimum loading）训练替代休息，促进相应损伤结构再血管化、组织结构的形成和改建塑形，同时加快康复的进程。如果是闭合性骨折脱位，出现的畸形有可能损伤周围重要血管神经的，有经验的医疗人员现场可以予以复位，以减少继发损伤的发生。开放性骨折脱位则需紧急清创后尽快送至医院处理，避免现场复位增加伤口感染的概率。对于其他组织或器官的急性运动损伤，请遵循相应的急救原则。总之，救治生命为第一原则，如遇出血，急救人员迅速采用止血带法、压迫法或充填法进行止血，并控制休克。

（二）急性运动创伤的治疗

基本原则是按不同的病理过程进行处理。运动创伤病理过程分为组织损伤和出血、炎症反应和肿胀、肉芽组织形成和机化、瘢痕形成四个阶段。因此，早期治疗是止血和预防肿胀，后期是消除炎症和瘢痕。通常运动创伤后 3 周内为急性期，控制出血和消除肿胀是最先开始的治疗，也是减少瘢痕形成和肌肉力量减弱的重要环节。伤后 24 小时内制动和冷敷是控制出血的主要手段，但并不意味着 24 小时后可以采用热敷。伤后 3~5 天是炎症反应和肿胀的高峰期，同样只适合冷敷。理疗和按摩可以使血管扩张，促使炎症介质和代谢产物的吸收，在伤后 5~7 天可酌情使用。对于不稳定性骨折或对位对线不佳的骨折，在肿胀明显消退后（通常 2 周内）进行手术。对于肌腱、韧带等软组织严重损伤需手术治疗的，尽可能在伤后 2 周内完成手术。不同运动创伤的手术适应证各不相同，详情请参考相应章节。

二、慢性运动创伤

慢性运动创伤往往是急性期治疗不当转变而来，或者是反复过劳损伤，即微小损伤积累形成。因此，除了给予相应保守或手术治疗外，康复训练和合理安排伤后（术后）训练也是至关重要的。康复训练早期重点在于恢复损伤部位的活动范围和减少肌肉萎缩，后期需强化肌肉力量练习和进行本体感觉训练，以及运动功能的恢复。合理安排训练可以使运动员尽量保持良好的训练状态，可使之一旦痊愈即可投入正规训练，同时可以防止因停止训练而引起的各种疾病，通称为停训综合征，即运动员进行大运动量训练时突然减少或停止运动引起的身体各种条件反射性联系的破坏，出现严重的功能紊乱，产生神经衰弱、胃肠功能紊乱、月经失调等症状。合理安排训练首先是减少或停止引起损伤的技术动作，避免因重复受伤动作而使创伤难以愈合。其次，训练的安排要注重加强损伤部位周围关节稳定性和适应性，改善损伤处组织的营养代谢，减少粘连的发生，促进损伤组织的增生和修复。训练期间接受物理治疗如超短波、超声波、冲击波等也能起到显著的辅助治疗作用。合理安排训练还体现在医生 – 教练 – 运动员"三结合"原则的运用上。医生针对运动创伤提出创伤机制和解剖弱点，指出应减少或避免的技术动作。教练相应做出训练上的调整，并制订技术训练计划。运动员在执行过程中记录伤处反应并及时反馈给教练和医生，再进行训练计划的修改。

三、非甾体抗炎药和类固醇皮质激素的使用

（一）非甾体抗炎药的使用

非甾体抗炎药（nonsteroidal anti-inflammatory drugs, NSAIDs）在急慢性损伤中被广泛用于控制炎症和减轻疼痛。它的作用主要是通过抑制环加氧酶（cyclo-oxygenase, COX），减少花生四烯酸生成前列腺素、前列环素和血栓素等炎症因子，达到抗炎和止痛的作用。环加氧酶有 2 种单体结构，即 COX-1 和 COX-2。COX-1 为生理性，存在于人体多种组织中，具有保护胃黏膜、调节血小板功能和调节肾功能等作用。COX-2 被认为与炎症相关，由损伤刺激后诱导生成，使体温升高，诱发疼痛，在炎症反应中起主要作用。因此，NSAIDs 又分为非选择性 COX 抑制剂和选择性 COX-2 抑制剂。NSAIDs 尽管有可能引起上消化道并发症、高血压、充血性心力衰竭、肾功能不全等不良反应，但短期使用是安全的，可以治疗急性损伤。使用 2 周可以减少关节液内肿瘤坏死因子 α（tumor necrosis factor-α, TNF-α）、白细胞介素 6（interleukin-6, IL-6）和血管内皮生长因子（vascular endothelial growth factor, VEGF）的水平，

显著减轻症状、提高关节功能评分。

（二）类固醇皮质激素的使用

类固醇皮质激素注射可以抑制局部的炎症反应，常作为治疗运动损伤的一种重要手段。它的机制是通过抑制环加氧酶和脂氧合酶，减少前列腺素和白三烯等炎症和趋化因子的生成，达到消炎的作用。副作用为皮肤坏死、皮质醇增多症、短期糖尿病恶化、面部潮红、过敏反应等。运动员在比赛前与比赛期间使用此类药物注射治疗时一定要按国际奥委会的相关规定进行。

近年来对 NSAIDs 和类固醇皮质激素注射治疗运动创伤的反对意见越来越多，尤其是在肌腱病的应用方面更显突出。不少研究显示 NSAIDs 对肌腱的愈合和肌腱－骨愈合没有任何帮助，应用类固醇皮质激素仅在治疗早期（12 周内）对减轻症状有可能有一定效果，但中长期（26 周~1 年）疼痛和功能等评价明显下降，甚至效果不如安慰剂组。究其原因，肌腱病是过度负荷造成的过劳伤或反复微小损伤累积形成的退变性疾患，以肌腱结构紊乱、细胞增多、再血管化和缺乏炎性细胞为特点。它的病变过程分为炎症期、增殖期和重塑期。炎症期仅持续 7~10 天，红细胞、多形核白细胞、单核细胞和吞噬细胞浸润，趋化因子作用诱导腱细胞生成Ⅲ型胶原。随后数周Ⅲ型胶原进一步形成，基质生成增加，进入增殖期。至 6 周后，肌腱进入重塑期，Ⅰ型胶原沿应力方向合成，随后瘢痕组织形成，该进程延续至 1 年。因此，运动创伤后早期数天 NSAIDs 和类固醇皮质激素治疗起到抗炎作用外，绝大部分病变过程两者作用甚微。尽管疼痛来源尚不明确，但一些刺激物和神经递质如乳酸、谷氨酸盐和 P 物质扮演了重要的角色，这些物质并不受 NSAIDs 或类固醇皮质激素的影响。因此，这两类药对于肌腱、韧带损伤等软组织损伤来讲，除了早期（炎症期）应用可以减轻症状外，不推荐使用。活动度、肌肉力量和本体感觉组成的功能康复成为运动创伤治疗的关键。

四、再生性生物治疗

（一）增生治疗

针对病变组织应用刺激剂如高渗葡萄糖、硫酸锌、甘油、鱼肝油酸盐等激发炎症级联反应，引起成纤维细胞的增殖和胶原的沉积，达到组织愈合的作用。该方法常用于肌腱病、跖腱膜炎等症，但缺乏高质量证据来达成广泛应用的普遍共识。

（二）富血小板血浆

血小板通过释放线粒体、致密颗粒、α 颗粒和溶酶体颗粒中的各种生长因子、细胞因子和趋化因子，参与凝血、炎症与愈合过程的调节。富血小板血浆（platelet rich plasma，PRP）则是全血通过离心提取的富含血小板的血浆。一般 5ml 血小板浓度超过 1 000 000/μl 的 PRP 才能达到诱导愈合反应的效果。致密颗粒中含有 5- 羟色胺、组胺、多巴胺等，可以增加血管通透性，允许细胞迁移和参与炎性过程，引发吞噬细胞的活化、多形核白细胞的趋化、细胞增殖和纤维外基质形成，从而导致胶原的形成。这个过程其他生长因子和细胞因子也参与其中。α 颗粒主要由转移生长因子 β（transforming growth factor-β，TGF-β）、血小板衍化生长因子（platelet derived growth factor，PDGF）、类胰岛素生长因子（insulin-like growth factor，IGF-1 和 IGF-2）、β- 成纤维细胞生长因子（β-fibroblast growth factor，β-FGF）、表皮生长因子（epidermal growth factor，EGF）、血管内皮生长因子（vascular endothelial growth factor，VEGF）和上皮细胞生长因子（epidermal cell growth factor，ECGF）等组成，可以刺激血管再生、上皮组织形成、颗粒组织形成、细胞外基质形成和细胞分化。

PRP 可以通过增加中央成核肌纤维数量来促进肌肉再生，并减少肌肉纤维化。PRP 目前常应用于肌腱病的治疗，可以减轻疼痛，提高患者的功能水平，改善超声下的组织结构，但其有效性尚存争议。然而，不可否认的是，PRP 注射是肌腱病保守治疗的可选方式之一，应用方式为间断注射 2~3 次，每次间隔 2~4 周。对于跟腱病，PRP 注射似乎疗效并不显著，但跟腱修补术后局部应用 PRP 可以改善踝关节活动度，更早恢复跑步和运动功能。肱骨内外上髁炎应用 PRP 注射，相比局部激素封闭，6 个月以上的长期效果更好，局部封闭只能获得短期缓解症状的效果。PRP 治疗骨关节炎的机制是通过减少软骨细胞内细胞因子的各种炎性作用、增加 DNA 和胶原的合成。临床研究显示 PRP 关节内注射可以减轻疼痛，改善关节功能，并提高活动能力。与透明质酸相比，关节内注射 PRP 6 个月以上的治疗效果更好。高龄、病变严重程度和病变位置（髌股关节）是影响治疗效果的主要因素。

（三）干细胞

目前再生医学领域中最新研究集中在间充质干细胞的应用。干细胞来源有胚胎干细胞、脐血干细胞和成人组织来源干细胞。本领域研究和应用的重点是成人组织来源干细胞，其来源包括血液、脂肪、骨髓和滑膜组织。研究最多的是骨髓间充质干细胞，它具有分化为各种类型细胞的潜能，可参与各种组织的修复过程，促进组织再生。目前，国家药品监督管理局尚未批准临床上使用间充质干细胞治疗运动伤病，但国外被有限应用于治疗肌肉损伤、肌腱损伤、韧带损伤、骨折、半月板损伤和软骨损伤等运动损伤性疾患。尽管基础研究、动物实验和人体应用研究的结果显示干细胞治疗运动伤病具有发展前景，但目前尚缺乏前瞻性、随机对照研究来充分证明其临床应用价值。

（焦 晨 敖英芳）

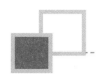

第二章 运动创伤的病理生理学基础

第一节 关节软骨的组织学和生物力学特点

关节软骨是覆盖在滑膜关节表面厚度 1～5mm 的透明软骨，主要功能是为关节活动提供极低摩擦系数的润滑表面，在吸收机械性震荡的同时将关节载荷传导至软骨下骨。作为一种高度分化的致密结缔组织，关节软骨主要由少量软骨细胞和细胞外基质构成，无血管、淋巴管及神经。软骨细胞分裂增殖能力低下以及致密的软骨基质极大地限制了关节软骨的自我修复愈合能力，且关节软骨长期处于高强度生物力学载荷环境中，一旦关节软骨因创伤、退行性变或炎症受损，则不可避免地进入恶性循环状态，最终导致关节疼痛、活动受限甚至畸形。因此保持关节软骨的正常组织结构和功能状态对维持关节的运动能力至关重要。

一、关节软骨的结构

与人体其他组织器官不同，关节软骨不含血管、神经及淋巴管，仅由致密的细胞外基质和散布其中的高度有序分布的软骨细胞构成。关节软骨在宏观（纬向）及微观（径向）上均呈现特征性的空间构型。宏观上，从软骨表面至软骨下骨，软骨细胞的形态、分布以及细胞外基质中胶原、蛋白多糖的构成比例及排布都呈现特征性的条带状分布，通常分为表层带（superficial zone）、中间带（middle zone）、深层带（deep zone）和钙化带（calcified zone），如图 1-2-1 所示。微观上，每个层带的软骨基质围绕软骨细胞呈现径向分布变化，可分为细胞周围基质区（pericellular regions），软骨囊基质区（territorial regions）和囊间基质区（interterritorial regions）。

（一）宏观层带结构

1. 表层带 位于软骨上表面，厚度 200～600μm，占软骨厚度的 10%～20%。该层软骨细胞呈扁平梭形，平行于软骨表面，软骨细胞周围的胶原纤维纤细，直径约 20nm，平行于关节面交叉密集排列，形成软骨表层的"薄壳结构"。这种特殊结构一方面可保护下层软骨免受关节活动引起的剪切、牵拉和压缩应力损伤，另一方面又可促进关节滑

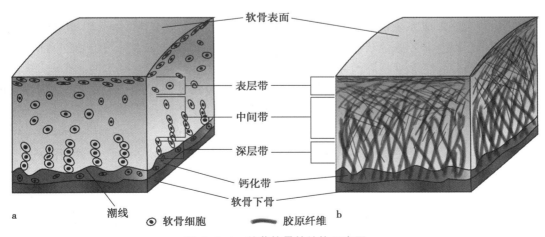

图 1-2-1 关节软骨的结构示意图

a. 关节软骨细胞呈层带状分布；b. 软骨基质中胶原纤维的形态及走行方向

液中的葡萄糖、无机盐等渗透入下层软骨,同时可有效阻止软骨基质中的蛋白聚糖、透明质酸等大分子流失。此外,表层带的表面尚存在一厚度不足 1μm 的薄层区域,在相差显微镜下呈晶亮线样结构,电镜下呈波浪状起伏,目前关于该薄层区域的结构和分子构成及生理作用尚不明确。

2. **中间带** 位于表层带和深层带之间,占软骨厚度的 40%~60%。该层软骨细胞呈圆形或椭圆形,散在分布,新陈代谢活跃,主要参与合成 Ⅱ 型胶原蛋白及蛋白聚糖。Ⅱ 型胶原蛋白作为中间带中最主要的细胞外基质成分,以粗、细两种纤维形态存在,其中粗纤维直径 10~80nm,呈斜形排列并延续为浅表层带的平行纤维,而细纤维直径 4~10mm 则随机排列呈晶体状,相互交错,分布于粗纤维之间,对粗纤维起到支撑作用。在功能上,中间带是对抗压缩应力的第一道防线。

3. **深层带** 占软骨厚度的 20%~30%。软骨细胞呈卵圆形或短柱状,由 2~4 个细胞形成垂直于关节面的串珠样聚集。该区胶原纤维直径最为粗大,呈辐射状分布且与关节面垂直,是对抗压缩应力的最主要软骨层带。

4. **钙化带** 位于关节软骨深层带的深层,两者之间存在一标志性的分界线:潮线(tide mark),软骨在该区域依靠垂直于关节面的胶原纤维与软骨下骨紧密结合。钙化带细胞含量极少,呈肥大样变,部分细胞逐渐退变、钙化。胶原纤维间充满钙盐结晶,是软骨向硬质骨的过渡区域,可有效缓冲两者之间的力学性能差异。

(二)微观结构

1. **细胞周围基质** 主要是贴近细胞膜的薄层细胞外基质,对细胞形成完全包裹,其主要成分是蛋白多糖、糖蛋白以及非胶原性结构蛋白。

2. **软骨囊基质** 环绕于细胞周围基质,由纤细的胶原纤维紧密交织形成包绕在细胞外围的网状结构。该区域比细胞周围基质厚,可承受一定的负重,并保护软骨细胞免受外力损伤。

3. **囊间基质** 是 3 个微观基质区中占比最大的部分,是关节软骨中承受力学载荷的主要结构。该区域的显著特点就是包含随机辐射状分布的胶原纤维束,胶原纤维的走行根据软骨细胞所在层带移行而变化,浅表层带的胶原纤维与软骨面平行,而中间层带的胶原纤维则呈斜形走向,深

层带的胶原纤维则垂直于关节面。此外,囊间基质含有丰富的蛋白多糖。

二、关节软骨的组成成分

关节软骨由散在分布的软骨细胞和细胞外基质构成,其主要组成成分随人体组织的发育而不断变化,成年人的关节软骨中,软骨细胞仅占软骨体积的 1%~5%,而细胞外基质则占比高达 95%~99%。细胞外基质的含水量高达 80%,余下成分主要包括胶原、蛋白多糖以及少量非胶原蛋白和无机盐等。

(一)软骨细胞

作为软骨中的唯一细胞类型,尽管软骨细胞的增殖活性低下,但其对维持软骨稳态、合成细胞外基质至关重要。软骨细胞由间充质干细胞高度分化而来,成熟软骨细胞的形态、数量以及大小取决于细胞所在的解剖区域。邻近关节表面的软骨细胞呈扁平状,体积较小而细胞密度明显高于深层区域;中间带的软骨细胞多呈圆形或卵圆形,合成代谢旺盛,具有丰富的线粒体和内质网。深层带和钙化带的软骨细胞逐步过渡,成为与软骨下骨垂直的短柱状,细胞器含量降低,合成能力明显降低。每个软骨细胞都通过合成分泌胶原蛋白、蛋白多糖构建并维护各自相对独立的微环境,即软骨陷窝。软骨陷窝在局限软骨细胞迁移同时,也对软骨细胞起到保护作用。软骨细胞多呈单个分布,很少通过细胞间接触进行直接的信号传递。事实上软骨细胞可对多种刺激信号做出应答,包括生长因子、机械载荷、电荷刺激以及静水压等。在各种信号的作用下,软骨细胞可精确调节蛋白质合成和能量代谢,以维持其周围微环境稳态。由于软骨细胞分裂增殖能力低下,一旦细胞周围的化学或力学环境稳态失衡,软骨组织常难以自我修复,细胞外基质崩解,进而导致损伤逐步加重。

(二)水分

水分是关节软骨中含量最高的成分,占比高达 80%。30% 左右的水分被固定在胶原纤维内,少部分水分分布于细胞间隙,余下水分则填充于细胞外基质中的孔隙中。软骨基质中的水分还是无机盐如 Na^+、Ca^{2+}、Cl^-、K^+ 等离子的溶剂,促进离子在软骨基质中的扩散。由软骨表面至软骨

深层，软骨基质的相对水含量从 80% 降至 65%。此外，挤压至软骨表面的水分可协助营养物质的运输，并增加关节面的润滑度。绝大多数基质纤维间的水分以凝胶形式存在，理论上压力梯度或直接加压固体相基质均可驱动水分流动，但由于固体相与水相之间存在巨大摩擦阻力，致使软骨基质内水相流动受限，即软骨基质的渗透率极低。正是得益于软骨基质中摩擦阻力和静水压的存在，关节软骨才可承受超过自身体重数倍的负荷。

（三）胶原

胶原是细胞外基质中含量最高的有机大分子，占软骨干重的 60% 左右，其中 Ⅱ 型胶原蛋白占细胞外基质中胶原总量的 90%~95%，并与蛋白多糖聚集形成原纤维和纤维。此外软骨基质中还存在占比很低的 Ⅰ 型、Ⅳ 型、Ⅴ 型、Ⅵ 型、Ⅸ 型和 Ⅺ 型胶原蛋白，这些胶原蛋白有助于形成和稳定 Ⅱ 型胶原纤维网络。胶原蛋白以可溶性前胶原三聚体的形式由软骨细胞合成分泌，然后在细胞外基质中进一步装配成型。软骨基质中不同层带的胶原蛋白表现出不同的取向构型，进而决定了软骨基质各层带承受运动负荷时的力学特点。在胶原含量最高的软骨表层，胶原纤维平行于关节面排列，相互交织形成纤维网状结构，称为"薄壳结构"，这种特殊构型可有效对抗关节活动的剪切应力。由浅表层到深层，胶原纤维逐渐增粗，呈辐射状交织排列，形成"拱形结构"，这种结构可有效保护散布其中的软骨细胞，同时也是软骨对抗压缩应力的关键。位于软骨深层的胶原纤维垂直于关节表面，是软骨与软骨下骨形成强力锚定的分子基础。

（四）蛋白多糖

蛋白多糖是高度糖化的蛋白质单体。在关节软骨中蛋白多糖是仅次于胶原的有机高分子，占湿重的 10%~15%。蛋白多糖广泛分布于软骨基质中，且在软骨不同区域内的占比与同区域的胶原占比呈反比。蛋白多糖由 1 条核心蛋白链与数个糖氨聚糖侧链通过共价键结合而成。这些侧链从核心蛋白质上延伸出来，由于携带大量负电荷排斥而保持彼此分离。关节软骨含有多种对正常功能至关重要的蛋白多糖，包括聚蛋白聚糖，核心蛋白聚糖，双糖链蛋白聚糖和纤维调节素。其中聚蛋白聚糖是分子量最大且占比最高的蛋白多糖，由 1 条核心蛋白和含有超过 100 条硫酸软骨素侧链及 20~50 条硫酸角质素侧链共价交联形成。软骨基质中聚蛋白聚糖与透明质酸分子以非共价键结合形成超级聚合体，这种结构一方面限制了聚合体在软骨基质中的流动，同时也通过聚蛋白聚糖的渗透压作用、高亲水性以及静电排斥效应产生液体截流和溶胀效应，进而增加关节软骨的黏弹性和硬度，对抗压力负荷。

（五）非胶原蛋白

关节软骨基质中还可以检测到多种非胶原蛋白，通常根据它们在软骨基质中的功能分为结构蛋白和调节蛋白。结构蛋白包括软骨寡聚蛋白（或血小板反应蛋白 -5），血小板反应蛋白 -1 和血小板反应蛋白 -3，软骨基质蛋白（matrilin-1 和 matrilin-3），纤维粘连蛋白，肌腱蛋白 -C 和软骨中间层蛋白等。调节蛋白主要包括以下蛋白质：gp-39/YKL-40，基质 Gla 蛋白，软骨素 -Ⅰ 和软骨素 -Ⅱ，软骨源性维 A 酸 - 反应蛋白以及 TGF-β 和 BMP 等生长因子。尽管非胶原蛋白在软骨基质中占比很低，并不起结构性作用，但可能影响软骨细胞代谢，对维持软骨正常功能具有不可或缺的作用。

三、关节软骨的生物力学特征

关节软骨的主要功能就是为关节活动提供润滑表面，分散应力并将载荷传递到软骨下骨。关节软骨具有极低的摩擦系数，超常的耐磨性和持续耐受循环载荷的特性。

（一）抗压缩性能

关节软骨的抗压缩性能是软骨基质的低渗透性和黏弹性的共同作用结果。从生物力学角度而言，软骨可被视作一种独特的双向介质：水相和固体相。水相主要指软骨基质中的水分，以及溶解于其中的无机盐如 Na^+、Ca^{2+}、Cl^-、K^+ 等离子成分，可随挤压或渗透压力梯度在软骨基质中流动。固体相指胶原纤维、蛋白多糖等有机高分子交织形成的复杂多孔结构，蛋白聚糖单体之间通过负电荷静电排斥力以及填充其间的水分维持软骨的压缩弹性。

通常关节软骨的黏弹性与两种机制相关：流动依赖性和非流动依赖性。流动依赖性取决于间质液流动及其摩擦阻力,由间质液流动引起的阻力也是一种典型的双相黏弹性表现。非流动依赖性由软骨基质中的大分子移动产生,主要取决于胶原纤维-蛋白聚糖等软骨基质的固有黏弹性。软骨承重时间质液静水压升高可有效减轻固体相的压应力。当软骨发生形变并保持恒定应变率时,基质内所受应力将逐步上升,软骨基质中的水分溢出直至达到平衡,然后转入缓慢的应力松弛过程。在关节软骨承重初期或载荷迅速增加时,软骨基质的静水压快速增加驱使液体流向软骨表面,由于软骨基质的平均渗透率极低[约为 $10^{-16} \sim 10^{-15} \, \mathrm{m}^4/(\mathrm{N \cdot s})$],且液体流动中与固体相之间存在巨大摩擦阻力,间质液难以渗出,此阶段软骨形变不明显,间质静水压升高以支撑固体相传导应力;随着应力加大或作用时间的延长,间质液渗出、大分子位移引起软骨发生形变,其结果是软骨基质的孔隙率和渗透性随之降低,摩擦阻力进一步增大、液流渗出减慢,进而软骨形变减缓、软骨基质静水压和硬度增加,最终应力负荷与软骨形变达到平衡状态,如图1-2-2所示。当载荷移除时,溢出液体则缓慢回流到软骨基质中,软骨形态恢复。此外,由于邻近软骨及软骨下骨等硬性组织在空间上形成包围限制,也有助于避免软骨在负重时发生剧烈形变。

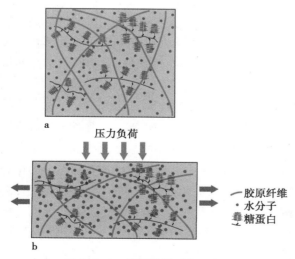

压力负荷

胶原纤维
水分子
糖蛋白

图1-2-2 软骨受压形变示意图

a. 未负重时关节软骨基质中的水分、胶原纤维及糖蛋白的分布情况;b. 负重情况下,水分子外渗,胶原纤维及糖蛋白移位,软骨发生形变

(二)关节软骨的润滑

软骨在关节活动中除承受并传递压力负荷外,还为关节面的滑动提供极低摩擦损耗的润滑表面。生理情况下关节面局部压强高达18MPa时的摩擦系数可低至0.001。通常认为关节面的摩擦润滑主要涉及两种机制:液膜润滑(fluid films lubrication)与界面润滑(boundary lubrication)。液膜主要由关节滑液和软骨表层被挤压出的间质液构成,关节面滑动过程中,液膜填充于软骨面之间,将软骨面之间的摩擦转变为流体内的摩擦。界面润滑指关节滑液或软骨表层的大分子如透明质酸、聚集蛋白聚糖、润滑素以及磷脂等相互作用吸附于软骨表面形成界面层。近年来随着研究的深入,界面润滑机制在关节表面润滑中的作用愈加明显。相较于液膜润滑,滑动速度对界面润滑的影响要弱。生理情况下,两种机制共同发挥作用,维持关节的高效运转。一旦软骨表面吸附的大分子发生不可逆的分子键断裂,或者因软骨基质关节面异常形变使其黏弹性降低,均可导致关节表面磨损、摩擦损耗增加,进而为骨关节炎的发生埋下隐患。

四、关节软骨损伤的病理特点

软骨损伤的可能原因包括关节的炎症、异常负重、过度磨损、力线异常、异物等。通常将软骨损伤分为软骨微骨折、软骨缺损以及骨软骨缺损。软骨微骨折指局限于胶原基质的病变,主要表现为软骨表层蛋白多糖损失、水合作用增加和应力分布不均。由于无神经支配,软骨损伤缺乏痛觉保护,关节持续负重将导致软骨的进一步损伤。软骨裂隙可通过关节镜检查发现,由先前存在创伤或退化所致。软骨损伤的自然病理进程通常表现为软骨合成代谢受损,发展为软骨裂隙形成,病损逐步累及软骨深处,越过潮线并进一步延伸至软骨下骨质,随着软骨下骨质血液渗出,骨髓间充质干细胞迁移到软骨缺损处并最终形成纤维软骨,但其力学强度明显弱于正常软骨,随着时间的推移,新生的软骨组织仍将面临磨损退变。

(陈世益)

第二节　韧带的组织学和生物力学特点

一、人体韧带的组织学特点

（一）韧带的组织学构成

人体内的大多数韧带与肌腱一样，由致密的结缔组织构成，含有大量呈平行排列的胶原纤维。胶原作为一种占全身总蛋白 1/3 的纤维蛋白质，其机械稳定性对韧带的强度十分重要。韧带的胶原中以Ⅰ型胶原最为常见，Ⅲ型胶原的构成不多于 10%。胶原分子由成纤维细胞合成，其主要构成形式为 3 个 α 链按右旋组成三重螺旋线，呈绳状排列。众多胶原分子交联构成了微原纤维，微原纤维与绕织多肽链进一步构成了原纤维，原纤维被腱内膜成簇包裹，构成了纤维束。

Ⅰ型胶原是抗张力胶原，符合韧带的功能特性，而Ⅲ型胶原抗张力能力弱。在韧带损伤愈合早期，Ⅲ型胶原呈高表达是有利于损伤组织修复的，这是因为Ⅲ型胶原 α1（Ⅲ）中含有一对半胱氨酸，因此Ⅲ型胶原在形成三螺旋结构时，在 C 端处形成二硫键，这样Ⅲ型胶原比其他几型胶原更快形成聚合体，有利于快速填充损伤韧带断端，但Ⅲ型胶原生物力学强度比Ⅰ型胶原弱，在韧带愈合时，损伤组织应力重塑过程中，Ⅲ型胶原表达逐渐减少，最终主要表达Ⅰ型胶原；因此Ⅲ型胶原的表达可以用来评价韧带损伤愈合的成熟程度，在修复良好的韧带中，Ⅲ型胶原表达应正常或接近正常。此外，在损伤韧带修复过程中，还能检测到Ⅳ、Ⅴ、Ⅹ、Ⅻ型胶原等，详细作用有待继续研究。

（二）韧带的组织学类型

人体内的韧带按部位和功能主要分为两大类。一类是固定体内各脏器位置的韧带，如固定女性子宫颈的子宫阔韧带以及固定腹部脏器的腹膜所构成的韧带等。另一类是连接骨与关节的骨连结韧带如膝关节前交叉韧带、后交叉韧带等。在运动医学中通常所说的韧带指的是骨连结韧带。人体内的骨连结韧带有数百个，其命名法较为灵活，一般根据形态结构和功能来命名。大部分韧带在命名时按照其起止点位置来命名，如喙

锁韧带；也有的根据形态命名，如踝关节三角带；有根据与关节位置关系命名的，如侧副韧带或浅层和深层韧带；还有根据韧带之间的相互关系命名的，如交叉韧带。韧带的主要功能是参与维持关节活动的稳定，即与其他的稳定装置（骨骼固有形态、骨关节周围相邻肌肉）一起使关节沿着正常、固定的轨迹运动并限制关节的异常活动。

（三）韧带止点的正常结构及解剖分型

关于韧带止点的正常结构文献已有许多报道，概而言之，其结构包括 5 个不同的组织：波浪状的腱纤维、纤维软骨层（这时腱纤维呈交叉走行将软骨细胞裹于其中）、潮线、钙化软骨层及骨。但韧带止点周围的附属结构及其功能，因其所在部位及功能的不同而差异较大。主要有：腱围、滑囊、滑膜、脂肪垫及止点下软骨或软骨垫。

软骨垫出现在髌腱上止点下部，为独有的特殊结构。而跟腱止点则不同，与止点相对应的跟骨面是一层典型的透明关节软骨面，位于跟腱下滑囊之中，构成一个关节，作用类似滑车。韧带及腱止点根据其附属结构不同大致可分为 3 型：①滑车型，如肩袖及跟腱的止点，其下都有球型关节软骨面，作用如滑车增加力矩并减小局部摩擦；②牵拉屈曲型，如髌腱止点，腱止点主要结构的纤维软骨层有防止腱被折曲应力的作用；③牵拉型，如足跖腱膜在跟骨上的止点，其主要作用是缓冲牵拉应力。由于足跟要持重，承受牵拉应力，因此有滑囊及腱围。

二、韧带的生物力学特点

（一）韧带的生物力学功能

韧带的生物力学功能是稳定关节、支配关节运动并防止过量运动。决定韧带强度的因素有 3 个：①韧带的尺寸和形状；②胶原纤维和弹性纤维的比例；③载荷速度。韧带的横截面面积影响其强度，与载荷方向取向一致的纤维数越多越宽厚，韧带强度越大。

韧带组织大多数由胶原纤维组成。如膝前交叉韧带（含 90% 的胶原纤维），其载荷 – 变形曲线呈塑性材料曲线。应变超过 6%～8%（屈服点）后，胶原纤维出现进行性破坏。但脊柱中的 2 个韧带，项韧带和黄韧带，由 2/3 的弹力纤维组成，几乎完全表现弹性性能。它们具有保护神经根免

受机械冲击,使椎间盘受预应力,为脊柱提供内在稳定性等特殊功能。

韧带同骨一样,其强度和刚度随载荷速度的增加而增大。有研究表明,在人膝韧带拉伸试验时,载荷速度增加4倍,破坏载荷几乎增加50%。

在人体内,韧带是骨-韧带-骨复合体中的一个环节。根据组织学观察,当韧带进入刚度较大的骨结构的止点部位,应力集中效应就会减小。载荷速度和持续时间对骨-韧带-骨复合体的影响,在估计关节损伤和治疗各种关节疾病方面有很重要的临床意义。主要体现在以下几方面:

1. 恒定载荷的效应 关节长时间内承受恒定的低载荷时,软组织发生缓慢变形,即蠕变(creep)。受载初期6~8小时这种蠕变量大,但可在低速下持续数月。用此现象,可有效治疗某些畸形,如用石膏或支架治疗特发性脊柱侧凸。相应地,当软组织变形到某一恒定长度时,发生载荷松弛(load relaxation),即载荷随时间而减少,在受载前6~8小时发生的载荷松弛最大。

2. 载荷速度的影响 完整的骨-韧带-骨复合体在拉伸破坏时呈现复杂的力学性能。有研究发现复合体的不同部分在不同的载荷速度下强度不同。从30个灵长类动物取出膝关节的前交叉韧带,在慢速和快速下进行拉伸破坏试验。在慢速下(69秒),韧带的骨性止点是最弱的部分,可发生胫骨棘撕脱。在快载荷速度下(0.6秒),2/3测试标本中最弱部分是韧带。这与我们临床上见到的情况相吻合。在低速下,破坏载荷减少20%,储存能量减少30%,但骨-韧带-骨复合体的刚度几乎相同。这些结果表明,随载荷速度的增加,骨强度的增加比韧带强度的增加多。

3. 韧带重塑、固定及运动的影响 正常韧带同骨一样,能根据力学需要进行重建,即韧带在承受高应力时强度和刚度增大,而在应力下降时强度和刚度减小。关节制动时,久之韧带上的应力减少。以灵长类动物制动8周进行拉伸破坏试验,与对照组相比,这些动物的前交叉韧带最大破坏载荷下降40%,能量储存明显减少,制动韧带的刚度也明显减少,而拉伸长度加大,这些生物力学性能的恢复却是需要相当长的时间。8周的固定往往需要几个月的时间才能恢复其顺应性,骨止点的恢复则更长,这与骨代谢慢有关。5个月后韧带的强度和刚度只有部分恢复,强度比对照组低20%。12个月后这些韧带的强度和刚度与对照组相差不大。制动期间每日做600~800次抗1/3体重的等长运动,其强度和刚度与固定组相比未见明显增加。实验结果表明:关节制动期间,等长运动训练不能模拟正常的生理载荷,所以不能防止韧带强度的降低。

与上相反,剧烈运动产生的高机械应力导致韧带肥大。有研究把经过6周剧烈运动的狗膝内侧副韧带强度和刚度与对照组相比较。发现均较对照组大,且胶原纤维直径也较大。

(二)韧带及腱止点的功能

主要是将肌肉收缩产生的应力通过止点传递到工作器官"骨骼"上,继而产生运动。根据William力学公式推算,跳跃时髌腱止点髌尖部受的牵拉应力,可高达体重的2~5倍。腱止点的作用类似一种缓冲器,使牵拉速度逐渐减弱,拉力合理的分散到各组纤维的着力点上,以避免受伤。其功能的完成包括以下几方面:①止点部波浪状的胶原纤维及弹力纤维,受牵拉时被拉直如弹簧起缓冲作用;②软骨细胞的胞囊缓冲;③纤维软骨带的基质含一定量的氨基多糖,这种类似电线接头处橡胶管的胶性物质有防止韧带及腱被拉断或折断的作用,钙化软骨也有同样作用;④韧带及腱纤维穿过钙化层进入骨组织,这种纤维称穿通纤维(Sharpey纤维),其入骨方向不是垂直的,而是向周围斜行插入,大大减小牵拉应力,产生缓冲作用。

(余家阔)

第三节 骨骼肌与肌腱的组织学和生物力学特点

一、骨骼肌的组织学特点

骨骼肌由排列成束的肌束组成,肌束外包有一层薄的结缔组织膜。每条肌束由数百条肌纤维构成。肌纤维是多核的单个细胞,由单个神经元支配。在一个肌纤维内有上千条平行排列的肌原纤维。肌原纤维呈长条圆柱体,直径约1μm,它由连续排列的肌节组成,肌节是肌肉收缩的基本单位。收缩蛋白——肌动蛋白和肌球蛋白位于肌节内,由于肌丝相互重叠而形成不同的截面模式。肌球蛋白肌丝可自主调节方向,使其头部朝向肌丝格子的外表面,球部与肌动蛋白附着。在光学显微镜下观察到的暗带成为 A 带(各向异性),是由粗肌球蛋白肌丝与细肌丝相互重叠而成。暗带的中心为 M 线,是肌球蛋白的锚定点。明带称为 I 带(各向同性),在光学显微镜下比较亮。Z 线位于 I 带中心,将明带分为两半,是肌动蛋白的锚定点。Z 线是由多种蛋白质组成的网状结构,包括 α- 辅肌动蛋白、α- 肌动蛋白、伴肌动蛋白(nebulin)、肌钯蛋白(myopalladin)和许多其他蛋白质。两条 Z 线之间的距离定义为肌节长度(图 1-2-3)。

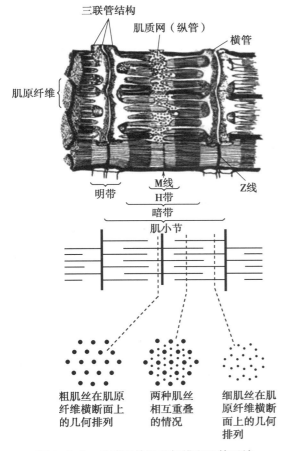

图 1-2-3 骨骼肌的肌原纤维和肌管系统

肌原纤维周围的中间肌丝将肌原纤维彼此连接起来,并与细胞膜即肌纤维膜相连。一个肌纤维内的肌节数量由肌纤维长度和直径决定。上千个肌节连续排列,在收缩时每个肌节只能移动几微米,所有肌节移动可使肌肉长度改变几厘米。肌节内的蛋白质——细肌丝(肌动蛋白)和粗肌丝(肌球蛋白)以循环的方式相互作用导致肌肉收缩。这个过程主要依赖三磷酸腺苷和钙。肌浆网和横小管系统包绕在肌细胞内的肌原纤维周围,提供钙的释放与吸收途径,且通过细胞内的血液传送氧与营养物质,维持循环收缩。

肌肉的结缔组织与肌纤维一样重要,肌肉的结缔组织由包裹于无定形基质中的纤维组成,大部分是胶原纤维。按免疫学特性至少分为五型(Ⅰ~Ⅴ),均为弹力纤维。肌肉中的结缔组织构成三种解剖结构,即肌外膜、肌束膜与肌内膜。肌外膜是一层非常坚韧的外鞘,能够包裹整个肌腹表面,并分隔不同肌肉。肌外膜由胶原蛋白束编织构成,直径在 600~1 800nm 之间,表面呈波纹状,与肌束膜相连接。肌束膜很坚韧,且相对较厚,将肌肉分隔成纤维管、纤维束,为大多数血管和神经提供穿行的路径。一些大的胶原纤维束沿肌束外表面呈环形分布,从而形成交叉结构。在肌束膜下是疏松且非常细致的网状结构,胶原纤维在这个网状结构中沿各个方向排列,其中一些与肌内膜相连接。在这个区域中,动静脉常常与肌内神经分支相伴行。肌束横截面呈多角形,少数呈圆形。多角形结构可使肌束包含最大数量的肌纤维。肌细胞间质密度常常不足 1μm。在成熟肌肉中,单肌纤维的直径大约为 50μm。在婴儿期,肌纤维非常小,特殊训练可以使细胞肥大,肌纤维直径可增大 2 倍。肌内膜由致密胶原纤维网组成,包裹每一根肌纤维,直径在 60~120nm 之间,其中一些与肌束膜的纤维网相连接。肌内膜可能也与基底膜相连接,这个基底膜是指肌纤维膜表面的糖蛋白层。在骨骼肌发育阶段中,肌肉结缔组织为肌纤维的形成提供支架。当骨骼肌完成发育后,结缔组织又发挥维持肌纤维结构与肌肉形态的作用。结缔组织具有防止肌肉过度被动伸长的作用,并且能够将张力对肌纤维的危害降低到最低。当外力消失后,弹性蛋白和波状胶原蛋白束使肌肉复原。

二、肌腱的组织学特点

肌腱是连接肌肉和骨骼的结缔组织,可有效分散应力,利于力学负荷的传导,辅助运动,保持姿势。正常肌腱为柔软的弹性纤维组织,形态各异,可为扁平状、圆柱状、条带状或膜状。肌腱与肌肉连接的部分被称为肌肉-肌腱界面,另一端与骨连接的部分被称为骨腱界面(图 1-2-4,见文末彩插)。

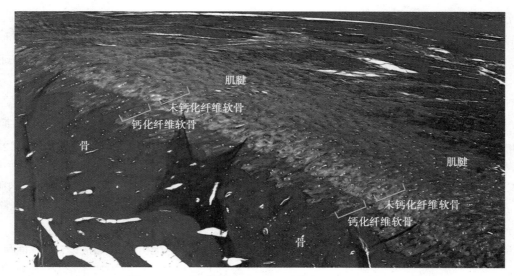

图 1-2-4 骨腱界面四层组织结构（Masson 染色）

骨腱界面组织结构特殊,通过纤维软骨层连接着骨与肌腱,可有效分散应力,利于力学负荷的传导。组织学上,骨腱界面由骨、钙化的纤维软骨、未钙化的纤维软骨、肌腱四层结构组成。与同种组织之间(如骨–骨、腱–腱)损伤不同,骨腱界面损伤发生在骨和腱两种结构不同的组织之间,常常伴有纤维软骨层结构破坏,由于该部位血供差、再生能力弱,导致骨腱界面损伤修复十分缓慢而困难。

在组织结构上,肌腱与大多数结缔组织类似,肌腱细胞含量较少,含水量高达 68%,其余 30% 左右主要是由结构蛋白及蛋白聚糖构成的细胞外基质。肌腱的细胞外基质主要由胶原蛋白(占干重的 86%)、蛋白聚糖(占干重 1%~5%)和弹性蛋白(占干重 2%)组成。Ⅰ型胶原蛋白占肌腱中胶原蛋白的 98%,还有少量其他类型的胶原蛋白,如Ⅲ、Ⅴ、Ⅺ和Ⅻ型胶原蛋白等。

成纤维细胞是结缔组织结构的主要细胞组成部分,在肌腱中被称为肌腱细胞,是肌腱的基本功能单位。肌腱细胞占肌腱内所有细胞总量的 90%~95%,其余 5%~10% 的细胞为纤维软骨富集区及骨腱界面的软骨细胞、腱鞘滑膜细胞和脉管细胞(包括毛细血管内皮细胞和小动脉平滑肌细胞)。肌腱细胞均匀地分布于细胞外基质网状结构中,沿胶原纤维长轴成行排列,直径 80~300μm,其主要功能是合成细胞外基质成分,如胶原蛋白、蛋白聚糖、糖蛋白等,维持肌腱自身平衡及参与修复损伤的肌腱。成肌腱细胞是一

类存在于新生肌腱组织中的不成熟肌腱细胞,常见于肌腱生长发育阶段中,尤其是胚胎期。两者相比,成肌腱细胞呈梭形,细胞长 20~70μm,宽 8~20μm,细胞质丰富,拥有大而粗糙的内质网、发达的高尔基体和大量线粒体,代谢活性强,能合成肌腱生长必需的胶原纤维、细胞因子、酶和其他维持细胞外基质所需的成分。成肌腱细胞成熟后转变为肌腱细胞,形态拉长,核质比例降低,代谢活性减弱。近些年研究人员相继从人、小鼠、大鼠、兔等不同物种的肌腱组织中分离鉴定出一种新型细胞,具有克隆形成能力、自我更新及定向分化潜能,被称为肌腱干细胞。肌腱干细胞较肌腱细胞体型较小,呈鹅卵石样,在维持肌腱稳态及损伤修复中发挥重要作用。

细胞外基质是由细胞合成的大分子物质,分泌到细胞外间质中构成网架结构,起到支持连接组织结构、调控细胞功能及维持组织稳态的作用。肌腱细胞外基质以胶原和蛋白聚糖为基本骨架,其形成的纤维网状复合物通过纤粘连蛋白或层粘连蛋白以及其他的连接分子与细胞相互作用,它们使得细胞与基质相互沟通,将细胞内外连成整体,同时为胶原纤维发挥稳定的功能提供基础。

胶原分子是由肌腱细胞在其细胞中首先制造的较大前体,之后由细胞内分泌到细胞外成为胶原。胶原蛋白富含甘氨酸(33%)、脯氨酸(15%)和羟脯氨酸(15%),胶原肽链中一级结构几乎 2/3 是由这三种氨基酸组成,羟脯氨酸是脯氨酸聚合后产生的衍生物,是胶原的特征成分。胶原的

次级结构与每条肽链的左旋聚合相关,其三级结构为三条胶原肽链绞合成的胶原分子。胶原的四级结构是由氨基酸和连接分子之间构成稳定的低能量生物单元,通过连接的胶原分子,电负荷相依的氨基酸排列而成。以这种方式,胶原分子聚合成一级纤维、次级纤维以及原纤维。原纤维经过聚合成为胶原纤维,胶原纤维直径 1~20μm,这些单位紧密纵向平行排列,与基质中蛋白聚糖、弹性蛋白和胶原纤维构成纤维束。肌腱主体部分细胞外基质大部分为Ⅰ型胶原,胶原原纤维间相互作用使得纤维单位结构更好地承受外界机械力,这些纤维纵向平行紧密排列,为肌腱提供了极强的抗张强度。在肌肉 - 肌腱连接处,胶原纤维嵌入由肌肉细胞形成的深凹中,使得肌纤维细胞内收缩蛋白产生的张力能传递至肌腱胶原纤维。这种复杂的连接体系能减少肌肉收缩时传递至肌腱的作用应力。同样骨腱界面由梯度渐变结构组成,包括骨,钙化纤维软骨,未钙化纤维软骨和肌腱四层结构,这种特殊结构可以保护胶原纤维防止其磨损、弯曲、剪切和破坏。Ⅲ型胶原主要参与肌腱愈合过程,肌腱损伤后Ⅲ型胶原能快速形成交叉连接,初步修复损伤区。Ⅴ型胶原交叉连接其他胶原纤维,调节肌腱原纤维的结构,过多的Ⅴ型胶原会抑制Ⅰ型胶原的自我聚集,同时其数量多少或功能强弱会直接影响Ⅰ型胶原纤维合成后直径大小。Ⅺ型和Ⅴ型胶原均由一种多亚基的调节型胶原纤维组成,两者与Ⅰ型或Ⅱ型胶原共同组装成异性原纤维参与调节胶原原纤维的组装。Ⅻ型胶原在胶原纤维之间发挥润滑作用。

肌腱中蛋白聚糖由一个中心蛋白共价结合一条或多条糖胺聚糖链组成,其糖胺侧链与胶原纤维表面交织在一起,相互作用,在胶原原纤维生成和纤维互连结构中起重要作用。糖胺聚糖又称为黏多糖,由重复双糖结构的线性聚合物组成,在细胞信号转导中起重要作用,与信号传感器如成纤维生长因子、血管内皮生长因子等结合,调节细胞信号。糖胺聚糖包括透明质酸、硫酸软骨素和硫酸皮肤素、硫酸角质素、硫酸乙酰肝素和肝素。糖胺聚糖在肌腱拉伸应力区主要为硫酸皮肤素,而在压缩应力区主要为硫酸软骨素。透明质酸约占总糖胺聚糖的 6%,硫酸乙酰肝素主要在

肌肉 - 肌腱界面。肌腱的主要聚糖成分为硫酸皮肤素和硫酸软骨素,与胶原蛋白形成有关,参与肌腱发育中的纤维组成。硫酸皮肤素负责形成纤维间的联系,而硫酸软骨素则填塞纤维之间的空隙,有助于防止纤维变形。肌腱细胞外基质蛋白聚糖中含量最高的是饰胶蛋白聚糖(decorin, DCN),它是富含亮氨酸的小分子Ⅰ级蛋白聚糖,是一条由硫酸软骨素组成的氨基聚糖链,中心蛋白分子量约 40kD。DCN 特异性地与Ⅰ型胶原纤维表面联系,与胶原纤维的排列、定位、方向及受到机械外力发生形变时胶原纤维的顺利滑动密切相关。成纤维细胞、软骨细胞、内皮细胞、平滑肌细胞都能产生 DCN,能通过中心蛋白或糖胺聚糖与几乎所有类型的胶原结合。DCN 的主要功能是维持调节胶原纤维结构、通过抑制细胞增殖和扩散调控细胞增殖、刺激免疫反应。DCN 是细胞外基质组装的主要调节因子,能够限制胶原纤维的形成,指导肌腱纤维沿应力方向重塑。

肌腱的机械特性除了取决于胶原的结构特性外,也受它们所拥有的弹力蛋白比例所影响。弹力蛋白在四肢的肌腱只占少数,但在弹性强的韧带数量很多。在黄韧带中,弹力纤维与胶原纤维比例是 2∶1,这些连接着相邻脊柱的黄韧带其主要功能是保护脊神经根免受挤压、预先给运动单元适当的张力和提供脊椎固有稳定性。肌腱细胞外基质还包括一些非胶原蛋白,生腱蛋白C(tenascin C)在肌腱和肌肉 - 肌腱界面数量较多,生腱蛋白 C 包含许多Ⅲ型纤连蛋白重复区,应力诱导后这些区域随之展开,其作用相当于弹力蛋白。生腱蛋白 C 的表达受机械拉力调节,肌腱病变时表达上调,其在胶原纤维排列方式及方向也发挥一定作用。Scleraxis(SCX)是一个含碱性螺旋 - 环 - 螺旋的转录因子,是一种肌腱早期发育的特异性标记物,在未成熟的肌腱和成熟肌腱中均高表达。在胚胎发育阶段,SCX 阳性表达的间充质始基以后发育为成熟的肌腱组织,而 SCX 本身在软骨和肌腱形成过程中发挥重要作用。

根据功能,肌腱大致可分为两种:一种是传递力量型,这类肌腱抗拉能力较好,外形一般短而宽,如跟腱、髌腱、冈上肌腱等;另一种是传递运

动型,这类肌腱协同肌肉执行精细运动功能,外形细而长,如屈肌腱和伸肌腱。两类肌腱共同点是均具有极强的抗机械应力特性。显微结构上,这两种类型的肌腱组织也有差异,如胶原原纤维的直径一般为20～150nm,跟腱的胶原原纤维直径大部分为50～90nm,人体手指的指伸屈肌腱直径一般为20～60nm,可见传递力量型肌腱比传递运动型肌腱胶原较粗。

肌腱内的纤维束由疏松结缔组织包绕,它允许胶原纤维纵向运动,并支持其内通行的血管、淋巴及神经。肌腱常承受牵拉力,经过关节表面时,局部会产生较大压力。这些部位呈现类软骨。肌腱有时承受大幅度折曲,如手指屈肌腱,有一层腱鞘包绕,腱鞘的作用与滑车相似,可使肌腱只在规定的方向中移动。在摩擦面相对应处,出现双层腱系膜,它与围绕肌腱表面的腱鞘相通。这类肌腱的滑动与由滑膜分泌的滑液有关。无腱鞘包围的肌腱沿直线运动,周围被与肌腱相连的疏松组织即腱隔膜包绕。肌腱血供来自肌束膜、骨膜附着处、腱隔膜及腱束膜中的血管。有腱隔膜包绕的肌腱中,血管从外周毛细血管及纵行毛细血管的吻合处发出。位于腱鞘内的屈肌腱的血供情况有所不同,血液供应由近端腱系膜中血管发出,随不同长短分支的发出血管数量逐渐减少。这些肌腱虽然有大量的血供,但注射墨水研究后仍证实它是一种相对缺乏血管的组织。由于这些无血管区域的存在使人们认为肌腱营养供应有两种方式,一种是血管供应方式,另一种对无血管区而言,属于滑液扩散方式。营养扩散的方式具有重要的临床意义,即在肌腱缺乏血管区域可使肌腱愈合及修复。

三、生物力学特点

肌腱具有黏弹特质,能承受很强的张力将肌肉的收缩力传至关节和带动关节运动,同时也是柔软的组织,能绕着骨骼的外源改变肌肉拉力方向。分析肌腱的机械性对了解受伤原理有重要意义。研究肌腱机械特性的方法是对这些组织做匀速伸展的拉伸测试。组织在断裂之前被拉长,它们所受的张力和伸长的长度可以用负荷－伸长曲线图来表示(图1-2-5)。曲线上的几个区域能表现被测试组织的机械特性。

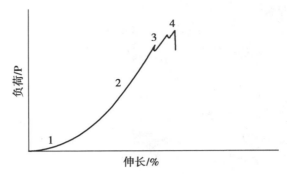

图1-2-5 负荷－伸长曲线图

1:"足趾区",组织只承受很少应力;2:直线区,纤维受力后出现线性应变,组织刚度急剧增加;3:直线变形区终止,拉力在此区以 P_{lin} 代表;4:最大应力反映肌腱强度,肌腱断裂失去载荷的应力效果

在负荷－伸长曲线上第一个区名为"足趾区"。该区所显示的延长度是因为原本在松弛状态下呈波浪形态的胶原纤维发生变化。这时不需要太大张力便可把整个结构组织的胶原纤维伸展,直至负荷继续增加波浪形态被拉直。此区的延长度主要因为半液体胶原纤维之间相互滑行及剪切应力所致。当负荷持续时,肌腱刚度会增加,渐渐需要较大的拉力才能产生相同的延长度。组织的延长度通常以应变(ε)来表示,指延长长度占样本原来长度的百分比。在足趾区后,曲线会出现一线性区域,这个第二区比足趾区倾斜度加大,表示这些组织的刚度因急需伸长而又明显增加。线性区之后,负荷－伸长曲线可能会突然停止或有向下倾斜的趋势,这是因为测试物已受到不可逆损伤。当曲线沿应变轴横向发展时,这时的负载量被称为 P_{lin}。此点为组织的屈服点,整个测试物所能承受的最大能量以曲线和横轴所成的面积来代表,直至线性区完结处。当超越线性区域时,组织内已有大量纤维束不规律地断裂。这时负荷可能会达到极限拉伸强度,随之样本很快完全断裂,而肌腱的负荷能力也明显降低。Fung等发表了肌腱弹性模量研究报告,参数是根据负荷和变形(延长度)或应力与应变的线性关系得出的;即应力(每单位面积承受的张力)与应变呈正比:$E=\sigma/\varepsilon$(E代表弹性模量,σ代表应力,ε代表应变)。

在足趾区,E不是一个常数,而是会逐渐增高。在线性区时,E较接近常数。只要知道肌腱横截面积以及组织本身的拉伸长度,就可以用应力－应变关系描述肌腱的力学性质。应力（N/mm²）可用肌腱本身单位横截面积上的载荷来表示。应变可通过标记肌腱中段形变长度，以原始长度除以形变长度来确定。人类肌腱弹性模量的变化范围在 1 200～1 800MPa 之间，极限拉伸强度的变化范围在 50～105MPa（9%～35%）之间。

研究肌腱的弹性蛋白比例对于组织的弹性伸长能力极为重要，有利于承受拉伸应力、储存和消解能量。当肌腱在极限伸长范围内负载消除时，组织内弹性蛋白会使它们在形变后恢复到原本的长度和形状。肌腱的伸长不仅与受力大小相关，也与力作用的时间及过程相关。这种黏弹性反映了胶原的固有性质与基质之间的相互作用。肌腱持续承受一特定大小的载荷时随时间发生的拉伸过程称为蠕变，另一方面，肌腱受到持续拉伸时随时间增加，组织上应力减少的过程称为应力松弛。黏弹性反应不仅可调节张力，还可调节拉伸强度。在等张收缩中，肌肉 – 肌腱单位的长度保持不变，然而由于蠕变导致肌腱拉伸，肌肉缩短，肌肉长度变短降低了肌肉疲劳程度。肌腱的蠕变在等张收缩中可以增加肌肉的工作能力。

肌腱黏弹性还与其载荷有关，拉张的最初几次循环均比以后循环的"足趾区"面积大，表明能量损失较大。在预载荷后（类似热身），肌腱的特性（负荷 – 伸长曲线）才具有较大的可重复性。要避免因软组织的黏弹性导致的实验误差，进行生物力学测试中，施加预载荷是非常重要的。实验证明，预载后生理范围内加载的肌腱，每次循环应变能量可恢复到 90%～96%，表明肌腱在反复拉张中能量损失较小。

已确定有多种因素影响肌腱的拉伸力学性质，包括解剖部位、运动水平、年龄等。

（一）解剖位置

不同解剖位置的肌腱所承受的生物力学及生化环境不同，其生物力学性质也不相同。如成年猪趾屈肌腱的极限拉伸强度比趾伸肌腱大两倍，趾屈肌腱中胶原含量较趾伸肌腱多，这些差异随年龄发育成熟日益增加。不同解剖位置肌腱性质发生改变原因可能是多方面的，有一种假设认为在生长发育中，胶原交联的稳定增加了肌腱的弹性模量和强度，而趾屈肌腱中建立的交联多于伸肌腱，这种差异受体内应力水平变化的影响。

（二）运动水平

运动锻炼对肌腱的结构和力学性质有长期的正面效应。例如经过长期训练后，猪趾屈肌腱的弹性模量、极限载荷都有增加。锻炼还对胶原纤维的弯曲角度和弯曲长度有明显影响。生理应力作用下胶原代谢证实了锻炼能加强胶原合成，增加肌腱中较大直径的胶原纤维比例，直径较大的胶原纤维可承受更大的张力。

（三）年龄

年龄是影响肌腱力学的一个重要因素，随年龄增长而发生的腱胶原纤维波浪状弯曲角度减小，导致负荷 – 伸长曲线中"足趾区"减少。弹性模量随年龄而增加，直至骨骼发育成熟后保持相对稳定，随着发育成熟，极限拉伸强度和极限应变也增加。一项兔的动物实验中发现，兔跟腱横截面积随年龄而增加，青壮年及老年肌腱的极限拉伸强度显著高于未成年肌腱，青壮年肌腱的弹性模量高于未成年及老年肌腱。成年肌腱中蛋白多糖呈丝状结构重叠垂直排列，而未成年肌腱中，蛋白多糖的丝状结构排列方向不一，可与胶原纤维垂直或轴向排列，未成年肌腱在低拉伸强度下更容易撕裂。胶原纤维间的蛋白多糖桥接方式在肌腱传递张力及应力时起重要作用，可加强组织强度。

（吕红斌　李骁宁）

第四节　骨骺慢性损伤的病理生理学基础

一、解剖基础

骺板（epiphyseal plate）又称生长板（growth plate），是骨骼生长的基本结构，对骺板的结构和功能的保护是保障骨骼正常发育的基础。骺板由软骨构成，在运动过程中，可起到缓冲应力的作用。严格来说，骨骺有两类，两者都有自己相应的骺板，既承受压力负荷（压力骨骺：位于长骨两端，有关节面，承受来自于长骨纵轴的压力）又承受牵拉负荷（牵拉骨骺：为关节周围的骨性突起，有腱性结构附着，承受来自于腱组织的牵拉应力，属于末端结构）。与周围骨质和韧带结构相比,骺板强度较差,是儿童和青少年骨骼中最薄弱的部位,在轴向压力和剪切应力作用下,容易受伤。不同的骺板对损伤的反应也不尽一致,与患者年龄,部位,损伤类型,以及受累区域生长潜能密切相关。骺板损伤的远期并发症包括生长停滞和进行性成角畸形,因此,在运动过程中,应格外注意避免损伤骨骺,一旦发生损伤,应及早发现并对其进行处置。以确保骨骼能够正常的生长发育。

(一)骨骺的解剖

在妊娠第 6 周的时候,长骨逐渐形成。妊娠第 8 周时,初级骨化中心(primary ossification center)在长骨中央形成,骨化逐渐向骨干的近端和远端延伸,而次级骨化中心(secondary ossification center)出现的时间因骨而异,出现的部位在骨干两端的软骨中央,从中央呈辐射状向四周发生骨化,使骨干两端转变成为早期骨骺。早期骨骺与骨干之间亦保留一定厚度的软骨层,即为骺软骨,又称骺板(epiphyseal plate)或生长板。骺板是促进骨干生长的重要结构,当骨骼发育成熟时,骺板将会逐渐吸收,最终完全骨化。

(二)骺板的组织结构

骺板是由软骨细胞以及包裹在周围的细胞外基质构成。软骨细胞呈柱状排列,排列方向与长骨平行,向干骺端生长,最终通过软骨内成骨促进长骨生长。细胞外基质主要由胶原纤维(Ⅱ型胶原为主)、蛋白聚糖等成分构成。骺板由远端向近端,依据不同的功能、生长速度以及软骨细胞的数量和分布,可以分为多个区域,这些区域的划分将有利于我们了解骺板损伤的机制:静息带(resting zone, germinal zone)或称软骨储备带(reserve zone)、增殖带(proliferative zone)、肥大细胞带(hypertrophic zone)[包括"临时钙化带(zone of provisional calcification)"],以及软骨内成骨带(zone of endochondral ossification)。在静息带和增殖带,细胞形态相对较小,并由机械强度较大的、致密的细胞外基质包裹。静息带内的细胞具有很强的增殖潜能,处于相对低氧的环境,并受到血液循环里的激素水平调控。骨骼的生长是由增殖带内激活的软骨细胞增殖实现的,细胞增殖时,排列为薄层的柱状结构,由纵向排列的胶原纤维构成细胞周围基质,这个区域是一个相对富氧

的环境。当细胞变得肥大时(增大到 5~10 倍),细胞周围基质逐渐变少,强度也下降。因此,在轴向压力,剪切和折弯应力下,肥大细胞带是最脆弱的一层,容易在该部位出现损伤甚至骨折。在临时钙化带,干骺端的血管长入将会诱导细胞外基质钙盐沉积,并启动软骨细胞的程序化死亡过程。随后,在软骨内成骨带,出现成骨细胞和破骨细胞,构成海绵状的骨松质。

骺板通过其周围的两个软骨膜环来连接骨骺和干骺端:Ranvier 环(朗飞环)和 LaCroix 环。Ranvier 环是一个环形的凹陷结构,可以促进软骨向外周生长,使骨骺横径增宽,包含最外侧的纤维层(与骨膜纤维相连接)、致密细胞层(含有间充质细胞),以及薄层的骨板(在基底部与骨骺的骨化中心连接)。主要向骺板的外周提供软骨细胞,使得骨骺的横径及骺板的宽度增大。Lacroix 环是一个坚韧的纤维结构,是骨膜和骺软骨膜附着的部位,可以加强骨骺与干骺端的连接,为骨－骨骺连接提供力学稳定。

(三)骨骺的血液供应

了解骺板不同层面的血液供应将有助于我们更加深入地认识骨骺损伤的机制及其预后。骺板的血液供应有三个来源:骨骺循环,干骺端循环,软骨膜循环。

1. **骨骺循环** 骨骺血管(动脉,静脉及毛细血管网)是由来源于骨骺动脉主干的小分支构成,支配关节软骨外的骺软骨区域,并与干骺端循环交通。这些小分支穿过骨骺软骨的通道进入静息带,但是这些小分支并不能穿过增殖带,到达肥大细胞带为其提供营养支持。Dale 和 Harris 等人报道了两种类型的骨骺循环:在 A 型骨骺(几乎被关节软骨完全包裹)中,血供主要来源于骺板的干骺端侧,当骨骺分离时容易导致缺血损伤,股骨头和桡骨近端即属于此类;B 型骨骺仅部分被关节软骨覆盖,周围可有血管分支直接进入内部提供血供,因此,损伤时,缺血发生率较小,例如:桡骨远端、胫骨近端、远端,股骨远端等。

2. **干骺端循环** 由营养动脉的终末支提供丰富的血运。这些动脉垂直进入骨－软骨交界的骺板,但是血管不能到达肥大细胞带。

3. **软骨膜循环** Ranvier 环和 Lacroix 环,由软骨膜血管提供丰富的血运。

（四）血液循环对骺板损伤的意义

骺板的力学强度与细胞的形态以及细胞外基质的合成密切相关。由于局部具有良好的血液供应，静息带和增殖带中合成的细胞外基质较多，可以更好地对抗作用于骨骺的剪切应力。而肥大细胞带的血液供应相对缺乏，因此，该区域抗剪切应力、折弯应力以及轴向应力的能力也较差。因此，大部分骺板损伤都发生于肥大细胞带。但是，随着软骨内骨化中心逐渐钙化，该区域的强度也会变强。

（五）骨骺的损伤机制

损伤的机制与患儿的年龄有关。婴幼儿的骨骺相对较厚，所以在剪切应力以及牵拉应力下易于受伤。在青春期儿童或青少年中，在剪切应力和轴向压力的复合作用下，骨骺分离更加常见。关节脱位时牵拉或剪切应力下多发生软骨内骨折。长期、反复的微创伤也会导致骨骺慢性损伤，例如：体操腕（gymnast wrist），又称桡骨远端骨骺炎或桡骨远端骨骺应力综合征。常见于青少年体操运动员，是由于反复撞击导致的桡骨远端骺板的压缩骨折。

单个或多个肌肉、肌腱或韧带结构通过骨突附着在关节或骨骼上。在发育的早期，骨突是一个在骨干的末端或侧方的软骨性突起，是组织学上可识别的骨骺与骨干相连接的结构。骨突的形状和大小受到附着其上的肌肉或肌腱施加的牵拉应力影响。随着生长发育的过程，软骨中心与骨骺发育一样，将逐渐骨化并与干骺端融合，例如：胫骨结节骨突就是髌腱在胫骨上的附着部位，在儿童或青少年阶段为骨突中心逐渐骨化，并通过骨骺与胫骨近端连接，随着骨化中心的扩大，最终实现骨性融合。由于肌腱在骨突皮质上的附着极其牢固，因此过度地反复牵拉应力常常导致骨骺的反复损伤（牵拉性骺软骨炎），甚至从该部位撕脱骨折，造成骨突炎或骺软骨炎。这种损伤多发于8~15岁的青少年。除此之外，还包括"小联盟肘（little league elbow）"，又称肘关节内侧骨突炎，是由于反复运动引起的，如投掷棒球使内侧副韧带反复牵拉，导致内上髁骺板损伤引起的肘关节内侧疼痛和肿胀，常见于青少年棒球投手。还有缝匠肌、股四头肌以及腘绳肌在髂骨和坐骨结节附着点的骨骺炎（髂骨翼或坐骨结节）等。

（六）骨骺损伤的后果

骨骺损伤的后果主要是受累长骨骨干的生长停止或异常。完全生长停滞会导致肢体不等长，从而影响其功能。部分生长停滞会导致骨骼成角畸形。其他的一些后果包括骨不连、畸形愈合、缺血坏死等。

二、实验病理

以往研究中，曾认为牵拉骨骺的骨骺炎是骨骺无菌坏死，但是 Staurt 等人认为没有坏死。囊外压力骨骺是否有骨坏死很少有人报道，对其病理也描述不多。而牵拉骨骺劳损后其病理与末端病共存，则更少报道。吴林生、曲绵域等人的研究结果说明：①骨骺的慢性损伤不一定都产生骨的无菌坏死（骨骺炎）；②临床上所见的桡骨远端的所谓骨骺炎，其病理不属于无菌坏死，定名为骨骺慢性损伤为好，其病理也较广泛，软骨膜环病变最为明显；③牵拉骨骺的所谓骨骺炎，不一定都有骨的无菌坏死，但都有腱止点的末端病病理改变，及其周围附属结构的改变。因此，这一类骨骺伤定名为骨骺慢性损伤可能更为恰当一些。

（皮彦斌　敖英芳）

第五节　肌腱病的病理生理学基础

肌腱病（tendinopathy）是以肌腱部位疼痛、功能受损和肌腱周围肿胀等为特征的临床综合征，有多种不同表述，包括肌腱炎（tendonitis、tendinosis）、腱鞘炎（tenosynovitis）和滑囊炎（bursitis）等。对于没有症状及临床表现的肌腱病诊断，目前缺乏统一共识及认识。

一、分类

肌腱病可发生于腱止点处、腱中间部以及肌-腱连接处。但由于肌-腱连接处发病率很低，很少有文献报道描述，在本章不做讨论。肌腱末端病（enthesis）是指发生于腱止点的肌腱病，也称为腱止点腱病（insertional tendinopathy）。

不同肌腱由于不同的生理学结构与不同的力学性能,使得肌腱病在不同的肌腱中呈现不同的表现。

肌腱病主要好发于肩袖、跟腱、髌腱(跳跃膝)、伸肌止点总腱(网球肘),也可发生于其他存在反复过度牵拉的肌腱,臀中肌、胫骨后肌等均有报道。通常肩袖、腕伸肌止点总腱好发腱止点肌腱病,而髌腱、跟腱的体部则好发肌腱病。跟腱由于特殊的力学性能及解剖结构,腱止点和肌腱中段均易发生。

二、组织病理学改变

光镜下可以看到细胞基质和细胞发生改变。细胞基质改变包括胶原纤维排列紊乱、比例改变,纤维软骨改变,糖胺聚糖沉积以及血管异常增生等。细胞改变包括异常细胞总数增多,肌细胞形态由梭形变为圆形,有时还可观察到软骨样细胞。

三、病因及诱因

引起肌腱病的危险因素主要可分为内在因素与外在因素。内在因素包括年龄、性别、体重、肥胖、糖尿病、高胆固醇血症、自身免疫性疾病、心情状态、基因的遗传易感性等。其中,年龄增长是肌腱病发生的一个关键危险因素。通常女性高于男性,可能与女性雌激素及胰岛素样生长因子 IGF-1 水平有关。年轻女性,特别是口服避孕药的女性,通常有较低胶原基础水平含量以及较低的胶原蛋白合成水平。愤怒、焦虑、沮丧等负面的心情状态,与肌腱病的发生有很强的相关性。外在因素主要包括持续牵拉、撞击、药物(他汀类、糖皮质激素、氟喹诺酮类、芳香酶抑制剂、合成代谢类固醇等)。尽管常见受影响的肌腱都经历过强烈牵拉刺激,但长期慢性牵拉、撞击是导致肌腱病的重要因素。另外,长期不活动或不负重也会影响胶原合成稳态。

四、发病机制

肌腱病的发生是内在原因和外在原因共同作用的结果。在各种因素混合作用下,导致肌腱出现非经典炎症的病理改变,肌腱损伤和修复平衡失衡,微损伤的累积最终导致肌腱出现不可逆的病理改变,引起相应的临床表现。引起肌腱病的假说有很多,包括神经性炎症假说、力学 - 生物学偶联假说、细胞凋亡假说、血运假说、干细胞异常分化假说等,此处重点阐述神经性炎症假说与力学 - 生物学偶联假说。

(一)肌腱病的神经性炎症假说

过去研究者们认为肌腱病并非传统的炎症反应,镜下缺乏中性粒细胞、无明显炎症细胞浸润以及血液中炎性介质的无明显改变为假设提供了理论基础。但是过去人们只关注中性粒细胞的存在,而没有注意其他类型的炎性细胞。随着现代分子检测技术的发展,人们发现,尽管存在争议,炎症反应依然在肌腱病的发生中起着重要的作用。肌腱病临床疾病分期大体可分为三期:急性期为出现病理改变的 0~6 周,亚急性期为随后的 6~12 周,慢性期是指超过 3 个月且伴随经典慢性肌腱病特征的时期。分子研究表明,关键的炎性介质主要出现于肌腱病的急性期以及亚急性期,而这两个时间大部分的患者没有明显的症状,而过去实验研究所取的标本大部分是症状出现以后,另外,过去对于炎性细胞的观察主要通过组织切片的方式,而细胞表型鉴定技术能更准确地发现多形核细胞。通过这些技术,肥大细胞、巨噬细胞以及 T 细胞等炎性细胞均可在慢性肌腱病组织中观察到。这也说明,炎症反应参与了肌腱病的发生。

炎症反应早于肌腱纤维化以及其他退行性改变。在早期阶段,组织微环境的变化和先天免疫系统的激活在修复与退行性"炎症"愈合之间的交叉点相互作用。另外,重复的机械刺激在早期对于修复的免疫应答起着重要的作用。炎症和损伤诱导的基质重构主要发生于束间基质。因此,肌腱、束间基质,以及周围脂肪垫或其他腱旁组织的相互作用,对于肌腱病的发生起着重要的作用。其中,周围脂肪垫及腱旁组织也是关键细胞因子以及炎性介质的主要潜在来源。

肌腱病的炎症表现主要体现在三个不同的细胞间室,即基质间室、免疫感受间室和浸润间室。细胞基质间室中最多的成分为肌腱细胞,肌腱细胞对于肌腱组织的修复与重塑起着重要的作用。肌腱病组织中可以观察到 CD248、IL-1β、

IL-6、IL-8 等的表达，这些因子会驱使肌腱细胞激活 CD248 等相关的炎症通路。在免疫感受间室中，肥大细胞和巨噬细胞明显增加，这些细胞作为免疫反应的第一道防线，能第一时间发现肌腱的损伤。其中，M1 型（经典活化）极化巨噬细胞表现出促炎症反应模式，M2 型（选择性活化）极化巨噬细胞通过产生免疫抑制细胞因子，如 IL-1 受体拮抗剂、IL-10、IL-4、IL-13 等抑制炎症反应。在浸润间室中，前期产生的免疫细胞流入其中，随后产生下游的细胞因子，产生对炎症反应及细胞基质变化的交互作用影响。在这一间室中观察到了 NK 细胞以及 T 淋巴细胞，这也表明，浸润的炎性细胞可能比过去认知的更具免疫原性。除此之外，COX-2、IL-1、IL-21、TGF-β、PGE2 等均在肌腱病中观察到其表达量改变。

现在已知炎症反应和先天的免疫系统在肌腱基质微环境损伤和修复稳态的调节中起着重要的作用，具体的机制仍无法详细阐述，传统抗炎治疗收效并不明显，也说明肌腱病并非经典的"炎症反应"，炎症反应在肌腱病的发生过程中所起的作用有待进一步深入探讨。

（二）肌腱病的力学 - 生物学偶联假说

肌腱作为肌肉和骨的连接，其正常的生物力学性能对于运动过程中能量的储存和释放起着重要的作用，降低了人体正常运动的能量成本。正常情况下，肌腱组织在机械刺激下能增加胶原蛋白的表达，使胶原蛋白合成增多，这一过程通常在运动后 24 小时达到高峰，并持续 3 天，随后缓慢降解。胶原蛋白的合成与分解速率并不平衡，消耗高峰要早于生成高峰，并且高度更高。尽管肌腱有一定适应负荷的能力，但持续重复刺激使动态平衡失衡，就可能导致肌腱的损伤。运动对于胶原合成的刺激作用，也解释了肌腱病患者康复锻炼的必要性，通过一定负荷的习惯性训练，对症状缓解和恢复与不运动相比更有帮助。

不同部位的肌腱，因为运动收缩方式、周围解剖结构差异等因素，还因应力遮挡、撞击、过度牵拉、高频使用等因素，使得不同部位的受力不均，造成不同部位程度不一的肌腱病。

对于肌肉 - 肌腱 - 骨复合体，肌腱刚度或弹性模量的改变将影响肌肉在体内肌肉力 - 长度的关系，最终将对肌肉力量产生的速度、幅度和效率产生正面或负面的影响。而肌腱病通常会出现肌腱刚度增加，局部以及整体弹性模量下降。生理适应的刚度增加是为了保护肌腱在承受负荷的过程中出现过度伸长而导致损伤，而当这一适应超出了生理范围并无法回归正常的水平，就可能导致肌腱断裂风险的增加，同时影响肌肉的运动功能。另外，肌腱刚度增加还会导致运动过程中热量产生的增加，并且在重复循环加载期间导致热损伤累积。重复性牵拉带来的微损伤累积，使得损伤和修复的平衡失调，出现恶性循环表现，加重肌腱病变。

通常认为，长期的牵张负荷是引起肌腱病的重要原因，但病理组织中观察到的纤维软骨化生提示，压缩负荷可能也是导致肌腱病发病的重要原因。胶原来源的结缔组织在受到不同程度、不同方向的负荷时，会通过自身改变来适应不同类型的负荷。动物实验表明，当给予一定程度的压力负荷时，这些结缔组织就会从纤维组织转分化为纤维软骨组织。当移除这个压力时，又会从纤维软骨组织转变为纤维组织。这些适应性的应答反应通常由肌腱细胞驱动，通过变圆来表达更多的 II 型胶原和蛋白聚糖类物质，如软骨聚集蛋白聚糖等。在肌腱受压的区域以及深面邻近骨面的肌腱区域表现得更加明显。

尽管压缩负荷对于肌腱病的损害没有牵张负荷带来的严重，但是动物实验表明，复合负荷相比牵张负荷，对肌腱带来的损害更为严重。肌腱病组织的横截面积明显增大，而力学性能明显降低。事实上，复合负荷也与生理状态下体内肌腱的运动模式更为相像。

对于腱止点肌腱病，压缩负荷还有另外一种形式的损害也尤为重要。从肌腱到骨的连接处有四层经典结构（致密结缔组织层即肌腱、非钙化纤维软骨层、钙化纤维软骨层和骨组织层），是肌腱从腱性组织到纤维软骨，再到矿化纤维软骨的逐渐转变，这一结构是肌腱向骨传递力量的重要结构。有人将腱止点周围的附属结构统称为肌腱末端器官（the enthesis organ）。这一结构在和骨面连接的部分通常能形成一定的角度，并在两个界面之间形成滑囊，承当起吸收骨面对肌腱的压缩负荷,同时也为肌肉－肌腱复合体提供更优的力学性能。过度的压缩负荷往往容易损伤这一结构,局部的压力导致间质内结合水的丢失,影响局部微环境的代谢,加剧这一区域肌腱细胞的内在重复压缩负荷,进一步造成肌腱的损伤。多数肌腱的肌腱病多发于骨面侧也验证了这一理论。

五、肌腱病的疼痛机制

疼痛是临床诊断肌腱病的重要依据之一。但肌腱病引起的疼痛机制仍未得到清楚的阐述。通常,疼痛作为机体的一种保护机制,对肌腱起到区域保护的作用,但在肌腱病长期的过程中,却成了患者的有害因素。肌腱疼痛具有短暂的开关效应,与负荷密切相关。肌腱病的疼痛通常有以下两个特点:①疼痛很少发生在休息或低负荷肌腱活动期间,例如患有髌腱病的患者在跳跃时会感觉非常痛苦,但是骑车的过程中不会感觉非常疼痛;②肌腱出现"升温"的表现,在活动的过程中疼痛减轻,但在运动后的不同时段则会变得非常疼痛。

对疼痛机制的认识不清,也导致了许多常规的治疗方法无法有效缓解疼痛。目前,肌腱病如何引起疼痛尚存争议。另外,当肌腱病持续时,疼痛的机制变得更为复杂。一些特殊情况的疼痛状况无法阐述。例如跟腱病患者在负重一段时间后第二天常出现剧烈疼痛,而部分慢性肌腱病患者在病程中始终没有疼痛或仅仅有轻微的疼痛,直到因为出现无痛性肌腱断裂就诊才发现。这一临床现象也符合以下结论:慢性的肌腱病疼痛与肌腱的病理变化没有明确的相关性。肌腱病理变化与感知疼痛之前的匹配尚待阐述。最近的研究表明,周围神经元表型和中央疼痛处理通路变化是其中可能的原因。肌腱病引起的疼痛不仅和肌腱的机械变化有关,还与局部细胞和周围神经对这种变化的应答方式有关,从而导致更高中枢的伤害性通路被激活。

炎症因子引起的疼痛也是肌腱病疼痛的重要因素。由于肌腱的损伤以及非经典炎症反应,P物质、前列腺素等内源性致痛物质含量增加,这些物质激活肌腱及周围组织的痛觉感受器,产生不同程度的疼痛。但单一的损伤及炎性介质致痛理论并不能完整的解释肌腱病的疼痛原因。

肌腱损伤炎症初期出现神经生长,随后的增殖和重塑阶段由交感神经和内脏神经系统调节。其中,谷氨酸在其中可能扮演重要的角色。动物细胞实验表明,谷氨酸在体外降低肌腱细胞活力,降低胶原基因表达,谷氨酸水平的升高,可能是肌腱病病理程度加重的原因之一。交感神经系统引起肌腱疼痛主要有三个假说:①交感神经系统通过直接释放去甲肾上腺素,作用于感觉神经的受体引起疼痛;②通过神经源性炎症介质间接引起疼痛;③通过引起血管收缩,改变流向肌腱的血供,导致肌腱结构变化以及代谢需求供应不足,最终引起疼痛。

肌腱病的交感神经支配与组织类型有关。在肌腱病的病理状态下,肌腱本身的交感神经支配不受明显影响,但腱旁组织的神经束及血管壁受交感神经的支配增加。因此,腱旁组织可能比肌腱组织本身对疼痛的影响更大。同时,异常的肌腱细胞产生交感神经递质的能力增强。肌腱细胞的变化也可能改变间隙连接功能,影响细胞通信、伤害感受传递与机械转导,影响肌腱稳态和可能的伤害信息通信。

运动过程中肌腱内的血流增加是正常的生理过程,而肌腱病常常伴随静止状态下的血流增加。过度血管化的机制尚不清楚,但由于新生血管和神经长入紧密的组织结构内,也会引起疼痛。这些新生的血管和神经在愈合中逐渐消失,这一过程随着功能锻炼而加速,随着恢复期的延长而延长。这也是肌腱病保守治疗进行功能锻炼的理论基础之一。

综上,肌腱在病理和健康状态下的分子生物学强调了疼痛的许多潜在因素,并且对这些因素的研究需要延伸到肌腱之外。肌腱病与疼痛的精确关联仍未得到解决。

六、基因及遗传易感性

遗传因素对肌腱损伤风险的影响被越来越多的研究,肌腱病的遗传多态性也在被不断发掘,肌腱病的遗传易感性也在逐渐被证明。随着组学以及高通量技术的发展,细胞外基质基因出现明显改变。例如 *MMPs*、*TIMPs*、*ADAMs* 等与肌腱重塑、黏附、整合素信号转导、胶原合成、非胶原糖蛋白合成等相关的基因表达出现明显改变。

从细胞外基质中蛋白聚糖的调节因子、基质蛋白酶、细胞因子和信号通路等方向，遗传位点及其生物学机制被不断探讨。解码无数潜在的基因相互作用，能对了解肌腱病的发病机制提供更多的思路，也为精准医疗的实现提供可能。

在未来，我们必须从基因组学、细胞学、功能学、生理学、生物力学的角度，结合专业知识，更有效全面的研究肌腱病，以全面了解肌腱病的发病机制及病理生理基础，为临床有效治疗提供可能。

（唐康来　葛子路）

第三章 运动创伤的影像学检查及功能评估

第一节 X线检查

一、X线片检查的特点与适应证

X线片检查作为运动创伤诊疗中最传统的影像学检查手段,有众多特点。第一,相较于CT、MRI,X线检查设备简单,进行图像采集的速度更快;第二,在进行X线检查时,患者有较大的活动空间,可以采取多种体位进行检查,但也易因体位不标准影响图像质量及诊断;第三,X线图像体现的是X线穿透路径上各结构影像的总和,即重叠图像,这使得不同结构的图像相互叠加,容易导致细微征象的遗漏、软组织分辨率下降等。

根据这些特点,X线片检查适合在以下情况下使用:第一,由于X线片软组织分辨率不足,因此仅适用于对运动创伤(特别是考虑存在骨性损伤时)的初步筛查,以决定是否进一步检查;第二,由于X线片检查可采用多种体位,通过更换不同体位可着重显示特定结构,因此适用于针对特定结构或特殊损伤征象的检出;第三,X线片检查的图像采集速度快,在进行可能引起不适的体位检查时,能迅速完成检查减少患者的痛苦,因此可适用于进行应力位或功能位检查。

二、运动创伤常用的X线检查

(一)肩关节运动创伤常用的X线检查

前后位是肩关节X线检查中最常使用的体位,它能有效观察盂肱关节的对位关系、肱骨近端、锁骨、肩胛骨的形态,特别是肱骨大结节的形态,评价其骨性损伤。通过内、外旋上臂,还可以观察到Hill-Sachs损伤和反Hill-Sachs损伤(图1-3-1a)。

Grashey位是通过使患者向待检侧关节旋转约40°进行投照,其图像特点是能清晰显示无骨性结构遮挡的盂肱关节间隙,相较于普通的前后位,能显示关节盂的外形及骨性损伤(图1-3-1b)。

穿胸侧位是让患者抬高对侧上肢投照的肩关节侧位,能有效显示肩关节脱位中关节盂与肱骨头的相对前后位置关系,也能有效发现肱骨近端骨折(图1-3-1c)。

经腋位、Lawrence位、西点位较为相近,均是调整X线角度使其指向腋窝方向。这种体位能有效观察关节盂与肱骨头的关系,还可以观察到Hill-Sachs损伤和反Hill-Sachs损伤(图1-3-1d)。

肩胛骨Y位、肩关节出口位较为相近,其图像特点为喙突、肩胛冈及肩胛骨体部构成Y形,能有效显示肩峰、喙突的形态,评价肩袖出口的情况(图1-3-1e)。

肩锁关节正位及肩锁关节应力位是在肩关节前后位基础上向头侧调整X线约15°进行投照,能清晰显示肩锁关节间隙,可以有效评价肩锁关节分离和锁骨骨折。通过使患者手持重物垂直于身侧进行的肩锁关节应力位能清晰显示隐性肩锁关节半脱位(图1-3-1f)。

(二)肘关节运动创伤常用的X线检查

前后位是肘关节X线检查中常用的体位之一,它能有效显示肘关节各组成骨的相对位置,评价是否存在内、外翻畸形,并能清晰显示位于内外上髁、肱骨小头外侧面、滑车内侧面以及桡骨头外侧面的骨折(图1-3-2a)。

侧位是对肘关节正位图像的有效补充,它能有效显示因遮挡而在前后位上难以观察的桡骨头前侧面及尺骨鹰嘴的骨折,并可以结合前后位综合评价肘关节复合脱位(图1-3-2b)。

外旋肘关节可拍摄外斜位,它能有效显示位于肱骨外上髁及桡骨头的骨折;内旋肘关节可拍摄内旋位,以显示肱骨内上髁及冠状突的骨折。

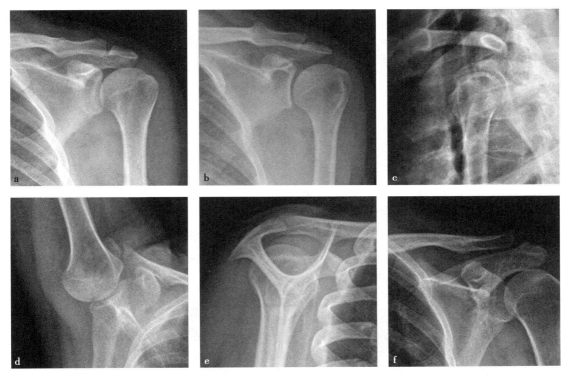

图 1-3-1　肩关节运动创伤常用的 X 线检查

a. 肩关节前后位；b. Grashey 位；c. 穿胸侧位；d. 经腋位；e. Y 形位；f. 肩锁关节正位

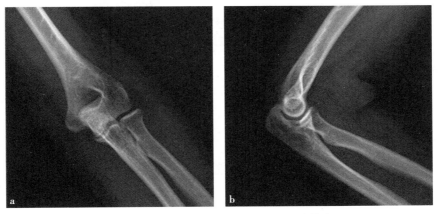

图 1-3-2　肘关节运动创伤常用的 X 线检查

a. 肘关节前后位；b. 肘关节侧位

（三）腕、手部运动创伤常用的 X 线检查

正位（背掌位）是腕、手部 X 线检查中最常用的体位，能为我们提供大量的信息，如三个腕骨弧形态是否完整，腕骨的形态与对位关系，与关节对位情况及范围内的诸骨是否存在骨折。但由于腕部解剖结构复杂，为了准确、清晰地观察局部损伤情况，应结合使用下面的体位提供补充信息（图 1-3-3a、d）。

舟骨位（尺偏位）是指在拍摄时使患者腕关节尺偏，以避免常规正位拍摄时引起舟骨图像的变形，可以更清晰准确地显示舟骨情况（图 1-3-3b）。

侧位可补充评价手、腕部的骨折，应着重观察特别是月骨的骨折、脱位及三角骨背侧的骨折（图 1-3-3c）。

手斜位可补充评价手正位对掌骨、指骨骨折的评价（图 1-3-3e）。

旋后斜位是在侧位基础上使腕关节向背侧旋转 30°~35°时进行拍摄，能清晰地显示豌豆骨以及豌豆骨 - 三角骨关节；旋前斜位在侧位基础上使腕关节向掌侧旋转 40°~45°时进行拍摄能清晰显示三角骨、舟骨的桡侧面及桡骨茎突。

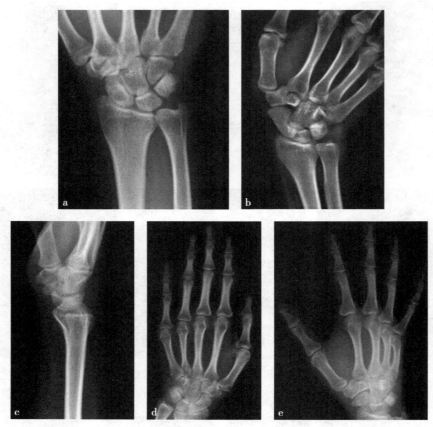

图 1-3-3　腕、手部运动创伤常用的 X 线检查
a. 腕正位；b. 舟骨位；c. 腕侧位；d. 手正位；e. 手斜位

腕管位是指在是患者腕关节达最大背屈时，自指尖方向向掌心约 15° 进行投照，能显示腕管区有无异常密度，并清晰显示钩骨、豌豆骨、大多角骨的掌面。

拇指应力位是指在手、腕关节侧位的基础上，对拇指掌指关节施加外旋力并进行投照。当怀疑存在狩猎者拇时，应进行本检查。当第一掌指关节成角大于 30° 时，提示存在第一掌指关节半脱位，诊断为狩猎者拇。

（四）髋关节与骨盆运动创伤常用的 X 线检查

前后位是髋关节与骨盆 X 线检查中最常用的体位，包含大量的临床信息，可以有效判断髂骨翼、髂骨、坐骨、耻骨、股骨头、股骨颈的骨折，也可以用于测量颈干角。但有时由于局部遮挡的因素，仍有部分损伤难以发现，需要结合以下检查体位进行明确（图 1-3-4a）。

Ferguson 位主要用来观察骶髂关节。通过将射线角度向头侧偏斜 30°~35°，在图像中，我们就可以清晰地观察到骶髂关节面及关节间隙。也能对其他邻近骨结构的情况进行评价（图 1-3-4b）。

前斜位是在前后位的基础上，使患侧抬高 45° 进行拍摄。这个体位的图像清晰显示了髋臼后缘以及髂耻柱，当考虑此处发生损伤时，适合使用此体位。

后斜位是在前后位的基础上，使健侧抬高 45° 进行拍摄。这个体位的图像清晰显示了髋臼前缘以及髂坐柱，当考虑此处发生损伤时，适合使用此体位。

蛙式侧位是让患者双脚掌并拢、髋关节外展的体位下进行拍摄。该体位能清晰显示大小粗隆的形态及骨质改变，也能显示股骨头、颈交界部的情况（图 1-3-4c）。

腹股沟侧位是让患者抬高健侧下肢，射线与水平方向呈 20° 向腹股沟拍摄。该图像所示为股骨头的真正侧面，可有效评价股骨头前、后部，并测量股骨颈前倾角。

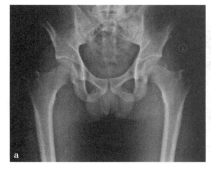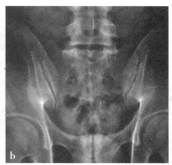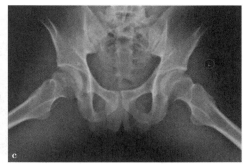

图 1-3-4 髋关节运动创伤常用的 X 线检查
a. 前后位；b. Ferguson 位；c. 蛙式侧位

（五）膝关节运动创伤常用的 X 线检查

前后位是评估膝关节运动创伤最常用的检查方式之一，它能清晰地显示股骨与胫骨的内、外侧髁、胫骨平台髁间棘及内外侧关节间隙情况，可以用于评价膝关节的内、外翻畸形及膝关节组成骨的骨折、剥脱性骨软骨炎等。通过过度曝光，前后位也可以清晰显示髌骨骨折的情况（图 1-3-5a）。

侧位是另一种评估膝关节运动创伤的常用方式，它也能有效评估组成骨的骨折，同时常用于显示侧位的髌骨形态、髌股关节间隙以及髌上囊的情况，肿胀的髌上囊往往提示关节腔内较多的积液（图 1-3-5b）。

髁间窝位是使患者屈膝 40°，并从头侧沿40°方向进行的前后位投照。在这个体位中，髁间窝为透亮结构，局部无重叠。此检查体位主要用于评价股骨髁后部、髁间窝、髁间棘的情况。

髌骨轴位是患者膝关节屈曲，射线沿髌骨关节面切线方向进行的投照。该体位能清晰显示髌股关节面，测量髌股关节的钩角、适合角等，并有助于观察髌骨骨折及半脱位（图 1-3-5c）。

外翻应力位是通过器械对膝关节施加外翻力进行的前后位投照，该体位主要用于评价内侧副韧带是否出现损伤，当内侧副韧带损伤时，内侧间隙会明显增宽。

前抽屉应力位是通过器械对患者小腿施加前向力进行的侧位投照，其价值与前抽屉试验类似。但临床中已较少使用。

（六）踝关节运动创伤常用的 X 线检查

前后位是评价踝关节运动损伤最常用的检查方法之一，它能清晰地显示远端胫骨、腓骨及内外踝骨折，也能清晰显示 Pilon 骨折。在前后位上可以观察到腓骨远端和距骨存在部分重叠（图 1-3-6a）。

踝穴位是基于前后位检查的一种改良体位，内旋踝关节 10° 后进行投照，该体位能清晰显示踝穴结构和无遮挡的关节间隙，在评价踝穴顶壁及下胫腓联合损伤情况有优势（图 1-3-6b）。

内翻应力位是通过对踝关节上方约 2cm 处施加向外的应力，以使踝关节内翻。该体位通常用于评价外侧韧带撕裂，通过测量胫骨、距骨穹窿部的夹角以助诊，一般认为 15°~25° 强烈提示损伤，大于 25° 必为异常。外翻应力位目前很少使用，一般认为大于 10° 有病理意义。但目前认为这种测量方法并不可靠。

踝侧位投照的观察重点是远端胫骨的前侧面及后踝，同时也能清晰显示胫距关节及距下关节的关节间隙，对通过前后位评价踝关节运动损伤起到了有效的补充作用（图 1-3-6c）。

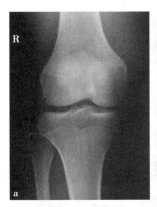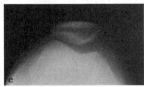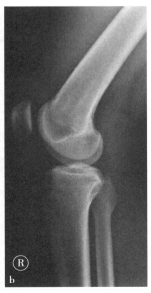

图 1-3-5 膝关节运动创伤常用的 X 线检查
a. 前后位；b. 侧位；c. 髌骨轴位

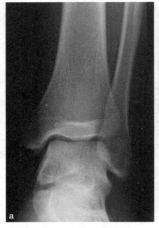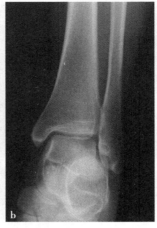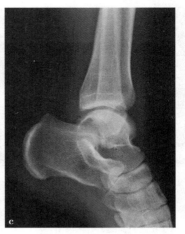

图 1-3-6　踝关节运动创伤常用的 X 线检查
a. 前后位；b. 踝穴位；c. 踝侧位

前牵拉应力位是通过对踝上 2cm 处施加向后的应力，从而观察胫距关节的对合情况，评价踝关节稳定性，间接评价距腓前韧带是否存在损伤。

（七）足部运动创伤常用的 X 线检查

足前后位是通过足背向掌侧进行投照，该体位能清晰显示诸跖骨、趾骨以及舟骨、骰骨、楔骨，评价其是否存在骨折，同时用于测量第一跖间角，评价第一跖骨内翻情况。负重正位则能清晰显示 Lisfranc 损伤（图 1-3-7a）。

足侧位可以用于观察跟骨、骰骨、舟骨、楔骨等是否存在骨折，是否存在距下关节损伤。通过测量 Boehler 角评价距骨与跟骨的成角关系，当跟骨骨折或距下关节后侧面压缩时可发现此角减小。在侧位上测量跟骨距则可用于评价足弓高度（图 1-3-7e）。

足斜位也可以用于观察诸跖骨及趾骨、跟骨、骰骨、舟骨、楔骨等是否存在骨折，是对前后位的有效补充（图 1-3-7b）。

后切线位又称为 Harris-Beath 位，其投照方向为从后方沿胫距关节间隙进行投照，能清晰显示其距下关节间隙中、后关节面和跟骨载距突，能有效评估上述部位发生的骨折（图 1-3-7d）。

斜切线位又称为 Broden 位，是患者足内旋 45° 投照方向向头侧倾斜 30°，该体位也能用于评估距下关节后关节面、跟骨、载距突的骨折。

籽骨位是使患者足部充分背屈，沿第一跖骨

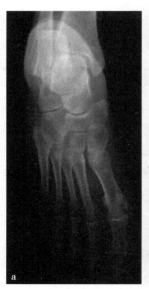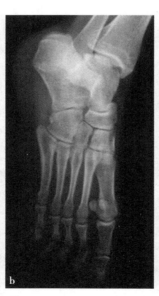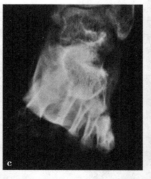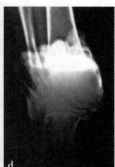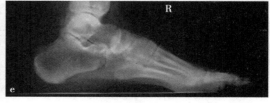

图 1-3-7　足部运动创伤常用的 X 线检查
a. 前后位；b. 斜位；c. 籽骨位；d. 后切线位；e. 侧位

方向进行投照。可清晰显示籽骨与第一跖骨的关系,适合用于评价有无籽骨骨折(图 1-3-7c)。

(八)颈椎运动创伤常用的 X 线检查

颈椎正位是用于评价颈椎运动损伤最常用的 X 线检查之一,它能较为明确地显示 C_{3~7} 椎体发生的骨折、椎间盘病变引起的椎间隙狭窄及钩椎关节的病变。但由于此处重叠效应较明显,仍有很多内容无法评估,需要借助其他体位(图 1-3-8a)。

侧位自评价颈椎运动创伤中,能提供大量的信息。除了可以有效观察 C_{1~7} 椎体、附件发生的骨折、脱位外,通过观察椎前线、椎后线等,并结合过屈、过伸位投照,评价颈椎顺列及稳定性,观察颅底结构,测量 Chamberlain 线等以情况评价颅底凹陷(图 1-3-8b)。

斜位主要用于评价是否存在因骨性结构异常引起的椎间孔狭窄。在前斜位图像中所显示的椎间孔为躯干旋转方向对侧的椎间孔(图 1-3-8c)。

张口位是对普通正位的有效补充,通过调整投射角度使 C_{1~2} 图像位于张开的口腔透亮区,以充分显示 C_{1~2} 的情况,如 Jefferson 骨折、Hangman 骨折等。Fuchs 位也是一种用于观察 C_{1~2} 的体位,通过使患者背伸颈椎,调整投照角度,使 C_{1~2} 图像位于下颌骨下方(图 1-3-8d)。

除了上述检查体位外,Pillar 位可以清晰展示颈椎侧块,评价侧块骨折。Swimmer 位则可以评价 C₇~T₂ 的骨折。

(九)胸、腰椎运动创伤常用的 X 线检查

胸、腰椎前后位在评价胸、腰椎运动创伤中有重要地位,重要用于评价累及椎体、横突的外伤性病变。但通常小关节显示欠佳(图 1-3-9a)。

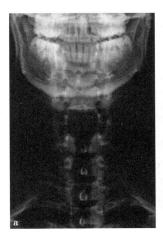
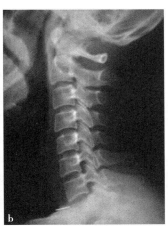
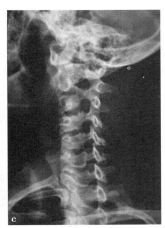
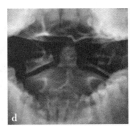

图 1-3-8 颈椎运动创伤常用的 X 线检查
a. 正位;b. 侧位;c. 斜位;d. 张口位

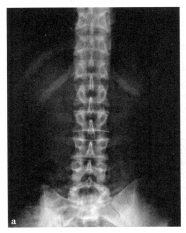
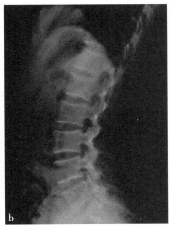
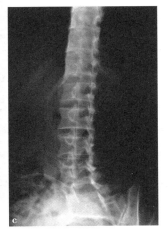

图 1-3-9 胸腰椎运动创伤常用的 X 线检查
a. 腰椎前后位;b. 腰椎侧位;c. 腰椎斜位

在腰椎侧位片中,由于上下终板能清晰地显示,因此能较好地评价椎体的形态、棘突是否骨折以及椎间隙病变(图1-3-9b)。

腰椎斜位主要用于显示椎小关节及邻近椎体附件的形状,即所谓"苏格兰狗"征,其狗颈部即为椎弓峡部,存在峡部裂时可出现"狗颈"部连续性中断(图1-3-9c)。

（赵宇晴　高丽香　袁慧书）

第二节　CT 检查

一、CT 检查的特点与适应证

计算机断层扫描(computed tomography,CT)是使用 X 线进行环周的断层扫描,并通过计算机处理计算形成图像,有以下特点:第一,CT 扫描直接获得的图像是特定角度的断层图像;第二,针对 CT 图像可以通过后处理实现多角度、多方式的观察;第三,如果存在金属,进行常规 CT 扫描产生的金属伪影较明显,会严重影响邻近结构的观察。

根据这些特点,CT 检查适合在以下情况使用:①CT 检查不受组织遮挡影响,因此可以准确显示较细微的骨结构损伤;②CT 检查可以进行多角度重建而不受扫描时的体位影像,在进行诊断相关的测量时会更准确,可重复性更好;③CT 软组织分辨率优于 X 线片,可以对软组织损伤进行初步评价。

二、常见 CT 检查重建技术在运动创伤中的应用

（一）多平面重建技术

多平面重建技术(multi-planner reformation,MPR)在目前的 CT 检查中已经成为常规的重建方式,通常是在轴位的原始图像基础上进行冠状位、矢状位的重建,从而通过多角度观察骨质及软组织损伤,防止可能遗漏的细微损伤或结构复杂区的损伤,比如较小的撕脱骨折或椎小关节的骨折脱位(图1-3-10a)。

由于 MPR 可以进行任意角度的重建,因此可以根据临床需求完成特殊角度的重建并进行观察与测量。对脊柱而言,沿椎间盘方向进行的 MPR 重建能更明确地显示是否并发椎管狭窄。(图1-3-10b、c)

（二）曲面重建技术

针对一些特殊状况的患者,如严重的脊柱侧弯(图1-3-11)、活动受限的肘关节创伤、下颌骨体部创伤,仅通过普通的 MPR 重建并不能清晰有效地评价损伤时,可使用曲面重建技术。根据被检查部位的形态勾画重建方向的曲线,能起到类似"拉直"的效果,能更有效地检出损伤。

（三）容积再现技术

容积再现(volume rendering,VR)技术产生的图像就是我们平时常说的 3D 图像,相较于复杂的断层图像,这种图像更贴近临床医生的对解剖结构的认知,也更适合与患者交代病情,因此在临床工作中颇受欢迎(图1-3-12a)。但 VR 图像

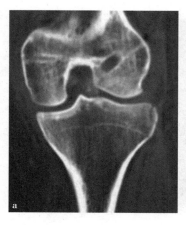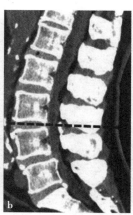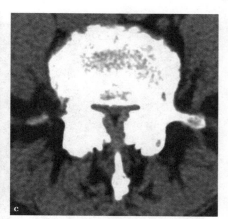

图 1-3-10　CT MPR 重建技术

a. 冠状位重建观察膝关节 Segond 骨折;b. 沿椎间盘方向重建腰椎 CT 定位像;

c. 沿椎间盘方向腰椎 CT 重建像

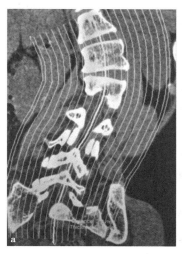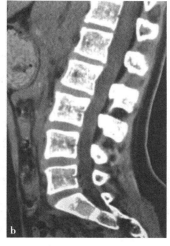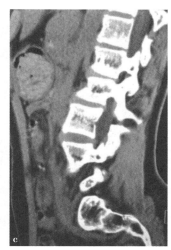

图 1-3-11　CT 曲面重建技术

a. 腰椎侧弯 CT 曲面重建定位像；b. 腰椎侧弯 CT 曲面重建矢状位重建像；

c. 腰椎侧弯非曲面重建矢状位重建像

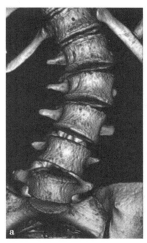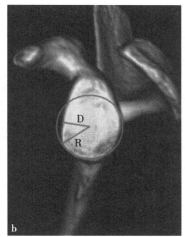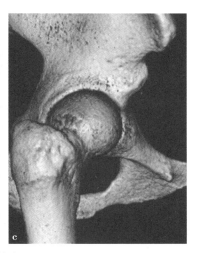

图 1-3-12　CT 容积再现重建技术

a. 脊柱侧弯 VR 图像；b. 骨性 Bankart 损伤的 VR 测量图像；c. 棘下间隙形态的 VR 观察

存在着较为明显的弊病，当图像阈值调节不当或损伤较轻微时，容易遗漏病损。因此，在多数情况下，VR 图像并不适用于诊断。但在某些情况下，VR 图像的结果却不可替代。

肩关节复发性脱位是近年来逐渐受到关注的疾病。随着 Bristow-Latarjet 手术的开展，以及 on-track（肩盂轨迹内损伤）、off-track（肩盂轨迹外损伤）理念的提出，术前对 Hill-Sachs 的范围和骨性 Bankart 损伤引起的关节盂径线变化至关重要。由于断层图像的显示不够直观，目前临床及科研工作中主要通过 VR 图像进行测量（图 1-3-12b）。

髂前下棘撞击是近年提出的除髋关节撞击综合征以外最常见且可能引起患者髋关节不适的疾病。与髂前下棘撞击发病关系最密切的就是棘下间隙形态的分型，目前临床中使用髋关节的 VR 图像进行髂前下棘的 Hetsroni 分型（图 1-3-12c，见文末彩插）。

三、CT 新技术的应用

近年来 CT 能谱技术（图 1-3-13，见文末彩插）在各领域广泛使用。在运动创伤中，使用能谱技术进行扫描能直观区分痛风是否为引起症状的病因之一。金属伪影一直是困扰手术后患者 CT 检查的问题，通过能谱技术，能有效减少金属伪影，使手术区域图像更清晰。

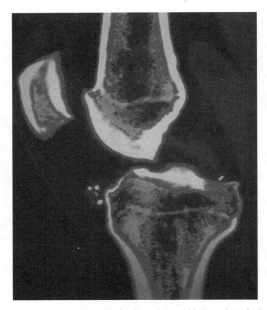

图 1-3-13 能谱技术对尿酸结晶的显示（绿色）

（赵宇晴 高丽香 袁慧书）

第三节 MRI 检查

一、常规 MRI 技术

磁共振成像（magnetic resonance imaging，MRI）技术是基于强磁场中患者接受射频脉冲信号后再激发的成像技术。目前临床应用于骨关节系统的主磁场强度主要为 1.5T、3.0T。MRI 检查有多个成像参数，如反映纵向弛豫时间的 T_1 值，即 T_1 加权成像（T_1 weighted image，T_1WI），反映横向弛豫时间的 T_2 值，即 T_2 加权成像（T_2 weighted image，T_2WI），反映组织间质子密度的弛豫时间为质子密度加权成像（proton density weighted image，PDWI）。脂肪抑制技术（fat suppression，FS）则是通过抑制脂肪信号来突出水信号的显示，使病变显示更为清晰，这在骨关节系统中尤为重要。骨关节系统的各种组织有不同的弛豫时间和质子密度，因而 MRI 图像上具有良好的组织对比度。

骨关节系统不同组织及病变具有不同的 T_1、T_2 和质子密度弛豫时间，可以在 T_1WI、T_2WI 和 PDWI 图像上产生不同的信号强度，具体表现为不同的灰度，在 MR 图像可显示为低信号、等信号或高信号，以肌肉组织等信号为参照，低信号为低于肌肉组织的信号，高信号为高于肌肉组织的信号。表 1-3-1 列举了一些骨关节系统正常组织和病理组织在 T_1WI 和 T_2WI 上的信号强度。

表 1-3-1 骨关节系统正常组织和病理组织的信号强度

组织	T_1WI	T_2WI	组织	T_1WI	T_2WI
骨皮质	低	低	红骨髓	中高	中高
肌肉	等	等	黄骨髓	高	中高
脂肪	高	中高	积液	低	高
软骨	中低	中高	水肿	低	高
韧带	低	低	亚急性出血	高	高
肌腱	低	低	钙化	低	低

MRI 检查可直接获取多方位的断层图像，骨关节系统中常行横轴位、冠状位和矢状位的断层扫描，如颈椎一般扫描轴位和矢状位（图 1-3-14），膝关节扫描轴位、冠状位和矢状位（图 1-3-15）。

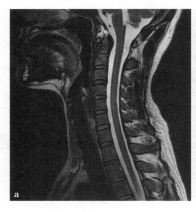
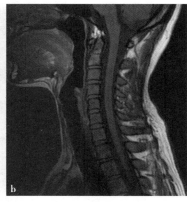
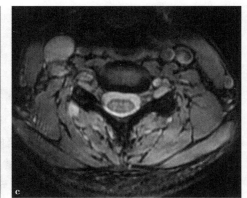

图 1-3-14 颈椎 MRI 平扫

a. T_2WI 矢状位；b. T_1WI 矢状位；c. FS T_2WI 轴位

矢状位：主要观察脊柱的曲度、顺列，椎间隙有无狭窄，椎间盘有无突出以及脊髓情况、椎管有无狭窄等；
横轴位：主要观察椎体和椎间盘的形态，脊髓和神经根有无受压，椎管有无狭窄等

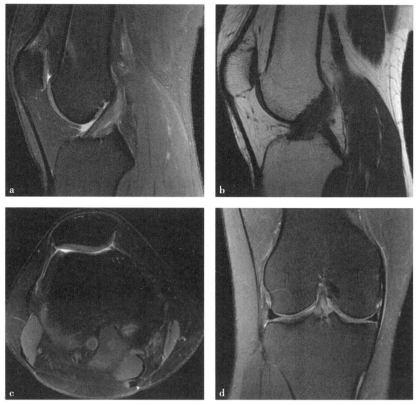

图 1-3-15　膝关节 MRI 平扫

a. FS T$_2$WI 矢状位；b. T$_1$WI 矢状位；c. FST$_2$WI 横轴位；d. FS T$_2$WI 冠状位
矢状位：主要观察韧带及肌腱的走行及信号特点；横轴位：主要观察骨质及
软骨的信号及形态等；冠状位：主要观察骨质及软骨，半月板，韧带及肌腱等

如有特殊需求时也可进行任何方向倾斜面的断层成像，如髋关节的斜矢状位、踝关节的斜轴位等。

常规 MRI 技术图像分辨力较高，在一般 MRI 设备上都具备这些序列，然而，常规 MRI 技术为二维（two dimension，2D）成像，其信噪比较低；2D 成像技术存在着层厚和层间距的限制，不能进行容积成像，只有通过调整扫描层面的方向来尽可能地显示相关的感兴趣结构。以软骨和韧带举例来说，常规 MRI 技术观察到的仅仅是大体形态和信号的改变，不能进行显示容积测量及显示软骨内部生化成分的病理改变。

二、MRI 新技术特点及应用

（一）3D 成像技术

目前，越来越多的三维（three dimension，3D）成像技术用于骨关节系统的研究，3D 成像技术最大的优点是实现了容积扫描，对软骨和韧带损伤的显示优于常规 MRI 技术。3D 技术可进行无间隔扫描，减少容积伪影，提高对微小病变的检测能力；它可任意方向和层厚进行重建，全方位直视骨关节，能够对运动损伤情况做出更为准确的判断，在膝关节和踝关节的成像中应用尤为广泛。

梯度回波成像速度快、信噪比高，更多地用于骨关节的高分辨 3D 成像。例如脂肪抑制技术与 3D 梯度回波（如 3D-FSPGR、3D-CUBE 等）的使用可以很好地显示关节软骨，其主要适用于评价软骨下骨内小范围的骨髓水肿，常见于骨软骨损伤，剥脱性骨软骨炎，骨坏死等骨软骨病变；选择性水激励脂肪抑制技术应用 3D 快速梯度回波序列，对脊神经根的显示有独特的优势。

（二）定量成像技术

MR 成像可分为两大类：形态学成像技术和定量成像技术。形态学成像技术是目前临床工作中主要应用的技术，如上面所描述的 2D 和 3D 成像技术。对于关节软骨成像，形态学技术是通过检测软骨内的裂隙、局灶性或弥漫性缺损来定性诊断软骨损伤,而定量技术则是通过检测软骨内细胞外基质生化成分的改变、测量具体的数值变化来定量诊断软骨损伤,其结果更为客观。定量MRI 技术包括 $T_1\rho$、T_2-mapping、磁共振延迟增强软骨成像技术(delayed gadolinium-enhanced MRI of cartilage, dGEMRIC)、扩散加权成像(diffusion weighted imaging, DWI)、扩散张量成像(diffusion tensor imaging, DTI)、钠成像(^{23}Na)技术等。这些MRI 技术的临床应用与进展正在逐步提高骨关节系统影像诊断水平,为临床早期诊断和治疗检测提供依据。

$T_1\rho$ 技术对于软骨基质中的蛋白多糖非常敏感,可用于标记蛋白多糖的分布、检测其丢失,通过测定其含量的改变来定量评价软骨损伤情况,可用来预测早期软骨病变、监测其发生发展以及术后修复过程。T_2-mapping 技术通过检测组织内的胶原纤维及水含量的改变来推断组织的损伤情况。胶原蛋白退变、破坏、胶原纤维的排列方式发生改变以及水的通透性增高、水含量增加都会导致 T_2 弛豫时间升高。dGEMRIC 技术需要静脉注射对比剂,它能敏感地反映早期损伤软骨内蛋白多糖的亚单位改变,同 $T_1\rho$ 一样,也是通过测量软骨的 T_1 值来评估其病变情况。DWI 技术能够无创性探测活体组织中水分子的扩散,可以用于肌肉和骨髓水肿的显示以及软骨的退变,DWI 是基于弥散的的各向同性,而 DTI 则是基于各向异性,在骨关节系统中可以用来显示肌纤维和韧带束的走行。钠成像(^{23}Na)技术通过检测软骨内的 Na^+ 含量,可获得蛋白多糖含量变化的信息(钠存在于软骨内细胞外基质中,是一种正电荷离子,而软骨内蛋白多糖的主要成分带有负电荷,根据电中性原理,钠的含量与蛋白多糖的含量相平衡)。但是,钠成像的扫描时间长、信噪比较低,对硬件设备的要求非常高,需要特殊的空间传输和接受线圈,目前的实验大多是在 7T MRI 设备上完成的,因此限制了该项技术在临床工作中的应用。

三、MR 关节造影

关节造影是通过将稀释的 MRI 对比剂 Gd-DTPA 注入关节腔内,改变关节液与周围组织的 T_1 对比度差异,缩短 T_1 弛豫时间,在 T_1WI 呈高信号,使关节内细微的解剖结构、变异及常规影像学方法难以显示的病变得以清晰的显示进而准确诊断,可以有效地对正常解剖变异和疾病进行鉴别和诊断。目前,关节造影主要用于肩、髋、腕等关节,膝关节应用较少。

肩关节造影主要用于盂唇、肩袖、盂肱韧带、软骨及关节囊损伤及术后再损伤的评估(图 1-3-16)。

髋关节造影主要用于髋臼盂唇损伤、关节软骨损伤等的诊断(图 1-3-17)。

腕关节造影主要用于腕三角纤维软骨复合体损伤、舟月韧带损伤、月三角韧带损伤的诊断(图 1-3-18)。

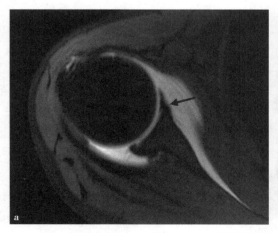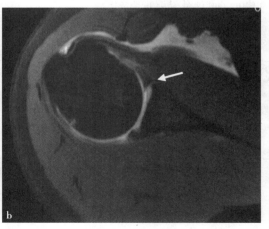

图 1-3-16 肩关节 MR 造影(FS T_1WI 横轴位)
a. 正常关节盂唇(箭头);b. 关节盂唇撕裂,基底部可见对比剂进入(箭头)

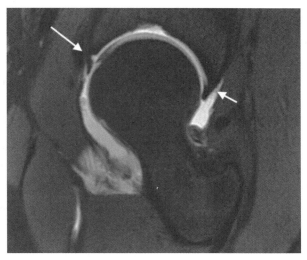

图 1-3-17　髋关节 MR 造影（ FS T₁WI 斜矢状位 ）
前上臼唇撕裂，基底部可见对比剂进入（长箭），
后上臼唇正常（短箭）

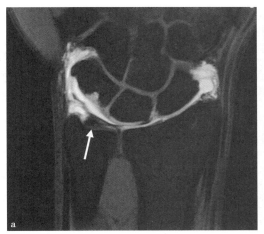 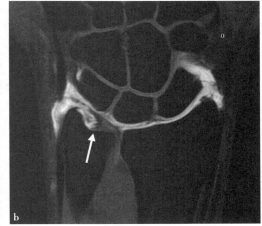

图 1-3-18　腕关节 MR 造影（ FS T₁WI 冠状位 ）
a. 三角纤维软骨盘内未见明显对比剂进入（箭头）；
b. 三角纤维软骨盘撕裂，其内可见对比剂进入（箭头）

（ 赵宇晴　高丽香　袁慧书 ）

第四节　超 声 检 查

一、超声成像原理

目前，超声对于运动创伤的诊疗而言有着较为重要的作用，其可以对肌肉、骨骼、韧带等组织的急慢性损伤进行评估。超声成像通过探头对自身发出的超声波进行接收，通过超声仪器的处理，在图像上显示出相应的声像特征。超声检查的优势在于利用超声波进行成像而非电离辐射，因此在使用上很少受到限制。

超声波在前进过程中遇到组织形成的声学界面时，会形成明显的反射。反射的强弱与界面两侧的声阻抗差有关。声阻抗差越大，则声反射越强，在灰阶超声上的亮度则越大。超声成像的空间分辨率与超声的频率有关。超声波的工作频率越高，所得到图像的空间分辨率则越高，包括轴向分辨率及侧向分辨率，而越高的分辨率则越有利于精细结构的观察与评估。但是高频超声会随着深度有着更加明显的衰减，穿透力有限，只能用于浅表组织的探查。因此对于浅表部位的组织，如跟腱、小腿三头肌等,可以通过高频超声获得精细的图像;对于深部组织,如髋关节,则常常需要低频超声辅助,所得到的图像在分辨率上受限。

二、超声成像的模式及应用

目前临床上最具有诊断价值的仍旧是灰阶成像,也叫作 B 超。灰阶超声根据回波的强弱将组织显示成亮度不一的图像。大体上根据回声强度可以将组织或病变区域分为无回声、极低回声、低回声、等回声、高回声及强回声。彩色多普勒用于探测血流,可以判断病变有无血流以及血流的丰富程度。

超声技术近年来得到了较好的发展,利用不同的成像模式可以从不同角度评估病变的物理特性如弹性成像;也可以利用不同的模式改善图像的分辨率。谐波成像通过超声产生的谐波进行成像,可以提高超声对深部组织的显示能力,从而优化超声对病变的显示能力。空间复合成像则是从不同角度进行超声成像,将超声信息整合在一幅图像上,可以提高图像的分辨率。超声扩展成像是指在动态扫查的过程中进行连续扫描,可以显示肌肉等长条形组织的整体结构,也有助于测量较大病变,观察其整体特点及与周围组织的关系。一些新技术手段在肌骨方面仍处于临床研究阶段,三维超声技术可以对不同切面进行重建,目前可以用于对肩袖断裂进行评估和对软组织体积进行测量。融合成像可以将 MRI 或者 CT 的图像进行融合,可用于确定病变位置,方便超声下的评估及观察,也能够为介入治疗提供参考。弹性成像则是近年来研究的热点。剪切波弹性成像可以定量测量出组织的杨氏模量,目前可以用于对肌腱病进行评估,在其他组织的应用上还在研究中。

三、超声检查的适应证

临床上超声检查主要用于对肌肉、肌腱、韧带、骨骼的损伤进行评估。急慢性损伤的肌肉、肌腱及韧带等都有可能在超声下表现出相应的特征。特定部位由于骨骼的遮挡,超声一般无法探查,如大多数关节的关节面及关节面软骨、脊柱、椎间盘等。因此,在为患者选择超声检查时需要综合考虑。

四、肌肉骨骼超声评估方法

(一)正常超声表现

正常肌腱表现为稍高回声的条状结构,内部可见线状高回声的结构,为肌腱的腱内膜结构,长轴扫查时可以观察到其连续走行。正常的肌肉组织较肌腱内回声低,内部可见肌束膜形成的线性高回声。骨组织与表面的软组织形成强反射界面,因此骨表面呈现出一条高回声线,深方由于超声无法穿透一般为无回声区,形成声影。关节表面的透明软骨一般在骨表面呈均匀一致的低回声,纤维软骨的回声较透明软骨稍高,当合并损伤时,可以观察到局部的异常回声。韧带为致密的高回声结构,跨越关节之间,周围常常被高回声脂肪所包绕。神经纤维与血管伴行,内部的神经呈低回声,神经束膜呈高回声,因此可以形成具有特征性的筛孔状结构。

需要注意的是,肌肉、肌腱、神经等组织在排列上具有各向异性,因此在超声探查的过程中,随着超声角度的变化,所得到的声像图会有所差异,回声的强弱可能会有所差别。

(二)异常超声表现

肌肉和肌腱损伤分为急性损伤和慢性损伤。肌肉出现挫伤时表现为局部回声增高。若形成血肿,可以在早期看到异常的高回声团块,后期血肿的回声会逐渐减低;或呈现出内部回声不一致的特点,这是由于内部液化导致的。因此,超声对于病变的评估需要同时结合患者的临床特点,必要的情况下对病变的连续监测有助于辅助诊断。在逐渐吸收的过程中,血肿体积逐渐减小,内部回声逐渐增高。可以残留无回声的积液或血清肿。超声下根据肌肉及肌腱的损伤程度分为完全或局部断裂。完全断裂的肌肉及肌腱会出现回缩。修复后断端由于瘢痕的形成局部会呈高回声改变。如果出现异位骨化,则会在表面形成骨样的强回声伴声影。慢性的肌肉和肌腱损伤多为劳损所致,肌腱常可发生退行性改变和撕裂。肌腱病在超声图像上表现为肌腱肿胀,回声减低,但是无肌腱纤维断裂,彩色超声多普勒下可以看到病变血流增加。慢性损伤常常可以看到肌肉萎缩,超声下与对侧相比体积减小,回声一般升高。其他的软组织如韧带损伤也可以通过超声评估。损伤的韧带在超声下回声减低,局部增厚。对于完全撕裂的韧带,断端会出现回缩,局部出现血肿征象。

超声下可以评估骨性结构的损伤。超声在诊断骨折上对比 X 线检查具有更高的分辨率,特别在肋骨骨折的判断上。然而受限于探头的大小,目前仍少用超声判断骨折。对于特定的部位,如肱骨大结节、足踝部的骨质损伤,超声检查可以进一步明确因投照体位不佳或骨质重叠而被误诊的损伤。

五、超声介入

介入性超声为利用超声实时观察下,对病变进行介入操作。介入性超声的优势为实时显示与引导,在整个过程中可以持续观察并显示病变的位置。一方面可以使穿刺针准确到达局部,另一方面,可以避免穿刺针误入血管或损伤神经。与其他影像方式,如 CT 引导下的介入操作相比,超声引导下的介入治疗更便捷。对于关节病变,可以进行穿刺抽吸、注射等方式进行诊断与治疗。腱鞘炎时,关节内可以合并积液,此时通过超声引导下穿刺可以进行减压从而改善症状,同时可以向关节腔内注射抗炎药物,从而缓解疼痛。人体的各种关节结构,包括肩关节、肘关节、腕关节、髋关节、膝关节及踝关节,超声下都可以找到介入操作的入路,因此超声介入可以广泛应用于各种关节损伤。除关节以外的其他结构,如滑囊、腱鞘、肌腱等,当合并损伤时,均可运用超声进行介入。治疗钙化性肌腱病时,利用 20G 的带有针芯的穿刺针进行穿刺,局部麻醉后对钙化灶进行捣碎和抽吸治疗。当肌腱出现肌腱病时,还可以通过超声对病变肌腱进行针刺松解。通过对退变组织的破坏及局部出血,从而导致生长因子的释放,可促进病变的修复以及愈合。由于超声能够直接显示神经组织,因此还能够在超声引导下对外周神经进行阻滞,对于患有腕管综合征的患者,可以对正中神经进行阻滞;当治疗踝管综合征时,可以对胫神经进行直接阻滞,都能达到较好的效果。

六、超声检查的局限性

超声检查本身具有一定的局限性,因此很多情况下,除了超声检查以外,患者仍需要结合其他影像学检查。由于软组织与骨骼之间的强反射,超声只能显示骨表面,对内部结构则无法显示;

对于脊柱、关节等部位,由于骨性结构的遮挡,超声往往只能对关节的一部分进行探查。其次,对于肥胖的患者,超声检查的难度往往会增大。对于此类患者,CT 以及 MRI 的检查往往更有优势。最后,与所有的影像学检查相同,超声只能够判断疾病的声学特性,无法明确病变的病理特点。对病变的诊断需要结合患者的临床特征,以及动态观察病变的变化。

随着技术的发展,超声成像技术已经能够很好地被用于评估运动损伤。很多的新技术如融合成像、超声造影等技术已经开始向临床推出,用来更好地评估损伤的程度及变化。超声具有方便、快捷、经济的特点,患者不会接触射线即可完成检查,因此在使用很少受到限制。但是超声作为其中一种影像模式,在很多情况下需要结合其他影像学检查才能够更好地应用于临床。

（崔立刚）

第五节　运动功能的评定

运动功能评定即应用各种检测手段和方法评估了解伤病后机体的运动系统功能状况,评定功能受损的性质、范围、程度及可能的变化趋势,制订合理的康复医疗方案,选择适合的康复治疗方法,同时也可以确定康复治疗的效果。主要包括肌力评定、关节活动范围评定、步态分析、肌张力评定、平衡功能评定等。

一、肌力评定

肌力是指肌肉收缩的力量。肌力评定是测定受试者在主动运动时肌肉和肌群产生的最大收缩力量。肌力评定是对神经、肌肉功能状态的一种检查方法,也是评定神经、肌肉损害程度和范围的一种重要手段。评定方法可分为徒手肌力检查和器械肌力测定。

（一）徒手肌力检查

徒手肌力检查（manual muscle testing, MMT）是指不借助器材,仅靠检查者徒手测定受试者在主动运动时肌肉或肌群的收缩力量,是用来评定由于疾病、外伤、废用所导致的肌力低下的范围与程度的主要方法,具有实用、简单、应用广泛等特点。根据受检肌肉和肌群的功能,使受试者处于不同的检查体位,然后让其分别在去除重力、抗重力和抗阻力的条件下做一定的动作,按照动作的活动范围及抗重力和抗阻力的情况将肌力进行分级(表1-3-2)。

表1-3-2 MMT肌力分级标准

级别	名称	标准	相当正常肌力的%
0	零	无可测知的肌肉收缩	0
1	微缩	有轻微收缩,但不能引起关节活动	10
2	差	在减重/去重力状态下能做关节全范围运动	25
3	尚可	能抗重力作关节全范围运动,但不能抗阻力	50
4	良好	能抗重力、抗一定阻力运动	75
5	正常	能抗重力、抗充分阻力运动	100

注:每一级还可以用"+"和"−"进一步细分,以补充分级的不足。本量表同样适用于5~6岁以后儿童或能理解和合作的儿童

徒手肌力检查的特点:①简便,不需要特殊的检查器具;②以自身各肢体的重量作为肌力评定标准,能够反映出与个人体格相对应的力量,比器械肌力测定所得数值更具有实用价值;③定量分级标准较粗略;④只能表明肌力的大小,不能表明肌肉收缩耐力。徒手肌力检查时需要注意采取正确的测试姿势,防止某些肌肉对受试的无力肌肉的替代动作;避免疲劳时、运动后或饱餐后进行测试;测试时应左右比较,尤其在4级和5级肌力难以鉴别时,更应做健侧的对比观察;施加阻力时,要注意阻力的方向与肌肉或肌群牵拉方向相反,施加的阻力点应在肌肉附着段的远端部位。对肌力达4级以上时,抗阻须连续施加,并保持与运动相反的方向;肢体运动时,被检查肌肉附着点近段肢体应得到可靠的固定。

（二）器械肌力测定

当肌力能抗阻运动时,可采用器械进行肌力测定。常用的检查方法有握力测试、捏力测试、背部肌力测试、四肢肌群肌力测定和等速肌力测定。

1. 握力测试 用握力计测定,用握力指数评定。测试者采取坐位,上臂置于体侧,屈肘90°,前臂和腕部取中立位,手握住握力计的手柄,最大力握3次,取握力最大值。握力指数=握力(kg)/体重(kg)×100,大于50为正常。握力主要反映手内肌和屈指肌群的肌力。

2. 捏力测试 用捏力计测定。测试者用拇指分别与其他手指相对,用最大力捏压捏力计3次,取捏力最大值。捏力主要反映拇对掌肌和其他四指屈肌的肌力,正常值约为握力的30%左右。

3. 背部肌力测试 用拉力计测定,用拉力指数评定。测试者双脚站在拉力计上,手柄高度平膝,双膝伸直,双手握住手柄两端,然后伸腰用力向上拉手柄。拉力指数=拉力(kg)/体重(kg)×100,正常值男性为150~300,女性为100~150。不适用于有腰部病变的患者和老年人。

4. 四肢肌群肌力测试 借助牵引绳和滑轮装置,通过与肌力方向相反的重量来评定肌力。

5. 等速肌力测试 用等速肌力测试仪测定。等速运动是在整个运动过程中运动速度(角速度)保持不变的一种肌肉收缩的运动方式,即做关节全范围运动,仪器的杠杆绕其轴心做旋转运动时,肌肉进行的等速收缩活动。等速仪器内部有特制的结构使运动的角速度保持恒定,角速度确定后,受试者用力越大,机器提供的阻力也越大;受试者用力越小,机器提供的阻力也越小,使运动时的角速度保持不变。其功能是记录不同运动速度下的最大肌力矩、爆发力、耐力、功率和达到峰力矩的时间、角度等多种数据,并可分别测定向心收缩、离心收缩和等长收缩的数据。等速肌力测定是目前肌肉功能测定和肌力学特性研究的最佳方法。

器械肌力测定可获得精确数据但测定肌力时要注意安全,特别是等速肌力测试,旋转角度要预先设定,运动以恒速进行,故对关节活动范围受限、严重的关节积液、骨关节急性扭伤等患者禁止应用;对于骨质疏松、骨折术后的患者应慎重使用。

二、关节活动范围测量

关节活动范围(range of motion, ROM)是指关节运动时所通过的运动弧,常以度数表示,又称关节活动度。可分为主动关节活动范围和被动关节活动范围:①主动关节活动范围,指作用于关节的肌肉随意收缩使关节产生运动时所通过的运动弧;②被动关节活动范围,指由外力使关节运

动时所通过的运动弧。评定关节活动范围对于判断病因，评估关节活动障碍的程度，制订康复治疗计划，评定治疗效果有重要作用，是康复评定的重要内容之一。

（一）测量工具

包括量角器、电子角度计、皮尺、两脚规等，根据测量部位和测量需要的不同，选择不同的测量工具。两脚规可用于测量拇指外展的活动度，但更多的是使用量角器，测量关节远端骨所移动的度数。

1. 通用量角器　由一个圆形的刻度盘和固定臂、移动臂构成。固定臂与刻度盘相连不能移动；移动臂的一端与刻度盘的中心相连，可以移动。通用量角器主要用于四肢关节活动范围的测量。

2. 电子角度计　固定臂和移动臂为两个电子压力传感器，刻度盘为液晶显示器。电子量角器测量准确程度优于通用量角器，而且重复性好，使用方便。

3. 指关节量角器　为小型半圆形量角器，半圆形的刻度盘和固定臂相连为一体，不能移动；移动臂与半圆形刻度盘相连，可以移动。指关节量角器适用于手指关节活动范围的测量。

4. 脊柱活动量角器　用于测量脊柱屈、伸的活动度，也可用于脊柱侧弯的测量。

（二）测量方法

采用不同的测量工具和不同的测量部位及测量方法也不同，主要关节 ROM 测量方法（表 1-3-3）。

表 1-3-3　主要关节 ROM 测量方法

关节	运动	体位	量角器放置方法			正常参考值
			轴心	固定臂	移动臂	
肩关节	屈、伸	坐或立位，臂置于体侧，肘伸直	肩峰	与腋中线平行	与肱骨纵轴平行	屈 0°~180° 伸 0°~50°
	外展	坐和站位，臂置于体侧，肘伸直	肩峰	与身体中线平行	同上	0°~180°
	内、外旋	仰卧，肩外展90°，肘屈90°	鹰嘴	与腋中线平行	与前臂纵轴平行	各 0°~90°
肘关节	屈、伸	卧或坐或立位，臂取解剖位	肱骨外上髁	与肱骨纵轴平行	与桡骨纵轴平行	0°~150°
腕关节	屈、伸	坐或站位，前臂完全旋前	尺骨茎突	与前臂纵轴平行	与第二掌骨纵轴平行	屈 0°~90° 伸 0°~70°
	尺、桡侧偏移	坐位，屈肘，前臂旋前，腕中立位	腕背侧中点	前臂背侧中线	第三掌骨纵轴	桡偏 0°~25° 尺偏 0°~55°
髋关节	屈	仰卧或侧卧，对侧下肢伸直	股骨大转子	与身体纵轴平行	与股骨纵轴平行	0°~125°
	伸	侧卧，被测下肢在上	同上	同上	同上	0°~15°
	内收、外展	仰卧	髂前上棘	左右髂前上棘连线的垂直线	髂前上棘至髌骨中心的连线	各 0°~45°
	内旋、外旋	仰卧，两小腿于床缘外下垂	髌骨下端	与地面垂直	与胫骨纵轴平行	各 0°~45°
膝关节	屈、伸	俯卧、侧卧或坐在椅子边缘	股骨外踝	与股骨纵轴平行	与胫骨纵轴平行	屈：0°~150° 伸：0°
踝关节	背屈、跖屈	仰卧，踝处于中立位	腓骨纵轴线与足外缘交叉处	与腓骨纵轴平行	与第五跖骨纵轴平行	背屈：0°~20° 跖屈：0°~45°
	内翻 外翻	俯卧，足位于床缘外	踝后方两踝中点	小腿后纵轴	轴心与足跟中点连线	内翻 0°~35° 外翻 0°~25°

1. 通用量角器 量角器的轴心与关节中心一致，固定臂与关节近端的长轴一致，移动臂与关节远端的长轴一致。关节活动时，固定臂不动，移动臂随着关节远端肢体的移动而移动，移动臂移动终末所显示出的弧度即为该关节的活动范围。

2. 电子角度计 将固定臂和移动臂的电子压力传感器与肢体的长轴重叠，用双面胶将其固定在肢体表面，其液晶显示器显示出来的数字即为该关节的活动范围。

3. 指关节活动范围测量 可应用指关节量角器、直尺或两脚规测量。

4. 脊柱活动度测量 可通过脊柱活动量角器测量背部活动度或用皮尺测量指尖与地面距离。

（三）注意事项

测量时，应采取正确的测量体位，严格按操作规范进行测试，以保证测量结果准确、可靠。根据所测关节位置和大小的不同，选择合适的量角器。关节存在活动障碍时，主动关节活动范围和被动关节范围均应测量，并分别记录，以分析关节活动受限的原因。在测量受累关节的活动范围前，应先测量对侧相应关节的活动范围。

三、步态分析

步态是指走路时所表现的姿态，及走路所有的动作。步态分析是利用力学的概念和已掌握人体解剖、生理学知识对人体行走功能状态进行对比分析的一种生物力学研究方法。

（一）步态周期

步态周期是指从一侧足跟着地到同侧足跟再次着地所经历的时间，分为站立相（支撑相）和摆动相。站立相是指同侧足跟着地到足尖离地，即足与支撑面接触的时间，约占步态周期的60%。摆动相是指从足尖离地到足跟着地，即足离开支撑面的时间，约占步态周期的40%。

（二）步态分析常用参数

1. 步长 行走时一侧足跟着地到紧接着对侧足跟着地的平均距离。正常人平地行走时，一般步长为50~90cm。

2. 跨步长 行走时，由一侧足跟着地到该侧足跟再次着地的距离。通常为单步长的两倍。

3. 步频 单位时间内行走的步数，步频=步数/60（步/min），正常人在95~125步/min。

4. 步速 即步行的速度，是指单位时间内行走的距离，正常人大为65~100m/min。在临床上，一般是让测试对象以平常的速度步行10m的距离，测量所需的时间，按照公式（步速=距离/所需时间）计算出步行速度。

（三）步态分析方法

分为临床分析和实验室分析两个方面。临床分析多用观察法和测量法，实验室分析需要借助于步态分析仪。

1. 观察法 是一种定性分析的方法。让患者按习惯的方式来回行走，观察者从不同方向（正面、背面、侧面）观察，注意全身姿势和下肢各关节的活动，通过检查表或简要描述的方式记录步态周期中存在的问题；此外，还可以让患者做变速行走、慢速、快速、随意放松步行，分别观察有无异常。步行中，可以让患者停下、转身行走，上下楼梯或斜坡、绕过障碍物、坐下和站起、原地踏步或原地站立、闭眼站立等，用助行器行走的患者只要有可能，分别使用或不使用助行器行走。

2. 测量法 是一种简单定量的方法。可以测定时间参数，让患者在规定距离的道路上行走，用秒表计时。测定距离参数采用足印法，用滑石粉或墨水使患者行走时能在规定走道上或地面铺的白纸上留下足印，测试距离至少6m，每侧足不少于3个连续足印，以便分析左右两侧各步态参数。两端应至少再加2~3m以便受试者起步加速和减速停下，实测行走距离不少于10m（图1-3-19）。

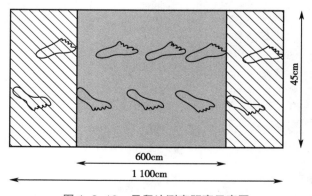

图1-3-19 足印法测定距离示意图

3. 实验室动态分析包括运动学分析和动力学分析

（1）运动学分析：主要观察步态的距离和时间参数特征，如步长、跨步长、步频、站立相和摆动相在步行周期中分别所占时间及其比例以及步行速度等。

（2）动力学分析：主要观察某种步态特征进行成因学分析，如人体的重力、地面反应力，关节力矩、肌肉的拉力等力的分析及人体代谢性能量与机械能量转换与守恒等分析。动力学分析需要科技含量高的设备，价格昂贵、分析过程较复杂，多用于步态研究工作。

目前国际上较先进的步态分析系统由以下部分组成：①摄像机，一般配备 4~6 台，带有红外线发射源，固定于步态实验室的不同位置；②反光标记点，小球状，粘贴在关节部位；③测力台，用来测量行走时地面的支撑反应力；④表面肌电图，电极放在检测肌肉的表面，动态观察步行过程中的肌电变化；⑤计算机分析系统，将摄像机、测力台和表面肌电图所采集到的数据进行三维分析，提供各种参数和图形。

四、肌张力评定

肌张力是指肌肉静止松弛状态下的紧张度。正常的肌张力能够维持主动肌和拮抗肌的平衡运动，使关节有序固定，肢体保持一定的姿势，有利于肢体协调运动。测定主要是手法检查，首先观察并触摸受检肌肉在放松、静止状态下的紧张度，然后通过被动运动来判断。

（一）肌张力分类

1. 正常张力　被动活动肢体时可感觉到轻微阻力，没有阻力突然增高或降低的感觉。

2. 肌张力增高　患者在肢体放松的状态下，检查者以不同的速度对患者的关节做被动运动时，感觉有明显阻力，甚至很难进行被动运动。

3. 肌张力降低　被动活动患者关节时几乎感觉不到阻力；患者自己不能抬起肢体，检查者松手时，肢体即向重力方向下落。

（二）肌张力分级

肌张力临床分级是一种定量测定方法，根据被动活动肢体时所感觉到的肢体反应和阻力，将其分为 0~4 级，见表 1-3-4。

表 1-3-4　肌张力临床分级

等级	肌张力	标准
0	软瘫	被动活动肢体无反应
1	低张力	被动活动肢体反应减弱
2	正常	被动活动肢体反应正常
3	轻中度增高	被动活动肢体有阻力反应
4	重度增高	被动活动肢体有持续性阻力反应

五、平衡能力评定

平衡是指在不同的环境和情况下维持身体直立姿势的能力。平衡的控制是一种复杂的运动技巧，人体平衡的维持取决于以下几个方面：①适当的感觉输入，包括视觉、本体感觉及前庭感觉；②中枢整合作用，对所接收的信息进行加工，并形成运动方案，在交互神经支配或抑制的作用下，使人体能保持身体某些部位的稳定，同时有选择的运动身体的其他部位；③适当做运动输出，能产生适宜的运动，完成大脑所制订的运动方案。以上各方面综合作用，使身体的重心落在支撑面内，人体就保持平衡，否则，人体就失去平衡，产生平衡功能障碍。

（一）分类

人体平衡可以分为静态和动态平衡两大类。

1. 静态平衡　指的是人体或人体某一部位在无外力作用下处于某种特定的姿势。

2. 动态平衡　包括两个方面：

（1）自动态平衡：指的是人体在进行各种自主运动和各种姿势转变的过程中能重新获得稳定状态的能力。

（2）他动态平衡：指的是人体在外力作用下恢复稳定状态的能力。

（二）评定方法

平衡评定有很多种方法，主要分为观察法、平衡测试仪评定两类。

（1）观察法：传统的观察法过于粗略和主观，且缺乏量化，因而对平衡功能的反应性差，但由于其应用简便，可以对具有平衡功能障碍的患者进行粗略的筛选，因此，目前在临床上仍有一定的应用价值。

（2）平衡测试仪评定：是近年来国际上发展较快的定量评定平衡力的一种测试方法，包括静态平衡测试和动态平衡测试。采用高精度的压力传感器和电子计算机技术，整个系统由受力平台即压力传感器、显示器、电子计算机及专用软件构成。受力平台可以记录身体的摇摆情况并将记录到的信息转换成数据输入计算机，计算机在应用软件的支持下，对接收到的数据进行分析，姿势描述压力中心在平板上的投影与时间的关系曲线，其结果以数据及图形的形式显示，故也称为定量姿势图。

（吕红斌　瞿　瑾）

第四章 体育训练中的运动创伤适应

适应（adaptation）指的是生物的形态结构和生理功能与其赖以生存的一定环境条件相适合的现象。主要包括两个层次的内容，一方面指生物的解剖结构（从分子、细胞、组织、器官，乃至整个机体、种群等）与功能相适应；另一方面，这种结构与相关的功能（包括行为、习性等）适合于该生物在一定环境条件下的生存和延续。

在体育训练中这种"适应"亦很常见，比如高山训练中，运动员的心血管系统、呼吸系统、神经系统的运动适应改变。科学的训练可产生正向效果，运动技术进步，运动成绩提高，是为生理适应；训练不科学也能产生负效应，如出现过度疲劳，突然停训发生的停训综合征等。另外也有些适应也不属于生理性，如射击、网球与乒乓球运动员的脊柱侧弯，不影响运动技术的发挥，但却影响美观。这些无疑也是适应，但效果是负向的。

至于有关运动创伤的适应问题，文献报道甚少。本章就高水平运动员在训练中对运动创伤的适应现象进行讨论。

第一节 运动创伤的适应

体育训练中会产生各种各样的运动创伤适应，有时这种适应能力之大是很难想象的。本节从以下三个方面举例说明：

一、关节不稳

踝关节外侧副韧带断裂后，如果不及时处理或处理不当，后期会产生反复扭伤，即所谓踝关节不稳。这种关节的不稳会严重影响训练和成绩的提高，甚至对日常生活产生影响，长时间的慢性踝关节不稳，会造成关节软骨的破坏，最终导致踝关节功能障碍等严重问题。很多运动员通过保守治疗，加强腓骨肌的力量训练（提踵练习），即可以保持关节稳定，并取得好的成绩。

膝关节交叉韧带及侧副韧带的断裂可产生单向、多向不稳（前向、后向、内向、外向）或膝关节的旋转不稳，严重影响运动训练和比赛。通过加强膝关节的屈、伸肌肌力训练（腘绳肌、股四头肌），可使运动中膝关节保持稳定，并获得优异的比赛成绩。如中国跆拳道女运动员陈×，右膝后交叉韧带断裂，伤后依然取得了2004年雅典奥运会的冠军。国家篮球队队员钱××、吕××都有膝关节前交叉韧带与内侧副韧带的断裂与松弛，但仍能继续完成篮球运动中的穿插、切入等高难动作。

二、疲劳骨折

（一）脊椎椎板疲劳骨折

又称峡不连，多表现为下腰部间歇性钝痛。加强腰腹肌的肌力，多数运动项目的运动员可继续训练比赛，并取得优异成绩。如举重运动员陈×× 有胸$_{12}$及腰$_{1\sim3}$椎板骨折，仍9次打破世界纪录。另外国家羽毛球队队员43%，乒乓球队队员60%有多少不等的椎板骨折，都多次获世界大赛的团体冠军，且多数没有症状，可正规训练。

（二）足舟骨陈旧性疲劳骨折

足舟骨是足内侧纵弓的桥形结构的最高点，踏跳过多可产生疲劳骨折，晚期缺血变形继发骨关节病，常常需要足的四关节固定，造成不同程度的残疾，在运动创伤中被列为最不易治疗的外伤之一。但体操运动员李×却能正规训练并于第24届洛杉矶奥运会上取得全能冠军，另一名技巧运动员同样也是双侧的足舟骨疲劳骨折，虽然有些疼痛，但仍取得世界冠军。

（三）运动员的寰枢椎脱位

很少需手术固定,举重世界纪录创造者黄××跳水引起 C_1、C_2 脱位 0.9cm 及四肢瘫痪,复位固定 8 周后仍有约 0.7cm,至今已近 30 年,仍在继续执教而无症状。

三、骨关节病

体育训练中经常会导致关节软骨损伤,从而继发造成各种骨关节病,如足球踝、投掷肘、髌骨软骨软化、肩袖炎等,其中多数在改进训练方法后可继续出成绩。如,跳高世界冠军倪××患股骨滑车的软骨病,采取特殊的股四头肌力量训练方法,将俯卧式起跳角由 170° 改成 140°,之后又创 2.29m 的好成绩。全国标枪冠军张× 有严重的肘关节骨关节病,肘不能完全伸直,在加强了肩、腹、摆、髋部的力量训练后又打破了自己保持的全国纪录。

第二节　适应的产生机制

一、功能性适应

1. 因前交叉韧带或后交叉韧带断裂所致的膝关节前后向不稳,可用加强股四头肌肌力和腘绳肌肌力以代偿韧带断裂产生的关节松弛不稳。膝的侧副韧带断裂也可用此法消除关节不稳。

2. 足舟骨疲劳骨折时,患者常常用外足弓跑跳,篮球运动员有时甚至可获骨折的愈合。

3. 脊椎椎板疲劳骨折即所谓的峡不连时,腰椎的前突曲线变平,这时加强肩、髋、胸椎后伸柔软性的练习,常能很好地完成体操的后软翻动作。

4. 投掷肘关节有骨刺不能伸直影响投标枪时,加强肩、胸、髋关节的后伸柔软性练习及腹肌力量的练习,常常仍可提高成绩。

5. 肩袖损伤时,加强三角肌肌肉力量的练习,常可避免因肩袖肌群肌力不足产生的肩部撞击综合征。

二、结构性适应

1. 脊椎不稳时椎间盘因变性,其纤维环丧失稳定椎体的作用,最后都产生 Ⅱ、Ⅲ 度骨赘,具有稳定脊椎的作用。

2. 严重的髌股关节病,髌骨软骨面周围产生较大的骨赘,与其对应的股骨滑车缘也长出大的骨赘,但大都无髌骨压痛及上下楼疼痛的自觉症状。这属于典型的解剖结构性适应。大骨赘使髌股关节间产生了新的力学支撑点.从而减少了原伤处的负重压力,消除了症状。

3. 末端病时腱止点长出大的骨刺,增加该部肌肉通过肌腱产生的作用力矩。如髌腱止点末端病晚期,髌骨尖处的骨刺,使得髌骨纵径变长,增加了股四头肌的作用力矩。跟腱止点末端病晚期的骨刺,也同样有增加小腿三头肌作用力矩的意义。

4. 骨骼肌训练后的容积及力量增大。

5. 髌骨完全脱位后,久之股骨滑车新关节的形成,使膝关节仍具有有力的伸膝功能。

6. 关节骨软骨缺损时,新生的肉芽组织通过关节软骨间的摩擦化生成新的关节软骨将缺损修复。

7. 膝关节交叉韧带重建时采用的自体或异体移植物,研究证明它最终可以通过组织化生机制变成一条新的韧带组织,这是一种功能性结构适应。

8. 跟腱断裂愈合时首先是 Ⅲ 型胶原,经过牵拉的适应,6~8 周后变成 Ⅰ 型胶原。

9. 新生儿股骨骨折时多有成角畸形,稍加固定,有时甚至不加固定,最后都会恢复成完全正常的股骨。另外所有骨折愈合后,通过运动其骨小梁的排列,最后都按力学要求逐渐适应,即所谓 wolff 定律,这也是一种运动适应。

三、疼痛耐受性适应

这是一个很难解释和理解的现象和问题。例如:邓×× 有明显症状的腰椎间盘突出症,Lasegue 60°（+）,伸足的拇趾抗阻力弱,腰部有压痛、叩痛,并且麻痛感向下肢放射到足,用围腰保护可大运动量训练及比赛,并在 1997 年世界乒乓球锦标赛中获女单、女双及女子团体世界冠军。同样,童× 在 1984 年洛杉矶奥运会比赛时也患有腰椎间盘突出症,直抬腿只有 30° 且有肌肉萎缩,但却获得体操三项世界亚军,说明动作的质量完成得很好。

另外,跨栏运动员最易患腰椎间盘突出症,伤后多不能跨栏,更不能出成绩。温××及刘×都是我国60年代最有名的女跨栏运动员,都患此症,都能参加比赛,而且都破全国纪录并进入世界前10名,但也都叙述每次全力比赛后甚至腿都失去知觉,需要抬下场地。她们能完成专项技术动作的确不可思议,有人说这是拼搏精神,是意志坚强的结果,也有人说是心理因素,但它的神经生理基础又是什么,怎样才能使运动员克服这种病痛,适应它并坚持正规训练,其机制确有进一步研究的必要。

四、生物学基础

1. 疼痛的适应有可能与以下两点有关:

(1)比赛时兴奋灶的抑制扩散,使疼痛的兴奋点受到抑制。

(2)运动时体内产生的内啡肽(endorphin)增加,这是一类内源性的具有类似吗啡作用的肽类物质。这些肽类除具有镇痛功能外,尚具有许多其他生理功能,如调节体温、心血管、呼吸功能。

2. 许多射击运动员的视力并不好,如王××的视力只有零点几,他说他是凭感觉射击,这不能不说是大脑两个半球功能的协调与适应,的确是一项应该研究的课题。

3. 细胞的分化、异化及反分化,是关节与骨骼肌肉系统损伤后组织学改变的生物学基础。

(1)细胞化生(cell metaplasia):是组织学改变与功能的统一。如关节软骨的骨软骨骨折或局部缺损,其新生的肉芽通过对应软骨面的摩擦刺激可化生成玻璃软骨;兔髌骨脱位后其对应面股骨髁侧的滑膜可因髌骨的摩擦化生成一有关节软骨面的第三髁。

(2)细胞分化与增生(cell differentiation and proliferation):比较典型的例子是,各个部位的腱与韧带止点部因牵拉与折屈作用产生的骨刺样增生(如跟骨的跟腱与跖腱膜止点的骨刺),是其固有结构的纤维软骨带先化生成玻璃软骨再成骨所致。应当讲这是一种正向适应,但如果过劳使止点结构的骨、软骨或纤维发生断裂,出现炎症反应、血管增生与细胞浸润,产生疼痛即为病理改变,是运动与结构不适应的结果。至于因过劳产生的肌腱内的骨岛或软骨岛,属异位化骨,也是不适应产生的病理改变。

脊柱的骨关节病,椎体周围的骨刺是椎间盘变性导致的纤维环骨止点的末端病改变,对椎体不稳起改进作用,属正向适应,且一般都无症状。只有椎体后唇太大,才引起神经根或颈椎病的髓型症状,可谓负向适应。至于脊椎关节病时伴发的黄韧带肥厚,有人证明也是末端病改变,临床上也有正负两个方面的适应。以上这些改变与细胞分化过程、在各处的末端病发生发展过程都是相同的。

关节软骨损伤与变性继发产生的软骨缘骨唇,是创伤后的防御性适应。骨唇的增大增加了软骨面的支撑面积,使伤部持重力减少,症状减轻。其发生是关节缘的纤维软骨先分化成玻璃软骨,细胞分化成肥大软骨细胞,以后再骨化形成骨唇。

(3)细胞生物学基础:这种改变是必然的,其目的是达到伤病痊愈或产生新的适应,组织反应过程表现为细胞的修复与再生,前面的举例都已谈过,也易理解。但也有些改变不好理解,如关节软骨变性时,其主要病理特点是软骨细胞的反应性增殖出现细胞簇聚现象,这可以说是为了修复,但是为什么新生的软骨细胞却合成 X 型胶原,而不是 Ⅱ 型胶原则很难解释。还有关节软骨变性时软骨表层的细胞有时反分化成纤维细胞,合成 Ⅰ 型胶原,其原因也需进一步研究。

(4)分子生物学基础:实验研究已经证明,关节软骨周缘产生骨唇时,软骨深层的新分化出来的肥大软骨细胞有 TGF-β、BMP1、IL-1 的表达。软骨下骨板的髓腔中增殖的软骨细胞也有上述细胞因子的表达,无疑它们是参与了骨唇的形成。末端病时骨唇的形成至今未见报道,但在项韧带骨化的病理及其发生的分子生物学机制的研究时发现,它与周围韧带纤维带的关系与腱止点部的结构基本相同。这里的肥大软骨细胞也有上述细胞因子的表达,说明它们也参与了骨或骨唇的形成,至于其始动因素尚需进一步探讨。

第三节　利用适应机制预防和治疗运动创伤

1. 重视体医结合,注意个体差异,区别对待,促进正向创伤适应机制的形成与发展。

2. 坚持辩证的观点及实践的观点,正确认识与发展机体对伤病的适应与防御能力。

3. 注意各种护具与支持带的合理使用,以正向发展其适应机制。

4. 科学运动,使运动员掌握有关创伤的特点与适应机制,自觉发展机体的适应机制。

5. 促进正向运动创伤适应的方法

(1)发展肌力,以增加关节的稳定性,如前交叉韧带断裂与后交叉韧带断裂。

(2)发展回避性适应,如腰椎间盘突出时常用直抬腿法以拉长坐骨神经,使它避开突出的椎间盘以免神经受压。

(3)发展代偿性适应,以减轻伤部的负担。如腰部的椎板骨折或椎体缘离断症的体操与投掷运动员,都需要发展肩、胸椎及髋的背伸韧性,以减少体操下腰做桥、后软翻和投掷标枪时送髋等腰部所承受的过伸应力。

(4)发展疼痛抑制性适应,如腕的创伤性滑膜炎常用"手倒立"法治疗。

（王 成 崔国庆）

第五章 关节镜微创外科的应用与进展

第一节 关节镜历史发展

腔镜技术的出现最初可追溯到公元前,由医学之父希波克拉底(Hippocrates,公元前460—公元前370年)所描述过的一种直肠诊视器,这与近代的内镜相似。真正有正式记录的内镜起源则是1795年,德国医生Philip Bozzini在患者的肛门内插入一根硬管,借助蜡烛的光亮,观察膀胱和直肠内部病变,但其实更多的人认为是Philip Bozzini在1806年进行了上述检查,所以大部分人将1806年视为人类应用腔镜技术的一个起点。

腔镜技术最先应用于阴道以及肛门等人体与外界相通的体腔,后逐渐得以应用于人体其他体腔,得到发扬光大则是膀胱镜的使用。1879年德国泌尿外科的Nitze医生制成了第一个含光学系统的膀胱镜。

1912年,丹麦的Severin Nordentoft医师报道了其利用Jacobaeus内镜观察膝关节内髌上囊、髌骨下表面、滑膜及皱襞、半月板前部等结构,并展示了其用于膝关节检查的各种"套管",这是较早的腔镜在人体关节的应用,后来被命名为"Arthoscopia Genu",从此,关节镜技术逐渐得到发展和推广。

1918年,日本东京大学的Kenji Takagi(高木宪次 1888—1963年)应用重新设计并改进的膀胱镜对人尸体标本的膝关节进行了观察并记载,且正式命名为"关节镜",这种关节镜直径为7.3mm,但由于这种关节镜较粗,主要应用于膝关节结核,关节积液肿胀时操作空间相对较大,对于很多关节积液肿胀不明显的患者因关节间隙狭窄,操作困难。1921年,瑞士Eugen Bircher教授利用胸腔镜检查膝关节时遇到同样问题,于是将膝关节内注入氮气或氧气,解决了空间狭小这一问题。Eugen Bircher后来利用改进的关节镜进行了创伤性关节炎和急性半月板损伤的镜下诊断。

后来关节镜技术逐渐得到推广,关节镜设备也被后人逐步改进并完善,且其应用范围也逐渐从膝关节扩展到肘关节、踝关节和肩关节等其他关节。Kenji Takagi医生和他的学生Masaki Watanabe(渡边正义 1921—1994年)博士在关节镜技术的推广、创新以及应用方面做出了巨大贡献,特别是Masaki Watanabe,以其命名的关节镜有20种,分别为"渡边13号"到"渡边32号",其中比较著名的是13号和21号。渡边13号于1950年被设计出,是第一个斜面镜头,并带有灌注系统和电源开关。渡边21号被认为是具有划时代意义的关节镜系统,并在全世界范围内得到推广,开启了关节镜下施行手术的时代。1957年,Masaki Watanabe出版了第一部关节镜图谱,并于1969年出版了第2版,同年于美国墨西哥城国际矫形与创伤外科学会(SICOT)上放映了其利用渡边21号关节镜进行手术的影片,引起了很大的关注,因此吸引了北美学者Robert W Jackson和Richard O'Conner跟随Watanabe到日本学习,并将关节镜技术带到北美进行推广。

20世纪中后期,随着影像学技术的发展,关节镜操作系统得到了不断的改进并微型化,手术操作器械也不断地完善,手术视野困难和显露困难逐渐成为历史,关节镜逐渐应用到膝、肩、肘、腕、指、趾、髋、踝和颞下颌关节等各个关节疾病的诊治中。特别是进入21世纪后,随着数字化的发展,关节镜系统进一步优化,录像系统的数字化使关节镜技术的分享和传播变得更加方便。

第二节 关节镜微创外科的理念进展

前交叉韧带（anterior cruciate ligament，ACL）损伤是最为常见的运动创伤之一，而关于前交叉韧带重建是关节镜微创外科领域的热点。研究发现，前交叉韧带单束与双束重建、自体肌腱与同种异体腱选择、骨－髌腱－骨和腘绳肌腱等在功能评分上均没有显示出明显的利弊。但是，腘绳肌腱重建的膝前痛、下跪痛以及伸膝缺失表现更少见，而松弛风险更高，屈膝力量更弱。ACL 重建能改善术后生活质量，吸烟、软骨软化和教育水平较低的患者预后较差，而基础运动水平高、年轻、低体重指数（body mass index，BMI）、无半月板损伤的患者功能评分更高。

针对部分残留旋转不稳定（轴移试验阳性），前外侧韧带（anterior lateral ligament，ALL）的存在和处理方式引起了广泛的兴趣。ACL 联合 ALL 重建能减少移植物撕裂、增加活动水平，但也不是所有 ACL 损伤都要重建 ALL，轴移试验可作为重建的参考因素，但仍需要更多的研究。ACL 重建围手术期疼痛控制仍然是许多运动医学外科医生的目标。氨甲环酸在 ACL 重建中减少关节积血从而改善疼痛和膝关节功能。

半月板损伤的年轻患者建议手术修复，而有关节炎退变的半月板关节镜下切除的作用仍存在争议。由内向外依然是标准技术，全内技术逐步流行，目前无证据表明哪种缝合方法效果更好。半月板移植的中长期效果良好，但复杂情况下，半月板移植前景并不好。软骨损伤治疗中，自体骨软骨移植效果好于微骨折，微骨折在软骨损伤大于 2cm 的患者中疗效不太持久。

髌骨脱位在运动员损伤中相对常见，但初次脱位的最佳治疗选择仍存在争议。青少年初发创伤性髌骨脱位损伤后两周内的急性修复，其早期复发性脱位的发生率明显较低，但在远期没有明显差异。复发性髌骨脱位的关节炎风险更高，因此其治疗应更积极。

单纯肩峰下撞击会随着时间而有改善，而手术修复有症状的肩袖撕裂不仅可以节省大量的社会开支，还可以改善个体的生活质量。单腱肩袖撕裂关节镜修复患者，术后早期运动不会影响术后效果，研究表明早期被动活动（术后 6 周之内）比晚期（超过 6 周）的评分更高，两种方案的再撕裂率无统计学差异。对于无症状性肩锁关节炎行锁骨远端切除仍存在争议，是否行锁骨远端切除，其术后功能评分、肩袖愈合没有差异。关节镜下修复肩关节不稳的结果接近传统开放技术，但文献证明开放手术在高危人群中的优越性。

过去的十年里，髋关节镜相关的文献越来越多。所有髋关节结果评分在术后均有所改善。股骨髋臼撞击成为运动医学研究的热点。髋关节镜治疗有症状的股骨髋臼撞击综合征（femoroacetabular impingement，FAI）已经成为一种常规术式。

第三节 关节镜仪器设备和材料的进展

关节镜设备由成像系统、光源系统、动力系统、等离子射频系统、资料收集储存系统组成。

一、关节镜

关节镜成像系统，也就是主镜，目前主流品牌多为进口。近年来中国国产厂商也逐渐有一些有亮点的产品面世，并且凭借其价格优势在小型民营医院和基层医院获得了认可，也从某种程度上为关节镜技术的发展和推广做出了自己的贡献。各品牌包括国产厂商在技术标准或者参数上其实不相上下，都能做到 1 080P 全高清画质，也由曾经的模拟信号传输过渡到现在的全数字化传输，资料的保存及传输都因此变得极其方便。

1. 光源系统　早期的关节镜光源均为普通的白炽灯光源，亮度和温度控制一直是难题。目前的光源系统多采用冷光源和光纤传导。

2. 动力刨削系统　刨削系统主要用于清理滑膜组织及退变明显的半月板组织。

3. 射频消融系统　射频消融技术自从 20 世纪末应用以来，在腔镜手术中扮演了非常重要的角色。其技术特点为真正等离子消融，可以精确控制温度，对周围正常的组织损伤较小，特别是应用于软骨修整时,明显优于传统的高温切割。

二、运动创伤新型材料的应用

1. 人工半月板移植 对于严重的半月板损伤,一直没有太多的治疗办法。同种异体半月板移植因其移植的来源有限,无法得到广泛推广。人工半月板移植开始进入人们的视野,成为该领域的研究热点。人工半月板分为降解型半月板支架和替代型半月板移植物。降解型半月板支架因其不具备天然半月板生理结构和功能,无法满足全部的膝关节力学性能,仍未得到大面积推广。替代型半月板移植物近来成为了研究热点。

2. 软骨移植 传统的针对软骨损伤的治疗方法比如微骨折技术效果有限,更先进一点的马赛克技术,也因供区软骨的破坏或者有限的软骨来源,其应用有一定的局限性。最新的软骨移植即第三代 ACI——基质诱导的自体软骨细胞移植(matrix-induced autologous chondrocyte implantation,MACI)应运而生,其实质为基于组织工程学技术的细胞移植,随着组织工程学技术的发展取得了不错的临床效果。

3. 人工韧带 人工韧带于 20 世纪 80 年代出现,Kennedy 提出将聚丙烯编织带作为前交叉韧带重建的加强装置,后来便有大量的聚酯材料的人工韧带被发明出来,如 Leeds-Keio 韧带、Dacron 韧带,另外大量以高分子聚乙烯对苯二甲酸酯为材料的人工韧带也被发明,如 Trevira-Hochfest 韧带、Proflex 韧带,以及韧带增强和重建系统(LARS)。除了 LARS 韧带以外,其他的人工韧带装置均因较高的失败率和并发症逐渐被淘汰。

LARS 韧带目前已发展到第四代,虽然自体肌腱目前仍然是韧带重建手术中的首选,但 LARS 韧带凭借其高度的生物相容性、较少的并发症及高于自体肌腱的初始稳定性,逐渐被推广开来,目前以法国为首的欧洲国家应用最为普遍。当然我们也要看到其不足,目前 LARS 韧带仍然缺少足够长时间的随访,难以判断其远期疗效。

4. 计算机辅助外科与关节镜 自 20 世纪 50 年代起,医学先驱们即开始探索如何利用立体定向技术来辅助外科手术。而现代计算机辅助外科(computer assisted surgery,CAS)技术在关节镜中的应用最先由法国 Vincent Dessenne 开展。目前来说,CAS 技术在交叉韧带重建手术中被研究并应用较多,其可以提高韧带重建手术时隧道定位的精确度、稳定性,降低因定位失误而导致的手术失败。但作为临床应用也存在着明显限制,比如相应设备的投入、较长的学习曲线及复杂的手术步骤导致手术时间的延长。

第四节 关节镜微创外科的 技术应用进展

一、肩关节

近年来,国内肩关节诊治水平日益提高,发展迅猛,肩关节镜技术水平有了很大的进步。肩关节镜的适应证越来越广,但最多见的适应证仍然是肩袖损伤和肩关节不稳。肩袖损伤方面,目前研究难点和热点集中于巨大肩袖撕裂。相对于小的肩袖损伤,巨大肩袖撕裂难以达到完全修复的目的,术后的再撕裂率更高。巨大肩袖撕裂可供选择的治疗方案包括:非手术治疗、关节镜下清创、肩峰下间隙减压、二头肌腱切断或固定术、部分修复、完全修复、补片桥接、上关节囊重建、肌腱转位和反肩置换等。

肩关节镜另一常见的适应证是肩关节不稳。肩关节不稳可分为肩关节前方不稳、肩关节后方不稳和肩关节多向不稳,其中以肩关节前方不稳最多见。肩关节前方不稳手术治疗常用的术式包括:Bankart 修复术、Remplissage 技术、Bristow-latarjet 手术以及髂骨植骨手术。

二、膝关节

关节镜技术最早应用于膝关节,膝关节镜手术日趋成熟。前交叉韧带损伤后进行韧带重建仍然是标准治疗方法。但在移植物的选择、单束还是双束重建、骨道定位、固定方法等方面仍有不同意见。现有的研究结果显示自体髌腱移植和自体腘绳肌腱移植的临床效果较为相似,但是与肌腱移植相关疾病的发生率存在一定的差异。多数研究认为同种异体移植物较自体肌腱失败率要高,人工韧带也是研究的焦点之一。关于 ACL 单束还是双束重建的争论从未停止,近五年许多临床试验证实,常规使用双束重建比起定位良好的单束重建并未有更多临床益处。

前外侧韧带的存在以及修复或重建的意义已经成为近十年来最具争论和研究的话题之一。尽管 ACL 重建技术得到显著的提高,但是部分患者在进行 ACL 重建后仍然有膝关节旋转不稳的症状(如轴向移位)。法国进行的一项大范围的回顾性研究,比较前外侧韧带重建与否的临床效果,研究结果显示:与单独 ACL 重建相比,ACL 加前外侧韧带重建患者移植物断裂的发生率降低,术后患者的活动水平增加,可以恢复膝关节的旋转稳定性。但仍有不少学者认为,前外侧韧带是否需要重建,还需要进一步的基础和临床研究予以证实。

半月板作为膝关节重要的减震和稳定结构,术中尽可能修复半月板、保留半月板功能早已达成共识。半月板缝合的方法包括内–外缝合、外–内缝合以及全内缝合技术,需要根据损伤部位决定缝合方法。半月板移植受限于狭小的适应证以及材料的来源,临床应用仍然不多。人工半月板虽然目前还处于原始的实验阶段,但仍为大家所期待。

三、踝关节

对于慢性踝关节不稳,经典的手术是 Broström 修补(针对距腓前韧带和跟腓韧带的直接修复)。但随着研究深入发现,某些病例,如伴有全身关节松弛或者经典修复术后再损伤的病例,使用自体和异体移植物来重建距腓前韧带(anterior talofibular ligament,ATFL)和跟腓韧带(culeaneofibular ligament,CFL)来恢复其解剖结构是较佳选择。伴随镜下技术的提高,也有人进行全镜下 ATFL 的直接修复。距骨骨软骨损伤是踝关节镜治疗的常见适应证之一,其处理方法有钻孔减压、微骨折甚至软骨移植和关节置换,但是效果仍有待验证。踝关节镜也可以应用于距下关节,处理距下关节的一些疾病,比如滑膜炎、游离体等。后踝关节镜可以行疼痛性距后三角骨的切除和清理。对于跟骨骨突畸形(Haglund 畸形)

引起的跟腱炎、跟骨后滑囊炎,也完全可以在关节镜下处理。这些踝部关节镜应用的不断更新,使其适应证不再局限于踝关节内。

四、髋关节

目前对于髋关节的盂唇损伤及股骨髋臼撞击综合征(femoroacetabular impingement,FAI)已经有了较好的认识,全镜下盂唇缝合以及 FAI 的治疗效果显著提高。髋关节镜手术辅助设备的使用尤其重要,术中的骨盆适度牵引,能更好地暴露视野。髋关节镜用于治疗关节外的臀肌挛缩、髂胫束卡压引起的弹响髋效果十分显著,对比传统手术创伤小、恢复快。另外,使用髋关节镜治疗圆韧带损伤、股骨头早期水肿坏死,以及髋部"旋转袖(臀中肌、臀小肌)"止点损伤的处理也是比较热门的话题。

五、肘关节

肘关节镜目前主要用于关节内游离体摘除、滑膜清理,以及关节粘连或僵硬的松解等。对于顽固性的网球肘,使用关节镜镜下清理桡侧腕短伸肌腱病变并松解止点,同时治疗并发的肱桡关节病变。另外,使用肘关节辅助治疗肘关节内侧不稳也有应用。

六、腕关节

三角纤维软骨复合体(triangular fibrocartilage complex,TFCC)损伤是腕关节镜最常见的适应证之一,在关节镜下治疗可以取得良好的疗效。根据损伤类型,部分病例可以选择采用类似半月板的缝合技术进行缝合修复。对于腕管综合征用关节镜松解腕横韧带的做法是目前比较多见的腕部关节镜应用。随着对尺骨撞击综合征(又称尺腕撞击综合征)认识的深入,尺骨短缩截骨术成为主要治疗方法,目的是恢复尺腕关节正常的解剖关系。Wafer 术式的应用使尺骨撞击综合征的关节镜检查及治疗技术逐渐被广泛应用。此外,腕舟骨骨折关节镜监视下复位内固定、腕关节滑膜疾病也是腕关节镜的常见应用。

(高曙光 雷光华)

第二篇 上肢运动创伤

第一章　肩关节运动创伤

第一节　肩峰撞击综合征与肩袖损伤

一、肩峰撞击综合征与肩袖相关解剖

肩峰下间隙是指位于肩峰下表面与肱骨头之间的一个自然解剖间隙。这一解剖部位是大多数肩关节疼痛发生的主要部位。在这一间隙中，自然存在的三角肌下滑囊与肩峰下滑囊可使肩袖组织得以在肩峰及三角肌下方平滑的移动。当肩峰下间隙由于种种原因变得相对狭窄时，肩袖组织受到挤压，就会引发以肩痛为主的一系列症状，并最终导致肩袖的损伤。

肩峰撞击综合征是指肩峰下间隙由于病理原因出现狭窄，从而对肩袖组织形成挤压而造成的以肩痛为主的临床综合征。该疾病患者肩峰前下角往往出现骨性结构的变化，并伴随喙肩韧带的增厚。Neer 最先提出肩袖肌腱在肩关节上举过程中存在反复和喙肩弓碰撞的可能。他指明在喙肩弓以及肩峰前 1/3 处的骨赘和增生，可以引起肩袖肌腱的撞击和损伤，之后又提出了撞击综合征的分期：第一期为肩峰下水肿和出血，多发生于小于 25 岁的患者，病理表现为肩峰下滑膜增生，无菌性炎症反应；第二期为纤维化和肌腱炎，多发于 25~40 岁的人群，病理表现为肩峰下滑囊的纤维化和肌腱病；第三期为骨赘形成和肌腱撕裂，40 岁以上患者较多，病理表现以肌腱撕裂为主。Neer 认为 95% 的肩袖损伤由撞击综合征逐渐进展而来，从而确立了肩袖损伤的外撞击理论（机械性因素）。之后的学者们研究了肩关节上举时肩峰下间隙的变化，发现在肩胛骨平面做外展上举时，肱骨和肩峰的间隙逐渐变窄，在

上举 60°~120° 时两者之间最接近。只有肩峰的前部会在上举过程中与肱骨发生碰撞。另外肩峰的形态对肩峰下间隙的影响也很明显，Bigliani 等研究了 140 例尸体标本，对肩峰的形态进行了描述，在冈上肌出口位上，可以把肩峰的形态分为三型（图 2-1-1）：一型为平坦型，占所有标本的 17%；二型为弧型，占所有标本的 43%。三型为钩型，约占所有标本的 40%，其中 70% 都存在肩袖损伤。

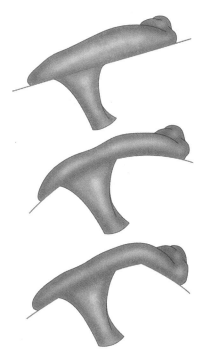

图 2-1-1　肩峰形态分型

肩袖由冈上肌、冈下肌、小圆肌与肩胛下肌构成，在肩关节的正常生理活动中起重要的稳定和动力作用。肩袖的解剖层次分为 5 层：表面为滑膜组织，深方依次为平行排列、纤维较粗大和纤维菲薄，彼此交错走行的两层肌腱组织，最深方的两层分别与邻近的软组织移行融合并构成关节囊部分。

从肩关节内观察肩袖肌腱的止点时可见围绕半月形稍薄的止点处肌腱组织周围有一圈增厚隆起的组织，即肩袖索（rotator cable）。这一结构是由喙肱韧带在肩袖肌腱止点处的缺血区周围延续形成的。肩袖索前方紧邻肱二头肌长头，后方至冈下肌腱下缘。有学者推测肩袖索的作用在于像吊桥一样使作用于相对薄弱的缺血区肌腱的应力分散从而保护肩袖止点。因此当出现肩袖损伤时，只要范围不是很大，冈上肌腱虽然部分断裂，但其所传导的应力仍能通过肩袖索传导到损伤周边完整的肌腱从而作用于肱骨头。当外伤导致肩袖损伤或发生退行性变时，肌腱会发生水肿和炎性改变，甚至产生断裂，从而导致肩关节的疼痛、力弱以及活动受限。由于肩袖功能受损，可继而导致继发性肩峰撞击综合征，加重肩袖组织的挤压和磨损。因此肩峰撞击综合征与肩袖损伤通常会形成互为因果的恶性循环。

二、肩峰撞击综合征与肩袖损伤的诊断及鉴别诊断

（一）关于"肩周炎"与冻结肩

肩关节僵硬或肩关节活动受限是肩关节外科患者的常见主诉之一，此类患者过去常被诊断为"肩周炎"，但是由于导致肩关节疼痛、活动受限的疾患至少有6~7种，每类疾患的治疗方法也不尽相同，故统一以"肩周炎"论之显然是不妥当的，目前已逐渐被摒弃，代之以根据具体病情更明确的诊断。目前临床上被诊断为"肩周炎"的患者有很大一部分是冻结肩。冻结肩是一种特发性的肩关节疾患，其发病原因至今不甚明确，糖尿病患者的发生率高于普通人群。其定义为：排除一切已知因素、特发性的，表现为渐进性加重的肩关节疼痛、活动受限的肩部疾患。多见于50岁左右患者，但发病年龄范围可宽至30~70岁。冻结肩根据病程可分为3个时期：①疼痛期，伴随有进行性的活动受限，时间为2~9个月；②僵硬挛缩期，时间为4~12个月；③化冻期，各种症状逐步缓解。3个时期并无明显界限，可彼此重叠。冻结肩是一种自限性的疾病，绝大多数一段时间后均自行缓解，病程通常为1年至1年半，个别患者可迁延至2年。如果肩关节粘连及疼痛达到极值后迁延至6个月仍未缓解，则诊断为顽固性冻结肩。此类情况在临床中较为罕见。

（二）肩峰撞击综合征的诊断

肩峰撞击综合征多发于中老年人群，以及年轻的从事过头运动的专业、半专业运动员和重体力劳动者。常隐袭起病，亦可表现为不恰当的运动诱发出的疼痛。由于该病的表现类似于颈肩部肌肉劳损、颈椎病、钙化性肩袖肌腱炎、早期冻结肩等，因此需要仔细予以鉴别。

1. **临床表现** 由于肩关节在外展及前屈时肩峰下间隙最为狭窄，因此罹患肩峰撞击综合征的患者多在进行过头活动时（例如梳头、在高处放置物品等动作、自由泳等，此时肩关节常处于前屈上举70°~100°）出现疼痛症状。疼痛多位于自肩锁关节至三角肌外侧附力点的区域之间。夜间疼痛多见，一个可能的原因是由于睡姿导致的直接压迫，以及肩关节长时间处于外展位置造成。伴随疼痛，患者会有不同程度的功能受限。

2. **查体** 与所有骨科部位的检查一样，肩峰撞击综合征的临床检查应包括望、触、动、量基本的步骤。肩峰撞击综合征的患者通常在肩关节前屈上举超过70°时会出现疼痛弧，但在控制疼痛后被动活动范围较健侧往往没有明显下降。触痛点常位于冈上肌在大结节的止点，以及肱二头肌肌腱沟邻近肩峰前缘附近。另外，此类患者的活动受限往往是由于疼痛造成，而非像冻结肩那样的"原发"活动受限。

肩峰撞击综合征的特殊检查主要包括Neer试验（图2-1-2）和Hawkins试验（图2-1-3）。这

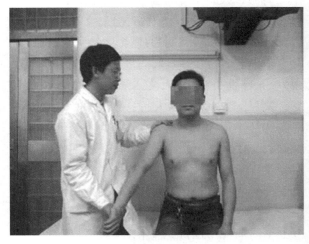

图2-1-2 Neer试验

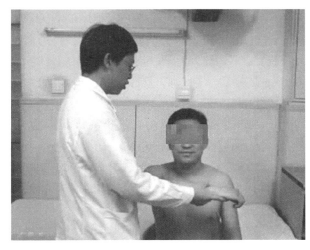

图 2-1-3　Hawkins 试验

些试验均为重复撞击过程的"触发"试验,但目前为止,各个研究报道其检验的敏感性与特异性均存在很大差异。

相对而言,Neer 注射试验(Neer injection test)仍然是诊断肩峰撞击综合征的"金标准":即肩峰下注射 10ml 利多卡因后重复 Neer 试验,如果疼痛明显减轻则认为试验阳性。

3. **影像学检查**　对于肩峰撞击综合征的患者,应常规拍摄撞击系列 X 线片,包括标准的肩关节正位片、冈上肌出口位片以及腋位片。借助 X 线片,可以明确患者的肩峰形态、肩峰外缘及大结节表面是否存在硬化、增生和骨赘,以及患者是否同时合并肩峰骨骺未闭、肩锁关节退变等。这些表现与手术具体操作密切相关。在撞击综合征末期的患者中,可以在冈上肌出口位上看到肩峰前缘沿喙肩韧带走行的牵拉骨刺(图 2-1-4)。

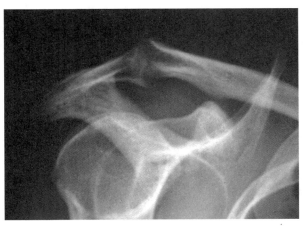

图 2-1-4　肩峰下骨刺

由于疼痛的干扰,合并肩袖损伤的肩峰撞击综合征患者临床查体有时难以明确诊断,需要 B 超及 MRI 帮助判断肩袖的情况。虽然对于单纯肩峰撞击综合征的患者,MRI 可以清楚显示在其肩峰下间隙存在高亮度的异常信号影而肩袖完整性存在,但 MRI 诊断老年部分肩袖损伤的假阳性率较高。有研究报道 60 岁以上的无症状人群中,54%MRI 会出现肩袖部分损伤的表现。因此在利用 MRI 做出肩峰撞击综合征合并部分肩袖损伤的诊断时需要医生尤为慎重。相反,B 超由于可以做到动态观察,因此可以更准确的判断肩袖情况。但 B 超检查依赖于检查技师的临床经验。

（三）肩袖损伤的诊断与分型

1. **临床表现**　肩袖损伤患者主要的临床表现为肩关节疼痛和活动受限。多数患者并无明显外伤史,但某些外伤如肩关节脱位,在老年人中也易引起肩袖撕裂(rotator cuff tear, RCT)。患者特征性的表现为夜间疼痛,主诉疼痛的区域通常在肩关节前方或者外侧,肩关节后方的疼痛、斜方肌的疼痛或者沿肘关节放射至手指的疼痛常常提示颈椎疾病。疼痛症状一般在活动时加重,休息时常减轻。

2. **查体**　临床检查时,急性肩袖损伤的患者外观并不会有明显异常,但在病程较长的患者可以看到冈上肌或冈下肌的萎缩。触诊时将手放在肩关节上方,被动活动肩关节,在一些患者中能触摸到捻发感,有时可触及冈上肌部位的缺损。

（1）活动度的检查:肩关节活动度应该包括主动活动度和被动活动度检查,并将患侧和健侧进行对比。主动活动度明显小于被动活动度常提示有肩袖损伤,如果主动和被动活动度减少一致,要注意与冻结肩相鉴别。肩袖损伤患者的活动度受限,最常表现为上举受限和内旋受限,而出现外旋异常增大往往提示存在肩胛下肌的撕裂。

（2）肌力检查:冈上肌肌力可通过 Jobe 试验来检查,在肩胛骨平面,肩关节前屈 90°、前臂旋前拇指向下,抗阻力上举力弱或疼痛均为 Jobe 试验阳性(图 2-1-5),提示冈上肌腱损伤。

外旋 Lag 试验是指主动和被动活动可达到的最大角度存在的差别。将患者肩关节被动体侧外

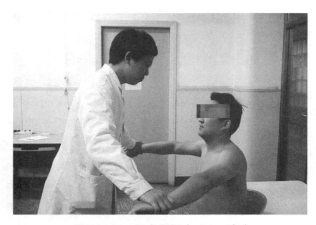

图 2-1-5 冈上肌肌力 Jobe 试验
在肩胛骨平面肩关节前屈 90°，
前臂旋前拇指向下，抗阻力上举

旋至最大角度（图 2-1-6a），撤去外力观察可否维持此位置而不迅速内旋，如果撤去外力，无法维持此位置而迅速内旋（图 2-1-6b），则为阳性。

另外一个检查主动外旋肌力的试验是"吹号征"，正常做吹号姿势时需要一定程度的肩关节外旋（图 2-1-7a），如果主动外旋肌力丧失，则需要外展肩关节（图 2-1-7b）以代偿，即为阳性。外旋 Lag 试验和"吹号征"阳性，均提示冈下肌 - 小圆肌的巨大损伤。

肩胛下肌肌力可以用背部推离试验来检查。将患者的手臂放在背后，并往后在医生协助下离开身体（图 2-1-8a），如果撤去外力手臂不能维持此位置而贴于躯干（图 2-1-8b），即为背部推离试验阳性。

另外一个检查肩胛下肌肌力的方法为 belly press 试验。患者将双手放在腹部，尽力内旋肩关节，使肘后部位转向前方（图 2-1-9a），如果肩胛下肌无力，肘关节将会迅速转回冠状面，而损伤更大的患者可能根本无法完成肩关节主动内旋的动作（图 2-1-9b）。轻度肩胛下肌损伤的患者在肩关节内旋终末角度时，会利用后方三角肌的辅助，

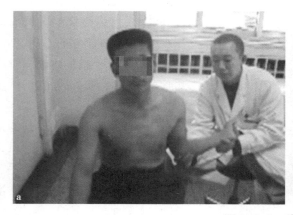
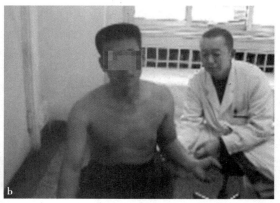

图 2-1-6 外旋 Lag 试验
a. 患者肩关节被动体侧外旋至最大角度；b. 撤去外力后
不能维持原位置而迅速内旋，为外旋 Lag 试验阳性

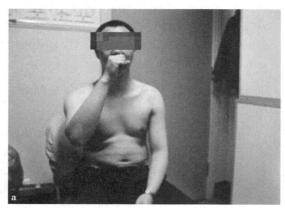
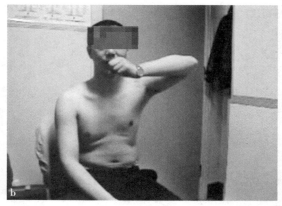

图 2-1-7 主动外旋肌力试验
a. 正常做吹号姿势时需一定程度的肩关节外旋；b. 主动外旋肌力丧失，吹号姿势需外展肩关节

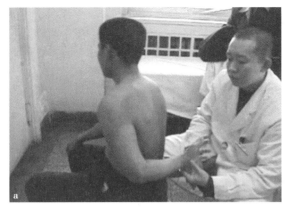
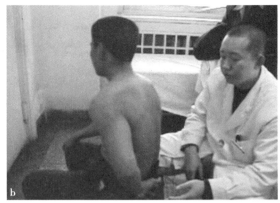

图 2-1-8　肩胛下肌肌力背部推离试验

a. 患者的手臂放在背后,并往后在医生协助下离开身体;

b. 撤去外力后手臂不能维持此位置而贴于躯干,为背部推离试验阳性

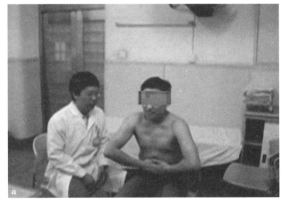
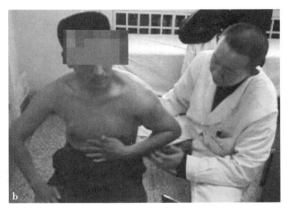

图 2-1-9　肩胛下肌肌力 belly press 试验

a. 患者将双手放在腹部,尽力内旋肩关节,使肘后部位转向前方,为肩胛下肌肌力正常;

b. 在肩胛下肌无力时,肘关节迅速转回冠状面,甚至无法完成肩关节主动内旋的动作

导致手掌无法维持平放在腹部的位置。需要注意的是,在一些继发肩关节粘连,肩关节被动内旋无法达到检查要求的患者中,进行背部推离试验或 belly press 试验的结果不可靠。

熊抱试验(bear hug test):患者将手放置于对侧肩部上方,保持前臂及肘部水平,检查者向患者前臂垂直施以外旋力量,并嘱患者抗阻内旋使手部持续放置于对侧肩关节之上(图 2-1-10a)。当肩胛下肌无力时,患者无法抗阻内旋维持手部位置,检查者可轻易将其前臂抬离对侧肩关节(图 2-1-10b)。

3. 影像学检查　肩袖损伤患者的影像学检查主要包括 X 线检查、B 超和 MRI 检查。X 线检查用来评估肩峰形态、肱骨头和肩盂、肩峰的关系,以及除外其他疾病,如钙化性肩袖肌腱炎、骨关节炎和骨破坏等。肩袖损伤的患者通常需拍摄肩关节外旋正位片、冈上肌出口位和腋位片。在正位片上,如果看到大结节的硬化、增生,可能是肩袖损伤的间接征象(图 2-1-11),另外可以观察肩峰下间隙,如果间隙明显减小或者肱骨头相对肩盂出现明显上移,都提示肩袖损伤的可能性。在冈上肌出口位上,可以观察肩峰的形态。腋位片适用于观察盂肱关节的关系和小结节形态。

B 超检查是无创、经济、准确性较高的方法,具有能够动态观察的优势,并且可以同时检查双侧肩关节。但是 B 超检查的准确性对操作者的依赖性较强。

MRI 及 MRA 均可用于肩袖损伤的诊断,国外一项对 48 例部分肩袖损伤的患者先进行 3.0T 的 MRI 检查之后进行关节镜确诊的研究发现,MRI 的诊断正确率高达 92%。MRI 的主要优势

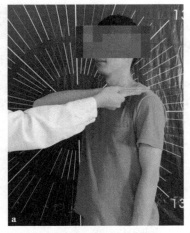

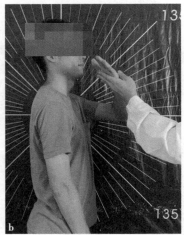

图 2-1-10 熊抱试验
a. 健侧表现；b. 患侧表现

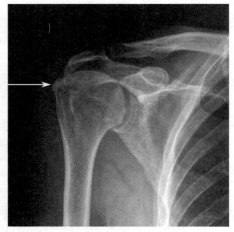

图 2-1-11 肩袖损伤患者肩关节外旋正位片
箭头所示大结节硬化、增生

是提供的信息量大，包括肩袖肌腱的质量，撕裂的大小，肌腱退缩的程度，二头肌腱病变等。这些信息对于疾病诊断、治疗计划和判断预后非常关键。在 MRI 斜冠状位上，可见冈上肌的撕裂，肌腱止

点退缩至肱骨头中点处（图 2-1-12）；斜矢状位可判断肩袖肌肉的脂肪浸润情况（图 2-1-13）。Goutallier 在 1994 年首先发表了基于 CT 检查的肩袖肌肉脂肪浸润情况的分级标准，被广泛应用在临床研究中。基于 CT 影像或 MRI 的 T_1 斜冠状位影像的肩袖肌腱脂肪浸润程度的分级如下：

0 级：没有脂肪浸润。

1 级：CT 或 MRI 上可看到肌肉内少量脂肪条带。

2 级：脂肪量少于肌肉量。

3 级：脂肪量与肌肉量一样多。

4 级：脂肪量多于肌肉量。

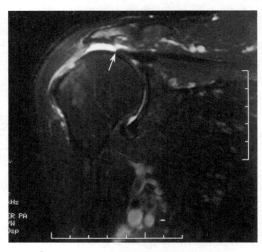

图 2-1-12 肩袖损伤 MRI 斜冠状位
可见冈上肌的撕裂，肌腱止点退缩至
肱骨头中点处（箭头所示）

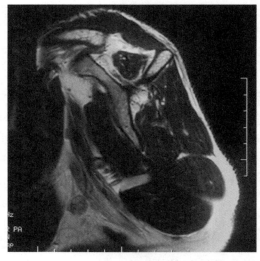

图 2-1-13 肩袖损伤 MRI 斜矢状位
可判断肩袖肌肉的脂肪浸润情况

4. 分型　肩袖损伤可分为部分性肩袖损伤和全层肩袖损伤。其中部分性肩袖损伤分为滑囊侧和关节侧损伤，而全层肩袖损伤又可根据两种不同方法进行分类：

（1）Post 分型：①小型损伤，<1cm；②中型损伤，1~3cm；③大型损伤，3~5cm；④巨大损伤，>5cm。

（2）Gerber 分型：①小型损伤，仅涉及 1 条肩袖肌腱；②巨大损伤，涉及 2 条或 2 条以上肩袖肌腱；③不可修复性损伤，涉及 2 条或 2 条以上肩袖肌腱，并且 MRI 显示肌腱内脂肪浸润，术中松解后在外展 60° 时仍不能将肩袖组织外移至肌腱止点处。

其中所谓巨大肩袖损伤这一说法被广泛地应用于那些损伤范围大、难以修复且预后不好的病例。但目前对于巨大肩袖损伤并没有一个统一的定义。在北美通常应用 Cofield 的定义即大于 5cm 的肩袖损伤即为巨大肩袖损伤；而在欧洲则更倾向于使用累及超过 2 根以上肌腱的损伤为巨大肩袖损伤这一定义。

三、部分肩袖损伤的评估及处理

（一）判断标准

Ellman 曾将部分肩袖损伤按位置和深度进行划分，目前为止是应用最为广泛的一种分类方法：即滑囊面（上表面）损伤，关节面（下表面）损伤以及肌腱间损伤；同时 Ellman 将 6mm 作为损伤深度的判断标准。近年来，随着对肩袖足印区测量的日益精进，Ruotolo 等发现肩袖前缘的平均厚度约为 11.6mm，中间部分厚度平均为 12.1mm，后方肌腱的厚度平均为 12mm，因此损伤是否达到 6mm 可以作为肩袖损伤是否达到 50% 的一个大致判断标准。

（二）诊断与评估

1. 临床表现与查体　部分肩袖损伤的患者前来就医的主要原因是肩关节的疼痛，尤以夜间痛为著，以及伴随产生的失眠、过头运动困难等症状。Fukuda 发现 75% 的部分肩袖损伤患者在进行疼痛评分时会将 VAS 评估在 5 分以上，相对而言，全层肩袖损伤的患者中，只有 50% 会评估自己的 VAS 在 5 以上，意即其疼痛程度会超过全层肩袖损伤。此外 Fukuda 还发现滑囊面损伤引发的疼痛超过关节面损伤，一个可能的解释是在滑囊层存在较多的免疫活性神经纤维，以及更多的

P 物质释放，从而引发更为显著的疼痛。部分肩袖损伤的其他症状本身并不具有特异性，与全层肩袖损伤类似。需要注意的是，部分肩袖损伤很难自愈。因此有症状的部分肩袖损伤，一旦症状加重，提示损伤加重，可能发展到全层损伤。

部分肩袖损伤的特殊检查与全层损伤基本一致，包括 Neer 试验、Hawkins 试验等撞击试验和 Jobe 试验、Lag 试验、belly press 试验、lift off 试验、bear hug 试验等肌力的评估。

2. 影像学检查　部分肩袖损伤的影像学检查与全层损伤基本一致，包括 X 线片、B 超与 MRI 及 MRA。由于 MRA 中对比剂在盂肱关节可以沿损伤的关节面部位进入肩袖组织，因此使用 MRA 检查相对于 MRI 的敏感性更佳。B 超也可应用于部分肩袖损伤的诊断，有报道 B 超对区别部分/全层肩袖损伤的准确性可达 94%。2009 年一项对 65 篇研究的荟萃分析显示，以手术肉眼所见作为判断部分肩袖损伤的"金标准"，B 超的敏感性为 67%，特异性为 94%；MRI 分别为 64% 和 92%；MRA 则达到 86% 和 96%。

（三）治疗选择与手术适应证

目前仍缺乏治疗部分肩袖损伤的"金标准"。需要强调的是，对于肩袖损伤深度小于 50% 的患者推荐首选非手术治疗，且应持续 3~6 个月。非手术治疗包括应用非甾体抗炎药、避免应激动作、严格监督下的康复训练。可以尝试单次肩峰下封闭注射，但至今仍缺乏高等级的循证医学证据支持其有效性。

对那些经过系统非手术治疗，症状仍难以消除或改善，影响日常生活工作的患者，以及肌腱损伤深度超过 50% 且存在创伤病史的患者，应积极考虑手术治疗。手术应针对损伤的肩袖进行相应处理，单纯的肩峰下减压不会逆转病程。

修复损伤肌腱一般包括两种方式：一种保留未撕裂组织，仅缝合撕裂肌腱的"经肌腱"肩袖修复法。另一种是沿损伤部位将肌腱全层切开，把部分撕裂转变为全层撕裂后按全层肩袖损伤来进行修复。虽然有研究证明"经肌腱"修复在力学上更具优势，但很多情况下看似完整的肌腱组织如存在退变往往无法通过肉眼加以辨认，而忽略病损的肌腱组织未加以处理亦可能是导致治疗效果不佳的一个主要原因。

（四）手术技术

1. 滑囊面损伤的处理 大多数滑囊面的肩袖损伤都与撞击综合征密切相关，因此肩峰下减压往往是必需的。在对滑囊面的损伤进行清理时，判断所清理的是增生的滑膜还是肌腱组织是非常重要的，可利用刨刀进行清创，既有利于对损伤范围的判断，也有助于肌腱的"再新鲜化"。

如果经判断肩袖损伤为 Ellman Ⅰ 级，对肌腱进行单纯清创便已足够。如果损伤程度为 Ⅱ、Ⅲ 级，单纯清创的临床效果通常并不令人满意，因此建议对其进行修补。如果损伤的肩袖存在明显的分层，即上层肩袖撕裂，而下层保留完整，肌腱在大结节的止点完好，可以以高强缝合线仅对上层撕裂部分进行边边缝合。如需转变为全层肩袖损伤后再进行修复，则建议使用"香蕉刀"沿肌腱走行方向纵行切开肩袖以避免过多破坏正常肌腱组织。

2. 肌腱间损伤的处理 此类损伤常常由于直视下上下表面的肌腱完整性存在而被忽视。提示存在肌腱间损伤的一个现象是尽管在镜下检查肌腱完整，但肩峰下间隙由于肌腱膨起，紧贴于肩峰下造成空间相对狭窄；另一个有效的检查办法是用探钩触及肌腱，损伤部位会有明显的空虚感。"气泡征"也是确诊肌腱间损伤的一个有效方法，具体做法是将长穿刺针头刺入怀疑部位的肌腱内（确保在肌腱内而非穿过肌腱或在肌腱表面），体外连接 10ml 注射器针管，打入无菌生理盐水。此时肌腱如存在损伤，会随着液体的注入出现像气泡一样的隆起，证明该部位缺乏连续的肌腱纤维，被液体充填。相反，如果肌腱内部完整，打入液体时会出现较大阻力。

对于肌腱间的损伤，由于很难在不破坏上下表面的前提下对肌腱间进行修复，因此建议沿肌腱走行方向切开将其转变为滑囊面或全层肌腱损伤，对损伤部分彻底清创后进行修复。

3. 关节面损伤的处理 同滑囊面损伤一样，深度不及 50% 的关节面损伤，可以简单清创；损伤深度达到 50% 以上的，需要进行"经肌腱"式的修复或转变为全层损伤后进行修复。

（五）术后康复

对于部分肩袖损伤患者，术后需颈腕吊带保护 4~6 周，早期应用非甾体抗炎药及止疼泵以控制疼痛。术后康复训练始于术后第 1 天，开始进行肩关节被动活动，包括前屈上举、内外旋，4~6 周后拆除吊带，开始辅助性主动活动，3 个月后开始肌力训练，并逐步恢复正常体育运动。

四、中小型全层肩袖损伤的评估及处理

全层肩袖损伤在临床上是一类较为常见的疾病，退变和创伤是最主要的致病因素。有研究报道其发病率为 23.1%~49.4%。随着年龄增加发病率逐渐升高。40 岁以下的人群发病率为 4%，40~60 岁的人群发病率为 28%，60 岁以上的人群发病率为 54%。根据 Post 分型以及 Gerber 分型，本节将讨论小于 3~5cm 以及仅涉及 1 条肩袖肌腱的小中型全层肩袖损伤。

（一）评估

中小型全层肩袖损伤的临床表现与诊断基本与前述部分肩袖损伤一致，其辅助影像学诊断同样主要依靠 MRI。对于冈上肌来说，斜冠状位可以很好地判断损伤的情况，T_1 像可以显示肌腱完整性的丧失，但 T_2 像更为清晰，尤其是 T_2 抑脂像，去除了脂肪组织的干扰，在斜冠状位可以清晰地显示冈上肌撕裂后在局部造成的高亮信号影。而撕裂的大小可以依据所切层面显示出高亮信号的数量判断：例如在每隔 0.5mm 进行扫描时，如果 3 个连续 T_2 抑脂像的斜冠状位 MRI 上显示高亮信号影，则估计冈上肌撕裂的横径约为 1.5cm。在相应的斜矢状位上，也可以判断肩袖损伤的具体位置，以及撕裂的最大横径。此外，斜冠状位还可以观察肌腱向内侧回缩的程度，以据此拟定治疗方案（图 2-1-14）。

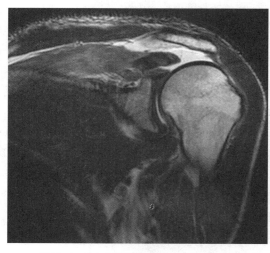

图 2-1-14　MRI 显示冈上肌全层撕裂

横断位 MRI 可以辅助判断肩胛下肌的损伤情况。在这个位置上通常可以较为清晰地显示肩胛下肌的走行。此外，在 MRI 上观察到肱二头肌长头肌腱半脱位或脱位的情况，应该高度怀疑肩胛下肌腱的部分或全层撕裂。这些病变一般在 T$_2$ 像上更容易分辨（图 2-1-15）。

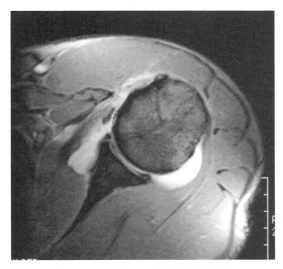

图 2-1-15　肩胛下肌腱全层撕裂和肱二头肌长头肌腱脱位

尽管肩袖肌肉在肩关节的正常生理活动中起重要的稳定和动力作用，但肩袖损伤的临床表现多种多样，部分患者临床症状轻微，没有明显功能受限；另一些患者则存在严重的肩痛，日常生活难以自理。因此在面对全层肩袖损伤的患者时，我们应了解患者的个体化特点，针对其诉求进行治疗。

（二）手术适应证与手术治疗选择

1. 手术适应证　目前对存在明确创伤病史的肩袖损伤患者主张积极进行手术治疗。有研究应用绵羊作为慢性肩袖损伤及修复的动物模型，对在损伤后即刻或延迟进行肌腱修复手术的动物均分别在不同时期进行冈下肌收缩力测定和组织学检查。结果发现修复越晚肌力的减退越明显而最终的肌力恢复情况也越差。临床大宗病例的观察也发现，肩袖撕裂的患者如果不予修复，其撕裂极可能随着年龄的增长增加而难以自愈。因此一旦确诊为全层肩袖损伤，手术适应证为：

（1）急性损伤或存在明确外伤史、肩关节脱位病史患者。

（2）慢性病程患者，有明显症状且经过非手术 3 个月以上治疗效果不佳。

2. 判断肩袖损伤形态　镜下对肩袖撕裂形态的判断，直接影响缝合的效果，及决定手术能否做到"解剖"修复。Burkhart 对镜下肩袖的形态进行分类，并成为我们如何修复损伤肩袖的一项基本依据。

（1）"新月型"撕裂（图 2-1-16，见文末彩插）：较小的损伤，没有或仅轻度向内侧回缩，缝合时不会产生过大张力，通常以单排修复方式直接缝合即可，临床疗效较好。

（2）"L"型或反"L"型撕裂（图 2-1-17，见文末彩插）：这种损伤的肩袖分为前后两页，前页较为固定，活动度小，后页向后内侧回缩，但经过松解后可以较为容易从后向前拉回到大结节上。如果能正确判断撕裂的"拐角"所应在的解剖位置并将缝合锚钉打入在此，通过尾线打结将肩袖的后页拉回到这一部位，则可以在良好的张力下解剖修复肩袖。

（3）"U"型撕裂（图 2-1-18，见文末彩插）：可涉及整个冈上肌甚至波及冈下肌。撕裂的前后

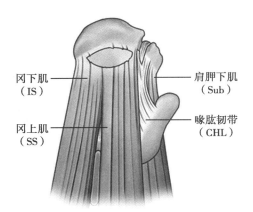

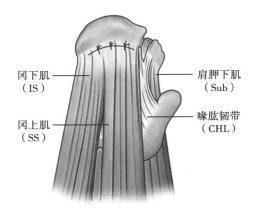

冈下肌（IS）　　肩胛下肌（Sub）
冈上肌（SS）　　喙肱韧带（CHL）

冈下肌（IS）　　肩胛下肌（Sub）
冈上肌（SS）　　喙肱韧带（CHL）

图 2-1-16　"新月型"撕裂示意图

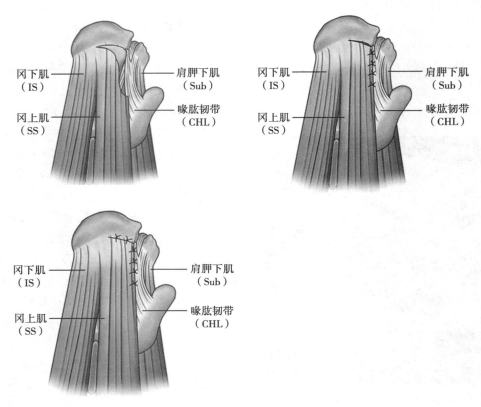

图 2-1-17 "L"型撕裂示意图

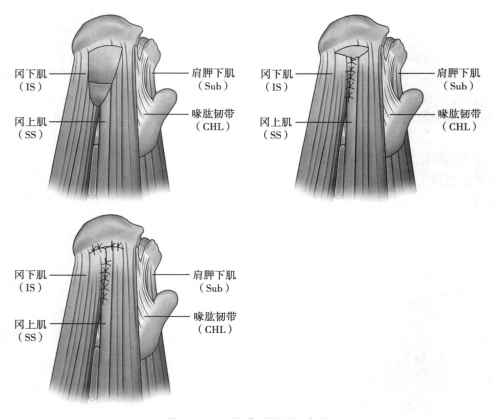

图 2-1-18 "U"型撕裂示意图

两页呈"U"型向内侧回缩。对这种撕裂的认识非常重要,因为如果将"U"型撕裂的顶端强行拉至大结节,会造成肩袖承受过大的应力,造成较高的失效。对这种撕裂,可以利用"边缘聚拢(margin convergence)"技术将前后两页首先边对边缝合以缩小撕裂的范围,这样可以将一个大型撕裂转变为一个小的"新月型"撕裂,更为容易地对其进行修复。

3. 单排 – 双排缝合技术 单排修复(single-row repair)是指通过使用1排锚钉将撕裂的肩袖固定于肱骨头足印区,是关节镜下肩袖重建最常使用的修复方式之一。双排修复(double-row repair)则是指通过使用2排锚钉将撕裂的肩袖固定于肱骨头足印区,以促进术后腱 – 骨愈合(图2-1-19,见文末彩插)。

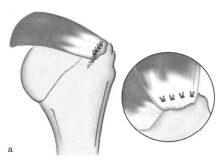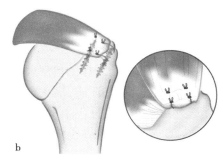

图 2-1-19 单排修复与双排修复示意图
a. 单排修复;b. 双排修复

尽管生物力学上双排缝合确实为肌腱愈合提供了更大的接触面积,达到了"面愈合",但似乎临床上并未显示出与单排缝合在效果上有明显的差异。目前多数比较单排与双排修复技术的荟萃分析认为,采用双排技术可降低RCT患者术后再撕裂率,但对术后肩功能恢复的影响仍有争议。尽管现有研究多数支持双排修复技术有助于术后肌腱愈合,但对于回缩严重且质量较差的肌腱而言,仍要注意避免因使用双排技术而造成修复后肌腱张力过大。

近年来有学者提出以改良的 Mason–Allen 方式进行单排缝合。其生物力学强度被证明优于传统的单排缝合,尤其是陈旧的肩袖损伤,其失效率相对较低。该方法要求两根尾线的一根,其两端从肌腱的前后方均穿出(即褥式缝合方式),另一根尾线一端在其间从肌腱更偏内侧穿出。在打结时,先将褥式缝合的一根尾线两端打结系紧,然后再通过简单缝合方式将另一根尾线穿过肌腱的一端与未穿过肌腱的一端打结固定。

4. 缝线桥技术 由于双排缝合存在一些技术上的缺陷,在传统"经骨隧道"缝合方法的基础上,医生与工程师们设计出关节镜下"缝线桥"技术(图2-1-20,图2-1-21,见文末彩插)。该技术的优势包括以下几点:

(1)操作更加容易,过线更为简单:当拧入内排螺钉后将尾线穿过肌腱组织直接打结,避免

较多的缝线彼此缠绕和混淆。

(2)更加接近解剖的重建肩袖止点:有研究表明,肌腱的足迹面积大约为 12mm × 24mm,应用缝线桥技术在肩袖表面产生压应力,使之在骨

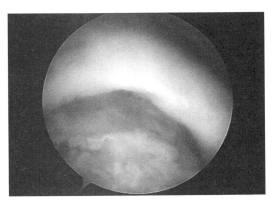

图 2-1-20 肩袖损伤缝线桥技术修复术前

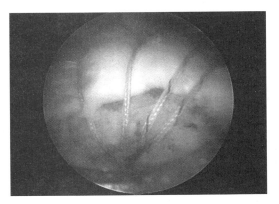

图 2-1-21 肩袖损伤缝线桥技术修复术后镜下所见

床上贴附的面积达到双排缝合的 2 倍,并且使得肌腱具有更大的失效负荷、防间隙形成能力。

(3)由于外排锚钉放置在大结节以远 1cm 的位置,避免大结节过度负荷出现失效,因此较适用于骨质疏松的患者。

(4)缝线桥技术与类似于"四点焊接"的双排缝合不同,两个内排锚钉与两个外排锚钉组成一个桥接结构,从而共同分担肌腱承受的应力。力学研究证实,"缝线桥"缝合后的肌腱最大屈服应力(yield loading)明显高于双排缝合。

(5)肩关节在活动时肌腱与骨床的接触明显大于单排缝合与双排缝合。研究证实,肩关节在内旋 60° 从 0° 逐渐外展到 30° 的过程中,双排缝合的肩袖与骨床接触明显降低,而缝线桥则无此现象。由于外展时肌腱受到的应力减小,有利于愈合,且肌腱与骨床的接触面积较大,理论上更有利于愈合。

(6)缝线桥可以产生自身加强的"楔入效应",简而言之,当肌腱受到应力作用时,肌腱在骨床表面的接触角度减小,由于缝线桥的固定方法,使得肌腱在缝线与骨床之间更加深入地楔入,自身会更紧密地贴附在骨床之上。

(7)生物学上,肌腱与骨床贴附越紧密,组织液外渗越少,组织液中对肌腱的营养成分越容易保留下来,促进肌腱的愈合。

由于以上的种种优势,在面对较大的肩袖损伤时,越来越多的医生更倾向于这种技术。但应特别强调:无论何种固定方式,术中充分彻底地松解以及肩袖肌腱固定时良好的张力是重中之重,永远不可为追求足印区的覆盖而过度加大肩袖缝合的张力。

(三)术后康复

术后颈腕吊带制动 4~6 周,术后第 2~3 周开始被动功能活动,强调前屈上举与外旋活动;4~6 周拆除吊带后开始辅助的主动活动,并辅以肌肉等长收缩训练;术后 3 个月如果活动度恢复满意,可以开始肌肉力量的训练,并逐步恢复正常生活活动。

我们发现对于中小型肩袖损伤修复后,即使愈合过程顺利,仍有部分患者在康复早期为疼痛所困扰。有研究表明,尽管在早期活动度恢复有所差异,但制动 3~6 周后再开始被动功能活动,从长期看与术后即刻活动的患者无论在功能上还是活动度上均无明显差异。因此我们建议对那些对疼痛较为敏感的患者,可适当延长康复的开始时间,但不宜超过 6 周。

五、巨大及不可修复性肩袖损伤的评估及处理

根据 Post 和 Gerber 的分型,巨大肩袖损伤即损伤前后直径大于 5cm,或损伤累及超过 2 根或 2 根以上肌腱。巨大肩袖损伤的发生率可占到所有肩袖损伤病例的 10%~40%。巨大损伤并不总意味着不可修复的损伤,不可修复的损伤也并不等同于巨大肩袖损伤。有学者将不可修复的肩袖损伤定义为:通过清理及彻底松解后即使肩关节在体侧外展达到 60° 时仍难以将肩袖在无张力下修复到原解剖止点,即不可修复性肩袖损伤。同时,肩袖肌腱的质量也至关重要,对于存在重度脂肪浸润(Goutallier Ⅲ~Ⅳ级)的肩袖损伤,即便通过松解可以将肩袖肌腱末端拉回足印区止点,亦可视为不可修复性损伤。

(一)诊断与评估

1. 临床表现 并非所有巨大肩袖损伤的患者都存在肩关节功能障碍或显著性疼痛,这些患者大多为慢性退行性病程,由于机体的代偿适应性机制仍能维持肩关节的力偶功能化,因此无需任何治疗,遑论手术介入。下文主要针对存在明显症状且经保守治疗无效的患者。

对于那些存在肩痛和功能障碍或肩关节力偶失代偿的患者,任何的过头活动均明显受限,并出现较严重的日常生活困难,尤以力弱最为明显。当残留的肩袖组织无法形成有效力偶以固定肱骨头维持合理位置时,肱骨头会因三角肌的收缩而出现显著上移,从而出现上举不能的"假性瘫痪"现象(图 2-1-22)。

肩关节假性瘫痪(shoulder pseudoparalysis)通常被定义为肩关节主动前屈范围 <90° 而被动前屈范围正常。假性瘫痪阳性常提示冈上肌与肩胛下肌完全断裂或累及 3 条肌腱。一些早期的研究认为,肩关节假性瘫痪是肩袖重建手术的不良预后因素,以至于后来有些研究将其作为反肩关节置换术的指征之一。而在近年来的研究中发现伴有假性瘫痪的巨大肩袖损伤患者,肩袖重建术后肩功能恢复情况大多比较令人满意,且相当比

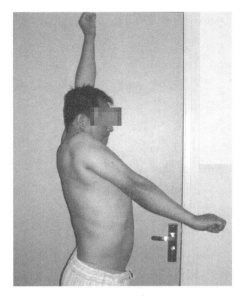

图 2-1-22 假性瘫痪

例的患者术后假性瘫痪体征消失。因此根据现有研究的结果,术前假性瘫痪阳性似乎不应作为肩袖重建手术的禁忌证。

此外,关于肩袖的其他相关检查如 Jobe 试验、外旋 lag 试验、"吹号征"、lift off 试验、压腹试验等均应作为常规检查。

2. **撕裂模式** 巨大肩袖损伤根据肌腱受累情况来进行分类的撕裂模式,在不同研究中提及较多的有 Gerber 的 3 型分类和 Collin 的 5 型分类(图 2-1-23)。Gerber 将撕裂分为:①前上型,肩胛下肌+冈上肌腱撕裂;②后上型,冈上肌+冈下肌腱撕裂;③前后型,肩胛下肌+冈上肌+冈下肌腱撕裂。Collin 的 5 型分类与 Gerber 分类的区别在于加入了小圆肌,并将肩胛下肌上、下两部分撕裂单独分类,其具体分类为:A 型,冈上肌+肩胛下肌上半撕裂;B 型,冈上肌+全肩胛下肌撕裂;C 型,冈上肌+肩胛下肌上半+冈下肌撕裂;D 型,冈上肌+冈下肌撕裂;E 型,冈上肌+冈下肌+小圆肌撕裂。

从理论上看 Collin 的 5 型分类更完善,首先因为其包含了小圆肌撕裂。其次,由于肩胛下肌上、下部分在神经支配及腱骨结合处组织类型等方面存在差异,以肩胛下肌受累程度分离也更符合解剖、生物力学特点。

从术前查体结果来看,Collin 分类中 E 型(累及小圆肌)的外旋功能明显低于其他型。而 Ok 等的研究采用 Gerber 3 型分类,虽然没有与 E 型对应的类型,其他几种类型的外旋功能却与 Collin 相对应类型的结果大致吻合。

目前撕裂模式的预后价值尚不明确。Ok 等的研究发现 Gerber 3 型分类与术后再撕裂存在相关性,而与术后肩功能无明显相关性。然而由于 Gerber 3 型分类存在一定局限性,且术后功能评分有可能难以反映不同类型撕裂的生物力学差异,该研究尚不足以否认撕裂模式的预后价值。无论撕裂模式是否具有预后价值,其在变量控制、患者分组方面的应用仍是值得推荐的。

3. **影像学检查**

(1)脂肪浸润:脂肪浸润的概念来源于早期 Goutallier 等提出的脂肪变性(fatty degeneration, FD)。后来 Meyer 基于绵羊模型的组织学研究证

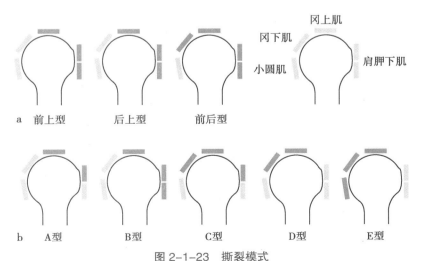

图 2-1-23 撕裂模式

a. Gerber 的 3 型分类;b. Collin 的 5 型分类

实了其实质为脂肪细胞肌间浸润而非肌纤维细胞脂肪变性。之后有大量不限定巨大肩袖损伤的研究确认了冈上肌、冈下肌脂肪浸润对肩袖重建性手术术后功能与愈合的不良预后作用，另外一些限定巨大肩袖损伤的研究也确认了冈下肌及小圆肌脂肪浸润对肩袖重建术的预后价值。

值得注意的是，目前测量脂肪浸润多采用Fuchs基于Goutallier的CT测量方法所改良的MRI测量方法（图2-1-24），然而这种在斜冠状位的测量方法极易受到肌腱回缩的影响。不少研究都指出，由于肩袖重建术后即刻的肌腱回缩解除，术后短时间内所测量的脂肪浸润及肌肉萎缩情况在数据上较术前减轻。可能也正是由于这种方法学缺陷导致一些研究得出肩袖重建术后脂肪浸润可逆的结论，尽管脂肪浸润的不可逆性已基本成为共识，而对于肌腱回缩明显的巨大肩袖损伤而言，目前的测量方法很可能会造成严重的系统性误差。因此可能在测量时需要回归Goutallier早期

的轴位测量方法或是在斜矢状位上选取肩胛冈与肩胛骨体相连的最内侧层面来进行测量。而这两种方法尤其是后者，仍需要研究来评估其可靠性。

（2）肩峰肱骨头间距：肱骨头上移是巨大肩袖损伤患者常见的表现之一，目前认为与肩袖肌肉下压肱骨头功能丧失、肩峰形态及姿势改变等有关。临床上常用肩峰肱骨头间距（acromiohumeral distance，AHD）来评估肱骨头上移程度。常用的测量方式包括前后位X线、CT、MRI与超声（图2-1-25）。然而不同方法的测量结果之间存在一定差异。McCreesh的系统性综述曾评价以上四种测量方法，其中超声、CT及MRI测量方法可靠性较高，而X线方法由于投照角度及患者体位的差异，可靠性较差。

AHD的正常值为6~12mm。一些研究认为，若巨大肩袖损伤患者的AHD ≤6mm或7mm，其肩袖的可修复性较低或不可修复。目前的研究确认了AHD与肌腱撕裂数量、肌腱回缩、脂肪浸润

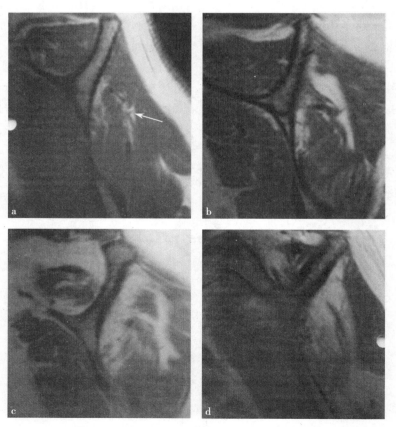

图2-1-24　Fuchs改良的Goutallier分级标准

a. 冈下肌脂肪浸润1级，肌肉内可见少量脂肪条纹（箭头）；b. 冈下肌脂肪浸润2级，脂肪面积小于肌肉面积；c. 冈下肌脂肪浸润3级，脂肪面积等于肌肉面积；d. 冈下肌脂肪浸润4级，脂肪面积大于肌肉面积

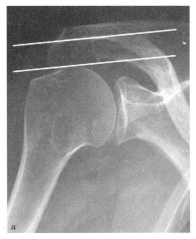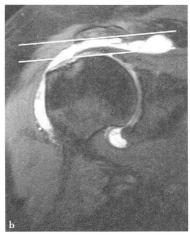

图 2-1-25　AHD 的测量方法

a. X 线测量方法；b. MRI 测量方法

（冈上肌、冈下肌、肩胛下肌）及巨大肩袖损伤的撕裂模式存在相关性。一些限定巨大肩袖损伤患者的研究确认了 AHD 减小与再撕裂 / 不愈合存在相关性。目前尚无研究直接分析 AHD 对术后肩功能恢复的影响。

（3）肌肉萎缩：尽管肩袖肌肉萎缩与脂肪浸润在实质上是相同的病理改变，但两者对巨大肩袖损伤关节镜下修复的预后意义却不完全相同。Deniz 等对 87 例患者随访超过 2 年的研究仅确认了脂肪浸润与术后肌腱完整性的相关性，而未发现肌肉萎缩与术后肌腱完整性存在相关性。

肌肉萎缩的测量方法与脂肪浸润相似，多采用斜冠状位肩胛骨 Y 位层面来进行测量，因此同样会受到肌腱回缩的影响。目前几乎所有文献都是以冈上肌萎缩情况作为评价指标，测量结果常用肌肉截面积相对于肩胛冈上窝截面积的占有比（occupation ratio，OR）、切线征（tangent sign）及 Warner 分级来描述（图 2-1-26）。其中 Warner 分级在 Lippe 等的研究中被认为观察者间信度较低。其他方法尚无评价。

（4）肌腱回缩：肌腱回缩是伴随慢性肩袖撕裂的重要病理生理变化，同时也是决定手术修复

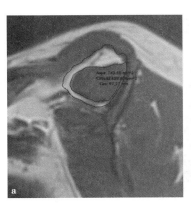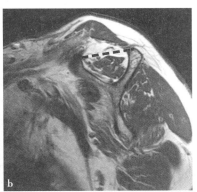

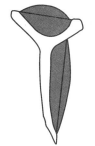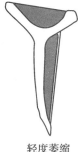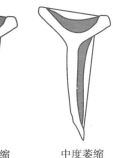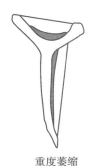

c　无萎缩　　　　轻度萎缩　　　　中度萎缩　　　　重度萎缩

图 2-1-26　肌肉萎缩的测量方法

a. 冈上肌占有比，图中小线框示冈上肌轮廓，大线框示肩胛冈上窝轮廓；b. 冈上肌切线征，图中冈上肌轮廓在喙突 - 肩胛冈切线（虚线）以下，为阳性；c. Warner 分级：无萎缩，肌肉轮廓突出于切线；轻度萎缩，肌肉轮廓与切线重合；中度萎缩，肌肉轮廓位于切线以下；重度萎缩，肌肉轮廓几乎不可见

能否达到腱-骨愈合的主要限制因素之一。在目前大多数研究中,肌腱回缩是指冈上肌腱回缩,其通常定义为在斜冠状层面上撕裂最内侧断端至肱骨头足印区的水平距离。测量方法包括术中测量、CT 及 MRI/MRA,结果记录方法包括具体数值和特定的分类(如 Patte 分类、Boileau 分类、Lhee 分类)。Lippe 等曾在研究中评价以 MRI 测量并以 Patte 标准分类的方法(图 2-1-27),认为其具有中等至较高观察者间信度。其余方法尚无评价。

目前对于肌腱回缩的预后价值同样存在争议,而在限定巨大肩袖损伤的研究中,Chung 等对 108 例患者随访超过 1 年的回顾性研究结果表明,肌腱回缩与术后肌腱愈合在单因素分析中存在相关性,而在多元回归分析中无相关性。此外,肩胛下肌回缩对单纯肩胛下肌撕裂患者肩袖修复的预后意义也有报道。Nove-Josserand 等针对限定单纯肩胛下肌撕裂的研究发现,肩胛下肌回缩程度与术后肩功能及肩袖肌肉脂肪浸润相关。

(5)肌腱长度与腱腹交界处位置:肌腱长度及腱腹交界处位置(musculotendinous junction,MTJ)的测量方式主要包括术中测量及术前 MRI 测量(图 2-1-28,见文末彩插)。无论采用何种

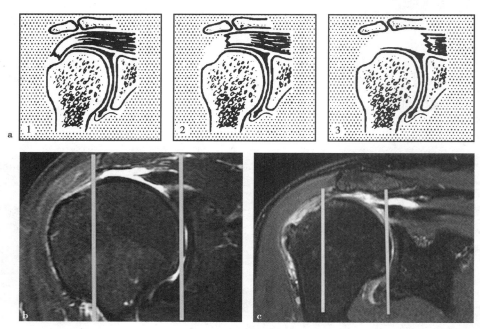

图 2-1-27 肌腱回缩的 MRI 测量方法
a. Patte 分类:1 级,肌腱几乎无回缩;2 级,肌腱回缩至肱骨头水平;
3 级,肌腱回缩至肩盂水平;b. 2 级肌腱回缩;c. 3 级肌腱回缩

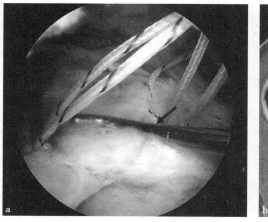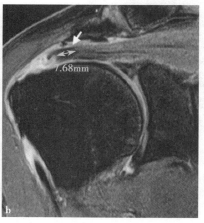

图 2-1-28 肌腱长度与腱腹交界处的测量
a. 术中测量,箭头为腱腹交界处;b. MRI 测量,红色双箭头为肌腱长度,白色箭头为腱腹交界处

方式测量,首要步骤均为寻找 MTJ。然而无论肉眼观察还是 MRI 测量,现有方法都难以精确估计 MTJ 位置。而目前尚无研究对肌腱长度及 MTJ 位置的测量方法做评价。肌腱长度与 MTJ 的预后价值目前少有研究。只有 Tashjian 等认为 MTJ 位于肩盂平面内侧,对肩袖重建术后愈合有良好预后价值。故目前难以对其预后意义做出评价。

（6）小圆肌增生:小圆肌增生的测量方法最早见于 Kikukawa 等对 279 例伴有或不伴有肩袖撕裂患者的研究。该研究在斜矢状位 MRI 的 Y 层面中测量了小圆肌面积占冈下肌 + 小圆肌面积的占有比(occupation ratio, OR),并将小圆肌 OR<0.112 定义为萎缩,0.112 ≤ OR ≤ 0.228 定义为正常,OR>0.228 定义为增生(图 2-1-29)。Kikukawa 等进一步对 35 例后上型(冈上肌 + 冈下肌)撕裂患者的研究显示,术前伴有小圆肌代偿性增生的患者具有更好的术前外旋活动度与肌力。目前尚无研究评价小圆肌增生对关节镜下肩

袖修复的预后价值。

（7）退行性骨关节炎:巨大肩袖损伤如合并长期慢性肱骨头上移,可导致继发性骨关节炎。目前通常采用 Hamada 分级标准对患者的前后位 X 线片进行评估:Ⅰ级,AHD>6mm;Ⅱ级,AHD<5mm;Ⅲ级,AHD<5mm,伴有盂肱关节髋臼化(肩峰下表面凹陷);Ⅳ级,在Ⅲ级基础上,伴有盂肱间隙狭窄;Ⅴ级,肱骨头塌陷(图 2-1-30)。目前公认的观点认为Ⅲ级以上以及部分Ⅱ级的老年患者是反肩置换的适应证。

（二）可修复性巨大肩袖损伤的手术技巧

对于可修复性巨大肩袖损伤肩袖重建性手术时需再次特别强调:无论采用何种固定方式,术中充分彻底地松解以及肩袖肌腱固定时良好的张力是重中之重,永远不可为追求足印区的覆盖而过度加大肩袖缝合的张力。

1. **肩峰下间隙肌腱的清创与松解**　对肌腱的彻底清创是非常必要的,既可以清除增生滑

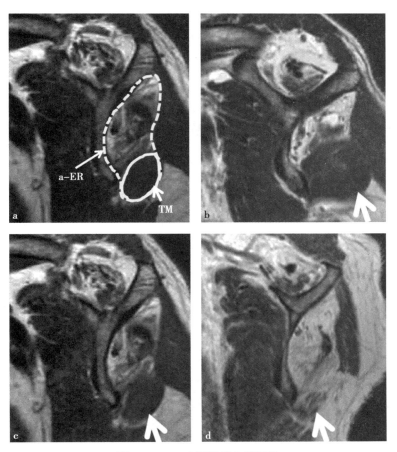

图 2-1-29　小圆肌增生的测量
a. 小圆肌占有比的测量,TM:小圆肌,a-ER:肩袖外旋肌;b. 小圆肌(箭头)增生;
c. 小圆肌(箭头)正常;d. 小圆肌(箭头)萎缩

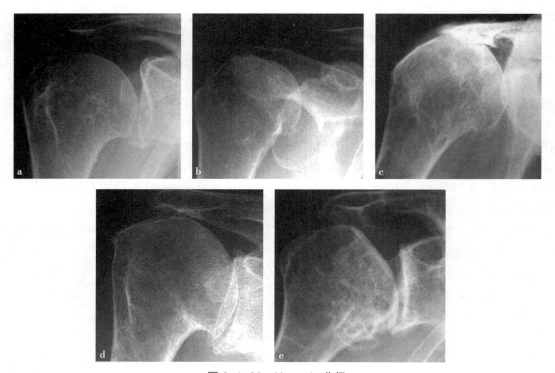

图 2-1-30 Hamada 分级

a. Ⅰ级，AHD>6mm；b. Ⅱ级，AHD<5mm；c. Ⅲ级，伴有盂肱关节髋臼化；

d. Ⅳ级，伴有盂肱间隙狭窄；e. Ⅴ级，肱骨头塌陷

膜，有利于显露视野并可以使肌腱新鲜化。松解滑囊面的粘连时常需显露肩胛冈，以分清冈上肌与冈下肌的走行。在此过程中，沿着肩胛冈向内可追溯到肩胛上神经，该神经位于盂上结节内侧2~3cm，肩盂后缘1cm的部位。注意不要在超过肩盂后缘1cm以内进行操作，以免误伤。

2. 大结节成形术 由于在巨大肩袖损伤时应需尽量保持喙肩弓的完整，不能进行肩峰成形，而巨大肩袖损伤可能会伴有大结节的增生，从而导致肩峰下间隙较为狭窄。用磨钻对裸露的大结节外侧增生部分进行大结节成形，一方面对骨床新鲜化，另一方面也可以创造出更大的空间以便于镜下操作。

3. 牵引线的使用 在肌腱清创后为进一步松解粘连，可以用组织抓钳从外侧通路进入，抓持肩袖将之牵拉回解剖止点，根据张力发生的部位判断粘连所在。但由于慢性巨大肩袖损伤往往组织质地较差，这种牵拉本身会进一步撕裂肩袖的边缘，为保护肩袖起见，可以引入一根牵引线，末端从外侧通路引出。这样牵拉缝线，可以协助判断需要进一步松解的部位，之后缝线还可以作为锚钉尾线的导引线使用。

4. 盂肱关节的粘连 对于盂肱关节的粘连，可以在肩峰下进行操作，使用射频刀头或撬拨铲，从肩袖深方紧贴肩盂边缘进行松解，将肩袖与关节囊和盂唇的粘连可以完全松解开。注意肩盂内侧的松解不要过深，以免伤及肩胛上神经。

5. 前方肩袖间隙的松解 前方肩袖间隙的松解技术要求将肩袖间隙完全打开，沿着冈上肌（而不是附着周围的滑膜组织）前缘一直松解到喙突，下方到肩胛下肌的上缘。将这一间隙内所有的滑膜组织予以去除，并沿喙突外侧将喙肱韧带切除，这样可以为冈上肌增加1~2cm的活动度。

（三）不可修复性巨大肩袖损伤的手术方式选择

1. 肩袖部分修复 对于力偶功能仍有重建可能的患者可采用部分修复的方法达到肩关节功能的有效恢复，并有效缓解疼痛。这种术式的生物力学原理在于通过部分修复重新创建了肩袖前部和后部的力偶，就像一个"吊桥系统"，这个力偶的作用是让力量经过肩关节传导，并且把肱骨头稳定在肩胛盂内，增加三角肌提供的前屈上举的力量。巨大损伤部分修复的目的是把无功能损

伤转化为有功能损伤。肩袖的前部和后部被固定在肱骨头中纬线以上的位置，而肩袖剩下的部分提供稳定的力量，因此术中不需要完全覆盖肱骨头。应用边缘汇聚提高肩袖前部和后部的对合，降低修复的腱骨界面的磨损。对肩袖进行部分修复时，应仔细判断其张力，避免过度牵拉肌腱向外侧造成过度的负荷。以单排缝合的方式将肌腱止点适当内移，并在骨床上做微骨折等新鲜化处理，适当缩小损伤面积，恢复肌腱的力偶作用。

2. 肱二头肌长头肌腱切断与切断后固定
巨大肩袖撕裂患者常伴有肱二头肌长头肌腱损伤，并且有证据表明肱二头肌长头肌腱损伤是疼痛与不适的主要原因之一。Walch 等对 307 例不可修复或不适于修复的巨大肩袖损伤患者行肱二头肌长头肌腱切断（伴或不伴肩峰成形术），末次随访时（超过 2 年）Constant 评分显著改善，患者满意率达 87.5%。因此对伴有肱二头肌长头肌腱损伤的巨大肩袖损伤患者而言，术者往往会在关节镜下修复的基础上附加肱二头肌长头肌腱切断或切断后固定。

肱二头肌长头肌腱切断与切断后固定两者之间在术后疼痛与患者满意度方面似乎没有显著差异。Slenker 等对 15 篇证据等级Ⅳ级与 1 篇证据等级Ⅱ级的研究进行了分析，结果表明肱二头肌长头肌腱切断与切断后固定仅在外观方面存在差异（肱二头肌长头肌腱切断患者术后大力水手征阳性率较高），而在术后疼痛与患者满意度方面无显著差异。

由于现有文献普遍证据等级不高，因此附加的肱二头肌长头肌腱操作对于巨大肩袖损伤患者预后的影响仍存在一定争议。

3. 边缘汇聚技术　边缘汇聚技术通过对撕裂前后缘进行边对边缝合，从而将较大的"U"型或"L"型撕裂转变为较小的"新月型"撕裂的技术（图 2-1-31，见文末彩插）。Burkhart 等的研究表明，采用边缘汇聚技术修复的"U"型撕裂在术前、术后 UCLA 评分方面与直接修复的"新月型"撕裂无显著差异。Kim 亦报道了边缘汇聚技术术后肩功能评分均显著改善，而肌力显著低于健侧。尽管现有的相关研究数量较少，病例数量与证据等级也相对较低，但普遍肯定了边缘重叠技术在减少修复张力以及改善可修复性方面的价值。

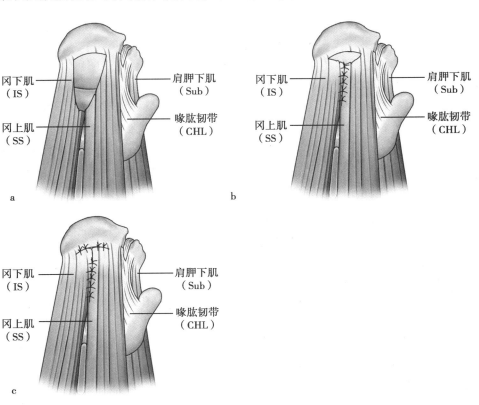

图 2-1-31　边缘汇聚技术缝合"U"型撕裂

a. 累及冈上肌与冈下肌的"U"型撕裂；b. 采用边缘汇聚技术，将撕裂前后缘进行边对边缝合；c. 将撕裂缘缝合至骨面

4. 上关节囊重建技术 盂肱关节上关节囊位于冈上肌腱与冈下肌腱的下方。巨大肩袖损伤患者通常伴有上关节囊缺损,并在一定程度上造成肩关节疼痛、力弱与活动受限。Mihata 等最早使用自体阔筋膜对 23 例不可修复的大型/巨大 RCT 患者行上关节囊重建(图 2-1-32,见文末彩插),结果显示患者术后肩关节前屈、外旋活动度与 ASES 评分较术前显著改善。Sutter 等与 Tokish 等将上关节囊重建技术与肩袖部分修复相结合,结果显示患者在术后 1 年的疼痛、ASES 评分、肩关节活动度方面均有令人满意的结果。

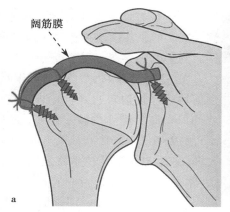
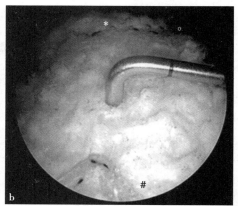

图 2-1-32 上关节囊重建技术

a. 上关节囊重建技术示意图;b. 上关节囊重建完成后的结构,探钩示重建的上关节囊,"*"示肩盂方向,"#"示肱骨头方向

有学者提出了肱二头肌长头肌腱转位肌腱固定替代上关节囊重建技术,即利用肱二头肌长头肌腱以肌腱改道固定的方式进行类似上关节囊重建(图 2-1-33,见文末彩插),同时结合必要的肩袖重建术式,以治疗巨大不可修复性肩袖损伤,得到了良好的临床结果。El-shaar 等人亦通过生物力学研究证实了此种术式在防止肱骨头上移方面与上关节囊重建技术作用相当,可以作为治疗巨大不可修复性肩袖损伤的一种治疗选择。

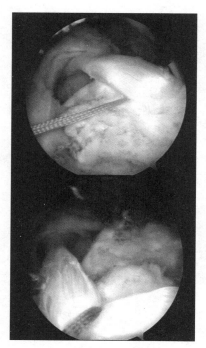
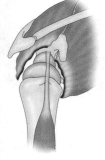
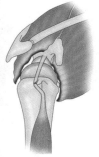

图 2-1-33 肱二头肌长头肌腱转位肌腱固定代上关节囊重建技术

5. 肌腱移位术 对于不可修复性的肩袖损伤但不具有反肩置换指征的相对年轻患者,可以考虑肌腱移位手术。目前常用的肌腱移位术式包括背阔肌腱移位,下部斜方肌移位以及胸小肌移位,其中以背阔肌移位最为常用。

背阔肌移位主要适用于不可修复性的后上型巨大肩袖损伤以及不可修复性肩胛下肌损伤。选择背阔肌移位手术的具体指征如下:

(1)年龄低于 50 岁,巨大不可修复的后上型肩袖损伤(冈上肌 + 冈下肌),或不可修复性肩胛下肌损伤的患者。

(2)对于巨大不可修复的后上型肩袖损伤(冈上肌 + 冈下肌),要求肩胛下肌功能正常或存在损伤但可修复。

(3)年龄超过 50 岁,但没有盂肱关节骨关节炎表现(临床 + 影像学检查)且对肩关节力量恢复存在要求的患者。

（4）充分理解该手术仅仅为"挽救性手术"的患者，对功能改善具有较为现实的认识，并能积极配合术后长期功能康复。

相当数量的临床报道证实，背阔肌移位是治疗不可修复的后上型肩袖损伤的可靠方法。

但对于曾经接受过肩袖修复手术的患者，背阔肌移位的效果则不如未接受过任何手术的患者疗效满意。影响预后的不利因素包括：既往三角肌损伤、肩关节僵硬、残余肩袖肌腱质量较差。

（四）术后康复

术后外展枕头或支具（保持肩关节外展30°~45°）制动6~8周，术后保持制动3~4周，被动功能活动训练始于术后第4~5周。术后6~8周拆除支具后开始辅助的主动活动，并辅以肌肉等长收缩训练；术后6个月内避免肌肉抗阻力量训练。

Chang等的荟萃分析研究了6篇随机对照临床试验，其结果显示术后早期（<3周）开始肩关节活动度训练的患者，术后6个月与1年时的前屈活动度恢复更好。不过，早期训练组患者再撕裂的危险度显著高于早期制动组患者。因此术后早期开始肩关节活动度训练虽然有助于预防术后肩关节僵硬，但是会显著增加大型/巨大RCT再撕裂的风险。

肩袖再撕裂通常发生于术后6个月之内，目前对于再撕裂是否会影响巨大肩袖损伤患者术后肩功能恢复仍存在争议。很多研究显示再撕裂与术后肩关节活动度与肩功能评分不存在相关性，但亦有相当数量的研究报道再撕裂患者肩功能丧失程度与再撕裂缺损大小成正相关。以上研究结果表明，再撕裂发生时间以及再撕裂缺损大小均可影响随访结果，这可能是造成现有研究结果各异的原因之一。另一方面，这也暗示再撕裂缺损可能会逐渐进展，并造成肩功能丧失。因此提高术后肌腱完整性的各种措施仍是十分必要的。

六、钙化性肌腱炎的诊断及处理

（一）简介

肩袖钙化性肌腱炎在临床中并不少见，其病因不清，在正常肌腱组织中发生钙盐沉积，并随时间发展，可逐步吸收，肌腱获得愈合。在钙质沉积过程时，患者无不适主诉，或仅感肩部轻微不适；当钙质开始吸收时，会突发剧痛。钙质沉积在冈上肌最为多见，肩胛下肌、冈下肌也偶有发生。文献报道其发病率在2.7%~33%之间，女性较男性多见，且发病年龄偏早。根据临床症状的程度和持续时间，可将肩袖钙化性肌腱炎分为急性、亚急性和慢性。法国关节镜协会将此疾病按形态划分为四种类型：A型，边界清晰、致密，整体质地均匀；B型，边界清晰、致密，多块碎屑；C型，质地不均匀，边界呈绒毛状；D型，位于肌腱止点处的退行性钙化。

肩袖钙化性肌腱炎的病理过程可分为四期：①钙化前期，主要为肌腱细胞向纤维软骨细胞转化，蛋白聚糖加工，导致基质异染，这期并无肌腱的退行性改变出现，引起这个转化的细胞信号还不明；②钙化形成期，主要为钙质沉积在纤维软骨基质中形成较多小的钙化灶，缺乏血供并为异染的间隔分开，该间隔缺乏Ⅱ型胶原纤维，随着钙化灶增大被不断吸收，此期患者如接受手术，会发现钙化组织如同粉笔灰一样从病灶大量溢出；③吸收期，表现为细胞介导的钙质逐步吸收，巨噬细胞和多型核细胞浸入移除钙质，此期患者如接受手术，会发现钙化灶一旦切开，白色的病灶如同牙膏粉一样迅速喷出；④钙化后期，随着钙化灶吸收，含成纤维细胞和血管的肉芽组织长入，Ⅲ型胶原为Ⅰ型胶原逐步取代，肌腱组织得以重建。但在D型中，则缺乏以上生物活性变化，而是在肌腱止点接近骨床的部位，腱性组织撕裂并发生退化形成类骨组织，损伤肌腱本身无法自动修复，临床预后不佳。

（二）诊断

1. **临床表现**　肩袖钙化性肌腱炎的最主要临床表现为肩关节的急性疼痛以及继发的肩关节活动度下降，研究表明疼痛多发生于钙质吸收期，而在形成期症状往往较轻。在急性期，患者疼痛剧烈，拒绝活动患侧肩关节。在亚急性期和慢性期，疼痛程度有所缓解，患者可以定位疼痛最剧烈的点，约有42.5%的患者伴有放射痛，疼痛多向上肢放射，较少向颈部放射。其他的临床表现还包括疼痛导致的肩关节活动范围下降、明显的夜间痛、夜间不能患侧卧位入睡等。

2. **体格检查**　在急性期，由于疼痛剧烈，患者难以配合查体，常用健侧手扶住患侧上肢，使其固定于内旋位。在亚急性期和慢性期，患侧肩关节常有明显的压痛点，由于疼痛使主动及被动活动度均明显下降。

3. **影像学检查** 通过投照相应位置的 X 线片,可以定位钙化灶的具体位置及受累肌腱。诊断钙化性肌腱炎时,我们通常拍摄肩关节正位片(内旋位及外旋位)、改良腋位片以及冈上肌出口位片。由于大多数的钙化灶位于肌腱内,正位片可以很好地观察到位于冈上肌内的病灶,内旋位可以观察到冈下肌内的病灶,外旋位或改良腋位可以观察到肩胛下肌的病灶(图 2-1-34~图 2-1-36)。

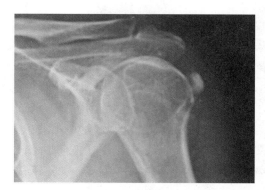

图 2-1-36 冈下肌内的钙化灶

4. **实验室检查** 由于钙化病因不清,常规化验检查往往无特异性发现。Sengar 等比对了 50 例钙化、36 例肩袖损伤和 982 例正常人群,发现 HLA-A1 在 50% 的钙化患者中呈阳性,这一比例在肩袖患者中为 27.8%,在正常人中为 26.7%,p 值为 0.002 5。

(三)手术适应证及手术技巧

Gartner 曾对 235 例钙化患者进行 3 年以上的随访,发现仅 33% 的患者钙化消失;而 Litchman 等对 100 例患者进行非手术治疗的结果显示,仅有 1 例最终需要手术治疗。目前较公认的手术适应证为:①症状严重且经保守治疗 >3 周症状无明显缓解;②充分认识到术后需严格功能康复锻炼且愿意配合治疗的患者。

1. **钙化灶的清理** 钙化有时在镜下较难发现。当在镜下难以发现病灶时,可以用硬膜外穿刺针对怀疑的部位进行针刺定位。此外,还可以借助术中透视来帮助定位。在盂肱关节内,也可以观察到肌腱的深面存在猩红状的充血分布区,称之为"草莓征"(图 2-1-37,见文末彩插)。

一旦确认病灶,可以用香蕉刀沿肌腱的走行方向切开,将钙化灶完全打开。注意切开的方向

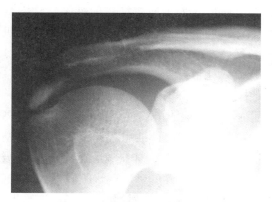

图 2-1-34 冈上肌内的钙化灶

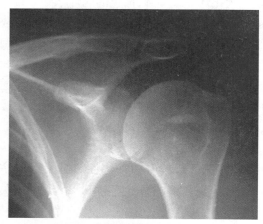

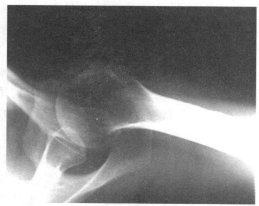

图 2-1-35 肩胛下肌内的钙化灶

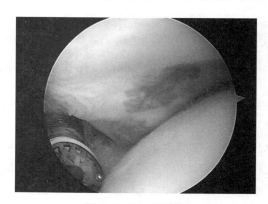

图 2-1-37 草莓征

应与纤维方向平行,而不能垂直或呈角度,做到尽可能小的破坏肩袖组织(图 2-1-38,见文末彩插)。

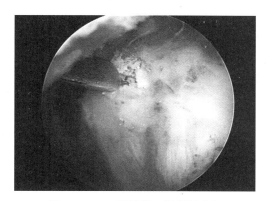

图 2-1-38　用香蕉刀沿肌腱走行方向切开肩袖,暴露钙化灶

当切开钙化灶时,钙质会随之溢出,此时使用软组织刨刀上的负压吸引,以便刨削,一面将溢出的钙质吸走,尽量避免流入周围组织。用软组织刨刀彻底清理钙化灶,可以分别从后方通路及前方通路进入,对打开病灶的前方和后方深层组织进行清理,避免遗漏小的病灶。少数患者的钙化灶较为深在,可一直深入骨质中,此时应将所有钙化组织彻底切除,但应避免过多的破坏骨质。

部分钙化是多灶性的,术前借助平片仔细评估非常重要。此外术中拍摄包括内外旋的正位片或者多角度透视,可以最大程度上避免此类情况发生。需要知道的是,即使钙化灶未能完全清理,对于治疗结果并无明显影响。

2. 肩袖修复　在切开肩袖打开钙化灶时,应尽量沿着肌腱走行方向切开,可以在最大程度上保护正常的肌腱组织。不必进行肩峰成形术,既往的报道显示是否行肩峰成形对于该疾病治疗结果没有任何影响。当钙质清除干净后需要对肩袖组织进行仔细的评估。如果破裂较大,应按常规方法对肩袖组织进行修复;如果钙化灶位于靠近肌腹的位置,或清理后肌腱前后页质地良好,可直接用高强缝合线进行边边缝合关闭肌腱的缺口即可;如果钙化较为表浅,清理后的肌腱大部分保持完整,可以仅对肌腱的表面进行清创而无需修补肩袖组织。

(姜春岩)

第二节　肩关节不稳

一、肩关节不稳的相关解剖及损伤病理

肩关节是全身活动范围最大的关节,其活动度近 360°,其稳定结构可分为两大类:静力性结构及动力性结构。前者包括骨与软骨、关节囊与韧带、盂唇以及关节腔内负压等。后者包括三角肌、肱二头肌长头及肩袖肌群等。肩关节的骨性支持结构相对薄弱,因此,关节囊韧带及肌肉等软组织在肩关节稳定机制中起重要作用。

(一)静力性结构

1. 骨与软骨　肩关节是一个不稳定的球窝关节。肱骨头呈半球形,后倾 30°。这对平衡关节周围肌肉力量很有意义。肩胛盂为扁平的盘状结构,浅而小。肩胛盂表面积只相当于肱骨头表面的 1/4~1/3,而且两者曲面不吻合。在肩关节活动的任何时候,肱骨头都仅有 25%~30% 区域与关节盂发生接触。关节软骨厚度的不均一性增加了关节的稳定性。

2. 关节囊与韧带　肩关节囊松弛且薄弱,其表面积为肱骨头表面积的 2 倍,本身仅提供很小的阻力或稳定性。关节囊前方被三处增厚部分所形成的盂肱上、中、下韧带加强,这些结构又与关节盂周边的盂唇紧密融合。0° 外展位时,盂肱下韧带松弛,盂肱上韧带和盂肱中韧带防止下方不稳;极度外旋及 45° 外展位时,盂肱中韧带防止肱骨头前移;极度外旋,90° 外展位时,盂肱下韧带防止肱骨头前下移位。

盂肱上韧带起于肩胛盂肱二头肌长头肌腱止点下方,止于肱骨小结节肩胛下肌腱止点的上方。盂肱上韧带是在 0° 外展位防止肱骨头向下方脱位的主要结构,也是 0° 外展位对抗向前、向后应力的主要稳定因素。

盂肱中韧带在关节盂的附着部较宽,由盂肱上韧带开始,沿着关节盂的前缘向下延伸至关节盂缘中、下 1/3 的交界部,止于肱骨解剖颈的前面。它是防止肱骨头向前方脱位的重要结构。上肢轻度及中度外展时,盂肱中韧带限制肱骨头外旋,但当上肢外展 90° 时,则几乎不起作用。

盂肱下韧带分为前束、后束,起于关节盂前方

2~3 点处到后方的 8~9 点处的盂缘,止于肱骨解剖与外科颈的下面。该韧带的前上缘及后缘通常较厚,腋部凹陷形成所谓"吊篮"式结构。当肩外旋时,吊篮向前向上滑动,前带紧张,后带扇形展开;肩内旋时,则发生相反的变化。因此,肩关节外展 45° 或更多时,盂肱下韧带复合体是对抗向前和向后应力的主要稳定结构。该韧带对运动的极限提供了限制力,且可协助肱骨头在关节盂中向后旋转。研究证实,如果盂肱下韧带完整,则不会发生脱位,所以盂肱下韧带复合体是肩关节主要的静力稳定结构。

3. **盂唇**　盂唇是围绕肩盂周缘的环状结构。它是盂肱韧带及二头肌腱的起始部位,外形类似膝关节中的半月板。盂唇由致密纤维结缔组织组成,与肩胛盂透明软骨延续,在透明软骨与纤维性盂唇之间有一过渡区,表现为透明软骨内混有网织胶原纤维的窄带。

盂唇有三面:基底附于盂缘;外侧(周围)面为关节囊韧带附着处,与肩胛颈相续;内侧(游离)面,冠以纤维软骨,与关节盂关节面相续,并与肱骨头相接触。盂唇并非完全固定于关节盂,其内缘有的部分游离于关节腔内。

盂肱下韧带复合体紧密附于盂唇的前下部及盂缘,保证了肩关节下方的稳定。盂唇上部与肱二头肌长头肌腱交织,牢固地附着于肩胛盂缘,形成肱二头肌肌腱盂唇复合体,防止肱骨头向后上方脱位。

盂唇可以明显加深肩盂的深度。盂唇缺损会导致肩盂边缘高度的降低,影响肩关节的稳定性。前盂唇切除后,肩盂的深度由 5mm 降至 2.4mm。完整的关节盂唇使关节内维持稳定的负压,因此盂唇起到了减轻震荡、扩大包容增加稳定性的重要作用。

肩袖肌群、肱二头肌长头及肩部其他肌肉收缩时,将肱骨头压入由盂唇和关节盂共同构成的凹面关节窝内,形成凹面 – 挤压机制,使肩关节保持稳定。盂唇破坏后,可使凹面 – 挤压稳定机制的有效性下降 20%。

4. **关节内负压**　肩关节腔内负压可产生真空机制,限制肱骨头的活动,使关节稳定性增加。特别是当肩关节处于内旋和中立位时,其在对抗肱骨头移位中起重要作用。Habermeyer 研究认为,尸体标本肩关节内负压为 34mmHg;正常人肩关节内负压 32mmHg;而在肩关节脱位损伤的患者,负压减小或消失。关节腔内负压的维持需要关节腔内容积保持相对恒定,这有赖于肩关节囊的密闭状态和肩关节囊有限的延展性。肩关节囊韧带过度松弛的患者常常伴有肩关节多向性不稳,这可能与其松弛的关节囊不能维持恒定的关节腔内容积及关节腔内负压作用下降有关。

5. **动力性结构**　肩关节的主动稳定机制是通过其周围的肌肉实现的,表现在以下几方面:①肌肉本身的容积和张力;②肌肉收缩时将肱骨头压向肩盂的作用;③关节活动时使前述的被动稳定结构紧张;④收缩的肌肉产生的限制及屏障作用。

(1)肩袖:肩袖覆盖肩关节的前、后及上方,犹如动力性韧带,加强肩关节的稳定。轻度外展位下,肩胛下肌腱覆盖肱骨头的前方,是肩关节前方最重要的稳定结构。而冈下肌和小圆肌对于维持肩关节后方的稳定有重要作用。

(2)肱二头肌长头肌腱:肱二头肌长头肌腱可以稳定肱骨头。Pagnani 发现切断肱二头肌长头肌腱止点后,肱骨头上下及前后的移动度均明显增加。肱二头肌长头肌腱被认为是可使肱骨头下压的重要结构。肩关节镜下显示当以电刺激肱二头肌长头肌腱时肱骨头可被压向肩盂内。在上臂外旋时肱二头肌长头肌腱对于肩关节的稳定作用最为明显,而内旋时其稳定作用最不明显。Itoi 等的研究认为肱二头肌长头肌腱会在下方、前方及后方对肩关节起到稳定作用,长头肌腱与短头肌腱共同起到保持肩关节前方稳定的作用。

(二)损伤病理

1. 骨性损伤

(1)Hill–Sachs 损伤:由 Hill 和 Sachs 于 1940 年首次提出,系肩关节前下脱位时,肱骨头的后外侧与前下盂缘发生撞击,导致肱骨头后上部的软骨或骨缺损。发生率为 31%~80%。Calandra 将 Hill–Sachs 损伤分为三度:Ⅰ度,软骨性;Ⅱ度,骨软骨性;Ⅲ度,骨性。Hill–Sachs 损伤的深度与撞击暴力大小有关。

(2)骨性 Bankart 损伤:可由脱位时盂唇关

节囊自盂缘撕脱导致撕脱骨折或肱骨头直接撞击引起。骨性 Bankart 损伤分为四型：Ⅰ型，移位的撕脱骨折块附着于关节囊；Ⅱ型，骨块向内侧移位；Ⅲ型，盂缺损小于 25%；Ⅳ型，盂缺损大于25%。

2. **盂唇损伤**　Rowe 提出盂唇损伤类型：盂唇从盂缘分离，盂唇实质部撕裂，严重磨损直至消失。Perthes 及 Bankart 均描述了前下盂唇损伤与肩关节脱位密切相关，并将前下盂唇损伤统称为Bankart 损伤。文献报道，复发性肩关节脱位患者前下盂唇损伤的发生率为 53%~100%。前下盂唇损伤分为 Bankart 损伤、ALPSA 损伤、GLAD 损伤和 Perthes 损伤等。

（1）Bankart 损伤：肩关节前下盂唇撕脱伴或不伴相应区域盂骨膜的撕脱或剥离。有学者发现，85% 的创伤性复发性脱位、64% 的复发性一过性半脱位及 84% 的既往外科手术失败者中存在 Bankart 损伤。

（2）前盂唇及骨膜套袖状撕裂（anterior labral periosteal sleeve avulsion）也称 ALPSA 损伤，1993年由 Neviaser 提出并命名，系前下盂唇连同相应局部骨膜套袖状撕裂。与 Bankart 损伤的区别是盂唇相应区域的骨膜完整，没有断裂，盂唇和骨膜向盂颈回缩、低位固定。手术时需从骨膜下游离盂唇，复位后再行缝合固定。

（3）前下盂缘损伤（glenolabral articular disruption）也称 GLAD 损伤，1993 年由 Neviaser 提出，为单纯前下盂唇的关节内损伤，不伴骨膜损伤，盂肱下韧带的止点常完整。多因肩外展、外旋时盂唇受挤压而损伤，可伴或不伴肩关节不稳。

（4）Perthes 损伤：1906 年由 Perthes 提出，是指肩关节前下盂唇及相应区域盂骨膜自肩胛盂的剥离，盂唇及骨膜的联系完整。

3. **关节囊韧带损伤**　盂肱韧带是肩关节的重要静态稳定结构，其中力量最强大的是盂肱下韧带。当肩关节外展、外旋时，盂肱下韧带的前束成为唯一的前向稳定因素。单纯盂唇损伤并不明显增加肩关节的前向不稳，只有当盂肱下韧带断裂时才会发生肩关节不稳。盂肱下韧带的损伤常见于关节盂的连接处，也可见于实质部及肱骨止点。发生于肱骨止点处的损伤称盂肱下韧带肱骨止点撕脱损伤（humeral avulsion of the inferior

glenohumeral ligament，HAGL）。文献报道 HAGL损伤的发生率为 9%~39%。

4. **肩袖损伤**　大宗肩关节脱位病例的关节镜下观察结果显示，肩袖损伤的概率为 30%，其中 16% 为肩袖全层撕裂，14% 为肩袖部分撕裂。而且随年龄增长，肩袖撕裂发生率增加。

二、肩关节不稳的分类和评估

肩关节不稳的成功治疗取决于对肩关节不稳的全面认识后进行相应的分型，根据分型进行相对应的治疗方案。因此，分型是指导临床医生选择治疗方案的基础和核心步骤，同时可以预测治疗的效果。肩关节不稳的分型需要考虑以下因素：不稳的方向、程度、病程、脱位的发生原因，以及患者自身年龄、心理状态及合并的相关疾病（如癫痫，胶原病等）。

（一）关节松弛和不稳

首先需要对松弛、不稳和脱位明确概念。关节松弛是盂肱关节存在一定程度的移动度，通常在生理性范围之内并且无明显症状。关节不稳通常有非正常的有症状的活动范围，通常伴有肩关节疼痛，半脱位或者完全脱位。关节松弛在正常人群中发生率为 4.2%~4.6%。目前无明显证据表明关节松弛等同于关节不稳，因此，需要将不稳和松弛进行区分。

（二）关节不稳程度

根据关节不稳程度分为：完全脱位和部分脱位。肱骨头和关节盂完全失去对位关系为完全脱位，失去部分对位关系为部分脱位。

（三）脱位病程

根据脱位时间长短，分为急性、陈旧性、复发性、习惯性肩关节脱位。一次急性、有症状的肩关节脱位为急性脱位；脱位状态超过 6 周为陈旧性肩关节脱位；急性脱位复位后，可能出现间断关节不稳，随着时间延长，发展为肩关节慢性复发性脱位；习惯性肩关节脱位是少见原因导致肩关节慢性不稳，通常由于骨骼畸形所致，例如肩胛骨，肩胛盂或者肱骨。

（四）关节不稳方向

根据关节不稳的方向分为单向、双向和多向。单向脱位中，主要分为前脱位和后脱位。全身所有关节脱位中，肩关节脱位占 50%，其中 95% 为单向前脱位。根据脱位后肱骨头所在位置不同,分为肩胛盂下脱位、喙突下脱位和锁骨下脱位。1939 年提出 Bankart 损伤是导致肩关节单向前向不稳的病理基础,20 世纪 80 年代,Neer 提出关节多向不稳(multidirectional instability, MDI)概念。MDI 包括前向、后向和下方不稳。双向不稳一般指前向和后向不稳同时存在。

(五)关节不稳定的自主性

1973 年,Carter Rowe 提出自主性肩关节不稳。患者可以主动地将肱骨头和肩胛盂分离。可能和肌肉运动的不平衡有关系。因此,关节不稳可以分为自主性肩关节不稳和非自主性肩关节不稳。

任何一种关节不稳分型中,需要区分创伤和非创伤导致。创伤病史对治疗方案选择至关重要。Rowe 于 1963 年提出,约 96% 患者伴有明显的创伤病史,4% 的患者无明显创伤病史。目前随着参与运动人群的增加和年龄降低,训练强度加强,数据可能有所变化。有明显创伤病史患者治疗方案容易选择,困难的是无法给出明确创伤病史的患者。

1. **Rockwood 分型** 1979 年,Rockwood 根据是否由创伤导致,对肩关节不稳进行分型。Rockwood 分型明确提出创伤病史重要性。但是创伤和非创伤是个渐变过程,例如明确的暴力外伤和运动中的关节不稳。

Ⅰ型:创伤导致肩关节不稳,没有脱位病史。

Ⅱ型:创伤导致肩关节不稳,发生于脱位后。

Ⅲ型:非创伤性自主不稳。A:心理问题;B:无心理问题。

Ⅳ型:非创伤性非自主不稳。

2. **Tomas 和 Matsen 分型** 1989 年,Thomas 和 Matsen 提出肩关节不稳的分型:

(1)创伤性单向 Bankart 损伤(traumatic unidirectional Bankart lesion requiring with surgery, TUBS):即创伤导致肩关节单向不稳,存在 Bankart 损伤病变,需要进行手术治疗。

(2)非创伤性肩关节多向不稳(atraumatic multidirectional, AMBRI):Ⅰ 表示下关节囊上提(inferior capsular shift)和肩袖间隙封闭(interval closure),非创伤导致的肩关节多向不稳,双侧发生,治疗方案以康复治疗为主。如果手术,需要进行下关节囊上提和肩袖间隙封闭操作。这种分型应用广泛,可以指导临床治疗方案。根据病因不同采用不同治疗策略。但是这种分型没有将自主性脱位和 AMBRIⅡ 进行区分。

3. **Schneeberger 和 Gerber 分型** 1998 年,Schneeberger 和 Gerber 提出新的分型系统,结合 Rockwood 分型与 Thomas 和 Matsen 分型。分型认为没有全身松弛的患者,单次创伤导致单向不稳,多次创伤导致 MDI;全身松弛患者,经受多次微小创伤也可以导致 MDI(表 2-1-1)。

表 2-1-1 Schneeberger 和 Gerber 分型

关节松弛程度	创伤程度	不稳方向
没有松弛	多次创伤	多向关节不稳
没有松弛	单次创伤	单向关节不稳
全身松弛	微小创伤	单向关节不稳
全身松弛	微小创伤	多向关节不稳

4. **Neer 和 Foster 分型** Neer 结合受伤机制,病理基础和临床表现进行分型(表 2-1-2)。

以上为目前临床中常用肩关节不稳分型,根据不同病例指导临床工作,制订治疗计划。

表 2-1-2 Neer 分型

Neer 分型	机制	病理	临床表现
非创伤性	先天性松弛	关节松弛,盂唇正常,无骨缺损,X 线阴性	无外伤,患者自我感觉关节松弛,第一次脱位错误诊断,自我复位,无症状
创伤性	一次剧烈外伤	无关节松弛,盂唇分离,骨缺损	外伤,肿胀疼痛,需要帮助复位,单向不稳
获得性	反复微小创伤,游泳,体操过头运动	可能松弛,关节间隙增加	第一次微小创伤(挥拍,举重),痛苦不重,常自我复位,多向不稳可能

三、肩关节前方不稳的手术方式及进展

通过手术恢复盂肱关节稳定性，需要考虑患者本身的一些因素，比如患者自发造成脱位的倾向、全身关节的松弛程度、多向不稳、癫痫、酗酒、职业伤害、药物依赖、吸烟、肱骨头或肩胛盂骨缺损程度等。

肩关节前方不稳的手术方式非常多，主要分为切开手术和关节镜手术。以下将提到许多手术方式，这些手术方式的报道结果都是"效果很好"。但是，我们很难知道这些手术方式的报道学者们是如何认定手术效果分级的。比如，一名患者手术后没有再次发生脱位，但是他（她）丧失了外旋45°的活动度，而且无法完成投掷动作，这种结果到底是一般、好、还是很好呢？仅仅从手术之后不再脱位这个简单指标评定术后效果是不科学的，也是不全面的。所以，不再脱位与手术效果好，两者并不能画等号。以前的肩关节前方脱位的手术目标是限制肩关节的外旋功能，达到减少脱位的目的，而现在的手术理念是不但要达到减少脱位的目的，还要尽可能地使患者肩关节活动度接近正常，恢复舒适的肩关节功能状态。

（一）切开手术

1. 切开前关节囊紧缩术　Magnuson-Stack和Putti-Platt手术主要是通过紧缩或在一定程度上重新对合肩胛下肌，减少部分外旋功能，从而达到防止脱位的目的。Putti-Platt手术还需要紧缩加强前方关节囊。DuToit锚钉紧缩关节囊手术和Eyre-Brook关节囊紧缩术是将关节囊和盂唇重新固定在肩胛盂缘，使关节囊张力增强，防止脱位的发生。

2. 切开 Bankart 手术　切开前方的肩胛下肌、前方关节囊，暴露肩胛盂的前下缘，通过针线或者带线锚钉缝合修复撕裂的前下盂唇，恢复前方关节囊－盂唇复合体的张力，起到阻止肱骨头向前方脱位，恢复肩关节前方稳定性。

3. 切开喙突移位手术　Bristow手术通过将喙突－联合腱一并转移至肩胛盂缘前下方，在盂肱关节前下方制作了一条肌腱肌肉吊索，防止肱骨头向前下方移位。Latarjet手术与Bristow手术的不同点在于，Bristow手术截取的喙突骨块比较小，喙突骨块立在肩胛盂的前下方，用1枚螺钉固定，而Latarjet手术截取的喙突骨块比较长，喙突骨块平躺在肩胛盂的前下方，用2枚螺钉固定。两种手术方式均是通过联合腱的吊索作用，防止肱骨头的前方脱位，但Latarjet手术还可以填充修补缺损的部分肩胛盂骨质，使之恢复梨形的肩胛盂形态。

另外，Eden-Hybbinette手术是通过在肩胛盂前方移植骨块，增加肩胛盂的宽度，避免再次脱位。常用的移植骨块是自体髂骨和异体骨块。它与Latarjet手术的区别是，没有联合腱的吊索作用，只能通过骨块的移植，填充修补缺损的部分肩胛盂骨质，使之恢复梨形的肩胛盂形态。手术过程中将自体髂骨骨块修整成大小与弧度匹配的尺寸，用螺钉固定在肩胛盂前下方。骨块位于关节囊和肩胛下肌的里侧，在关节内，其作用是延展肩胛盂的尺寸，防止脱位再次发生。

4. 切开 Hill-Sachs 填充手术　肱骨头后外侧存在巨大骨缺损（Hill-Sachs损伤）的可以通过自体髂骨骨块、新鲜冷冻的骨软骨移植物、异体肱骨头、异体股骨头等填塞Hill-Sachs，可以有效地避免肩关节外展外旋位时咬合（engaging）脱位的发生，从而减少再次脱位的机会。另外，也可以通过植入假体（如HemiCAP假体），修补巨大的Hill-Sachs损伤。

（二）关节镜手术

1. Bankart 修复术　目前，Bankart修复术是标准的治疗肩关节前脱位的软组织手术修复方式。Bankart修复手术是通过恢复盂唇的正常解剖形态，使关节囊韧带的止点回到肩胛盂前下方的解剖止点，恢复前下方关节囊的张力，从而达到防止再次脱位的目的。手术过程一般是在肩胛盂前下方盂缘植入3~4颗带线锚钉，将前下方盂唇联合前下方关节囊一并缝合固定在新鲜化的盂缘表面。

关节镜下Bankart修复后，肩关节前下方的稳定性将得到恢复。如果患者存在明显的Sulcus征阳性，则可以通过褶缝关节囊或关闭肩袖间隙，加强前下方的稳定程度。肩袖间隙关闭操作可以将肩袖间隙区域的关节囊褶缝在一起，增强前方关节囊的张力。

2. 喙突移位手术　肩关节前方不稳是由一系列软组织损伤引起的，从单纯的Bankart损伤到复

杂的关节囊盂唇损伤,如前方盂唇韧带的骨膜套袖样撕脱、盂肱韧带肱骨侧撕脱。另外,骨缺损,如 Hill-Sachs 损伤或肩胛盂缘骨折,也可以引起不稳。这些复杂的软组织损伤或骨缺损,单纯通过简单的软组织修复(Bankart 手术)是远远不够的。

Latarjet 手术和改良的 Bristow 手术将联合腱移位穿过肩胛下肌,骨块固定在肩胛盂缘的前下方,使联合腱起到了阻挡肱骨头向前下方移位的作用,协同加强了前方关节囊和肩胛下肌稳定前方的作用,而移位的喙突骨块修复了肩胛盂前下方的骨缺损,大大增加了肩关节前方的稳定性。由于喙突骨块的存在,增加了肩胛盂的宽度,可以有效避免 Hill-Sachs 损伤与肩胛盂前缘咬合现象的发生。Bristow 手术是将喙突骨块垂直立在肩胛盂前下缘,用 1 颗螺钉固定。Latarjet 手术是取下较大的喙突骨块,将骨块平行于肩胛盂缘,用 2 颗螺钉固定。喙突的下表面弧度刚好跟肩胛盂前下缘弧度完美结合,2 颗螺钉可以有效地防止骨块旋转,使骨块固定更为牢固可靠。

关节镜下 Latarjet 手术的指征可以扩大为二次翻修手术的患者和对运动要求较高的患者。目前,关节镜下 Latarjet 手术已经有了设计合理、使用方便的手术工具,使关节镜下 Latarjet 手术逐渐成为肩关节前向不稳的标准手术方式。

3. Bone Block 手术 Bone Block 手术主要是针对肩胛盂骨缺损严重或无法修复的关节囊盂唇损伤。目前,对于肩关节前方不稳术后再次复发的病例可以使用这种手术方式,并成为主要的手术适应证。对于 Bristow 手术或 Latarjet 手术失败的病例,因为喙突和联合腱已经被使用过,Bone Block 技术是一个非常好的选择。Bone Block 的骨块主要取自自体髂骨,骨块大约 2cm 长,1cm 宽,1cm 厚,和喙突大小差不多。手术过程可以完全使用 Latarjet 手术工具,Bone Block 通过劈开的肩胛下肌固定在肩胛盂前下。

因为 Bone Block 手术多为翻修手术,手术前已存在关节周围组织的粘连、正常解剖关系的改变,所以手术难度一般比较大。在劈开肩胛下肌的操作时,一定要注意保护神经血管不受损伤。此手术方式较 Bristow 和 Latarjet 手术的优势在于,它不仅仅限于肩胛盂前下方的骨缺损,对于肩胛盂后方的骨缺损也可以应用。

4. Remplissage 手术 在巨大 Hill-Sachs 损伤的病例中,仅仅修复前方的缺损损伤(前盂唇修复,骨缺损修复)往往是不够的,所以需要一并修复 Hill-Sachs 损伤。关节镜下修复巨大 Hill-Sachs 损伤多使用冈下肌填塞法(Remplissage 手术)。此手术是在清理新鲜化 Hill-Sachs 损伤区域的骨床后,在 Hill-Sachs 缺损的骨床内植入 1~2 枚带线锚钉,将缝线穿过冈下肌腱,在肩峰下间隙打结,使冈下肌腱紧紧贴合在 Hill-Sachs 损伤处。

Remplissage 手术相当于将冈下肌的肱骨止点内移,使 Hill-Sachs 损伤从关节内结构变成关节外结构。这样在外展外旋时由于有冈下肌腱的限制,使 Hill-Sachs 损伤无法与肩胛盂前缘出现咬合性不稳脱位,大大降低了术后再次脱位的缝线。但是,这种手术方式会使患者在手术后出现肩关节外旋范围变小的副作用,可能会引起患者的不适或者影响患者上肢运动水平的正常发挥,这一点应该在手术前与患者充分沟通。

Remplissage 手术常常与肩关节前方修复手术一并进行,如 Bankart 修复合并 Remplissage 手术、Bristow 或 Latarjet 手术合并 Remplissage 手术等,很少单独做 Remplissage 手术治疗肩关节前方脱位。

四、肩关节后方不稳的手术处理

对于肩关节后方不稳,保守治疗往往是首先采用的治疗方式,包括避免剧烈运动,物理治疗及肌肉训练。但是,复发性的后方脱位、疼痛性后方不稳及经过 3~6 个月保守治疗仍存在功能障碍的患者应该进行手术治疗。

手术治疗包括切开手术和关节镜下手术。早期切开手术由于需要剥离三角肌止点以暴露后方盂唇及关节囊,创伤比较大,术后恢复慢,对三角肌损伤比较大。随着手术技术的不断改进,出现了保留三角肌进行后方盂唇修复及关节囊提拉的开放手术,患者位于侧卧位,自肩峰后方开始垂直肩胛冈做 10cm 长纵切口。切开皮肤分离皮下组织后,暴露三角肌,纵行钝分劈开三角肌,暴露冈下肌及小圆肌,沿两肌肉间劈开,暴露后方关节囊。后方关节囊行 T 型切开后进行重叠缝合。但是,该手术仍然存在创伤大,恢复慢的缺点。

Wolf 等人所做的一项研究显示,44 例接受切开后方关节囊折缝的肩关节手术患者,在 18~22.5 年的随访时间中,有 8 例复发占 19%,84% 的患者对其关节现在的功能满意。

对于后方关节盂存在骨缺损的肩关节后方不稳的患者,可以采用切开后方关节盂植骨的方法进行治疗。Servien 和 Walch 等人所做的一项回顾性研究,报道了 21 例接受后方骨块阻挡手术的肩关节患者,在平均 6 年的随访中,所有患者主观评价手术优秀或良好。15 例患者恢复了其伤前的运动水平。3 例失败,其中 1 例为后方脱位复发,另外 2 例为后方恐惧试验阳性。2 例患者出现了骨关节病的影像学表现。Struck 等人的研究报道,15 例接受后方骨块阻挡的患者在最少 42 个月的随访中,仅有 1 例复发。

随着关节镜技术的发展,肩关节后方不稳的开放手术现在已经被关节镜下手术所取代。关节镜技术使得医生能够对后方不稳的病损情况及伴随损伤进行准确的诊断,进而进行精确修复。

关节镜下肩关节后方不稳手术主要是后方关节盂唇的修复技术。该手术在全身麻醉下进行,需要控制性降压以减少术中出血,保证关节镜视野清晰。体位往往采取侧卧位,患肢使用 3~6kg 力进行牵引。手术首先建立后方入路及前上入路。探查盂肱关节诊断明确后,附加另一后方入路,由前上入路入镜观察,后方入路进入器械,对损伤的后方盂唇进行清理,修整新鲜化骨床后,植入带线锚钉,缝合固定后方盂唇。对于没有盂唇损伤,而是由于后方关节囊松弛的患者,植入锚钉后提拉折缝后方关节囊。术后支具保护 6 周,术后 1 周开始肩关节被动摆动练习,术后 6 周内仅做被动活动练习,术后 12 周恢复正常活动范围及日常活动,术后 4~6 个月逐步恢复运动。

现在,关节镜下修复治疗肩关节后方不稳被大多数医生认可,具有诊断准确,治疗精确,创伤小,恢复快的特点,成为治疗肩关节后方不稳的主要手段。

关节镜下关节囊热皱缩术,是使用特殊的热皱缩棒对后方关节囊进行热皱缩,收紧后方松弛的关节囊,治疗后方关节不稳。D'Alessandro 和 Bradley 等人对接受关节镜下热皱缩的 84 例肩关节进行了平均 38 个月的随访,优秀率 39%,满意率 24%,不满意率 37%。此方法临床疗效不佳,

现已很少采用。

（何震明　罗浩　肖健　程序　崔国庆）

第三节　肩关节 SLAP 损伤

上盂唇自前向后损伤(injury of the superior labrum anterior and posterior, SLAP injury)是指肩关节上盂唇前方、后方或者前后同时的损伤,损伤起于后方或前方,并可延伸至肱二头肌长头肌腱附着处。SLAP 损伤是引起肩关节疼痛的一个重要因素,好发于年轻人、从事过顶位项目的运动员。Andrews 在 1985 年首先描述了上盂唇的病变,后来 Synder 根据撕裂的部位及特征提出了"SLAP 损伤"。

随着当代诊断水平和关节镜技术的不断进步,我们对 SLAP 损伤的认识也不断加深。SLAP 损伤多来自于年轻的过顶位运动员,也偶发于其他人群。越来越多的证据发现在无症状的从事过顶位运动运动员的 MRI 上可出现 SLAP 损伤。因此,临床医生应该学会分辨患者的症状是来源于真正的 SLAP 损伤还是合并的其他肩关节病变。

一、SLAP 损伤的分型与诊断

（一）分型

1990 年,Snyder 等将 SLAP 损伤分成 4 种类型(图 2-1-39,见文末彩插)。随后,在 1995 年 Maffet 等又增加了 3 种类型。以后包括 Morgan 团队和 Maffet 团队在内的其他团队将 SLAP 损伤进一步细分为 10 种不同类型,包括 SLAP 和 Bankart 联合损伤(表 2-1-3)。目前最广泛应用的仍是 Snyder 1990 年的分类法。

（二）诊断

SLAP 损伤常无特异性临床症状,主要表现为特定姿势下的肩部疼痛,尤其是患肢处于外展外旋位时明显。另外还可出现关节别卡感、绞锁、弹响、活动受限、无力等症状。如果伴有肩关节不稳、肩袖损伤,还会出现相应症状。

1. 查体

（1）肱二头肌张力试验(biceps tension test):患臂伸直、前臂旋后、肩关节前屈 60°,抗阻前屈上肢。如引出肱二头肌肌腱沟或盂唇上方区疼痛为阳性。

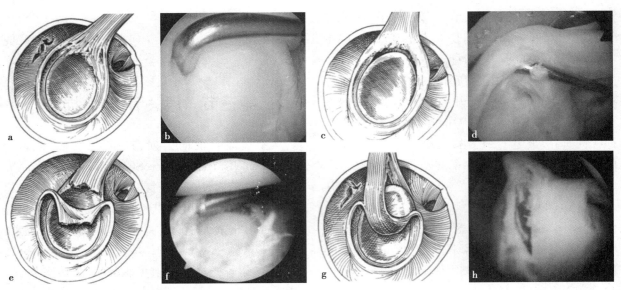

图 2-1-39 SLAP 损伤分型 Ⅰ~Ⅳ型镜下观及示意图
a、b：Ⅰ型；c、d：Ⅱ型；e、f：Ⅲ型；g、h：Ⅳ型

表 2-1-3 SLAP 损伤的分型

类型	描述
Ⅰ	内缘退行性磨损
Ⅱ	上盂唇在肱二头肌长头肌腱止点处分离
A	从肩盂的前上 1/4 象限撕脱
B	从肩盂的后上 1/4 象限撕脱
C	从肩盂的前上 1/4 及后上 1/4 象限均有撕脱
Ⅲ	上盂唇提篮样损伤，但不累及肱二头肌肌腱 - 盂唇复合体
Ⅳ	提篮样损伤，但不累及肱二头肌肌腱 - 盂唇复合体
Ⅴ	Bankart 损伤向上延伸到肱二头肌长头肌腱止点
Ⅵ	前或后盂唇瓣同时伴有 Ⅱ型肱二头肌肌腱分离
Ⅶ	肱二头肌长头肌腱止点附着处分离延伸到盂肱中韧带
Ⅷ	肱二头肌长头肌腱止点附着处分离延伸到盂肱中韧带，Ⅱ型损伤伴损伤延伸到后盂唇
Ⅸ	Ⅱ型损伤伴环周盂唇的损伤
Ⅹ	Ⅱ型损伤伴后下盂唇分离

（2）挤压旋转试验（compression-rotation test）：患者仰卧位，肩外展 90°，检查者对肩关节施以轴向挤压力并旋转肩关节。此时若能感觉到撕裂的上方盂唇被挤压出现弹响或引出肩关节疼痛为阳

性。该试验的机制与膝关节半月板损伤时所行的McMurray 试验相似。

（3）主动加压试验（active compression test）或 O'Brien 试验：患者处于坐位，肩关节前屈 90°，内收 10°~15°。第一步使患者前臂旋前，从而使其拇指向下，这时要患者对抗阻力尽力上举患肢。第二步保持肩关节前屈内收位置不变，使患者前臂旋后，掌心向上，再次抗阻尽力上举患肢。如果在第一步时会引发患者肩关节疼痛症状，而在第二步时这种疼痛症状可明显减轻，则结果为阳性。需要注意的是，如果患者存在肩锁关节的病变，那么该试验亦可呈阳性，但此时检查过程中所引出的肩关节的疼痛症状仅局限于肩锁关节本身。

（4）复位试验（relocation test）：在存在 SLAP 损伤的患者中，有相当一部分患者在进行体格检查时会出现复位试验阳性。与诊断复发脱位不同，此时复位试验的阳性表现为肩关节疼痛，而非恐惧感。通常使患者上肢从处于外展 90°，逐渐外旋上肢至极限位置。在这种情况下如果出现疼痛，则检查者用手压住肱骨近端施以向后的外力，此时若患者的疼痛感觉缓解，则复位试验阳性。提示有可能存在包括 SLAP 损伤在内的盂唇损伤。

（5）Crank 试验：患者仰卧位，检查者一手使患者肩关节外展 160° 并内外旋。一只手置于患者肩关节后方施以向前推力。若此过程中出现：①肩关节疼痛或绞锁；②关节内有弹响，则为阳性。

（6）仰卧位屈曲抗阻试验（supine flexion resistance test）：患者仰卧位，双上肢前屈上举置于检查床上。检查者站在患侧，用手压住患侧肘关节以远的前臂部位，使患者下压患肢而检查者给予对抗阻力。如果可以引出位于肩关节深方或后方的疼痛且同样动作健侧无痛，则结果为阳性。

SLAP损伤的临床查体特异性较低，文献报道上述试验的特异性、敏感性都不高，准确率在40%~60%。

2. **辅助检查**　常规肩关节X线检查对SLAP损伤的诊断帮助不大，关节造影、超声及MRI对该病诊断有一定意义。MRI上表现为从肱二头肌附着处前方延伸到其后方的上盂唇撕裂，上盂唇内见液性信号。近年来应用磁共振关节造影（magnetic resonance arthrography, MRA）检查取得了较大进展，使其诊断率明显提高，准确率达到70%以上。若有SLAP损伤存在，可在上盂唇、肱二头肌长头肌腱附着处发现高密度信号。尽管肩关节影像学检查有所发展，肩关节镜检查仍是确诊SLAP病变的最主要方法。

二、过顶位运动员与内撞击

过顶位（overhead）运动员，特别是棒球运动员，经常在功能性运动弧的极限点对肩部施加独特且显著的重复应力。在职业生涯中，反复加载可导致骨与软组织的变化，最终导致肩关节病变。专业投掷运动员包含复杂生物力学的动作使他们易患多种肩部功能障碍，这些患者常常成为运动医学医生的临床挑战。在该患者群体中最常见的临床表现之一是由内撞击引起的肩部疼痛，内撞击是指当肩关节外展和外旋时，由于肱骨大结节和肩袖关节面层及后上关节盂撞击而引起的一系列症状。

自从20世纪50年代开始，肩关节后方疼痛一直是个有争议的话题。当时Bennett认为肩关节后方疼痛是由于肱三头肌牵拉的作用，导致后方关节囊和盂肱下韧带的炎症所致。肱三头肌的牵拉作用可造成后下关节盂缘骨赘增生，后来被称为"Bennett损伤"。Bennett还描述了在这些运动员中存在后外侧肩袖关节面层撕裂。Lombardo等在1977年进一步描述了后方关节盂缘的骨化。

1985年，Andrews等人在肩关节后方疼痛的过顶位运动员中发现了后外侧肩袖关节面层撕裂及SLAP损伤。后来，Jobe等报道了一系列过顶位运动员存在肩关节后上撞击和前方不稳。他们发现对这些患者进行肩峰下减压疗效并不好，反而行前方关节囊盂唇复合体重建可取得良好疗效。此外，这些患者常合并SLAP、肩袖、大结节或关节盂、盂肱下韧带等损伤。1992年，Walch等报道了一系列冈上肌腱关节侧与关节盂后上缘发生撞击的患者，撞击通常在极度外展和外旋位。关节镜检查发现这些患者常存在肩袖关节面层撕裂，因此，他们认为当肩关节外展外旋时，后方肩袖下表面卡压于盂唇和肱骨大结节之间，从而形成内撞击。

（一）病理生理与生物力学

内撞击的生物力学发病机制一直受到广泛争论。一些学者认为获得性前部不稳是致病因素，而其他人则反驳这一观点，认为症状性内撞击与盂肱关节前方不稳之间无相关性。目前更多学者认为，症状性内撞击是多因素的，涉及生理性肩关节重塑、后方关节囊挛缩和肩胛骨运动障碍。

1. **动力链**　动力链（kinetic chain）概念描述了协调运动，它以同步的方式将能量从下肢，通过躯干传递到肩部，最后传递到球，将球投掷出去。动力链的关键要素是腿部力量、身体旋转、核心力量、肩胛位置和运动以及肩部旋转。动力链中任何一点的不灵活性、力弱和不平衡都会造成手臂滞后于腿部和躯干，将投掷肩置于易损位置，增加肩部压力并导致受伤。

动力链对于投掷动作至关重要，并且已经被分解为包括投掷周期的6个不同阶段。前3个阶段包括开始准备期、击发早期和击发晚期。这些阶段占投掷动作所用总时间的大部分（约1.5秒），并使下肢、核心和手臂处于合适位置以备投球，其中击发晚期，肩部处于外展（90°~100°）和最大外旋（170°~180°），该位置通常与内撞击相关。第4阶段，加速期，是当球被向前推进时在肩关节上看到最大角速度变化的阶段。这种运动发生在7 250°/s以上的旋转速度，是有史以来最快的人体运动。因此，尽管是最短阶段（0.05秒），但该阶段导致最多的伤害。当球被释放时，减速期和顺势结束期完成，当手臂减速（0.35秒）时，关节受到牵拉。

2. 投掷者的悖论 "投掷者的悖论"（thrower's paradox）指的是活动性和稳定性之间的微妙平衡，这使得投手能够实现高水平的功能。为了产生超过 7 000°/秒的合理速度，必须扩展运动弧以允许肩部的最大外旋。从最大内旋到最大外旋的健康肩，正常旋转弧是 180°。高水平投掷运动员的运动弧向后移动，通过增加大结节与肩盂之间的间隙使外旋增加，代价是内旋减少。随着时间的推移，随着肱骨头和关节盂的后倾增加，以及前方关节囊松弛，可以实现更多的外旋。

Andrews 和 Bigliani 等均认为盂肱关节松弛在投掷运动员广泛存在。Jobe 等最早提出了"微小不稳"以定义肱骨头的获得性松弛和前向平移，其发生在手臂处于最大外展和外部旋转位置。这种松弛到何种程度变成病态也是一个有争论的话题。在举高和加速阶段重复的剪切应力可能会造成肩关节微小不稳，从而导致盂唇撕裂和肩袖关节面层撕裂。Paley 等指出前方不稳实际上是内撞击发生的最重要因素。

然而，另一些学者认为肩关节微小不稳实际上可以防止内撞击。尸体、磁共振成像（magnetic resonance imaging, MRI）和关节镜研究一致表明肩袖与后上盂唇的撞击是正常生理表现。肱骨相对于关节盂的异常松弛实际上可以防止大结节和上关节盂之间的撞击。最大外旋角度增加的解剖变异可导致后方关节囊和盂肱下韧带后支挛缩，造成肱二头肌止点和肩袖下表面的扭转力和剪切力增加。

投掷运动一方面需要松弛度，另一方面也必须保持足够的稳定性以防止症状性肱骨头半脱位，通常通过后方关节囊挛缩来实现。这些改变可能导致内撞击并导致肩袖撕裂、盂唇撕裂、关节囊损伤、软骨损伤和肱二头肌肌腱病变。临床上，与非优势手臂相比，投掷肩内旋角度往往损失 15° 及以上。一旦超过此阈值，受伤的可能性就会增加。Burkhart 等报道当肩关节内旋丢失超过 25°，后上盂唇翻转（peel-back）增加，导致发生 SLAP 损伤的风险增加。此外，Dines 等发现肘部尺侧副韧带功能不全也会造成盂肱关节内旋角度丢失。

3. 肩胛骨运动障碍 Kibler 将肩胛骨运动障碍定义为肩胛骨正常静息位置的改变或正常动态肩胛运动的改变。肩胛骨是动力链中的重要环节，当肩胛骨无法有效地将能量从躯干传到投掷手臂或稳定肩关节时，投掷动作将变得效率低下，投掷速度也会受到影响。此时，投手将通过周围其他肌肉组织的力量及增加肩关节的张力来代偿。

肩胛骨的运动比曾经想象的更复杂。最近的研究表明肩胛骨在肩部运动中具有更复杂的作用，而不是以前提出在肩关节前屈时的肱骨与肩胛骨 2:1 的运动比率。肩胛骨的运动可分为 3 个平面描述：围绕垂直轴的内、外旋，围绕水平轴的向上、向下旋转，以及围绕水平轴的前、后倾斜。肩胛骨的位置由斜方肌、前锯肌、背阔肌和菱形肌产生的力偶动态控制。

Myers 等此前曾报道，在肱骨向前屈时，投掷者通常会出现肩胛骨向上旋转和内旋。肩胛骨运动障碍可能是由于疲劳、直接创伤或神经损伤引起的肩胛带肌的不灵活或不平衡所致。当过顶位运动员肩胛带肌不灵活或不平衡时，肩胛骨运动障碍，此时肩胛骨有内旋和前伸的趋势。当肩胛骨无法稳定肩部时，肩袖被迫过度补偿以稳定盂肱关节。然后这些负荷传递到上关节盂和肩袖肌腱的关节面层，并且可能导致损伤。这一功能改变被认为是内撞击的独立因素，内撞击患者几乎 100% 会出现肩胛骨运动障碍。

（二）症状及查体

详细询问病史是诊断内撞击的第一步（表 2-1-4）。内撞击的投掷者常主诉肩部僵硬或需要长时间的热身，并且他们还可能注意到成绩

表 2-1-4　内撞击诊断要点

病史	肩关节僵硬
	热身时间延长
	竞技水平下降
	击发晚期肩关节后方疼痛
查体	盂肱关节后方关节线压痛
	外旋增加，内旋减小
	肩胛骨运动障碍
	前方复位试验阳性
	后方撞击征阳性
影像学检查	Bennett 损伤
	大结节硬化，肱骨头后方囊性变
	后上盂唇损伤
	肩袖关节面层撕裂

下降,包括控制力和速度下降,也可能会有肩关节后方疼痛,特别是在上举后期。Jobe 根据症状将内撞击分为 3 期:Ⅰ期,肩部僵硬和热身困难,无疼痛;Ⅱ期,在投掷周期的上举后期有疼痛;Ⅲ期,充分休息和康复后疼痛反复存在(表 2-1-5)。

表 2-1-5 Jobe 内撞击临床分期

分期	症状
Ⅰ期	肩关节僵硬,日常活动无疼痛
Ⅱ期	击发晚期伴有肩关节后方局部疼痛,日常活动无疼痛
Ⅲ期	疼痛同Ⅱ期,但充分休息或康复锻炼后不缓解

投掷肩内撞击的经典体征包括后方盂肱关节线压痛、外旋增加和内旋减少。完整而全面地查体对于识别其他相关的肩关节病变非常重要。从视诊开始,对任何肌肉萎缩进行评估,评估肩胛骨的位置、活动情况。肩胛骨可能具有突出的下内侧缘,与非投掷肩部相比投掷肩部可能看起来下垂。然后触诊喙突、前后关节线、大结节、肱二头肌长头肌腱、肩锁关节、三角肌等,是否存在压痛。盂肱关节的内外旋转活动须在上臂体侧及外展 90° 时分别评估。内撞击通常会导致肩关节后方紧张,内旋受限。所有疑似内撞击的患者都应完成肩袖的力量检查。肩袖受累的范围可以从下表面磨损,到部分关节侧撕裂,到全层撕裂。最常见的肌腱通常是冈下肌,因此应特别注意外旋肌力。

特殊检查包括 Jobe 复位试验、后方撞击试验。另外肩关节稳定性检查在评估内撞击时也很重要。在这个患者群体中进行稳定性检查的困难可以追溯到之前描述的"投掷者悖论"。这些患者中的许多患者具有生理性松弛,必须区别于病理性松弛。常常患者在检查期间有肩部半脱位的主观感觉,这可能与将患者置于引发恐惧的位置有关。

检查后上盂唇是内撞击查体的重要组成部分,因为这个位置的盂唇撕裂比较常见。有多种用于评估上盂唇的物理检查操作,有些具有较高灵敏度,但是没有一种方法具有高度特异性。

（三）影像学评估

影像学评估应从标准肩部 X 线片开始,包括内、外旋、前后位、肩胛 Y 位、腋位和西点(west point)位。内撞击的患者,放射学检查可能无阳性发现,但是也可能会显示与该病理过程相关的几种特征表现病变。常见的特征表现包括"Bennett 病变(后下关节盂缘外翻)"、大结节硬化、肱骨头后方骨软骨囊肿和后关节盂边缘变钝。

影像学评估的主要依据是 MRI,对关节囊、盂唇和肩袖病变高度敏感。当使用适当的脉冲序列时,MRI 和 MRA 具有相同的灵敏度和特异性。内撞击患者的常见 MRI 表现包括后上盂唇撕裂、肩袖关节面层撕裂(冈上肌和冈下肌腱交界处)以及肱骨头后方囊性变。此外,患者可显示后方关节囊肩胛骨附着部位的钙化(Bennett 病变)、后方关节囊挛缩和后下盂肱韧带增厚,以及后上关节盂软骨下骨骨折和重构(图 2-1-40 和图 2-1-42 见文末彩插)。

三、SLAP 损伤与内撞击的治疗

（一）保守治疗

对于 SLAP 损伤患者和内撞击患者,首选保守治疗,包括休息、冷敷、物理治疗、口服消炎镇痛药等。所有急性损伤后应立即休息,适当使用冷敷、口服药物可有效控制疼痛。物理治疗包括改善肩关节潜在的生物力学方面的不足及加强本体感受训练,以防止再次受伤。

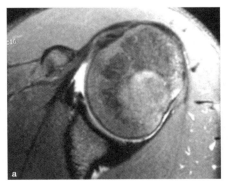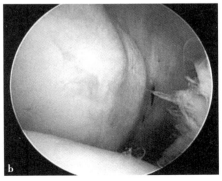

图 2-1-40 Bennett 损伤 MRI 表现(a)及镜下观(b)

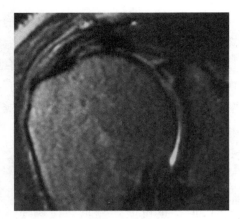

图 2-1-41 Ⅱ型 SLAP 损伤伴肩袖部分撕裂 MRI

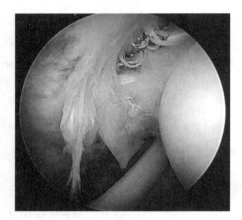

图 2-1-42 冈下肌腱关节面层部分撕裂镜下观（后方入路）

肩胛骨运动障碍可能是由肌肉力量不平衡或后方关节囊挛缩引起的，可通过物理治疗来解决，同时纠正动力链的缺陷以恢复功能，而不需修补SLAP 损伤。

如果保守治疗失败，症状持续，无法进行体育活动或日常生活活动，则可考虑接受手术治疗。

（二）手术治疗

手术治疗需综合考虑患者损伤程度、年龄、伴随病变、职业特点及功能需求。

对于 SLAP Ⅰ型损伤，肱二头肌肌腱没有进一步的不稳定性或结构性损伤，单纯清理可保留盂唇和肱二头肌长头肌腱的完整。对于内撞击患者，即使存在肩袖关节面层部分撕裂，单纯清理亦可刺激肌腱修复。Andrews 等人报道了 36 名过顶位运动员，他们的冈上肌有关节侧部分撕裂，经过关节镜下清理，85% 的人能够恢复到他们的病前水平。对于肩袖部分撕裂超过肌腱厚度 1/2时，则建议行肩袖修补手术。

对于年轻活跃患者（年龄 <40 岁），特别是近期外伤、盂唇质量好的 SLAP Ⅱ型损伤，建议使用带线锚钉对 SLAP 复合体进行关节镜下修补。对于中年患者（年龄 >40 岁）、肱二头肌长头肌腱中度至重度退行性改变的 SLAP Ⅱ型损伤，以及合并肩袖撕裂并延伸到肩袖间隙的患者，建议行肱二头肌长头肌腱切断术或肌腱固定术。

对于 SLAP Ⅲ型损伤，建议切除桶柄样撕裂的上盂唇。在大多数情况下，单纯切除已足够，盂唇的其余部分是稳定的。对于 SLAP Ⅳ型损伤，建议行肱二头肌长头肌腱的腱切断术或肌腱固定术，而不考虑其他标准，例如患者的年龄或活动水平。在 SLAP Ⅴ ~ Ⅶ型病变中，SLAP 复合体和肩关节前方不稳的联合损伤需要关节镜修复。

四、过顶位运动员 SLAP 损伤的手术治疗

关节镜下 SLAP 修补术后，绝大多数患者疼痛缓解，ASES、KJOC 等临床评分较术前均有明显改善，但存在肩关节活动受限问题。特别是对过顶位运动员，其极度外旋受限的发生率为 9%–55%，无法恢复到术前竞技水平。这与运动员的特殊生理结构以及锚钉的位置、缝合方式有关。

有报道表明，运动员的 SLAP Ⅱ型损伤固定后，一部分外旋角度丢失。有许多运动员，尤其是过顶位运动员比如棒球投手等，术后无法再恢复到原来的运动水平。原因在于过顶位运动员长期反复的肩关节外展、外旋动作，已经使上盂唇－二头肌腱复合体以及肩盂、关节囊等产生了适应性改变，以允许运动员的肩关节达到极度的外旋位置。而在肱二头肌长头肌腱止点前方置入锚钉，将使前方关节囊－盂唇结构过度紧张，限制了肩关节的外旋。对于一个高水平的投掷运动员来说，外旋角度的微小差别就将导致运动水平的明显下降。尸体研究发现，不固定长头肌腱止点前方，仅将 1~2 枚锚钉置于长头肌腱止点后方，可以较少地影响关节外旋。在另一项临床研究中，有人发现通过改良的单锚钉缝合方法，能够使经手术的运动员均回归原来的运动水平。常规的 SLAP Ⅱ型损伤修补方法是将二头肌腱附着处 1 枚锚钉的缝线在二头肌腱的前方和后方各做垂直缝合，但这样会严重限制术后活动度（图 2-1-43）。将常规的方法改为前方垂直

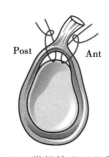

图 2-1-43　常规的 SLAP Ⅱ型损伤
修补方法示意图

将二头肌腱附着处 1 枚锚钉的缝线在二头肌腱的前方
（Ant）和后方（Post）各做垂直缝合

缝合，而后方褥式缝合，令上盂唇在关节面一侧比较松弛而肩盂内侧则加强，起到很好的临床效果（图 2-1-44，见文末彩插）。

　　SLAP 损伤和内撞击的诊断和治疗仍是一个挑战，尤其是如何使有 SLAP 损伤和内撞击的过顶位运动员恢复到以前的竞技水平。目前的影像学检查及关节镜检查并不能全面评估肱二头肌长头肌腱及盂唇复合体。此外，有关 SLAP 损伤修补的时机及方法、肱二头肌长头肌腱的处理方法等尚待进一步研究完善。

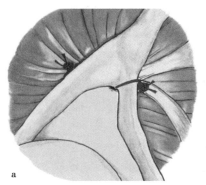
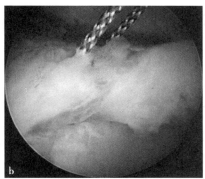
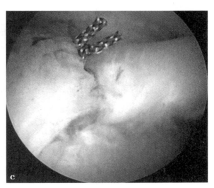

图 2-1-44　新的 SLAP Ⅱ型损伤修补方法示意图和镜下观

a. 新的 SLAP Ⅱ型损伤修补方法示意图；b、c. 后方褥式缝合打结前（b）、打结后（c）

（戴雪松）

第四节　肩部常见的肌腱断裂

一、肱二头肌长头肌腱断裂

（一）概述

　　肱二头肌长头肌腱（long head of biceps tendon，LHBT）损伤是肩关节疼痛和功能障碍的常见原因，临床上 90% 以上的肱二头肌肌腱断裂发生在 LHBT。LHBT 断裂后可造成肩关节疼痛及活动障碍，并导致肩袖肌腱出现继发性病理改变。据 George 等报道，90% 以上的 LHBT 急性断裂会继发肩袖疾病，其中 52% 出现冈上肌腱的全层撕裂、25% 出现肩胛下肌腱的部分撕裂。LHBT 断裂可以选择保守治疗或手术治疗。随着肩关节镜技术和影像学技术的发展，LHBT 损伤诊疗技术取得了很大的进步，由以往的开放固定或切除手术转变为全关节镜下或关节镜辅助下小切口微创治疗。LHBT 断裂经及时诊断和治疗，预后通常

较为理想。

（二）解剖及功能

　　LHBT 起于肩胛骨盂上结节，向下与肩关节盂唇汇合形成长头腱 - 盂唇复合体而延续为长头腱的肩关节内部分，然后穿出盂肱关节呈弧形走行于结节间沟之中，在三角肌止点处与肱二头肌短头肌腱汇合移行为一块肌腹，肌腱远端附着于桡骨结节。LHBT 在肩肘关节运动中起着重要作用，除了与短头肌腱一起发挥前臂旋后及屈肘关节作用外，LHBT 还能协助屈肩关节，并维持盂肱关节上方的稳定性。LHBT 功能的发挥与由喙肱韧带、盂肱上韧带、冈上肌和肩胛下肌等组成的滑轮结构系统有关。目前 LHBT 的功能及其在盂肱关节动力学中的作用还未完全阐明。

（三）损伤原因及机制

　　LHBT 跨越了肩、肘两个关节，在体操、投掷等需要肩关节与肘关节协同进行复杂运动的项目中，LHBT 受来自肩袖、结节间沟、肩峰的强大应力作用，当 LHBT 无法承受局部过大的张力时就

会发生断裂。大多数的创伤性断裂通常发生在肌腱既往退行性病变的基础上。LHBT 断裂的危险因素包括老龄、吸烟、使用皮质类固醇和肱二头肌的过度使用,这些因素会导致肌腱退行性、继发肌腱病。在此病变基础上,肱二头肌在肘关节屈曲、前臂旋后位置时突然受到强大的离心收缩力作用是 LHBT 断裂发生的主要机制。LHBT 断裂大多数发生在 LHBT 的骨 – 腱界面。组织病理学研究表明,断裂的 LHBT 胶原纤维排列紊乱,蛋白多糖、Ⅲ 型胶原、基质金属蛋白酶 –1、基质金属蛋白酶 –3 增加,与肌腱病的病理改变一致。

(四)流行病学特点

LHBT 断裂的发生率约为每年 2.55/10 万人。95% 以上患者为男性,且通常发生在中年。

(五)病史特点

1. 急性损伤的病史特点

(1)急性创伤性撕裂多发生于运动员或体育运动爱好者,有明确的致伤原因,很多人有"患侧肩部突然被咬了一口"的感觉。

(2)自发性 LHBT 断裂常由轻微外伤引起,继发于慢性进行性磨损与退变。

(3)断裂患者出现上臂掌侧的质软肿块,抬肩时可诱发疼痛,部分患者在患肢肩肘部剧烈运动时(尤其是前臂抗阻旋后时),会出现肱二头肌痉挛。

2. 慢性损伤的病史特点

(1)长期运动时肩关节疼痛病史。

(2)疼痛局限于肩关节前部,主要集中在结节间沟内,偶伴放射至上臂,缺乏精确定位。

(3)部分慢性病例可有间断的急性发作伴有疼痛缓解期,与运动强度相关。

(六)体格检查

1. Popeye 征 完全断裂时上臂掌侧质软的球形肿块,肿块随肘关节屈伸活动可以改变(图 2-1-45)。注意部分撕裂的患者不一定出现该畸形体征。

2. 触诊可发现肱二头肌肌腹上缘压痛。

3. Speed 试验 前臂旋后,肘部伸直,患臂前屈 90°,检查者施加一定阻力,嘱患者继续前屈臂部,可出现肱二头肌长头肌腱沟处疼痛。

4. Yergason 试验 患者站位,检查者站于患者前面,使其盂肱关节外展 10°~20°,检查者

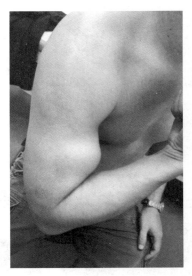

图 2-1-45 查体(示 Popeye 征)

双手握住患者双手。维持患肩稳定,嘱患者旋后抗阻,如能诱发肱二头肌肌腱沟处疼痛,则该试验阳性。

(七)辅助检查

1. X 线检查 诊断意义不大,通常采用肩关节正位 +Y 位片,用于排除可能伴随的肩峰撞击综合征、钙化性肌腱炎及肱骨大结节撕脱骨折等病变。

2. MRI MRI 是关节镜之外最有效的诊断手段,可分辨出肌腱血肿、炎症、脱位、半脱位以及肌腱断裂等病变。

3. B 超 相对于 MRI,具有廉价、简便、快速优势,诊断 LHBT 缺损的准确性较好,但较MRI 差。

4. 关节镜检查 目前诊断 LHBT 的最佳方法,能检查结节间沟情况,同时发现其他肩关节损伤并进行治疗。

(八)诊断

临床诊断常依据病史及体格检查结果,当诊断不明确或考虑 LHBT 部分撕裂时,影像学检查常有助于明确诊断。常用的 4 个诊断标准包括:

1. 明确的病史特点。

2. 视诊及触诊可发现 LHBT 撕裂所致的明显的上臂掌侧球形凸起。

3. 前臂抗阻旋后及肩关节抗阻屈曲疼痛及力弱,表现为 Speed 试验和 / 或 Yergason 试验阳性。

4. MRI 检查或 B 超发现 LHBT 完全撕裂或

部分撕裂。

（九）治疗方法

LTBT 断裂可采取保守治疗或手术治疗。虽然手术治疗与非手术治疗存在争议，但对两者进行临床疗效比较的研究很少。Mariani 等对比了30 例保守治疗和 26 例手术治疗患者的患肢功能，发现保守治疗组丢失了平均 21% 的前臂旋后力量及 8% 的屈肘力量，而抓握力量、前臂旋前力量、伸肘力量没有减少。Rankin 等发现使用界面螺钉将 LHBT 固定在胸大肌后方可以有效解决肩关节疼痛及提高临床功能评分。因此，治疗方案的选择需要结合患者的具体情况。

1. **保守治疗**　非手术治疗通常足以治疗LHBT 断裂，但会遗留局部畸形并可能存在间歇性的肱二头肌痉挛。保守治疗适应证：①年纪较大（≥65 岁），肢体功能及外观要求低；②伴有重要脏器功能障碍或其他不适宜手术者，可行保守治疗。保守治疗的主要措施：①调整运动量，急性期（2 周内）以局部休息制动为主，之后需减少患肢肩肘关节活动量，LHBT 断裂后禁忌反复的前臂过头运动，以减少肩袖肌腱继发性病理改变；②药物治疗，局部疼痛明显者，可服用非甾体抗炎药，或肩关节腔类固醇封闭治疗；③物理治疗，慢性期可行物理治疗，如红外线、超短波、冲击波等治疗。

2. **手术治疗**　选择手术治疗的患者建议在伤后 3 个月内尽早进行手术，因为研究发现 3 个月后 LHBT 残端的组织质量明显差于伤后 3 个月内的肌腱残端，并且瘢痕化情况更加严重。手术治疗适应证包括：①运动活跃的年轻患者及体力劳动者、外观及功能要求高（尤其是对前臂旋后力量要求高）且要求手术治疗者；②病程长，顽固性疼痛、肱二头肌痉挛严重影响生活质量的患者。

手术方式分为传统的开放性手术和关节镜下微创手术。近年来随着关节镜手术的开展，开放性手术应用逐渐较少，相对于切开手术而言，全关节镜下或关节镜辅助下小切口微创手术优点在于微创性，创伤小，恢复快。手术方法包括：①对完全撕裂、撕裂范围大于 50% 且肌腱没有明显退行性病变的患者，可将 LHBT 转位到喙突或结节间沟中，使用骨隧道、界面螺钉或带线铆钉固定，其中骨隧道固定适用于开放手术，并且被证实固定

效果差于后两种固定方式；②对于撕裂范围大于50% 且合并 LHBT 慢性炎症、肌腱质地差的患者，可行 LHBT 切断术（残端固定或不固定），这种手术已被证实可有效减轻患肩关节的疼痛；③对于肱二头肌肌腱断裂未达 50% 且合并慢性肱二头肌肌腱炎、老年患者因局部反复疼痛而行手术治疗的，可行简单的肌腱松解和残端清创术。

3. **术后康复**

（1）术后前臂吊带或肩拖支具固定 2~3 天，2~3 天一般可去除前臂吊带。

（2）术后麻醉消除后，应早期开始练习手的握拳抓握，并开始做轻柔的肘、腕、手的活动，以便增加肌力和活动范围。

（3）术后 2~3 天局部疼痛症状减轻后，开始练习患肢肩关节"钟摆"样被动活动范围训练：弯腰，健侧手托举患侧肘关节，健侧手带动患肢行肩关节前、后、内、外、环转 5 个方向地来回摆动，在无痛范围内逐渐加大活动范围。

（4）随着症状的减轻不断加强活动范围，术后 1 周开始可行患肢肩关节主动活动范围训练，包括前屈、后伸、内旋、外旋、内收、外展。

（5）3 个月内避免做高强度的肱二头肌对抗运动，特别是投掷和攀登运动。

（6）3 个月后可循序渐进开始进行肱二头肌力量训练，但力量训练的早期需注意以等长肌力训练方式为主，尽量减少大负荷的等张肌力训练（如哑铃及杠铃抗阻屈肘训练）。力量训练的后期可配合使用中等强度等张肌力训练或等速肌力训练，尤其注意肱二头肌的离心力量训练，有助于增强肱二头肌在突然伸肘或前臂旋前等应激情况下的反应速度及力量对抗，减少复发撕裂的风险。

二、胸大肌断裂

（一）概述

胸大肌肌腹较大，起到内收、前伸和内旋上臂的作用。它不是进行日常生活活动所必需的，但在运动过程或重体力劳动中发挥较大的作用。胸大肌断裂非常少见，最常见于 20~40 岁的男性人群。尽管胸大肌断裂对日常生活影响不大，但对于运动员来说仍需早期处理以恢复上肢最大的肌力和功能。

（二）解剖、功能及损伤机制

胸大肌是复杂的肌肉–肌腱复合体，它有两个头：锁骨头，起于锁骨内侧半，主要起到上臂前屈的功能；胸骨头，起于第2~6肋骨，位于胸骨外缘，主要起到上臂内收内旋的功能。胸骨头占据总肌肉容量的80%。锁骨头和胸骨头的上部往外侧汇聚成相当宽且扁平的肌腱构成胸大肌的前层，胸骨头的下部分往外上走行构成胸大肌的后层。胸大肌的血供来源于胸肩峰动脉的胸肌支以及少部分胸外侧动脉和乳腺内动脉，其神经支配由C_5至T_1的神经根发出内、外侧神经支配，胸外侧神经支配锁骨头和胸骨头的上部，胸内侧神经支配胸小肌和胸骨头的下部。尸体研究表明，胸内、外侧神经大约分别于距离胸骨外缘8.6cm和10.1cm左右。

胸大肌断裂通常发生于提举重物活动中，尤其是卧推锻炼。引起胸大肌断裂的损伤机制主要是上臂伸直和内收对抗时，肌肉主动收缩导致。胸大肌的各节段肌肉长度存在着变化，这就意味着同样收缩的情况下部分纤维束做功更多，从中立位到前屈30°胸大肌下束长度平均伸展了40%，是上束的2倍。因此，在进行伸直内收对抗时，胸大肌的腱腹结合部容易受到离心的载荷引发断裂的发生。

（三）诊断要点

胸大肌断裂需要通过病史、查体和影像学检查来进行诊断。首先患者常会听到响声或者有撕裂感，然后会出现上臂活动痛性受限，胸壁、腋窝和上臂局部出现肿胀和瘀斑。有时患者胸壁上软组织可能会出现异常或者腋窝出现多重皱褶，然而这些症状常常会3~6周肿胀或瘀斑消退后才逐渐明显。患者常出现双上肢及腋窝的不对称。如果患者仅有胸骨头的断裂，锁骨头完整时，胸壁会表现为"三角征"或者上臂上抬时胸壁侧面由于残端回缩可出现"S征"。另外，患者会表现有患肢内收、内旋及前屈或伸直无力。触摸腋窝皱褶处可感觉到台阶感、缺损或者变薄，这样能确定是全部断裂还是部分断裂。一些慢性损伤的患者症状可能更明显，因为胸大肌会有一定程度的萎缩。影像学检查常规可行X线片，虽然诊断价值有限但可排除撕脱骨折、脱位等损伤。超声检查可有效地诊断并且定位胸大肌的损伤部位，是值得推荐的诊断方式。但也有学者认为，超声可能会带来假阴性结果，也有可能将止点撕脱和远端撕裂误诊为腱腹结合部撕裂。磁共振检查是最有价值的检查，它可分辨出全部或部分撕裂、撕裂的程度以及精准定位撕裂的部位，并鉴别是否有断端回缩和肌肉萎缩等。T_2像更有助于诊断急性或亚急性损伤，T_1像则有助于诊断慢性损伤。

（四）治疗方式

1. 治疗原则 治疗上对于老年人、部分肌腱或肌腹撕裂、对运动要求低的患者可以考虑行保守治疗，对于年轻患者的全层断裂损伤原则上应尽早手术治疗，手术目的是将断裂的肌腱重新恢复至原有的足迹上。

2. 保守治疗 许多研究表明，对于部分撕裂和肌腹撕裂，以及老年人、运动需求低的患者，经保守治疗后他们的日常生活活动功能恢复良好。然而，应该注意的是，完全撕裂和部分撕裂程度严重的患者将出现外观的畸形，并且大多数患者会出现力量不足，虽然不影响日常生活活动，但难以完全恢复到损伤前水平。因此，在建议非手术治疗之前，外科医生必须考虑患者因素，包括年龄、活动水平和外观异常，以及撕裂的性质。如果非手术治疗在早期3~4个月未能产生预期结果，则仍可以考虑晚期手术修复或重建。非手术治疗包括休息、冰敷、服用非甾体抗炎药，以及在内收内旋的位置进行悬吊休息，固定1~2周后可行主、被动练习以达到全关节活动度，然后在接下来的4~6周内可行轻度的抗阻练习。伤后3~4个月可恢复全阻力练习，伤后5~6个月在关节活动度和肌力均恢复的情况下可逐步恢复对抗运动。

3. 手术治疗 对于全层撕裂、大多数部分撕裂程度严重以及一些肌腹内裂伤，且属于高水平运动员、对上肢活动需求高、胸大肌外观有要求的患者可考虑行手术处理。众多研究已表明，手术修复效果理想。

4. 手术技术 手术一般采用沙滩椅位，全身麻醉可让患者肌肉彻底放松，有利于对肌肉进行复位。经三角肌和腋窝入路是常用入路，大多学者采用经三角肌入路。切口近侧位于胸大肌回缩端的偏内侧，远端位于胸大肌止点的外侧。对于急、慢性撕裂的手术处理常不一致。

（1）急性撕裂：在急性肌腱断裂（<6周）时常使用5号非可吸收线将肌腹缝至肌腱的末端。胸大肌的止点位于肱二头肌长头肌腱的外侧，在修复时常可发现肌腱的残端。在缝合时应注意调整张力，避免过紧或者过松，如果肌腱复位困难，可考虑行内下份的松解。对于胸大肌腱缝合后的修复有许多要点需要注意，如缝线可从1~5号线选择，可吸收非可吸收均可；Mason-Allen和Krachow的缝合方法常被采用以确保足够的抗拉强度，而对于肌腹的撕裂可使用Kessler方法进行缝合。对于固定方式可选择铆钉固定或者穿骨道、穿骨槽方法。在使用铆钉固定时，首先需要对足迹区域的骨床进行新鲜化，也要注意避免过度去皮质化，避免铆钉植入后不牢靠，根据尺寸及程度大小可使用2~5枚铆钉进行缝合。穿骨道及骨槽的方法原理类似，骨槽可容纳肌腱有利于腱骨愈合，钻制3~4个骨孔进行过线后缝合也可达到目的。最近亦有学者使用纽扣钢板来对肌腱进行固定，此种方法与缝合铆钉固定技术类似，首先进行骨床新鲜化，于骨床钻制2~3个2.6~3.2mm的骨孔，每个骨孔间保持间距1cm，以免皮质骨强度下降导致破裂下陷，然后将缝合至肌腱的高强线末端在纽扣钢板处进行固定。

（2）慢性撕裂：对于慢性撕裂的患者，直接行肌腱原位修复是很难复位的，可使用自体肌腱或异体肌腱进行重建。移植肌腱可采用带骨髌腱或股薄、半腱肌，也有学者采用异体跟腱或阔筋膜进行移植重建，一般4股便可。将移植肌腱绕成环状，一端固定至断端，另一端固定于止点。固定方式同急性撕裂相同。

5. 术后康复

（1）患肢手术后可通过佩戴前臂吊带固定于内收内旋位4~6周。

（2）术后1~3周可行早期功能锻炼，包括被动的60°范围内前屈、外展，外旋固定于0°，内旋不受限。

（3）术后4~6周可行主动的60°范围内前屈、外展。

（4）术后7~9周各动作主动活动不受限制。

（5）术后3个月开始加强肌肉抗阻练习。

（6）术后6~9个月锻炼至恢复俯卧撑或者卧推等抗阻运动。

6. 预防措施 胸大肌断裂容易出现在卧推、散打、柔道、摔跤、体操等胸大肌有可能被过度牵拉的项目中，当运动员出现肩部及上胸部疼痛时，应提高警惕，避免过度疲劳以及过度发力，及时做好热身准备工作也有利于预防肌腱的断裂。避免损伤还要注意运动量应由小到大，循序渐进。

（陆 伟）

第五节 肩锁关节及胸锁关节损伤

一、肩锁关节脱位

（一）概述

肩锁关节脱位（acromioclavicular joint dislocation）是临床上一种常见的肩部损伤。在国外，由于曲棍球、橄榄球等体育运动的流行，肩锁关节脱位在运动性肩损伤中占据了非常大的比重（30%~50%）。尽管如此，由于肩锁关节解剖结构的特殊性、诊断分型的复杂性及患者自身需求的差异性，导致目前临床对于肩锁关节脱位的治疗仍没有统一的定论。

（二）力学解剖要点和损伤机制

肩锁关节（acromioclavicular joint）由锁骨远端与肩峰内缘组成，是一个具有前、后和上、下4个运动方向的微动关节。肩锁关节的稳定是通过静态和动态稳定结构的组合来实现的。静态结构包括关节囊和韧带。肩锁韧带（acromioclavicular ligaments）有上、下、前、后4种类型。肩锁韧带和关节囊主要限制锁骨远端水平面（前后）的运动。喙锁韧带（coracoclavicular ligaments）则是限制肩锁关节垂直（上下）运动的主要结构，包括圆锥韧带和梯形韧带。梯形韧带于锁骨外上侧，而圆锥韧带则相对附着于内后缘，两条韧带之间相对独立。近来我国学者测量了国人喙锁韧带的止点范围发现，圆锥韧带和梯形韧带在锁骨表面的止点位置（与锁骨前后内外缘的距离），同锁骨和喙突长宽的比值均是相对固定的常数，这对通过韧带重建治疗肩锁关节脱位具有重要意义。喙肩韧带从喙突向肩峰下斜行，但对肩锁关节稳定性影响并不大。

因此肩锁关节脱位的严重程度主要取决于肩锁和喙锁韧带的损伤程度。三角肌的前部纤维和斜方肌的上部纤维提供动态稳定作用,在治疗肩锁关节脱位时,也不能忽视对三角肌和斜方肌的修补。由于肩锁关节复杂的解剖生物学特点,无法简单地采用关节融合术来治疗肩锁关节脱位。

直接损伤最为常见,即对肩锁关节直接施加暴力。当上臂处于内收位置,同时暴力直接作用在肩锁关节上时,就会发生直接伤害。这股力量导致肩锁关节向下内移动,轻则扭伤,重则肩锁韧带和关节囊撕裂。如果外力再进一步作用,应力会传导并撕裂喙锁韧带,甚至损伤三角肌和斜方肌在锁骨上的附着点。此时,上肢失去了锁骨的悬吊支撑而出现下垂。实际上肩锁关节脱位导致的肩部畸形主要原因并非过去认为的斜方肌牵拉导致锁骨向上移位,而是盂肱关节和肩胛骨由于重力作用向下移位,导致锁骨与肩峰间产生相对位移。还有一种罕见的直接损伤机制(Rockwood Ⅵ型),即在上肢外展时暴力作用在锁骨远端的上方,导致锁骨远端向下移位到喙突下方。间接损伤较少见,当暴力作用在上肢其他部位时,如摔倒时手掌着地,作用力沿肱骨传导到肩峰,可导致肩锁关节的间接损伤。但间接损伤通常仅损伤关节囊和肩锁韧带,对喙锁韧带的影响较小。

(三)影像学检查

肩锁关节脱位的患者通常会主诉肩关节前上方的疼痛,可伴有局部的肿胀畸形和压痛。在怀疑肩锁关节脱位时,应进一步完善影像学检查。常用的检查包括 X 线片、CT 和 MRI。

在拍摄 X 线片时,最好将曝光度降低 1/3~1/2。通常需要拍摄前后位片和腋位片来分别评估前锁骨垂直和水平移位情况。Zanca 位片是改进的前后位片,即透视时将 X 射线束向头侧倾斜 10°~15°,将后方的肩胛骨从视野中移除,从而使肩锁关节更加清楚。建议拍摄双侧肩锁关节,用于比较术前和术后两侧的喙锁间隙以评估治疗效果。当喙锁间隙正常,而肩锁关节又完全脱位时,应高度怀疑喙突骨折。CT 检查有助于进一步明确脱位的程度,以及是否伴锁骨骨折,有无骨折碎片及碎片移位的情况。MRI 在软组织损伤、骨髓水肿、关节积液的显示上具有独特的优势,尤其能够更直观地显示出韧带结构是否完全损伤,同时还可发现肩锁关节以外的损伤(如盂肱关节),有利于提高诊断和分型的准确性。

(四)分型和一般治疗原则

肩锁关节脱位不仅导致局部畸形,还会导致患者因长期的疼痛和关节活动障碍而残疾。治疗肩锁关节脱位的最终目标是实现无疼痛的、全方位的、稳定的肩关节运动。在制订肩锁关节脱位治疗方案时需要考虑到损伤的严重程度,尤其是韧带结构。目前基于肩锁和喙锁韧带损伤程度的 Rockwood 分型(表 2-1-6)是目前临床上应用最广泛的分类方式。根据此分型,一般治疗原则如下:①对于 Ⅰ 型和 Ⅱ 型建议非手术治疗;②对于 Ⅳ~Ⅵ 型建议手术治疗;③对 Ⅲ 型选择手术还是非手术治疗尚存在争议。

表 2-1-6 Rockwood 分型及相应治疗方式

Rockwood 分型	分型描述	症状	治疗	康复要点
Ⅰ 型	肩锁韧带保持完好,纤维组织可有轻微的拉伤,喙锁韧带完整。肩锁关节稳定	肩锁关节处存在轻度到中度的疼痛	Ⅰ 型和 Ⅱ 型建议非手术治疗,包括吊带固定、冰敷、服用镇痛药物和封闭治疗。但即使获得充分的保守治疗,部分 Ⅰ 型和 Ⅱ 型损伤患者仍残留局部疼痛和活动受限	建议吊带固定 3~7 天,并同时进行等长训练,随后在能够耐受情况下进行强化训练,通常 1~2 周内即可参加体育运动
Ⅱ 型	关节囊和肩锁韧带撕裂,喙锁韧带完整,但纤维组织可有轻微的拉伤。肩锁关节前后方向存在不稳。垂直稳定性尚可。与健侧相比,喙锁间距增加了 0~25%	肩锁关节处有中度到重度的疼痛,有"漂浮感",伴有触痛,喙锁韧带区域可能有压痛		建议吊带固定 3~10 天,2 周内进行等长训练,3~6 周内在能够耐受情况下进行强化训练,康复时间通常需要 5~8 周

续表

Rockwood 分型	分型描述	症状	治疗	康复要点
Ⅲ型	喙锁韧带和肩锁韧带均撕裂，但锁骨上三角肌和斜方肌止点完整。锁骨远端向上移位，肩锁关在垂直和水平方向上均不稳。与健侧相比，喙锁间距增加了25%~100%	肩锁关节处疼痛较为严重，锁骨远端顶起于皮下，在肩锁关节和喙锁韧带区域均有明显的触痛 患者通常会内收肩关节并托起患肢，帮助缓解疼痛 通过耸肩动作可复位肩锁关节（说明肌肉止点完整），可以此区分Ⅴ型损伤	Ⅲ型治疗目前存在广泛的争议，但大多数学者包括国际骨科运动医学学会建议首先进行非手术治疗，在3~6周内重复进行临床和影像学评估，作为继续非手术或手术治疗的依据	若保守治疗，建议吊带固定7~14天并进行简单的等长训练，随后在能够耐受前提下进行强化训练，逐渐增加活动范围和活动强度。康复时间通常需要6~12周。（术后康复见Ⅳ~Ⅵ型）
Ⅳ型	与Ⅲ型类似，但锁骨向后移位进入或穿过斜方肌。应加拍腋位片或CT明确诊断	与Ⅲ型类似，但疼痛位置更靠后。在肩后部可看到锁骨远端向后方移位并将皮肤顶起 注意是否合并胸锁关节前脱位	对于Ⅳ~Ⅵ型损伤，目前一致认为需要通过外科手术治疗	术后先用简单的吊带保护2~4周，期间患者在康复师的协助下开始低于肩部水平的被动运动。通常在手术后6~8周内可开始进行强化训练，但前提是能够耐受肩关节全方位的活动。一些存在肢体碰撞的运动通常在手术后至少4~6个月内不得进行
Ⅴ型	更严重的Ⅲ型脱位。不仅肩锁关节囊、肩锁韧带和喙锁韧带被严重破坏，三角肌与斜方肌在锁骨远端上的止点亦被破坏。与健侧相比，喙锁间距增加了100%~300%	肩锁关节处疼痛更为严重，锁骨远端可在皮下直接触及。肩部有明显的畸形且上肢下垂，肩胛骨在胸廓起伏时会前后移动。患者颈部也可能因斜方肌止点的撕脱而产生疼痛 无法通过耸肩动作复位肩锁关节		
Ⅵ型	十分罕见，肩关节过度外展和外旋造成肩锁韧带和喙锁韧带撕裂。锁骨远端位于喙突或肩峰下、联合腱之后	肩上部平坦失去圆滑外形，肩峰突出，可触及喙突基底的台阶感 此型损伤为严重暴力所致，需注意排查合并的其他损伤，可伴有锁骨、肋骨骨折以及臂丛神经的损伤		

　　然而随着Rockwood分类系统的广泛应用，也逐渐发现了该分类方式的局限性：①在区分Ⅲ型和Ⅴ型时，有时因为拍摄角度等因素干扰，导致难以依据影像学检查进行准确分类，而这也许是Ⅲ型损伤治疗出现争论的原因之一；②Rockwood分型相对重视喙锁间距的变化，即肩锁关节的垂直不稳（vertical instability），而忽视了肩锁关节的水平不稳（horizontal instability），在一定程度上影响了肩锁关节脱位的治疗。

（五）手术治疗

　　手术最终目的是既能完全整复脱位，可靠固定，修复或重建周围起到稳定作用的结构，又能满足肩锁关节的微动生物力学特点,使患者能够早期活动,提高术后的生活质量。对于急性肩锁关节脱位(小于3周),建议早期手术治疗。但对于一些高级别的肩锁关节脱位如伴有颅脑损伤等严重合并伤,患者早期无法耐受手术,常发展为慢性肩锁关节脱位(超过6周),需要延期手术。尽管延期手术也能获得良好的临床结果,但与早期手术相比,术中韧带等结构可能难以识别和修复,复位更加困难,术后脱位复发率也更高。

目前的手术方式分为3个基本的类型:①肩锁关节内固定;②喙锁韧带非解剖重建;③喙锁韧带解剖重建。可以说,目前临床许多手术方案都是在这3种基本手术类型的基础上进行改良或组合的。

1. 肩锁关节内固定　早期有文献报道使用克氏针、钢丝张力带或钢板螺钉进行跨关节固定。尽管早期效果明显,但由于肩锁关节微动的特点,这类技术存在内固定松动、断裂甚至移位进入心血管内造成死亡等严重并发症。而且术中会破坏关节面和纤维软骨盘,导致远期创伤性关节炎的风险明显增加。因此这类技术已很少被单独应用于临床。

随后锁骨钩钢板被逐渐应用于临床,通过螺钉将肩锁钩钢板固定在锁骨远端的上表面,并将钢板的钩部置于肩峰下表面以维持肩锁关节的复位。此技术允许肩锁关节有一定的微动,相较于克氏针、钢丝等固定方式,内固定松动、断裂和移位的风险明显减少。然而锁骨钩钢板也存在其他局限,包括术后的持续疼痛、肩关节活动受限、肩峰骨溶解、肩峰下撞击和应力性骨折等。原因包括以下几点:①肩峰下间隙空间减少,冈上肌腱与钢板钩部发生碰撞,产生疼痛;②钢板钩部与肩峰之间点接触导致应力集中和骨溶解;③肩胛骨的活动导致钩部与肩峰发生摩擦,造成疼痛;④肩峰下滑囊损伤或形成肩峰下滑囊炎,炎性介质堆积造成肩关节疼痛。因此,肩锁钩钢板通常需要二次手术取出以减少上述病理过程的持续时间。尽管不同文献报道的取出时间在6周~12个月不等,但我们也必须意识到肩锁韧带和喙锁韧带的修复往往需要较长的时间,过早取出钢板可能会导致术后再脱位发生。近来也有学者对钢板的形状、长度以及钢板与钩之间冠状位角度进行生物力学研究以期减少术后并发症的发生,但目前这些研究的新发现尚未在临床的长期实践中得到证实。

2. 喙锁韧带非解剖重建　限制肩锁关节垂直移位主要依靠喙锁韧带,因此绝大多数临床医生在治疗肩锁关节脱位时焦点主要集中在喙锁韧带的重建,包括重建材料和重建方式(表2-1-7,表2-1-8)。笔者认为非解剖重建,即利用重建材料连接锁骨和喙突,虽然术中能稳定复位的肩锁关节,但其连接部位并非喙锁韧带起止点的解剖位置或是重建材料无法正常喙锁韧带的生物学特点。临床上曾使用过利用加压螺钉直接将锁骨远端固定到喙突上的Bosworth螺钉技术,但由于其刚性固定不符合肩锁关节微动的特点,已被临床淘汰。随后有学者报道了将肱二头肌短头肌腱固

表2-1-7　不同韧带重建材料的特点

重建材料	种类	优点	局限	研究热点
自体材料	胸锁乳突肌、髂胫束、掌长肌腱、联合腱外侧半肌腱、腓骨长肌腱等	无排斥反应 无需二次取出	供区损伤	腱骨愈合
同种异体材料		无额外损伤 无需二次取出	排斥反应 强度可能欠佳	腱骨愈合 如何通过低温、坏死、再血管化、胶原纤维重排列等处理方式,在保留异体肌腱细胞生物活性的同时,最大程度降低其抗原性,是目前研究的一大重点
人工合成材料	钛缆、生物可吸收缝线、碳素带、生物聚酯韧带,Tight-Rope襻钢板系统等	无额外损伤 强度足够 无需二次取出	排斥反应 切割和断裂,与重建方式、固定位置和锁骨旋转活动有关	对具有良好生物相容性、满足肩锁关节生物力学特点的人工材料的研究目前发展快速

表 2-1-8 不同重建材料固定方式的特点

重建材料固定方式	方式	优点	局限
环扎技术	将重建材料环绕喙突和锁骨远端来稳定肩锁关节	避免破坏锁骨和喙突，降低骨折风险	非解剖重建 需要完全暴露，组织损伤大，容易伤及喙突下的血管神经
骨隧道技术	在喙突或锁骨远端钻孔，将固定材料穿过骨髓道后进行固定	可实现解剖重建	增加骨折的风险，尤其骨质疏松的患者
锚钉技术	利用锚顶直接将材料固定在锁骨或喙突上	可实现解剖重建	增加骨折的风险，尤其骨质疏松的患者；存在锚钉松动、脱落的风险

定在锁骨远端的动力性肌转移技术，但因为手术创伤过大、术后关节稳定性差等原因，也早已不受青睐。目前的非解剖重建技术主要包括环扎术和改良的 Weaver-Dunn 技术。

（1）环扎术：将重建材料直接环绕锁骨顶部和喙突底部来复位固定肩锁关节，虽然是一种非解剖重建，但能避免对锁骨和喙突的医源性破坏，降低了喙突和锁骨骨折的风险。

（2）Weaver-Dunn 技术：过去观点认为由于喙肩韧带为三角形韧带，且由于同喙锁韧带有相同的起点，内移后可完全代替喙锁韧带的功能，因此临床上出现了切除锁骨远端同时重建韧带的手术技术，手术步骤主要包括锁骨远端切除，然后将喙肩韧带从肩峰分离，再将韧带游离的一端连接到锁骨远端，以缩短并维持喙锁间距。但是随后的一些生物力学研究证明喙肩韧带的强度不足以维持肩锁关节的稳定，这也解释了临床上传统 Weaver-Dunn 术式高失败率的原因。为了提高韧带重建的强度，又出现了许多改良的 Weaver-Dunn 术式，例如加用异体肌腱或其他人工材料环形捆扎喙突和锁骨残端，而相应的成功率也得到了明显地提升。

3. 喙锁韧带解剖重建 符合或接近喙锁韧带起止点的解剖位置，同时也符合喙锁韧带的生物学特点。已有研究证实相比非解剖重建，解剖重建的强度更接近甚至高于天然的喙锁韧带，也因此受到越来越多临床医生的青睐。

（六）手术治疗进展

对于手术治疗，随着肩锁关节的生物力学和损伤机制的认识加深，手术观念也在不断改变。

1. 刚性固定逐渐被弹性固定（韧带重建）所代替。

2. 相较于非解剖重建，临床上更倾向于解剖重建。

3. 以往被忽视的肩锁韧带及肩锁关节水平不稳正逐渐被重视。

由于不符合肩锁关节微动的特性，刚性固定已逐渐成为历史。非解剖韧带重建目前在临床上仍有一席之地，特别是对于慢性肩锁关节脱位合并创伤性骨关节炎患者，需要切除锁骨远端，此时的重建是一种非解剖重建。有学者认为，从功能上讲，只要能恢复或重建肩胛骨和锁骨之间的可靠连接即可，不必过于强调恢复肩锁关节的解剖学完整性。不同患者喙锁韧带的起止位置存在个体差异，而术者对重建材料的固定位置存在一定的主观性，因此，目前的解剖重建技术从严格意义上来说也是非解剖性的，如何对于不同患者采用个性化方案也是未来研究方向之一。肩锁韧带损伤导致的肩锁关节水平不稳常被忽视或诊断不足，有临床研究证明肩锁关节水平不稳与不良的临床结果之间存在相关性。国外学者通过体外实验发现目前的一些流行术式（肩锁钩钢板、Tight-Rope 等）都无法解决水平不稳。对此有学者建议一方面术前增加拍摄动态腋位片或改良的 Alexander 片并测量相关参数来定量评估肩锁水平稳定性，另一方面术中积极纠正水平不稳，在重建喙锁韧带的同时联合重建肩锁韧带。

（七）并发症

手术和非手术治疗均可引起并发症。非手术治疗后的并发症包括慢性肩锁关节炎、持续性肩锁关节不稳、美容畸形和锁骨远端骨溶解。手术并发症主要包括感染、神经血管损伤以及重建失败（喙突骨折、锁骨骨折和移植物损坏）。即使目前手术种类达到 60 多种，仍无一种手术方式能够完全避免重建失败的风险。有文献报道临床结果的失败与年龄、性别、体重指数、专业活动、手术延迟、损伤类型和手术时间之间没有发现显著的相关性，而影像学的失败与较高的体重指数和延迟手术相关。有学者比较了改良的 Weaver-dunn 技术、异体肌腱经喙突锁骨隧道固定、异体肌腱环扎术和异体肌腱环扎联合襻纽扣钢板固定术这四种手术技术的翻修和失败率，发现相较于其他三种单一术式，最后一种联合术式的失败率最低。

（八）术后康复

考虑重力会对修复或重建的肩锁韧带和喙锁韧带产生持续的影响，因此笔者建议术后先用简单的吊带保护 2~4 周，在此期间患者在康复师的协助下开始低于肩部水平的被动运动。通常在手术后 6~8 周内可开始进行强化训练，但前提是能够耐受肩关节全方位的活动。一些存在肢体碰撞的运动通常在手术后至少 4~6 个月内不得进行。肩锁关节脱位手术后恢复运动的具体康复细节则需要根据初始损伤的严重程度和手术类型来制订。

（九）总结

尽管最近在治疗肩锁关节损伤方面取得了进展，但它们仍然是骨科医师在临床诊断和治疗方面的一大挑战。目前一致认为Ⅰ型和Ⅱ型损伤应非手术治疗，而Ⅳ、Ⅴ和Ⅵ型损伤应手术治疗。对Ⅲ型损伤的治疗目前尚有争议，推荐首先采取非手术治疗，如果经保守治疗后仍持续出现症状且功能受限，则建议手术治疗。若无特殊情况，建议早期手术治疗，延期手术会增加手术难度和术后脱位复发率。手术治疗包括内固定治疗、非解剖韧带重建和解剖韧带重建，手术主要目的是复位肩锁关节和维持动态稳定。锁骨钩钢板固定是内固定治疗常规治疗方式，但存在肩峰下撞击、肩袖损伤等并发症，且通常需要二次取出。关节镜辅助下韧带重建技术由于其创伤小、无需二次取出内植物等特点逐渐成为临床医生倾向的治疗方式，具有非常好的前景，是目前临床重点关注和追踪的方向。

二、肩锁关节骨关节炎

（一）概述

肩锁关节骨关节炎是肩痛的常见原因，可由不同的病理过程引起。此病有时会与其他肩关节疾病同时发生，从而使临床诊断复杂化。因此，经验匮乏的临床医生可能会对此疾病缺乏足够的重视，常笼统诊断为肩周炎而一味保守治疗，导致疗效欠佳。深入了解相关的解剖结构、疾病过程，详细询问患者病史和完善临床检查对正确诊断和制订治疗计划至关重要。

（二）相关解剖学特点

肩锁关节是将锁骨远端和肩峰内侧端连接在一起的微动关节，对锁骨和肩胛骨活动起到重要的耦合作用，因此肩胛骨运动障碍常与肩锁关节损伤有关。肩锁关节面与水平面之间的夹角及形态在个体差异，而中间的纤维软骨盘则起到缓冲和协调运动的作用，但有些个体的软骨盘不完整甚至缺如。纤维软骨盘的退变通常被认为是原发性骨关节炎发生的原因。肩锁关节表面积较小，但在日常活动中却承受着较大的负荷，其稳定性主要依靠关节囊和周围的韧带肌肉组织。日常生活中肩锁关节所承受的负荷往往导致关节内产生很高的接触应力，而关节面的倾斜、关节面形态的不一致以及纤维软骨盘的退化会加剧这些应力，使局部的关节软骨承受非常高的负荷，从而加速骨关节炎的发生。

（三）病因与病理学

肩锁关节骨关节炎的病因主要分为 3 类：

1. 机械物理性因素　通常指由肩锁关节脱位或锁骨远端骨折等创伤导致关节的生物力学发生改变和 / 或直接损伤关节来加速关节退化，逐渐发展为创伤后骨关节炎，产生长期的疼痛和功能的障碍。一些反复的微小创伤也可促使肩锁关节退变，常见于举重、标枪、篮球等上肢运动范围超过头顶的活动。在这类活动中，锁骨远端的起重机样运动会对肩锁关节产生明显的剪切应力。这种长期的应力作用加上广泛的活动范围，导致关节软骨机械磨损加快，并促进肩锁关节发生退行性改变。

2. 年龄相关的生物学微环境改变因素　常见由退行性变化不断积累所引起的原发性骨关节炎。随着年龄的增加，关节内纤维软骨组织的磨损、撕裂以及孔隙化改变的积累，导致关节面逐渐失去保护性软骨，最终产生骨面接触性疼痛，类似于膝关节退行性骨关节炎的发病机制。

3. 其他继发性因素　一些炎性疾病也可导致肩锁关节退变和随后的关节炎发生。例如败血症性关节炎，虽然罕见，但在急性发作、伴有发热和炎症标志物升高的病例中，仍需考虑到这一诊断，尤其患者存在静脉药物注射史、手术史、免疫缺陷等病史时。葡萄球菌或链球菌是最常见的病原菌。炎症的级联反应和蛋白水解酶会破坏关节软骨并导致退行性关节炎的发生。

在肩锁关节骨关节炎早期，多表现为关节囊的增生肥大和锁骨远端炎性改变。随后退变现象可逐渐加重，发生软骨剥脱，关节面和关节边缘赘生物形成，以致关节表面不规则，少数情况也可出现锁骨远端骨溶解。肩锁关节炎的这种病理变化可导致一些继发性疾病的发生，例如肩峰下撞击综合征和肩袖损伤可继发于肩锁关节下表面增生骨质或骨赘的形成。有研究显示肩锁关节炎是肩袖损伤及影响肩袖修复的重要因素，两者存在明显的相关性。因此在诊治过程中应考虑是否同时存在其他引起肩痛的原因。

（四）专科特色检查

当怀疑此疾病时，应对患侧和健侧肩膀进行全面的体格检查，比较两者之间的差异。

1. 视诊　评估肩锁关节是否扩大或不对称、有无肌肉萎缩或有无外伤的迹象，是否存在关节肿胀、畸形。

2. 触诊　可发现直接位于关节上方的触痛，疼痛可因刺激性的特殊检查而加剧。检查者一只手稳定肩峰，同时另一只手握着锁骨远端以评估肩锁关节的稳定性。

3. 对怀疑有肩锁关节骨关节炎的患者，除了行肩关节的常规体检外，还需行专门针对肩锁关节的特殊查体。下面三项是最常用的特殊检查：

（1）交叉内收试验（the cross-body adduction test）：肩关节 90° 前屈，双臂胸前交叉内收能使肩锁关节内关节面之间压力明显增大，如能诱发肩锁关节疼痛则认为试验阳性。此检查敏感度最高，可达近 77%，特异性约 79%。

（2）抗外展试验（the resisted-extension test）：患者肩关节前屈 90°，要求患者在抵抗阻力的前提下主动外展，若诱发疼痛则被认为试验阳性。此检查敏感度约 72%，特异性约 85%。

（3）O'Brien 试验（主动加压试验）：使肩关节前屈 90°，内收 10°，当肩关节处于最大内旋（拇指向下）时，患者抵抗由检查者施加的均匀向下的力量。然后肩关节逐渐外旋（手掌朝上）并重复上述动作。如果疼痛伴随内旋而出现，但随着外旋而减少或消退，则该试验被视为阳性。在这个试验中，局限于肩锁关节区域的疼痛是肩锁关节病变的表现，而位于肩膀深处的疼痛可能是上盂唇损伤的表现。此检查特异性最高，可达 95%。但敏感度只有 41%。

（五）影像学检查

X 线检查有助于临床医师评估肩锁关节病和其他潜在的病变。将 X 射线电压降低 50%，可以更好地显示肩锁关节，否则锁骨远端和肩峰的图像将因过度曝光而显示为深色。虽然肩锁关节可以在胸片和标准的肩关节前后位片中看到，但若需要获得最佳的肩锁关节透视效果，建议拍摄 Zanca 位片，即拍摄角度头倾 10°~15°，可避免肩胛骨和其他结构的影像重叠。影像学表现如关节间隙变窄、骨赘形成和软骨下硬化均提示骨关节炎的发生，如果患者的肩部有既往创伤史，也应进行腋位片检查，防止忽略可能存在的关节前后不稳。

CT 检查对发现肩锁关节间隙狭窄、骨质溶解、软骨下囊性变等优于 X 线片。磁共振成像（MRI）则可以用来进一步显示关节退变的程度，对于发现关节囊增生肥大、关节积液、软骨下水肿很有帮助，在肩锁关节骨关节炎的早期诊断及其他肩关节疾病的鉴别诊断方面具有较高的价值，同时对手术方案的确定及疗效评估方面也具有一定的辅助作用。

超声检查既可用于辅助诊断，也可用于作为非手术治疗的辅助工具。肩锁关节位置表浅，超声检查能对所有肌肉及肌腱动态显影，对评估关节间隙、检测骨赘、探查囊性变和关节积液具有重要的价值。当怀疑肩锁关节骨关节炎时，临床上常通过关节腔注射来实现诊断性治疗的目的，但由于解剖结构的变异、骨赘的形成和其他的退行性改变，精确穿刺进入关节腔内可能很困难，而在超声引导下则可以明显提高穿刺的准确度。患者的疼痛如果在数周内能获得明显减轻，则支持肩锁关节骨关节炎的诊断，但如果疼痛仍继续存在，则应考虑其他疾病。

（六）诊断要点

肩锁关节骨关节炎的临床诊断具有一定的挑战性，原因如下：①患者通常会主诉肩部疼痛进行性加重，尤其在上肢做跨头顶的动作时，但这一主诉缺乏特异性，同样可见于肩袖损伤、肩峰下撞击的患者；②尚无兼具高敏感性和高特异性的特殊查体；③肩锁关节骨关节炎的影像学特征与症状并无明显相关性，只能作为诊断的辅助手段，这是因为肩锁关节骨关节炎大部分是无症状性的，即仅有影像学上的改变，而没有疼痛及活动不适；④该疾病常与肩袖损伤、肩峰下撞击等肩关节疾病同时发生，在临床症状方面具有一定的相似性和重叠性，导致临床医生可能在检查及治疗中出现漏诊和误诊的情况。因此，临床医生需要结合详细的病史、认真的体格检查和充分的影像学资料，以明确肩锁关节骨关节炎对患者肩痛的影响程度，提高诊断的准确性。

（七）非手术治疗

肩锁关节骨关节炎的传统非手术治疗目的在于减少关节内的摩擦刺激、促进炎症吸收和延缓关节退变，包括休息、吊带制动、冰敷、理疗、口服镇痛药物以及封闭治疗等，急性期患者通常能够从中获益。物理疗法虽然不能缓解关节炎引起的疼痛，但能改善周围肌肉组织的灵活度和强度。封闭治疗通常每 3~4 个月 1 次，但存在潜在的并发症（如脂肪萎缩和皮肤变薄）。

封闭治疗对于希望快速返回工作岗位的患者来说具有很大的价值，但有临床研究发现其成功率并不高，仅有 28% 的患者在注射后 4 周症状消失。近年来随着生物工程学技术的发展，自体生长因子（如富血小板血浆、脂肪微片段和骨髓浓集液）或干细胞提取等软组织再生修复技术悄然兴起。生物治疗（biological therapy）的主要原理是通过从自身直接获取多种高浓度的生长因子或干细胞来刺激关节软骨组织的修复和再生。近来有学者报道了首例应用自体脂肪间充质干细胞成功治疗肩锁关节骨关节炎的案例，可见未来在肩锁关节等小关节炎的非手术治疗上，生物学技术具有巨大的治疗潜力。

（八）手术治疗

手术指征通常需要满足以下三个条件：①持续疼痛；②肩关节功能丧失；③保守治疗（6~12 个月）无效。锁骨远端切除术是标准的手术治疗方式，通过部分切除锁骨远端来避免关节面之间的接触摩擦，达到缓解疼痛的目的。可以通过开放性手术或关节镜技术来实现，两种方法均可获得明确的临床疗效。感染、神经关节病、关节不稳通常是手术的禁忌。不能忽视合并的肩关节损伤，如肩袖撕裂、上盂唇撕裂和肱二头肌肌腱炎，以避免患者对疗效的不满意。

1. **开放性手术治疗** 开放性手术主要通过位于以肩锁关节为中心的小切口，直视下切除锁骨远端。术中探查肩锁关节的韧带组织并在切除过程中予以保护，并在手术结束时与关节囊一起修复。开放性手术相对容易、快速，并能确保锁骨远端的充分切除，但可能会损伤周围肌肉组织并破坏肩锁韧带的完整性，增加关节不稳和术后残余痛的风险。而且开放性手术不仅术后恢复时间较长，感染风险较高，局部的瘢痕也会影响美观。

2. **关节镜手术治疗** 尽管开放式外科治疗疗效明显且有很长的历史，但使用关节镜技术治疗肩锁关节炎已逐渐成为目前的趋势。关节镜手术除了能够切除锁骨远端以外，还可同时实现肩峰下清理、肩峰成形、肩袖修补等目的，对合并其他肩部疾病的患者免除了需要多次手术的负担。关节镜手术不仅创伤小、美观、感染风险低，而且能够更好地保留肩锁关节囊和周围的韧带肌肉组织，且一些回顾性文献对比了关节镜手术和开放性手术，发现前者在肩关节力量和活动范围的快速恢复方面更具优势，这对于术后希望尽早投入工作和运动的患者来说，具有重要意义。

目前有两种常见的关节镜入路方式，包括直接入路（肩锁关节上方）及间接入路（肩峰下）。从肩锁关节上方直接入路，不仅可以直视下切除锁骨远端，而且无肩峰下入路存在的肿胀和出血等缺点，还可以同时切除肩峰上表面的骨赘，行肩峰成形术，因此，对仅需行锁骨远端切除的单纯肩锁关节骨关节炎或需同时行肩峰成形术者，可首选关节上方入路，但此方法不能同时探查盂肱关节和肩峰下间隙，不适合于合并盂肱关节及肩峰下间隙存在病变者。从肩峰下间接入路，对于肩锁关节骨关节炎合并肩峰下病变者更为适用，且对肩锁关节囊和韧带破坏较小，但存在损伤肩峰下正常结构的风险。

关节镜技术操作要求高，需要特殊的设备，并且学习曲线较为陡峭，如果操作失误，也会导致潜在的风险发生。关节镜技术并不适用于所有情况，如对于锁骨远端上部和肩峰内侧肥大的患者，仍倾向于开放手术。

3. **锁骨远端切除范围**　无论是开放手术还是关节镜手术，最终目的都是切除锁骨远端，而目前关于切除的范围仍没有达成共识。不充分地切除导致锁骨和肩峰之间的残余接触，可产生术后的持续疼痛，而过度地切除则可能使韧带失去附着点而导致关节医源性不稳并影响上肢功能，严重时甚至需要行翻修或韧带重建手术。因此必须认识到切除范围的重要性，在实现充分切除的同时更好地保护肩锁关节囊及周围韧带组织，减少术后并发症的发生。有文献建议锁骨远端的切除范围在8~10mm，也有文献建议不超过5mm。事实上手术的主要目的是获得足够的肩锁间隙来避免残端关节面接触，因此并非只能单纯切除锁骨远端，也可切除肩峰内侧面来实现手术目的。有学者报道了切除锁骨远端3~4mm的同时切除肩峰内侧2~3mm来治疗肩锁关节骨关节炎的案例，由于锁骨端切除范围更小，在维持关节稳定方面可能更具优势。不同的肩锁关节存在个体差异，真正理想的切除范围可能取决于患者本身，因此如何个体化地治疗肩锁关节骨关节炎将是未来研究的方向之一。

（九）术后康复

开放性手术由于创伤较大，术后3周内不鼓励主动活动，完全恢复正常活动通常需要3个月时间。而关节镜手术的优势之一是有利于患者的快速康复，对于单纯的肩锁关节骨关节炎患者，应鼓励尽快活动，我们的经验是术后第2天即可开始进行温和的主动和被动活动练习，4周后加强活动强度和范围，逐渐发展到全方位的完全能够耐受的活动。而对于合并其他肩部损伤的患者，以肩袖损伤为例，我们建议术后早期吊带或支具固定肩关节4周，从第4周~第6周开始被动活动，随后逐渐进行主动活动和强化锻炼。当然，术者需要充分了解患者的局部和全身情况，才能制订最佳的康复计划。

（十）总结

肩锁关节骨关节炎是引起肩痛的常见原因。

由于患者可同时合并其他肩部问题，详细的病史、认真的体格检查和充分的影像资料有助于提高诊断的准确性。传统的非手术治疗对于症状急性发作的患者具有较好的效果，而生物治疗技术作为新型的保守治疗手段已逐渐崭露头角。对保守治疗失败的患者来说，手术可能是必要的，主要包括开放性手术和关节镜手术。这两种技术都有很好的治疗效果，但由于快速康复和并发症相对较少的优点，临床上逐渐倾向于使用关节镜技术来治疗肩锁关节骨关节炎。

三、胸锁关节脱位

（一）概述

由于生物力学的复杂性和影像技术的局限性，在20世纪60年代就有学者提出，胸锁关节（sternoclavicular joint）是人体最容易被忽视的关节之一。胸锁关节脱位（sternoclavicular joint dislocation）临床发病率较低，但可能导致严重的并发症。近年来，随着胸锁关节解剖、生物力学的更新、治疗理念的改变和外科技术的进步，对胸锁关节脱位的治疗出现了新的趋势。

（二）解剖学要点和损伤机制

胸锁关节是锁骨内侧端、胸骨柄锁骨切迹和第1肋软骨端组成的鞍状关节，也是连接上肢和躯干之间唯一的滑膜关节。锁骨内侧端关节面积明显大于胸骨柄切迹，但实际接触面积却不超过其1/2，这是胸锁关节潜在的不稳定因素。然而强大的韧带结构使得胸锁关节能够在较大的活动范围中保持稳定，使其成为临床中最少脱位的关节之一。胸锁韧带提供前后方向的稳定性。前方胸锁韧带较后方胸锁韧带薄弱，且位于关节囊张力侧，因此受到外力作用后胸锁关节多为前脱位（anterior dislocation），其发生率是后脱位（posterior dislocation）的3倍。肋锁韧带在限制锁骨的抬高、旋转和侧方移位中起到关键作用。锁骨间韧带穿过胸骨，将两侧锁骨向内侧牵引。

在关节间隙内存在关节盘，起过渡和减震的作用，并增加关节面的适应性，部分限制锁骨内侧端的移动。关节盘会随着年龄逐渐磨损和发生退化。胸锁关节脱位或半脱位是导致关节盘损伤的最常见原因。因此若手术治疗胸锁关节脱位，术中应尽可能保护并修复损伤的关节盘，以减少创伤性骨关节炎的发生概率。

胸锁关节位于胸廓出口的正上方，气管和食管、锁骨下静脉、喉返神经、臂丛神经等一些重要的解剖结构正好位于胸锁关节的后方。尽管这些结构受到前方的胸骨舌骨肌、胸骨甲状肌保护，但在严重的胸锁关节后脱位中，仍可能受到损伤并导致严重的并发症。

近期的研究发现了一个具有里程碑意义的解剖标志——锁骨胸脊，即锁骨内端前方的纵向骨脊，是胸大肌在锁骨内侧的附着部位。在胸锁关节脱位的韧带重建术中，锁骨胸脊有利于锁骨定位和隧道置入，防止锁骨发生医源性旋转不良。

胸锁关节的脱位可以是创伤性或非创伤性的。创伤性胸锁关节脱位常由高能量的直接或间接暴力引起，例如机动车事故和运动撞击：

1. 直接暴力 暴力直接作用于锁骨前内侧，锁骨被向后推到胸骨的后方形成后脱位，有时甚至被推入纵隔内。直接暴力导致的前脱位少见。

2. 间接暴力 最常见的损伤机制，肩关节受到前外侧或后外侧的暴力使锁骨发生间接位移，并破坏关节囊和周围韧带；当肩关节受到挤压向后旋转时发生前脱位，相反则发生后脱位。

非创伤性脱位的原因主要包括先天性疾病（如 Marfan 综合征、关节炎、慢性劳损等），造成关节囊和韧带逐渐松弛，导致关节不稳进行性加重。此外锁骨发育异常或胸大肌活动异常也与胸锁关节不稳有关。

（三）临床诊断

1. 临床表现 胸锁关节脱位按解剖位置分为前脱位和后脱位，患者通常主诉局部疼痛和上肢活动受限，并自行托起患肢肘部，以尽量减少肩关节和肩胛骨的活动。前脱位的患者锁骨内端向前移位，在胸前关节区域可见明显突起的肿块，不易被漏诊。而后脱位的患者疼痛比前脱位更加剧烈，且锁骨内侧凹陷，胸骨角突出。由于胸锁关节后方有许多重要的结构，因此后脱位可能会导致严重的并发症，例如上肢（锁骨下静脉）静脉充血、呼吸困难或窒息（气管）、吞咽困难（食管）和声音嘶哑（喉返神经）。若发现患者存在纵隔受压的症状，必要时需请相应的专科医生会诊。因此，遇到胸锁关节后脱位的患者时需要详细检查，避免遗漏可能存在的并发症，否则后果

严重。

2. 影像学检查 拍摄前后位 X 线片，与健侧比较来发现锁骨内侧端的移位。但 X 线检查灵敏度较低，这是由于锁骨内侧与胸廓上口尤其第 1 肋骨重叠，常使得普通 X 线片无法清晰显示胸锁关节。有文献报道大约 50% 的胸锁关节后脱位患者在最初的临床检查和 X 线扫描中被误诊。CT 能较好显示骨性解剖关系和纵隔解剖结构，是目前判断胸锁关节脱位最佳方法。扫描范围包括双侧胸锁关节和双侧锁骨内侧的 1/2。CT 检查有助于明确关节是否脱位以及脱位程度、邻近结构有无压迫、是否伴有锁骨或胸骨骨折、有无骨折碎片及碎片移位的情况。三维重建则进一步显示出异常的解剖空间，协助评估脱位的程度。MRI 也可用于胸锁关节成像，但会因患者的呼吸运动而存在伪影，因此 MRI 对骨性结构的分辨率比 CT 差。然而 MRI 可以更好显示软组织关系，在评估关节盘、韧带和邻近神经血管损伤情况方面更有效。锁骨内侧端骨骺闭合的年龄约为 25 岁，因此对 25 岁以下患者单纯行 X 线检查，很难将胸锁关节脱位与锁骨内侧端骨骺分离进行鉴别，通常需要完善 CT 或 MRI 来明确诊断。血管造影是评估胸锁关节脱位对周围血管结构影响的最佳方法，可通过检测治疗前后受累血管的血流畅通情况和局部压力变化来佐证复位的成功与否。

（四）治疗原则

以往传统的治疗模式中，非复位的保守治疗占据多数，这是由于很多脱位患者（尤其是前脱位）在早期仅有局部的疼痛，并没有表现出严重的临床症状。然而大量的随访研究发现若前脱位不复位，不仅存在持续疼痛和局部畸形，还可导致关节功能减退和创伤性关节炎的发生，影响正常生活。因此对于前脱位的患者建议首先采取闭合复位，若闭合复位失败，除非患者日常需求较低或身体状况极差无法耐受手术，通常建议开放手术治疗；对于无严重纵隔损伤的后脱位患者，也建议首先采取闭合复位，若闭合复位失败再行开放手术治疗；对于有严重后方纵隔损伤的后脱位患者，建议直接开放手术，必要时请心胸外科医生协助治疗。

（五）闭合复位治疗

闭合复位是急性胸锁关节前 / 后脱位的首选

治疗方式,相较开放手术,患者感染、失血和周围结构的医源性损伤的风险更低。若复位成功,则用"8"字绷带保持肩关节后伸来维持胸锁关节稳定,一般固定4~6周后再开始活动,以便损伤的韧带顺利获得愈合。从受伤到闭合复位的时间将影响复位的成功率,一般受伤时间在48~72小时内的闭合复位成功率更高。如果脱位时间超过7~10天,关节与周围组织的炎性粘连会导致闭合复位的成功率下降,强行闭合复位还可导致后方粘连的结构损伤,因此建议开放手术治疗。

前脱位的闭合复位方法:患者平卧,双肩下方垫高,牵引外展的上臂,此时对锁骨内侧端施加向后的作用力使关节复位。

后脱位的闭合复位方法:患者平卧位,肩关节下方垫高,用缓和的力量外展牵引患肢,使上肢与锁骨成一条直线,一名助手在对侧做反牵引,逐渐增加牵引的力量并且后伸肩关节,使胸锁关节复位。也可用布巾钳经皮抓住锁骨内侧端向前提拉复位。

(六)手术治疗

对于韧带结构完全损伤的胸锁关节脱位,即使很容易完成闭合复位,由于整个关节的稳定性遭受了强烈破坏,加上胸大肌、胸锁乳突肌和斜方肌的影响,容易出现关节的再脱位,导致复位失败。目前的手术方式主要分为三大类:胸锁关节内固定术、锁骨内侧端切除术和胸锁关节韧带重建术。目前尚无公认最合适的手术方式,且不同的手术方法也存在相应的并发症或风险,但随着对胸锁关节解剖、生物力学及治疗理念的更新,手术方式也在不断改进。

1. 胸锁关节内固定术 目前临床应用比较广泛的固定方式是钢板螺钉固定,常见的固定材料包括T型钢板固定、锁骨钩钢板固定和胸骨钩钢板固定。T型钢板可同时对锁骨和胸骨柄进行坚强固定,但导致胸锁关节丧失了微动功能,不符合生物学固定的原则,术后可能因应力集中而发生螺钉松动拔出甚至断钉断板,从而需要限制患者的早期锻炼。锁骨钩钢板和胸骨钩钢板利用杠杆原理维持复位,由于仅在锁骨侧固定,无需在胸骨端植入螺钉,符合胸锁关节微动的生物力学特性,有利于早期功能锻炼,但仍存在明显的缺点:①术中在锁骨或胸骨上钻孔植钉的操作可能损伤胸腔内重要脏器;②锁骨的旋转活动可能导致胸骨处的钢板尖钩穿破或脱离胸骨,导致固定失败;③锁骨位于第1肋骨的前上方,呼吸时第1肋骨的反复升高抬举锁骨可形成折弯应力,导致固定物疲劳断裂或者移位;④需要二次手术取出,增加了患者的经济负担和软组织损伤的风险。

2. 锁骨内侧端切除术 一些患者由于症状不重且活动度接近正常而未及时接受治疗,随后长期的工作活动后可导致创伤性关节炎发生,在这种情况下建议行锁骨内侧端切除术,尤其对于慢性后脱位的患者更具意义。单纯切除锁骨内侧端可能会导致术后效果欠佳,术中保留修复或重建韧带结构来维持锁骨内侧端与胸骨柄之间的稳定性是十分必要的,否则关节不稳会导致术后持续的疼痛。实际上锁骨内侧端切除术是一种破坏性手术,破坏了上肢与中轴骨的联系,术后肩关节功能会受到一定的影响。

3. 胸锁关节韧带重建术 由于胸锁韧带对胸锁关节前后稳定的重要作用,韧带重建技术通常以胸锁韧带重建为主,必要时重建肋锁韧带。这一技术不仅符合胸锁关节生物学特点,而且相较于钢板螺钉内固定技术,软组织破坏更少,后方纵隔结构损伤的风险更低,也避免了二次手术取出内植物带来的风险。

目前胸锁关节重建材料主要为自体或异体腱性组织,包括胸骨锁乳突肌、掌长肌、股薄肌、阔筋膜张肌或半腱肌。重建方式包括:①经典的"8"字重建术,将重建材料分别穿过锁骨和胸骨柄的平行骨隧道,进行"8"字固定重建胸锁关节;②双"8"字重建术,将重建材料分别2次穿过锁骨和胸骨柄的双平行骨隧道来重建胸锁关节;③"X"形重建术,先进行"8"字重建,再将重建材料水平横跨胸锁关节的上下方同时再次穿过原来的骨隧道来重建胸锁关节;④带线锚钉固定,将重建材料用带线锚钉直接固定在胸骨柄上,然后穿过锁骨隧道来重建胸锁关节。

最近有临床医生发表了以Tight Rope襻纽扣钢板解剖重建肋锁韧带为主、缝线缝合稳定胸锁关节为辅的手术方式成功治疗胸锁关节前脱位的个案报道。传统的解剖观念认为肋锁韧带对胸锁关节前后方的稳定并非占主导地位,尽管这只是个案报道,却提示我们可能需要重新审视过去的解剖观点和治疗理念,并对胸锁关节的解剖结构和生物学特点展开新的探索。

(七)康复要点

胸锁关节脱位晚期可导致创伤性关节炎的发生,且与损伤程度和再脱位有关。应尽量避免再脱位的发生,这需要临床医生重视患者的康复锻炼,而非单纯手术。尽管不同治疗方式(手术或非手术)的康复手段不尽相同,但康复要点是一致的,即对再脱位进行预判,防止过度活动导致稳定结构再次损伤,这需要临床医生充分认识患者的病情和相应的治疗方案。

(八)总结

胸锁关节作为微动关节,其稳定性主要依赖关节囊及周围韧带。对于胸锁关节脱位的诊断,需要结合患者的症状、病史、体格检查和影像学检查,避免误诊或漏诊。对于前脱位和无纵隔严重损伤的后脱位建议首先尝试闭合复位,若闭合复位失败则选择开放手术治疗。手术治疗包括内固定术、锁骨内侧端切除术和韧带重建术。由于胸锁关节后方存在许多重要的结构,因此对手术操作的精细程度要求较高,以提高手术的安全性。随着对胸锁关节生物力学的深入研究,组织工程技术的逐渐成熟,更安全有效、符合胸锁关节物力学特性的韧带重建技术将会是未来研究的重点。

(林向进　蔡友治)

第六节　运动训练中肩部常见神经损伤

一、肩胛上神经麻痹

肩胛上神经病变是引起肩部疼痛与无力的重要原因之一,严重者形成肩胛上神经麻痹(suprascapular nerve paralysis),该病变不常见,约占肩关节疼痛的1%~2%。Thompson与Kopell于1959年首次对该病进行了报道,Aiello等人首次明确了肩胛上神经最容易受压迫与发生神经病变的两个解剖位置,一个是肩胛上切迹,一个是冈盂切迹。最近几十年,肩胛上神经病变受到了越来越多的关注,诊断与治疗均有明显的进步。

(一)肩胛上神经及相关解剖

起自臂丛上干(C_5~C_6),约25%的人有部分神经纤维来自C_4,在锁骨上约3cm处离开臂丛的上干,向外与肩胛舌骨肌的肌腹平行,处于斜方肌前缘的深方,与肩胛上动、静脉伴行。然后沿锁骨后缘行走,进入肩胛骨上缘。此时,肩胛上神经与动脉分开,向深部走行,进入肩胛上切迹,肩胛上神经与肩胛上动脉分别在肩胛横韧带的下方与上方通过。通过冈上切迹后,肩胛上神经进入冈上窝,发出两个运动支到冈上肌的肌腹(支配该肌肉),同时发出感觉支与交感神经支,支配盂肱关节的2/3、喙锁韧带、喙肱韧带、肩峰下滑囊及肩锁关节的后关节囊。通过冈上窝底部,肩胛上神经与肩胛上动脉一起向远侧在冈盂韧带(下肩胛横韧带)的下面绕过冈盂切迹,进入肩胛下窝,发出2~4支运动支,支配冈下肌。肩胛上神经没有皮肤支配区。

肩胛上切迹的顶部是肩胛横韧带,肩胛横韧带的肥大、骨化等可造成该处狭窄,压迫肩胛上神经,肩胛上切迹的形状也是导致神经受压的原因之一,根据形状,肩胛上切迹可分为6型。冈盂切迹的顶部是冈盂韧带,也称为下肩胛横韧带。

肩胛上切迹解剖分型:Ⅰ型,肩胛骨上缘形成一个宽广的压迹;Ⅱ型,钝V形压迹,占据肩胛骨上缘约1/3;Ⅲ型,匀称U形压迹,压迹的两边平行;Ⅳ型,小V形压迹,提示肩胛上神经受压;Ⅴ型,类似于Ⅲ型,但肩胛横韧带的内侧部分有骨化;Ⅵ型,肩胛横韧带完全骨化(见图2-1-46)。

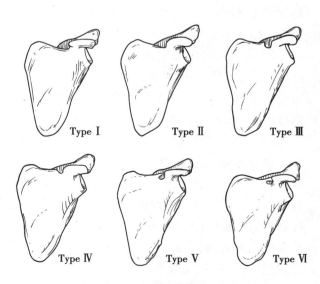

图2-1-46　肩胛上切迹解剖分型

（二）病因学

造成肩胛上神经损伤的病因不十分明确，相关损伤因素有多种，包括急性运动创伤，如肩关节脱位，累及肩胛上切迹的骨折等，文献报道肩胛上神经损伤是肩关节脱位中第二位容易损伤的神经，仅次于腋神经。慢性运动损伤，如"悬吊理论（sling theory）"，长期、反复地肩胛骨过度运动（如肩胛骨过度外展运动），可以导致肩胛上神经在肩胛上切迹处受到复合性刺激，形成重复性微创伤，最后导致直接性神经损伤（牵拉神经造成）或间接性神经损伤（影响神经的血供），如高尔夫球运动、沙滩排球运动、举重等。肩胛上神经周围的占位性病变，包括恶性肿瘤与良性肿瘤，最常见的是该区域的腱鞘囊肿，与肩关节的盂唇损伤及肩关节劳损有关，常与盂唇损伤伴发，发生于冈盂切迹处，称为冈盂切迹囊肿。巨大肩袖撕裂，尤其是伴有脂肪浸润，与肩胛上神经压迫有关，在修复巨大肩袖损伤时过度向外牵拉肩袖组织也可导致肩胛上神经损伤。医源性肩胛上神经损伤也是损伤原因之一，包括锁骨远端切除与肩关节后方切开术式等。

（三）临床表现与辅助检查

1. 临床表现　常见于年轻人，可以有创伤史，多数患者有长期的运动训练经历，常见的与肩胛上神经损伤相关的体育运动包括：排球、沙滩排球、篮球、网球、举重、游泳与小口径步枪射击等。肩胛上神经损伤与体力劳动也有关，尤其是重复性肩上工作。

患者多主诉肩关节周围的弥漫性疼痛。有些患者的疼痛局限于肩关节的后外侧部，可以向上臂的后方放射，也有患者向颈部放射到后颈椎，或前上胸壁，少数出现夜痛。患者常主诉肩关节外展、外旋无力，容易与肩袖损伤相混淆，因为只有当疼痛转为慢性期时，肌肉萎缩才会逐渐明显。由于某些肩关节动作会引起疼痛，导致患者在运动时避免一些动作或限制其运动幅度，这种情况下，患者的表现又类似于肩关节粘连。

排球运动员早期只在扣球时感到肩部不适，进而出现酸痛麻木与扣球无力和容易疲劳。举重运动员早期出现抓举时伤侧力弱，容易失去平衡。多数不影响训练，常在洗澡时被队友发现有局部肌肉萎缩。

肩胛上切迹处病变引起的肩胛上神经损伤的临床症状明显且严重，包括疼痛与无力的程度，而冈盂切迹处病变引起的肩胛上神经损伤的临床症状一般较隐匿。

2. 查体　包括颈椎与双侧肩部。首先视诊，双侧肩部应该充分显露，发生于肩胛上切迹处的肩胛上神经损伤可以见到冈上窝与冈下窝的肌肉均萎缩，而发生于冈盂切迹处的肩胛上神经损伤则只能见到冈下窝的肌肉萎缩。对于肌肉很发达的患者，其肌肉萎缩可以不明显，例如举重运动员的斜方肌与三角肌很发达，可以掩盖冈上肌与冈下肌的萎缩。肩关节活动范围与肌力查体，可以发现轻微的肩关节外旋受限与外展肌力下降。但一些慢性患者，其小圆肌与前锯肌肌力增强，可以代偿冈下肌肌力的下降。冈上窝Neviaser 入口（位于锁骨与肩胛冈之间，肩峰内侧缘内侧 1cm 处）的内侧 3cm 偏前位置可以有压痛，但特异性不强。盂唇损伤常与肩胛上神经损伤合并存在，盂唇刺激试验在肩胛上神经损伤中常常阳性。上臂交叉内收试验（the cross-arm adduction test）是诊断肩胛上神经损伤最有价值的体征之一，患者将患侧上肢伸直，前屈 90°，水平内收，交叉到身体的对侧，健侧手将患侧肘向健侧肩部挤压，这可以刺激已经受压的肩胛上神经，由于肩胛上神经发出分支支配肩锁关节，患者经常出现肩锁关节疼痛，而肩锁关节压痛阴性（图 2-1-47）。

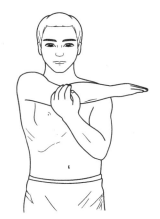

图 2-1-47　上臂交叉内收试验

3. 影像学检查　首先是 X 线片，可以做肩关节的真正前后位片（Grashey）、普通前后位片、Y 位片、腋侧位片、Zanca 位片等。CT 检查可以明确肩胛上切迹的形态与类型、肩胛横韧带骨化情况、肩胛骨骨折及锁骨骨折等。MRI是常规检查，可以发现软组织占位，例如腱鞘囊肿，也可以对神经受压与变性程度做出评价，还可以明确盂唇、肩袖、肌肉等软组织损伤与退变情况。

4. 局部封闭试验　应用1%的利多卡因行局部封闭可以快速准确地明确肩胛上神经损伤。进针点位于Neviaser入口内侧3cm，向前内插入，到达喙突根部的肩胛上切迹处。如果注射准确，患者的疼痛可以迅速地明显消除。封闭前后可以做上臂交叉内收试验进行比较。B超引导下穿刺可以增加封闭的准确性。如果封闭试验阴性，不能排除肩胛上神经损伤，因为Ⅳ、Ⅴ、Ⅵ型肩胛上切迹患者的局部利多卡因扩散情况特殊。

5. 肌电图检查　肌电图及神经传导测量对于肩胛上神经损伤具有辅助诊断意义，尤其对于查体肌肉萎缩不明显，影像学没有发现局部占位病变的可疑患者具有重要诊断价值。潜伏时间增长往往提示神经传导受损，通常情况下，冈上肌神经潜伏期（传导速度）是1.7~3.7ms，超过2.7ms往往提示不正常，超过3.3ms为阳性，提示冈下肌损伤。刺激点通常在Erb点处进行。长期病变的患者对冈上肌和冈下肌的神经支配干扰模式往往有减少。冈下肌和冈上肌存在正锐波和纤颤电位、运动单位动作电位的数目缺失或减少，都是肩胛上神经损伤在肌电图上的表现。

肌电图与神经传导速度测量可以辅助确定肩胛上神经的损伤部位，是肩胛上切迹处还是冈盂切迹处，冈盂切迹处神经损伤的典型阳性肌电图表现是冈下肌运动神经支配缺如，而冈上肌正常。

（四）诊断与鉴别诊断

肩胛上神经损伤的诊断是一种排除性诊断，难度较大，误诊与延期确诊较多。准确的病史、详细的查体及恰当的影像学检查是获得正确诊断的基础。患者出现症状到获得明确诊断一般要经历数月，很多患者接受了不正确的手术治疗（例如肩袖修补术）。延期诊断是影响肌肉力量恢复的最大问题。

鉴别诊断包括：肩袖损伤、盂唇损伤、盂唇损伤合并腱鞘囊肿、轻度肩关节粘连、肩峰下滑囊炎、肩峰下撞击综合征、肩锁关节损伤、盂肱关节骨关节炎、肩关节后向不稳、颈椎病、臂丛神经炎、

四边孔综合征、胸廓出口综合征、肺尖部肿瘤（肺上沟瘤）等。

（五）治疗

根据病因（恶性肿瘤等除外），一般首先采取保守治疗，包括休息、运动调整、消炎药、理疗等。治疗期间要注意维持患者肩关节正常活动范围，增强肌肉力量练习（包括肩胛带肌、肩袖等）。

对于运动员，停止训练后，肩胛上神经麻痹都能恢复，康复的要点是减少受伤动作的训练，例如排球运动员，症状明显，应停止扣球训练，或改变扣球技术（减少上侧方大力扣球）。小口径步枪运动员应该减少射击次数。举重运动员可暂停抓举训练，或加宽抓杠的宽度，以减轻肩胛上神经与肩胛骨之间的摩擦。无症状不影响训练或运动技术的可不予处理。

保守治疗的时间要根据具体情况而定。如果发现占位性病变，建议保守治疗的时间小于8周，保守期间主要通过锻炼肩胛带肌（包括斜方肌、菱形肌、前锯肌）增加肩胛骨稳定性，肩胛骨的稳定性恢复后，应该及早手术。如果没有占位性病变，肌电图检查也是阴性，保守可以延长到6个月。主要保守治疗方法包括理疗、运动调整、肌力练习（包括肩袖与肩胛带肌）等。因为保守治疗时间长、效果慢，保守治疗期间要与患者进行充分沟通，争取患者的理解与配合，症状一般会超过6个月，疼痛与无力可能要在保守治疗1年后才逐渐消失。

肩胛横韧带与肩胛上切迹构成的肩胛上神经通道及冈盂韧带与冈盂切迹构成的肩胛上神经、血管通道的狭窄是造成肩胛上神经损伤与麻痹的最常见部位，也是腱鞘囊肿、脂肪瘤等占位性病变容易累及的部位。如果发现上述部位有机械性压迫造成肩胛上神经损伤的现象，应考虑手术治疗。

1. 处理肩胛上切迹处压迫

（1）切开技术：患者半卧位，沿肩胛冈上缘做横切口，长约10cm，将斜方肌自肩胛冈上剥离，向头侧牵引，显露深层的冈上肌，两者间可以有脂肪，用手指沿冈上肌上缘向前外侧触摸，可以探及肩胛上切迹及肩胛横韧带，拉钩拉开冈上肌，显露肩胛上动静脉、肩胛横韧带及肩胛上切迹，切断肩胛横韧带，松解肩胛上神经，进一步探查，清理局

部的占位病变,关闭切口。

(2)关节镜技术:患者全麻,沙滩椅位,控制性降压,建议收缩压略低于100mmHg。入口包括:标准肩峰下入口(外侧入口)、前外侧入口、后入口及附加入口。附加入口位于Neviaser入口内侧3cm冈上肌前缘处,也称为肩胛上神经入口。为避免关节肿胀,减小手术难度,不建议先进行盂肱关节的探查或操作。

关节镜经外侧入口进入肩峰下间隙,刨刀经后入口进入,清理滑囊。在肩峰前外侧角处建立前外侧入口,该入口适合清理显露肩胛横韧带。进刨刀或射频进行局部清理,首先显露的是喙肩韧带,沿其走行可以见到喙突根部,然后向内、向后清理显露喙锁韧带,包括锥状韧带与斜方韧带,在锥状韧带的根部内侧缘可以见到肩胛横韧带的喙突止点。利用16号套管针经皮在肩胛上神经入口处插入,穿过斜方肌,经冈上肌前缘到达肩胛横韧带处。建立肩胛上神经入口应注意避免损伤行走于肩胛骨内侧缘附近的副神经。术中可见肩胛上动脉位于肩胛横韧带的上方,肩胛上神经位于肩胛横韧带的深层。为了操作方便,可以在肩胛上神经入口的外侧1.5cm处建立另一个附加入口,进镜下剪刀,沿喙突侧切断肩胛横韧带。然后,轻柔地探查肩胛上切迹处肩胛上神经的松解情况,有时由于切迹内骨质增生,造成神经受压,可以用磨钻沿切迹的外侧缘行切迹成形术。

术后悬吊固定上肢48~72小时,术后第1天鼓励患者做钟摆运动及主动肌力练习,日常生活不受限制。

2. 处理冈盂切迹处压迫

(1)切开技术:在肩峰后外侧角的内侧3cm处,取纵行切口,沿纤维走行劈开三角肌,不宜太长,避免损伤腋神经,显露冈下肌,沿其上缘向前方小心分离,显露肩胛上神经、冈盂韧带及冈盂切迹,切断冈盂韧带,松解肩胛上神经,进一步探查,清理局部的占位病变,关闭切口。

(2)关节镜技术:考虑切开术式创伤大且不能处理的关节内病变,现在多用关节镜技术治疗。关节镜下处理冈盂切迹处压迫有多种术式,入路可分为经关节腔内入路、肩峰下入路与后入路等,囊肿清理技术可分为上关节囊开窗加压技术与盂唇下减压技术等。对于囊肿合并盂唇损伤者,多采用经关节腔内技术+上关节囊开窗加压技术,能够同时处理囊肿与盂唇损伤,加压时可避免损伤肩胛上神经。对于单纯囊肿者,多采用肩峰下入路技术或后入路技术。

二、胸长神经麻痹

(一)胸长神经及相关解剖

胸长神经起自C_{5-7}神经根的腹支,离开椎间孔后组成神经干,C_5、C_6组成上干,穿过中斜角肌,C_7组成的下干经过中斜角肌的前方,两者汇合形成胸长神经。在臂丛后方下行,长约30cm,只支配前锯肌一块肌肉。前锯肌起自上9条肋骨,止于肩胛骨腹侧的内侧缘,与斜方肌联合稳定肩胛骨在胸壁上的位置。

(二)病因学

急、慢性损伤都可造成胸长神经的损伤。包括锁骨与第2肋骨对胸长神经的挤压损伤、中斜角肌的过度收缩、颈椎屈伸与旋转造成的神经牵拉、上肢上抬与后伸造成的神经牵拉。由于胸长神经处于组织的深部,直接暴力造成的损伤少见。运动是造成胸长神经损伤的重要原因。网球与射箭中的反复牵拉挤压,可损伤胸长神经。篮球、足球、高尔夫球、体操、摔跤等运动可因为单次或反复损伤而造成胸长神经损伤。因为背包的长时间压迫,反复刺激与损伤胸长神经,徒步旅行者常常出现胸长神经损伤。一些体力劳动,例如铲土也可以造成胸长神经损伤。有报道在臂丛的下面与中斜角肌在第1肋骨止点处之间有紧张的筋膜带,肩外展及外旋时,胸长神经呈弓弦样位于筋膜带上,造成胸长神经损伤。上臂与肩胛骨运动的不同步会造成胸长神经牵拉性损伤。长时间的斜卧位或术中牵拉也可以造成胸长神经牵拉性损伤。经腋路第1肋骨切除术常造成胸长神经损伤,但预后较好。

(三)临床表现与辅助检查

早期症状不明显,多表现为运动能力的轻微改变。典型的临床表现为:①翼状肩胛,即肩胛骨向后向内移位,伴轻度上移,下角移位显著。在早期畸形可不明显,斜方肌肌力下降后会逐渐出现翼状肩胛。严重者静止状态下就可以见到,一般在肩关节前屈抗阻或做推墙动作时明显。

②疼痛,程度不等,位置不同,以喙突处的疼痛最常见也最有意义。③肩关节活动范围受限,完全损伤的患者,其主动前屈上举的角度小于110°。④肩关节力量下降、耐力下降。文献中将其临床症状归纳为SICK肩胛综合征(SICK scapula syndrome)。

颈椎及肩关节X线片可明确关节病、骨折畸形愈合、副肋、骨软骨瘤等疾病。MRI检查可发现肩袖损伤及肩关节不稳,T_2加权抑脂像可以发现组织的失神经性水肿。肌电图可确诊胸长神经麻痹,自Erb点进针到前锯肌,进行测试,3~6个月后可重复测量。

(四)诊断与鉴别诊断

两侧肩胛骨在肩关节前屈上举过程中位置不对称,是诊断该病的重要线索。翼状肩胛是胸长神经损伤最典型的临床表现。肌电图检查可以确诊。

鉴别诊断包括:斜方肌麻痹(副神经损伤),也可引起翼状肩胛,但其肩胛骨后翘的程度低且翘起的部位是肩胛骨的内侧缘而不是下极;肩关节疼痛性疾病,可导致盂肱关节由于筋肉痉挛而固定,出现翼状肩胛;肩关节多向不稳;自发性翼状肩胛。臂丛神经炎也会累及胸长神经,称为神经痛性肌萎缩,会出现明显疼痛,持续几天到几周,出现1个或几个肩胛带肌肉的功能丧失,感觉缺失不能排除该病,预后良好。

(五)治疗

胸长神经麻痹一般在伤后8~12个月恢复,停止可能的损伤动作,保守治疗包括:肩关节活动范围练习,防止盂肱关节粘连,肩胛骨周围肌肉的力量练习,局部理疗。

肩部支具不能有效地恢复肩胛骨在运动时的畸形,对于严重的翼状肩胛,佩戴支具可以阻止斜方肌肌力的进一步下降。

手术治疗不经常采用。约有25%的患者在保守治疗1年后胸长神经麻痹无明显恢复,对于症状持续存在,保守治疗1~2年,肌电图未见神经恢复者,可以考虑手术。应该告知运动员患者,术后从事竞技体育的概率不大,尤其是头上运动。

早期的手术治疗包括肩胛胸壁间融合术、筋膜悬吊术,创伤大且效果不满意,目前少用。胸长神经探查松解及神经移位术在慢性病例中效果不理想。邻近肌肉移位术可以恢复肩胛骨的动态稳定,目前应用较广。可用于移位的肌肉包括:胸大肌、胸小肌、大圆肌及菱形肌,其中胸大肌移位应用最广,文献报道疗效良好。胸大肌移位术包括直接移位术与间接移位术,前者是将胸大肌移位后直接固定于肩胛骨下角处,后者是在胸大肌与肩胛骨下角之间辅以自体移植物,例如半腱肌腱与阔筋膜。文献报道直接移位术效果好于间接移位术。但直接移位术不是对每个患者都适合,因为胸大肌胸骨头长度有时不够,勉强固定于肩胛骨上后,会造成胸大肌胸骨头张力过大,影响其术后肌力恢复,也会造成肩关节活动范围术后恢复困难,导致临床效果不满意。

(刘 平)

第七节 肩部骨折

一、肱骨近端骨折

(一)流行病学研究

肱骨近端骨折是一种常见的骨折类型,其发生率仅次于腕关节和髋关节,国外近期的研究认为其发生率约为5.7%,男女比率为1:3。

肱骨近端骨折可以发生于任何年龄组,随着患者年龄增长,肱骨近端骨折的发病率呈指数上升。对于青、中年患者,一般多为高能量损伤造成;在青少年组中,由于活动能力增加,骺板相对薄弱,其发生率有所增加,多为SALTER~HARRIS Ⅱ型骺损伤;对于老年患者,轻微暴力即可造成骨折,常见于在站立位摔伤,即患肢外展时身体向患侧摔倒,患肢着地后暴力向上传导,导致肱骨近端骨折。Lofman对55~75岁的肱骨近端骨折患者进行DEXA评估,发现89%的患者存在骨质疏松;其他研究也认为肱骨近端骨折的发生与骨质疏松密切相关。

(二)临床检查

1. 临床表现与体格检查 肱骨近端骨折后最明显的表现是疼痛、肿胀、活动受限,因肩部软组织较厚,畸形表现不明显。青壮年多为直接暴力伤,多来自外侧或前外侧,注意是否有其他合并伤,如颅脑损伤、胸部创伤等。询问病史时要注意是否有癫痫发作、电击或电治疗病史,此时常致肩关节后脱位或骨折脱位。

体检时患肩明显压痛,可触及骨擦感。伤后24~48小时可见淤血斑,受伤严重者伤后数天可向上臂、胸部蔓延。在骨折脱位时,肩关节空虚,前脱位时肩关节前方饱满,肩峰突出,肩关节后方扁平,明显方肩畸形;后脱位时肩关节后方饱满,喙突明显突出,肩关节前方扁平,合并外科颈骨折时,外旋受限可能不明显。

发生肱骨近端骨折时必须检查患肢的血管神经。肱骨外科颈骨折时远折端向内侧移位,可能伤及腋动脉。神经损伤最常见于腋神经,其发生

率为5%~30%。应注意检查肩外侧的皮肤感觉,但因为早期疼痛无法检查三角肌收缩,所以即使患者感觉正常也不能除外腋神经损伤。因三角肌失张力,可导致肩关节半脱位,但4周后仍持续,则应注意进一步检查腋神经情况。

2. 影像学检查　清晰准确的X线片对肩部创伤诊断有重要意义,可以帮助判断骨折的部位、移位程度及骨折脱位的方向。在肩部创伤诊断中必须投照三个相互垂直平面的平片,即创伤系列片,包括肩胛骨正位X线片、肩胛骨侧位X线片(肩胛骨切线位片)和腋位X线片(图2-1-48)。

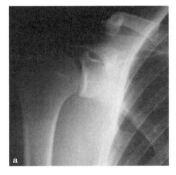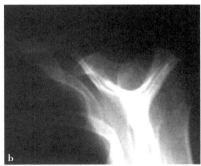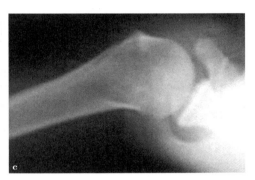

图 2-1-48　肩胛骨 X 线片
a. 正位片;b. 侧位片;c. 腋位片

对于复杂的肱骨近端骨折,创伤系列的X线片加上CT影像,可以提供更准确的信息。应用CT在判断大小结节移位、肱骨头劈裂骨折、压缩骨折、盂缘骨折及骨折脱位方面有很大帮助。肱骨近端骨折及骨折脱位可造成腋动脉、旋肱前动脉、旋肱后动脉损伤,其发生率较低,临床检查过程中,一旦怀疑血管损伤,可通过血管造影来明确诊断。尽管MRI对于软组织损伤的诊断有明确意义,但由于骨折移位,很难精确判断附着于大小结节上肩袖肌腱的走行,因此对肩袖肌腱具体损伤情况的判断可能产生偏差。

（三）骨折分型

肱骨近端骨折中大部分为无移位或轻微移位骨折,与移位骨折的治疗及预后有明显不同,因此准确分型非常重要,它不仅能反映骨折部位和移位方向,还可以指导治疗和预后,同时可便于治疗的比较和总结。Neer在1970年提出的分类方法经过1975年、2002年的进一步完善,目前已广泛使用(图2-1-49,见文末彩插)。

Neer在Codman对肱骨近端四个解剖部位,即肱骨头、大结节、小结节和肱骨干的认识上依据四个解剖部位相互之间移位程度来进行分类。在Neer分类系统中,应正确理解其分型概念,即强调四个主要解剖部位间的移位而非强调骨折线的多少。虽然一个肱骨近端骨折有多条骨折线,但其四个解剖部位之间相互移位小于1cm或成角小于45°,即视为无移位或轻微移位骨折,或称一部分骨折。

目前亦存在其他分型,例如AO/OTA分型、Hertel分型、Edelson基于CT的分型等,但由于Neer分型的简单易记以及便于预后评估等特点,目前在临床工作中仍为大多数医生所使用。值得提出的是,Hertel指出如果肱骨头骨折向后内侧干骺端延伸的长度<8cm、肱骨干移位>2cm造成内侧软组织合页的完整性被破坏以及解剖颈骨折,是导致出现肱骨头缺血坏死的高危因素,在其病例中,如果三个因素同时存在,97%的患者会发生缺血坏死。

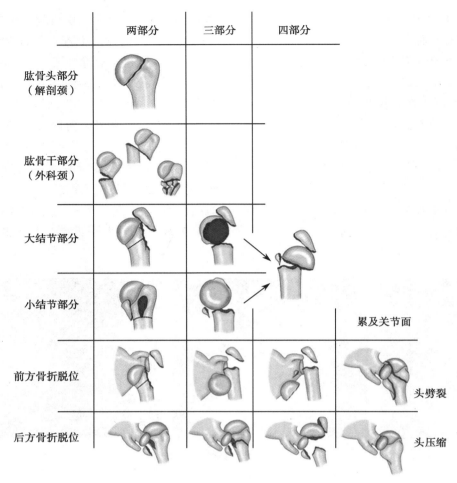

	两部分	三部分	四部分
肱骨头部分（解剖颈）			
肱骨干部分（外科颈）			
大结节部分			
小结节部分			
前方骨折脱位			
后方骨折脱位			

累及关节面

头劈裂

头压缩

图 2-1-49　肱骨近端骨折 Neer 分型

（四）非手术治疗

肱骨近端骨折中，80%~85% 为无移位或轻微移位骨折，一般保守治疗可取得满意结果，即颈腕吊带制动，早期功能锻炼。早期正确的功能锻炼至关重要，应在医生指导下完成，并根据骨折的类型、稳定性及患者理解程度来决定。早期锻炼时应尽量减轻疼痛，消除疑虑。目前常用的功能锻炼分三个阶段，既被动功能锻炼、主动功能锻炼及加强活动范围和力量锻炼。

第一阶段：此阶段为被动功能锻炼，以增加活动范围为主，尽量减少关节囊、韧带等软组织粘连。对无移位、轻微移位骨折和经闭合复位后的稳定骨折，伤后在疼痛控制的前提下可进行肘、腕、手的活动，在 2 周后可开始肩关节被动功能锻炼。早期进行钟摆样锻炼（可在颈腕吊带下）。随着症状好转，进行外旋锻炼。3 周后骨折进一步稳定，在医生的帮助下进行前屈锻炼。

第二阶段：此阶段为主动功能锻炼，一般在

X 线下出现愈合迹象后开始，逐步增加三角肌及肩袖肌力。主要在仰卧位下主动前屈。注意保持屈肘位减少上肢重力，利于前屈锻炼。后逐步在坐位或站立位下进行。可用橡皮带增加内外旋锻炼，可鼓励患者双手抱头，进行上肢外展外旋锻炼。

第三阶段：主要加强活动范围和力量锻炼。上肢可倚于墙上，用力加强前屈，以伸展肩关节。3 个月后可逐步开始力量锻炼。

（五）手术治疗

1. 两部分大结节、小结节骨折　两部分大结节骨折约占两部分骨折的 18%。大结节骨折后，可在冈上肌牵拉下向上方移位，也可在冈下肌和小圆肌牵拉下向后方移位。移位明显时，向上方移位的大结节骨块在肩外展时可引起肩峰下撞击，导致外展受限；或向后方移位大结节骨块在肩外旋时可引起肩盂后方撞击，导致外旋受限。大多数患者对外旋受限的容忍程度要高于由于骨块上移产生的肩峰撞击。根据 Neer 分类标准，当移位大于 1cm 时即应手术，但目前认为，大结节骨折不同于其他部位骨折，移位时容易引起症状，当移位大于 5mm 时即应手术，甚至有学者认为大结节骨折块移位超过 3mm 时就有手术指征。

单纯两部分小结节骨折很少见，常合并肩关节后脱位。除肩关节前方受到直接暴力外，电击及痉挛震颤也是常见的致伤原因。临床检查发现肩关节外旋受限时，应怀疑后脱位。标准创伤系列 X 线片及 CT 有助于诊断。对于移位明显的骨块，若不复位，可影响肩关节内旋。

（1）经骨道缝合：该方法主要利用张力带技术，其优点在于较小的组织破坏、最大程度保护血运、花费少、避免金属内固定物留置体内引发的问题等。

（2）空心螺钉固定：利用上肢空心螺钉对骨折块进行固定可达到最佳的折块间加压，但其前提是大结节为一较完整的骨折块，这种情况下可利用术中透视先以多枚空心导针从不同位置从后外上向前内下方将大结节与主骨临时固定，检查位置满意后用空心钻钻孔，拧入合适长度空心螺钉。同时必须结合多条高强度线对各个肩袖肌腱做张力带缝合固定。

（3）缝合锚钉固定技术：可根据骨块大小选择肩关节镜下缝线桥技术固定骨块。内排锚钉分别在骨折块原解剖位置的近端拧入主骨，尾线通过过线技术分别穿过大结节与肩袖的结合部并自前向后均匀分布；复位骨折块后自内排锚钉各选取一根尾线，通过外排螺钉固定于大结节原解剖位置的远端，将内排缝线抽紧，进而稳定固定骨折块（图 2-1-50）。

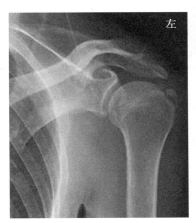
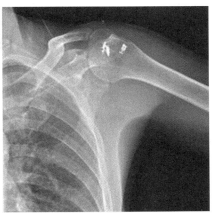

图 2-1-50　利用缝合桥技术固定大结节骨折

（4）锁定钢板固定：有一些两部分大结节骨折在肱骨近端颈干之间也存在没有明显移位的骨折，仅大结节发生显著的移位。对这种骨折，如果仅按上述方法对大结节进行切开复位固定，由于肱骨头与骨干之间的骨折仍无法使得患者进行术后即刻功能锻炼，我们建议在复位大结节骨折的同时，利用锁定接骨板对颈干之间的骨折进行同期固定，以便早期功能锻炼。

2. 两部分外科颈骨折　两部分外科颈骨折呈两极分化的状态，一类患病人群为年轻、高能量损伤，此类患者骨质良好，且能积极配合术后康复训练，医生往往采用切复内固定对其进行治疗；另一类人群为老年女性患者、低能量损伤，其发生与绝经后的骨质疏松有关，且由于主、客观因素造成术后康复的配合程度较差，对这类患者需要具体情况具体分析，有些患者可以选择非手术治疗。

（1）经皮穿针固定：需特别强调：经皮穿针固定必须使用末端带螺纹的 2.5mm 的螺纹针。经皮穿针固定的适应证包括：①青少年肱骨近端 SALTER~HARRIS Ⅱ 型骺损伤，此类患者由于肱骨近端与肱骨头之间的骨骺线尚未闭合；②骨质良好的成人患者，骨折类型主要为两部分外科颈骨折，也可包括存在外科颈骨干嵌插骨折的两部分大结节骨折、外展嵌插四部分骨折。对于存在极为严重骨质疏松或外科颈骨折粉碎极为严重，尤其是内侧骨皮质粉碎严重的患者不适于进行穿针固定。固定后应将针尾折弯后埋于皮下组织中,避免对皮肤形成刺激。术后应严密随访患者,一旦骨折初步愈合,应尽早取出,不要让固定针长期留置于体内。

（2）髓内针:髓内针较适合于两部分外科颈骨折的患者,尤其是低位骨折（骨折线所在水平较外科颈偏低）、累及节段较长（从外科颈向远端延及肱骨干偏远的水平）、肱骨干部分多节段或皮质较为粉碎的骨折类型（图2-1-51）。此外,如果大小结节为较为完整骨折块的三、四部分骨折,对于有丰富经验的医生,亦可尝试使用髓内针进行固定。

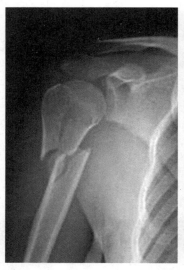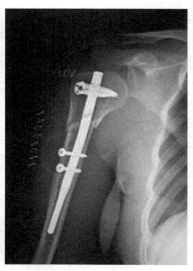

图 2-1-51　两部分外科颈骨折后髓内针固定及术后结果

需要强调:髓内针务必采用直针设计,由肱骨头后外侧关节面处开髓进入,切忌使用带外侧角度设计的髓内针由大结节足印区开髓进入,以避免对肩袖肌腱造成不必要的破坏。

从力学上分析,髓内针属于中心型固定,因此较偏心型固定可以提供抵抗折弯与扭转更大的强度。但从临床上来看,与偏心型固定方式相比这种差异性并未能在患者功能恢复上体现出来。从我们对两部分外科颈骨折进行髓内针与锁定钢板的随机对照研究来看,髓内针组患者在术后1年时的疼痛VAS评分、ASES功能评分以及肩袖肌力均低于钢板组,虽然此差异在术后3年时消失,但足以说明髓内针入点处损伤对肩袖肌腱功能恢复的影响。

（3）锁定接骨板:肱骨近端解剖型锁定钢板由于其角度稳定性的特点克服了传统钢板的不足,成为切开复位内固定治疗肱骨近端骨折的首选。其头端有不同方向设计的锁定孔,用以和拧入的螺钉尾端紧密锁定,所以拧入的近端螺钉可以从不同角度（会聚或分散）固定肱骨头,通过提供角度稳定性大大增加螺钉在松质骨中的把持能力,令其抗拔出能力、抗扭转强度以及抗疲劳断裂强度明显优于传统的加压接骨板（图2-1-52）。

术中保持或重建内侧干骺端部位的支撑作用至关重要,通过间接复位恢复内侧的支撑可以很好地重建整个肱骨近端的稳定性,便于术后早期功能锻炼。如果内侧区域存在骨缺损或骨折较为粉碎,无法有效地支撑,可以通过有意向性嵌插复位、髓内结构性植骨以及双钢板固定等方法来获得相对的稳定性。

3. 三、四部分骨折及复杂类型骨折　对于较年轻、骨质情况良好的三部分骨折患者,若术中可以达到良好的复位,切开复位内固定是较适宜的方法（图2-1-53）。对于高龄患者存在严重骨质疏松情况下,锁定钢板无法提供足够的稳定性时则需考虑其他治疗方法,如人工关节置换。

"经典"四部分骨折是指肱骨近端四个解剖部位肱骨头、大小结节与肱骨干完全分离,肱骨头移向外或后方,此时肱骨头血运破坏较重,容易发生缺血坏死,通常需要考虑手术。但对于选择何种方式进行重建目前还有一定争议。比较公认的观点为,对于60岁以下患者,切复内固定应作为

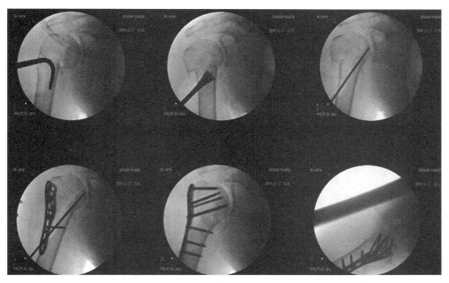

图 2-1-52　两部分外科颈骨折,锁定接骨板固定

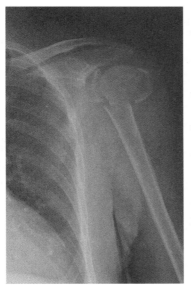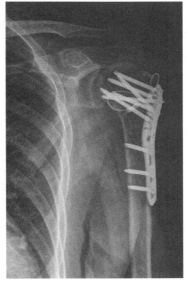

图 2-1-53　三部分大结节骨折,锁定接骨板固定

首选治疗方式,但需强调术中达到解剖或近似解剖复位;60 岁以上,合并肱骨头脱位或者骨质疏松,以及虽然年龄小于 60 岁,但骨折过于复杂、粉碎无法有效重建,且肩袖肌腱状况良好时,可采用半肩关节置换(肩盂出现关节炎等退行性表现时应全肩置换);65 岁以上,合并肩袖损伤的患者,反肩关节应作为治疗的首选(图 2-1-54)。

外展嵌插型四部分骨折与一般四部分骨折不同,虽然有大小结节骨折,但肱骨头关节面的外侧部分与肱骨干形成嵌插,肱骨头无明显外后移位,但关节面朝上面向肩峰而非正常时面对肩盂。该类型骨折向远端肱骨干嵌插,后方骨膜得以完整

保留,此时后内侧血管束与弓形动脉之间可形成交通支来灌注肱骨头,确保骨折血运。目前的治疗趋势认为,对于年轻骨质良好的此类骨折,采用切开复位接骨板内固定的手术方法,可取得较好的治疗效果。但对于老年骨质疏松者,也可首选人工关节置换,这样可避免软组织瘢痕粘连,挛缩,大小结节畸形愈合等并发症,减小手术难度,以利术后恢复。个别情况下,如患者身体情况欠佳、生活要求较低,也可考虑非手术治疗。

解剖颈骨折罕见,骨折位于大小结节上方,无软组织附着,肱骨头骨内、骨外交通支均遭到破坏,极易发生坏死。对于年轻患者,一般建议尝试

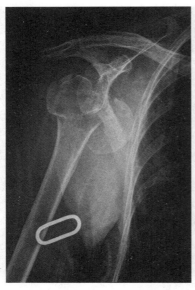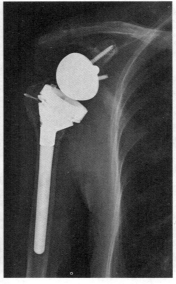

图 2-1-54 反肩置换后 X 线片

采用切开复位内固定。对于年龄较大的患者,应行一期人工关节置换术。

肱骨头劈裂骨折常合并于肩关节脱位中,尤其后脱位常见。肱骨头劈裂骨折常合并外科颈骨折或大小结节骨折,仅对年轻骨质良好的患者可行切开复位内固定,但手术较困难,若无法达到满意的复位一般建议人工关节置换。

二、锁骨骨折

(一)流行病学

锁骨骨折的发生率为每 10 万人中 30~60 人,其中男女比例约为 2∶1,占所有骨折的 5%~10%,占肩关节损伤的 44%。在骨科急诊,锁骨骨折占的比例为 4%~10%。男性患者与女性患者的数量比为 2∶1,且男性患者年龄更小(男性 30 岁,女性 39 岁)。约 2/3 的锁骨骨折发生在锁骨中段,2% 的锁骨骨折发生在锁骨的胸骨端,余下的发生在远端 1/3。

(二)解剖与功能

锁骨从前面观察近似于直线,但从上方观察为一 "S" 形,外侧弯曲凸向背侧,内侧弯曲凸向腹侧。其横截面沿着长轴不断变化,解剖学研究发现由于中外 1/3 在形态上的变化造成锁骨在此处最为薄弱,另外此处位于锁骨下肌止点外侧,缺乏肌肉韧带的保护,是骨折最易发生的部位,而临床的观察也证明了这一点。

锁骨通过喙锁韧带将来自斜方肌的力量传导至肩胛骨与上肢,为上肢和肩关节的活动提供力量与稳定性。锁骨切除后会发生肩关节下沉、力弱、活动范围丢失等情况,特别是在过头负重时存在力弱表现,说明锁骨在上肢处于运动范围的极限时提供重要的稳定性。

在肩关节前屈上举的 180° 过程中,盂肱关节的活动度约为 120°,肩胛骨沿胸壁的运动为 60°,这一运动是由肩胛骨、肱骨和锁骨协同完成的:最初的 30° 活动有赖胸锁关节的向上移动,之后的 30° 则有赖于喙锁韧带的拉长和锁骨的旋转经肩锁关节带动肩胛骨完成。

锁骨外 1/3 的上方为斜方肌的止点,前方为三角肌的起点,内 1/3 后方有胸锁乳突肌锁骨头的止点,胸大肌锁骨部的起点则位于前方,在上肢上举时这些肌肉协同作用。锁骨的中 1/3 下方有锁骨下肌附着,辅助锁骨下沉,并对血管神经起到保护作用。

(三)受伤机制

对于成人的锁骨骨折,最为常见的致伤机制来自作用于肩关节的直接外力导致,而在手掌过伸位摔倒的情况下,往往是由于摔倒后继发的外力冲击导致骨折的发生。另一类间接暴力导致的骨折是外力作用于肩部,使得锁骨与第 1 肋骨撞击,导致在锁骨中 1/3 形成螺旋形骨折。

(四)临床表现与体格检查

锁骨骨折后症状及体征明显,较易做出诊断。典型的体征为胸大肌牵拉患侧肩关节下沉、前屈并内旋，健肢托住患肘以对抗重力作用，头侧向患侧，下颌转向健侧以放松胸锁乳突肌的牵拉。

通过体检可以容易地发现血肿、畸形、骨折断端刺破皮肤、或反常活动。锁骨骨折可以合并有：①其他部位的骨折，如肩胛骨（漂浮肩）、肋骨、胸锁、肩锁、肩胛胸壁关节脱位；②肺部损伤；③血管损伤，包括锁骨下动静脉、颈内静脉，有时也可合并腋动脉、肩胛上动脉损伤；④臂丛神经损伤，常为尺神经损伤。因此在体检时应注意是否合并其他部位的损伤以避免漏诊。

（五）影像学检查

1. 锁骨中段骨折　前后位 X 线片可明确锁骨是否存在骨折，但由于锁骨的解剖形态，单靠一张前后位片很难正确判断骨折的移位情况。为明确骨折的短缩、移位与成角，需要加另一方向上的平片以助判断，通常建议采用 Zanca 位投照，即球管向尾侧倾斜 45° 进行拍照。

2. 锁骨远端骨折　通常需要拍摄创伤系列 X 线片，包括标准的肩关节正位、肩胛骨侧位以及腋位平片。Neer 推荐投照三种角度 X 线片：

（1）双腕悬吊 10 磅（1 磅 =0.45kg）重物投照双肩关节前后位片，如与正常侧对比显示患侧喙突到内侧骨折端之间距离加大，提示存在韧带损伤。

（2）肩胛骨侧位片可显示内侧骨折向后方移位，外侧骨折端向前方移位。

（3）与前者呈 90° 自后向前投照，或者患侧肩关节内收，肘关节越过身体中线进行前后位投照，此时如存在韧带损伤，肩关节会相对锁骨向前内侧半脱位，锁骨的远骨折端位于近折端下方。

3. 锁骨近端骨折　常规平片不易判断，经常需要进行 CT 扫描辅助。

（六）骨折分类

Allman 在 1967 年将锁骨骨折分为三型，Ⅰ 型为中 1/3 骨折，约占所有锁骨骨折中的 80%，Ⅱ 型为外 1/3 骨折，占 15%，Ⅲ 型为内 1/3 骨折，占 5%。Neer 将锁骨远端骨折定义为位于斜方韧带内侧边缘以外的骨折，进一步将之分为喙锁韧带完整和韧带损伤、骨折明显移位的不同亚型。1990 年 Craig 在 Neer 分型的基础上，对锁骨骨折进行了较为详细的分类，到目前为止是应用最为广泛的分型方法：Ⅰ 型为中 1/3 骨折；Ⅱ 型为外 1/3 骨折；Ⅲ 型为内 1/3 骨折。

其中 Ⅱ 型又分成五种类型：①韧带间骨折，通常无明显移位或仅轻度移位（图 2-1-55a）；②喙锁韧带内侧骨折，其中又根据韧带的完整性分为 A 亚型（锥状韧带和斜方韧带完整，附着于远骨折端）（图 2-1-55b）和 B 亚型（锥状韧带断裂

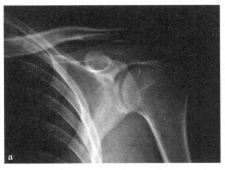
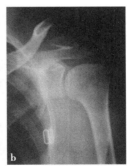
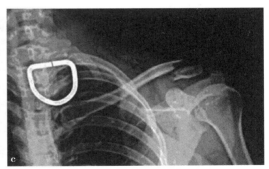
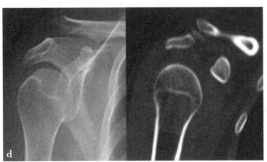
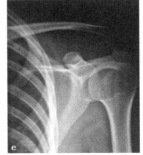
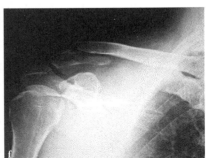

图 2-1-55　Craig Ⅱ 型的亚型

a. 1 亚型；b. 2A 亚型；c. 2B 亚型；d. 3 亚型；e. 4 亚型；f. 5 亚型

而斜方韧带完整)(图 2-1-55c);③锁骨远端关节面的骨折(图 2-1-55d);④喙锁韧带与锁骨骨膜相连,骨折近端向上方移位(图 2-1-55e);⑤粉碎性骨折,喙锁韧带仅与碎骨片相连(图 2-1-55f)。

此外还有 Robinson 分型,这是基于对 1 000 例锁骨骨折的临床观察所做出的分类方法,与预后密切相关。Ⅰ型为内 1/3 骨折,Ⅱ型为中 1/3 骨折,Ⅲ型为外 1/3 骨折,再根据移位程度分为移位不足 100% 的 A 亚型和超过 100% 的 B 亚型。其中内 1/3 和外 1/3 骨折又根据是否涉及关节面进一步划分;而中 1/3 又根据骨折严重程度进一步划分,简单骨折以及楔型粉碎为 1 型,节段或粉碎为 2 型。

(七)非手术治疗

锁骨骨折的治疗目标是在恢复功能、消除畸形的前提下使骨折顺利愈合。对于锁骨中段的简单、无明显移位的骨折,以及稳定型锁骨近端及远端骨折,非手术治疗的成功率较高,应作为治疗的首选。非手术治疗包括多种方法,如对患肢简单悬吊的颈腕吊带、吊带辅以绷带、"8"字绷带、石膏等。但真正能维持骨折的复位在实践上很难做到,大多数复位固定方法可造成患者的极不舒适。目前有足够的证据显示用简单的悬吊制动可以获得与"8"字绷带固定相同的效果,而且疼痛更少。

(八)手术治疗

1. 锁骨中段骨折 近年来随着人们认识的深入,发现对于存在明显移位的锁骨骨折,如仅仅采取非手术治疗将会导致诸如进行性肩关节畸形、疼痛、功能受限和神经血管损伤等一系列的问题。

目前认为锁骨中段骨折的手术适应证包括:原始骨折短缩大于 2cm,明显移位,高能量损伤,骨折端之间有软组织卡压,以及开放骨折、合并血管神经损伤、漂浮肩、移位的病理骨折。相对适应证包括合并有多发伤、皮肤受损潜行剥脱、双侧锁骨骨折、无法忍受长时间制动、对外形美观有较高要求以及存在帕金森病、癫痫、颅脑损伤等神经精神情况。

锁定钢板目前仍是治疗锁骨中段骨折的"金标准",其优点包括:可对横行骨折进行加压;可对斜形或存在蝶形骨块的骨折以拉力螺钉结合中和接骨板进行固定;可有效地控制旋转;对骨折进行牢固固定以利患者进行日常生活;更贴伏于

骨面,便于操作,不必过度折弯,节省手术时间,并协助判断一些粉碎骨折的复位情况。

髓内固定适用于相对简单类型的骨折,内固定物包括 Rockwood 锁骨针、Hagie 针以及克氏针、斯氏针、Knowles 针、Kuntscher 针和 Rush 针等。其主要优势包括:对软组织不做过多的剥离,降低骨折迟延愈合以及不愈合的发生率;小切口;不对锁骨做过多的破坏,不降低锁骨强度;允许存在一定的短缩;二期取出容易。缺点包括:髓内针容易发生游移;不能很好地控制旋转;髓内针向外侧退缩;需要二次手术取出。但近年来随着对各种髓内固定方式的改进,其缺点被逐渐改正。

2. 锁骨远端骨折 对于 Craig Ⅱ、Ⅴ型锁骨远端骨折,造成不稳定的力量来自四个方面:①上肢的重力;②胸大肌、胸小肌和背阔肌的牵拉;③肩胛骨的旋转;④斜方肌对骨折内侧端向后上方的牵拉,以上因素使得该类型锁骨远端骨折极不稳定,采用非手术治疗的不愈合率可达到 22%~33%,因此这两种类型的骨折需要手术治疗。

(1)不经肩锁关节固定

1)喙锁固定术 + 异体肌腱加强术:可在全镜下进行。

2)锁骨远端接骨板:需要使用特殊的锁骨远端解剖型锁定钢板,但要求锁骨骨折的远端为一完整并且较大的骨块,因此其使用范围相对较窄。

(2)经肩锁关节固定

1)钩钢板:锁骨钩钢板是一种间接的固定方式,其优点包括内固定物放置容易、可较为准确地维持复位、不破坏肩锁关节、内固定物相对稳定,不会像传统的克氏针一样向周围组织发生滑移。但这种内固定方式由于自身设计的问题,反而容易产生较为牢固的肩锁固定从而限制了有助于分散应力的微动,导致在术后功能锻炼时产生过度的应力,应力沿肩锁关节向锁骨传导,在钢板的内侧部位造成应力集中,并随着反复的运动出现应力性骨折。

2)张力带:目前仍使用张力带对锁骨远端骨折进行固定的情况已经较为少见,该术式很难达到稳定的固定且破坏原本没有问题的正常肩锁关节,术后随着关节开始活动,断针、退针的可能

性大大增加,因此并不推荐该方法。

3. 锁骨近端骨折　由于这一类骨折发生率较低,对这一类骨折首选非手术治疗,颈腕吊带制动,如果出现血管神经损伤,或者骨折向后移位造成患者呼吸或吞咽困难,或者虽然没有这些症状但影像学检查发现移位的骨折对后方的重要结构有卡压,并且复位无效时可考虑切复内固定手术。但这一类骨折往往内侧剩余可供固定的部分非常有限,应用接骨板无法达到稳定的固定效果,并且一旦内固定物断裂或游移,可造成严重后果。因此可考虑以高强度缝线或缝合锚钉对之进行缝合固定,如果无法固定,必要时可切除锁骨近端。

三、肩胛骨骨折

（一）流行病学

肩胛骨骨折在临床上并不十分常见。多数的肩胛骨骨折发生在高能量损伤中,易合并其他损伤。文献报道中肩胛骨骨折在所有骨折中占0.4%~0.9%。在肩关节周围骨折中其发病率为3%~5%。肩胛骨骨折中,最为常见的是肩胛体骨折,约占所有肩胛骨骨折的45%;其次是肩胛颈骨折(25%),肩盂骨折(10%),肩峰骨折(8%),喙突骨折(7%)以及肩胛冈骨折(5%)。

（二）受伤机制与体格检查

肩胛骨骨折常见的受伤机制往往是由于车祸、高处坠落或重物砸伤。受伤时肩胛骨多受到直接暴力撞击。另外,当肩关节脱位时,肩盂边缘也常常因脱位的肱骨头撞击导致骨折。

由于肩胛骨骨折多来源于高能量损伤,同时合并多发创伤的概率高,因此体格检查首先应全面,注意是否同时存在包括肋骨骨折、血气胸、颅脑损伤以及全身其他部位骨折、创伤在内的合并伤。如果存在上述严重损伤,救治重点应首先放在保证患者生命安全方面。在妥善处理危及生命的合并损伤后,需检查患侧上肢的血管神经状态,患侧肩胛带是否存在合并损伤,是否有开放损伤。而针对肩胛骨骨折的处理,除了开放骨折外,往往可以稍稍延后。

另一方面由于肩胛骨位置深在,当肩胛骨骨折移位不明显时,可能会被遗漏。临床上,对肩锁关节、肩峰、喙突以及肩胛体的按压、触诊,往往有助于肩胛骨骨折的发现及诊断。

（三）影像学检查

X线片是诊断骨折的最基本检查手段。对于肩胛骨骨折的诊断,标准的肩胛骨正位、肩胛骨侧位及肩关节腋位或改良腋位片是非常有用的排查手段。在阅读X线片时,还应注意除肩胛骨骨折外是否合并锁骨骨折、肩锁关节脱位以及肱骨近端骨折。在肩胛骨正位片及肩胛骨侧位片上,可以测量肩胛体骨折是否存在内外侧方向或是前后向的侧方移位以及成角移位。由于肩胛骨的形态非常不规则,且肩胛骨的大部分结构与胸廓及锁骨重叠,因此当体格检查或X线片上存在可疑迹象,怀疑肩胛骨骨折时,往往还需要CT特别是三维CT扫描,来帮助我们确诊肩胛骨的损伤。对于复杂的肩胛骨骨折,三维CT检查有助于临床医生看清骨折移位形态,确定是否需要手术治疗并制订手术方案。

（四）骨折分型

1. 解剖综合分型　这一分型方法基于Tscherne和Christ分型,Ada和Miller分型以及Euler和Ruedi分型。可将肩胛骨骨折依据其发生的位置分为以下几个类型:①骨性凸起骨折;②肩胛体骨折;③肩胛颈骨折;④肩盂骨折;⑤复杂骨折。

（1）骨性凸起骨折:这种骨折常常由于直接暴力撞击上部肩胛骨,脱位肱骨头直接撞击,或肌肉强力收缩牵拉所致。其中又包括以下分型:①肩胛骨上缘或上角骨折;②肩峰及肩胛冈骨折;③喙突骨折。

（2）肩胛体骨折:临床并不常见。

（3）肩胛颈骨折:肩胛颈骨折是指导致肩盂和肩胛体分离的骨折。又包括以下分型:①肩胛骨解剖颈骨折,折线上端起自喙突基底与肩盂上缘之间。②肩胛骨外科颈骨折,折线起自肩胛上切迹,沿冈盂切迹内侧走行,外部折块包括肩盂及喙突。根据喙锁韧带及肩锁韧带是否完整,肩胛骨外科颈骨折还可以进一步分为稳定型和不稳定型两类。③肩胛颈横行骨折,比较少见,折线起自肩胛上切迹以内,经肩胛冈中部向下延伸。

（4）肩盂骨折:肩盂骨折可根据其累及的部位进一步分型。①肩盂上部骨折:折块常包括喙突及上半部肩盂;②肩盂前缘骨折:这种骨折通常由于肩关节前脱位导致;③肩盂下部骨折:这种骨折常包括下半部肩盂以及肩胛体外缘;④肩盂后缘骨折；⑤复杂骨折：同时合并上述两种以上分型的肩胛骨骨折。

肩盂骨折的 Ideberg 分型在临床中更为常用（图 2-1-56，见文末彩插）：①Ⅰ型，肩盂边缘骨折，其中 Ⅰa 型为肩盂前缘骨折，而 Ⅰb 型为肩盂后缘骨折；②Ⅱ型，为肩盂骨折，骨折线斜向下方走行，贯通肩胛骨体，自肩胛骨外缘穿出；③Ⅲ型，为肩盂骨折，骨折线斜向内侧上方走行，骨折线自喙突内侧的肩胛骨上缘穿出；④Ⅳ型，为肩胛骨的横行骨折，骨折线自肩盂水平走行，由肩胛骨内缘穿出；⑤Ⅴ型，为Ⅱ、Ⅲ、Ⅳ型骨折的混合体，其中 Ⅴa 型为Ⅱ型合并Ⅳ型骨折，Ⅴb 型为Ⅲ型合并Ⅳ型骨折，Ⅴc 型为Ⅱ型合并Ⅲ型以及Ⅳ型；⑥Ⅵ型，为肩盂的粉碎骨折。

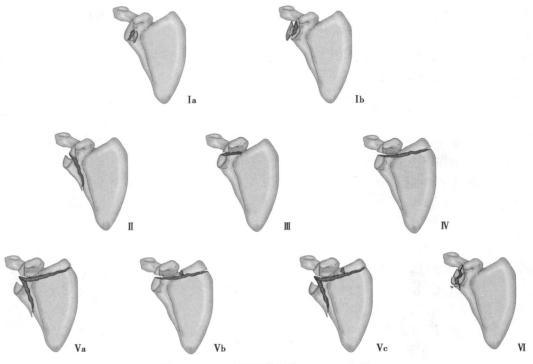

图 2-1-56　肩胛盂骨折的 Ideberg 分型

2. 浮肩损伤以及肩关节上方悬吊复合体（superior shoulder suspensory complex，SSSC）所谓浮肩损伤是由 Herscovici 在 1992 年首先提出，他将其描述为锁骨中段骨折同时合并肩胛颈骨折。Goss 首先描述了肩关节上方悬吊复合体的概念，将其定义为由锁骨远端、肩锁关节、肩峰、关节盂、肩胛颈喙突、喙锁韧带、喙肩韧带及肩锁韧带组成的环行结构（图 2-1-57，见文末彩插）。复合体的上方支柱为锁骨中段，下方支柱为肩胛冈和肩胛骨外侧缘。因环行结构的稳定（像骨盆环一样），当悬吊复合体中一处骨折或韧带损伤，其不发生明显的移位或脱位；当两处骨折或韧带损伤时，悬吊复合体的环行结构遭到破坏，发生移位，此时常为手术指征。如肩胛颈骨折伴锁骨骨折或肩锁关节脱位时，环行悬吊复合体中两处损伤，常伴有不稳定或明显移位。Ⅲ型关节盂骨折后，环行悬吊复合体中其他位置骨折或脱位，如锁骨骨折、肩锁关节脱位或肩峰骨折，此时移位较大，常需手术治疗。明确环形结构特点可以帮助判断肩部损伤情况及选择治疗方案。

（五）治疗

肩胛骨骨折的治疗的目的是恢复无痛、肩关节正常活动度，并需预防骨折畸形愈合、骨折不愈合、盂肱关节骨关节炎以及肩袖损伤等并发症的发生。为了达到这样的目的，处理肩盂骨折时就需要我们能够恢复关节面的平滑以及关节的稳定性，处理肩胛体及肩胛颈骨折时需要恢复骨折部位的解剖对线关系；而对于肩峰及喙突骨折则应注意预防不愈合及可能导致与肱骨头间发生撞击的畸形愈合。

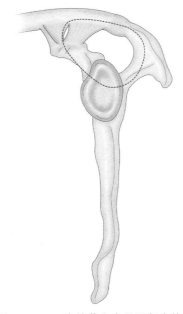

图 2-1-57　肩关节上方悬吊复合体

一般对于没有明显移位的肩胛骨骨折均应选择非手术治疗。对于未累及盂肱关节的肩胛体和肩胛颈骨折，大多数情况下亦可选择非手术治疗。肩胛骨骨折中比较明确的手术指征是明显移位的肩盂骨折，以及明显移位可能出现不愈合的肩胛冈及肩峰骨折。

1. 肩胛骨骨折的保守治疗　行保守治疗时患肢以吊带制动 3~4 周，同时给予止痛等对症治疗。之后可以开始肩关节的被动活动练习，然后即可开始患肢的主动活动。肩胛体骨折尤其是未累及盂肱关节的肩胛体骨折以及很多的肩胛颈骨折，保守治疗都可以获得满意的疗效。

2. 肩胛骨骨折的手术治疗

（1）肩盂骨折：对于 Ideberg Ⅰ 型骨折来说，可采用关节镜下手术，固定可根据骨块大小选择单排或双排缝合锚钉固定。

（2）肩胛颈骨折：肩胛骨的解剖颈骨折报道很少。这种骨折的骨折线起自喙突基底与盂上结节之间，斜行向内下方走行。由于肱三头肌长头的牵拉，远折端常常向下方移位，因而这种骨折是不稳定的，往往需要手术治疗。手术往往需要经改良 Judet 入路复位，以拉力螺钉或钢板螺钉固定。

肩胛骨的外科颈骨折折线起自喙突内侧。由于喙突上附着有喙肩韧带、喙锁韧带，因而在韧带未断裂的情况下，这类骨折往往是稳定的。因而初始移位不大的情况下，多可保守治疗。但亦有

作者认为如患者年轻，运动水平高，则任何移位的肩胛颈骨折均应手术复位固定。手术往往需要经改良 Judet 入路复位，以拉力螺钉或钢板螺钉固定。

有关肩胛颈骨折的手术指征有很大的争议。一些作者认为，盂极角（glenopolar angle, GPA）角小于 20° 或是骨折块的侧方移位大于 1cm，则骨折移位明显，需手术治疗。

（3）肩胛体骨折：存在严重肩胛体骨折，手术需要经改良 Judet 入路复位，以拉力螺钉或钢板螺钉固定。

（4）骨性突起骨折

1）肩峰骨折及肩胛冈骨折：肩胛冈骨质菲薄，且主要为皮质骨，生长愈合能力不强。肩峰及肩胛冈上均附着有重要的肌肉，如果骨折不愈合可能导致疼痛症状并影响肌肉功能。对于存在明显移位（>5mm）的肩峰骨折或肩胛冈骨折，或骨折块向下方移位影响肩峰下间隙的肩峰骨折，均应考虑手术治疗。手术中多选择上肢重建钢板，空心钉或拉力螺钉以及张力带钢丝固定骨折。对于肩峰边缘的较小折块亦可以考虑采用 5 号 Ethibond 线或高强度缝线缝合固定骨折块，或把折块切除后修复三角肌止点。术中还应注意的是，为了显露骨折端可以自起点切断部分三角肌及斜方肌止点。但骨折固定后，应牢固修复肌肉止点。

2）喙突骨折：喙突骨折多可保守治疗，但是对于出现疼痛性不愈合的喙突骨折需手术治疗。

（5）肩关节上方悬吊复合体损伤（浮肩损伤）：这类损伤的发生率较低，因而目前文献中报道的病例数十分有限。现有的治疗方法主要包括保守治疗，单纯对锁骨骨折或肩锁关节脱位进行复位固定以及术中同时复位固定锁骨骨折或肩锁关节脱位以及肩胛颈骨折。现有文献中三种治疗方式均有成功的病例报道。由于病例数有限，因而也没有大规模的随机对照研究，因此对于这类损伤的处理应依据个性化原则，同时参考锁骨骨折、肩锁关节脱位及肩胛颈骨折的处理原则。当骨折或脱位移位明显时，应考虑手术治疗，以防后期因骨折不愈合或畸形愈合影响患者的肩关节功能。

（姜春岩）

第二章 肘部运动创伤

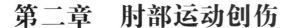

第一节 运动训练中常见骨折

一、肱骨髁上骨折

（一）流行病学

肱骨髁上骨折是指发生在肱骨髁与肱骨干之间的骨折，最常见于 5~8 岁的儿童，占全部肘部骨折的 50%~60%。一般分为伸展型和屈曲型，前者占 95%。

（二）伸展型髁上骨折

1. 损伤机制 伸肘位时受到内收或外展的暴力，或在跌倒时手掌撑地、肘部过伸及前臂旋前也可造成此种损伤。

2. 症状和体征 肘部肿胀、疼痛、活动受限，局部存在骨擦音，骨折的远折端向后移位而肘后三角关系正常。该种损伤应仔细检查血管神经系统，可合并正中神经和桡神经损伤。

3. 影像学检查 临床常常仅需要拍摄 X 线片，CT 及 MRI 不作为常规检查，怀疑血管神经损伤时可进行血管造影与肌电图检查。X 线侧位片上可见骨折远折端向后、向近端明显移位（图 2-2-1）。

4. 治疗方法 所有骨折均可考虑先试行闭合复位，但若血液循环受到影响，则应行急诊手术。

（1）非手术治疗：儿童患者大多采用闭合手法复位，少数成人患者亦可试行。无移位或轻度移位可用石膏后托制动 1~2 周，然后逐步开始无痛前提下的功能活动，并辅以支具保护。6 周后骨折基本愈合，再彻底去除保护性支具。对骨折明显移位者，复位固定后应注意随诊观察，以防骨折再移位，以及出现神经血管并发症。

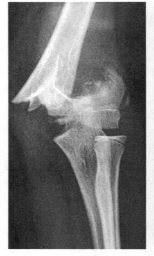
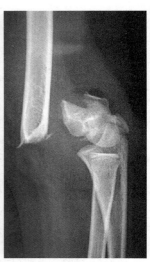

图 2-2-1 伸展型肱骨髁上骨折

（2）手术治疗

手术指征包括：骨折不稳定，闭合复位后不能维持复位；合并血管损伤；合并同侧肱骨干或前臂骨折。手术可采取经皮穿针固定或切开复位内固定。前者主要用于治疗儿童和青少年患者，透视监视下复位骨折，克氏针从内、外上髁进入直达骨折近端，也可将 2 枚固定针都从外侧进入进行固定。针尾留在皮外，4 周后拔针，然后用支具保护 2 周。后者常由于肱肌的卡压妨碍闭合复位，一旦闭合复位困难，则应考虑切开复位。可以采取内、外侧联合切口或后正中切口，多数认为后正中切口显露清楚，能够直视下复位骨折，也方便进行内固定。可使用 AO 半管状接骨板、重建接骨板固定 + 拉力螺钉固定（图 2-2-2）。

5. 并发症

（1）Volkmann 缺血挛缩：保守治疗早期必须密切注意患肢末梢血运，尤其要高度重视早期手指过伸痛。若有可疑，则应立刻去除所有外固定物，必要时行筋膜切开减张术。

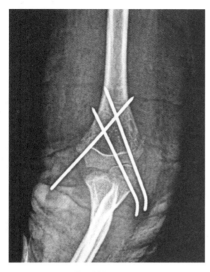

图 2-2-2　克氏针固定肱骨髁上骨折

（2）肘内翻畸形：常因闭合复位不理想，致骨折畸形愈合。肘内翻畸形超过 20° 可考虑行截骨矫正。

（3）血管神经损伤：主要因骨折局部压迫、牵拉或挫伤所致，血管损伤需早期手术，神经损伤可一期保守治疗，密切观察。

（三）屈曲型髁上骨折

1. 损伤机制　该种类型骨折少见，常由于跌倒时肘部处于屈曲位，肘后方受到直接应力所致。

2. 症状和体征　同伸展型髁上骨折，肘后三角关系也保持正常。肘部处于被动屈曲位，肘后正常突起消失。

3. X 线检查　侧位 X 线片与伸展型骨折相反，远折端位于肱骨前方（图 2-2-3）。

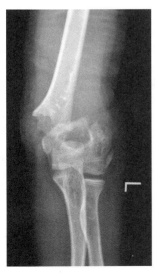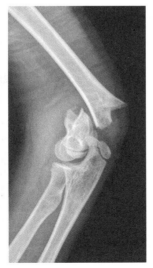

图 2-2-3　屈曲型肱骨髁上骨折

4. 治疗方法　由于闭合复位效果往往不佳，通常需要切开复位内固定，通过接骨板对骨折的内外侧进行固定。

二、肱骨内上髁骨折

（一）流行病学

肱骨内上髁骨折约占肱骨远端骨折的 14%，占全部肘关节骨折的 11.5%，多发于 9~14 岁，男女比例为 4∶1。内上髁的骨化中心直到 20 岁才发生融合，是一个闭合比较晚的骨骺，也有人终生不发生融合，应与内上髁骨折相鉴别。

（二）损伤机制

儿童或青少年外伤时由于前臂屈肌强力收缩导致撕脱骨折较为常见，也可合并肘关节脱位，内侧稳定结构遭到破坏引发，此时骨折块可向关节内移位，影响肘脱位的复位。成人比较多见的是直接暴力作用于内上髁所致的单纯内上髁骨折，可合并尺神经损伤。

（三）分型

1. 急性损伤　Ⅰ度为无移位或轻度移位；Ⅱ度为明显移位，骨折块向下、向前可达肘关节水平；Ⅲ度为骨折块嵌夹在肘关节内，肘关节实际上处于半脱位状态；Ⅳ度为骨折块位于关节内，合并肘关节脱位。

2. 慢性损伤　指小联盟肘，为一组好发于青少年棒球运动员的临床综合征。

（四）临床检查

1. 症状和体征　肘关节内侧存在触痛和骨擦音，局部肿胀、甚至皮下淤血，腕、肘关节主动屈曲及前臂旋前时可诱发或加重疼痛。部分患者合并尺神经损伤，应注意检查。

2. 放射学检查　临床体检加上 X 线即可做出诊断，对于青少年患者，在无法明确正常的骨化中心与内上髁骨折时可以拍摄健侧肘部 X 线片有助于鉴别。

（五）治疗

1. 无移位（Ⅰ度）骨折　通常采取保守治疗，将患肢制动于屈肘、屈腕、前臂旋前位 1 周即可。

2. 移位（Ⅱ度及以上）骨折

（1）保守治疗：如果骨折块嵌顿于关节内，可在伸肘、伸腕、伸指、前臂旋后位，使肘关节强力外翻,将骨折块从关节间隙拉出,变为Ⅱ度损伤,然后用手指向后上方推挤内上髁完成复位,透视证实骨折复位满意后,用石膏或支具制动2~3周。

（2）手术治疗:对适应证目前仍有争议。如骨折块卡于关节内通过闭合复位的方法无法将之拉回到解剖位置(移位大于5mm),或者合并尺神经损伤以及外翻不稳定的患者,应积极考虑手术治疗。手术通常采用内侧切口,复位骨折块后以螺钉或克氏针进行固定,辅以支具保护。对于成人,也可采取骨折块切除,但应注意仔细修补屈肌 - 旋前肌群,以防术后力弱(图 2-2-4)。

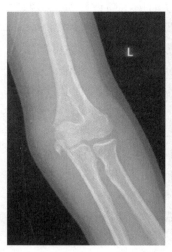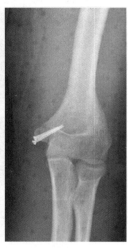

图 2-2-4 切复内固定治疗肱骨内上髁骨折

三、桡骨头骨折

(一)流行病学

桡骨头骨折是一类常见损伤,成人多见,占肘关节损伤的 17%~19%,占肘关节骨折的 33%,青少年少见;桡骨颈骨折则儿童多见,属骨骺损伤。

(二)损伤机制

桡骨头骨折常由间接外力致伤,如跌倒时手掌撑地,肘部处于伸直和前臂旋前位,外力沿纵轴向上传导,引起肘部过度外翻,使得桡骨头外侧与肱骨小头发生撞击,导致骨折,外力较大时可产生肘脱位。

Davidson 认为桡骨头骨折通常会合并其他部位损伤:尺侧副韧带撕裂、肱骨小头骨折、肘关节后脱位、肘关节恐怖三联征、尺骨近端骨折脱位(尤其是Ⅱ型孟氏骨折)、Essex-Lopresti 损伤及类似创伤,因此对于桡骨头骨折的患者应注意除外其他损伤。

(三)分型

临床上使用比较广泛的是 Mason 分类:Ⅰ型为骨折块较小或边缘骨折,无移位或轻度移位;Ⅱ型为边缘骨折,有移位,骨折范围超过 1/3;Ⅲ型为粉碎骨折;Ⅳ型为上述任何一种类型合并肘脱位以及复杂骨折(如合并前臂骨间韧带损伤)(图 2-2-5)。

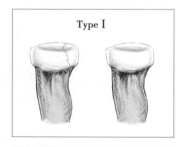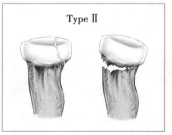
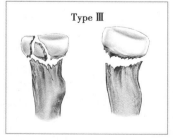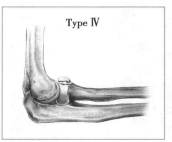

图 2-2-5 桡骨头骨折 Mason 分型

（四）临床检查

1. 症状和体征　无移位或轻度移位骨折，其局部症状较轻，临床上容易漏诊，需引起注意。移位骨折常引起肘外侧疼痛、活动受限。并发尺侧副韧带损伤时可出现内侧轻度压痛和肿胀；严重损伤则可使关节稳定性丧失，内侧出现明显触痛、肿胀和瘀斑。

2. 放射学检查

（1）X线片：正位及侧位X线片常能够对骨折做出比较明确的诊断，但要注意拍片时包括肘、前臂全长及腕关节。

（2）CT：在轴位、矢状面及冠状面对桡骨头骨折进行扫描，有助于评估骨折范围、骨块大小、移位和粉碎程度等，三维重建图像对制订术前计划和指导手术也有帮助。

（3）怀疑存在尺、桡侧副韧带损伤时可进行MRI检查。

（五）治疗

1. 适应证　桡骨头骨折的治疗方法包括非手术治疗、单纯切除、切复内固定和人工关节。非手术治疗仅适用于Mason Ⅰ型之中在活动时没有机械性阻挡的病例，当骨折块的面积大于整个桡骨头面积的1/3时，即使没有明显移位也最好予以固定以防出现不稳定。

2. 手术治疗

（1）桡骨头切除：对粉碎的桡骨头骨折单纯进行切除而不重建对于老年、功能要求不高的患者是一种较为满意的替代性治疗方法，但术前一定要通过桡骨的牵拉证明前臂骨间膜完整无损伤以及尺骨冠状突完整，这是因为桡骨头是抵抗肘关节外翻应力二级稳定结构，同时当下尺桡关节和前臂骨间膜出现损伤后，桡骨头还可阻挡桡骨向近端移位，此时切除桡骨头必然造成术后肘、腕关节不稳、疼痛和功能障碍。

（2）切开复位内固定：对于骨折块少于3块，并且关节面没有明显压缩或塌陷的桡骨头骨折，切开复位内固定是首选的治疗方式。选择外侧Kocher入路，在肘肌与尺侧腕屈肌之间显露桡骨头，注意避免伤及桡侧副韧带。固定既可选择接骨板，也可选择螺钉。在放置接骨板时，一要注意将钢板放置在"安全区"内。选择螺钉固定时，一定要将螺钉深埋于关节面内（图2-2-6，图2-2-7）。

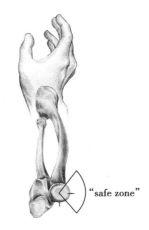

图2-2-6　安全区

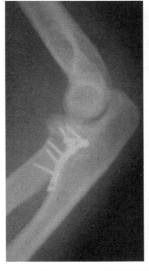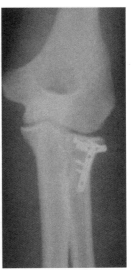

图2-2-7　切复内固定治疗桡骨头骨折

（3）关节镜：通过关节镜技术可进行桡骨头切除及内固定，通过建立后外侧通路可将关节镜从肘后方沿尺骨鹰嘴外侧沟向远端进入肱桡关节后方，旋转前臂即可很好地观察到整个桡骨头内1/2、后方与外侧，并对复位与固定的全过程清晰地予以监视。由于软点入路邻近肱桡关节，手术中可以很自如地利用复位器械对塌陷或移位的桡骨头进行撬拨与复位，并且复位器械在进行固定的全过程对操作没有干扰可以不必撤出，这大大有利于复位的维持与有效的固定。此时通过近端前外侧通路即可在最佳的位置对骨折进行固定而不会形成任何阻挡。由于这项技术属于微创操作，既减少了术中对软组织的破坏，又便于早期功能锻炼，且可预防肘关节僵硬与异位骨化的发生，另外关节镜下操作远离骨间后神经，神经损伤的风险被降到最低，这也是关节镜手术的优势之一。

（4）人工桡骨头置换术：对于桡骨头骨折存在3块以上涉及关节面的情况，进行内固定会有较高的失败率、不愈合率以及前臂旋转受限的可能，对这类骨折应考虑桡骨头置换术。目前建议使用双动、组配型桡骨头假体，非骨水泥固定以延长假体寿命（图2-2-8）。

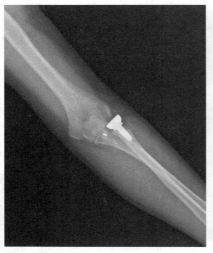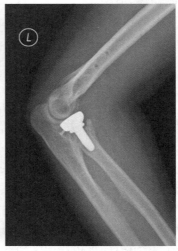

图2-2-8　人工桡骨头置换术

（六）并发症

1. 内固定失效　最常见的手术并发症，特别是粉碎骨折或因侧副韧带损伤导致所修复的骨折块压力增加时更为常见，此时可采取延期桡骨头切除，不应再尝试其他形式的内固定术。

2. 异位骨化　桡骨头骨折容易发生异位骨化，具体原因不详。早期可不予特殊处理，晚期影响功能者可二期切除。预防异位骨化的发生远比发生了异位骨化再进行治疗更为理想，术中应彻底冲洗，术后禁忌强力被动活动，并可服用消炎止痛类药物来预防异位骨化的发生。

（鲁　谊）

第二节　肘关节不稳

一、肘关节脱位的分类及诊断

（一）概述

肘关节脱位在成年人中并不多见。典型的肘关节脱位是由于手部伸展位摔倒撑地所致。一般分为前脱位和后脱位，前脱位较少见，超过90%以上的肘关节脱位为后脱位。后脱位又可根据脱位后鹰嘴和肱骨远端的位置分为后外和后内外侧脱位。肘关节脱位也可分为完全脱位或半脱位（肱骨滑车位于冠突顶部）。肘关节脱位可能合并尺、桡侧副韧带断裂及其他软组织损伤，也可能合并桡骨头、冠状突的骨折或者肱骨内上髁骨折，以及神经血管损伤，如肱动脉、正中神经、尺神经。

（二）诊断

肘关节脱位的常见临床表现为，手部伸展位摔倒后出现肘关节疼痛、肿胀、不能完成屈肘动作。体检时发现畸形明显。后脱位时，肘关节保持在半屈曲位，伸屈限制，上肢短缩；肘后三角的等腰三角形关系改变，鹰嘴远远移向后上方。应当注意检查是否合并神经、血管损伤。肘关节正侧位X线片可以诊断本病。CT检查可以进一步评估关节内有无碎骨块，MRI检查可以评估肘关节内、外侧软组织损伤的程度及范围。

（三）治疗

肘关节脱位应尽早复位。复位困难时，可在局部麻醉或全身麻醉下进行手法复位。复位后拍摄正侧位X线片以确认复位情况。复位后要检查有无合并损伤，如内外侧软组织情况，是否合并鹰嘴骨折、冠状突骨折、桡骨头骨折和肱骨内上髁骨折；此外应当重新评估血管神经情况，有时需要手术修复。如果不需要手术治疗，可以石膏固定3~4周，然后开始活动。早期要注意肘关节屈伸功能的练习，避免粗暴的康复手法，以防止功能受限。

二、肘关节内侧肌肉韧带装置损伤

（一）概述

维持肘关节内侧稳定性的软组织结构包括尺侧副韧带和止于肱骨内上髁部的屈肌腱。尺侧副韧带是主要的肘内侧静态稳定结构，其中前束最强，起自内上髁前下方，5~6mm 宽，止于冠突尖后内侧的尺骨结节嵴（sublime tubercle），4~5mm 宽，是限制肘外翻的最重要稳定结构。肘内侧屈肌腱在肌肉收缩时提供肘关节内侧动态稳定作用。

在运动中任何使肘关节被动外翻、过伸或前臂屈肌（旋前圆肌）突然主动收缩都可能造成内侧肌肉或尺侧副韧带的损伤。此损伤多见于投掷运动员的慢性过劳损伤，慢性过度使用导致尺侧副韧带的反复微创伤，直至磨损断裂。损伤后会引起肘部不稳，影响运动动作，也可见于体操、举重等项目。普通人群中此损伤多见于急性创伤，肘外翻支撑时发生的肘关节后内侧脱位或半脱位。

（二）损伤病理

在肌肉、韧带急性损伤时，损伤处出现充血、出血、肿胀，其周围组织呈反应性炎症。如果反复损伤，即变为慢性，肘的尺侧副韧带松弛。有时受伤的韧带或关节囊出现钙化现象。肌肉附着点部因撕伤引起骨质增生或骨化。X 线可表现为尺侧副韧带钙化，内上髁脱钙或硬化骨增生。单纯慢性内上髁肌腱起点损伤类似网球肘。

急性损伤除肌肉韧带断裂外，还可合并其他组织的损伤，合并骨折、撕脱骨折以及神经损伤。不同的损伤病理对治疗有很大影响。曲绵域等将损伤病理分为六型：①单纯尺侧副韧带或前臂屈肌群断裂；②尺侧副韧带和关节囊断裂并嵌入关节；③肌肉韧带同时断裂（或有内上髁撕脱骨折）；④肌肉韧带断裂合并神经牵扯伤（尺神经和正中神经）；⑤尺侧肌肉韧带断裂合并桡骨骨折或关节软骨损伤；⑥合并肱三头肌肌腱断裂（或撕脱骨折），多发生在肘屈曲支撑同时外翻时。

（三）诊断

最常见的症状是运动员在投掷运动中逐渐出现肘关节内侧疼痛，有时有突然"肘软"现象，通常都有上肢的过度使用，有时也可急性发作，运动员在投掷时有爆裂感，随后出现肘关节内侧疼痛、肿胀、淤血。之后肘关节于重复受伤的动作时疼痛，导致运动成绩下降或不能正确地完成肘的动作。查体表现为肘关节内上髁远端及屈肌总腱止点区域的压痛，通常没有肿胀及瘀斑。外翻应力试验时，尺侧副韧带周围会有疼痛或者压痛，但一般不会有明显的开口感。挤牛奶外翻应力试验（moving valgus stress test）最为准确，这个试验原理是模拟投掷动作，诱导出患者的疼痛症状。做挤牛奶试验时，在患者前臂旋后肘关节屈曲 90° 时牵拉拇指引出肘关节外翻应力，如患者感觉疼痛即为阳性。而动态外翻应力试验是在屈伸肘关节时牵拉拇指给肘关节的外翻应力，当肘关节屈曲 70° ~120° 时，肘关节内侧剧烈疼痛为阳性。有时患者合并其他损伤从而导致其他症状，比如合并尺神经炎，有尺神经 Tinel 征阳性；合并内上髁炎，有屈腕及前臂旋前抗阻疼痛；合并肘后内侧撞击，有伸直时肘后方疼痛等症状。X 线通常很少显示异常，少数慢性病例可见尺侧副韧带骨化。慢性病例还可见后内侧尺骨鹰嘴骨赘、游离体等。MRA 具有高度特异性和敏感性，有助于诊断尺侧副韧带病变。

尺侧肌肉韧带完全断裂常发生于患者肘外翻支撑摔倒时，有时患者会有肘关节后内侧脱位或半脱位（图 2-2-9）。急性期肘关节尺侧明显疼痛肿胀，功能活动明显受限。查体可见肘内侧肿胀明显，压痛明显，有时可触到肌肉断端及凹陷。

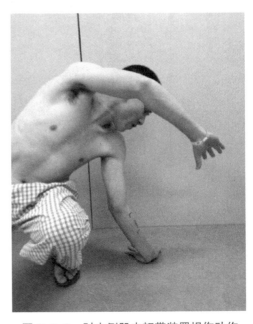

图 2-2-9 肘内侧肌肉韧带装置损伤动作

外翻试验阳性：外翻角度加大，开口感阳性在屈肘15°~20°时更易做出，说明尺侧副韧带断裂。握拳外翻试验很重要，在患者主动握拳屈腕下，外翻试验仍有松弛及开口感，说明尺侧肌肉和韧带同时断裂。如果单纯外翻试验阳性，握拳外翻试验阴性，则表示单纯尺侧副韧带断裂，内侧肌肉未断裂。此

外，需要检查有无合并神经损伤及其他损伤。外翻位X线检查可显示尺侧关节间隙增宽。MRI具有高度特异和敏感性，可以比较准确判断尺侧肌肉韧带损伤的程度范围以及其他合并损伤（图2-2-10）。陈旧性尺侧肌肉韧带断裂则可出现肘内侧明显凹陷（图2-2-11）及肘内侧不稳或脱位。

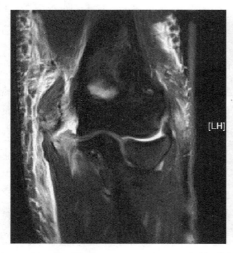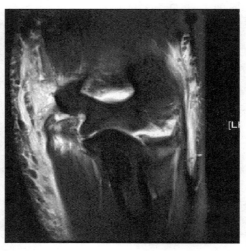

图2-2-10 MRI显示急性肘关节脱位后肘内侧肌肉韧带完全断裂

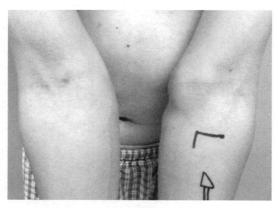

图2-2-11 陈旧性肘内侧肌肉韧带完全断裂，
肘内侧明显凹陷

（四）治疗

投掷运动员的慢性过劳损伤，早期建议保守治疗，包括休息，非甾体抗炎药，康复训练，拉伸练习及活动方式的改变。如果保守治疗3~6个月症状无改善，运动员投掷时肘内侧持续疼痛，影响运动成绩，或者慢性病例急性发作时，应考虑手术治疗，重建尺侧副韧带（Tommy John手术及其改良Docking技术）（图2-2-12，见文末彩插）。该手术效果良好，约90%的患者可成功恢复到伤前竞技水平。但是手术后恢复缓慢，恢复到竞技前运动

水平需要至少1年的时间。术后CT可见重建的尺侧副韧带肱骨及尺骨骨道位置（图2-2-13）。

急性尺侧肌肉韧带断裂应根据不同损伤病理分别处理。单纯尺侧副韧带断裂不必手术，石膏托固定3周即可开始活动功能练习。肘内翻试验时内侧疼痛，MRI显示有韧带关节囊等组织嵌入关节隙的患者，则需手术治疗，拉出嵌入组织并且缝合。肘关节内侧肌肉韧带完全断裂的患者一般需要手术治疗，缝合撕裂的内侧屈肌腱止点，尺侧副韧带不需要重建；特殊运动项目如投掷等，需要同时重建尺侧副韧带。手术后，肘关节屈曲90°位支具或者石膏固定，根据不同情况固定3~6周。

三、肘关节后外侧旋转不稳

（一）概述

肘关节的外侧副韧带复合体起于肱骨外上髁，止于环状韧带。外侧副韧带复合体包括四个部分（图2-2-14）：外侧副韧带尺骨部分也称外侧尺骨副韧带（lateral ulnar collateral ligament，LUCL），是外侧副韧带复合体的一个分支，起于外上髁，并在止于尺骨旋后肌粗隆前与环状韧带的纤维混合。该韧带在屈与伸时都紧张，Morrey认

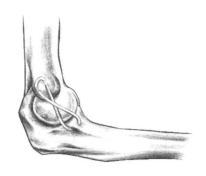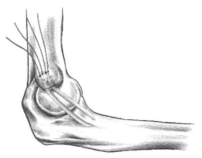

图 2-2-12 Tommy John 手术及其改良 Docking 技术

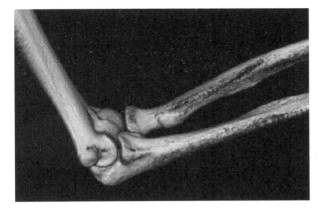

图 2-2-13 术后 CT 可见重建的尺侧副韧带
肱骨及尺骨骨道位置

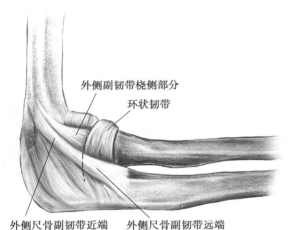

图 2-2-14 外侧副韧带复合体

为它是肘关节外侧的主要稳定结构。此外还包括外侧副韧带桡侧部分、环状韧带,以及外侧副韧带辅助部分。肘关节后外侧旋转不稳(posterolateral rotatory instability, PLRI)在 1991 年由 O'Driscoll 首先描述,并指出主要由 LUCL 损伤导致,LUCL 损伤使尺骨和桡骨在一起进行后外侧旋转的过程中,丧失了与肱骨远端的协调一致性,导致一过性的肱尺关节半脱位和继发的肱桡关节半脱位,产生 PLRI。肘关节外翻、旋后及轴向应力可导致 PLRI 发生,部分患者会有肘关节脱位史,合并冠突或桡骨头骨折。近几年,关于 PLRI 的产生原因仍存在争议,有学者提出外侧副韧带桡侧部分、环状韧带及其联合作用的重要性。

（二）诊断

肘关节 PLRI 临床上比较少见,且容易被漏诊,对于 PLRI 患者做出正确诊断非常重要。外侧副韧带的损伤通常是创伤性或医源性的,肱骨外上髁炎术后或肘外侧切开术后可导致医源性 LUCL 损伤。PLRI 症状表现为在肘关节外翻、旋后及轴向应力的动作时,比如俯卧撑、手支撑座椅等,会出现肘关节不稳,肘关节半脱位,甚至完全脱位;部分不典型患者主诉肘关节疼痛、交锁、弹响,并没有认识到关节不稳。因此,对于有肘关节外伤史、肘外侧手术史以及机械症状的患者,要常规进行肘关节稳定性的评估,包括:内翻应力试验、后外侧抽屉及后外侧轴移试验等。这些试验主要是重复患者肘关节外翻、旋后及轴向应力的损伤动作,诱发患者 PLRI 的不适症状。临床体检时,如果患者不能足够放松,有些试验很难引出阳性结果,当临床体检可疑时,可以进行麻醉下检查,后外侧抽屉试验阳性率明显提高。CT 检查有时会发现 LUCL 韧带止点的陈旧撕脱骨片(图 2-2-15)。MRI 检查有助于 PLRI 的诊断,MRI 检查可以显示肘关节外侧关节隙增大,外侧副韧带断裂松弛(图 2-2-16),但是不能准确判断是哪一部分撕裂及其松弛程度。另外,关节镜检查可以直视下确定外侧副韧带的断裂、松弛及外侧关节隙的增大。关节镜下后外侧抽屉试验时,显示桡骨头的后方移位及肱桡关节半脱位。PLRI 有时合并冠突骨折,桡骨头骨折及肘内侧装置断裂等。

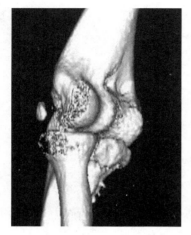

图 2-2-15 CT 检查有时会发现
LUCL 止点的陈旧撕脱骨片

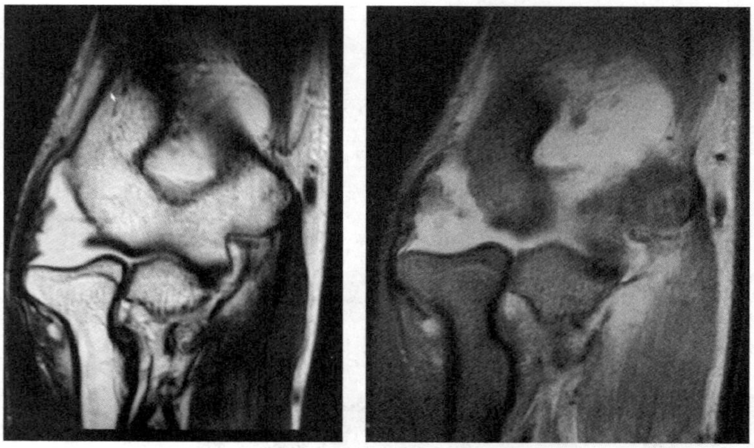

图 2-2-16 MRI 检查可以显示肘关节外侧关节隙增大，
外侧副韧带断裂松弛

（三）治疗

PLRI 的治疗要对其相关的损伤病理进行评估，并且手术重建恢复稳定性所需要的损伤结构。外侧副韧带、桡骨头和冠突是限制肘关节 PLRI 的重要因素，它们的损伤均会导致 PLRI 的发生。肘关节脱位时通常合并外侧副韧带、桡骨头和冠突的联合损伤，手术前要考虑到冠突和桡骨头的骨性缺损对 PLRI 的影响。如果骨性缺损较大，影响肘关节稳定性，手术时要进行相应的处理。

虽然文献中对于肘关节 PLRI 时外侧副韧带的损伤病理有争议，采用 LUCL 修复和重建技术治疗 PLRI 损伤仍然是比较一致的做法，在恢复肘关节稳定性和功能方面均有满意的结果。如果 LUCL 体部完整，但从其肱骨止点撕脱，一般进行 LUCL 修复术。在 LUCL 的肱骨止点处充分新鲜化，使用缝合锚钉或经骨缝合的方法将 LUCL 进行肱骨止点重建，恢复 LUCL 稳定性。如果 LUCL 体部断裂或者韧带质量较差，可采用肌腱移植韧带重建技术（图 2-2-17），选择同侧掌长肌腱移或者半腱肌腱等。首先在 LUCL 尺骨止点制作骨道，在旋后肌嵴结节处的桡骨头近缘及桡骨头颈交界处水平钻 2 个骨孔，相距约 15mm，形成 1 个骨隧道。用一根临时缝线穿过尺骨隧道，用止血钳同时拉住线的两头并抵在肱骨止点上，同时活动肘关节以确定肱骨止点的位置（寻找等距点）。在等距点处制作肱骨止点骨道，约在肱骨外上髁前下方 4 点钟位置。肱骨止点骨道向后上方及前上方延伸，制作 2 个出口。牵引移植肌腱穿过尺骨与肱骨的隧道，再次跨过关节后，与自身缝合。肘

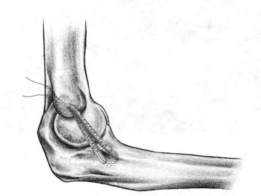

图 2-2-17 LUCL 重建技术

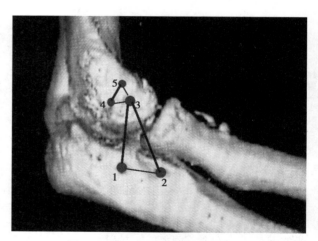

图 2-2-18 术后 CT 可见 LUCL 的
肱骨及尺骨骨道位置

关节屈曲 30°，前臂旋前位将缝线拉紧打结并缝合固定。完成重建后，检查肘关节活动范围及稳定性。术后 CT 可见 LUCL 的肱骨及尺骨骨道位置（图 2-2-18）。目前为止，LUCL 重建时的骨道位置和等距点没有被很好地界定。天然的 LUCL 是不等距的，在肘伸直时变得松弛，在屈曲时变得紧

张。在 LUCL 重建时很难找到完全等距的骨道位点，重建韧带长度的变化为 3~4mm。手术时应该是更等距还是应该更接近原解剖值得讨论。我们术中发现在肘关节屈伸过程中，韧带的等距性良好。虽然这一方法缺乏生物力学的证据，等距性测量时对于重建韧带长度的微小变化可能很难发现，但是患者术后肘关节均有很好的稳定性及屈伸活动范围。LUCL 的肌腱移植重建可能在某种程度上依赖于移植物的蠕变延长允许肘关节的完全屈曲，一些瘢痕样的继发稳定结构防止肘关节在伸直时发生 PLRI。对肘关节尺侧副韧带来说，2~3mm 的松弛度可以接受，多数患者是无症状的。外侧副韧带能接受的松弛度不清楚，可能类似于尺侧副韧带，几个毫米的松弛度是可以接受的。LUCL 重建术后，屈肘 90° 旋前位石膏固定 3~6 周，术后 6 周去除支具，肘关节逐渐达到完全的活动范围。术后 6 个月内，避免内翻应力动作。术后 9~12 个月，允许逐步恢复体育活动。

目前有个案报道外侧副韧带的双束解剖重建（LUCL 和桡侧部分）技术，而不只是单束重建更后方的 LUCL 部分，理论上更加接近外侧副韧带的原始解剖，这一做法给予我们有益的启发。

（闫 辉）

第三节　肘关节慢性损伤

一、肱骨小头软骨和骨软骨损伤

（一）概述

肱骨小头软骨和骨软骨损伤是需要引起关注的疾病，因为关节软骨损伤可以进一步引起骨关节炎，甚至严重影响关节功能。肱骨小头软骨和骨软骨损伤，以及运动员经常出现的肱骨小头剥脱性软骨炎（剥脱性骨软骨炎）在病因和早期临床表现可有不同，但在晚期症状和体征不易区分，在此一并介绍。

（二）病因和损伤机制

肱骨小头骨软骨损伤和剥脱性骨软骨炎都是桡骨小头与肱骨小头相撞击的结果。多见于上肢运动较多的人，尤其是体操、杂技等以上肢支撑翻腾为主项目的运动员，也多见于棒、垒球等投掷运动员。从运动创伤来看，外伤是主要的发病原因。成年人的

软骨和骨软骨损伤经常与运动和劳损有关，磨损逐渐加重，先由软骨受累，逐渐累及软骨下骨，亦有软骨和软骨下骨同时受累。而且，少年时期的肘关节尚未发育成熟，软骨下骨比软骨脆弱，尤其容易受损，在受到外力时，甚至可以出现关节软骨从软骨下骨层完全分离，形成剥脱性骨软骨炎。

（三）诊断

肘关节一般有明确运动损伤或者重复动作引起疼痛的病史。

1. 临床表现　主要为肘关节伸屈疼痛、屈伸受限、支撑痛或者交锁。往往以伸直受限和支撑痛开始，活动时可以出现响声，关节可有肿胀，症状于运动后加重。查体经常有伸屈受限和局限于肱桡关节隙的压痛，有时可触到游离体。关节隙压痛和挤压痛经常能够提示软骨损伤的部位。

2. 影像学检查　X 线检查对剥脱性骨软骨炎有重要价值，典型表现为肱骨关节面有缺损（骨床），骨床内有脱落的骨片。骨片的密度不一，很淡或增高，形状大小也不一致。但也可仅表现为肱骨小头的骨小梁结构破坏，呈囊性变或有硬化环。也可有缺损，肱骨小头表面粗糙不平、变形等表现。而一般单纯的软骨损伤，X 线检查结果往往为阴性。MRI 检查的敏感性和可靠性最高。一般可以分辨出 2mm 以上的骨软骨损伤。I~II 度的软骨损伤，MRI 经常无法显示，IV 度软骨损伤通常可以显示出来。

（四）治疗

1. 保守治疗　影响保守治疗疗效的因素很多。软骨或者骨软骨损伤部位若在非负重区，则采用休息、理疗、肌肉力量练习等可以较好地缓解疼痛。如果还需要做运动，则可以采用肘关节护具保护下适度运动。如合并严重的骨软骨损伤、长时期伸屈功能障碍、骨关节病骨质增生变形等因素往往影响治疗效果及恢复时间。

2. 手术治疗　绝大多数软骨或者骨软骨损伤无需手术治疗，但如果出现保守治疗无效超过 3~6 个月，且症状严重影响生活，可以考虑手术治疗。另外，剥脱性骨软骨炎如果形成了游离体，尤其出现了交锁症状，就适于手术治疗。随着微创技术的快速进步，关节镜下的手术已经成为首选方法。关节镜手术创伤小，恢复快。如果是软骨

或者骨软骨损伤,一般采用清理手术即可,近几年临床上出现了少量的进行肘关节骨软骨或者软骨移植的报道,毕竟肘关节不像膝关节和踝关节,是非负重关节。如果是剥脱性骨软骨炎形成游离体,则一般在镜下取出游离体,对骨床进行清理即可。大多数运动员可以恢复训练,但有部分运动员不能恢复受伤以前水平。

3. 术后处理与康复 手术后一般无需石膏固定,疼痛消退后,一般宜尽早活动。支撑动作在症状完全消失、肌肉力量恢复后进行。恢复期间可配合理疗、中药外用等。力量练习要着重静力训练,3 个月左右再考虑恢复专项训练。

二、肘关节骨关节病

(一)病因及损伤机制

关于肘关节骨关节病的病因,多数学者认为重体力劳动是一个重要因素。原发性肘关节骨关节病比较少见,主要发生于反复使用上肢的中年男性,如体力工人、运动员,以及需要长期扶拐或使用轮椅的人。另外,创伤、剥脱性骨软骨炎、滑膜软骨瘤病、肘内翻等都有可能导致继发性肘关节骨关节病。

肘关节骨关节病占运动员肘部损伤的 1/4,发病率较高。其发病机制多是由于肘关节超常范围的不合理运动,过多的伸屈,扭转,支撑负重,使肘关节软骨面之间不断挤压、摩擦与冲撞,造成肘关节的软骨变性,滑膜的慢性炎症,继而出现关节纤维囊肥厚,关节边缘骨赘形成,甚至出现关节游离体和关节积液,形成骨关节病。

(二)诊断

1. 临床表现 肘关节骨关节病典型的临床表现为肘关节疼痛和屈伸受限,约 50% 的患者有疼痛性弹响或绞锁。病理特点为游离体产生、骨赘增生、关节囊挛缩等。增生性骨赘作为伸屈活动中的机械性阻挡,导致屈伸过程止点的撞击性疼痛,并限制屈伸活动。活动范围受限也会由关节囊的挛缩引起。查体可见肘关节伸直度减小,伸直与屈曲时痛,关节囊及滑膜肥厚,尺骨鹰嘴周围有压痛。有的患者可触摸到游离体。

2. 影像学检查 X 线上大多表现为骨质增生硬化,滑车边缘、内上髁、冠状突及鹰嘴有骨赘形成,关节面粗糙、狭窄,有时可见到游离体。CT 检查往往可以更清晰地看到骨关节增生表现,尤其对于游离体的数量和位置更具诊断意义,对指导手术非常有价值。MRI 并非必须进行的检查,尤其对于游离体的显影远不如 CT,但可以作为评估关节软骨甚至骨软骨损伤程度比较准确的检查方法。

(三)治疗

1. 保守治疗 早期患者疼痛出现在运动前后,减少训练量或改进动作,症状即可明显减轻或消失。晚期由于关节经常不能伸直,导致不能"锁肘",影响动作的完成。休息、关节腔内封闭、局部理疗(蜡疗、超短波)等,可以使疼痛减轻甚至消失。但一旦运动量增加,则症状容易复发,严重影响生活,因此部分患者需手术治疗。

2. 手术治疗 肘关节骨关节病的手术目的是减轻疼痛、绞锁和改善活动范围,之前至少经过 3~6 个月严格保守治疗无效,才考虑进行关节清理手术。包括关节清理、骨赘切除、鹰嘴窝开窗 Outerbridge-Kashiwagi(O-K)手术、桡骨头切除、关节囊松解等。随着微创手术技术的发展,绝大多数手术都能在关节镜下完成。

由于肘关节独特的关节解剖及很小的操作空间,导致肘关节镜学习曲线较长,是一个技术挑战。肘关节镜最初用于游离体取出或关节探查,近年来肘关节镜的适应证不断扩大,现在更多用于骨关节病或关节挛缩等。除了关节镜下可以探查整个关节腔以外,还可以用磨钻等工具直视下切除骨赘,取出游离体,清理损伤的软骨和炎性增生的滑膜组织。术后疼痛少,恢复快,便于早期康复,因此对运动员尤其重要。

3. 术后处理与康复 术后疼痛基本消失后,开始关节活动度训练及压直练习,逐渐增加角度,活动后进行冰敷。一般可在 1~2 周内恢复日常生活,1~2 个月恢复专项训练。

三、网球肘

(一)概述

网球肘又称为肱骨外上髁炎,或近端伸腕肌腱病、桡侧腕短伸肌腱病、肘关节外侧腱病等,是导致肘关节外侧疼痛的重要原因之一。主要表现为肱骨外上髁部局限性压痛及伸腕抗阻痛阳性。网球肘最早于 1873 年报道,之后于 1883 年正式命名为"网球肘"。根据 da Costa 等统计,网球肘在人群中的患病率高达 1.2%~12.2%，且不仅发生于网球运动员（网球运动员仅占 10%），与吸烟、肥胖以及从事重体力劳动密切相关。随着经济发展及健康意识的提高，体育活动逐渐增多，网球肘的发生率也不断增高。

（二）病因和损伤机制

网球肘的发病机制至今仍不十分清楚，有几种假说，如伸肌总腱起始部损伤学说、环状韧带创伤性炎症变性学说、桡神经分支受累学说和微血管神经卡压学说等。但一般认为是由伸肌总腱的慢性劳损和反复牵拉引起。急性损伤者则经常是在运动尤其是羽毛球、乒乓球等运动的反手击球动作中，球的冲击力作用于伸腕肌引起。

（三）诊断

有些患者是一次性受到牵连或者撞击产生肘关节外侧的疼痛，但大多数是逐渐出现症状。最初是运动中肘关节外侧的疼痛，通常为做某一类动作时出现。例如：提重物、拧毛巾、端碗、敲键盘等。

1. **网球肘有常用的诊断标准**　①有前臂伸肌的慢性牵拉损伤史；②肘外侧疼痛，可波及肘两侧或前臂；③桡侧腕伸肌起点处（或肘外侧）压痛；④伸腕抗阻痛阳性。其中③和④为诊断主要依据。

2. **影像学检查**　X 线上一般没有明显异常表现。MRI 检查对于明确伸肌腱损伤的部位和范围非常有指导意义。

（四）治疗

1. **保守治疗**　保守治疗是首选治疗方法，例如休息、渐进式负荷训练、体外冲击波疗法、NSAIDs 应用、激素封闭及生物学疗法等。90% 的患者保守治疗有效，但仍有 5%~10% 患者发展成慢性，称为顽固性网球肘。这些人因疼痛或功能障碍影响生活和工作而需要手术治疗。在有些研究中，需要手术的网球肘患者比例可达到 25%。

2. **手术治疗**　一般认为，顽固性网球肘是手术干预的适应证。其手术指征包括：①在伸肌腱的体表部位有明确的局限性疼痛，此疼痛为持续性疼痛，影响肘部功能，干扰日常活动或体育锻炼和工作；②保守治疗 6 个月仍无效；③封闭治疗 3 次以上疼痛无明显缓解；④症状反复出现；⑤磁共振成像上伸肌腱及止点处有明显高信号。

手术治疗可分为经皮手术、开放手术与关节镜手术。主流学说认为肱骨外上髁伸肌腱的退行性病变导致肱骨外上髁的疼痛，而其中以桡侧腕短伸肌腱的损伤为著。基于此种发病机制，各种手术方法也针对性地相应展开，但基本的手术方式都是以伸肌腱止点的松解或者清理为主。

随着关节镜技术的成熟和发展，越来越多的学者将关节镜技术用于治疗网球肘患者，并取得了与切开手术同样的效果，同时关节镜技术更有其优势。自 1995 年 Grifka 等报道关节镜治疗网球肘以来，关节镜手术因为有微创、安全、可直视的优点，逐渐成为网球肘手术的趋势。

3. **术后处理与康复**　术后一般无需石膏固定，疼痛基本消失后就开始逐步屈伸活动，并不进行角度限制，在疼痛可以耐受的范围内自行练习。同期即可开始尝试进行一般生活需要的活动，3 周后开始伸腕肌群的抗阻肌肉力量练习。对返回工作岗位和参加娱乐性体育运动都可以不进行时间限制，患者自己感觉可以参加即可，遵循循序渐进的原则。一般来说，在疼痛完全消失前，患者通常就可以恢复大部分非重体力劳动能力，完全恢复工作能力的时间大约为 3 个月。

（杨渝平）

第四节　运动训练中的肘部肌腱断裂

一、肱三头肌肌腱断裂

（一）解剖

肱三头肌（triceps brachii）是上臂后群的伸肌，起端有 3 个头：长头起自肩胛骨的盂下结节，外侧头和内侧头都起自肱骨的背面。3 个头向下共续于 1 个腱，大部止于尺骨鹰嘴（图 2-2-19），另外有一束在外侧继续下行，越过肘后肌，和前臂外侧深筋膜交织混合在一起。受桡神经（C_{6-8}）支配。与肘后肌共同完成伸肘功能。在投掷运动中，肘关节伸展时角速度可达 4 595°/s。

（二）损伤机制

肱三头肌肌腱断裂较为少见。最常见的受伤机制是间接外力，即摔倒时肘半屈位用手撑地，这

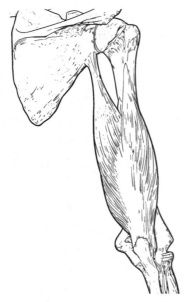

图 2-2-19 肱三头肌解剖示意图

时全身重量强加于患肢,致使肱三头肌突然猛力牵扯将肌腱撕断。有时不是手掌撑地而是前臂撑地,也可导致此肌腱断裂。此外,鹰嘴直接撞击也有可能致伤,比如摔倒时肘部受到撞击,也有肘后直接受击致伤的情况。

(三)损伤类型

该伤属急性损伤,深浅两层肌腱可以全断,与肘关节腔通连,更多的是浅层肌腱断裂,一般没有慢性损伤史。其浅层肌腱断端多同时将鹰嘴的结节部撕脱,常表现为带有一小片尺骨鹰嘴尖骨片的肌腱撕裂。在鹰嘴的结节部则遗有一粗糙的骨床。

(四)诊断

此伤极易误诊及漏诊。一些患者病程长达3~6个月后才被正确诊断。随着数字 X 射线成像技术的广泛应用,之前将骨块误认为钙化而致误诊的可能性降低。但是,此伤常与肘关节其他损伤和腕关节损伤并发,尤其是肘关节尺侧副韧带损伤,关节半脱位、鹰嘴后滑囊积血。因此如果没有考虑到,极易漏诊。

1. **临床表现** 患者可有肘后疼痛肿胀。查体可以发现肿胀、瘀斑和压痛,鹰嘴近端可触及缺损。临床常用"伸肘重力试验"。患者弯腰,患肢侧平举,肘关节不能完全伸直即为阳性。但一般可以伸直到 150° 左右,因为肘后肌主要负担 90°~150° 伸肘作用。因此,关键要看最后 30° 是否可以伸直。

2. **影像学检查** 矢状位 MRI 平扫有助于明确肱三头肌肌腱的完整性。部分断裂时特征性表现为远端肌腱小的充盈缺损,T_2 像表现为病变部位高信号。完全断裂表现为肱三头肌肌腱远端与鹰嘴间大的充盈缺损。

(五)治疗

一般需要手术治疗。手术治疗可先在尺骨鹰嘴即肱三头肌肌腱的止点处打 2~3 个骨道,然后用 2 号不吸收线缝合断裂肌腱,将线头穿过骨道,将肌腱固定在鹰嘴的止点上。目前缝合锚钉广泛使用,锚钉直接植入鹰嘴,锚钉上带的线可直接缝合肌腱,也可将肌腱固定在止点处,比打骨道更简便(图 2-2-20)。

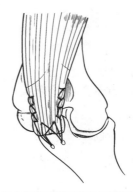

图 2-2-20 缝合锚钉修复肱三头肌肌腱断裂示意图

术后制动 3 周,然后在活动支具的保护下做逐渐加强的主动屈曲练习,约 3 个月时开始做肱三头肌的主动肌力锻炼。根据修复后的肌力及软组织愈合的情况可早期开始做等长收缩练习。

二、肱二头肌远端止点断裂

(一)解剖

肱二头肌(biceps brachii)位于上臂前侧,整肌呈梭形。肱二头肌近端有长、短头。长头起于肩胛骨盂上结节,短头起于肩胛骨喙突。长,短头于肱骨中部汇合为肌腹,下行至肱骨下端,集成肌腱止于桡骨粗隆和前臂筋腱膜(图 2-2-21)。受肌皮神经($C_{5~6}$)支配。作用为屈肩、屈肘及使前臂旋后。

(二)损伤机制

肱二头肌远端肌腱断裂很少见,仅占所有肱二头肌断裂的 3%。绝大部分的肱二头肌远端肌

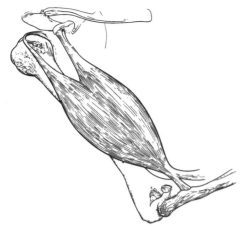

图 2-2-21 肱二头肌解剖示意图

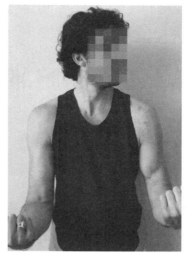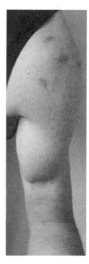

图 2-2-22 肱二头肌肌腹有明显的向上移位

腱撕脱是完全断裂伤。肱二头肌肌腱远端断裂通常发生于中年男性,当屈肘 90° 抬起重物或当肱二头肌收缩以对抗突然的阻力时发生断裂。尽管多表现为急性断裂,但通常在肌腱实质内已经存在退变或者慢性损伤。

(三)诊断

1. 临床表现 断裂时可听到撕裂声,随即出现疼痛、肿胀以及肘前窝处皮下淤血。肌肉有明显的向上移位(图 2-2-22),可摸到一个凹陷。屈肘及旋后力量减弱。二头肌挤压试验与检查跟腱断裂的 Thompson 试验非常相似,用来诊断完全的二头肌远端断裂。患者取坐姿屈肘 60°~80° 来完成试验。这种屈曲程度有利于将肱肌张力降到最低限度,以便于由二头肌独立完成前臂旋后动作。前臂处于旋前状态以维持二头肌一定的张力。检查者站在被检查的肢体侧。用两手尽力地挤压,一手置于远端肌肉与肌腱连接处,另一只手置于肌腹。当二头肌被挤压时,二头肌腹被牵离肱骨下端,肌肉形成向前的弓形。如果此时不能引起前臂旋后为阳性,提示二头肌腱或肌腹断裂。文献报道此试验的阳性率为 95%,敏感性达 100%。Hook 试验可用于诊断完全性肱二头肌肌腱撕脱:患者肘关节屈曲旋后,如果肌腱完整,检查者可以在肘前滑囊带状结构下钩入一示指(图 2-2-23),文献报道其特异性和敏感性皆为 100%。但是,检查者要确定钩到肱二头肌的外侧缘而不是内侧缘,因为二头肌肌腱膜可能被误认为是完整的肱二头肌肌腱。

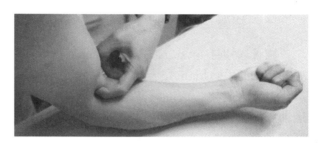

图 2-2-23 Hook 试验

2. 影像学检查 MRI 能协助区别出部分断裂和完全断裂,同时还能明确肌腱病、腱鞘炎、血肿和肱二头肌挫伤。屈曲外展旋后位(肘关节屈曲 90°,肩外展 180°,前臂旋后)被公认为可以获得真正的肌腱纵位像。超声是一种快捷、价廉的影像手段,但是对技师的要求高。

(四)治疗

除了部分断裂,完全断裂均需要手术治疗。与肱三头肌肌腱断裂类似,大多数学者都同意将其重新附着在桡骨结节的正常位置上。在桡骨结节处打骨道,用 2 号线缝合肌腱,牵拉缝合在骨道口。或者用缝合锚钉将肌腱直接固定在桡骨结节处,更为简便,但要在肌腱附着处新鲜化骨床以便愈合。

术后处理屈肘 90°,固定 2 周后拆线,铰链肘关节支具防止伸肘超过 80°,允许完全被动的屈曲和被动的 90° 旋前旋后。6 周时每周增加伸直 20°,8 周时开始主动屈肘,12 周开始力量练习,16 周恢复随意活动。

(马 勇)

第三章　手腕部运动创伤

第一节　运动训练中的常见腕部骨折及脱位

一、桡骨远端骨折

桡骨远端骨折（distal radius fracture，DRF）是一种常见的手腕损伤，是上肢最常见的骨折类型。虽然老年人是桡骨远端的高发人群，但在年轻人运动相关骨折中，桡骨远端骨折非常常见。一项研究显示，桡骨远端骨折占青少年运动相关骨折的23%，占成人运动相关骨折的17%。

运动相关的桡骨远端骨折常发生于年轻人。不同于更为常见的老年人群的桡骨远端骨折，运动相关的桡骨远端骨折男性更为多见，受伤暴力高于老年人群。常见的损伤机制为运动时摔倒手撑地，或暴力直接作用于手腕。常见于足球、篮球、橄榄球等需要直接对抗的运动，或滑板、滑雪、骑马等容易高速摔倒的运动。总的说来，运动员或在运动中发生桡骨远端骨折的年轻人，关节面移位骨折发生率较老年人群更高。

桡骨远端骨折常合并其他多种损伤。首先需评估除外全身其他部位的严重损伤和神经血管损伤。桡骨远端骨折后造成的畸形和掌侧骨块的移位，可导致创伤性急性腕管综合征（acute carpal tunnel syndrome，ACTS），过伸位的固定可加重发生的风险。评估时如发现正中神经分布区的进行性疼痛和感觉异常，应考虑ACTS并考虑尽早进行手术干预。桡骨远端骨折也常合并腕关节周围其他软组织损伤，其中三角纤维软骨复合体（triangular fibrocartilage complex，TFCC）损伤是最常见的合并损伤，其他还可能合并舟月韧带损伤、月三角韧带损伤、拇长伸肌腱损伤等。忽视这些软组织损伤可导致骨折后功能恢复差，握力降低和残留疼痛。

需拍摄X线片以评估桡骨高度、尺偏角、掌倾角、尺骨变异和关节内骨块移位情况。CT检查对于评估关节面压缩骨折、了解下尺桡关节受累情况及发现隐匿舟骨骨折有较好的价值，存在上述情况时应进行CT检查以准确评估。

桡骨远端骨折的治疗包括保守治疗和手术治疗。一般来说，无移位的关节外骨折、闭合复位满意且能稳定维持复位的骨折，闭合复位、石膏/支具固定仍然是治疗的主流选择。闭合复位满意的主要指标包括：桡骨高度短缩小于2mm，桡骨倾斜角不小于10°，背倾小于10°或掌倾小于20°，以及关节内塌陷小于2mm。闭合复位石膏固定后，某些潜在不稳定的骨折仍有可能再次发生移位，因此，一般建议在复位固定后3周内每周复查一次X线片确定骨折维持稳定复位情况。

运动相关的桡骨远端骨折，治疗原则与其他非运动相关桡骨远端骨折大致相似。虽然医生应该遵循普遍的治疗原则，但也需要有一些特别的考虑。需特别询问患者从事的运动、常用姿势及需恢复运动训练的紧迫性。对于一些运动员，考虑到保守治疗有不能达到解剖复位或继发移位的风险，且保守治疗需延长康复时间和不能参加运动比赛的时间，需综合考虑保守治疗和手术治疗的利弊，慎重做出治疗决策。

手术治疗的适应证包括：不能满意复位的骨折；复位后不稳定再次移位的骨折；某些寻求解剖复位、迅速康复和早日恢复运动训练的特定人群或运动员。手术方式的选择需结合骨折类型和特性综合考虑。对多数桡骨远端骨折，最常采用的手术方法是切开复位钢板螺钉内固定，较其他经皮克氏针固定、外固定架固定的方法，通常可以提供更稳定的固定和更早的功能康复。考虑到背侧钢板有较高的肌腱激惹发生率,特别是容易导致拇长伸肌腱磨损断裂,目前切开复位内固定通常采用掌侧入路和掌侧钢板进行固定。即使特殊类型骨折需要进行背侧钢板固定,也都需要常规二次手术取出钢板,以降低伸肌腱磨损断裂的风险。但是,需要认识到掌侧钢板固定并非是桡骨远端骨折唯一且最佳的手术选择,需结合骨折分型、稳定性和患者因素,选择适合的固定方式。

腕关节镜并不需要常规应用到桡骨远端骨折的治疗中,但在某些情况下是一个有价值的辅助诊治工具。由于 X 线或透视检查的局限性,难以提供关节内重要软组织损伤的信息,也难以准确而细致的评估关节面骨折移位和复位情况,特别是局部关节面骨块的旋转、压缩或台阶。在腕关节镜的辅助下,不但可以更精准的评估关节面骨块的移位和复位情况,还可以更全面的检视关节内软骨和韧带的损伤情况(图 2-3-1,见文末彩插)。新近的临床研究显示,对于关节面台阶大于 2mm 的 AO-C 型桡骨远端骨折,相比仅依赖术中透视评估复位组,腕关节镜辅助复位固定组可更显著的纠正关节面的台阶。不仅如此,在早期和中期随访中,腕关节镜辅助复位组的 Mayo 腕关节评分和术后关节活动度也显著优于透视评估组。此外,对于合并可疑 TFCC 损伤、舟月韧带损伤、腕骨骨折的情况,腕关节镜不仅可以更准确地对可能合并的伤情进行全面评估,更可以对适宜的病例在腕关节镜辅助下同时进行微创手术治疗。

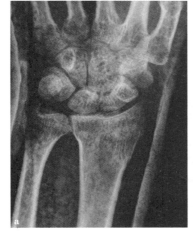
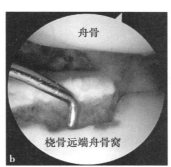
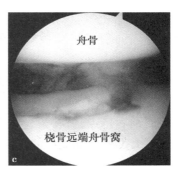

图 2-3-1　左腕桡骨远端骨折
a. 复位石膏固定后 X 线片显示桡骨远端关节面似有不平整,但不能清晰显示骨折移位情况;b. 关节镜下见桡骨远端舟骨窝关节面台阶约 3mm;c. 关节镜监视下进行关节面骨块复位固定后,关节面恢复平整

二、腕舟状骨骨折

腕舟状骨骨折,也称舟骨骨折,是最常见的腕骨骨折,约占腕骨骨折的 60%~70%,占全身所有骨折的 2%。舟骨骨折的发生率在腕部骨折中仅次于桡骨远端骨折,占第 2 位。文献报道大约 80% 的舟骨骨折发生于男性,20~40 岁是高发年龄。舟骨骨折最常见的损伤原因包括摔倒时手腕背伸桡偏位撑地,或腕部直接受到过伸位暴力。对抗性运动或有高摔倒风险的运动最容易导致舟骨骨折,如篮球、滑板、滑雪、自行车、足球和橄榄球。

舟骨表面 80% 的面积为软骨覆盖,仅少量骨表面有韧带附着及血管进入,因此,舟骨的血供相对薄弱。舟骨血供由桡动脉发出,分为掌侧支和背侧支。舟骨掌侧支从舟骨结节进入分布至远端,供应远端 20%~30% 的血供;舟骨背侧支经舟骨中 1/3 处进入,提供剩余 70% 血供。舟骨近端 1/3 全部为关节软骨覆盖,表面无血管进入,其血供完全依靠从远侧向近侧逆向走行的单一髓内血供,因此,一旦舟骨骨折发生后,舟骨近极容易发生缺血坏死。

舟骨骨折的早期诊断尤为重要,诊断延误或漏诊可导致延迟愈合、缺血性坏死或形成假关节,最终可导致腕关节不稳和骨关节炎。舟骨骨折诊断通常依靠病史、体检和影像学检查。体检可观察到腕关节活动受限、疼痛，解剖鼻烟窝压痛被认为是舟骨骨折的典型表现，诊断舟骨骨折的敏感性较高（85%~90%），但特异性不高（30%~40%）。因此，仅从病史和体检并不容易确诊或除外舟骨骨折，需要依靠进一步的影像学检查。确诊舟骨骨折最常用的影像学检查方法是 X 线检查。由于舟骨及其骨折线的三维形态复杂，如果没有拍摄足够的 X 线体位，容易造成漏诊。常规检查应包括腕关节正位、侧位、舟骨位、旋前 45° 斜位以及旋后 45° 斜位。部分舟骨骨折早期 X 线表现不明显，称为隐匿性舟骨骨折。研究显示舟骨骨折初次 X 线检查的假阴性率在 2%~20% 之间。对那些临床上怀疑有舟骨骨折但 X 线检查结果为阴性的患者，应行石膏固定 10~14 天后，待骨质吸收骨折线明显时，再次行 X 线检查，可以发现一些早期未被发现的骨折。对怀疑舟骨骨折但 X 线检查阴性的患者也可以早期进行 CT 检查，除了常规的横断面、冠状面和矢状面的扫描，1mm 间距的沿舟骨长轴的矢状位扫描被认为对探查舟骨骨折线及了解舟骨骨折移位和成角情况有较大帮助。

舟骨骨折的治疗决策需综合考虑舟骨骨折的稳定性、部位和患者个体三个方面的因素。根据舟骨骨折的预后特点，可将舟骨骨折分为低危组及高危组两大类型。低危组的界定指标包括：及时就诊（<3 周）；无明显移位和粉碎；非近 1/3 骨折；非垂直斜行骨折；无合并损伤。高危组的界定指标包括：晚于 4 周后就诊；骨折移位；近 1/3 骨折；垂直斜形骨折；粉碎骨折；合并损伤（包括合并腕关节脱位、同侧桡骨远端骨折）；开放骨折。低危组采用管型石膏或支具固定的保守治疗方法，固定 10~12 周后，多数骨折能够愈合（85%~95% 的愈合率）。石膏固定范围是否包括拇指近节，是否固定肘关节，目前仍存在争议，但多数学者推荐采用包括拇指近节的肘下管型石膏或支具固定。

石膏或支具固定的治疗方法也存在一些缺点。第一，即使患者接受及时妥善的固定，仍然存在 5%~15% 的不愈合率；第二，石膏固定存在制动时间长、腕关节僵硬的问题；第三，对一些无法佩戴石膏从事工作的患者，或一些喜爱运动希望早期进行关节活动的年轻患者来说，往往难以接受长时间的制动。新近文献报道采用经皮空心加压螺钉内固定的方法治疗无明显移位的舟骨骨折（图 2-3-2）。该方法虽然需要额外的治疗费用，但术后多不需要石膏固定，在有经验的中心可达接近 100% 的愈合率，并发症少，患者恢复工作和运动的时间也可提前，具有更好的成本效益性。因此，对于无明显移位的舟骨骨折，需要仔细考量每一位患者的自身情况及需求，在可能的情况下，选择更适合患者的治疗方法。

属于高危组的舟骨骨折，需要进行手术治疗。对于移位骨折，要获得满意的复位，一般采用切开复位内固定的治疗方法。近年来，随着腕关节镜技术的进步与普及，可在腕关节镜的监控下经皮复位固定有移位的舟骨骨折，减少切开手术的创伤（图 2-3-3，见文末彩插）。

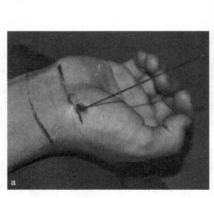
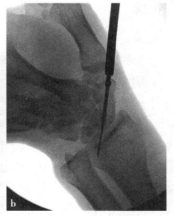

图 2-3-2　经皮空心加压螺钉内固定治疗无明显移位的舟骨骨折
a. 掌侧入路经皮置入导针；b. 术中透视显示空心加压螺钉固定舟骨骨折

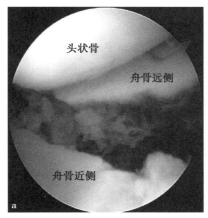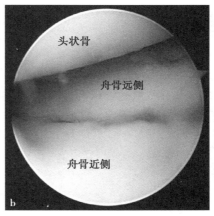

图 2-3-3 腕关节镜辅助复位经皮固定治疗明显移位的舟骨骨折

a. 腕中关节镜下显示舟骨腰部骨折存在分离移位；b. 关节镜监视下经皮撬拨复位及空心螺钉固定后，镜下显示骨折解剖复位，加压良好

三、月骨周围损伤

月骨周围损伤（perilunate injury）是一种高能量损伤，多由摔倒或坠落时手撑地所致。常见于自行车、滑板、滑雪，骑马等容易在一定速度运动中摔倒的项目。月骨周围损伤主要包括两大类型。月骨周围脱位相对少见，属于小弧（lesser arc）损伤；月骨周围骨折脱位，即合并其他腕骨、桡骨或尺骨骨折，该类型相对多见，属于大弧（greater arc）损伤。大弧损伤中最常见的类型为合并舟骨骨折，该类型又称为经舟骨月骨周围脱位。

月骨周围脱位的治疗关键在于早期对脱位的腕关节进行复位和固定。闭合复位石膏固定的方法已被证实不能确保复位的质量和复位的维持，治疗效果较差，已经不再推荐采用。切开手术复位腕关节脱位并进行内固定，同时修复损伤韧带，是目前常规的治疗方法。手术可选择背侧入路、掌侧入路或掌背侧联合入路，但采用何种入路更佳尚存在争议。

由于切开手术的一些缺点，如需切开关节囊和重要的腕关节韧带、继发关节囊的瘢痕和粘连、有进一步破坏已经薄弱的腕关节韧带血供的风险等，新近有学者尝试采用腕关节镜辅助进行微创的复位和经皮固定来治疗月骨周围损伤，避免了切开手术的上述缺点，取得了比切开手术更好的疗效。但是该方法操作难度大，学习曲线长，需要由有相当腕关节镜操作经验的医生完成。

四、舟月韧带损伤

当摔倒或受到直接暴力时腕关节处于背伸、尺偏和旋后位置，可导致舟月骨间韧带损伤，也称舟月韧带损伤。该损伤是运动训练中最常发生的腕骨间韧带损伤，常发生于对抗接触性运动或易于摔倒的运动，如足球、橄榄球和篮球等。

舟月骨间韧带包括掌侧部、背侧部和近侧膜部，呈"C"形将舟骨与月骨连接在一起，是舟月主要稳定结构。其中背侧部最为厚韧，是维持舟月稳定的最重要部分。此外，腕关节的一些外在韧带（如背侧桡腕韧带、背侧腕骨间韧带和掌侧桡舟头韧带等）和腕背关节囊的结构，也对舟月稳定性发挥作用，称为舟月次要稳定结构。

由于腕关节内部解剖结构复杂，韧带结构众多且邻近，准确诊断舟月韧带损伤并非易事。临床表现有腕桡背侧肿胀，腕背第三、四伸肌间室之间的部位压痛、腕背伸支撑（如俯卧撑动作）或用力持握时诱发腕桡侧疼痛，无法完成运动动作。舟骨移位试验（Waston 试验）是特征性的诱发诊断试验（图 2-3-4）。检查者拇指按压舟骨结节并向背侧施压，将受检者的手腕从尺偏向桡偏移动，如果在此过程中出现腕背侧舟骨近极的对应部位疼痛和弹响，则为阳性，表示舟骨近极向背侧滑移从桡骨舟骨窝脱位（或半脱位），提示舟月韧带失效导致的舟骨不稳定。

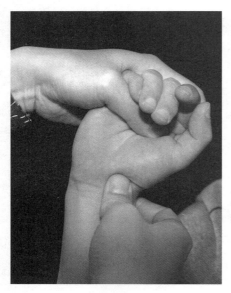

图 2-3-4 舟骨位移试验（Waston 试验）

由于舟月韧带损伤后，舟月次要稳定结构仍可发挥一定稳定作用，X 线片可基本正常，或仅观察到一定程度的舟月角增大，舟月间隙不一定增大。此时，应拍摄握拳位的应力位片。若握拳应力位舟月间隙增宽，大于 3mm，或出现舟骨掌屈导致的皮质环征，则提示舟月韧带损伤（图 2-3-5）。由于某些韧带松弛的正常人群在应力位片也可出现生理性的舟月间隙增大，因此，怀疑此种情况者，需拍摄对侧应力位片进行对比。慢性完全性损伤病例，可出现舟月次级稳定结构也失效，在 X 线片除了可观察到舟月角增大和舟骨皮质环征，还可观察到静态舟月不稳定的表现，包括舟月分离（Terry Thomas 征）（图 2-3-6）和中间体背伸不稳定（dorsal intercalated segment instability，DISI）。

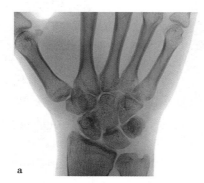
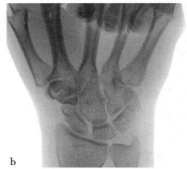

a b

图 2-3-5 舟月韧带损伤的 X 线检查
a. 正位 X 线片中舟月间隙未见增宽；
b. 握拳应力位 X 线片显示舟月间隙增宽

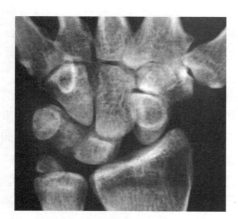

图 2-3-6 静态性舟月分离（Terry Thomas 征）

磁共振检查对舟月韧带的诊断有一定帮助，但腕关节镜仍然是诊断舟月韧带损伤的"金标准"。桡腕和腕中关节镜检查可以直接观察到韧带及周围关节软骨损伤的具体情况，并可用探钩插入舟月骨之间探查，对舟月韧带损伤的严重程度进行分度（Geissler 分度）。Geissler 提出根据关节镜下表现将舟月韧带损伤分为 4 度，从而指导治疗。Ⅰ度损伤，韧带轻度松弛，但连续性完好，腕中关节面光滑，无分离或台阶。Ⅱ度损伤，可在腕中关节看到关节面不光滑或台阶，舟月骨间存在很小的间隙，探钩不可插入到舟月间隙中。Ⅲ度损伤，在Ⅱ度损伤基础上，探钩可插入到舟月间隙中但不能 90° 转动。Ⅰ~Ⅲ度损伤均为舟月韧带部分损伤，往往 X 线片看不到明显的腕关节力线异常。Geissler Ⅳ度损伤是舟月韧带完全损伤，腕关节镜的镜头可以从腕中关节穿过松弛的舟月间隙进入桡腕关节（图 2-3-7，见文末彩插）。

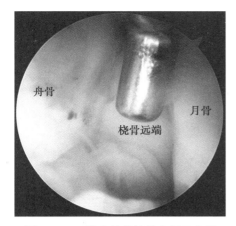

**图 2-3-7　腕中关节镜检查显示舟月
韧带 Geissler Ⅳ 度损伤**
镜头可以完全进入舟月间隙并向近侧看到
桡骨远端关节面

舟月韧带损伤的治疗仍然存在很大争议，目前没有有力的证据证实某一种治疗手段优于其他治疗手段。总的来说，对于 Geissler Ⅰ、Ⅱ 度损伤，有如下的治疗手段可以选择：①保守治疗，急性期石膏制动，通过训练加强桡侧屈腕肌和桡侧腕短伸肌力量来动态稳定舟月关系；②腕关节镜下进行损伤韧带的清创和热皱缩；③腕关节镜辅助下的舟月穿针固定，然后进行 8~10 周的石膏固定。

急性 Geissler Ⅲ、Ⅳ 度损伤，往往影像学检查尚未显示静态不稳定的迹象，提示舟月次要稳定结构尚可发挥作用，可切开进行舟月韧带的缝合修复。如果发现韧带从一侧腕骨撕脱，可以置入骨锚进行修复。韧带缝合后，可利用腕背关节囊韧带的一束进行背侧关节囊韧带固定术加强缝合的韧带。Mathoulin 等新近提出的腕关节镜下背侧关节囊成形术，通过微创的方法缝合及加强背侧舟月韧带，取得了不错的疗效。舟月韧带采用不同方法修复后，一般采用克氏针或螺钉临时固定舟月间隙 8~10 周保护修复的韧带。

对于慢性舟月韧带损伤，已经出现静态不稳定者，由于舟月次级稳定结构也已经失效，直接修复舟月韧带难以改善腕关节异常力线及缓解症状。此时，需要进行舟月韧带的重建。文献中报道了众多舟月韧带重建的方法，但均缺乏大宗病例及高等级的证据支持某种重建方法优于其他方法，也没有一种方法可以取得一致且完全令人满意的疗效。

（刘波）

第二节　下尺桡关节与尺腕关节
常见运动损伤与疾患

一、腕三角纤维软骨复合体损伤

腕三角纤维软骨复合体损伤是最常见的引起腕尺侧疼痛的原因。其临床症状及治疗比较复杂，有时与下尺桡关节不稳、尺骨茎突骨折、阳性尺骨和尺侧撞击综合征等相关。

（一）解剖特点

腕三角纤维软骨复合体（triangular fibrocartilage complex，TFCC）是一系列结构的复合体，包括：三角纤维软骨盘、背侧和掌侧尺桡韧带、尺腕韧带（尺月和尺三角韧带）、尺侧腕伸肌腱腱鞘等。背侧和掌侧尺桡韧带是下尺桡关节（distal radioulnar joint，DRUJ）的主要稳定结构。TFCC 的背侧和掌侧尺桡韧带可进一步分为浅层和深层。浅层部分止到尺骨茎突，而在深层部分止到尺骨隐窝（fovea）（图 2-3-8，图 2-3-9）。生物力学研究结果显示，深层的隐窝止点比浅层部分提供了更强的 DRUJ 稳定性，是 DRUJ 的主要稳定装置。TFCC 的隐窝止点断裂会产生 DRUJ 不稳症状或半脱位。

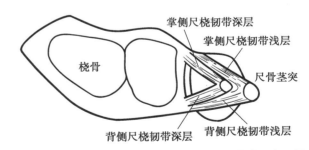

图 2-3-8　TFCC 的背侧和掌侧尺桡韧带分为浅层和深层

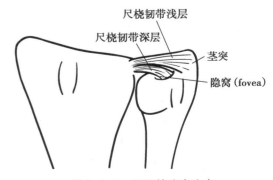

图 2-3-9　深层的隐窝止点

此外,TFCC 具有吸收和传递传向尺骨的轴向负荷的功能。当中性尺骨时,尺侧腕骨约吸收 18% 的轴向负荷;而当尺骨长度变异时,这一轴向负荷明显改变。当尺骨远端增长 2.5mm 时,轴向负荷增加到 42%;而当尺骨远端减少 2.5mm 时:轴向负荷明显较少到 4.3%。所以阳性尺骨会导致尺侧腕部过度负荷,从而可能导致退变性 TFCC 损伤。

TFCC 的血供分布与膝关节半月板类似。血管从三角软骨盘的掌侧、背侧和尺侧缘进入,营养其边缘 15%~25% 的区域(图 2-3-10)。因此,TFCC 的周缘部(掌侧部、背侧部、尺侧部)血运丰富,此处损伤修复后易于愈合;而中央部和桡侧血供差,修复后不易愈合。临床中,有时桡侧撕裂也会选择缝合,主要是起自桡骨的血管化过程。

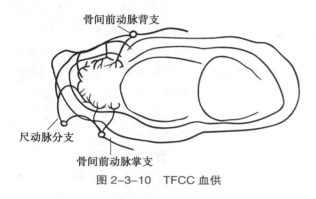

图 2-3-10　TFCC 血供

(二)分型

1990 年,Palmer 提出 TFCC 损伤分型:创伤性(Ⅰ型)和退变性(Ⅱ型)。目前,这一分类系统被广泛应用于 TFCC 损伤的诊断和治疗。

创伤性 Ⅰ 型损伤分为四型(图 2-3-11)。Ⅰ A 型损伤为三角纤维软骨中央部的损伤,此型损伤位于无血管区,不宜缝合。Ⅰ B 型损伤指 TFCC 从尺骨茎突附着边缘撕脱,可伴有尺骨茎突骨折。Ⅰ B 型损伤累及下尺桡掌侧和背侧韧带,有时可导致 DRUJ 不稳定。Ⅰ C 型损伤较少见,指 TFCC 从尺侧腕骨附着处撕脱,同时伴有尺侧腕部韧带(尺月韧带和尺三角韧带)的断裂。Ⅰ D 型损伤指 TFCC 从桡骨乙状切迹附着处撕裂。

退变性Ⅱ型损伤是尺侧腕部长期过度负荷的结果,多与尺侧撞击综合征相关。根据退变的程度可细分为五个亚型,从Ⅱ A~ Ⅱ E 型,退变程度逐渐加重。总体上看,Ⅱ型损伤手术治疗效果不佳。Ⅱ A:TFCC 磨损;Ⅱ B:TFCC 磨损 + 月 / 尺骨软骨损伤;Ⅱ C:TFCC 穿孔 + 月 / 尺骨软骨损伤;Ⅱ D:TFCC 穿孔 + 月 / 尺骨软骨损伤 + 月三角韧带撕裂;Ⅱ E:TFCC 穿孔 + 月 / 尺骨软骨损伤 + 月三角韧带撕裂 + 尺腕骨关节炎。

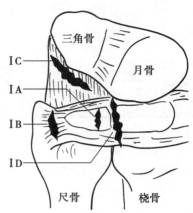

图 2-3-11　Palmer Ⅰ 型(创伤性)
Ⅰ A:中央穿孔;Ⅰ B:尺侧缘撕裂;
Ⅰ C:尺腕撕裂;Ⅰ D:桡侧缘撕裂

(三)修复技术

TFCC 损伤的手术治疗必须考虑患者的年龄、活动水平、损伤的位置和程度、尺骨变异、尺桡远侧关节稳定性以及相关损伤如尺骨茎突骨折等。术前需要 X 线,MRI 等检查。TFCC 常用的手术方法有清理、切除、缝合、止点重建,尺骨头切除术和尺骨短缩术。除了尺骨短缩术外,其他手术均可在关节镜下完成。以下根据 TFCC 的撕裂位置,介绍几种常见的手术方式。

1. Ⅰ A 型损伤　Ⅰ A 型撕裂为中央撕裂,属于无血供部分,手术需要将撕裂的赘瓣清除,使裂口边缘光滑、稳定。切除 TFCC 中央盘部分不能过多,以免伤及下尺桡的掌侧和背侧韧带,引起 DRUJ 不稳。因而尽量保持三角纤维软骨边缘 2~5mm 的完整。

术后腕关节不需要石膏固定,休息 5~7 天后可开始腕关节活动,4~6 周后活动逐渐恢复正常。文献中,此清理手术的成功率为 66%~87%,而失败病例中,阳性尺骨的患者占 13%~60%,因此,清理手术时需要注意阳性尺骨问题。

2. Ⅰ B 型损伤　Ⅰ B 型撕裂是 TFCC 从尺骨茎突附着边缘撕脱,累及下尺桡掌侧和背侧韧带。可以分为浅层撕裂,深层撕裂或全层撕裂。深层或全层撕裂可导致 DRUJ 不稳定。

（1）ⅠB型浅层撕裂：裂口累及下尺桡掌侧和背侧韧带的尺侧浅层，一般不会导致DRUJ不稳。由于此处血供丰富，利于裂口愈合，手术尽可能选择缝合，将TFCC尺侧缘缝合固定在尺侧关节囊上，恢复浅层结构。缝合技术有多种，类似膝关节半月板缝合技术，包括inside-out, outside-in, all-inside等，此类缝合手术修复效果不错，术中注意保护尺神经背侧皮支。

术后石膏固定6周：前3周为长臂石膏，4~6周改为短臂石膏。6周后开始功能锻炼及简单日常生活，6个月左右恢复一般活动。

（2）ⅠB型深层或全层撕裂　TFCC的背侧和掌侧尺桡韧带的深层部分止到尺骨隐窝，是DRUJ的主要稳定装置。TFCC的隐窝止点断裂会产生DRUJ不稳症状或半脱位。手术目的是重建深层的隐窝止点，恢复DRUJ的稳定性。手术方式有关节镜或切开方式，固定方法有经尺骨骨道固定（图2-3-12）或锚钉法固定（图2-3-13）等。

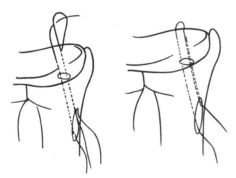

图2-3-12　经尺骨骨道法深层的隐窝止点重建

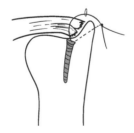

图2-3-13　锚钉固定法深层隐窝止点重建

尺骨骨道法（图2-3-12）是指在尺骨茎突尖近端1~3cm皮肤处做一纵切口，在尺侧腕伸肌和尺侧腕屈肌之间分开，显露尺骨的尺侧面。用1.5mm克氏针自尺骨颈部向尺骨隐窝处作2个骨道，针头穿过尺骨骨道后，穿过TFCC尺侧实质部（约边缘2mm）穿出。用第二针内的PDS线，穿过第一针的PDS线环，拉出第一针时将第二针的PDS带到尺骨骨道外。拉出第二针的针头，PDS线的两端都在尺骨骨道外，类似半月板的水平褥式缝合。将PDS线更换为Ethibond 2-0号线。在尺骨骨道外找到缝线两端，拉紧打结固定，将线结打在尺骨骨膜上。关节镜探查TFCC裂口闭合，重建TFCC的张力。

锚钉固定法深层隐窝止点重建，以下面病例为例：首先，关节镜检查（图2-3-14，见文末彩插）可见TFCC尺骨侧撕裂，TFCC张力或弹性（蹦床效应）减弱或消失。尺骨茎突处小纵切口，显露尺骨茎突，可见未愈合的异常活动骨片，切除骨片。关节镜下裂口清理并新鲜化TFCC撕裂缘，暴露TFCC的隐窝止点的骨床，用小磨头新鲜化。选择2.0mm直径缝合锚钉，合适的放置角度，向TFCC的隐窝止点的骨床处放入锚钉，缝合TFCC边缘裂口。在尺骨茎突切口处，分别打结固定。关节镜探查TFCC裂口闭合，重建TFCC的张力（图2-3-15，见文末彩插）。

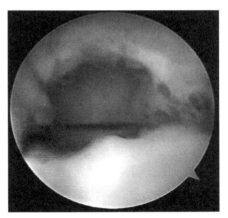

图2-3-14　关节镜检查可见TFCC尺骨侧撕裂，TFCC张力减弱

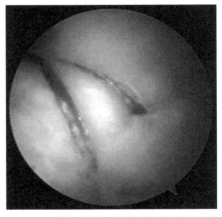

图2-3-15　锚钉上的2根缝线，分别打结固定，重建TFCC的张力

二、慢性下尺桡关节不稳

（一）下尺桡关节的稳定机制

DRUJ 的骨性结构由尺骨头和桡骨远端乙状切迹构成。乙状切迹背侧骨缘常为锐角，而掌侧骨缘圆钝，纤维软骨盂唇可加强关节的掌侧骨缘。外伤导致乙状切迹掌侧或背侧骨缘缺损，可降低关节稳定性。由于乙状切迹的弧度较平坦，因此，DRUJ 的稳定性主要依赖于软组织的结构实现。TFCC 是 DRUJ 的主要软组织稳定结构，它由尺侧腕伸肌腱鞘深层、尺腕韧带、尺桡韧带（radioulnar ligaments，RULs）和三角纤维软骨盘等结构组成。掌侧和背侧 RULs 对 DRUJ 起主要稳定作用，其中以 RULs 止于尺骨茎突基底的尺骨隐窝（ulna fovea）部位处的深层纤维对 DRUJ 的稳定性意义最大。DRUJ 的次要软组织稳定结构包括关节囊和前臂骨间膜（静态），尺侧腕伸肌和旋前方肌（动态）。

（二）下尺桡关节不稳的诊断

下尺桡关节的稳定结构损伤而未能得到有效愈合，可导致下尺桡关节不稳。下尺桡不稳可分为背向不稳，掌向不稳和双向不稳。背向不稳较为常见，多数下尺桡不稳为该类型。其损伤机制主要为前臂旋前位受到过度应力，如旋前位摔倒撑地。伤后前臂旋前时往往可见尺骨头向背侧过度突出。如损伤暴力较大，可引起下尺桡关节的稳定结构广泛受损，导致下尺桡双向不稳。单纯下尺桡掌侧不稳不常见，其损伤机制为前臂伸直支撑摔倒，撞击同时常伴有旋后力量。体格检查常可见尺骨头背侧突出消失，旋后时可触及或可见向掌侧半脱位的尺骨头，部分患者旋前受限。

患者常有摔倒手撑地、用力托举重物、主动扭转用力或被动扭伤腕部的病史。临床上可表现为腕尺侧疼痛，以旋转用力时为著，但病史较长患者往往疼痛感不明显，主要以活动时下尺桡关节弹响，关节不稳感和无力感为主。晚期，可出现关节退变和僵硬。

临床体检时，患者可存在 DRUJ 背侧或尺侧鼻烟窝（尺骨头远侧水平，位于尺侧伸腕肌和尺侧屈腕肌之间软组织凹陷）的压痛，但许多患者压痛并不明显。前臂主动用力旋前或旋后，或被动做最大旋前和旋后动作，多数患者可诱发不同程度的腕尺侧疼痛。DRUJ 撞击试验（DRUJ ballottement test）（图 2-3-16）是最重要的临床体检试验。检查者一只手同时固定住桡骨远端与腕骨，另一只手握住尺骨远端，分别在腕关节中立位和旋前、旋后位向掌、背侧推移尺骨以检查掌向和背向的活动度，如尺骨头相对于桡骨远端的掌背向移动度增大，提示下尺桡关节不稳。在旋转中立位时 5mm 以内的位移可以视为正常，但极度旋前、旋后位时正常 DRUJ 不应有明显掌背向位移，因为此时 TFCC 紧张并制约着关节活动。DRUJ 撞击试验需要检查双侧手腕，与对侧手腕进行对比。若观察到患侧尺桡骨间的活动度明显大于对侧，则提示 DRUJ 撞击试验阳性。琴键征（piano key sign）（图 2-3-17）阳性也提示 DRUJ 不稳定。检查方法为令患者前臂旋前摆放在桌上，可见尺骨头向背侧脱位或半脱位而较对侧突出，检查者向背侧突出的尺骨头施加压力以回复尺骨头半脱位，通常关节能被动回位，但压力去除后又弹回背侧脱位或半脱位状态。

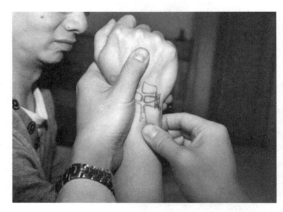

图 2-3-16　中立位下桡尺关节撞击试验

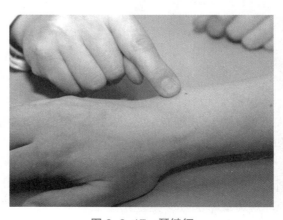

图 2-3-17　琴键征

多数患者的侧位 X 线片可显示尺骨头相对桡骨远端存在不同程度的背侧半脱位（图 2-3-18）。部分患者 X 线片可见移位的陈旧尺骨茎突骨折，间接提示存在 TFCC 的撕脱。桡骨远端骨折者可合并下尺桡关节不稳，X 线片可见桡骨远端骨折痕迹、畸形愈合或不愈合。腕关节 CT 扫描可更准确地显示下尺桡关节背侧半脱位情况，并可清晰显示桡骨远端乙状切迹的形态和损伤状况。腕关节 MRI 是重要的辅助检查，标准前臂旋前位（超人体位）进行的 MRI 检查，更容易显示出下尺桡关节的背侧半脱位的情况（图 2-3-19）。以 3.0T 场强和腕关节专用线圈进行扫描的腕关节 MRI 可较好显示 TFCC 损伤的部位、范围，特别是深层和浅层纤维在尺侧止点的损伤信息。

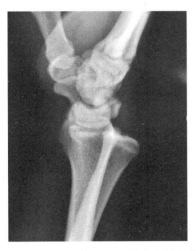

图 2-3-18 X 线片显示尺骨头背侧半脱位

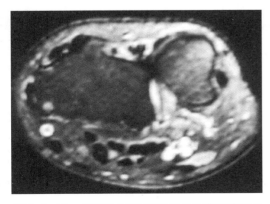

图 2-3-19 横断位 MRI 显示尺骨头背侧半脱位

关节镜检查可进一步评估 TFCC 损伤情况。虽然桡腕关节镜的检查不能直接观察到下尺桡韧带深层纤维在尺骨茎突基底的止点损伤情况，但可通过蹦床试验（trampoline test）和探钩试验（hook test）间接检查 TFCC 的稳定状况。蹦床试验即用关节镜探钩触压 TFCC 表面，正常情况下 TFCC 如同一个绷紧的蹦床，探钩触压时可感受到张力，活动度较小。DRUJ 不稳定时蹦床试验阳性，表现为 TFCC 张力散失，或活动度增大。探钩试验为将关节镜探钩放到 TFCC 最尺侧的茎突前隐窝部位，从此部位深入，钩住 TFCC 的最尺侧边缘，施加向桡侧和远侧的拉力。正常情况下由于下尺桡韧带深层纤维在尺骨茎突基底的止点完好，不能将 TFCC 向桡远侧拉动。如探钩可将 TFCC 向桡远侧拉动，则为探钩试验阳性，提示下尺桡韧带深层纤维位于尺骨茎突基底的止点损伤失效。

（三）慢性下尺桡关节不稳的治疗

可先进行保守治疗，包括针对性的肌肉力量训练、调整改变手腕用力方式，佩戴护腕或限制下尺桡半脱位的支具等。对于病史较长者或不稳定症状较明显者，往往保守治疗效果差，若持续影响生活或工作，则有手术治疗的指征。

对于不存在骨性畸形者，手术治疗可以行 TFCC 的修复或重建。对于病史不长，TFCC 结构无明显缺损，质地尚可进行修复者，可行 TFCC 修复术。可采用切开或关节镜辅助的方法，经尺骨远端的骨隧道或缝合锚将 TFCC 尺侧深层纤维重新缝合固定于其位于尺骨茎突基底的止点部位，多可获得相对满意的疗效。对于病史较长，TFCC 结构存在明显缺损或质地较差无法进行修复时，需进行下尺桡稳定性重建手术。经典的 Adams 法是通过掌长肌腱移植进行下尺桡韧带的切开解剖重建，疗效可靠，目前仍被广泛采用。近十年发展起来的腕关节镜辅助下的下尺桡韧带解剖重建术，对关节周围软组织分离和损伤较少，有利于更快和更好的功能康复，但存在一定技术难度，需有较丰富腕关节镜手术操作的医生方能完成。对于存在桡骨、尺骨畸形愈合或不愈合，桡骨乙状切迹弧度丧失等骨性结构异常时，可考虑行桡骨、尺骨截骨，或乙状切迹成形术来改善关节结构和稳定性。对于病史较久已发生显著 DRUJ 关节炎的患者，则需考虑补救性手术，包括尺骨头切除（Darrach 术）、尺骨远端段截关节成形术（Sauve-Kapandji 术）、尺骨头半切成形术或下尺桡关节置换术等。

三、尺腕关节撞击综合征

（一）定义

尺骨关节撞击综合征（ulnar impaction syndrome）是指尺骨头与尺侧腕骨之间的慢性撞击所致的退行性疾患。慢性撞击增加尺腕关节的负荷，可导致尺骨头与尺侧腕骨（月骨及三角骨）的软骨软化磨损，三角纤维软骨复合体（TFCC）磨损甚至穿孔，月三角韧带磨损性断裂。

（二）病因与分型

尺骨正向变异可导致尺腕关节负荷增加，是导致尺骨撞击综合征的常见原因。研究显示，与尺骨中性变异相比，2.5mm的尺骨正向变异可使尺腕关节负荷增加42%。尺骨正向变异者三角纤维软骨的关节盘较薄，也更易发生穿孔。此外，桡骨远端骨折后继发桡骨短缩畸形、Essex-Lopresti损伤，以及急性或慢性桡骨骨骺损伤，均可形成获得性尺骨正向变异，从而导致尺骨撞击综合征。偶尔，尺骨撞击综合征也可出现在尺骨中性变异或负向变异人群中。尺桡骨在前臂旋转时存在轴向的相对位移。在前臂旋前时，尺骨头相对于桡骨远端存在向远侧的位移，导致尺骨变异增加。此外，手腕尺偏也可增加尺腕关节的应力。因此，一些经常需要进行手腕尺偏、旋前背伸动作的尺骨中性变异或负向变异者，也可出现尺骨撞击综合征，这种情况也称为动态尺骨撞击。

（三）诊断

尺骨撞击综合征的主要临床表现有腕尺侧疼痛、肿胀、活动受限，往往起病隐匿，无明显外伤史。疾病早期，疼痛只出现在手腕用力劳动或运动后，握拳尺偏用力、支撑用力或旋转用力后容易诱发疼痛加重。停止手腕用力休息一段时间后，疼痛往往可逐渐减轻消失。病情较重者，即使手腕无特别活动，也存在尺腕隐痛不适。需要注意的是，存在尺骨正向变异者或存在尺骨撞击综合征的患者，由于TFCC受到的负荷增加，且TFCC相对薄弱，相对较轻的过伸或扭转暴力即可导致TFCC损伤。这种情况下，患者可同时出现TFCC损伤和尺骨撞击综合征的临床表现。由于TFCC损伤和尺骨撞击综合征的临床表现有相似

之处，需对这两种疾患针对性地进行进一步诊察，以免漏诊或误诊。

症状不重者体检可无明显阳性体征，症状明显者可有尺腕肿胀，腕旋转和屈伸活动度下降。腕用力尺偏、背伸支撑或旋转时腕尺侧疼痛，被动尺偏挤压的尺腕应力试验可诱发疼痛加剧（图2-3-20）。合并TFCC损伤或穿孔者，可存在不同程度的下尺桡关节不稳表现。出现月三角韧带磨损性撕裂者，月三角挤压试验可阳性（图2-3-21）。

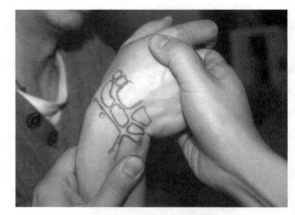

图2-3-20 被动尺偏挤压的尺腕应力试验

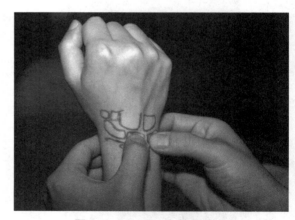

图2-3-21 月三角挤压试验

首先进行X线检查评估尺骨变异。需拍摄标准的腕关节正侧位片，注意确保在肩外展90°、肘关节屈曲90°的标准体位拍摄。撞击严重者，X线片可以显示尺骨头及其相对的月骨近尺侧或三角骨近侧存在囊性变（图2-3-22）。如果怀疑存在动态尺骨撞击，可以加拍旋前握拳位的正位片，以显示尺骨变异的动态增加。X线片同时可以评估是否存在腕关节和下尺桡关节的关节炎表现。

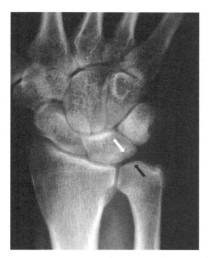

图 2-3-22　尺腕撞击综合征典型 X 线表现
腕关节后前位片显示尺骨正向变异,囊性变可见于月骨
近尺侧(白色箭头)和尺骨头(黑色箭头)

磁共振检查有利于帮助确定诊断(图 2-3-23)。典型病例在冠状位 T_1 和 T_2 像可显示月骨水肿,以尺近侧为著;部分患者三角骨近侧和尺骨头远侧也可出现骨水肿信号;TFCC 中央部变薄,往往存在变性甚至穿孔征象。病史较长或病情严重者,可出现月三角韧带磨损信号。

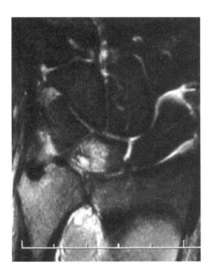

图 2-3-23　尺腕撞击综合征典型 MRI 表现
冠状位 T_2 像显示月骨尺近侧水肿,TFCC 中央部变薄穿孔

（四）治疗

诊断明确后,可先行保守治疗,以制动休息、减少手腕用力负荷为主,疼痛症状显著者可口服非甾体抗炎药缓解疼痛。保守治疗效差者,可考虑手术治疗。手术治疗的目的是减轻尺腕负荷。

手术方式包括尺骨头薄片切除术(Wafer 手术)和尺骨短缩截骨术。

Wafer 手术为切除尺骨远端穹顶部一层 2~4mm 的薄片,从而减少尺腕负荷。Wafer 手术起初是通过切开手术进行,采用下尺桡关节背侧入路显露并切除尺骨远端穹顶部。近年来 Wafer 手术多在腕关节镜辅助下进行,通过关节镜磨钻磨除尺骨远端穹顶部(图 2-3-24,见文末彩插)。Wafer 手术需注意保护 TFCC 尺侧附着点、尺骨茎突和下尺桡关节面。

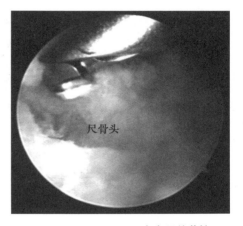

图 2-3-24　Wafer 手术中用关节镜
磨钻磨除尺骨头穹顶部

尺骨短缩截骨术是减轻尺腕负荷的更为常用术式,通常在尺骨下段的尺骨干部进行截骨短缩。与 Wafer 手术相比,尺骨短缩截骨术属于关节外手术,不对尺骨头关节面及 TFCC 造成破坏。同时,尺骨短缩术还可以拉紧尺腕韧带,从而缓解尺腕撞击综合征患者可能合并的月三角不稳定或下尺桡关节不稳症状。因此,更多学者愿意采用尺骨短缩截骨术治疗尺腕撞击综合征。对于尺骨正向变异患者,尺骨短缩截骨的目标一般为最终 X 线后前位片上到达尺骨 0~2mm 负向变异,对于尺骨中性变异者,目标一般为 2~3mm 负向变异。截骨时,最常采用横行截骨法或斜行截骨法。斜行截骨法的截骨端接触面积大,并可在截骨端置入拉力螺钉稳定截骨端,有利于截骨端的愈合(图 2-3-25,见文末彩插)。此外,近年来出现的尺骨短缩专用接骨板系统,有利于手术者更精确的控制截骨厚度,更好的形成截骨端的对合与加压。

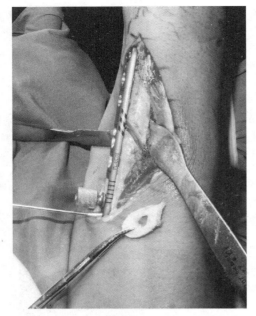

图 2-3-25 斜行截骨法进行尺骨短缩截骨术

（闫辉 刘波）

第三节 手部运动创伤

手部运动损伤也十分常见，据统计占所有运动损伤 3%~9%。急性运动创伤包括骨折、脱位、韧带损伤和肌腱损伤，常见于有身体对抗的运动；相反，过度运动损伤多由反复重复动作和负荷引起的扭伤和拉伤，常见于体操、球拍运动等。手部运动损伤常见的两个诊治误区：一是误诊和延迟诊断，导致手功能损害；二是不合适的治疗方案，导致医源性损害。两者都会延长运动员康复时间，甚至永久功能损害。因此，外科医生需懂得手部解剖和功能知识，了解各种常见运动损伤及正确诊断，合适的处理方法。在此，我们逐一介绍手部常见运动损伤。

一、掌骨骨折

掌骨骨折常见于摔倒时手部撑地损伤或直接击打所致，伤后手掌部肿胀疼痛，活动时疼痛加重，部分患者可见对应手指对位异常。普通 X 线片正位和斜位片足够明确诊断和指导治疗。但怀疑腕掌关节脱位时，可以加做 CT 三维重建评估。

掌骨颈干骨折在掌指关节运动轴方向上的成角移位（图 2-3-26），第二、三掌骨可接受 10°~20° 成角，第四、五掌骨因为腕掌关节活动代偿可以接受 30°~40° 成角。对于普通人而言，大多掌骨骨折可以通过保守治疗处理，对于运动员而言不一定能接受，可能会存在一些潜在的限制。如掌骨颈骨折背侧成角畸形在强力抓握时（如举重运动员）可能会引起不适。人体标本研究显示掌骨每 2mm 的短缩会导致伸指平均 7° 的丢失。掌骨 2mm 短缩时抓握力下降 8%，短缩 10mm 时下降 45%。10° 以内的旋转畸形可能耐受，但需观察手指末端指甲是否平行。此外，过长时间的制动有关节僵硬和肌腱粘连的风险。

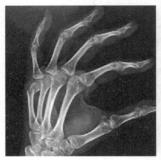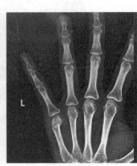

图 2-3-26 掌骨颈骨折，背侧成角

在运动员中需手术治疗的指征有：关节内掌骨头骨折、不稳定或严重成角移位的掌骨干和颈部骨折、掌骨基底骨折累及关节面或合并腕掌关节脱位。此外，对于职业运动员康复时间和能否耐受制动是要考虑的，手术可能允许更早恢复运动。常用的手术方法有经皮克氏针固定、经皮髓内固定（图 2-3-27）、切开复位微型钢板或螺钉固定等，各有优缺点。经皮固定更微创，但有损伤皮神经和固定失效风险。切开复位钢板固定复位和固定更确切，但有关节僵硬、肌腱粘连和神经损伤或激惹度风险。对于掌骨基底关节内骨折，须让患者了解可能存在的长期并发症，有报道 38% 的第五掌骨基底关节内骨折尽管经过手术治疗，患者仍存在持续疼痛或功能障碍。拇指掌骨基底骨折脱位易残留关节不稳，会损害运动员水平。

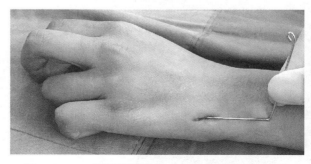

图 2-3-27 掌骨颈骨折，经皮复位克氏针髓内固定

二、近侧指间关节（骨折）脱位

近侧指间关节（proximal interphalangeal joint, PIPJ）脱位至少会损害一侧副韧带，依中节指骨脱位方向分背侧脱位、侧方脱位和掌侧脱位。依损伤程度不同可为简单脱位、复杂的骨折脱位，可累及中央腱。

PIPJ 背侧脱位最常见（图 2-3-28），多为过度背侧暴力所致，合并轴向负荷时可伴中节指骨掌侧基底骨折。生物力学试验显示掌板是掌侧主要稳定结构。复位后单纯支具固定易致关节僵硬，复位后关节稳定，早期录音带样支具保护下活动指间关节。复位后关节伸直易脱位时，可使用伸指阻挡支具，保护下早期活动 3 周。如复位后关节不稳，PIPJ 屈 30° 时即出现脱位，应手术治疗。关节脱位呈餐叉畸形无法复位，多因掌板卡在关节间隙内，复位失败时需切开复位。

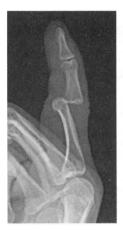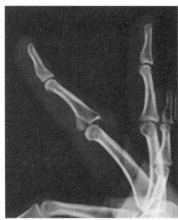

图 2-3-28　PIPJ 背侧脱位和背侧骨折脱位

PIPJ 背侧骨折脱位，如骨块小复位后关节稳定，处理方法同简单 PIPJ 背侧脱位。骨折脱位复位后不稳定，或骨折块较大影响关节对合，应手术治疗。掌侧单一较大的骨块，可以切开复位内固定。骨块碎裂无法固定时，可选择动态骨牵引支架。

近侧指间关节掌侧脱位，无旋转暴力时多伴中央腱损伤，复位后患者如不能主动伸直 PIPJ 时，应 PIPJ 伸直位支具固定 6 周。掌侧旋转脱位时，伸肌装置多由侧束与中央束间撕裂，软组织钳夹近节指骨头影响复位，复位失败时可切开复位。

三、拇指掌指关节尺侧副韧带损伤

拇指掌指关节尺侧副韧带损伤十分常见，多见于滑雪或持球运动损伤，受伤机制是拇指掌指关节受到突然的外翻暴力（图 2-3-29），损伤尺侧副韧带，程度有部分撕裂、完全撕裂。完全撕裂又称为 Stener 损伤，最常见尺侧副韧带远端止点撕脱，可带有近节指骨尺侧基底撕脱骨折。Stener 损伤时，内收肌腱扩张部易嵌于撕脱韧带与近节指骨基底，阻碍韧带愈合。临床诊断区别部分损伤和完全损伤十分重要。Stener 损伤诊断标准一般为：拇指掌指关节伸直位给外翻应力，外翻角度较健侧大 30°；掌指关节屈 40° 时，在外翻应力下角度较健侧大 15°；同时在外翻应力时，感觉不到有韧带对抗。X 线片发现撕脱骨块有助于诊断 Stener 损伤。

尺侧副韧带部分损伤可非手术治疗，拇指掌指关节支具制动保护 4 周，然后逐步开始关节活动锻炼，在此期间支具继续保护 2 周，3 个月内避免涉及拇指的剧烈运动。Stener 损伤则建议手术修复，尺侧副韧带远侧撕脱可以通过穿骨洞缝合或骨锚定缝合修复。韧带中部撕裂少见，可直接缝合或与周围关节囊骨膜一起缝合。术后拇人字石膏固定 3 周，然后改支具保护 12 周。

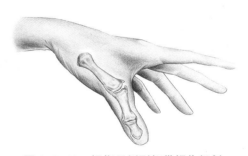

图 2-3-29　拇指尺侧副韧带损伤机制

四、手指屈肌腱滑车损伤

手指屈肌腱滑车损伤最常见于攀岩运动员，攀爬时手指远侧指间关节（distal interphalangeal joint, DIPJ）过伸，近侧指间关节（proximal interphalangeal joint, PIPJ）和掌指关节（metacarpophalangeal joint, MPJ）屈曲，此时屈肌滑车系统承受巨大负荷，特别是中、环指，超出滑车承受强度时导致滑车撕裂（图 2-3-30）。B 超有高敏感性和特异性诊断屈肌腱滑车损伤。MRI 有助于诊断，于伸指和屈指时评估和测量腱骨距离。大多滑车损伤没有悬弓畸形时，可以保守治疗，手指环形支具或自粘绷带保护滑车 6~8 周。如出现明显悬弓畸形，则需要手术修复或重建，康复时间长达 12 周。

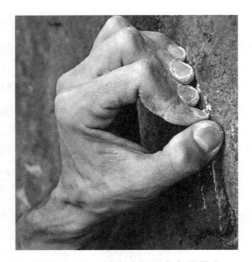

图 2-3-30 攀岩动作滑车负荷最大

五、指深屈肌腱撕脱性损伤

指深屈肌腱撕脱性损伤又称 jersey fingers。常见的损伤方式是患者手用力拉拽对手衣服时，远侧指间关节强力被动伸指，导致指深屈肌腱（flexor digitorum profundus，FDP）止点撕脱。患者常感觉疼痛伴"砰"的一响，不能主动屈曲远侧指间关节，最常见于环指。常用 Leddy Packer 分类。临床诊断根据病史和体检可以确诊，X 线片有助于判断有无骨性撕脱，B 超或 MRI 有助于诊断并判断肌腱回缩程度。

指深屈肌腱撕脱一般需要外科治疗，但恢复时间较长，保护下运动长达 4 个月。因此，对于高水平的运动员来说，治疗时间和方法有不同之处。一些延迟来诊的患者或者因职业需要暂不愿手术，如果近侧指间关节主动活动范围正常，远侧指间关节稳定，立即予非手术治疗可以降低远侧指间关节屈曲丢失的发生。

1 型损伤，FDP 回缩、腱鞘塌陷，最好在急性期一期修复。2、3 型 FDP 回缩距离短，伤后 4~6 周仍可直接修复，但指深屈肌腱短缩不要超过 1cm，可以选择锚定固定，或穿骨洞固定方法（图 2-3-31，见文末彩插）。如果肌腱短缩明显无法直接修复，远侧指间关节不稳伴疼痛，指浅屈肌完好时，可做远侧指间关节融合，或肌腱移植重建 FDP。3 型损伤，如骨块小，可以直接切除后做腱骨固定，骨块很大时可以考虑螺钉固定。

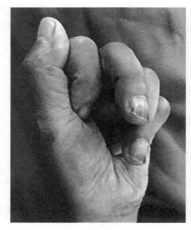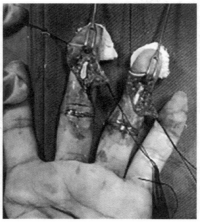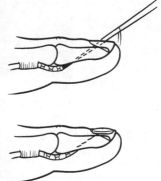

图 2-3-31 中环指 FDP 断裂腱骨固定方法

六、垂状指

手指伸肌终末腱止点撕脱损伤十分常见，可伴或不伴撕脱骨块，导致远侧指间关节不能主动伸直，也称为垂状指。损伤机制是手指末节伸直位，突然受外物撞击（如棒球、篮球），远侧指间关节受被动屈曲暴力引起伸肌终末腱撕脱或伴远节指骨基底撕脱骨折。垂状指伴或不伴撕脱骨折，主要治疗方法是支具，远侧指间关节伸直位支具全时固定 6~8 周，然后改夜间固定 4 周，治疗结果是满意的。部分皮肤并发症也是临时的。对延迟病例，支具治疗也可以达到良好结果。有学者建议撕脱骨折较大伴指间关节掌侧半脱位时手术治疗，常用方法是经皮背侧阻挡钉 + 克氏针固定指间关节。但没有足够证据显示手术结果优于保守治疗结果。

（韦庆军）

第三篇　下肢运动创伤

第一章 骨盆及髋关节运动创伤

第一节 骨盆及髋关节解剖

骨盆和髋关节解剖（图 3-1-1）是全身中较为复杂的体系，熟练掌握对于创伤、关节、运动医学科医生都非常必要。本节重点介绍骨盆和髋关节在运动创伤临床实际应用的过程中需要的解剖知识。

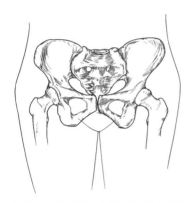

图 3-1-1　骨盆与髋关节大体观

一、骨盆的解剖

（一）骨盆的构成

骨盆由髋骨（两侧）、骶骨和尾骨（后方）围成。骨盆的主要作用为保护盆内脏器、连接躯干和下肢、支持并传递重力。骨盆分为骨盆上口、骨盆下口和盆腔。骨盆上口由骶骨岬、骶翼前缘、弓状线、耻骨梳、耻骨结节、耻骨峰和耻骨联合上缘共同围成，骨盆下口由尾骨尖、骶结节韧带、坐骨结节、坐骨支、耻骨下支和耻骨联合下缘围成。骨盆内有消化器官（直肠）和泌尿生殖器官。骨盆前壁为耻骨联合和耻骨支（双侧耻骨下支形成耻骨弓），后壁为骶尾骨，侧壁为坐骨、髂骨、骶结节韧带和骶棘韧带。双侧骶结节韧带和骶棘韧带

参与围成坐骨大、小孔，其中穿行连接会阴与臀部的血管神经。骨盆前外侧有闭孔，其周附着闭孔膜覆盖闭孔内外肌。闭孔膜外上方有闭膜管，其内走行闭孔动脉神经。身体直立时骨盆向前方倾斜，形成骨盆倾斜角，骨盆上口与水平形成 50°~60° 夹角，骨盆下口与水平面形成约 150° 夹角。

（二）骨盆的关节及周围韧带

1. **骶髂关节**　骶骨和髂骨的耳状面构成了骶髂关节，其关节囊较为紧张，周围通过韧带加强。骶骨和髂骨的关节面分别有透明软骨覆盖，骶骨透明软骨较厚而髂骨较薄。骶髂关节周围有 5 组主要韧带（图 3-1-2，图 3-1-3）。分别是骶髂骨间韧带、骶髂后韧带、骶髂前韧带、骶结节韧带和骶棘韧带。骶髂骨间韧带位于关节软骨之后，骶髂粗隆之间，由短而韧的纤维束构成，纤维方向走行杂乱。骶髂后韧带位于骶外侧嵴和髂骨之间，分为长、短两部纤维束，短韧带呈水平，长韧带呈斜形，以加强关节后部。骶髂前韧带从骶骨盆面外侧，向外止于髂骨耳状面的前缘和耳前沟，纤维束宽薄。骶结节韧带由髂后上棘和髂嵴的后部向外下止于坐骨结节，其中一部分骶结节韧带与骶髂后韧带融合，纤维束坚韧，通常骶结节韧带作为骨盆下口的后外侧界。骶棘韧带走行于骶尾骨侧面和坐骨棘之间，呈三角形，后部有阴部神经和阴部内血管跨过。

骨盆环的完整性依赖于骶髂复合体的完整性，后者由骨盆底的肌肉和筋膜，骶髂关节及周围的骶髂韧带、骶棘韧带、骶结节韧带组成。骶髂韧带维持骶骨在骨盆环上的正常位置，是 5 组韧带中最坚韧的。骶棘韧带防止一侧骨盆旋转，骶结节韧带防止骶骨在矢状面上旋转，两者共同作用可防止骶骨向后旋转。

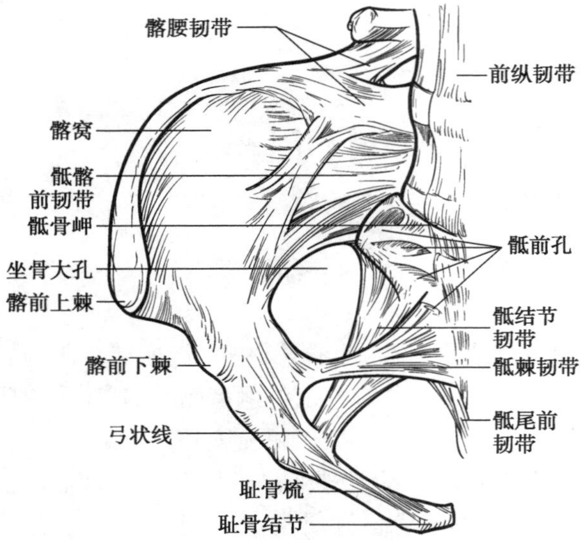

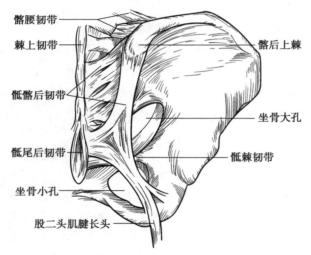

图 3-1-2 骨盆相关标志韧带正面观

图中标注：髂腰韧带、前纵韧带、髂窝、骶髂前韧带、骶骨岬、坐骨大孔、髂前上棘、髂前下棘、弓状线、耻骨梳、耻骨结节、骶前孔、骶结节韧带、骶棘韧带、骶尾前韧带

图 3-1-3 骨盆相关标志韧带背面观

图中标注：髂腰韧带、棘上韧带、骶髂后韧带、骶尾后韧带、坐骨小孔、股二头肌腱长头、髂后上棘、坐骨大孔、骶棘韧带

2. **腰骶关节** 腰骶关节由第5腰椎椎体与骶骨底和第5腰椎的双侧下关节突与第1骶椎双侧上关节突所形成的关节突关节构成。腰骶关节的椎间盘较厚，前侧厚于后侧，可使腰椎前凸增加。腰骶关节周围有前纵韧带、后纵韧带、黄韧带、棘间韧带、棘上韧带、髂腰韧带和腰骶韧带。髂腰韧带位于第4、5腰椎横突、骶骨上部前面与髂嵴之间，呈放射扇形纤维束，宽而坚韧。腰骶韧带自上连接于髂腰韧带，自下附着于髂骨和骶骨的盆面，呈扇形纤维束。髂腰韧带可限制第5腰椎旋转和向前滑动。

3. **耻骨联合** 耻骨联合由两侧耻骨体内侧的耻骨联合面组成。耻骨联合关节面覆盖透明软骨，周围有耻骨前、后、上、下4条韧带。耻骨前韧带与腹直肌与腹外斜肌的纤维相混，后韧带只有极少的纤维束，上韧带附着于耻骨嵴和耻骨结节，下韧带（弓状韧带）附着于两侧耻骨下支，形成耻骨弓的圆形部分。

（三）骨盆的血管

骨盆的血管起于髂总动静脉。腹主动脉于第4腰椎下缘发出髂总动脉，至骶髂关节处分为髂内、外动脉（图3-1-4）。髂总静脉在骶髂关节前方由髂内、外静脉汇合而成。髂总静脉位于髂总动脉的深层。髂总动脉及分支的体表投影为自脐左下方2cm处至髂前上棘与耻骨联合连线中点间的连线，髂总动脉投影在此线的上1/3段，髂外动脉投影在此线的下2/3段。

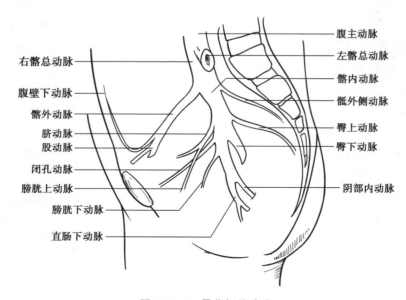

图中标注：右髂总动脉、腹壁下动脉、髂外动脉、脐动脉、股动脉、闭孔动脉、膀胱上动脉、膀胱下动脉、直肠下动脉、腹主动脉、左髂总动脉、髂内动脉、骶外侧动脉、臀上动脉、臀下动脉、阴部内动脉

图 3-1-4 骨盆相关动脉

（四）骨盆的神经

分布于骨盆的神经主要为来源于腰丛、骶丛、尾丛及其他内脏神经,其中以腰丛和骶丛的解剖结构及功能最为复杂。腰丛主要由来源于胸腰椎节段的脊神经(T_{12}、L_{1-4})前支的部分纤维构成,大部分分支穿行过腰大肌后分布于腹股沟区、大腿部的前、内侧区。骶丛则主要由腰骶干(L_4、L_5)及骶、尾神经的前支组成,是全身最大的脊神经丛,后走行于骶骨与梨状肌前面,其分支主要经梨状肌的上、下孔出盆腔,最终分布于臀部、会阴区及下肢的器官、肌肉和皮肤(图3-1-5)。

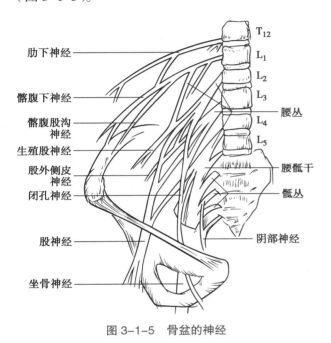

图3-1-5　骨盆的神经

二、髋关节的解剖

髋关节是人体最重要的承重关节之一,髋关节对维持下肢步态,承担行走中4倍于体重的重量起到了至关重要的作用。正因其独特的功能与力线结构决定了其在解剖学上与其他关节之间存在一定的差异。我们将重点关注在髋关节手术相关的关键解剖知识。

（一）髋关节的构成

髋关节属于杵臼关节,由髋骨外侧面的髋臼窝与股骨近端的股骨头组合而成,虽然两个关节面高度平滑,且有周围滑膜分泌滑液提供润滑,但由于结构限制,其较体内其他球窝关节相比活动度受到较大的约束。此外,髋关节周围包绕有强韧的关节囊及韧带复合体,既能够为髋关节提供良好的活动度,也保持了关节负重的强度。但由于外层包绕的肌肉组织使髋关节处于一个较深的解剖位置,并且髋关节周围遍布丰富的血管和神经组织,其中也不乏支配供养下肢重要肌群、骨组织的神经血管,这些解剖特点都加大了外科手术中的操作难度。

（二）髋关节的骨性结构

髋关节由髋臼及股骨头构成(图3-1-6,图3-1-7)。完整的髋臼由髋骨上部的髂骨、外下方的坐骨以及内侧的耻骨汇聚融合而成。在幼儿体内,三者未完全融合,在髋臼处可清楚观察到一"Y"形的软骨连接。髋臼呈半圆形,负重面有半月形关节软骨覆盖。髋臼窝内包含脂肪垫和圆韧带,圆韧带与股骨头凹相连,是幼年时股骨头主要的血供来源。髋臼前下方有一处被髋臼横韧带覆盖的局部骨性缺损,称为髋臼切迹。骨性髋臼周围另有一圈纤维软骨称髋臼盂唇,主要有增加髋臼的深度及其包裹面积,加强关节韧性及强度的作用。髋关节在解剖结构上存在一定的角度,其中髋臼向外下有30°~40°的倾斜角度,髋臼顶部为髋关节真正的负重面。另外,髋臼通常在矢状位上还有20°的前倾角,但这个角度个体差异较大。

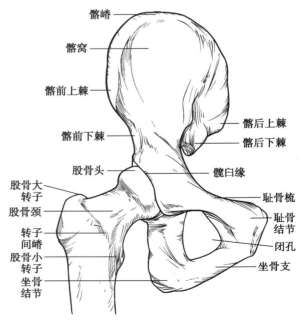

图3-1-6　髋关节正面观

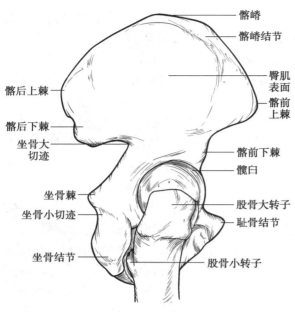

图 3-1-7　髋关节侧面观

股骨头成类椭圆形，与髋臼窝大致相匹配，同时也保留了充分的活动度。股骨头基底部向下借股骨颈同股骨干相连。股骨头表面覆盖有关节软骨覆盖，其中股骨头前外侧由于承载负荷最大因而软骨最厚，而股骨头凹由于附着有圆韧带而无软骨覆盖，此凹陷是股骨头唯一无关节软骨覆盖的部位。成年人股骨干轴线与股骨颈的夹角（颈干角）平均为 125°；股骨颈轴线与股骨髁轴线的夹角（前倾角）平均为 15°。这在进行人工髋关节置换时进行功能复位中具有重要的意义（图 3-1-8）。

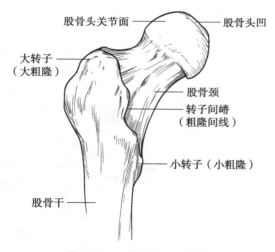

图 3-1-8　股骨头大体解剖

髋关节常用的骨性标志包括：髂前上棘、髂嵴、髂后上棘、髂前下棘、耻骨联合，坐骨结节及股

骨大转子（即股骨大粗隆），其也是在手术中确定手术安全分区，寻找重要血管、神经结构的体表标志，需重点掌握。其中股骨大转子是髋关节重要韧带结构的附着位点，会随下肢体位变化而变化，术中需通过触诊确定大转子的具体位置；髂前上棘和腹股沟韧带也是重要的体表标志，是确定从腹腔中传出的重要神经、血管结构时关键的依据。

（三）髋关节关节囊及韧带复合体

髋关节独特的功能及力线结构需要在保持稳定性的同时保持良好的活动性，这需要关节囊和一组强韧且灵活的韧带结构来共同维持。髋关节关节囊由髋臼延伸至股骨颈的基底部，囊内保留有环形的韧带增强结构，即轮匝带。轮匝带是一圈包绕股骨颈的增厚的纤维环，位于髋关节囊的内侧深面。其纤维主要来源于臀肌区域深层的肌腱和股直肌反折头，同时也是保证股骨头固定于髋臼内的稳定结构之一，应注意避免与髋臼盂唇相混淆。

除此之外，环绕在髋关节囊外加强关节囊强度的另有 3 条髋关节固有韧带，共同构成髋关节韧带复合体，包括位于髋关节前方的髂股韧带和耻股韧带，以及位于髋关节后方的坐骨韧带。它们的主要作用是进一步加强髋关节囊强度，维持髋关节的稳定性。

髂股韧带是最强韧的一条韧带，由内、外两束组成。内侧束起自髂前下棘和髋臼缘的髂骨部之间，止于股骨粗隆间线远端；外侧束则起自髂前下棘近端，止于大粗隆嵴的前方。此两束走行像一倒写的"Y"，因此也称"Y 形韧带"。耻股韧带起点位于耻骨上支，止点位于股骨粗隆间线的远端，融合于髂股韧带的内侧束，由于耻股韧带较薄，所以其维持关节稳定的作用有限。坐骨韧带主要位于后方，起自髋臼缘的坐骨部，后分为上、下两束，上束止于大转子前上内侧，下束止于大转子后内侧（图 3-1-9，图 3-1-10）。

（四）髋关节的肌肉

依据解剖学结果，髋关节周围分布有 18 块肌肉，它们有着不同的附着点，在维持髋关节的稳定，完成关节运动中有着重要意义。同时，髋关节强大的肌肉群也增加了术中选取手术入路、暴露髋关节视野时的难度。

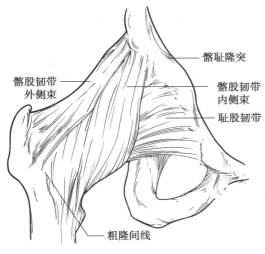

图 3-1-9 髋关节韧带复合体正面观

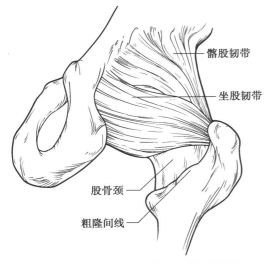

图 3-1-10 髋关节韧带复合体背面观

屈髋动作是髋关节前方肌肉群的主要功能,以髂腰肌为主,其主要负责髋关节的屈曲外旋;缝匠肌和股直肌由于止点位于小腿,在完成屈髋动作的同时也参与了伸膝动作的完成。髋关节后侧肌群主要负责伸髋,以臀大肌和阔筋膜张肌为主,此外还有半腱肌、股二头肌和半膜肌,它们也由于止点远而参与了膝关节的屈膝动作。髋关节外展肌群主要包括臀中肌和臀小肌,二者为髋关节后侧深肌群。其中,臀小肌的前部纤维还有一定的内旋髋关节作用,而后部纤维则有一定的外旋作用。内收髋关节的肌肉在股骨近端以股薄肌和耻骨肌为主,而远端由浅至深分别为长收肌、短收肌和大收肌。而负责髋关节旋转动作的肌肉前方有髂腰肌,后方主要分布于深层,从近到远包括臀小肌、梨状肌、上孖肌、闭孔内肌、下孖肌、闭孔

外肌和股四头肌,其中臀小肌、梨状肌还有一定的外展功能,而股四头肌还参与了髋关节的内收;浅层的臀大肌也参与了髋关节的外旋动作。

其中,梨状肌是在髋关节开放性手术中重要的解剖标志。梨状肌上缘与股骨颈走行方向大体一致,其和坐骨大切迹间走行有臀上神经血管束;其下缘和坐骨棘间走行有阴部内神经血管束和坐骨神经。而梨状肌与坐骨神经之间的关系存在多种解剖学上的变异,也是术中需格外注意的问题。

另一重要的解剖标志为股骨大转子,又称股骨大粗隆,其主要分为4个面(前面、外侧面、后面和后上面),其中后上面与外侧面分别为臀中肌的止点,而后面被大转子滑囊包裹,无肌肉附着。股骨大转子的位置邻近髂胫束和大转子滑囊,可能与大转子滑囊炎(又称"大转子疼痛综合征")相关(图 3-1-11)。

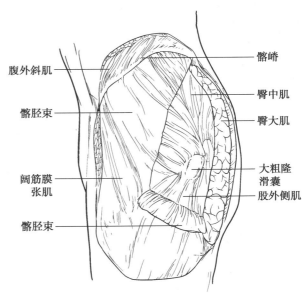

图 3-1-11 髋关节肌肉组

(五)髋关节的血管神经

髋部作为连接躯体和下肢体的枢纽,分布了许多重要的神经及血管结构。对于外科医生而言,清晰分辨与熟知毗邻髋关节手术入路并供养了重要组织的神经、血管十分重要。下文主要讲解在髋关节手术中需重点关注的三组神经及血管结构。

1. **股管及股神经血管束** 股管为股鞘内侧一个潜在腔隙,位于大腿前内侧,总长约1.5cm,其中包含了供养、支配下肢的股神经血管束。正常可在大腿最近端、腹股沟区内侧扪及明显的股

动脉搏动,这是定位股管与股神经血管束最常用的方法。术中也常自髂前下棘画一向下垂线,股管及股神经血管束均位于该线内侧,为寻找手术安全入路提供了参考。

股血管神经束主要包括股神经、股动脉、股静脉(由外向内)。股神经的分支主要支配髋部、股部和膝部的肌肉运动和皮肤感觉,主要分布的肌肉包括:缝匠肌、股四头肌和耻骨肌。股神经起自腰丛 L_2~L_4 脊髓神经根,后走行于腰大肌、髂肌之间,经腹股沟韧带下穿过股管向肢体远端走行,常用的体表定位为髂前上棘和耻骨结节连线的中点。股动、静脉位于股神经内侧,穿行与股管中。股动脉延伸于髂外动脉,在腹股沟韧带下方3.5cm处分离出股深动脉,而主干继续向下延续为股浅动脉。其中,髋关节周围结构(股骨头、股骨颈和近端股骨)主要由自股深动脉发出的旋股内、外侧动脉供养。旋股内侧动脉分别起自股深动脉或股动脉,是股骨头的最主要的供血来源,其穿行于髂腰肌和耻骨肌之间向股骨粗隆间嵴走行,并向后外侧穿过股四头肌。因外伤或手术操作不当损伤旋股内侧动脉或其粗隆支,可能会破坏股骨头的血供而导致股骨头缺血性坏死。旋股外侧动脉的三条主要分支为升支、横支和降支,其中升支上行至粗隆间线,供养股骨头和部分股骨颈;横支供养股四头肌;降支则向下走行最终汇入膝关节血管网。

圆韧带动脉是骨盆内闭孔动脉分支,在生长发育期,是股骨头血供的主要来源。随年龄增长其供养功能逐渐被旋股内侧动脉取代,但当旋股内侧动脉血供中断时,圆韧带动脉可重新开放,对股骨头血供有一定的代偿作用(图3-1-12)。

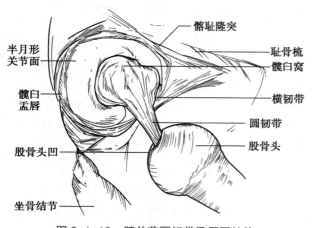

图3-1-12 髋关节圆韧带及周围结构

2. 坐骨神经 坐骨神经是全身最粗大的神经,也是所有骶丛分支中走行最长,最重要的一支。坐骨神经通常自骶丛发出后经梨状肌下孔穿出骨盆,沿途发出分支支配髋关节周围肌群,大腿部的股二头肌、半腱肌和半膜肌。依据尸体解剖和手术实践证据,在正常人群中坐骨神经的走行常常存在变异,尤其以其穿出骨盆时与梨状肌的位置关系变异为主。其中,坐骨神经以单干形式穿出梨状肌下孔最为常见,也可见坐骨神经在穿出骨盆前既已分支出胫神经与腓总神经,两者或穿过梨状肌上下孔、或单独直接穿梨状肌出骨盆,也有少数的坐骨神经可以以单干形式穿过梨状肌。这种坐骨神经以单干或分支形式穿梨状肌而出的位置关系使坐骨神经或其分支受到梨状肌舒缩的影响,最终可能诱发"梨状肌综合征"。

大多数人群的坐骨神经在腘窝上方分支为胫神经和腓总神经。其中胫神经与腘血管、胫后动脉伴行,经比目鱼肌深面下行绕过内踝后方分布于足底,其肌支主要支配小腿后侧肌群及足底肌,皮支内翻,即"马蹄足"。

3. 股外侧皮神经 股外侧皮神经同股神经一样,起自腰丛 L_2~L_4 神经根,主要走行于腹股沟韧带下方外侧,靠近髂前上棘。股外侧皮神经分为前后两支,前支在髂前上棘下侧约10cm处穿出至浅筋膜层,主要负责大腿前方及髋、膝周围的皮肤感觉;后支主要分布于大腿外侧,主管该区域的皮肤感觉。

股外侧皮神经具有重要的临床意义。在涉及髋关节及骨盆部相关的手术中,股外侧皮神经极其容易因压迫、切割而造成医源性损伤,引发术后大腿部疼痛。以髂前上棘为标志,股外侧皮神经的解剖位置也存在多种变异,研究显示,在约1/4的人群中,股外侧皮神经在穿过腹股沟韧带之前就已经分支,穿出腹股沟韧带后沿缝匠肌外缘继续下行。因此在术中确立手术安全区,避免股外侧皮神经损伤一直是髋关节手术的重要环节。在建立手术入路时,可以采取切皮后止血钳钝性分离深部组织的方法,从而减少对股外侧皮神经的损伤可能。

(岳 冰)

第二节　骨盆周围损伤

一、髂嵴及翼部损伤

（一）髂嵴损伤

髂嵴由髂前上棘起始向后延至髂后上棘，是骨盆最易受伤的部位。髂前上棘是缝匠肌、腹外斜肌、腹横肌、阔筋膜张肌的止点。髂后上棘是腹内斜肌、背阔肌及脊旁肌腱膜的止点（图 3-1-13）。

1. **病因及损伤机制**　髂嵴位于皮下，位置表浅，故此处皮肤、肌腱、腱膜、骨等易受到直接暴力产生挫伤或撕脱，其中髂前上棘和腹肌止点处更容易受伤。

髂嵴损伤是一种前骨盆损伤，常因髂嵴处受到直接暴力引起，如摔倒时的撞击或直接打击。撕脱损伤最常见的是腹外斜肌在髂嵴内缘止点的撕裂，重者合并该部的撕脱骨折。损伤机制则主要是由于躯干在极度旋转位（腹斜肌极度紧张）突然向相反方向用力转体（腹斜肌突然收缩，如投标枪的突然转体）所致。

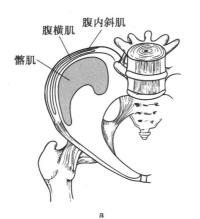
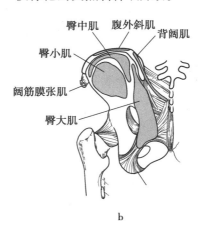

腹横肌　腹内斜肌

髂肌

臀中肌　腹外斜肌　背阔肌

臀小肌

阔筋膜张肌

臀大肌

a

b

图 3-1-13　髂嵴肌肉止点
a. 髂嵴肌肉止点前面；b. 髂嵴肌肉止点后面

2. **症状及诊断**　髂嵴损伤好发于接触性项目的运动员中，运动员在摔倒或碰撞后几乎会立即注意到髂嵴和／或大转子处的疼痛。伤者会特别提到在没有跛行和疼痛的情况下，无法左右移动或尝试交叉移动，应考虑髂嵴损伤。临床可见亚急性病例，运动员受伤后当时疼痛不明显，数天后疼痛逐渐加重才就诊。甚至在高对抗、接触性强的运动中，运动员频繁碰撞、摔倒，但因为精神高度集中而记不清楚有无髂嵴处的外伤史。

对受伤运动员的查体可发现其步态异常、骨盆边缘瘀斑、肿胀、触诊疼痛，髋关节活动度降低。检查时令患者侧卧于健侧，患侧腿行外展与背伸如果出现疼痛，则伤可能在臀肌、阔筋膜张肌或侧腹肌。再仔细寻找压痛部位以确诊，但确定损伤程度有时很困难。亚急性的病例常诉在被触及或腹肌收缩活动时，髂嵴局部持续的疼痛，可能由肌腱炎、骨膜炎、髂嵴或棘的撕脱引起。根据挫伤部位的不同，力量测试将显示以下任何或所有肌群

明显减少：髋屈肌、缝匠肌和股直肌、腹内斜肌和腹外斜肌、阔筋膜张肌、臀中肌、背阔肌和椎旁肌。

检查这类外伤时，应切记压痛不是灵敏的诊断指征。因为挫伤、捩（扭转）伤都有压痛。重要的是肌肉收缩时是否疼痛。收缩时无疼痛是挫伤，收缩时疼痛则是肌肉止点捩伤或撕裂。

髂嵴损伤的诊断主要基于病史和体格检查。X 线用以排除髂嵴或髂骨翼的骨折，或髂棘骨骺的撕脱骨折。当这些疾病除外后，可诊断该病。当怀疑有血肿形成时，应用磁共振成像（MRI）或超声检查以明确诊断及对血肿进行定量。

3. **治疗**　主要采取非手术治疗，重点是休息、冰敷、局部加压、减轻疼痛、患肢抬高。伤后应立刻对伤情进行评估，马上休息并使用拐杖，48 小时内尽快进行冰敷、局部压迫，以降低血肿形成的风险。疼痛剧烈可应用非甾体抗炎药减轻疼痛。伤后 3~4 天复诊，如不怀疑撕脱骨折，运动员可以开始无痛的关节活动。如果运动员恢复速

度不理想,可考虑局部注射可的松以减轻疼痛和肿胀,但必须权衡这种注射的风险。恢复速度不理想的运动员,应继续停止活动24~72小时,之后需在康复中心进行系统的康复。一旦没有明显疼痛,就可以开始物理治疗,包括伸展、运动按摩和强化。髂嵴损伤很少需要手术治疗,但必须排除伴随的损伤。

髂嵴损伤后并发症较少见。其中较常见的包括血肿形成、皮神经损伤、骨化性肌炎,偶尔可见骨折或撕脱伤。对于皮下血肿,可考虑穿刺抽出,但需注意血肿再次积聚及感染风险。髂嵴受到严重冲击时,有时会导致皮下组织与其下筋膜剥离,形成内部脱套伤,称为Morel-Lavallee损伤。由此产生的血肿疼痛明显,并可能形成扩大的空腔。如未经治疗,该腔可形成囊肿,使血肿反复形成,血肿甚至可作为细菌的培养基导致感染。在此种损伤急性期,可保守治疗配合冷敷、压迫、早期康复及观察。如果症状恶化或持续,进行影像学检查确诊后采取抽吸和经皮或开放引流治疗。

髂嵴损伤恢复一般需2~4周,恢复比赛活动前,必须完成肢体力量测试和运动专项训练。训练前进行局部热疗或超声治疗,训练后冰敷。当运动员恢复训练时,有些运动员在活动时会感到疼痛或压痛,表明有肌腱炎或骨膜炎存在,应继续冰敷和使用非甾体抗炎药。回到运动场后,应于髂嵴处放置保护垫,以防再次受伤。

(二)髂嵴骨骺炎及骨骺分离

髂嵴骨骺主要是腹斜肌、阔筋膜张肌及缝匠肌等的附着点。髂嵴的骨化中心首先出现在髂骨的前外侧,逐步向后发展,在成年时达到髂后上棘。在11~15岁时髂嵴开始出现二次骨化中心,此时骨骺软骨生长活跃,软骨细胞肥大变形,软骨基质疏松,使骺板对牵拉应力、剪切应力、弯曲应力的抵抗力薄弱,易于损伤。

1. **病因及损伤机制** 髂嵴骨骺炎(epiphysitis of iliac crest)好发于9~17岁的青少年运动员,跑步项目多见。运动员长距离跑步时反复的骨盆旋转及横向运动,投掷时送髋转体或其他转体动作,由于附着肌肉的反复牵拉,可使髂嵴骨骺发生慢性微小创伤而导致骨骺炎(图3-1-14)。当运动员处于伸髋屈膝位时,突然的肌肉(主要为缝匠肌,阔筋膜张肌协同)剧烈收缩可以导致骨骺撕脱分离。如在跑步时突然改变方向会使腹肌发生突然剧烈地收缩,导致髂嵴骨骺发生撕脱分离。髂嵴骨骺分离发生率较低,约占骨盆骨折的1.4%。

2. **症状及诊断** 髂嵴骨骺炎可发生于髂嵴前部或后部的骨骺,体检时可发现髂嵴有疼痛及压痛。髂嵴前部骨骺炎时,髋外展抗阻痛(阔筋膜张肌、臀中肌、腹斜肌)。髂嵴后部骨骺炎时,髋屈曲位外展抗阻痛。未成年运动员在突发的转身后髂嵴处疼痛,应拍摄髂嵴的斜位X线片,并与对侧做比较。髂嵴骨骺炎的X线表现早期多无异常发现;晚期有时可见骺板线不规则及骨骺密度增加但无移位;伴有骨骺撕脱时有移位。

3. **治疗** 髂嵴骨骺炎的治疗主要是对症治疗,局部休息,冰敷,避免过度转体,放射线治疗有时效果较好。如果的确顽固不愈可考虑手术将骨骺炎部位切除。

骨骺分离治疗优先考虑非手术治疗。屈髋70°位卧床休息;3~4周后开始扶拐不负重活动5~7天;一般4~6周症状完全缓解。手术治疗在患者快速康复(包括髋关节功能恢复)、舒适康复、患者护理等方面的优势显而易见。需要注意的是,即便是撕脱骨块移位显著的患者,非手术治疗和手术治疗的结果并无明显差异,恢复后运动能力均无下降。

(三)髂骨翼骨折

髂骨翼为宽阔的骨板,边缘厚,中间较薄。髂骨翼骨折首先由Duverney报道,故亦称Duverney骨折。髂骨翼骨折多发生于未成年人,约占骨盆骨折的6%,但孤立的髂骨翼骨折较少见。

1. **病因及损伤机制** 髂骨翼骨折多由高能量的侧方直接暴力所导,如侧方挤压或弹片伤,骨折线不一,髂骨翼被包在肌肉中,受力均匀,因而骨折块较少移位。严重移位者,常伴有广泛的软组织挫伤、出血及其他损伤。

2. **症状及诊断** 易导致髂骨翼骨折的运动项目是骑马比赛。临床表现有侧方挤压或撞击伤史,外伤后常有局部疼痛,同侧下肢活动时疼痛加重。

检查时髂骨翼部有肿胀,皮下出血,局部压痛,分离挤压时疼痛,有时可触及活动骨片。患侧下肢主动外展或稍向内收,可诱发疼痛,被动活动不受限。Trendelen-berg 试验阳性。骨折移位严重者可引起腹肌紧张、压痛,甚至腹腔穿刺有鲜血,应仔细观察,以排除较少见的内脏损伤。

常规正侧位 X 线检查时髂骨翼与肠腔空气影像混淆,易漏诊或误诊腹部及其他损伤。身体向患侧转 45° 角再投照,多可显示出明显的髂骨翼骨折线。

3. **治疗**　髂骨翼骨折按照 AO/OTA 分型属于 61-A2.1 型,由于骨折不累及骨盆环,属稳定性骨折。对于无移位或轻度移位的髂骨翼骨折,多采取非手术治疗,可卧床休息 6~8 周,下肢稍屈曲、外展。疼痛不能消除可短石膏裤固定(膝上到肋骨缘上)。切忌使用骨盆损伤吊带或拉紧的粘膏支持带,该法会加重骨折移位,使疼痛加重。疼痛减轻后可不负重起床,直到患肢外展不痛时,方可负重。

髂骨翼骨折移位、粉碎严重者,为了维持髋部附着的肌肉功能及外观,常需行切开复位内固定。

二、骨盆撕脱骨折

骨盆撕脱骨折发生于肌腱韧带在骨盆处的止点受到过度牵拉。多见于青少年运动员,如短跑、足球、体操等由于肌肉强烈的收缩或被动牵拉造成,骨盆的骨骺处是发生撕脱骨折的常见部位,X 线可明确诊断。对于伤后数周出现的骨膜钙化影,需与感染和肿瘤相鉴别。其发生部位可见于髂前上棘、髂前下棘、坐骨结节、小转子及耻骨联合上角。因前三种撕脱骨折较为常见,故以下对此三种骨折简要阐述。

（一）**髂前上棘撕脱骨折**

1. **病因及损伤机制**　缝匠肌起于髂前上棘稍下方,跑跳过程中缝匠肌剧烈收缩时,可出现髂前上棘撕脱骨折。骨折片稍拉向下方。由于阔筋膜张肌的附着固定,一般位移不大。腹肌强烈收缩时亦可产生髂骨前端骨骺断裂。

2. **症状及诊断**　足球、短跑等项目多见。受伤发生于髋关节伸展及膝关节屈曲时,如短跑过程中。伤时患者感觉到伤侧髋部响声伴以剧烈疼痛。伤后局部疼痛、肿胀,或皮下瘀斑。体检有压痛、主动屈曲外旋髋关节可以诱发疼痛。有报道称其可伴随股外侧皮神经损伤而出现相应症状者。

X 线片可见髂前上棘骨折向下移位,骨块大小多在 1~3cm。由于阔筋膜张肌和腹股沟韧带的阻挡,骨块的移位多不会非常大。成人外伤不重而局部骨破坏者,应与肿瘤相区别。前者骨皮质破裂,有骨膜增生,但骨小梁清晰;后者则主要破坏骨小梁。

3. **治疗**　治疗包括非手术治疗和手术治疗。移位不明显且无功能影响者皆可行非手术治疗。可嘱平卧屈髋,或屈髋坐位以缓解疼痛。对于撕脱骨块较大、移位明显或需早期行功能训练重返赛场者可以考虑手术治疗。手术在儿童可采用克氏针固定,成人可用空心螺钉固定。如骨折成粉碎样、丧失原位固定愈合的可能性,可将骨块切除,并将肌腱与骨膜原位缝合。

（二）**髂前下棘撕脱骨折**

1. **病因及损伤机制**　股直肌直头的剧烈收缩可以使髂前下棘发生撕脱骨折。受伤姿势多为髋关节过伸及膝关节屈曲时。因为髂前下棘处骨化得更早,受力更少,髂前下棘发生撕脱骨折比髂前上棘少见。

2. **症状及诊断**　一般在踢球或起跑过猛时发生。伤后突感腹股沟区疼痛,局部有压痛和肿胀,屈髋时疼痛和力弱。主动屈髋或伸膝可以诱发患部疼痛。X 线检查可以直接确诊,X 线片可见髂前下棘骨片下移,达髋臼上缘,髂前下棘骨折时完整的股直肌反折头会阻止骨折块移位。应注意与股直肌籽骨及独立骨片中心的鉴别。

3. **治疗**　多数病例保守治疗即可。屈髋休息 2~3 周,不痛时可负重活动,4~6 周可缓解。运动员经保守疗法可以完全恢复功能。

（三）**坐骨结节撕脱骨折**

1. **病因及损伤机制**　根据骨骺的闭合年龄,坐骨结节撕脱骨折多发生于 15~25 岁。此骨折多发生于骨盆固定于屈曲位、髋关节外展,而膝关节伸直时,由腘绳肌收缩造成。

2. **症状及诊断**　主要发生于体操、跨栏、花样滑冰及滑水运动员。但有时患者在受伤数周或数月后才来就诊,不能明确有无外伤史。临床症状不一,患者诉坐骨结节处突发疼痛或者慢性疼痛急性加重,由坐位站起来时疼痛不适。

体检时坐骨结节处压痛,肿胀,屈髋伸膝可以诱发疼痛,此体位同时髋外展会使疼痛加重。对于慢性患者,坐骨结节处可触及比对侧明显增大的骨块。

X线片可以看到坐骨结节处撕脱移位的骨折片,由于骶骨坐骨韧带的限制,骨折片一般移位不大。对于坐骨结节骨骺未闭合的青少年,诊断有时比较困难,可以CT或骨扫描。通常在3~4周后有新骨形成时才能明确诊断。

3. 治疗 急性坐骨结节撕脱骨折患者可以在伸髋屈膝位卧床休息,下地时扶拐不负重。在症状允许时逐渐负重走路,4~6周后弃拐。当患者无症状时,腘绳肌的康复非常重要,否则易有慢性症状或再次撕脱骨折。这类骨折通常为纤维愈合,急性的大于2cm且有移位的骨折应解剖复位,切开复位螺钉内固定。

慢性损伤或者有持续症状的患者应切除撕脱骨块,腘绳肌止点重建。坐骨结节撕脱后骨块过度钙化会引起症状,如患者坐位不适,剧烈活动时疼痛等。钙化块通常不规则,应与肿瘤相鉴别。腘绳肌的康复有时会缓解症状。对于症状持续的患者,应切除钙化骨块,腘绳肌止点重建。

三、骨盆应力性骨折

骨盆应力性骨折(pelvic stress fracture)并不常见。然而随着文献报道的不断增加,人们越来越多地意识到这可能是患者下腰部、臀部、腹股沟部疼痛的重要原因。

一般来说,有两种类型的骨盆应力性骨折:不完全型应力性骨折(insufficiency-type stress fracture)和疲劳型应力性骨折(fatigue-type stress fracture)。不完全型应力性骨折是由于正常的应力作用在非正常的骨上所引起的(如骨质疏松)骨折。通常发生在老年人群中,据报道与绝经后骨质疏松、有骨盆部位放射线照射史、皮质激素导致的骨量减少有关。疲劳型应力性骨折是正常的骨受到反复加载的应力的结果。

在运动员中,不完全型应力性骨折和疲劳型应力性骨折都存在。这种情况通常发生在较年轻、活跃的人群中,如长跑运动员和新兵。在军人中,骨盆应力性骨折的发生率在0.3%~8%之间。而在运动医学诊所,大约10%的患者是应力性骨折。具体来说,跑步者可能占运动医学诊所所有应力性骨折损伤的15%。

下面我们将讨论耻骨应力性骨折和骶骨应力性骨折,这两个部位也是骨盆应力性骨折最常见的部位。

(一)耻骨应力性骨折

1. 流行病学 耻骨应力性骨折(pubic stress fracture)在临床工作中是比较少见的损伤。跑步运动员和入伍新兵是这类损伤的主要人群。我们发现在妇女怀孕和产后期间的耻骨应力性骨折及全髋关节置换术后患者的耻骨应力性骨折也有报道。

运动员是耻骨应力性骨折的高发人群,特别是长跑运动员。但目前还不清楚跑步运动员耻骨应力性骨折的确切发生率。在最近一次的文献回顾中发现,耻骨应力性骨折约占跑步运动员全部应力性骨折的1.25%。

2. 临床表现和诊断 病史是诊断耻骨应力性骨折的基础。疼痛是最常见的主诉,通常患者会有腹股沟区的疼痛。最初,这种疼痛与活动有关,在休息后可以缓解,但慢慢会发展到持续性的疼痛,并且症状在休息后缓解不明显。在运动员患者中,疼痛症状通常出现在开始新的训练计划后或现有训练计划发生重大变化后的几周到几个月。所以了解他们训练计划的细节很重要,包括训练时间或训练技术、训练里程甚至训练设备的变化等。

体格检查时可能发现患者有一种疼痛性的跛行。疼痛或无法站立均是在受影响一侧的下肢,"站立试验(standing test)"阳性。Noakes等人指出,当患者出现腹股沟区长期疼痛,特别在站立及跑步时出现,而且有耻骨支的压痛,有"站立试验(standing test)"或"跳跃试验(Hop test)",即使在影像学检查正常的情况下,也可以诊断耻骨应力性骨折。

3. 影像学检查 X线是常规的检查。诊断前应获取患者骨盆的前后位片,还有骨盆入口/出口位、闭孔斜位片(Judet位)对诊断也是有帮助的。应力性骨折的X线表现包括局部硬化骨的增加,无论是否有影像学的透亮带。如果临床怀疑度很高,应进行相应的治疗,并且随访X线片大约2周。对于运动员,可以选择其他的成像方式来及早明确诊断。磁共振成像和骨显像对诊断是有帮助的。骨扫描检查将显示应力性骨折区域的吸收增加（图 3-1-14）。但是,骨扫描检查是非特异性的,磁共振成像是首选的成像方式（图 3-1-15）。骨水肿表现为 T_1 加权序列的低信号和 T_2 加权序列的高信号。

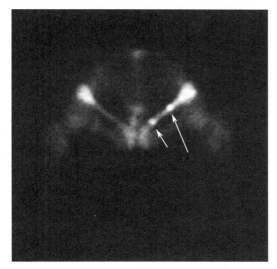

图 3-1-14 骨扫描检查显示应力性骨折区域的吸收增加（箭头）

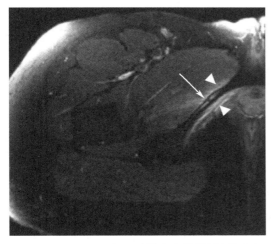

图 3-1-15 MRI 显示耻骨应力性骨折（箭头）

4. **治疗和预后** 耻骨应力性骨折一般采用休息和制动的治疗方法。减少局部应力刺激后可能会出现骨折延迟愈合或者不愈合,但这种并发症的发生概率较低。对于大多数患者来说,症状可以在 3~8 周内得到缓解。

（二）骶骨应力性骨折

1. **流行病学** 与其他应力性骨折相似,骶骨应力性骨折（sacrum stress fracture）也分为不完全型应力性骨折和疲劳型应力性骨折。骶骨应力性骨折的发病率暂时未知,因为文献中的大部分数据是基于病例报告。骶骨不完全型应力性骨折在老年人中较多见。Weber 等人对 50 篇文献进行了回顾,报告 93% 的骶骨不完全型应力性骨折为女性。骶骨不完全型应力性骨折的危险因素包括骨质疏松、激素性骨折、骨盆放射治疗史、继发性骨质疏松症等。

疲劳型应力性骨折非常少见。运动员（长跑运动员）和军人由于紧张和反复的活动导致发生疲劳骨折的风险增加。一篇综述指出 90% 的骶骨骨折发生在平均年龄 26 岁的跑步运动员中。这种损伤的重要风险因素包括训练计划的大幅度增加,营养和代谢的异常以及腿的长度的差异。我们发现许多患有骶骨疲劳骨折运动员的双能 X 线吸收法测量的骨密度是减少的。

2. **临床表现和诊断** 骶骨应力性骨折的诊断需要医生有高度敏感性,下腰痛和臀部痛是常见的主诉。症状会因活动增加而明显并且可在休息后得到缓解。单侧症状在疲劳性骶骨应力性骨折中更为常见。神经根症状并不常见,但如果骨折累及骶椎孔、中央椎管,或者形成瘢痕组织累及腰骶神经根,则可能出现神经根症状。腹股沟和大腿前侧疼痛并不多见。

体格检查可表现为步态麻痹、骶骨后部骨盆外侧的深压痛。完善的神经和血管检查对于鉴别细微的神经变化是很重要。骶髂关节分离试验（Patrick test）是患者取仰卧位,患侧的脚放在对侧的膝盖上,腹股沟疼痛则提示髋关节病变,而不是腰椎的病理变化。膝关节屈曲及髂前上棘受压后疼痛提示骶髂关节病变。

3. **影像学检查** 腰骶椎、盆骨的正位片和侧位片,以及盆骨的进、出口位片,都是影像学评估的有用影像。虽然最初的 X 线片通常是正常的,但它们对于排除其他疾病是有用的。骨盆复杂的几何形状和肠气伪影会使诊断变得复杂。Kiuru 等人报道,X 线片对骶骨应力性骨折诊断的敏感性为 37%,特异性为 79%。

据报道,锝 -99m 骨扫描对骶骨应力性骨折的诊断敏感性接近 100%,但特异性较差,骨扫描通常显示骨折部位对放射性示踪剂的摄取增加,并可在症状出现后 72 小时内呈阳性（图 3-1-16）。MRI 被认为是骶骨应力性骨折影像学诊断的"金标准"。磁共振检查的优点是,可以更好地看清患

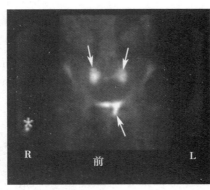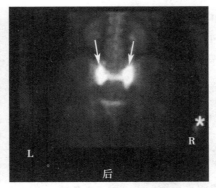

图 3-1-16 骨扫描显示骨折部位对放射性示踪剂的摄取增加（箭头）

者的软组织细节，并且没有辐射。最早的 MRI 表现为 T_1 加权图像上的低信号区和 T_2 加权脂肪抑制序列上的高信号区（图 3-1-17）。有趣的是，骶骨疲劳型应力性骨折和骶骨不完全型应力性骨折有不同的表现。骶骨不完全型骨折表现为与骶髂关节平行的水肿和骨折。然而，疲劳型骨折通常见于骶骨上半部，偶尔延伸至第一和第二骶孔。

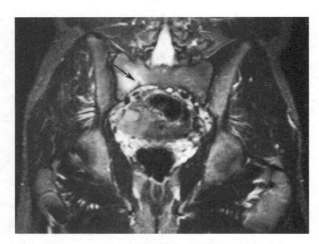

图 3-1-17 MRI 显示骶骨应力性骨折（箭头）

4. 治疗和预后 骶骨应力性骨折的治疗是非手术治疗。最初的治疗包括"相对休息"，根据需要使用拐杖减少负重。低强度的活动是恢复正常活动的一个很好过渡（例如，游泳，固定自行车）。患者通常可以在 4~6 周内恢复正常活动水平，骶骨疲劳型应力性骨折的恢复时间最长可达7 个月。治疗前还必须了解骨折是否由一些代谢性骨病所引起。

不完全型应力性骨折的治疗方法也是保守治疗。由于大多数不完全型骨折发生在老年人，身体虚弱可能使治疗复杂化。短期卧床休息可能需

要口服止痛药。Weber 等人报告说，疼痛在大约4~6 周内可以得到缓解，所有患者的症状在 9 个月时可得到完全缓解。如果怀疑不完全型骨折，可以对一些人进行骨密度检查。雌激素缺乏、饮食中钙摄入量不足、饮食失调或其他代谢性骨病也必须解决。

（三）结论

骨盆的应力性骨折在年轻运动员和老年人中都有发生。虽然骨盆应力性骨折具有典型的自限性，但应力性骨折如果不及时治疗，可能会造成严重后果。高度怀疑以及适当的影像学研究和治疗可以帮助将这些损伤造成的残疾和发病率降到最低。

四、骶髂关节损伤

（一）骶髂关节扭伤

1. 病因及发病机制 骶髂关节属于微动关节，是传导肢体轴向作用力一个重要的关节。运动过程中骶髂关节活动不对称，腰骶部剪切力较大，当其作用力超过骶髂关节骨性结构、周围关节囊及韧带保护的承受范围时即可发生骶髂关节损伤。当有来自于腰椎体上方的暴力作用于骶骨上端时，使骶骨的上部向前下方，骶骨的尾部向后上发生位移。当有来自下方的暴力时，通过股骨头和髋臼，传递到髂骨和骶髂关节。由于髋臼位于骶髂关节的前下方，此暴力使髂骨相对骶骨做向上方的旋转运动。在负重时，骶骨向下的旋转力与髂骨向上后的旋转力相抵抗。髋部在做前伸及屈曲或外展内旋动作时肌肉力量不平衡也可加速骶髂关节损伤的进展。对于长期进行左右肢体受力不均训练的运动员，如：体操、滑雪、高尔夫、投

掷等项目,骶髂关节损伤的概率较高。骶髂关节损伤也可由于外伤使其超出正常的活动范围或在机体失去平衡即将摔倒,肌肉张力突然增加所致。

2. **症状及诊断** 运动员骶髂关节受伤后的主要症状是臀部及髂后上棘疼痛,疼痛也可牵涉至腹股沟和上部大腿的后面,也可伴随下肢麻木及后骨盆弹响。患者在做下腰、上楼梯、上床时疼痛可加重。体检发现腰椎和骨盆前屈活动范围受限。骶髂关节局部压痛,Laseque 征阳性,Gaenslen 试验阳性,Gillet 试验阳性。影像学检查很难发现阳性体征。可通过局部麻醉阻滞试验辅助诊断,但特异性较低。骨盆挤压分离试验,以及屈髋屈膝位时将大腿纵轴下压试验均可为阳性。在骶髂韧带扭伤时,背伸动作很少会引起不适,背伸痛大多数是由腰骶关节损伤所致。直肠检查会发现骶髂关节的压痛和肿胀。最后,如果疼痛明显,手法挤压双侧髂嵴通常会引出骶髂关节痛。

3. **治疗** 急性期治疗包括卧床休息,在可忍受的范围内进行轻微活动。通常患者会感觉脊柱的背伸比前屈更舒服。也应进行核心肌群和姿势的练习。放松腰大肌,在腹股沟韧带上方持续纵向按压腰大肌,嘱患者自内向外旋转髋关节。热疗可以消除痉挛,也可口服消除肌肉痉挛的药物。若疼痛难以控制可以进行封闭治疗。可以使用粘膏带固定或使用特制的围腰支持带。固定时间因伤情而异,一般 5~6 周。

(二)骶髂关节半脱位

1. **病因及损伤机制** 骶髂关节是一不规则的微动关节,按其解剖形状不易发生脱位,但临床上确有不少患者突发该关节疼痛,经推拿后症状立即消失。其病理至今仍属推测。有可能是由于骶髂韧带松弛,使该关节有轻微错动被卡住所致,故推拿时产生清晰响音随之症状消失,而 X 线片却无阳性所见。

2. **症状及诊断** 患者通常有弯腰提物史,或晨间起床穿衣时突然发生。随即不能直立,有脊柱侧弯,行走时患肢不敢持重,双下肢长度不对等,有时患侧有坐骨神经痛症状。检查方法见骶髂关节扭伤。需要注意的是该症状常与腰椎间盘突出症伴发,容易漏诊。

3. **治疗** 骶髂关节半脱位治疗的方法主要是推拿。

五、骨盆骨骺炎及损伤

(一)髂嵴骨骺炎及骨骺分离

见本节"一、髂嵴及翼部损伤"。

(二)运动员股骨头骨骺滑脱症

股骨头骨骺滑脱症在青少年运动员髋部疾病中比较常见。一般为 10~15 岁开始发病,平均年龄为 13 岁。男孩多于女孩,患者体型宽胖或高瘦。37%~40% 的患者对侧股骨头也会发展为骨骺滑脱症。

1. **病因及损伤机制** 该病病因不清,有多种说法。多数学者认为其发生系外伤引起骺板血运障碍所致。另外,与性激素和生长激素水平的不平衡有关,激素的不平衡会引起高瘦或宽胖两种体型。该病多见于瘦长迅速生长者,或体胖伴有外生殖器发育不良的脂肪 - 生殖器综合征。

病理过程为股骨头骨骺逐渐向后下方移位,相对的股骨颈向前上移位,引起髋内翻及股内收外旋畸形。骨骺移位发生在邻近钙化软骨层的肥大成熟软骨细胞层。移位持续数年后可发生骨关节病。

2. **症状及诊断** 患者主要症状多为逐渐加重的疼痛,多数为腹股沟的局限疼痛。有些人疼痛放射到大腿的前方或内侧,甚至膝部。病初只感髋部容易疲劳,以后逐渐出现疼痛,发僵,甚至跛行。髋最初只轻度内旋限制,以后渐渐发生患肢短缩,活动限制(内旋外展尤甚),最后出现髋的外展外旋畸形。

急性骨骺滑脱通常为在已经存在慢性滑脱的基础上突然加重。常有外伤史。这些青少年运动员已经有一段时间的轻度髋部疼痛不适,偶有跛行。说明滑脱前期已经存在,较轻的外力就可以使滑脱突然加重。诊断时,最早期的发现可能是股骨颈的相对前移,使患髋的完全内旋受限。当滑脱逐渐加重时,有疼痛跛行及内收外旋畸形。髋关节内旋消失屈髋时伴有外旋。

X 线检查对早期诊断非常重要。X 线片包括双髋正位及蛙式位侧位片(屈髋 90° 角,外展 45° 角),注意双侧髋关节的比较。有些患者为双侧的股骨头骨骺滑脱。正常沿股骨颈上外缘皮质画一直线(Kline 线),股骨颈骨骺的一小段位于此线之上。滑脱前期为关节囊的球形肿胀,骨骺线不规则的增宽,干骺端的骺缘脱钙。轻度滑脱时骨骺移位少于股骨颈直径的 1/3,骺移向干骺端后方,而无向下移位,骺缘与颈外上缘平齐或仅有一点在 Kline 线以上,或移到此线的内下方,Shenton 线中断。中度滑脱为股骨颈直径的 1/3~2/3,重度滑脱为滑脱超过 2/3,甚至完全脱位。蛙式位可分析股骨头颈的侧位。从侧位 X 线片,以股骨头骨骺骺板的前后端连线之垂直线与股骨干纵轴的夹角为后倾角,正常为 0°~10°,滑脱时增大。轻度滑脱时,后倾角 <30°;中度滑脱时,后倾角为 30°~60°;重度滑脱时,后倾角 >60°。

3. 治疗 多数患者需要手术固定,目的是稳定骨骺和促进骨骺闭合。

对于急性或慢性急性发作的患者术前需牵引及手法复位,往往可复位成功,但不能过度牵引。闭合复位失败的患者,需行切开复位,6 周后逐渐开始负重。对于慢性滑脱的患者不应牵引,以免伤及骨骺的血液供应,会增高股骨头无菌性坏死的发生率,因此应及早手术。晚期已有严重变形者可行矫形手术。

股骨头骨骺滑脱症的并发症有无血管坏死、软骨溶解症、早期骨关节病等。有些患者对侧股骨头也会发生骨骺滑脱症,应随诊到骨骺闭合。

(三)坐骨结节骨骺损伤

1. 坐骨结节骨骺分离 自 1859 年,Malgaigne 报道了首例坐骨骨骺损伤,该病比其他骨盆撕脱损伤在文献中受到更多重视。1953 年,Milch 称之为坐骨结节骨骺分离,又称为跨栏者损伤。坐骨骨骺的骨化中心在 14~16 岁出现,在 20~25 岁与坐骨体融合。常见于 13~17 岁的运动员,跨栏或体操运动员多见。

(1)病因及损伤机制:坐骨结节部有腘绳肌及内大收肌止点。多数患者坐骨结节撕脱骨折继发于反复的微创伤,坐骨结节骨骺炎等异常,有臀部痛等前驱症状。通常在髋屈曲,膝伸展位时,由腘绳肌的强烈收缩引起坐骨结节骨骺分离。但是芭蕾舞演员则不同,多系内大收肌收缩牵拉造成。伤时常伴有响音,随即疼痛及运动受限。

(2)症状及诊断:急性伤时患者有跛行,拒坐,坐骨结节处局限压痛,髋屈曲、伸膝位时疼痛加重。有时可触及撕脱移位的骨块。也有亚急性或慢性病例。X 线片可确诊。显示分离的不规则骨块,晚期可肥大或缺血干骺端有囊变。

(3)治疗:关于坐骨结节骨骺分离是否需手术治疗意见不一致。传统方法是保守治疗,包括休息、用拐不负重走路等。Watson-Jones 认为非手术治疗可完全恢复功能,不需手术治疗。可是 Schlonsky 和 Olixs 报道 2 例患者非手术治疗后存在功能障碍。保守治疗后的愈合是新骨形成及增大,有时被误认为肿瘤。如果增大的坐骨结节引起疼痛不适或功能障碍,需手术切除。外科手术包括骨块切除止点重建或骨块复位内固定。骨块复位内固定的方法比较少用。

2. 坐骨结节骨骺炎

(1)病因及损伤机制:坐骨结节骨骺炎系慢性过劳损伤。多见于少年体操及武术运动员。主系"劈叉、踢腿"等动作腘绳肌牵拉坐骨结节的骨骺造成。

(2)症状及诊断:重复以上受伤动作时,或向前过度弯腰时伤侧臀部痛,很像腘绳肌腱拉伤或止点末端病。检查时除产生腘绳肌抗阻痛外,有时可看到臀皱部丰满,触诊时坐骨结节较健侧肥大,按压时钝痛。X 线片可助确诊,一般呈典型骨骺炎改变。骺板变宽,波浪不整,骨化中心出现晚,或骨化中心表现为异常吸收、增殖、碎裂等变化。有的骨骺碎裂可为永久性改变。

(3)治疗:可局部休息,热水坐浴或深部热疗。此症一般预后较好,都可自愈,需半年到 1 年时间,但训练中应减少腘绳肌的主动或被动牵拉动作。

六、髂腰肌相关损伤

许多影响运动员的不同情况涉及髂腰肌,如臀部损伤、髂腰肌撞击,以及髂腰肌劳损、血肿或断裂等。髂腰肌是髋关节最强的屈肌。髂腰肌起自第五腰椎和髂骨,并插入股骨小转子。偶发严重损伤。当出现神经受压、腰、骨盆和腹股沟疼痛、髋关节活动受限时,髂腰肌会变得紧张。

(一)流行病学

髂腰肌常常在踢腿活动中受伤。踢腿是一种

不对称的活动,结合了髋部弯曲和腰椎旋转。踢腿的不对称会导致肌肉不平衡和损伤。最近的一项研究测量了一组澳式足球联盟(Australian Football League,AFL)球员髂腰肌和腰方肌的MRI横截面积。这项研究发现非对称性在AFL球员中很常见。同侧髂腰肌和对侧腰方肌的横截面积均较大。有趣的是,这一发现与受伤次数无关,因此表明这可能是对运动需求的正常适应。

Holmich等的研究表明,髂腰肌相关疼痛是目前运动员长期腹股沟疼痛最常见因素。1/3的患者遭受原发性髂腰肌损伤,在跑步者中,髂腰肌损伤是引起腹股沟疼痛的最常见原因。髂腰肌作为髋关节的主要屈肌,在跑步者中尤其容易因过度使用而受伤。这表明,即使髂腰肌不被认为是运动员疼痛的主要原因,也应该对髂腰肌的进行常规评估。如果有阳性表现,如紧张、虚弱、疼痛,应该将疼痛纳入管理。

(二)损伤机制

髂腰肌劳损或断裂最常见的损伤机制是髋关节对阻力或被动过伸的强力屈曲。当下肢与躯干对齐时,髋部弯曲是通过收缩缝直肌、股直肌和除髂腰肌外的其他几块肌肉来实现的。然而,当下肢与躯干不一致时,髋部屈曲可能仅依赖髂腰肌的活动,导致肌肉负荷显著增加。与其他肌肉群的情况一样,偏心负荷特别可能导致髂腰肌拉伤。这些类型的伤害在足球运动员、跑步者和体操运动员中尤其普遍。足球运动员在伸直踢臀部时被强力阻挡,容易造成这种伤害。

(三)临床表现

髂腰肌的问题主要包括肌腱病变、肌腱断裂、滑囊炎、撕裂和撕脱伤。由于髂腰肌囊与肌腱的紧密接触,肌腱功能障碍应与囊内损伤或炎症仔细进行鉴别。髂腰肌腱病变和滑囊炎是否与运动相关的腹股沟疼痛有实质性关系,尚不清楚。大多数病例报告这些情况与髋关节手术和风湿病相关(例如风湿性多肌痛)。髂腰肌囊壁相对较薄,而且常与髋关节相通,因此髂腰肌病理可伴有活动受限和/或髋关节疼痛。髂腰肌的问题经常发生在由于过度使用或重复的髋部弯曲造成的损伤,如踢。运动人士经常会出现局部疼痛,通常被描述为深度疼痛,或者腹股沟一侧的"咔嚓"声。

在触诊、伸展和肌肉强度测试中,疼痛常常会重现。经常当髋部从弯曲和外展位置伸展时,髂腰肌腱在髂外嵴和小转子上划过,有时会感到疼痛或弹响。

有两个关键的临床症状表明髂腰肌是腹股沟疼痛的根源。第一,髂腰肌触诊时有下腹肌肉的压痛。骨盆的近端触诊时相对困难的。然而,有经验的医师可以通过仔细地触摸腹股沟韧带下方、股动脉外侧和缝匠肌内侧,在更远处发现压痛,尤其是在较瘦的运动员身上。抬高同侧腿或被动屈曲髋关节,可使触诊更容易。

第二个有助于区分髂腰肌和其他腹股沟疼痛来源的关键临床症状是髂腰肌伸展时的疼痛和紧绷(托马斯试验体位时表现最佳),而在伸展体位时,髋部抵抗加重。一般来说,进一步增加颈部屈曲和膝盖弯曲,出现疼痛加剧,说明通过肌肉的神经存在一定程度的压迫。

腰椎检查非常重要,因为上腰椎的神经压迫也可能引起髂腰肌的肌肉紧张。此外,由于骶髂关节和髋关节本身距离较近,在做出诊断时应充分考虑。

可以在运动员仰卧位和髋部最大弯曲的情况下进行力量测试,即大腿外展时抵抗运动员最大抗阻能力。与另一侧相比,可能会感到疼痛和/或虚弱。

怀疑有髂腰肌损伤的患者的影像学评估可能是必要的,以排除腹腔内病理的可能性。X线片可显示肌肉拉伤区软组织肿胀和水肿的征象,但通常表现正常。MRI是明确软组织损伤程度的最佳成像方式。然而,MRI不是必要的,因为临床病史和物理表现通常足以诊断。

(四)治疗

髂腰肌张力或部分撕裂的治疗通常是非手术性的,主要包括休息和直接的物理治疗。髂腰肌相关腹股沟疼痛的治疗类似于内收肌相关腹股沟疼痛,但增加了对髂腰肌和髂腰肌伸展的软组织治疗,并添加了神经成分。通常情况下,髂腰肌腰椎起始部位的针对性治疗可以显著减轻患者的疼痛。如果损伤与股神经损伤有关,应立即进行诊断检查,包括CT或MRI,如果有血肿,应立即进行血肿清除。

(潘海乐)

第三节 髋关节损伤及疾患

一、髋关节撞击综合征

髋关节撞击的概念大约百年前已出现在骨科文献的描述中,但是直到 Ganz 等人明确提出了髋关节撞击综合征(也称股骨髋臼撞击综合征,femoroacetabular impingement,FAI)的定义,并指出其可能会发展为髋关节骨关节炎后,FAI 得以重视并成为了研究热点。目前认为 FAI 源于股骨和髋臼的一种异常接触状态,这种异常状态是由股骨近端和/或髋臼的解剖形态异常所导致的。在这种异常的接触状态下,反复的关节运动会导致盂唇和关节软骨的损伤,并引起髋关节的慢性疼痛,甚至髋关节运动受限。

髋关节撞击综合征主要有两种类型:凸轮型撞击(cam type)和钳夹型撞击(pincer type)。凸轮型撞击产生的原因是股骨头颈接合部存在骨性增生,非球形的股骨头在髋臼里转动时,当突出的部分旋转到髋臼里,在髋臼的前外侧关节面产生剪切力,反复的撞击,引起髋臼软骨及盂唇的损伤。损伤的程度取决于凸轮畸形的严重程度、病程以及髋关节的运动强度等。钳夹型撞击发生的原因是髋臼发育异常,主要见于髋臼过深、前倾不足等情况。这种异常导致股骨头颈局部或广泛过度覆盖,当髋关节运动时,股骨头颈交界处易与髋臼盂唇呈线性接触,持续慢性撞击导致髋臼盂唇的损伤,继而导致关节软骨的病变。凸轮型撞击多见于经常运动的年轻男性,而钳夹型多见于中年女性经常运动者。大部分髋关节撞击均有髋臼和股骨头颈部的异常,属于混合型。

(一)诊断

随着对髋关节撞击综合征的深入研究,发现人群中相当一部分个体仅有 FAI 相关的形态异常而无临床症状。2016 年一次国际会议上,众多学者一致认为髋关节撞击综合征的诊断必须同时具备阳性症状、临床体征和影像学检查证实,是三者合一的结果。

1. 临床症状 髋关节撞击综合征多见于喜欢运动的青壮年。FAI 起病隐匿,一般无明显外伤史,在本病的最初阶段,患者的主诉通常为间断性腹股沟区疼痛。这种疼痛在部位、性质、程度等方面不具备特异性,部分患者主诉在臀部、大腿前外侧、大腿外侧等部位存在疼痛。疼痛常因髋关节的活动过度(如长时间行走或剧烈体育运动)或长时间保持坐姿后加重。因此可以认为髋关节撞击综合征患者群体非常广泛,既包括进行剧烈体育活动后出现症状的人群(如足球运动员),也包括经常做出超髋关节生理运动范围动作(例如舞蹈、体操)而出现症状的人,甚至还包括因久坐而产生髋关节疼痛的人群。大部分患者会诉及髋关节撞击相关的机械性症状,例如髋关节绞锁、弹响、打软腿等,病史较长者可能会出现关节僵硬、乏力和髋关节活动受限。

2. 临床体征 髋关节撞击综合征的主要临床体征包括髋关节活动受限和撞击试验阳性,关节活动受限以屈曲、内收、内旋受限最为明显,撞击试验分为内旋撞击试验和外旋撞击试验。内旋撞击试验又称前方撞击试验,具体方法为:患者仰卧位,当髋关节被动屈曲接近 90° 和内收时,髋关节内旋。屈曲和内收使得股骨颈和髋臼缘接近;额外的内旋应力转换为盂唇上的剪切力,当有软骨损害,关节盂唇损害,或两者都存在时导致疼痛,表明撞击发生在前外侧。外旋撞击试验又称后方撞击实验,具体方法为:患者仰卧在床边,并且让患肢悬空于床尾外,从而使髋关节伸展。伸展位施加外旋应力产生腹股沟深部疼痛表明后下方存在撞击。有研究显示撞击试验在 FAI 人群中阳性率高达 95%~99%,但是撞击试验的特异性较低,其他的关节内病变也可引起该试验阳性。

因缺乏特异性高的体征,全面的查体对髋关节撞击综合征的诊断和鉴别诊断是至关重要的,有经验的医师能够通过查体初步鉴别疼痛是否来源于髋关节内病变。查体内容包括一般项目(步态观察、髋关节及周围软组织触诊、下腰部的检查、双侧对比的关节活动度)和特殊检查,如撞击试验等。

3. 影像学表现 影像学评估首选 X 线。骨盆正侧位允许对骨盆和髋部进行整体评估,并排除其他疼痛状况,例如骨折,髋臼发育不良和骨关节炎。理想情况下,正侧位 X 线片以耻骨联合为中心,无旋转,并且骨盆无左右倾斜。正侧位片可以清楚显示髋臼的形状,但是为进一步清晰显示股骨近端的形状，需要拍摄股骨颈的正侧位 X 线片，例如横跨台面的 Dunn 位和蛙式位片。

凸轮型 FAI 是由股骨头颈交界处的骨性结构凹陷不足所致。股骨颈 α 角是定量反映股骨头颈交界处凹陷程度的指标，一般来说股骨颈 α 角 >50° 提示股骨头颈交界处骨性结构异常。其他用来评价凸轮型 FAI 的指标包括股骨头颈偏距及偏距率。钳夹型 FAI 一般是因髋臼局限性或广泛过度覆盖所致。在骨盆前后位片上，如果显示在髋臼上部髋臼前壁缘较髋臼后壁缘更靠近外侧，即出现 8 字征，提示前方过度覆盖；髋臼线位于髂坐线内侧，提示髋臼过深。通常用髋关节外侧 CE 角（lateral center-edge angle, LCEA）来描述髋臼过度覆盖的倾向，根据 Wiberg 的描述，在骨盆前后位 X 线片上，C 点定义为股骨头的中心，E 点为髋臼最外侧处。经过 C、E 两点的直线与身体中线的平行线之间的夹角即为 LCEA。外侧 CE 角正常值为大于 25°，小于 20° 即可诊断髋关节发育不良；若 LCEA 大于 45°，则说明髋臼有过度覆盖。

从平片上解释三维（three dimension, 3D）形状会有一定困难，CT 平扫和三维重建可有效全面地对髋关节解剖学结构出现的异常情况进行显像，是诊断 FAI 重要的方法。CT 在显现股骨髋臼异常形态的同时，亦可显示出撞击后的髋臼盂缘骨质硬化、边缘骨赘生成、盂缘骨化钙化、交界区皮质下囊变等继发改变。

X 线检查方便普及、价格低廉且有效，但对早期关节损伤并不敏感，CT 能够更好地显示骨质改变的细节，但仍不能观察关节盂唇、软组织损伤等。MRI 具有软组织分辨率极高、可以多方位成像，是诊断 FAI 不可缺少的检查手段。通过 MRI 不但可以进行各项参数的测量，而且可以评估盂唇、软骨的损坏程度及范围等以指导临床治疗。由于盂唇为 I 型胶原纤维素构成，故在 MRI 上呈边缘光滑的低信号，FAI 导致的盂唇损伤表现为低信号中出现高信号，如信号呈横形或纵行线状则提示盂唇撕裂。关节软骨发生退变时则表现为高信号改变。

因为髋关节撞击综合征患者表现出的症状不具备特异性，诊断时需要与源自髋关节或腹股沟区其他结构的常见疾病相鉴别。通过上述物理及影像学检查仍不能明确诊断时可采取诊断性关节内注射。髋关节腔内注射小剂量 1% 利多卡因后疼痛缓解即提示疼痛来源于关节内病变（可在 B 超引导下操作）。

（二）髋关节撞击综合征的治疗

1. 保守治疗　主要包括修正髋关节的运动方式即避免过度屈曲髋关节和减少运动量来减轻髋关节撞击；应用非类固醇类抗炎药减轻关节炎性刺激。非手术治疗只能暂时缓解疼痛症状，并不能解除撞击因素，因此不能阻止关节退变的持续进展。

2. 手术治疗　手术治疗包括外科脱位手术和关节镜手术。经典的外科脱位手术是治疗股骨髋臼撞击征的标准术式，手术视野清晰，可对所有导致 FAI 的异常髋关节结构进行直观、良好的处理。患者侧卧位，采取 Gibson 入路即髋关节外侧切口进入髋关节并使之向前脱位。对于凸轮畸形，手术步骤主要包括去除股骨头的任何非球形因素即"股骨头成形术"和去除宽展突出畸形的股骨颈即"股骨颈成形术"；对于钳夹型撞击，手术主要包括切除髋臼边缘的骨赘，如有髋臼唇撕裂或者变性，可施行部分切除术，若髋臼唇从髋臼分离，可在清理髋臼后将脱离的髋臼唇原位缝合。外科脱位手术需要行大转子截骨、切断圆韧带，人为造成髋关节脱位，相对于关节镜手术创伤大、并发症发生率高及康复时间长。而微创的关节镜手术和切开手术相比创伤小、并发症少且术后恢复快、减少疼痛。目前髋关节镜技术已经普遍用于治疗股骨髋臼撞击综合征。

髋关节镜手术治疗主要包括对髋关节中央和外周室间隔的处理。中央室包括髋臼唇及髋臼中央部分的所有结构；外周室包括髋臼唇外侧但仍为关节囊内部的结构，如：股骨头、股骨颈、滑膜皱襞及关节囊本身。患者侧卧位或者仰卧位，手术通常应用前外侧和前侧入路，如果必要还可以增加一个后外侧入路。通过关节镜可以对撞击进行动态观察，定位撞击的类型和病变位置，磨除撞击的骨质，同时可对撕裂的盂唇和损伤的软骨进行处理，创伤小且康复快，能明显缓解髋部疼痛，去除病因，临床效果与外科脱位手术无差异。

二、髋关节盂唇损伤

髋关节盂唇撕裂是重要的髋关节镜手术指征,是髋关节镜下最常见的损伤。直到2003年,Ganz等提出了股髋撞击的概念后,Trousdale等观察到在髋关节骨性关节发育正常时,盂唇撕裂十分罕见,针对盂唇撕裂的病理生理意义才逐渐得到研究者的重视。

在诊断髋盂唇撕裂时应当注意以下几点,第一,孤立的盂唇撕裂是罕见的,几乎所有盂唇撕裂都伴随着软骨损伤。第二,MRI和MRA对诊断盂唇撕裂很有价值,但在诊断髋臼软骨的损伤程度方面意义不大。第三,关节镜手术的预后受术前患者关节软骨的情况影响很大。因此,经常发现盂唇撕裂是只是整个关节病变的一小部分。

(一)解剖

髋关节盂唇是呈环状附着于髋臼边缘的纤维软骨性结构,与髋臼缘相延续,位于盂唇前上后3/4,在髋臼切迹处与髋臼横韧带相延续,对髋关节的稳定性有重要作用。分为关节软骨面、关节囊面、游离缘,其横截面多为三角形,部分呈圆形、扁平形和不规则形。盂唇的血供来自关节囊的血管支,此关节囊面靠近髋臼的内1/3有血液供应,关节软骨面及游离的外2/3无血液供应。不同于膝关节半月板,盂唇组织中存在痛觉和压力感受器,可能对关节的活动具有调节功能。

(二)临床诊断

髋关节盂唇损伤的病因仍存在争议,目前较为认同的主要分为创伤、FAI、关节囊松弛/微损伤、发育不良、退变。通常患者出现腹股沟区或大转子附近、髋关节后方区的疼痛,伴关节弹响、交锁等症状,运动后加重。Burnett统计66名行髋关节镜手术确认是髋盂唇撕裂患者的术前症状,92%诉腹股沟处疼痛,59%存在髋关节外侧疼痛,38%伴随臀部疼痛,91%存在运动中疼痛,71%存在夜间痛。大多数患者为持续性隐痛,在运动时如久坐,长时间不行、跑步后急剧加重。

查体方面可以发现髋关节活动度出现不同程度受限,以屈曲和内旋受限为主,主要的阳性体征包括被动屈髋内收内旋和前内侧撞击试验阳性,被动伸髋外展外旋时后外侧撞击试验阳性,4字试验阳性等。盂唇损伤的症状和体征很不典型,对于长期的髋关节内疼痛,运动时加重的患者,均应怀疑本病,并进行进一步检查。

影像学检查方面主要依靠X线片,CT、磁共振成像(MRI),磁共振血管成像(magnetic resonance angiography, MRA)、超声。由于盂唇在X线和CT上并不显影,所以X线和CT检查的主要意义在于观察髋关节的骨性结构是否正常。MRI凭借良好的软组织对比度,是髋关节盂唇的首选检查。髋关节盂唇损伤在MRI上表现为盂唇内异常的高密度影,或盂唇形态异常。髋关节MRA是向髋关节内注射钆对比剂,使对比剂充盈于盂唇撕裂处,可以更好地显示盂唇撕裂,同时有助于判断髋关节内其他损伤,包括软骨、滑膜损伤等。MRA下盂唇撕裂的表现类似于MRI,因对比剂的充盈,部分在MRI不能诊断的盂唇撕裂可以被发现。Byrd回顾性研究40位行髋关节镜患者影像学检查,发现MRI诊断盂唇撕裂的敏感度和特异度为25%和67%,MRA为66%和75%。Czerny通过对比22例髋关节镜手术患者影像学检查,发现MRA诊断盂唇撕裂的灵敏度和特异度为90%和91%,而MRI为30%和36%。髋关节镜直视下观察盂唇形态,是诊断盂唇撕裂的"金标准"。

(三)治疗策略

对于产生症状的盂唇撕裂,盂唇修复是优于盂唇切除的,但在决策中有众多的因素。首先,患者越年轻越倾向于保留盂唇,但有时盂唇组织的损伤程度与患者年龄无关。当盂唇严重退变,强行修复盂唇价值不大,而且需要患者进行更加困难的康复过程。最关键的是清楚修复盂唇是为了保护关节软骨,如果患者关节软骨损伤已经很严重,修复盂唇将失去意义。

研究表明,髋臼盂唇自愈能力差,损伤后可能导致早期髋关节骨关节炎的发生,故盂唇损伤一经诊断,应早期行手术治疗,非手术治疗可以缓解症状,但不能去除病因,经3~6个月保守治疗无效,建议行手术治疗。切开手术的优点是视野好,可在直视下进行修复,多数患者能获得满意的临床效果。但手术创伤大,术后康复时间长,髋关节镜手术创伤小可直达髋关节中央和外周间室,不仅能处理损伤的盂唇,还可以对髋臼和股骨头颈区骨性异常进行观察和处理。文献报道盂唇损伤髋关节镜手术的总体疗效并不低于切开手术。

1. **盂唇清理术**　对于盂唇损伤，如果适应证选择正确，手术方法恰当，能够取得满意的临床效果，其优点是操作简便，创伤小，手术时间和下肢牵引时间短。单纯盂唇清理需要综合考虑多种因素，包括组织的质量，伴随损伤，潜在的病因，患者期望等。手术采用刨刀和射频将损伤的病灶清理，注意避免切除过多正常的盂唇组织，其基本原则包括清理损伤组织，尽可能多地保留正常组织，建立平缓的组织过渡区，以避免盂唇进一步撕裂或症状持续存在。髋臼发育不良、股髋撞击综合征伴有盂唇损伤者，最重要在于解除盂唇损伤病因，尽可能保留健康的组织，盂唇清理范围过大，会加重髋关节不稳。

2. **盂唇修复术**　盂唇修复是使用缝合铆钉，将盂唇组织固定至正常的解剖位置。盂唇损伤多合并 FAI，手术中进行头颈成形后，将盂唇重新缝合至对应的髋臼位置。需要明确的是，盂唇修复的目的不是单纯的促进其愈合，更重要的是恢复其功能，因此修复应注重解剖重建，而非单纯将盂唇固定在髋臼。

初次盂唇修复手术的目的是盂唇尽可能地在靠近髋臼软骨面的解剖位置得以修复，并恢复盂唇的虹吸功能。手术成功的关键取决于铆钉的位置和盂唇缝合的方法。打入铆钉时应紧贴关节软骨面。距离关节面太远是最容易出现的错误，将导致盂唇功能修复失败。通过增加改良的前方入路，可避免铆钉置入关节腔内，通过关节镜下辅助切开前方入路和前外侧入路之间的关节囊，能够更好地获得手术视野，也有利于关节镜下手术植入铆钉缝合。通常根据盂唇损伤部位在髋臼12 点 ~3 点的方向置入 2~4 枚铆钉，两枚铆钉之间的距离通常 8~10mm。盂唇缝合时首选的方法单线缝合穿梭技术，即用缝合器将一根缝线从盂唇底部送入关节腔内，随后将缝合器靠近。边缘从盂唇组织内穿刺入关节腔，抓取缝线后单线打结固定。此方法可以避免缝线在盂唇和股骨头软骨之间造成后期软骨损伤，简单的套扎技术适用于残留盂唇组织较少时使用。

3. **盂唇重建术**　当严重的髋臼盂唇损伤无法修复或经修复仍难以达到满意的生理功能时，需要进行髋关节盂唇重建术。髋关节盂唇重建术是近年来新兴的髋臼唇修复术式。Phillippon 等自 2005 年至 2008 年利用髂胫束重建髋关节盂唇共 47 例，经过 1 年的随访发现，术后 MHHSs 评分较术前明显升高，提示髋关节盂唇重建的短期内手术效果明显，满意度较低的患者常合并关节间隙狭窄或高龄。Geyer 通过 3 年的随访得到与上文一致的观点，髋关节盂唇重建在中期也能取得较好疗效，关节间隙小于 2mm 是预后不良的高位因素。

（四）小结

目前髋盂唇重建仍是新兴的治疗方式，并随着近年对盂唇功能的重要性不断认识而不断发展。该术式的目的在于尽可能恢复髋关节盂唇的解剖结构，增加髋关节稳定性，延缓髋关节的退变。现有的文献中，该术式短期疗效显著，其远期疗效有待进一步研究。髋关节盂唇移植物的选择多种多样，自体及同种异体移植物均有文献报道，各种移植物间疗效差异是待解决的难题。

三、髋臼软骨损伤

（一）髋臼软骨的结构特点和功能

关节软骨是一种特殊的薄层结缔组织，具有独特的黏弹性特征。其主要功能是为关节提供一个光滑的表面，并促进负荷传递到软骨下骨，当关节表面相互滑动时，关节软骨可以保持低摩擦和低磨损。关节软骨关节面的形态对维持髋关节正常的生物力学性能润滑机制和软骨自身的黏弹性能均具有十分重要的作用。除了髋臼和股骨头侧厚度外，髋部软骨的解剖结构与其他关节软骨并无不同，主要由软骨细胞与细胞外基质组成。细胞外基质主要包括胶原、蛋白多糖和水分，胶原纤维主要为 II 型胶原，蛋白多糖由蛋白多糖亚单位、透明质酸和连锁蛋白组成，呈大分子聚合体状态。根据胶原纤维的走行方向将软骨分为 4 层：表层、中间层、深层和钙化层。表层胶原纤维平行于软骨表面，又称平行层，占软骨的 10%~20%，不含软骨细胞，胶原纤维交织成网状，防止蛋白多糖等内部大分子流失。中间层胶原纤维呈拱形排列，又称过渡层，占软骨体积的 40%~60%，软骨细胞较小，分布于胶原纤维网架间隙中。深层胶原纤维垂直于软骨表面，又称放射层，占软骨体积的 30%，此层中软骨细胞相对较大。钙化层胶原纤维附着于软骨下骨,软骨细胞很少,钙化层与放射层之间称为潮线。软骨损伤多发生在此。髋关节软骨损伤的类型主要有股骨头软骨损伤及髋臼软骨损伤。

(二)髋臼软骨的病因

髋关节软骨损伤在年轻活跃的个体中很常见,髋关节软骨损伤可在多种髋关节疾病中观察到,可由非创伤性或创伤性病因造成。软骨损伤可以是急性、慢性或退行性的,可能涉及全层或部分损伤。另外,髋臼盂唇起着密封滑液的作用,滑液为关节软骨提供营养,同时减少摩擦,髋臼盂唇损伤导致这种密封的丧失会进一步加重关节软骨损伤。股骨髋臼撞击综合征、关节内游离体产生、股骨有坏死、髋关节发育不良和退行性关节疾病等均会引起软骨损伤。

(三)临床表现

髋关节病史和体格检查是诊断髋关节疾病有效的方法,症状发生的部位、频率、严重程度、刺激因素和有无辐射、加重或减轻症状的因素都有助于诊断。软骨损伤可以通过病史和体格检查在任何诊断性影像学检查之前被诊断出来。髋关节内病变主要以疼痛为主,疼痛通常表现为腹股沟疼痛,并可能辐射到大腿前侧,尽管患者有时描述大腿外侧甚至臀部疼痛,但通常将双手置于大转子上方,有时患者可能感觉疼痛在腹股沟内侧和内收肌,并可能被误认为腹股沟疝。根据Hilton定律,关节的感觉是通过穿过受影响关节的肌肉传递的,这解释了髋关节疼痛会放射至髋关节周围的许多区域。疼痛位于大腿外侧和臀部的疼痛必须考虑神经源性原因。软骨没有痛觉受体,除非软骨损伤是以关节内游离体的形式出现,或关节损伤引起滑膜刺激,否则单纯的软骨损伤可能不会出现明显的疼痛症状。导致软骨损伤的髋关节疾病其临床表现各不相同,体格检查要彻底,应注意患者的步态,并对双侧肢体长度差异进行评估,双侧髋关节差异应该注意。髋关节体格检查始于髋部骨性标志的触诊和活动范围检查,同时必须对腰椎进行检查,包括感觉、运动功能、运动范围、反射和直腿抬高试验,以排除腰椎病理作为症状的原因。虽然软骨损伤可能在髋关节的某些活动或位置引起疼痛,类似于盂唇损伤引起的疼痛,但目前还没有具体的体格检查方法来评估。

目前软骨损伤分级中,Outerbridge分级是最常用的分类系统,具有较高的可重复性和可靠性:①0度,正常软骨;②Ⅰ度,软骨软化、水肿或表面呈发泡状;③Ⅱ度,软骨变薄、出现轻中度纤维化;④Ⅲ度,软骨重度纤维化,呈现蟹肉样改变;⑤Ⅳ度,软骨损伤深达骨质,全层软骨缺损,软骨下骨质裸露。

(四)影像学检查

1. X线 X线是初步评估髋关节疾病最常用的成像工具,髋臼发育不良以及与头颈交界处的异常可通过平片进行评估,分析关节间隙以及覆盖范围、髋臼形态改变。这些图像包括骨盆的前后位(anteroposterior, AP)、侧位、假斜位、蛙式位、Dunn位(穿裆位)。骨盆的前后位(AP)主要检查发育不良、髋臼形态改变,如髋臼过深、髋臼突出等,侧位检查前外侧头颈交界处,假斜位提供髋臼前部覆盖的信息。

2. 髋关节CT 主要用于检查骨性异常,特别是在治疗股骨髋臼撞击综合征时,CT在诊断股骨头软骨损伤及游离体时有较大优势。

3. MRI 由于其良好的软组织对比,MRI已成为评估关节内病变的标准诊断工具,髋臼损伤的影像检查主要依靠MRI,包括常规MRI检查和MR髋关节造影,MRI能够直接观察盂唇的形态和信号改变,MRI造影具有较高的敏感度和准确度,但它是有创性检查,并且存在关节感染的潜在可能性,对操作者有一定技术要求,推广存在一定的困难,并且有较高的假阴性率,从而限制了它在识别真正的关节损伤方面的作用。

(五)治疗

关节软骨缺损的愈合能力有限,全层损伤非手术治疗的作用是有限的,现有的髋关节软骨损伤的治疗方法主要是从对膝关节的研究中借鉴来的。软骨成形术、微骨折技术、自体骨软骨移植,自体软骨细胞移植和同种异体骨移植等,这些技术常用于膝关节和踝关节软骨病变的治疗,也可以用于髋关节,特别是自从髋关节镜的引入,使得髋关节软骨的治疗有了长足进步。

1. 软骨成形术 髋关节镜下软骨成形术是治疗软骨部分撕裂的常用技术,通常与髋臼盂唇的治疗同时进行,在关节镜下检查和治疗髋关节疾病时,在软骨表面的很多区域都采用软骨成形术以避免不稳定的软骨瓣,并且软骨成形术不需要任何特殊设备。以往的研究表明,这是一种治疗软骨部分撕裂的良好策略。

2. **微骨折技术** 微骨折技术是治疗膝关节软骨缺损的一种常用技术,最近也开始用于治疗髋关节软骨,并且更适用于股骨头软骨损伤,微骨折技术的原理是通过手术在软骨损伤的区域打孔,这些孔的深度应足以穿透软骨下骨并释放骨髓内容物,释放有分化功能的骨髓间充质细胞,增强间充质细胞从骨髓到软骨受损部位的迁移,在损伤处形成纤维软骨组织。微骨折并不是一个技术要求很高的手术,它的成本也较低。微骨折技术也存在缺点,可能会导致中期和长期的软骨下骨改变,经微骨折处理后可能会出现软骨下骨囊肿和病灶内骨赘,微骨折技术的修复效果依赖于骨髓间充质细胞、骨髓生长因子的活性,而其与患者的年龄密切相关,所以微骨折技术对高龄患者的疗效较差。此外,微骨折技术后形成的纤维软骨含有大量的纤维组织,在功能上不能完全替代透明软骨,只能在短期内改善患者的症状。目前微骨折治疗髋关节软骨病变有效性的研究均存在局限性,需要更长期的研究来更好地确定微骨折技术在治疗髋关节软骨损伤中的作用。

3. **同种异体骨软骨移植** 同种异体骨软骨移植最早由 Meyers 提出,在治疗较大面积的髋关节骨软骨缺损已经取得了良好的临床效果,它的适应证是从膝关节软骨治疗中借鉴而来的。但它不适用于有骨关节炎的患者和年龄超过 50 岁的患者。同种异体骨软骨移植适用于治疗缺损达到软骨下骨,或缺损面积大于 2.5~3cm²,从技术角度来看,这些病变很难用其他方法治疗。同种异体骨软骨移植缺点是供体较难获得和传播疾病的风险。

4. **自体软骨细胞移植** 自体软骨细胞植入分两阶段进行。健康的软骨细胞从其他关节获得并在体外培养。一旦这些细胞数量增加到足以填补缺损,它们就会被注射到缝合到周围软骨的补片上,补片可以是合成材料,也可以是自体骨膜移植。在髋关节,这是一个特别具有挑战性的过程,第一阶段软骨细胞的提取存在感染取材部位的风险,第二阶段需要手术脱位股骨头才能完成植入,这就造成了股骨头坏死的风险。

5. **自体骨软骨移植(嵌合体形成方式)** 适用于年龄小于 50 岁,无骨关节炎征象,局灶面积小于 3cm² 病变,自体软骨移植使用含透明软骨的移植物替代缺损软骨,透明软骨的力学性能优于纤维软骨,尤其适用于股骨头病变。自体软骨可从膝关节或股骨下外侧头取材,然后将这些软骨轻轻插入缺损区域,将其清除到周围软骨的健康基底上,并在缺损底部的软骨下骨中钻入受体孔。然而,手术脱位股骨头这将进一步增加已经受损的髋关节发生股骨头坏死的风险,供体部位的发病率也是一个问题,特别是当移植物是从正常的关节获得的时候。

6. **髋关节置换** 适用于损伤面积大于 8cm²,或合并骨关节炎,年龄大于 50 岁患者。

四、圆韧带损伤

(一)概述

圆韧带(ligamentum teres, LT)由起自髋臼切迹坐骨及耻骨侧、止于股骨头小凹的两束组成。自从 1874 年 W. S. Savory 教授首次发表关于 LT 的文章以来,临床上对于 LT 在髋关节中的作用就一直存在争议。较为明确的是,LT 在新生儿髋关节中有重要作用,是髋关节的稳定结构,并供应股骨头血供。然而,传统骨科观点认为,LT 在成年髋关节中是一个多余或者说是退化的结构。近几十年来,由于髋关节镜技术的发展,人们重新认识到 LT 在髋关节稳定中的作用,认为 LT 是髋关节的次级稳定结构,补充关节囊韧带的作用,在股骨头极限活动时起吊索样作用,防止股骨头半脱位;其病变也是引起髋关节疼痛的原因之一。

(二)损伤机制

LT 损伤机制包括:创伤性髋关节脱位,开放手术外科脱位时的医源性损伤,反复的微小创伤或髋关节不稳所致的损伤积累,股骨髋臼撞击所致的慢性损伤等;Philippon 等研究中发现,最常见的损伤机制为髋臼脱离所导致的股骨头小凹处的实质内撕裂。

在股骨髋臼撞击综合征(FAI)的患者中,关节镜下发现超过 51% 的患者有 LT 撕裂,而在 FAI 的运动员当中,LT 撕裂率高达 70%(60% 为部分撕裂,10% 为完全撕裂),原因可能是 LT 的应力增加;LT 在这部分患者中在高的撕裂率的精确原因尚未完全阐明,可能是因为股骨头在髋臼杠杆效应使得 LT 应力增加而造成。

(三)诊断

有症状提示 LT 损伤的患者应该询问病史及进行体查;最常见的症状为腹股沟区的疼痛,关节不稳,关节活动度的改变,下肢滚动试验时髋关节疼痛,屈髋 90° 时被动内旋等;髋关节或腹股沟持续疼痛可能和 LT 撕裂或退变所致的髋不稳相关;髋全面不稳可以通过轴向牵引的恐惧试验来评估:平卧位,牵引下肢时助手固定骨盆,如果患者感到恐惧,则为阳性。

近期 O'Donnell 等介绍了"LT 试验":屈髋 70°,小于全角度外展 30°,检查者极度内、外旋髋关节,如果感觉到疼痛,则为阳性;两个不同的检查者检查 75 例患者,关节镜下证实,LT 试验判断 LT 损伤的敏感性和特异性分别 90% 和 85%;试验的有效性不受部分损伤或退变性损伤的影响;然而,两名检查者均发现在一名完全撕裂的患者 LT 试验阴性,所以,这个检查在判断 LT 完全撕裂无效。

对于 LT 损伤,还需影像学评估;在诊断 LT 部分损伤,MRI 在敏感性和特异性上均低于 MRA;经过关节镜对比,Schmaranzer 等发现,MRA 在牵引或不牵引髋关节时,敏感性分别为 90% 和 72%;Cerezal 等发现在牵引下 MRA 诊断 LT 完全撕裂的敏感性为 92%,而部分撕裂则为 66%。

(四)临床分型

目前,对于 LT 损伤的关节镜下分类有四种方法,Gray 和 Villar 提出第一种分类方法,Ⅰ型完全撕裂;Ⅱ型部分撕裂;Ⅲ型退变型撕裂;Botser 和 Domb 提出更详细的分类方法,把部分撕裂分成两组,Ⅰ组为可见的部分撕裂小于 50%(低损伤组),Ⅱ组为大于 50%(高损伤组),Ⅲ组为完全撕裂;Cerezal 等在 Gary 和 Villar 分类的基础上加上撕脱骨折和 LT 缺失;Salas 和 O'Donnell 在描述可能病变原因及治疗的基础上提出了更详细的分类方法;目前,Gray 和 Villar 的分类方法仍然是应用最广泛的分类方法。

(五)治疗

临床上采用清理和重建处理 LT 损伤;两种方法分别适用于不同的患者;前面提到,在髋关节镜手术时,不同程度的 LT 损伤很常见;FAI 的患者通常有 LT 的慢性病变或部分损伤,在这类患者中,有必要对炎症组织使用射频清理进行去神经化,在手术纠正 FAI 时,应该避免增加 LT 的损伤;LT 重建只是针对存在髋不稳的患者,当需进行骨性结构纠正时(比如髋臼周围截骨或股骨旋转截骨),则不适用。

五、髋关节色素沉着绒毛结节性滑膜炎

(一)概述

色素沉着绒毛结节性滑膜炎(pigmented villonodular synovitis,PVNS)是一种少见、良性增殖性滑膜病变,具有局部侵袭性;最多见于膝关节,其次是髋关节、踝关节、肩关节及肘关节;典型 PVNS 呈褐色、绒毛状、结节状,充满含铁血黄素的巨噬细胞、多核巨细胞和炎症细胞;病变可以是弥漫性或者局限的结节状;肥大的绒毛结节状滑膜充满挤压、摩擦髋关节从而导致不适,产生锐痛。

髋关节 PVNS 的长期发病结果为机械压力及继发关节滑液生化改变所致的关节软骨损伤及关节退行性变;及时诊断及治疗可以有效减少和延迟髋关节的长期损害。然而,临床 PVNS 的诊断经常延误,导致关节的进行性损害。通常需排除骨性结构异常(如发育不良、FAI、股骨颈的内外翻等),以及其他能导致疼痛的软组织病变。通过诊断性关节镜从而进行滑膜组织学检查确诊。一旦诊断确定,对于有慢性症状的患者,手术进行滑膜切除、游离体取出是标准治疗方案。

(二)临床表现

髋关节 PVNS 左、右侧发病率相似,男女比例文献报道为 0.7∶1,多发生于 30~50 岁人群。主要临床表现为髋关节非特异性疼痛和其他症状,包括交锁、肿胀以及影响关节活动的关节僵硬,其表现有些特点和 FAI 相似。后期可能会表现为固定、痛性缓慢增长的团块;如果团块出现,则会出现典型的机械症状;弥漫性关节触痛也可能出现;在疾病后期出现症状时,通过查体来得出诊断则会非常困难。

(三)影像表现

PVNS 普通放射线检查诊断价值不高,早期可能没有阳性表现。然而,在进展期的 PVNS,通

常可以看到软骨下骨囊变、溶骨性病变及弥漫性关节变窄等表现；Yoo 等和 Vastel 等的研究中，所有病例均出现了上述的影像学改变；Vastel 等报道 14 例出现囊变，5 例患者出现股骨颈侵蚀；两位作者采用放射线评估，14 例患者显示病变但没有关节变窄，24 例患者显示病变及关节变窄，4 例患者 X 线片上看到塌陷。

对于 PVNS，MRI 是最有效的诊断手段，在 T_1 和 T_2 加权像上显示低信号的异质团块；低信号是因为含铁血黄素沉着，而且 PVNS 本身也呈低信号；T_1 像上的高信号通常代表出血或脂肪沉积；T_2 像上的高信号通常提示关节渗出或滑膜炎症；MRI 对于术前规划很重要，决定采取关节镜手术还是开放手术；如果因怀疑 FAI 进行关节造影，则有可能会掩盖 PVNS，错误地认为滑膜炎是因 FAI 所致；MRI 阳性时，还需能过活体组织检查鉴别包括滑膜肉瘤、血友病、滑膜血管瘤等。

PVNS 患者 CT 扫描作用不大，但能显示高密度团块、囊变或骨破坏等。

（四）实验室检查及病理

PVNS 患者实验室检查通常正常，可能红细胞沉降率（erythrocyte sedimentation rate，ESR）及 C 反应蛋白（C-reactive protein，CRP）轻度升高同时白细胞（white blood cell，WBC）计数正常；Xie 等报道 45.8% 的患者 ESR 升高，38.41% 的患者 CRP、WBC 升高，发现这些标志物升高的患者在发病率及再发率上没有差异。

活体组织检查是诊断 PVNS 的"金标准"，表现为含铁血黄素及脂肪沉积的结节状滑膜增殖。关节抽液检查通常有助于诊断，抽出的积液通常为淡血性或黄色液体，通常可以诊断 PVNS，尤其是在关节没有创伤的情况下。然而，澄清的关节液并不能排除 PVNS；有文献报道，21 例患者进行的活体组织检查，看到了含铁血黄素沉积及滑膜细胞增殖。

（五）治疗

1. 手术治疗 早期诊断，及时进行髋关节全滑膜切除是治疗 PVNS 的有效手段。历史上，切开清理是标准手术方式；目前没有比较切开及关节镜下清理治疗 PVNS 的随机对照研究；对于何者更优尚有争议；清除关节内滑膜的能力，尤其是关节镜，不同的外科医生有很大差异；对关节

镜来说，通常由于关节间隙窄，并不是总能做到充分的滑膜切除，而且存在器械断裂，损伤股骨头滋养血管、从而导致股骨头无菌坏死的风险；和关节镜手术相比，切开手术有较高的感染及医源性骨折的风险，而且康复时间相对更长；目前对于切开手术对比关节镜手术增加无菌坏死风险的数据比较混乱；关节镜的好处在于住院时间短、术后疼痛轻、并发症少以及恢复快；如果病变广泛，关节镜手术彻底清除会更困难，最好切开手术。

2. 非手术治疗 PVNS 曾经采用体外放射线及关节内放射性同位素注射进行辅助治疗；文献报道在髋关节治疗效果差，且伴有更多的并发症如骨折、关节僵硬、癌变以及性无能；放射性同位素治疗有较高的难以抑制辐射的风险，并且因靠近对放射线敏感的神经血管结构而有较高风险；因此，在髋关节采用放射治疗应该谨慎。

（六）预后

全滑膜切除后 PVNS 的复发率低于 5%；部分滑膜切除术后 2 年复发率高达 56%；关节镜手术只能完成部分滑膜切除，而切开手术时，几乎能做到全滑膜切除；文献报道，髋关节内的 PVNS 预后要差于其他关节，有可能由于髋关节较大的空间，在诊断前有更大的空间容纳滑膜增生，使得早期症状不典型，延误诊断。

六、髋关节骨样骨瘤

骨样骨瘤是一种良性骨肿瘤，好发于 10~30 岁青壮年男性。骨样骨瘤常好发于管状长骨的骨干部及干骺端，以股骨、胫骨多见，但也生长于任意骨结构中，包括关节部位。典型的骨样骨瘤诊断并不困难，但若发生在关节内，特别是髋关节的骨样骨瘤，由于目前对该疾病认识存在不足，容易造成误诊漏诊。导致诊断困难的因素可能有以下几点：第一，与其他导致关节疼痛的原因相比，骨样骨瘤相对罕见，医生对于此病的认识不足；第二，与其他关节内疾病一样，它在髋关节表现出非特异性的临床表现，易被诊断为骨关节炎、滑膜炎等；第三，平片有时并无特异性表现，磁共振成像显示信号强度不一致，特别是在疾病早期。骨扫描也缺乏诊断的特异性。由于髋部骨性结构形态不规则，在图像上，瘤巢易与正常结构相互重叠、遮挡。所以，髋关节骨样骨瘤在初诊时常被漏诊，

或被诊断为其他疾病,甚至接受不必要的治疗。

骨样骨瘤引发的疼痛具有疼痛在夜间明显加重、服用NSAIDs止痛效果好的特点。此外,髋关节活动特别是屈髋时疼痛可加重。目前认为,骨样骨瘤引起疼痛的原因是病灶分泌的前列腺素E2引起瘤灶内血管压力改变,刺激局部神经末梢产生疼痛,因而NSAIDs对骨样骨瘤具有较好的止痛效果。临床表现除了疼痛外,还可能伴有步态异常和跛行,同时可造成滑膜炎、关节积液、关节僵硬、周围肌肉萎缩和运动范围受限,需要与儿童和青年人的炎症性滑膜炎鉴别。由于患侧肢体骨骼过度生长导致肢体延长,患者可能出现腿长不一致。所以,当青壮年患者出现不明诱因髋部疼痛,特别是夜间加重、伴有显著的髋关节受限时,应考虑患此病的可能,可先给予NSAIDs进行诊断性治疗,同时完善影像学检查。

临床症状常较放射学表现更早出现,可能导致医生误诊为炎性关节炎。发生在长骨骨干处的骨样骨瘤多可见圆形或类圆形透亮的瘤巢,部分患者可在瘤巢中心发现钙化影,即"牛眼征",但对于关节部位的骨样骨瘤,该表现并不明显,X线的漏诊率较高。CT是首选的影像学检查方法,特别是薄层扫描,可以发现直径在4mm左右的病灶。骨样骨瘤的典型CT表现包括:①瘤巢即肿瘤的主体,多位于病灶的中心,呈圆形或卵圆形,内有或无钙化影,若有钙化则呈"靶心征""牛眼征";②瘤巢周围可存在增生硬化的反应骨,表现为密度较高、均匀、似象牙样,髓腔变窄;③周围软组织无肿胀,层次清晰,除此之外,有时也可见股骨颈变宽、变短和股骨头骨骺高度降低等表现。CT优势除了发现符合骨样骨瘤特征的病灶外,还有利于确定瘤体的位置,特别是位于骨皮质边缘较浅表的瘤体,同时可以直观地在CT三维重建的影像上确定其位置,对手术定位有一定指导意义。此外,磁共振成像有助于确诊,同时可评估关节积液、滑膜炎和骨髓水肿情况,但大面积的骨髓水肿及弥漫性滑膜炎表现,经常掩盖瘤巢病灶。疾病早期可见区域性关节周围骨量减少,可见病变远端的骨膜反应,骨扫描有时可见双密度征(double-density sign)。PET-CT也可用于诊断及预后评价。

从组织学上分析,病灶由类骨质组织和编织骨组成,周围有活跃的成骨细胞、破骨细胞和血管结构。病变周围的硬化是宿主骨对富血管病灶产生的压力反应,但由于关节内缺少骨膜形成层,关节内这种硬化表现可能不存在或很少。病变通常是单病灶的,但多个相邻病灶也见报道。部分学者认为多中心性是骨样骨瘤向成骨细胞瘤转化的一种边缘形式,也有人认为这是一种不完全的愈合形式。

股骨近端大多数非侵袭性良性病变可以保守治疗。手术治疗的原则是切除或破坏病灶,关节内病灶的位置和入路使手术治疗存在一定困难。治疗方法主要包括传统切开方式去除连同周围正常骨组织在内的病灶区,CT引导射频消融,以及关节镜下切除术等。由于髋关节解剖位置深在,传统切开手术需要较大切口才能显露病灶,对周围肌肉、关节囊损伤较大,容易并发关节感染、僵硬或加速退行性变。此外,直视下观察使切除骨量不易控制,可能导致骨样骨瘤切除不彻底,或去除骨量过多,增加复发或骨折的风险。

射频消融治疗创伤较小,治疗效果较好,但对技术及设备要求较高,在基层医疗机构难以普及。此外,在射频消融治疗中难以获得组织样本,使其只能应用于术前诊断及定位较为明确的患者,其并发症主要有神经损伤、肌腱炎、皮肤烧伤和器械断裂等,射频和激光热凝也会加剧关节软骨的退行性改变,建议只有典型的骨样骨瘤可采取射频消融治疗。

随着髋关节镜技术的日趋成熟,以较小创伤同时精确切除病灶已经可以实现,髋关节镜下骨样骨瘤切除术是治疗髋关节骨样骨瘤的安全有效的方法,具有创伤小和康复快的优势。髋关节镜下切除骨样骨瘤的关键是准确定位瘤巢并彻底切除,这需要术前借助CT影像评估瘤巢位置,同时术中借助C型臂再次协助定位。对于髋臼内和大部分股骨端的骨样骨瘤,可以在关节镜下完成切除,对于股骨颈基底部后方的骨样骨瘤,镜下操作存在盲区,可能需切开手术。多数瘤巢在骨皮质表面开口很小,关节镜下观察时与股骨颈表面正常存在的"小凹"很相似,易错切或漏切。对于术中无法确认的病灶,可将细导针针尖贴在可疑的瘤巢表面,再利用C型臂透视并与术前CT影像进行比对,确认无误后再行切除。瘤巢彻底切除后,患者疼痛可以在术后24小时内彻底消除,如有病灶残留,术后症状常无法缓解。

七、髋关节发育不良(成人)

髋关节发育不良是由于髋臼发育过浅,覆盖不足所引发的一系列病症,由于成人髋关节发育不良与儿童发育性髋关节脱位的病理特点和临床表现截然不同,因此本文主要介绍成人髋关节发育不良的表现。有研究表明,髋关节发育不良是造成成人髋关节骨关节炎的重要原因之一。一项调查发现髋关节骨关节炎患者有20%~40%起源于髋关节发育不良。

(一)发病机制

髋关节发育不良患者髋臼发育过浅,常常在不同方向存在缺损,不但会产生典型的前方不稳,还可能出现外侧,后方,以及多向不稳。除了髋臼结构异常之外常常伴随股骨近端的发育异常,股骨头往往比较小,发育非球面,前倾角和颈干角增大(髋外翻)。Clohisy等人研究发现在108例有症状的髋关节发育不良患者中,有92.6%髋关节存在股骨近端畸形,48%的髋关节为髋外翻(44%)或髋内翻(4%)。他们还发现72%的髋关节存在非球面的股骨头,75%的髋关节存在偏心率减小。

由于髋臼发育过浅,可能造成关节软骨基质承受的机械应力增高,超出生理水平而出现早期退变。由于股骨头覆盖不足,髋关节旋转中心相对外移,股骨头和髋臼接触面积减小而产生不对称的应力集中,也将造成关节软骨和盂唇的损伤。

Henak等人的研究发现对于髋关节发育不良患者,由于骨性结构的不稳定,髋臼盂唇成为承担负荷的重要结构。由于髋臼前方负荷增加,髋臼盂唇往往出现代偿性的肥厚,以改善股骨头覆盖,维持关节液的润滑作用。肥厚的盂唇对于维持髋关节的机械稳定具有重要作用。盂唇结构一旦出现破裂,液体渗入内部可能形成囊肿。由于髋臼边缘应力增加使盂唇出现钙化或者骨化,如果与髋臼融合失败则形成髋臼小骨。

(二)发病率

尽管当前各个国家在出生时和婴儿期对髋关节脱位的筛查已经非常广泛,但仍然有大量病例直至成年都未被发现和诊断。一项调查显示在全美成人人群中髋关节发育不良发生率约为1%。女性、初产、臀位、家族史是髋关节发育不良的危险因素。尽管轻度的髋关节发育不良表现多样,大多数为良性发展,但有些病例可能由于延期诊断而未能早期干预,最终发展为骨关节炎需要接受全髋关节置换手术。

Gosvig等人对3 620例患者进行研究发现,髋关节发育不良的发病率在男性为4.3%(58/1 332),女性3.6%(82/2 288)。Jacobsen和Sonne-Holm在一项包括2 232例女性和1 336男性的人群调查研究中发现,根据X线片测量结果,髋关节发育不良发病率在5.4%~12.8%,而这些患者并无临床症状。

(三)临床表现

髋关节发育不良的患者临床表现多样,但最常见症状是腹股沟区疼痛。Nunley等人的研究发现97%的患者症状隐袭,77%的患者存在跛行,当患侧髋关节负重时骨盆向对侧下沉(Trendelenburg征阳性)。体格检查中,患者的关节活动范围一般正常,有些患者由于内收肌和屈髋肌肉的痉挛或存在严重的髋关节半脱位,患侧髋关节内收和伸展可能受限。

Nakahara等人对52例发育不良髋关节和72例正常髋关节进行关节活动度和CT的对比研究发现,发育不良组髋关节在最大屈曲和外旋过程中发生关节外撞击的概率明显增高。作者分析其原因认为可能由于髋关节发育不良患者髋臼发育较浅和股骨颈前倾角较大,髋关节的最大活动范围增大,从而增加了关节外撞击发生的概率。

(四)影像学检查

1. X线片　对发育不良髋关节进行X线片评估时应当采取多平面的评估,由于相关股骨近端畸形发生率高(>50%),因此需要对股骨也进行详细评估。在标准的骨盆前后位片上进行测量,由Wiberg提出的外侧CE角(lateral center-edge angle, LCEA)。LCEA≥25°被认为是正常,LCEA<20°被认为是发育不良,LCEA 20°~25°被认为是交界型发育不良,当前,这个标准有少许争议。股骨头的覆盖可以采取髋臼指数来测量髋臼深度和宽度,还可以采用由Heyman和Herden提出的股骨头凸出指数来测量。

成人正常股骨颈干角为120°~135°。负重位髋臼指数（Tonni角），或水平"外侧屋顶"角，可以对髋臼负重面或眉弓的倾斜角度进行定量分析。这个角度是眉弓内外缘连线和水平线夹角。

正常值4°~10°，大于10°被认为是髋关节发育不良。股骨头凸出指数是股骨头骺线残迹末端垂线与髋臼边缘垂线之间距离与髋臼负重软骨面宽度的比值，正常值<25%，见图3-1-18。

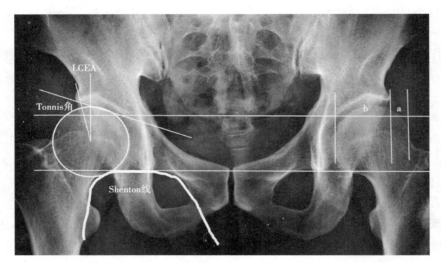

图3-1-18　髋关节发育不良X线片评估

LCEA：外侧CE角；Tonnis角：负重位髋臼指数；股骨头凸出指数=a/（a+b）；正常Shenton线光滑连续

由Lequesne和de Seze提出的前方中央边缘角（anterior center-edge angle，ACEA），可以对髋臼对股骨头前方的覆盖进行定量分析。测量ACEA需要采用假侧位X线片进行测量。ACEA≥25°被认为是前方覆盖正常，小于20°被认为是发育不良，见图3-1-19。

在进行手术规划时，关节适合度和半脱位是两个重要的X线参数，Shenton线（股骨颈内侧面与闭孔上缘的弓形连线）是可信赖地准确评估股

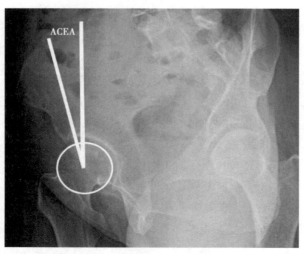

图3-1-19　站立位65°斜位X线片测量前方中央边缘角

ACEA：前方中央边缘角

骨头向上半脱位的X线标志。对于关节适合度，Yasunaga等人提出了一个分型系统，共分为4型，优：髋臼软骨下骨板与股骨头平行，关节间隙均匀一致；良：髋臼软骨下骨板与股骨头不平行，但关节间隙仍然能够保持；中：关节间隙部分狭窄；差：关节间隙部分缺失。

2. CT以及三维CT　最近，三维CT重建成为评估髋臼发育不良严重性的更加准确的手段。CT造影能够更加准确地评估髋关节发育不良患者关节软骨缺失的情况，可重复性更佳。尽管基于CT的评估具有射线暴露大，对早期软骨破坏不够敏感的缺陷。

3. MRI　Notzli等人采用MRI确定股骨头凹的异常上移，也被称为高位股骨头凹，这个角度（δ角）是股骨头中心与眉弓内缘连线与股骨头中心与股骨头凹上缘连线的夹角，在成人发育不良髋关节这个角度≤10°。

MRI对于评估髋关节发育不良患者盂唇病变具有优势，能够显示盂唇形态的变化，如盂唇肥厚，撕裂，盂唇实质部信号改变，以及盂唇软骨接合部撕裂。

（五）治疗

髋关节发育不良患者由于存在不同程度的髋

臼和股骨发育异常,因此对于症状较轻的患者可以采用对症治疗,缓解疼痛,减轻关节负荷。对于疼痛严重的患者需要针对发育不良的程度,髋臼和股骨发育异常的类型以及合并盂唇以及关节软骨损伤的情况予以适当的手术治疗。对于术式的选择包括股骨截骨,骨盆截骨,髋臼加盖,髋关节镜以及关节置换等方法。

1. **股骨截骨** 通过对股骨进行内翻或外翻截骨能够减小通过髋关节负重区软骨面的机械应力。Ito 等人研究发现通过粗隆间截骨手术对于治疗股骨头球面良好的轻度髋关节发育不良,Tonis 分级 0,1,或 2 级骨关节炎的患者是有效的。尽管这种方法能够获得良好结果,Haverkamp 等人最近一项调查显示,当前单独采用粗隆间截骨来治疗髋关节发育不良的医生在逐渐减少,多数医生选择在髋臼截骨手术后再决定是否需要附加股骨近端截骨手术以获得最佳的疗效。

在髋关节发育不良的患者中,少数患者可能存在股骨前倾角减小的情况,这个角度减小对于髋关节活动度的影响比髋臼前倾对关节活动度的影响要大得多,是需要着重考虑纠正的因素。

髋臼截骨优先原则是指做联合手术的顺序,首先应当纠正髋臼倾斜角度,随后再根据关节活动度是否存在阻碍来选择相应的股骨截骨手术。

2. **骨盆截骨** 采用骨盆截骨治疗髋关节发育不良具有很长的历史,包括 Salter 截骨,双平面骨(Sutherland 截骨),三平面截骨(Steel 或 Tonnis 截骨),球形截骨(Wanger 截骨),关节囊周围截骨(Pemberton),髋臼旋转截骨,伯尔尼髋臼周围截骨(Ganz 截骨)。

Salter 截骨是在 1961 年首先提出来的方法,由于手术操作包括将髋臼顶向前方和外侧移动,造成髋臼后倾,因此不推荐在骨骼未发育成熟的人群中应用。对于年龄较大的青少年,三平面截骨(比如 Steel 在 1973 年提出的截骨方法)能够有效纠正髋臼发育不良。然而,由于截断了髋臼后柱,术后 4 到 6 周需要限制活动。1990 年,Tonnis 提出一项改良的三平面截骨,坐骨截骨平面更接近髋臼。这种方法能够使股骨头得到更大的髋臼覆盖,特别是三平面的截骨移动度更大。长期随访结果显示测量结果正常或轻度异常的比例为 82% 和 93%。60.6% 的患者疼痛得到完全缓解。

髋臼旋转截骨在亚洲应用历史很长,最早由 Ninomiya 和 Tagawa 提出,球形的截骨面能够为愈合提供更大的接触面积并保持骨盆环的完整。Ganz 等人发明了一种直角切割的髋臼周围截骨方法,保持后柱完整,不改变真骨盆的形状,首次应用在 1982 年。由于是三平面截骨,因此需要进行三维的规划,技术上有一定难度。然而,这种方法能够进行大角度的矫正。由于矫正的角度大,髋臼的倾斜角度必须仔细测量规划避免术后出现髋臼后倾。在术后 10 年和 20 年随访时,优良率分别为 73% 和 60%。如果将术前就存在骨关节炎的患者排除,结果改善为 88% 和 75%。造成结果较差的因素包括:年龄大,严重骨关节炎,存在盂唇病变,和术前髋臼指数差。

3. **髋臼加盖术** 髋臼加盖术式和 Chiari 术式属于挽救性手术,通过再造一个没有关节软骨面的臼窝来支撑股骨头,改善股骨头的覆盖,从髂嵴取骨或用髂骨截骨的骨块来填充再造一个关节囊假关节。髋臼加盖术首先由 Konig 于 1891 年提出,原理是在复位的股骨头上方重建一个骨性的覆盖结构。通常在儿童和青少年中应用。Chiari 骨盆截骨术被认为是治疗髋关节发育不良的挽救性手术,其作用是重建一个关节囊衬垫的假关节,在其他保髋手术无法实施的情况下才考虑用这个术式。与加盖术的主要区别是,医生能够通过 Chiari 手术实现髋关节的外展。在一项 62 例成人患者 Chiari 手术的回顾性研究中,平均随访时间 17.1 年,10 年的生存率为 84.4% ± 4.8%,20 年生存率为 68.6% ± 7.1%。在终末期进展为骨关节炎而需要进行全髋关节置换手术。加盖术 20 年生存率为 37%,而 Chiari 手术 18 年生存率能达到 68%。

4. **髋关节镜手术** 有几项研究单独采用髋关节镜治疗髋关节发育不良的临床病例报道,结果显示短期效果不佳,患者在经过盂唇清理和 / 或关节囊切开手术后可能存在持续疼痛和医源性不稳定。Byrd 和 Jones 等人报道了 48 例髋关节发育不良或临界型发育不良(LCEA 20°~25°)患者,在进行关节镜手术时平均年龄为 34 岁(14~64 岁),术后 1 年功能评分有明显改善,但到 2 年开始功能评分显著下降。

在发育不良髋关节中,77.8% 的患者在关节镜下能够发现髋臼软骨损伤和盂唇损伤,主要位置在前上区域。因此,髋关节镜手术和骨盆截骨手术结合的方法逐渐发展起来,这种方法能够同时处理骨性发育异常和软骨以及盂唇的损伤,显著改善术后功能。

最近,Domb 等人采用关节镜手术治疗轻度发育不良患者,修补盂唇并将关节囊打褶向下推进加强盂唇修补,改善关节稳定性。他们报道了22 例临界型髋关节发育不良患者,平均年龄小于40 岁,术后 2 年随访结果满意。

5. 全髋关节置换术 全髋关节置换对于老年髋关节发育不良患者,髋关节有严重进展性的病变的患者,以及进行过保髋手术之后进展为严重骨关节炎的患者是较好的选择。

八、股骨头骨骺滑脱症

股骨头骨骺滑脱症(slipped capital femoral epiphysis,SCFE)主要是指骨骼为成熟患者的骨骺向后滑脱。SCFE 病因不详,临床表现不典型,疼痛症状位于大腿和膝盖处,直至临床症状加重,或是影像学检查显示股骨头坏死或骨关节炎时方引起患者及家属重视。该疾病诊断困难并容易延误,可以发展成为更严重的急性或不稳定 SCFE,最终导致髋部骨折、急性疼痛、不能负重,甚至发展为股骨头缺血坏死,临床危害巨大。目前随着治疗手段的迅速发展,以及更积极地手术治疗,会在一定程度上减少缺血坏死和严重残余畸形的发生。

(一)流行病学

青少年股骨头骨骺滑脱症发生率约为10.8/100 000,男女发病之比为 2∶1。13~15 岁男孩最常受影响,而女孩在 11~13 岁更易受到影响,此时期为骨骼生长最快的高峰期。双髋皆可受累,发病之间隔通常为 6~18 个月,但同时滑脱少见。SCFE 可以出现在更年轻患者(<10 岁),应仔细评估患者的内分泌状态,包括甲状腺功能的评估。

(二)病因

病因研究显示,SCFE 为多种因素相互作用,机械应力、重复创伤、解剖因素、内分泌及免疫异常等通常为重要的单一发病因素。

1. 肥胖 目前已有多篇文献报道,肥胖是引起 SCFE 的一个主要因素。其原因可能时肥胖患者会增加股骨头骺端的应力,使骨骺滑脱的风险增加。BMI 是衡量肥胖的一个重要指标,与成人不同,青少年常使用年龄体重指数进行衡量。Aversano 等研究发现年龄体重指数超过 95% 的患者是使其发展成 SCFE 的重要危险因素,在单侧 SCFE 患者,若年龄体重指数超过 95%,需密切关注其对侧髋关节,同时,对于体重超标的人群,需要早期进行减重,从而减少 SCFE 的发生。

2. 髋关节的解剖形态 髋关节的解剖形态异常是引起 SCFE 的另一个因素。包括后方的剪切应力、股骨颈前倾减小、股骨颈后倾、骨骺线后倾、髋臼后倾、关节横向覆盖面积过大等都可能引起 SCFE。由于股骨干骺端前倾角较小,甚至出现后倾,会使关节所受应力增加,导致股骨头骺滑脱。近年来的研究发现,髋臼后倾角增大、髋臼覆盖面积增大,不仅限制了髋关节活动,引起髋臼撞击,同时也是导致 SCFE 发生的危险因素。

3. 内分泌紊乱 有报道指出,激素水平紊乱可引起骨骺滑脱,其中主要有甲状腺激素、性激素(雌激素、雄激素、卵泡刺激素、黄体生成素)以及生长激素。青少年性激素相对缺乏,生长激素相对过剩均会导致软骨板的脆弱,容易在负重状态下受到剪切力损伤而发生骨骺滑脱。

(三)临床分型

1. 根据骨骺稳定性分型 由 Loder 等提出,由于可预测股骨头缺血坏死的发生率,此分型方法已被广为接受,并且是目前最常用的分类方法。

(1)稳定型:扶拐或不扶拐能负重行走。

(2)不稳定型:不能负重行走,预后较差。

2. 根据发病时间分型

(1)急性 SCFE(约占全部患者的 20%):其中并发股骨头坏死者约占 50%;发病时间少于2~3 周,症状通常明显,无法负重行走。

(2)慢性 SCFE(约占 30%):症状出现超过3 周,没有明确的外伤或突发疼痛,跛行可能无痛且未被察觉,影像学检查可见一侧或两侧股骨头骨骺后倾及骨骺端重塑。

(3)慢性 SCFE 急性发作(约占 50%):症状出现超过 3 周,疼痛及跛行突然加重,提示骨骺快速再移位,大多见于经治疗患者。

3. 根据骨骺滑脱程度分型 最常见的影像

学分型由 Southwick 报道。该方法是在前后位和蛙式位 X 线片上测量股骨头骨骺骺板内外侧连线的垂线与股骨干长轴的夹角,用滑脱侧测得的角度减去正常侧测得的角度。

（1）轻度：<30°。

（2）中度：30° ~50°。

（3）重度：>50°。

（四）临床体征

SCFE 的延误诊治普遍存在,在过去的几十年间并没有发生太大的变化,患者从发病到确诊平均花费时间为 8 周,而 SCFE 的延误诊治会导致滑脱加重,预后不良。归根结底,在于患者症状不明显以及缺乏对此病的相关认识。

1. 临床表现

（1）疼痛：表现为腹股沟、大腿和膝关节的疼痛。有些患者通常为酸痛,并不出现剧烈疼痛,疼痛活动时加重,休息时缓解。因此对于儿童或青春期青少年患者,出现跛行和膝关节疼痛,特别是膝关节检查正常时,会分散医生的注意力,而出现延误诊治,对于髋部隐匿性疼痛的青春期患者,尤其观察到行走时足外翻且又超重时,髋部查体及影像学检查十分必要,因为这是稳定型 SCFE 患者的临床表现,而如果不能早期诊断,稳定的滑脱可能转为不稳定型。

（2）慢性 SCFE 患者体格检查时其特征表现为：步行时足外翻,并伴有外展肌无力引起的 Trendelenburg 倾斜步态。

（3）Drehmann 征阳性：患者仰卧并屈曲髋关节时髋关节外旋。

2. **影像学表现**　SCFE 患者影像学改变在正位 X 线片上非常明显。

（1）Klein 线：在骨盆正位片上,沿股骨颈的外侧缘做一条切线,正常情况下与骨骺相交,若与骨骺不相交,则表明有骨骺滑脱（图 3-1-20）。

（2）骨骺高度因倾斜而降低（图 3-1-21）。

（3）钢轨征：在骨盆正位片上,干骺端出现两个高密度区。这是由于骨骺向后滑脱,与干骺端的影像相叠加而成（图 3-1-22）。

CT 在诊断 SCFE 中不经常使用。术后 CT 扫描的临床价值首先在于评估螺钉位置及是否穿透关节,其次旨在观察矫形术后改善情况,确定骨骺是否已经愈合。

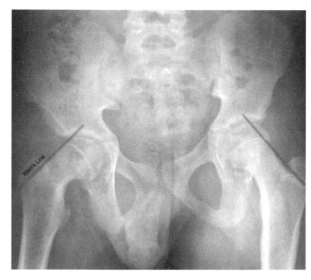

图 3-1-20　Klein 线

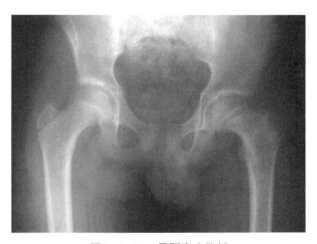

图 3-1-21　骨骺高度降低

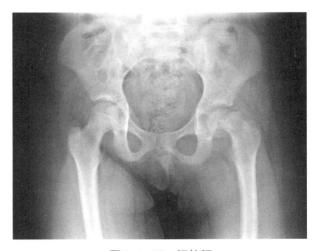

图 3-1-22　钢轨征

对于不稳定的 SCFE 患者,骨扫描用于评估骨骺灌注是否存在。此外骨扫描还较常用于评估 SCFE 术后,尤其是重度滑脱或股骨颈截骨矫形术后股骨头缺血坏死或软骨溶解，两者都会引起髋关节僵硬和不适，缺血性坏死事故后同位素摄取减少，软骨溶解则会增加髋臼及骨骺同位素摄取量。

MRI 可以早期发现轻度滑脱患者或 X 线假阴性患者，即使早期无滑脱，为滑膜充血、水肿阶段，骨骺损伤也可以发现。

（五）治疗

目前普遍认为，一旦明确诊断 SCEF，患者应采取手术治疗。非手术治疗 SCEF 是一种错误的选择。股骨头骨骺滑脱手术治疗的主要目的是防止骨骺进一步滑脱，促进骨骺闭合，避免缺血性坏死、软骨溶解、髋臼股骨撞击和骨关节炎等并发症的发生。

SCEF 手术治疗包括原位内固定术、不稳定型滑脱内固定术、Dunn 截骨术、改良 Dunn 截骨术、健侧预防性固定术等。

1. 原位固定术　对于轻至中度慢性 SCEF 及慢性 SCEF 急性发作患者，经皮内固定术后疗效显著。其优点包括：创伤小，避免损伤骨骺的血运，保留骨骼塑性的能力，术后并发症发生率较低。

采用一枚全螺纹空心螺钉，已经证实螺钉固定位置与滑脱具有很大相关性。螺钉固定在中心位置最为理想。螺钉不宜放在小粗隆远端，因为有可能导致股骨颈骨折，特别是股骨粗隆下骨折尽可能置入骨骺中心；对于较严重的 SCEF，螺钉需要置入股骨颈更前侧，整个操作过程中骨骺必须清楚显现，以确保导针和螺钉不穿透关节，至少有四个螺纹穿过骺板。

双枚空心螺钉固定比单枚空心螺钉的固定稳定性更高。如果使用双枚螺钉，则第一枚螺钉应该放在骨骺的中心，如果骨骼较小，则选用直径位 5.5mm 或 4.5mm 的空心螺钉作为第二枚螺钉。

与空心螺钉固定相比，克氏针原位固定的优点在于避免损伤骨骺，术后患者不发生骨骺早闭，远期效果良好，功能恢复及影像学表现令人满意。缺点在于克氏针固定强度不如空心螺钉，术后克氏针容易发生松动、穿出关节以及断针等并发症。

2. 不稳定型滑脱内固定术　不稳定型 SCEF 的治疗尚存在争议。为进一步减少滑脱，轻轻旋转及内收被牵引于外展位的患肢以降低滑脱角度，患者在透视下原位螺钉固定。采用双螺钉固定的效果可能更稳定，利于控制骨骺旋转及外展。

不稳定型 SCEF 的治疗目的是防止缺血性坏死，因此不稳定型 SCEF 手术时机的选择十分重要。大多数医生认为，当具有训练有素的团队并能在手术室手术时，越早的干预和及时的手术治疗是具有价值的。既往文献报道表明，在急性发作 24 小时内手术治疗，对后侧支持带血管的牵拉风险会减少，缺血性坏死的发生率明显下降。缺血性坏死发生的原因和如何避免严重并发症的方法仍不明确，切开复位与闭合复位的选择仍然是有争议的，切开通过囊内减压、解剖复位、维持骨骺血流量，将有助于减少严重并发症的发生。

3. Dunn 截骨术　SCFE 滑脱角度为 70°~90° 时，采用 Dunn 截骨术可完全矫正滑脱。该手术通过外侧入路对股骨颈梯形截骨，通过股骨颈截骨使得骨骺无血管张力的复位。手术要求患者在定位透视下取仰卧位或向健侧卧位。术后第 1 周允许拄拐部分负重，术后 6 周可完全负重。20%~25% SCFE 患者可发生股骨头缺血性坏死。

4. 改良 Dunn 截骨术　Gans 等改良了 Dunn 技术。他们的理论依据是：SCFE 后血液流向骨骺是完整的；外科脱位方法下保护血流供应，解除后侧和内侧瘢痕组织或缩短股骨颈和复位骨骺；避免内侧瘢痕组织对韧带血管牵拉。

手术采用髋关节脱位法，首先以大转子为中心取后外侧切口，暴露大转子；然后进行大转子截骨，把臀中肌以及外侧肌翻向前方，"Z"形切开关节囊，先用两枚克氏针临时固定股骨颈和骨骺，防止脱位时滑脱加重，进行髋关节脱位，从大转子后方开始对骨膜进行完整剥离，一直到干骺端、小转子处。用骨刀在骨骺滑脱处把股骨头分离出来，然后切除干骺端周边骨痂，并进行股骨头下截骨矫形，进行股骨头骨骺复位固定，复位大转子，进行固定。

改良 Dunn 截骨术可以通过矫正骨骺滑脱，恢复正常的股骨近端解剖形态，减少骨关节炎以及髋关节撞击综合征的发生。它并不会缩短股骨颈的长度，也不会出现髋关节半脱位。股骨颈的短缩从 1.5cm 开始，复位骨骺根据软组织张力考虑是否增加短缩距离。

5. 健侧髋关节的预防治疗　关于健侧是

否需要预防性固定尚存在争论。有些学者认为65%的预防性固定式没有必要的,并且在固定过程中螺钉有穿入关节的风险。支持预防固定的学者认为双侧同时滑脱的发生率高达25%,年轻患者风险更高,部分患者健侧骨骺可能存在不稳,发生缺血坏死的风险高,对侧预防性固定非常必要。

需要指出的是,双侧SCFE的发病率在慢性肾性骨病青少年患者中为95%,在内分泌病患儿中为61%。因此,每间隔3~6个月检查对侧髋关节是必要的。可进行骨科门诊随访,直至股骨近端骨骺板融合。

(六)并发症

1. 软骨溶解 软骨溶解发生率为1.5%~50%。其定义为关节间隙≤3mm,或与对侧相比关节间隙减少50%。患者出现关节活动度的下降,髋部疼痛。在治疗过程中,首先要排除感染。通常采用减少负荷、使用非甾体抗炎药治疗。手术治疗方法均不太成功。因此,软骨溶解的治疗是一件富有挑战的事情,改善疼痛症状和活动度效果不理想。

2. 缺血性坏死 SCFE最严重的并发症是骨骺缺血性坏死。不稳定型SCFE缺血性坏死的发病率高达47%。目前对骨骺的血液供应已经研究得比较深入。骨骺滑脱时对血管损伤的可能性不大,更有可能是治疗时在原位固定的过程中对血管的扭曲和牵拉。其治疗同样存在挑战,许多治疗方法对骨骺部分坏死可能有效,对全部坏死则可能无效。

3. 股骨髋臼撞击综合征 SCFE原位穿针可引起股骨髋臼撞击,尤其在髋关节屈曲内旋时引发明显疼痛。股骨髋臼撞击会导致盂唇及关节软骨病变,发展为早期骨关节炎。髋关节镜常用于诊断和治疗关节内病变。

九、股骨头坏死

(一)流行病学

股骨头坏死是多种病因引起,有相似的病理改变与结局,均引起相似症状的一种骨坏死症。1738年Munro提出了骨坏死的概念,1744年,Russell首次发表相关论文,1829年法国解剖学家Jedu Cruveilheir首次描述了创伤后的股骨头变形并推测是血供损害所致。20世纪40年代,Phemister对股骨头坏死的病因及病理治疗进行了系统研究,提出骨坏死是血管损伤造成。股骨头坏死的确切发生率尚不清楚。

(二)发病机制

引起股骨头坏死的危险因素诸多,包括直接相关因素、密切相关因素和可能相关因素。

1. 直接相关因素 创伤、减压病、Gaucher病、镰状细胞贫血及地中海贫血、放射或辐照后。

当股骨颈骨折后特别是骨折远端向上移位时,外骺动脉断裂的可能性很大。对尸体研究发现股骨颈骨折的患者仅16%的股骨头血供正常。髋部外伤后关节囊血肿可能影响股骨头血运,过高的囊内压力可以阻断颈升动脉血流及静脉回流。

镰状细胞贫血及地中海贫血引起股骨头坏死在我国少见,在地中海沿岸国家发病率超过激素和乙醇骨坏死,原因据推测是镰状红细胞缺乏弹性变形性,因而栓塞小动脉引起股骨头坏死。

2. 密切相关因素 饮酒与皮质醇激素治疗。在我国最常见的股骨头坏死原因是皮质醇和乙醇摄入,占临床非创伤性股骨头坏死的90%左右。北京市骨坏死专家组对我国北方地区应用激素治疗的严重急性呼吸综合征(SARS)患者进行骨坏死监测发现骨坏死发生时间均在1年内开始,发生率为32.7%。乙醇摄入是股骨头坏死的另一重要原因。中日友好医院骨坏死中心资料显示,自饮酒开始到发生骨坏死最短为5年,多数患者经历了10~20年或更长时间。乙醇引起骨坏死的原因尚不清楚。

3. 可能相关因素 吸烟、风湿性疾病、血液病及血管病、医源性(透析/器官移植)感染、股骨头骨骺滑脱、先天性髋脱位/发育不良、代谢性疾病(慢性肾衰、Cushing病、糖尿病、高脂血症)。

(三)诊断与鉴别诊断

股骨头坏死早期通常无临床症状和体征,而只有早期精确的诊断才能挽救患者自生关节,因此早期正确诊断股骨头坏死是未来努力的方向。

1. 病史 股骨头坏死大致可分为创伤性和非创伤性,前者是股骨颈骨折或脱位导致股骨头血供受损的结果。后者除少数有明确原因外多数确切病因和发病机制不明确。在非创伤性因素中,主要致病高危因素为激素,其次为饮酒。非创伤性坏死的发病速度以激素性最快,患者常有短期大剂量或长期小剂量激素应用史;而酒精性患者往往长期大量饮酒史后才逐渐发病。一般症状随病情逐渐加重而加重,而少数患者中间可能有一段缓解期,可能由软骨面的破裂导致骨内压降低缓解了疼痛。

2. 症状 大多数股骨头坏死首发症状就是疼痛,以髋关节、膝关节、腹股沟为主,早期髋部隐隐作痛或酸软乏力不适,以钝痛、酸痛多见;有的表现为膝关节无规律性疼痛。病变中期后患肢剧痛,晚期疼痛剧烈,主要固定在腰骶部,髋,腹股沟及大腿内侧,且休息后不能完全缓解。随着病情发展疼痛逐渐加重后患者可出现跛行,髋关节功能障碍,表现为某一方向的活动障碍,以内旋受限最常见。病变晚期患者活动时,髋关节活动到一定方位时发出一种"咔"的响声,常见于屈曲稍外展位置,一般疼痛不敏感但会给患者带来心理压力,可能与股骨头变形、关节软骨塌陷碎裂有关。

3. 体征 随着疾病的进展,股骨头形态的变化,临床上可见到因患肢剧痛导致的快慢交替步或痛性跛行。晚期出现髋关节周围及腹股沟深压痛,扣痛。髋关节在各个方向上的活动度减少,尤其逐渐出现屈曲畸形。

4. 特殊体征检查 常用的体格检查包括:单足站立试验、足跟叩击试验、下蹲试验、4字试验、内旋试验、Allis 征或 Trendelenburg 试验。

5. 早期诊断方法 MRI 对早期股骨头坏死的诊断既敏感又特异,特异诊断标准是 T_1 像带状低信号,T_2 像双线征。激素引起的骨坏死绝大多数发生在用药后的 1 年内,因此对应用激素的患者,应用剂量超过 2 000mg(泼尼松龙)使用时间超过 30 天,有静脉冲击史,在激素应用起 1 年内(6 个月内更好)行双髋 MRI 检查,多数 I 期患者可确诊。

股骨颈骨折特别是发生在中青年移位骨折或伴有脱位后有较高股骨头坏死发生率。在伤后 6 个月内行髋部 MRI 检查可显示典型的 I 期骨坏死图像。

长期过量饮酒可引起股骨头坏死,但乙醇相关股骨头坏死发生率很低,且自饮酒起至股骨头坏死要经历 10~20 年甚至更长时间,因此对乙醇相关股骨头坏死的早期诊断目前仍然比较困难。

无论激素还是乙醇相关的股骨头坏死,对单侧确诊的患者应行对侧 MRI 检查,可发现部分患者对侧无症状的早期股骨头坏死。

6. 鉴别诊断

(1)髋关节骨关节病:X 线表现为关节间隙狭窄,股骨头变扁,肥大,股骨颈交界处由骨赘形成,髋臼顶可见骨密度增高,外上缘也有骨赘形成,股骨头及髋臼可见大小不等的囊性变,囊变周围有骨质硬化现象,严重者有股骨头外上方脱位。

(2)类风湿性关节炎:早期关节间隙变狭窄,股骨头及髋臼的软骨变薄消失,常导致股骨头向内移位。随病程进展,股骨头及髋臼向骨盆内突出,可认为是类风湿性关节炎的特征性髋部 X 线表现。

(3)髋关节结核:患者多为儿童或青壮年,大部分表现为全关节结核。病变部位以髋臼最好发,X 线早期表现为关节间隙的增宽和关节周围软组织的肿胀,随病情进展髋关节的关节面及关节下骨质发生破坏,发展到晚期会出现股骨头的脱位或埋入髋臼内。

(4)强直性脊柱炎:常见于 20~30 岁男性,X 线在起病后 3~6 个月逐渐出现表现,骶髂关节最早出现改变,髂骨软骨下有磨砂样增生带,病变进一步向上蔓延,侵犯整个关节,关节边缘呈锯齿样,软骨下硬化带增宽,骨线模糊,关节间隙消失,骨性强直,晚期可见髋臼内陷或关节呈骨性融合。

(四)分期与分型

股骨头坏死已经确诊应该进行分期,科学合理的分期可以指导制订合理的治疗方案,较准确地判断预后,也使治疗效果有可比性。目前国际上公认的分期方法有美国宾夕法尼亚大学的 Steinberg 分期和 Arco 分期及 Ficat 分期。

股骨头坏死可累及股骨头的不同部位,坏死后是否会进展到股骨头塌陷除与体积相关外,与坏死部位密切相关;因此重视坏死部位的分型研究对临床判断预后及选择治疗方案均有较重要的意义。

(五)治疗

股骨头坏死是一种累及年轻人的疾病,多达 25% 的患者小于 25 岁,大部分患者最终要接受全髋关节置换术,对年轻患者是一个巨大的经济负担。人们一直在努力寻找对人体侵入最小的手段来治疗该病,但目前寻找合适药物的最大困难是源于发病机制不清楚及对自然病史的争议。这些非手术方法包括他汀类药物、抗凝药、血管扩张药、双膦酸盐类药物及电磁场、体外冲击波和高压氧等生物物理治疗。

1. **非手术治疗** 对无症状和早期股骨头坏死是否需要手术治疗,一直存在争议,原因是对疾病的自然病史报道存在争议。多数学者观察到股骨头塌陷并不一定意味着该病无止境地进展。塌陷不再进展,特别是在坏死范围小的病变中,不需要有创干预就能改善临床症状。

2. **药物治疗**

(1)降脂药物:脂肪代谢紊乱是股骨头坏死的可能机制,特别是系统性红斑狼疮,接受皮质激素治疗的患者更易出现股骨头坏死。可能机制是骨髓内脂肪栓塞,脂肪沉积导致血管收缩,股骨头等血流稀少的部分受到损害,因此有学者建议用他汀类药物治疗股骨头坏死。

(2)抗凝药及抗血小板药:骨内动脉,静脉或骨髓血窦的血栓在股骨头坏死的发病中起重要作用。因此很多机构研究抗凝药及抗血小板药物进行预防和治疗早期股骨头坏死。

(3)血管活性药物:有几种血管活性药物被证明能够降低髓内压,具有治疗股骨头坏死的潜力。如治疗疼痛性外周动脉疾病和其他血管疾病的血管扩张药萘呋胺,用于治疗肺动脉高压与外周动脉疾病的前列环素(prostacyclin,PGI2)类似物质伊洛前列素。

(4)双膦酸盐类:双膦酸盐类具有降低破骨细胞的功能,是减少骨吸收和骨重建功能的一系列药物,它因治疗骨质疏松,骨佩吉特病,恶性高钙血症而闻名。

(5)其他药物治疗:促肾上腺素,淫羊藿素,葛根素等。

3. **生物物理治疗** ①电刺激;②脉冲电磁场刺激;③体外冲击波疗法;④高压氧治疗;⑤超声。许多治疗早期股骨头坏死的非手术疗法能有效地减慢,甚至阻止该疾病的进展。但大部分是在实验条件下,临床应用中缺乏充分的证据。

4. **保头手术治疗**

(1)髓芯减压治疗股骨头坏死:狭义上髓芯减压治疗股骨头坏死是指单纯的髓芯减压,广义

上的髓芯减压存在于使用带血供或无血供的骨移植块,骨髓移植及其他可促进骨修复的生物制剂治疗股骨头坏死的手术过程。

对于早期的股骨头坏死尤其是病变范围较小,涉及股骨头负重区域有限时,髓芯减压手术方式最为有效;而当股骨头已经出现塌陷时髓芯减压效果不佳。文献表明,是否出现股骨头塌陷,已坏死的部分和程度都会影响治疗效果,未出现塌陷的早期患者疗效更佳,生存期更长;坏死的面积也会影响治疗效果,坏死的位置也会影响髓芯减压术的效果,病变范围若小于内侧负重区域30%的患者,手术失败率低(4.5%)。目前大家一致认为,采取髓芯减压术的适应证包括症状明显的、塌陷之前的、运动相对较多的年轻患者;股骨头若塌陷一般不建议采用髓芯减压术。

(2)股骨近端截骨及开放植骨治疗股骨头坏死:股骨近端截骨术(proximal femoral osteotomy,PFO)的目的是改变髋关节的生物力学,并改善股骨头的血运,其治疗理论基础是改变股骨头的负重区域,有病变区域改为正常股骨头,该技术理想的适应证是股骨头坏死面积较小的 Ficat Ⅱ期或Ⅲ期的患者。而对骨愈合能力差,如患者有肾脏疾病,长期使用糖皮质激素,吸烟等是该技术的禁忌证。

所有植骨手术都有共同的手术目的:缓解疼痛,保留股骨头,清除死骨,提供结构支架促进细胞修复,保持股骨头结构的完整性,最终达到延迟或预防股骨头塌陷的效果。适应证包括 Ficat Ⅱ期,Ⅲ期股骨头坏死伴有小于 2mm 的股骨头塌陷。无血管植骨的禁忌证包括大于 2mm 的股骨头塌陷和关节间隙变狭窄患者,这些患者病情发展进入晚期,预后都较差。

(3)带血管移植治疗股骨头坏死:与其他股骨头坏死的治疗方案相比,带血管骨移植的理论依据是将带血运的正常骨植入并重建股骨头血运,从而改善坏死股骨头的缺血状态,增加植骨的成功率。腓骨是目前公认的最佳选择。对于青壮年,股骨头坏死早期,股骨头未出现塌陷的患者(Arco 分期 3~5 期),带血管腓骨移植术是最佳选择。但对于存在大面积的塌陷(大于 50% 股骨头),多数学者建议行关节置换。疗效方面,大量文献报道带血管腓骨移植治疗股骨头坏死疗效良

好,Urbaniak 等通过对 103 例未出现股骨头塌陷的股骨头坏死患者随访至少 5 年后发现,接受腓骨移植后的患者中只有 11% 最终需要接受关节置换,而对于已经出现塌陷的股骨头坏死患者,行带血管腓骨移植手术后只有 23% 需要行髋关节置换术。

十、弹响髋

各种病因导致髂胫束及臀大肌前方纤维组织挛缩增厚,在髋关节屈伸活动时,挛缩增厚的髂胫束及臀大肌纤维与股骨大粗隆摩擦、发生错动,从而引起弹响,存在上述症状的髋关节疾患称为外源性弹响髋。

(一)解剖

髂胫束为阔筋膜于大腿外侧的增厚区域,为全身最厚的筋膜之一,起自髂嵴的前外侧向下走行,后方与臀大肌前方的纤维组织移行,向下跨越股骨大粗隆,走行于股外侧肌的外侧,远端跨越股骨外侧髁,止于胫骨前外侧及腓骨头的广泛区域,主要作用为对抗行走及跑步时的髋关节的内收及胫骨的内旋活动。

(二)病因

外源性弹响髋的病因尚未完全明确,但研究表明髋关节外展肌肉损伤、外展肌无力、长腿、髋关节不稳、外展肌松紧度,以及步态的改变等均可是外源性弹响髋发生的因素。临床工作中发现,我国外源性弹响髋发病以青少年为主,大部分患者曾有多次臀部肌内注射史。部分臀肌挛缩为髂胫束损伤所致,这样的损伤发生在一些较高强度的体育活动(长跑)以及特殊体位的拉伸锻炼活动(瑜伽)可导致患者出现外源性弹响髋。各种损伤导致髂胫束和/或臀大肌前缘纤维周围发生无菌性炎症,进而导致纤维增生挛缩。除以上因素外,髂胫束足印区窄也是外源性弹响髋的因素之一,足印区越窄,其髂胫束越窄,过窄的髂胫束更接近于条索状,其发生弹响髋的可能性相应增加;另外大粗隆的结构异常也是弹响髋的主要因素之一,如颈干角变小而导致髋内翻,以及大粗隆发育异常及骨折后畸形愈合等。

(三)发病机制

髋关节伸直体位时,挛缩增厚的髂胫束及臀大肌前方纤维组织处于大粗隆的后方,而随髋关节屈曲,髂胫束远端向前方运动,在活动过程中因受到大粗隆的阻挡而张力增加,当张力大于大粗隆对髂胫束的阻挡力时,髂胫束将向粗隆前移位而发生两者之间"错动",即为外源性弹响髋,同样,部分患者髋关节由屈曲位伸直时髂胫束受到大粗隆前方的阻挡也会出现弹响。

(四)临床表现

1. 临床症状 除了弹响症状之外,患者常因髂胫束及臀大肌前方纤维挛缩而出现不同程度的髋关节内收受限,站立位时,严重患者无法双足并拢,走路时无法完成髋关节内旋内收动作而出现明显的"外八字"畸形及摇摆步态。坐位时,部分患者无法完成交腿试验"跷二郎腿",或无法双腿并拢,因髋关节屈曲内收受限,许多患者无法自然下蹲,必须通过髋关节外旋外展才能够下蹲,或有些患者在下蹲过程中需要外展外旋髋关节,使挛缩的髂胫束滑动到大粗隆前方然后才可以内收内旋髋关节使双腿靠拢(画圈征),一些病变较重的患者,完全下蹲时髋关节无法内旋内收而导致膝关节位于躯干两侧,形似青蛙(蛙腿征)。卧位时,部分患者双腿无法交叉,严重的患者因双下肢无法并拢而无法正常侧卧。另外,除髋关节活动受限外,部分患者因出现大粗隆滑囊炎继而出现大粗隆部位的疼痛症状。

2. 专科查体 对于外源性弹响髋,大部分患者并不能发出明确的弹响声音,因此,外源性弹响髋不是通过诱发弹响的声音作为判断的依据,而是通过患者屈伸髋关节并伴随着髋关节内旋、内收等体位而诱发大粗隆外侧组织的明显"错动感",依此作为依据,也可通过将手放置于大粗隆外侧,让患者活动髋关节而感知弹响的发生。患者是最明确弹响诱发体位的,因此可让患者自行活动并观察是否考虑为外源性弹响髋。Ober 试验是评估髂胫束挛缩的特异性查体,检查时患者取健侧卧,健侧髋膝关节半屈曲位,下肢自然放松,检查者站立于患者身后,用一手固定骨盆,另一只手握住患侧踝部,屈膝 90°,髋关节外展后伸,然后放松握踝部的手,正常时该下肢应落于健侧下肢的后侧。如果仍然能够保持外展姿势或跌落在健侧下肢前方即为阳性,提示髂胫束挛缩。

3. 辅助检查

(1)单侧髋关节正位 X 线片或骨盆正位片

可用以观察股骨大粗隆是否存在发育性及病理性畸形及异常，也可以评估是否存在颈干角过小的髋关节内翻畸形。

（2）髋关节 MRI 可以判断是否存在大粗隆外侧的滑囊炎，以及是否存在髂胫束信号异常，从而用以间接判断是否存在外源性弹响髋。

（3）可通过超声观察是否存在髂胫束挛缩，通过动态超声检查观察髂胫束及大粗隆两者之间的活动情况，部分患者可观察到大粗隆外侧滑囊炎。

4. 治疗

（1）保守治疗：外源性弹响髋患者髋关节受限表现并不相同，对于症状较轻者，步态及日常活动基本不受影响，有些患者偶尔引发弹响，该类患者仅需保守治疗一般均可缓解或症状消失，而对于症状相对较重者，同样应首选保守治疗，具体方式为特殊体位下的髂胫束拉伸及按摩，现主要推荐两种锻炼方式：

1）患侧靠墙，患侧上肢上举扶住墙面，健侧下肢站立支撑，患肢髋膝保持伸直位，内收髋关节交叉于支撑腿前方或后方，健侧屈髋屈膝下蹲，转移部分负重于患肢，此时髂胫束位于大转子外侧变得紧张，利用身体的重力作用于髋关节外侧，使髂胫束更加紧张而被拉伸，在此过程中还可根据需要调整患侧下肢分别于健侧下肢前或后进行，也可根据情况调整患侧髋关节内旋角度，使挛缩紧张部位得到更加有效的拉伸。

2）患者可侧卧于地面的橡胶垫子上，伸髋伸膝体位，双腿并拢，患侧肘关节支撑，髋关节外侧垫圆柱形橡胶枕作为远端支撑，依靠支撑侧肩关节伸展活动带动身体上下运动，此时橡胶枕于髋关节外侧上下滚动，从而达到对髂胫束起到拉伸及按摩的效果。在保守治疗过程中，部分患者可能出现或伴随髋关节外侧疼痛不适症状，可给予非甾体抗炎药口服治疗，对于伴有大粗隆外侧滑囊炎者，可给予皮质类固醇药物注射治疗。

（2）手术治疗：对于经过保守治疗 3 个月或以上仍未见缓解的患者，症状或功能影响患者正常生活可考虑手术治疗，主要过程是松解或切除挛缩的髂胫束及臀大肌前方纤维组织。

1）传统手术方式：可根据需要选择全麻、腰麻或局部浸润麻醉，患者取健侧卧位，于股骨大粗隆后切开皮肤及皮下脂肪组织，暴露髂胫束，活动髋关节，诱发弹响，可 Z 字形切开延长挛缩的髂胫束，活动髋关节，直到髋关节弹响完全消失。

2）关节镜手术：随着微创理念的推广及发展，关节镜下髂胫束松解已成为外源性弹响髋的主要手术方式，该手术方式使松解部位可视，视野随着髋关节活动可动态观察，从而使松解更具有针对性，创伤更小，同时具有切口小、出血少、恢复更快等特点。

关节镜下髂胫束松解为关节镜在关节外的应用，然而，相对于常规关节镜手术，不同的医生对其手术方式有不同的理解和应用，常见手术方式有髂胫束"十"字切开，Z 字形延长以及挛缩部位的"菱形"切除等，手术切口的选择也相应有所改变，配合术后康复锻炼，以上手术方式均可取得满意的疗效，但是目前，因医生个人病例资料相对有限，手术方式不尽相同，患者的康复手段尚缺乏统一且系统的方案，以及无长期的临床资料等因素的影响，对于不同手术方式的创伤大小、康复所需时间、术后效果及并发症的发生等尚缺乏客观评价。

十一、髋关节外展肌损伤

臀中肌和臀小肌是髋关节主要的外展肌，此外，阔筋膜张肌等肌肉也起到髋关节外展的作用，相关损伤主要为臀中肌和臀小肌的损伤。臀中肌和臀小肌深入到髋关节大转子囊，解剖结构类似于冈上肌和冈下肌附着于肱骨大结节，臀中肌和臀小肌的这种解剖结构与肩袖解剖结构相似，因此又称作髋关节旋转袖。髋关节旋转袖损伤最早被 Bunker 和 Kagan 在 20 世纪 90 年代首次描述，目前损伤机制仍不明确。多数学者认为损伤是由于肌腹和肌腱结合部位及止点部分的退变，逐渐发生肌腱炎及腱病，进一步发展成下表面的部分撕裂，最终可至全层的止点撕脱。也有人认为损伤或肌腱炎与关节退变密切相关。临床特点包括臀中肌损伤多于臀小肌损伤、部分撕裂多于全层撕裂、女性患者多于男性患者，有文献统计 25% 的中老年妇女和 10% 的中年男子都存在臀中肌的损伤。

（一）临床症状

臀中肌和臀小肌腱病变或撕裂等损伤可引

起大转子疼痛综合征（greater trochanteric pain syndrome，GTPS），症状表现为典型的髋外侧疼痛，此外可有患侧卧位疼、爬楼时疼、负重活动疼、夜间疼、跷二郎腿疼及坐位起立疼等临床症状。体格检查时被动内收和主动外展会加重症状，外展抗阻试验、单足站立试验、抗阻内旋试验和迟滞试验可协助诊断。

（二）影像学检查

影像学检查方面，X线片可协助排除骨性病变，如髋关节撞击综合征、骨关节炎及股骨颈应力性骨折等，钙化性肌腱病可见滑囊及大转子周围钙化，慢性损伤患者常见骨赘或外生骨疣。MRI检查可观察臀肌止点，腱围炎表现为止点内高信号影、周围软组织水肿、肌腱增厚等，其中以臀中肌最多见。肌腱部分撕裂的患者，病灶处的肌腱纤维缺损，腱内出现层裂（腱内液体或肉芽组织）；若肌腱完全撕裂，出现肌腱连续性中断或可见撕脱骨片。MRI结果的临床相关性也很重要，因为无症状个体的MRI上也可以观察到转子周围异常信号，即使在没有临床症状的患者中，随着年龄的增长，MRI上的转子周围水肿T_2信号也会发生变化。超声具有可动态观察的特性，也可协助诊断髋关节外展肌损伤，其诊断准确度很大程度上取决于操作者，超声有助于观察大转子上的臀肌止点，以定位病变位置，对于明确转子周围异常有很高的阳性预测价值，臀中肌和臀小肌腱病变的超声特点是肌腱异常回声、肥大、新生血管形成或肌腱结构异常。部分或全层臀中肌和臀小肌腱撕裂表现为局部低回声或无回声区域，关节囊积液表现为无回声区域。

（三）治疗

髋关节旋转袖损伤的患者大部分可行保守治疗，包括控制体重、理疗、口服非甾体抗炎药（NSAIDs）、体能训练、局部封闭等。但NSAIDs在肌腱病变的治疗上还存在争议，对于慢性肌腱病变及撕裂的患者，有文献认为NSAIDs会影响肌腱愈合。近几年富血小板血浆关节内注射引发关注，对于部分肌腱病变可取得临床改善，但目前在髋关节旋转袖损伤中的应用还相对较少，临床效果还有待进一步研究。大部分髋关节旋转袖损伤患者采用NSAIDs、理疗、局部封闭治疗有效，少数需手术。对于全层或部分臀中肌和臀小肌腱撕裂、功能受限以及保守治疗无效、经历至少3个月的慢性或复发性症状的患者可进行手术治疗，以修复臀中肌和臀小肌腱撕裂。MRI发现肌腹部或肌腱处有明显脂肪萎缩的患者不建议行手术治疗。手术方式包括开放手术和关节镜手术，有研究表明开放手术和关节镜手术治疗旋转袖损伤具有类似的术后评分和外展肌力量提升，两种方法都能有效缓解持续性疼痛和改善功能。

随着髋关节镜技术的不断发展，外科医生通过髋关节镜可以更容易地观察大转子周围的空间并处理相关疾病，目前研究表明关节镜下修复部分及全层臀中肌和臀小肌腱撕裂均取得良好的临床效果。行髋关节镜手术时，可先在牵引下进行关节囊内探查，观察是否存在游离体、软骨损伤、盂唇撕裂、滑膜炎、圆韧带撕裂或其他关节囊内病变，随后放松牵引，将关节镜放置于转子周围间隙，探查整个转子周围间隙，明确臀中肌和臀小肌腱止点，对于部分臀中肌腱表面下撕裂，可在清理臀中肌腱止点后，于肌腱中部行纵行切口，刨刀清理深部撕裂的肌腱，并制造出血的骨床以促进愈合，随后使用带线锚钉缝合固定，将肌腱固定于止点处。对于全层肌腱撕裂，可使用切开双排缝合方式固定。关节镜术后并发症发生率要小于开放手术，具有创伤小及恢复快的优势。

十二、髋关节周围囊肿

囊肿病变可以出现在人体的任何关节或肌腱鞘周围。好发部位包括腕关节、手部、足部、踝关节和膝关节，由于这些部位囊肿离体表较近易于发现。涉及髋关节的囊肿较为少见，在临床检查或影像学检查中可能会偶然发现髋关节周围囊肿，比如超声，CT或MRI。有些学者采用MRI对无症状的志愿者进行囊肿发生率的检查，检查发现有5.8%~26.2%的发生率。

通常，在髋关节周围有15个以滑膜为边界的滑囊，特别是髂腰肌滑囊，它是人体最大的滑囊，在98%的成人中双侧均存在。另外，滑膜疝入周围组织，胚胎阶段滑膜的移位，邻近关节或肌腱鞘的结缔组织退变都是囊肿形成的致病因素。组织学研究表明，围绕关节和肌腱周围存在两种类型的囊肿：腱鞘囊肿或滑膜囊肿。腱鞘囊肿通常是由于特定的纤维组织结构黏液样变性所形成的，内部没有滑膜细胞。而滑膜囊肿,包括滑囊,内部存在滑膜细胞。有时直接和邻近关节相通。腱鞘囊肿和滑膜囊肿内部均包含类似胶冻样的液体,由于含有透明质酸和其他糖胺聚糖(黏多糖)或者内部存在出血进而黏性很大。临床和影像学检查很难区分这些囊肿或者判断囊肿是否与关节腔相通。

(一)发病机制

从组织学研究方面可以将囊肿分为腱鞘囊肿,滑膜囊肿和滑囊。腱鞘囊肿组织学上不包含滑膜细胞,可能是黏液样组织变性的结果。而滑膜囊肿内部存在滑膜细胞,可能是由于滑膜疝入周围组织或胚胎阶段滑膜的移位所形成。滑囊是内部充满液体,表面被滑膜覆盖的囊袋,是正常存在的结构,提供骨、肌腱和/或肌肉之间的衬垫。

髋关节周围的滑囊位于髂股韧带和耻股韧带之间,邻近前关节囊部分最为薄弱,是发生病变最多的滑囊。髂腰肌滑囊首先由 Finder 和 Fricke 等人于 1834 年报道,1887 年,Sprengel, Gatch 和 Green 的研究报道了一例髂腰肌滑囊与髋关节腔相通。Chandler 等人在成人尸体研究中发现只有 14.25%(61/400)髂腰肌滑囊与髋关节腔相通。

闭孔滑囊是由于髋关节后方位于坐股韧带和轮匝带之间的滑囊突出而形成的。大粗隆滑囊位于股骨大粗隆的外侧面。不同原因引起的大粗隆滑囊炎症会引发髋关节外侧疼痛。髋关节的囊肿常常伴随不同的髋关节异常如创伤、股骨头缺血坏死、骨关节炎、类风湿性关节炎和全髋置换术后。

(二)发生率

多数关于髋关节周围囊肿的研究为个案报道。O'Cooner 等人在 1933 年研究认为髋关节周围囊肿为少见病例,而实际存在的病例可能高于被发现病例。1998 年,Cotten 等人的研究首先报道了无症状受试者髋臼盂唇损伤的 MRI 表现。在 52 例髋关节中发现 3 例存在盂唇内囊肿(5.8%)。Schmitz 等人的研究由两个不同的放射科医生对无症状的髋关节进行 MRI 检查,囊肿发生率分别为 11/42(26.2%)和 9/42(21.4%)。Register 等人报道无症状受试者髋关节囊肿发生率为 6/45(13%)。这些研究结果表明随着 MRI 影像学检查的敏感性提高,髋关节周围囊肿不再是少见病变。

(三)临床表现

髋关节周围囊肿通常无明显症状,如果囊肿压迫神经或血管将产生相应症状。

1. 疼痛和/或肿胀 疼痛症状并不常见,但往往最早出现,也可能是囊肿的唯一症状,比如滑囊炎。有些患者可能出现腹股沟包块以及腹股沟或大腿区域疼痛。大的包块可能出现夜间大腿疼痛症状。前方或后方髋部囊肿出现腹股沟肿胀是较少见表现。股三角区域的软组织包块可被误诊为腹股沟疝。

2. 弹响 髂腰肌滑囊炎常合并内源性弹响髋,髂腰肌腱在跨越髂耻隆突和前关节囊或小粗隆骨性凸起时可能产生弹响。髋关节由屈曲,外展,外旋状态转换为伸直状态的过程中可以引发反复出现的弹响。髂腰肌滑囊造影是诊断该疾病的有效手段。松解髂腰肌腱的腱性部分可以使弹响消失。

3. 周围神经压迫

(1)股神经:文献报道髋关节周围囊肿造成股神经压迫的病例大约 20 例。由于股神经受压产生放射性疼痛和/或感觉减退或感觉异常,疼痛由腹股沟区放射到大腿内侧,膝关节前方,小腿和足部内侧。有些患者主诉由于髋部疼痛和肌肉力弱导致无法爬楼和行走。症状和腰$_{2\sim4}$神经根病变的脊柱疾患类似。体格检查可以发现髋关节前方存在压痛,受累髋关节活动受限,股神经支配区域感觉障碍和大腿肌肉萎缩。髂腰肌和股四头肌力弱,合并髌腱反射减弱。髋关节维持屈曲,内收和内旋位。伸髋、外展或外旋髋关节可引发疼痛。

压迫股神经的囊肿通常位于髋部前方,由于和髂腰肌滑囊的关系密切,因此多数为滑膜囊肿,也有腱鞘囊肿的报道,比较少见。最近有研究报道由于全髋关节置换碎屑反应,在髋部前方可以发现包块,压迫股神经可能出现迟发性麻痹,有些病例为实性假瘤而非囊肿。

(2)闭孔神经:闭孔神经病变可由不同原因引发,比如骨盆骨折、全髋关节置换或闭孔疝,但由于囊肿造成闭孔神经压迫病例很少,目前为止文献报道仅 4 例。闭孔神经受压的主要症状是腹股沟和大腿前内侧疼痛。内收肌压痛，Patrick 试验（髋关节屈曲，外展，外旋，伸直位）阳性，被动直腿抬高试验阴性。由于疼痛造成外展肌力弱，外展肌反射可能缺失。

（3）坐骨神经：髋关节周围囊肿可能压迫坐骨神经产生病变。1991 年，Juglard 等人首次报道由于囊肿导致坐骨神经受压，到 2014 年之前也有一些相似病例报道。患者表现为逐渐加重的臀部疼痛，向下放射到大腿后方、膝关节、小腿外侧面以及足底的坐骨神经支配区域。患者可能出现小腿外侧和足底感觉异常。查体可能存在下肢感觉障碍或下肢肌肉力弱，髋关节活动度正常或轻度受限。髋部后方压痛，直腿抬高试验阴性，但髋部旋转能够诱发髋部周围疼痛。

（4）股外侧皮神经：由于股外侧皮神经卡压可造成大腿外侧麻木或疼痛。只有 1 例风湿性关节炎引起的髋关节滑膜囊肿造成股外侧皮神经压迫性的神经病变报道。

4. **动脉受压** 股动脉受压将导致下肢缺血。Bystrom 报道 1 例 75 岁女性患者巨大囊肿压迫股动脉。症状表现为间歇性的足部发凉和髋部疼痛，囊肿与严重髋关节骨关节炎有关。Beardsmore 和 Stanek 等人也报道由于起源于髋关节或髂腰肌腱鞘的囊肿压迫动脉而产生间歇性跛行的症状。Zack 等人报道 1 例患者由于全髋置换术后聚乙烯碎片形成的巨大滑膜囊肿压迫髂外动脉造成阻塞。

5. **静脉受压** 股静脉或髂静脉由于髋部囊肿造成受压将导致下肢肿胀，与深静脉血栓症状类似，被称为假性血栓性静脉炎。文献报道由于髋关节周围囊肿造成静脉压迫的病例有 40 多例。囊肿造成的静脉受压需要与深静脉血栓鉴别。

6. **泌尿系统症状** 如果囊肿压迫输尿管或膀胱，患者可能出现排尿困难，尿频，遗尿或者无症状。Watson 和 Ochsner 报道了 1 例由于髂腰肌滑囊扩大造成膀胱外壁受压导致严重的尿频和尿不尽。

（四）影像学评估

常规的 X 线片检查能够显示髋关节骨性病变，如骨关节炎，髋关节发育不良等，而无法发现囊肿。可以采用关节造影或囊肿（滑囊）造影来显示囊肿的位置，大小，是否和髋关节腔相通。

超声是非常重要的无创性检查，对于显示人体可触及的包块内部是否存在液体非常有用。在超声检查中囊肿表现为无回声区。超声还可用于引导穿刺抽吸和药物注射。

CT 扫描由于分辨率高对于评估钙化组织的异常是很好的工具。囊肿的信号低于肌肉但高于脂肪。应用静脉造影能够增强对于囊肿边界的显示。和超声类似，CT 扫描能够用于引导囊肿的穿刺抽吸。

MRI 对于显示软组织异常，特别是显示囊肿病变的范围和确切位置优于其他影像学检查。囊肿在 T_1 像表现为低信号，在 T_2 像表现为高信号的圆形或椭圆形团块。T_2 抑脂像和 STIR 序列影像更容易发现囊肿。另外，MRI 对于显示相关的软组织病变也非常准确，比如髋臼盂唇撕裂，退变或炎症改变（图 3-1-23）。

MRA 对于显示囊肿以及相关软骨和盂唇损伤与周围结构的关系敏感性较高。

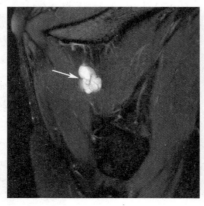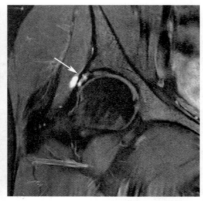

图 3-1-23　箭头显示髂腰肌滑囊囊肿同时合并髋臼前外侧盂唇撕裂

（五）诊断

疼痛、肿胀、局部包块、神经血管压迫症状以及影像学检查是确立诊断的重要依据。由于其他骨科病变造成腿部疼痛，间歇性跛行，或下肢水肿，以及神经血管功能障碍的情况比较常见，需要与髋部周围囊肿进行鉴别诊断。

（六）治疗

尽管治疗髋部囊肿的方法多种多样，治疗方案主要依据囊肿的大小、症状的严重性、原发疾病的特点、合并病变的特点，以及是否存在局部压迫症状等因素来确定。对于无症状的囊肿可以密切观察。对于疼痛性囊肿或者滑囊炎，可采用休息、非甾体抗炎药、局部热疗、理疗来缓解症状。如果囊肿是由于风湿性关节炎、髋臼盂唇损伤等其他疾病引起，应积极治疗原发病。另外，局部针吸后注射麻醉药和/或激素也是一种治疗选择。对于存在压迫症状造成神经病变，动脉、静脉、输尿管梗阻的患者应当采取针吸或手术切除囊肿。

Colasanti 等人报道了 27 例由于囊肿压迫造成静脉受压的患者。8 例患者开始接受了针刺抽吸，19 例接受了手术切除。其中 3 例针刺抽吸患者（37%）下肢出现囊肿的复发，手术患者仅 1 例复发（5%）。针刺抽吸由于操作方便，侵入性小，吸出的囊肿内容物还有助于确立诊断，对于涉及静脉或神经受压的患者能够起到减小囊肿，减轻压迫症状的作用，应作为初次治疗的首选。手术切除具有复发率低的优势，近年随着关节镜技术的发展，采用关节镜手术治疗髋关节周围囊肿具有创伤小，方便处理合并损伤等优势，逐渐被更多医生所采用。

十三、腘绳肌损伤

腘绳肌损伤是常见的运动损伤，由于具有恢复期长，容易复发的特点，对于运动员来说影响较大，难以判断恢复运动的时机。

（一）解剖

腘绳肌是由半腱肌（semitendinosus，ST），半膜肌（semimembranosus，SM）和股二头肌长头（long head of biceps femoris，LHBF）组成。这些肌肉形成总腱，于近端附着于坐骨结节。半腱肌和半膜肌向下跨越髋、膝关节，从大腿的后内侧区域向远端延伸，分别附着于鹅足、膝关节和胫骨的后

内侧区域。由坐骨神经的胫神经部分支配。

在大腿的后方区域，股二头肌短头（short head of biceps femoris，SHBF）近端附着于股骨后外侧的粗线和髁上嵴，向远端加入腘绳肌群内。SHBF 是单关节肌肉，由腓总神经支配。

腘绳肌近端附着点分为两个面，外侧面是半膜肌的附着点，内侧面是半腱肌和 LHBF 的附着点，也是骶结节韧带的附着点。腘绳肌收缩能够起到屈曲膝关节，伸展和内旋髋关节的作用。LHBF 收缩能够起到伸髋和稳定骨盆后方的作用，远端附着于腓骨头，在 SHBF 的共同作用下，当髋关节处于伸直状态下起到屈膝的作用。

（二）发病机制

腘绳肌损伤最常见的机制为间接损伤，在非接触动作中发生损伤，跑步是造成损伤的基础运动行为。需要保持下肢平衡移动的运动，如滑雪，跳舞，滑冰等项目，容易出现腘绳肌腱近端的撕脱性损伤。肌肉肌腱接合部是最易损伤的部位，损伤越靠近端，恢复运动的时间越长。

直接创伤是另一种损伤机制，常见于经常进行身体接触的运动当中。发生率相对低，主要造成肌腹部位的损伤。

腘绳肌异常收缩引起的迟发性肌肉酸痛，是另一种常见的运动损伤模式。

腘绳肌损伤的程度可以从轻度的肌肉破坏到肌纤维的完全撕裂。根据损伤特点，恢复时间也有所不同。腘绳肌近端撕脱性损伤大约占所有损伤的 12%，其中大约 9% 是完全性撕脱，是最严重的损伤类型。

（三）发生率

在所有肌肉损伤中，腘绳肌损伤发生率最高，可达 12%~33%。足球运动员损伤最为多见，发生率可达 37%，在全球大约 2.75 亿的足球运动参与者中，是最为普遍的损伤。除足球之外，在橄榄球，澳式橄榄球，田径，滑水运动中，腘绳肌损伤也比较常见。

（四）危险因素

1. 肌肉力量不平衡 腘绳肌力量不平衡被定义为两侧肢体对比肌肉力量出现差异，或者同侧肢体腘绳肌力量与股四头肌力量不平衡。如果患侧肌肉力量缺失达到健侧的 10%~15%，或者腘绳肌力量与股四头肌力量比值 <60%，则发生损

伤的风险增加。不同的运动员和不同运动类型之间存在差异。

2. **运动动作也是造成损伤的危险因素** 运动员在大步幅加速跑的时候骨盆前倾会增加腘绳肌的张力。另外，髂腰肌的短缩、腰腹部肌肉不平衡也可能加大骨盆的前倾，使腘绳肌肌肉张力在步态循环的摆动末期明显增加，处于力学不平衡的状态。

3. **外在因素也可能影响损伤的发生率** 竞赛期损伤多于训练期损伤。处于经常需要跑动位置的运动员损伤风险高。足球运动中，优势侧肢体损伤发生率高，多与踢腿动作有关。腘绳肌再次损伤发生率较高，是腘绳肌近端损伤的主要并发症。有研究报道腘绳肌损伤在初次损伤后两年内复发率为14%~63%。

（五）临床表现

腘绳肌损伤的临床表现取决于损伤的特点，可以是肌纤维的拉伤，也可能是肌腱的撕脱性损伤。近端损伤发生率远高于远端。LHBF 是最常见损伤的肌肉。

Askling 等人将急性损伤分为两型。Ⅰ型是在冲刺中发生损伤，累及 LHBF。Ⅱ型是运动中腘绳肌受到过度的拉伸，如足球运动中踢腿或橄榄球中铲球，更多累及半膜肌。

典型的病史为患者在跑步过程中突然出现大腿后方疼痛，有时能够听到响声，随后无法继续活动。患者出现跛行，伸髋和屈膝角度变小。在急性期，常见的体征是大腿后方区域出现血肿或瘀斑。坐骨结节区域触痛，屈膝肌肉无力。通常，血肿大小与损伤严重程度相关。可以通过抗阻力屈膝或伸髋来检查腘绳肌力量，需要进行双侧对比来检查。"脱鞋试验"是评估腘绳肌损伤的一种方法。患者在站立位用健侧的脚协助脱掉损伤侧肢体的鞋子，由于患肢需要屈膝，用足部后方对抗健侧肢体，从而引发疼痛。

对于腘绳肌近端撕脱性损伤，能够在局部触及缺损，有时可能被血肿掩盖。坐位时出现不适，对局部进行触诊能够协助区分损伤的肌肉和部位。完全性撕脱被定义为3个肌腱的撕脱（股二头肌长头、半腱肌、半膜肌）。

"绳索征"能够协助判断腘绳肌腱近端部分撕脱或完全撕脱。阳性表现为俯卧位，膝关节屈曲90°，触诊腘绳肌远端无张力。抗阻力屈膝可以发现撕脱肌肉团块向远端移动。

对于腘绳肌损伤病例需要进行神经系统的检查。腘绳肌近端损伤以及肌肉的损伤可能造成邻近神经损伤，出现肌肉麻痹或运动功能障碍。鉴别诊断包括腘绳肌骨突炎，梨状肌综合征，肌腱炎，滑囊炎和神经根病变。

（六）影像学检查

影像学检查能够确立诊断，提供决定治疗方案的依据。

X 线片应作为初步检查，以排除腘绳肌腱附着点撕脱骨折，尤其对于骨未成熟的患者更加重要。

超声检查具有价格便宜的优势，然而准确性依赖于检查者的水平。最好在受伤后 2~7 天检查。通过发现血肿和肌纤维的不连续来确定损伤。超声检查可以测定肌肉损伤的长度，宽度，深度并可以对肌肉损伤进行断层扫描。但对于近端腘绳肌损伤的病例，这种检查方法存在较大局限。

MRI 能够精确地确定损伤的部位，严重程度和范围，特别是对于腘绳肌近端损伤的检查准确率高。进行 MRI 检查的最佳时间目前没有定论，在伤后 24~48 小时之间或者伤后 48~72 小时之间检查均有报道。T_2 抑脂和 STIR 序列识别损伤征象最为清晰。

对于腘绳肌损伤后的随访检查，MRI 比超声敏感。MRI 对于评估病情发展和康复情况，决定运动员是否能重返运动非常重要。有研究发现，在腘绳肌损伤后 6 周进行 MRI 检查，34%~94%的病例仍然能够发现损伤征象。

（七）治疗

1. **保守治疗** 大多数腘绳肌损伤为肌肉拉伤或肌肉肌腱接合部损伤，通过保守治疗能够完全恢复。

在损伤初始阶段，治疗目的是使肌肉内部出血减到最少并控制炎症反应。可以采取止痛药物、休息、冰敷、肌肉加压、肢体抬高等措施。

早期可以应用非甾体抗炎药进行止痛，适宜用到伤后 48~72 小时，如果应用时间过长可能会影响到组织修复过程。可以应用激素来控制炎症，口服和肌内注射均可。如果患者疼痛剧烈，止痛药物无法缓解症状，可以在损伤区域内进行超声引导下的麻醉药和激素的注射,然而激素的局部应用可能会影响胶原聚集,抑制组织愈合。

2. **手术治疗** 对于腘绳肌近端撕脱性损伤,由于可能造成患者出现力量缺失,无法重返运动,尤其对运动员和运动活跃人群影响较大。目前许多医生建议进行手术治疗。

保守治疗适用于单一肌腱急性近端撕脱性损伤或者多发肌腱损伤但缺损小于2cm的病例。对于无症状的慢性损伤,除非出现肌腱脱位,也应保守治疗。

对于骨未成熟的腘绳肌附着点撕脱骨折患者,以及多发肌腱损伤缺损大于2cm的患者建议进行手术治疗,大多数手术采用锚钉和不可吸收线对撕裂的肌腱进行修补。

(八)康复

腘绳肌损伤的功能康复计划应针对每个患者的需要进行个体化应用。总体目标是恢复损伤前肌肉的力量和柔韧性,同时缓解疼痛。加强肌肉力量训练既是康复因素也是预防因素。

重返运动的标准为:无痛、能够顺利完成运动项目的相关动作,相关肌群的力量和柔韧性恢复,运动员具有重返运动的信心。

可以采用等速测量仪来评估肌肉力量,患侧肢体力量与健侧相当(90%~95%),患侧腘绳肌力量与股四头肌力量比值在50%~60%为适宜重返运动的标准。

十四、髋关节外撞击综合征

髋关节外撞击综合征(extra-articular hip impingement, EHI)是近几年逐渐被人们了解的一组新的疾病,是一类易被忽视的造成髋部疼痛的病因。EHI是由于髋关节囊外小转子、大转子等股骨近端结构与坐骨、髂前下棘等骨盆结构发生撞击引起相应症状的一类疾病,常常与FAI合并存在,临床表现有相似之处,但也包含一些特征,临床上诊断困难,易发生漏诊。

EHI常见的病理机制包括:髂腰肌撞击(iliopsoas impingement, IPI),髂前下棘撞击(subspine impingement, SSI),坐骨股骨撞击(ischiofemoral impingement, IFI),大转子骨盆撞击(greater trochanteric-pelvic impingement, GTPI),髋关节内侧滑膜皱襞撞击(pectineofoveal impingement,

PFI)以及臀深间隙综合征(deep gluteal syndrome, DGS)。下文将重点介绍髂腰肌撞击、髂前下棘撞击、坐骨股骨撞击以及大转子骨盆撞击。

(一)髂腰肌撞击

即髂腰肌腱与前方髋臼盂唇发生撞击。髂腰肌由起自髂嵴和髂窝的髂肌和部分腰肌融合而成,以肌腱的形式止于股骨小转子,部分肌纤维直接止于小转子和股骨近端。髂腰肌撞击的病理机制是创伤后髂腰肌腱水肿或挛缩,当髋关节反复屈伸时,髂腰肌腱与前方的髋关节囊 - 盂唇复合体反复牵拉和撞击,造成关节内髋臼盂唇撕裂,引起髋关节疼痛、活动受限和关节弹响等症状。

髂腰肌撞击好发于19~35岁的女性患者,由于髂腰肌主要起屈髋作用,因此髂腰肌撞击患者的临床表现主要为屈髋活动时出现髋关节前方疼痛或弹响,同时可存在髂腰肌腱处非特异性压痛、FADIR试验阳性和直腿抬高抗阻试验阳性等阳性体征。髂腰肌撞击也见于全髋关节置换及翻修术后。X线片上无明显的特异性表现,磁共振成像或磁共振关节造影上可表现为髂腰肌腱水肿以及前方髋臼盂唇撕裂等。髋关节镜在观察髋关节内病变时,还能同时直视下检查髂腰肌腱,是诊断髂腰肌撞击的可靠方法。

髂腰肌撞击的保守治疗包括休息、改善运动方式、运动康复和局部封闭治疗等,对于保守治疗无效的患者可以行手术治疗。关节镜下髂腰肌松解是治疗髂腰肌撞击的安全有效的方法,具有创伤小和康复快的优势,对于髂腰肌撞击造成的前方髋臼盂唇撕裂也可于镜下进行处理。

(二)髂前下棘撞击

即髋臼髂前下棘与股骨颈前方发生撞击。髂前下棘位于髋臼缘的前上部,股直肌直头附着于此。髂前下棘撞击发生的病理机制与髂前下棘(anterior inferior iliac spine, AIIS)的解剖形态有直接相关性,常伴有髂前下棘撕脱骨折,撕脱骨折畸形愈合后,髂前下棘表现为异常增生或畸形等病理解剖形态,在屈髋过程中就可能与股骨颈前方发生撞击,造成髋臼盂唇、髂股韧带、前方关节囊和股直肌直头肌腱损伤,引起髋关节疼痛和活动受限等症状。活动量较大的人群在剧烈运动过程中,股直肌反复牵拉导致股直肌直头肌腱在髂前下棘附着处产生慢性炎症反应,髂前下棘增生肥厚、钙化或撕脱骨折后畸形愈合,形成隆起型的髂前下棘,是造成髂前下棘撞击的重要原因之一。髂前下棘撞击的 Hetsroni 分型共分为三型:Ⅰ型为正常型,表现为髂前下棘与髋臼边缘之间光滑,向内凹陷形成正常的髂前下棘下间隙;Ⅱ型为髂前下棘向前突出,延伸不超过髋臼边缘的水平,髂前下棘下间隙消失;Ⅲ型为髂前下棘下极突出并超过髋臼边缘。

髂前下棘撞击常见于运动量较大的 14~30 岁的年轻人群,男性通常多于女性。临床症状主要表现为屈髋内收内旋时髋关节前方或腹股沟区疼痛,常常伴有摩擦感,活动时症状加重,常见的阳性体征有髂前下棘局部压痛、FADIR 试验阳性和屈髋活动受限。髂前下棘撞击通常存在骨性解剖异常,在 X 线上显示为股直肌直头肌腱止点钙化沉积、远端股骨颈滑膜疝、髂前下棘圆钝低平或增生肥大等异常表现。

髂前下棘撞击的治疗方式主要采取保守治疗,如改变运动方式、功能锻炼、理疗和局部封闭治疗等。对于反复复发和保守治疗无效的患者可以行手术治疗。目前关节镜下髂前下棘成形术治疗髂前下棘撞击具有创伤小、出血少和恢复快的特点,而且可以同时处理关节内病变。

（三）坐骨股骨撞击

即坐骨结节与股骨小转子撞击造成股方肌卡压。坐骨结节和股骨小转子之间的间隙为坐骨股骨间隙,股方肌位于此间隙内。股方肌起自坐骨结节外侧缘,向外止于转子间棘,为髋关节外旋肌。各种先天性或后天性原因导致坐骨股骨间隙变窄,股方肌受压而出现肌肉组织水肿、萎缩及脂肪浸润,进而引起髋部疼痛、活动受限和外旋力量减弱等症状,临床上将股方肌受压引起的一系列症状称为坐骨股骨撞击。

坐骨股骨撞击多见于 14~30 岁的女性患者,这可能与女性患者骨盆宽而浅且坐骨结节较大有关。坐骨股骨撞击主要临床表现为腹股沟或臀部疼痛,由于对邻近坐骨神经的压迫,疼痛可向下肢远端放射,伸髋以及髋关节内收、外旋时疼痛可诱发疼痛,症状不具有特异性,可伴有髋部疼弹响、交锁等症状。坐骨股骨撞击的撞击诱发试验具有一定的诊断意义,行该试验时,患者侧卧位使患侧在上,髋关节位于内收或中立位,反复被动伸髋,如果出现疼痛则为阳性。而髋关节外展位时反复被动伸髋,由于增加了坐骨股骨间隙,则不会造成疼痛。此外,坐骨结节或股骨小转子压痛也具有一定的诊断意义。

坐骨股骨间隙可于髋关节 X 线片上测量,可粗略观察坐骨结节与股骨小转子间隙变窄及坐骨结节和股骨小转子骨质硬化、囊变、异位骨化或坐骨结节撕脱骨折等改变情况。MRI 可根据股方肌卡压、变形、水肿和坐骨股骨间隙变窄诊断坐骨股骨撞击,其他表现还包括髂腰肌腱止点水肿、腘绳肌腱止点水肿或损伤、滑囊样组织形成。由于股方肌水肿的发生原因很多,所以 MRI 发现股方肌水肿时,除了考虑坐骨股骨撞击综合征外,还需要与外伤导致的股方肌撕裂、髂腰肌滑囊炎及腘绳肌腱病等疾病相鉴别。与单纯的股方肌撕裂不同,坐骨股骨撞击所造成的肌肉纤维常表现为弥漫性肿胀,而股方肌撕裂为局限性水肿伴肌肉纤维断裂紊乱。对于病程较长的患者,CT 或 MRI 上可见股方肌脂肪化和肌肉萎缩。

坐骨股骨撞击患者通常可以采取保守治疗。首先要限制髋关节内收和外旋活动,加强髋关节外旋肌力和内收肌的拉伸训练。口服非甾体抗炎药和局部注射糖皮质激素可以有效缓解疼痛症状。大部分患者保守治疗可获得较好的缓解,仅小部分患者需要手术治疗,手术的目的是切除小转子、坐骨结节或松解股方肌来扩大坐骨股骨间隙。

（四）骨盆股骨大转子撞击

即股骨大转子与髂骨发生撞击。骨盆股骨大转子撞击的病理机制为各种原因所致的股骨头塌陷、股骨颈短粗,而大转子过度发育延长,当主动或被动进行伸髋和外展髋关节时,异常延长的大转子与髂骨撞击,引起髋关节疼痛及活动受限,造成髋关节功能障碍。常见原因包括 Perthes 病以及由于治疗先天性髋关节脱位、创伤和感染等疾病所造成的缺血。

骨盆股骨大转子撞击的典型临床表现为大转子区域疼痛,长时间站立或行走易疲劳,伸髋及外展髋关节时疼痛加重,常伴有跛行步态。单腿直立试验和"变速杆"征（gear-stick sign）具有一定的临床诊断意义。"变速杆"征可鉴别骨盆股骨大转子撞击和其他原因导致的髋关节撞击,行该试验时,患者侧卧位使患侧在上,保持骨盆和腰椎紧贴床面,在伸髋时被动外展髋关节,出现髋关节疼痛及活动受限,而屈髋位外展髋关节时症状消失。骨盆 X 线片可见股骨近端和大转子解剖形态异常,具有一定诊断意义。骨盆股骨大转子撞击常伴有髋外翻、髋臼深、股骨头塌陷等解剖结构发育异常,影像学上也存在相应的表现。

由于股骨大转子解剖形态异常,通过休息、理疗、改变运动方式和封闭等保守治疗效果往往不佳,往往需要进行切开截骨手术。股骨大转子截骨转位是较为安全有效的手术方式,能够有效地减轻疼痛和改善髋关节外展功能。如果合并髋外翻、髋臼后倾等畸形,则需要综合采取转子下截骨或骨盆周围截骨术以恢复髋关节的正常解剖形态。

髋关节内侧滑膜皱襞撞击和臀深间隙综合征临床上相对少见,具有一定的诊断难度。髋关节内侧滑膜皱襞撞击即髋关节外周间室的内侧滑膜皱襞与轮匝韧带发生撞击,主要表现为髋部疼痛伴内旋时症状加重,偶伴绞锁和摩擦感,一般不伴有弹响,可采用理疗、非甾体抗炎药和局部封闭治疗等保守治疗方案,保守治疗无效的患者可行髋关节镜下内侧滑膜皱襞切除术。臀深间隙综合征即坐骨神经在臀深间隙被肌肉、纤维束、瘢痕等组织卡压,从而引起坐骨神经痛,主要表现为行走时疼痛、难以久坐、臀部和大腿内侧放射性疼痛以及坐骨神经支配区感觉异常。

（王健全　欧阳侃　徐　雁

王雪松　吴　萌）

第二章 大腿部运动创伤

第一节 大腿后部屈肌损伤

一、有关解剖

大腿后部肌群又称作腘绳肌，腘绳肌由股二头肌、半腱肌、半膜肌构成，除股二头肌短头起自股骨外，其他均起自坐骨结节。三个肌肉均为双关节肌肉，所以易损伤。其功能包括屈膝；半蹲位身体重心在前方时伸膝作用，伸膝位时有伸髋作用；屈膝位时使胫骨内旋或外旋。因此，有防止膝关节旋转不稳的作用。

二、损伤病理

劳损型是由于细微损伤积累而成，如坐骨结节腱止点末端病、肌腹部的肌肉劳损等。而急性损伤型患者均有明显损伤史，损伤机制包括：

1. **被动拉伤** 由于肌肉已经处于牵拉状态再受牵拉导致。如跨栏运动员过栏时摆腿前伸再弯腰，伤部以坐骨结节腱止点处多见。

2. **主动拉伤** 伤处多见于肌腹部。急性损伤时的病理变化因暴力大小、病期的早晚而不同。可为挫伤、部分断裂或全断裂，在肌肉断裂的同时，如果损伤血管可引起较大血肿，致使伤后大腿迅速肿胀并有皮下瘀斑。陈旧病例，断裂肌肉产生多少不等的瘢痕，重者形成瘢痕挛缩和囊肿，肌肉缩短常常影响屈髋。

3. **肌肉止点撕脱骨折** 包括坐骨结节、胫骨髁撕脱骨折。伤后局部有压痛，有时可触及活动的骨块和骨擦音，可通过手术切除骨片，重建止点。

三、病因

1. 大腿后部肌群肌力弱，柔韧性差。

2. 多数情况在短跑或高速跑运动中，腿部后方出现突然的锐痛。

3. 准备活动不充分，或暴力牵拉肌肉导致。

4. 疲劳因素，肌肉长时间处于疲劳状态，肌肉有僵硬、酸痛感。

5. 气候因素，气温较低肌肉活动不开，或天暖时容易出汗，均会造成一定影响。

四、危险因素

股后肌群跨髋关节和膝关节，具有伸髋关节和屈膝关节的功能。股后肌群拉伤在运动中非常常见，并可能造成严重后果，因此了解其危险因素非常重要。造成股后肌群拉伤的危险因素可分为可变因素和不可变因素

（一）可变因素

对肌肉温度与其吸收能量能力的研究表明，准备活动不充分可能是肌肉拉伤的危险因素之一。温度较低和准备活动不充分的肌肉是僵硬的，对拉长产生更大阻力，如果在准备活动不充分的条件下，股后肌群快速离心收缩，将很容易撕裂。

肌肉疲劳是股后肌群拉伤的一个重要危险因素。对于运动员，大运动量训练引发的肌肉疲劳也被证实与比赛中发生的肌肉拉伤病例数量有关。此外，较差的柔韧性、下肢力量不平衡、股后肌群的静息长度也可能是造成大腿后部屈肌损伤的原因，需要进一步研究。

（二）不可变因素

股后肌群解剖学结构是导致其拉伤高发病率的原因之一。股后肌群中股二头肌最易受伤，有超过一半以上的股后肌群损伤发生于此。快肌纤维的肌内膜结构较不发达，更易损伤。年龄更大，更容易发生股后肌群损伤，原因主要是肌肉组织性能下降。此外有膝关节和腹股沟损伤史也是股

后肌群损伤的重要影响因素。

五、症状及诊断

表现为疼痛、肿胀、压痛、断裂音、抗阻痛及收缩畸形等症状。

1. 疼痛为主要症状，局部出现肿胀和淤青，重者出血较多，形成大血肿，应考虑急诊手术。

2. 严重时出现断裂音响，重者如弓断弦。

3. 如果发生部分断裂，肌腹上可摸到一个局部凹陷；肌腹中间全断裂出现"双驼峰"畸形；一端断裂肌肉收缩成球状。

4. 肌腱张力检查，如果张力减弱或消失多为全断裂。

5. 早期压痛局限，肿胀后压痛广泛。

6. 晚期病例伤处可出现较硬的条索，同时伴有压痛，还可能伴有肌肉短缩。

六、治疗

根据患者损伤的具体状况，可分为保守治疗和手术治疗。

（一）保守治疗

包括物理治疗（超声波疗法、激光、冲击波等）；运动疗法；口服非甾体抗炎药、皮质类固醇注射等。富血小板血浆（platelet rich plasma，PRP）注射也有报道使用，但存在很大争议，仍需进一步研究。保守治疗适用于轻度损伤患者，若大腿后群肌肉断裂，需要进行手术治疗。

（二）手术治疗

腘绳肌腱的完全撕裂需进行手术治疗，约占腘绳肌所有损伤的 10%。腘绳肌近端 3 根肌腱全部完全断裂通常被认为是进行外科修复的一个主要手术指征。腘绳肌完全断裂后，肌肉会出现回缩，手术修复难度大，因此目前大多采用的是自身对侧的半腱肌和股薄肌对其进行重建，且早期的外科手术效果较好。目前关节镜也应用于大腿后部屈肌损伤，具有创伤小、恢复快等优点。

七、预防及康复

康复治疗包括物理治疗、神经肌肉控制训练、离心力量训练、柔韧性训练、神经松动术以及按摩疗法等。根据目前文献上提供的最佳证据，腘绳肌Ⅰ度、Ⅱ度急性损伤的康复指南分为 3 个阶段，每个阶段都有具体的康复目标、循序渐进的分级治疗策略。急性的腘绳肌损伤处理，早期应该遵循 RICE（休息、冰敷、加压包扎和抬高患肢）原则。有关非甾体抗炎药、皮质类固醇注射、PRP 注射也有报道使用，但存在很大争议，仍需进一步研究。腘绳肌腱病康复措施主要包括离心训练、肌肉软组织的松解和激活、冲击波疗法等。

预防损伤应注意加强腘绳肌的训练，包括核心力量训练、本体感觉训练、柔韧性训练、离心力量训练、腰骶部和下肢的神经肌肉控制训练。此外运动、训练时注意循序渐进，并做好准备活动。注意天气变化，肌肉疲劳状态下不做大强度运动。

（徐 雁）

第二节　骑 士 挨 伤

一、定义

"骑士挨伤"的名称来源于古代骑马作战的骑士们，当战马跳沟、跳栏时，骑士大腿内侧肌肉需要用力内收夹住马鞍，而在马跳起后落地时，又因马鞍向上撞击臀部使两腿分开，从而使大腿内侧肌肉反复受到很大的牵扯力量而损伤，而其现代医学名称实际上是股内收肌群损伤。人体大腿的内收肌群由长收肌、短收肌、大收肌、股薄肌和耻骨肌共 5 块肌肉组成。当运动员突然跨步摆髋、大腿外旋、髋关节处于过度外展姿势，此时股内收肌群受到牵拉力量，如果肌肉突然收缩很容易致伤。其损伤多见于马术运动项目，也可发生于许多运动项目如体操、舞蹈、短跑、足球等。

二、诊断及治疗

（一）诊断

此类患者通常能自觉大腿内侧疼痛，髋外展、内收受限，不能继续进行体育项目及锻炼。检查时其体征因损伤的病理不同而不同，如果是肌肉撕裂，则大腿内侧明显肿胀并皮下出血。有时肌纤维断裂部分可触及凹陷；如果肌腱挨伤，则在大腿内侧近端腱腹交界处存在压痛；如果撕裂点在耻骨上，那疼痛局限于耻骨支。所有这些损伤在患肢被动内收和主动大腿内收及外展时，损伤部位可诱发明显的疼痛不适。

（二）影像学检查

骨盆前后位 X 线片可排除骨性撕脱。MRI 检查可进一步评价内收肌群肌肉状况和回缩程度。

（三）治疗

通常采取保守治疗，急性期冷敷，局部使用弹力绷带固定。因为绝大部分损伤位于肌肉部位，即便高水平运动员内收肌断裂也很少手术治疗，只有近端完全断裂且回缩的患者才考虑重新固定肌腱止点。早期治疗除封闭疗法外，手法理疗是较好的治疗方式，完全恢复需要 4~6 周。

（郑 江）

第三节 股四头肌损伤

一、股四头肌挫伤

（一）症状及分型

股四头肌挫伤大部分是外力冲撞所致，按照症状轻重可分为三型：①轻度，压痛局限，肿胀轻微，膝关节屈曲角度能超过 90°，步态正常；②中度，局部肿胀明显，可触及肿块，膝关节屈曲 45°~90°，跛行；③重度，广泛肿胀，无法触及明显的股四头肌轮廓，膝关节屈曲 <45°，跛行明显，需要拄拐行走，有时伴膝关节积液。

（二）治疗分期

早期限制活动，主要措施包括休息、抬高患肢、冰敷和棉垫加压包扎。禁止按摩、热疗及膝关节屈伸活动。当伤情稳定，股四头肌能够控制收缩，膝关节可以轻微活动，并且可通过超短波、涡流浴等治疗方式来增加膝关节活动度。当膝关节可屈曲至 90°、行走不用拄拐时，开始进入恢复期。逐渐增加伸膝抗阻力量，至膝关节活动范围完全恢复正常时，可逐步增加非对抗性体育锻炼，如游泳、跑步等。

二、股四头肌血肿

（一）发病机制

大腿前部遭受直接暴力是股四头肌血肿的主要原因，外伤损伤了股骨前方的横行动静脉或小的肌肉断裂导致挫伤。出血主要来自股动脉分支的横行血管和肌肉组织撕裂。

（二）症状及影像学检查

大腿前部疼痛、肿胀、压痛，膝关节屈曲往往受限。受伤时疼痛常不严重。随着局部出血增加，大腿迅速肿胀，由于大腿间隔内压力逐渐增大，局部肿胀缺氧恶性循环，疼痛及膝关节活动受限也日趋加重。B 超及磁共振检查可以清楚地显示血肿的大小、部位，为治疗方式提供依据。

（三）治疗

轻度患者应卧床休息、抬高患肢、冰敷和棉垫加压包扎。血肿较大时应采取积极手术方式治疗，主要包括清除血肿、结扎血管、缝合断裂的肌肉组织，否则血肿吸收慢，局部血肿机化后瘢痕组织影响后期体育训练及肢体功能。

三、股四头肌肌腱断裂

股四头肌为人体最强有力的肌肉，其经髌骨及髌韧带止于胫骨粗隆，在屈髋、伸膝活动中发挥重要作用。自发性股四头肌肌腱断裂十分罕见，多有明确外伤病史。

（一）损伤机制

股四头肌肌腱断裂可由直接暴力或间接暴力造成。直接暴力是股四头肌肌腱受到暴力直接作用而导致肌腱断裂，如砸伤、刀割伤及跪地伤等。间接暴力典型机制是跌倒时股四头肌突然猛烈拮抗性收缩，股四头肌及肌腱被动拉长超过其载荷而导致肌腱断裂。股四头肌肌腱断裂包括完全断裂和部分断裂，断裂部位多位于髌骨上缘上方 2cm 处，此处是肌腱退行性改变区域。

（二）症状及诊断

1. 创伤病史 无论起跳、落地、跪地伤还是膝关节屈曲扭伤都可能发生股四头肌肌腱断裂，根据断裂位置的不同，有不同部位的临床表现。

2. 症状 急性股四头肌断裂的主要症状是疼痛和行走障碍，典型的股四头肌强烈收缩导致的肌腱断裂，受伤时往往有剧烈的撕裂性疼痛。完全断裂的患者早期肿胀明显、关节积血，伸膝及行走困难。不完全断裂时仍可以有一定的主动伸膝活动功能，但有时会丧失一定的膝关节活动度，不能上下楼梯。

3. 查体 受伤处可见肿胀、淤血、局部压痛明显。在肌腱断裂处扪及凹陷可作为明确股四头肌断裂的重要体征，嘱患者主动伸膝时空虚感更为强烈和明显。但注意有时肿胀严重，凹陷触摸不清，肌腱撕裂处回缩的肌肉形成假瘤往往也会掩盖空虚体征。常规做直抬腿检查，完全肌腱断裂的患者不能做直腿抬高或主动伸膝活动。部分断裂患者对膝关节的一般活动影响不大，可以直腿抬高，但常常不能将屈曲位的膝关节完全伸直，晚期有时可触及断裂的凹陷及挛缩肌腱的瘢痕硬结。股四头肌完全断裂时，髌骨通常有位置改变，但大多数部分断裂患者的髌骨移位不显著。

4. 影像学检查　X 线侧位像对全断裂确诊有帮助，有时可能会发现低位髌骨，股四头肌影连续性中断。超声检查可清楚反映肌腱轮廓及周围组织的异常表现。MRI 对股四头肌肌腱断裂的诊断具有较高的价值，可清晰显示肌腱断裂部位信号不连续，周围组织水肿明显，近端肌肉断裂处形成团块状阴影。

（三）手术治疗

新鲜损伤和陈旧损伤的治疗不同。

1. 急性股四头肌肌腱断裂应考虑早期缝合，一经确诊就要尽早修补，争取在伤后 48 小时内手术预后较好。新鲜的肌腱断裂可以断端缝合，如果在股四头肌髌骨附着点断裂，可采用带线锚钉植入后局部缝合编织股四头肌肌腱髌骨止点。

2. 如果已延误 2 周则为陈旧性损伤，陈旧性股四头肌断裂修复往往存在股四头肌瘢痕挛缩、髌上囊粘连、髌骨位置改变及膝关节活动受限。应该先练习膝关节屈伸活动，消除髁间窝及髌股关节可能发生的纤维粘连，待膝关节被动屈伸活动范围正常时可进行手术治疗。手术过程中需评估股四头肌肌腱挛缩的长短及张力，可根据具体情况灵活选择。如果肌腱断端能够对合，则按照新鲜肌腱断裂治疗方法手术修补。如果断端之间瘢痕短缩及纤维化，则需要去除瘢痕行阔筋膜修补术。对于股四头肌肌腱严重萎缩不能对合的患者，则需要行股四头肌延长缝合，或"V"形切开后断端对合缝合。

（四）康复

术后膝关节康复功能锻炼可最大限度恢复伤膝功能。术后常规予以冷敷和患肢抬高，推荐使用膝关节铰链式支具固定于伸膝位。术后 6 周拆除支具后行膝关节功能锻炼，训练股四头肌肌肉力量，逐步增加膝关节屈曲活动度。术后 3~4 个月开始恢复体育活动，术后 6~8 个月恢复竞技性体育锻炼。

（郑　江）

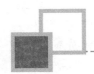

第三章 膝关节运动创伤

第一节 膝关节解剖及生物力学

一、膝关节解剖

膝关节作为下肢重要的负重枢纽关节,涉及屈伸、旋转、多向移位等滚动和滑移的运动,通过膝关节整体结构的协同和拮抗作用完成以上各种运动。膝关节在不同的位移角度及运动状态,参与的稳定性结构不尽相同,按功能分为静力稳定性结构、动力稳定性结构及膝关节周围滑囊。

(一)静力稳定性结构

1. 关节囊 近侧附于股骨关节面的近侧缘及髁间窝后缘,远侧附于胫骨上端关节面的边缘,并通过内外侧"四联复合体"加强。内侧四联复合体是由内侧副韧带、半膜肌、鹅足肌腱以及后关节囊的腘斜韧带组成;外侧四联复合体则是由髂胫束、外侧副韧带、腘肌腱以及股二头肌组成。关节囊后方由腘斜韧带加强,后内侧角由半膜肌腱的分支加强,后外侧则由弓形韧带复合体加强。关节囊前内侧和前外侧结构相对较薄,但可以通过内外侧髌股支持带扩张部得到加强,同时外侧还可以通过髂胫束,内侧可以通过从髌骨延续而来的髌上髁韧带和髌胫韧带进一步加强。关节囊前内侧和前外侧部分对于防止膝关节向前内侧和前外侧过度移位以及旋转具有重要作用。

2. 前交叉韧带 前交叉韧带(anterior cruciate ligament, ACL)起于胫骨上端髁间隆起前部和内外侧半月板前角,斜向后外上止于股骨外侧髁内侧面,根据前交叉韧带止点纤维的不同分布和屈伸过程中韧带紧张度的差异,将其大致分为前内束(anteromedial bundle, AMB)和后外束

(posterolateral bundle, PLB),膝关节在不同屈曲角度时,AMB 和 PLB 纤维的长度和张力都在发生变化,总是有纤维交替保持紧张状态,维持膝关节的稳定。AMB 张力较恒定,无明显变化,而 PLB 张力变化明显,在 0°、15° 及 30° 时张力较高,而后明显下降。体外力学试验表明,PLB 对抗旋转作用强于 AMB,是维持膝关节旋转稳定性的主要结构之一。

3. 后交叉韧带 后交叉韧带(posterior cruciate ligament, PCL)是一条较为粗大的韧带,主力部分位于膝关节的髁间窝,其表面覆盖的滑膜组织起自后关节囊,由后向前包绕韧带的内、外及前方。PCL 是位于膝关节内的滑膜外结构。所以临床上单纯Ⅰ度到Ⅱ度后交叉韧带损伤的患者可以考虑保守治疗。后交叉韧带近端起于股骨内侧髁的外侧面,胫骨侧止点位于关节内部分胫骨的后方和下方凹迹,通常有一束与外侧半月板后角相融合,其止点呈扇形分布,止点面积较前交叉韧带更大。后交叉韧带在膝关节伸直时松弛,屈曲时紧张,可防止胫骨过度向后移位,与前交叉韧带、侧副韧带、关节囊、腘斜韧带一起限制膝关节过伸,与关节囊、侧副韧带一起限制侧方运动及旋转。

4. 内侧副韧带及内侧结构 内侧副韧带长而稍窄,边界清楚,位于内侧关节囊和关节囊韧带浅层,起于股骨内上髁,止于胫骨干骺端内侧后半关节面下方 7~10cm 处,可达鹅足肌腱的深层,能抵抗外翻及外旋应力。

5. 外侧副韧带及外侧结构 外侧副韧带近端起于股骨外上髁,远端止于腓骨头。外侧副韧带通常起于股骨外上髁近端 1.4mm 和后方 3.1mm,远端止于腓骨头前缘偏后 8.2mm。外侧副韧带不是宽扁的韧带,而且是一个腱性结构,具有限制内翻及内旋功能,与内侧副韧带相对抗。

6. 后外侧复合体 膝关节外侧及后外侧复合

结构统称为后外侧复合体（posterolateral complex，PLC），是近些年运动损伤研究的热点。由于 PLC 结构的复杂性，使得临床诊断和治疗都非常困难，广义的 PLC 包括膝关节后外侧的所有结构，如外侧副韧带、小豆腓韧带、腘肌腱、腘腓韧带、腘弓状韧带等结构。主要限制伸膝位胫骨后移、外旋及内翻。

7. 髂胫束　由筋膜延伸而成，起自髂前上棘，覆盖扩筋膜张肌近端，并向远端沿大腿外侧面延伸，最终止于 Gerdy 结节近端偏后方，胫骨内旋时，髂胫束明显紧张，屈膝 10°~30° 时最紧张，具有限制内旋的作用。

8. 内侧髌股韧带　股内侧肌的腱膜延伸，形成内侧伸肌的扩张部，或称为内侧支持带，附着于髌骨内侧缘和髌腱，远端止于股骨。从功能上讲，内侧支持带是维持髌骨在股骨滑车内正常滑动的内侧支持结构。它将覆盖或移行为前内侧关节囊韧带。股内侧肌收缩有助于拉紧内侧关节囊韧带的前束。

9. 外侧髌股韧带　股外侧肌的扩张部称为外侧伸肌扩张部或外侧支持带，附着于髂胫束，在伸膝及髂胫束前移时拉紧髂胫束。内外侧支持结构间的不平衡通常表现为髌骨的半脱位和脱位。

10. 半月板　由纤维软骨组成，内外各有一块，位于膝关节的关节间隙。内、外侧半月板的前份与膝横韧带相连。半月板的结构呈半环形，外周较厚，内缘薄锐，上面凹陷，与股骨髁相适应，下面平坦，与胫骨平台相适应。半月板颜色灰白，光滑而有光泽，质韧并具有一定的弹性，能缓冲两骨面撞击，吸收震荡，散布滑液，增加润滑，减少摩擦，保护关节。

11. 髌腱　起于髌骨下极，止于胫骨结节，限制膝关节过度屈曲。

12. 股骨髁　两个类圆形的弧形隆起，髁前面略扁平，形成一个大的表面，以便髌股关节面之间的接触和重力传导。股骨干前方股骨髁很小，但后方的股骨髁较大。股骨髁分别与胫骨内、外侧平台适应，髁间窝与胫骨髁间嵴相适应。内侧髁关节面较外侧髁关节面长且窄，外侧髁的长轴基本上呈矢状位走向，而内侧髁长轴与矢状面有约 22° 的夹角，股骨外侧髁的前后轴线垂直向前，内侧髁的前后轴线呈斜行。股骨外侧髁向前凸能阻止髌骨向外脱位。内、外侧髁侧面高出部分为内、外上髁，为胫、腓副韧带附着处，内上髁顶部有一小隆起名收肌结节。

13. 胫骨平台　胫骨近端膨大，形成两个相对较平的表面，称为髁或平台。胫骨平台横切面呈三角形，胫骨内侧平台呈浅凹，外侧平台平坦或微凸，分别与股骨远端的内、外侧髁相关节，通过半月板的填充使得关节面相匹配。胫骨内外侧平台与胫骨干在矢状面并不垂直，而是向后倾斜，与胫骨干轴线的垂线相交成 6°~7° 后倾角，该角度在行全膝关节置换及胫骨高位截骨手术时应注意保持。胫骨两髁之间有髁间隆起，分别为内、外侧髁间隆起，膝关节伸直位时，一方面可以防止股骨及胫骨向侧方移动，另一方面，当股骨在胫骨上旋转时，髁间隆起可通过使股骨升高而使韧带紧张，以限制其过度旋转。屈曲位时，髁间隆起不与股骨髁接触，故小腿可旋转。

（二）动力稳定性结构

1. 控制膝关节屈伸的结构

（1）股四头肌的四块肌肉移行成一个三层结构的股四头肌肌腱止于髌骨。股直肌腱在髌骨上方呈扁平状延伸，形成股四头肌肌腱的浅层，止于髌骨上极的前缘。股中间肌腱向下延伸形成股四头肌肌腱的深层，止于髌骨后缘。中间层则由股内、外侧肌腱汇合而成。股内侧肌腱膜形成内侧支持带纤维，直接止于髌骨内侧缘，以有助于防止屈膝时髌骨向外侧脱位，其主要功能是伸直膝关节。

（2）股二头肌止于腓骨头、胫骨外侧和后外侧关节囊。股二头肌是强有力的屈肌，同时还具有胫骨外旋作用。在屈膝过程中，通过阻止胫骨相对于股骨向前脱位来提供膝关节的旋转稳定性。此外，股二头肌还通过加强膝关节后外侧角的弓形韧带复合体来提供其内翻及旋转稳定性。

（3）腓肠肌是最强有力的小腿肌肉，跨越膝关节的后方，控制膝关节的屈曲，与后关节囊紧密相连，止于股骨内、外侧髁的后方。

（4）腘绳肌包括缝匠肌、股薄肌及半腱肌。缝匠肌止于胫骨上端前内缘，收缩时可屈膝屈髋，对膝关节内侧起稳定作用。股薄肌以扁腱止于胫骨上端前内缘，居半腱肌止点之上、缝匠肌止点之后。半腱肌止于股薄肌腱之下、缝匠肌之后，并分出纤维与小腿深筋膜相连,在胫骨近端内侧的联合止点称为"鹅足"。这些屈膝装置具有辅助膝关节内旋的作用,保护膝关节拮抗外旋和外翻应力,在膝关节外侧与"鹅足"相拮抗的是股二头肌。

(5)腘肌大部起自股骨外侧髁的外侧面上缘,部分起自腓骨(腘腓韧带)和外侧半月板后角。起于股骨和腓骨的部分形成斜 Y 形韧带(弓形韧带)的两个臂,移行为肌腱后穿过腘肌腱裂孔,止于胫骨比目肌线以上的骨面,膝关节半屈及外旋时,处于紧张状态。

(6)半膜肌是膝关节后侧和后内侧的极其重要的稳定结构,半膜肌收缩时,可拉紧后关节囊和后内侧关节囊结构,从而提供重要的稳定作用。从功能上讲,半膜肌同时起着屈膝和胫骨内旋的作用。

2. 控制膝关节内外旋的结构

(1)前外侧韧带曾被认为是由外侧副韧带变异而来,没有重要作用。近些年的研究证实前外侧韧带是一束独特的韧带结构,对膝关节的稳定起着重要作用,前外侧韧带起于股骨外侧髁近端后方,向远端走行并覆盖于外侧副韧带近端的止点上,当接近关节线时,前外侧韧带的部分纤维分叉附着在外侧半月板和前外侧关节囊,而主要的纤维则继续下行并呈扇形附着于胫骨止点,在关节外侧的平均宽度为 6.7mm,厚度约为 2mm。最主要的作用为限制胫骨内旋,同时具有影响 ACL 损伤的膝关节轴移的作用。

(2)髂胫束是髂胫带的后 1/3,其近端止于股骨外上髁,远端止于胫骨外侧结节(Gerdy 结节),限制膝关节内旋,屈膝 10°~30° 时最紧张。

(3)腘绳肌、腘肌及半膜肌参与膝关节内旋的作用,保护膝关节拮抗外旋和外翻应力。在膝关节外侧与之相拮抗的是股二头肌。

(三)膝关节周围滑囊

1. 滑膜囊 为纤维组织囊袋,内衬以滑膜或细胞,含少量黏液以减少相邻组织的摩擦。

2. 滑膜 滑膜襞,滑膜囊和脂肪垫,膝关节具有全身关节中最大的滑膜面积,几乎覆盖膝关节内所有结构。部分滑膜向关节囊外突出形成滑膜囊,最大者为髌上囊,部分滑膜突向关节腔形成滑膜襞。

3. 髌下脂肪垫 填充于髌骨、股骨髁下部、胫骨髁前上缘及髌韧带的深面。上面呈凹形,下面附于胫骨表面,具有衬垫及润滑作用。为滑膜外解剖结构,其最深部由滑膜层覆盖,在结构上可分为中间较厚的体部和内外侧较薄的延伸部。其近端附着于髌骨下极,向前附着于髌腱和前方关节囊,向下方附着于内侧和外侧半月板前角及胫骨近端,向后通过韧带样的黏膜附着于髁间窝。位于髌骨两侧向上伸展者称翼状襞。髌下脂肪垫的炎症已被认为是造成膝前痛的原因之一。

(四)膝关节周围神经

1. 腓总神经 在腘窝上角分出后沿股二头肌腱内侧缘斜向下外,达股二头肌腱与腓肠肌外侧头之间,经腓骨长肌两头之间绕腓骨颈,分为腓浅神经和腓深神经两终支。其中在腘窝尖分出后,向下外行于股二头肌腱内缘稍下方及跖肌和腓肠肌外侧头表面,位置较浅,易受浅损伤;膝关节内侧脱位时,胫骨上端内移,腓总神经易受牵拉致损伤;在绕过腓骨颈经行于腓骨长肌两头间时缺少保护,当腓骨颈骨折、膝外下方受硬器冲击、胫腓关节后脱位、小腿石膏压迫、硬物垫于小腿外侧、腓骨颈骨瘤压迫等皆可损伤腓总神经。

2. 胫神经 为坐骨神经两终支之一,居腘窝中间最浅面,腘动脉位最深面,腘静脉介于神经与动脉之间。胫神经初行于腘动脉外侧,至腘窝中点跨越动脉背侧至其内侧,达腘肌下缘时与腘动静脉一道经比目鱼肌腱弓深面至小腿。在小腿上 2/3 部,神经伴同外侧的胫后动静脉行于小腿三头肌深面和胫骨后肌的浅面。胫神经在腘窝区完全损伤,引起小腿屈肌和足底肌麻痹,导致膝屈曲无力。足不能跖屈、内收和内翻运动不全。感觉障碍出现于小腿后面、足外侧缘和足底。胫神经低位损伤仅足底有感觉障碍。胫神经部分损伤有时出现灼性神经痛,从小腿后部向足底中部发散,常常伴有血管舒缩、发汗和营养障碍。

3. 隐神经 沿股动脉外侧进入收肌管,斜行越过动脉前方至其内侧。于管的下端与膝降动脉一道穿过股收肌腱,行于缝匠肌与股薄肌之间穿出深筋膜,伴大隐静脉下降到小腿内面,沿胫骨内侧缘而行,至小腿下 1/3 处分两支。一支继续沿胫骨内缘下降至内踝,另一支随静脉经内踝前面达足内侧缘和踇趾的皮肤。隐神经在收肌管下端发出分支加入缝匠肌下丛。出管后,在缝匠肌深面发出髌下支,穿缝匠肌及深筋膜至膝,加入髌丛。

(五)膝关节周围血管

膝关节的血供由股动脉、腘动脉、胫前动脉和股深动脉供给。膝部动脉主干为腘动脉,起自内收肌裂孔,穿过腘窝。向深面穿过比目鱼肌纤维,在腘肌远端分为胫前和胫后动脉。有 30 支以上口径不等的分支,可分别滋养膝关节的关节支和邻近肌肉的肌支。膝关节的血供丰富,创伤及手术后炎症反应重。而膝关节的穿刺应选在髌骨两侧 1cm 和半月板上方 1cm 左右处进行,这里碰到的血管较少。

在膝关节水平分布的主要动脉有:内侧和外侧腓肠动脉,与小隐静脉伴行的皮支和膝中动脉,最后在膝关节远端,腘动脉发出膝下内、外侧动脉。膝下内侧动脉从腘动脉发出后,于内侧副韧带浅层(superficial medial collateral ligament, SMCL)深面横向穿过。可在 SMCL 前缘观察到膝下内侧动脉向髌腱和内侧半月板发出的分支。关节镜通过后内侧入路进行半月板修复时,都会遇到膝下内侧动脉,此时必须牵开或电凝处理此动脉,以保证清楚地显露内侧半月板。交叉韧带的血供大多来自膝中动脉,它是腘动脉的分支,穿过膝后方关节囊。后交叉韧带远端部分也有一些来自于关节囊的血管供血,均由膝下动脉和腘动脉发出。在进行后内侧入路行后交叉韧带胫骨重建时,了解膝关节后方的血管结构可有效避免并发症的发生。

二、膝关节的生物力学

根据不同的运动方式膝关节所承受的负荷有很大的不同,比如在站立位时膝关节受力为体重的 0.43 倍,行走时瞬间最大受力为体重的 3.02 倍,上楼时受力为体重的 4.25 倍。这些负荷的 60% 将通过内侧胫股间室,只有 40% 的负荷通过外侧胫股间室。正常膝关节通过半月板和关节软骨的蠕变增加胫股关节之间的接触面积来减小膝关节受力面的压强。而髌股关节的受力在平地行走时为体重的 0.5 倍,下楼梯时高达体重的 5 倍。

膝关节属屈戌关节,但并非一个简单的屈伸运动,而是一个兼有屈伸、滚动、滑动、侧移和轴位旋转的多自由度的运动模式。膝关节的稳定性依赖于膝关节的骨性结构、半月板、关节囊及附属韧带结构,这些结构的共同作用使膝关节能够保持静态和动态的稳定。了解膝关节的生物力学性质和行为,有助于理解膝关节各类损伤的转归及关节退行性改变的病理,对设计各类膝关节伤病后的康复方案、膝关节矫形手术及安置膝关节假体具有重要的意义。

(一)膝关节的屈伸

正常人膝关节活动从伸直 0° 到屈曲 140°,多数人有 3°~4° 过伸,在正常步态中足跟着地瞬间,膝关节屈曲 15°,摆动期间,最大屈曲达 65°~70°,而快跑时则增加,足着地瞬间膝屈 35° 而摆动期最大到 130°。日常生活中,如上楼梯或从座椅中起立,屈伸活动度在 115° 左右。膝关节的屈伸活动依靠伸肌和屈肌的配合与膝韧带保持平稳。当股四头肌收缩主动伸展膝关节时,胫骨随之向前平移,前交叉韧带限制胫骨的过度前移。所以在前交叉韧带重建术后早期要避免膝关节的主动伸展。在膝关节主动屈曲时,腘绳肌牵拉胫骨向后移动,后交叉韧带限制胫骨的过度后移,所以在后交叉韧带重建术后早期要避免膝关节的主动屈曲。这种伸肌与屈肌的配合,是保护膝关节免受外力作用的重要措施。

(二)胫股关节平移滑动

在膝关节完全伸直时,由于股骨髁和胫骨髁的交锁,胫骨无前后平移活动;当膝关节屈曲,则锁定结构放松,胫骨有前后移动。屈膝 30° 时,前面的约束(关节囊、交叉韧带)完全放松,胫骨从正中位向前平移最大,这就是临床上在膝屈曲 30° 时做 Lachman 试验,以检查前交叉韧带损伤。而屈曲 90° 时,胫骨向后平移量最大,做后抽屉试验,以检查后交叉韧带损伤。

(三)关节内运动

滚动与滑动。膝关节从伸直位到屈曲位,股骨髁在胫骨关节面上以滚动为主体,参与全过程,同时又有滑动。滚动是股骨髁在胫骨关节面上移动,从股骨髁的前部,移动到股骨髁的后部,而在同时,股骨髁与胫骨关节面的接触点向前滑动(图 3-3-1,见文末彩插)。在屈膝 15° 范围内,以滚动为主,而在屈曲的后半段,则以滑动为主。

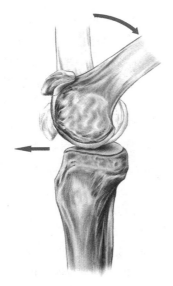

图 3-3-1　膝关节屈曲过程示意图

膝伸屈活动中,半月板随之移动,屈膝时半月板向后移动,伸膝时股髁推动半月板前移,为的是在屈伸活动中,将关节承受的压力平均分配。

(四)膝冠状面的稳定

膝关节内、外侧副韧带是膝关节冠状面的稳定结构,膝伸直时,很少内外翻活动,屈膝 30° 时外侧副韧带松弛,而部分内侧副韧带仍然紧张,所以膝内翻角度大于膝外翻角度;膝内翻或外翻时,股骨在胫骨面向相反方向平移,平均都在 10mm 之内。由此,内、外侧副韧带及相应内、外侧复合体在修复及重建中将膝关节屈曲 30° 外翻位修复或重建后外侧复合体(固定),而屈曲 30° 内翻位或重建后内侧复合体(固定)控制张力最佳。比较站立的前后位 X 线下肢全长,可以观察三种关节间隙的改变:内侧胫股间室狭窄、外侧胫股间室张开以及内侧胫股间室的狭窄合并外侧胫股间室的张开。正常膝关节下肢机械轴(股骨头中心—踝关节中心)通过膝关节中心或中心略偏内侧。

下肢全长 X 线片可确定内、外翻畸形的角度及程度。在膝关节内翻畸形时,下肢机械轴通过膝关节的内侧,使内侧间室负荷增加,这一负荷增加会破坏内侧间室软骨,加重内翻畸形,形成恶性循环(图 3-3-2a)。在膝关节外翻畸形时,下肢机械轴通过膝关节中心的外侧,使外侧间室的负荷增加破坏软骨,并使内侧结构扩张甚至丧失功能(图 3-3-2b)。

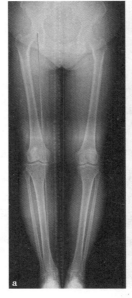
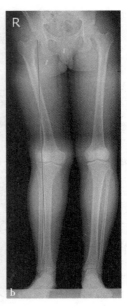

图 3-3-2　下肢全长 X 线
a. 膝内翻;b. 膝外翻

(五)膝矢状面的稳定

膝关节矢状面的稳定通过屈曲 30° 的膝关节站立侧位下肢全长片进行评估。胫骨平台后倾角(posterior tibial slope,PTS)是膝关节矢状面上影响生物力学的重要因素,其意义主要是维持膝关节前、后交叉韧带的张力,使股骨髁在膝关节屈伸运动时能正常地滑动和滚动,利于膝关节的屈曲。

由于所使用的解剖标志不一致,PTS 以多种不同方式定义。最常见的测量取自平片,即胫骨骨干解剖轴与胫骨平台切线的夹角(图 3-3-3)。该角度是骨性的 PTS。内侧 PTS 为 9° ~11°,外侧 PTS 为 6° ~8°,变异比较大。当 PTS 大于 13° 时被认为过度增大。软组织 PTS 取决于半月板和

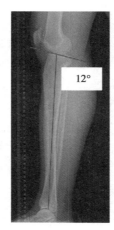

1. 确定导致损伤的根源
2. 确定畸形的部位
3. 确定目标力线
4. 确定合页的位置和截骨线
5. 确定截骨的方式
6. 测算截骨角度

图 3-3-3　采用测角仪测量胫骨骨干解剖轴与胫骨平台切线的夹角获得后倾角

软骨的完整性。当这些组织完好无损时,由于半月板的后角高于前角,PTS相对减小。

PTS的增加与膝关节不稳有关。随着PTS的增加,胫骨前移线性增加。

（六）内旋外旋和扣锁机制

膝在完全伸直位,胫骨对于股骨无内外旋转及前后移位活动,随着膝屈曲增加,胫骨的旋转活动也增加,膝屈曲90°~120°胫骨旋转活动的范围最大。胫骨外旋范围由0°~45°,而内旋范围仅0°~26°。步态中在摆动相胫骨内旋,而在站立相胫骨外旋。在膝关节伸展到最后阶段时,胫骨向外转动,使交叉韧带和侧副韧带均拉紧,稳定膝关节,称为扣锁机制。发生的原因是股骨内侧髁比外侧髁大,在膝伸直过程中,内侧髁与较小外侧髁之间存在转动半径的差异,股骨内侧髁与胫骨接触点由极伸位到极屈位,触点之间的移动较外侧髁大,所以胫骨就需要向外转动,才能随之伸直,进而锁住膝关节,这时膝关节的四大组韧带及关节囊均处于最紧张状态。

（七）髌股关节的生物力学

髌股关节是参与膝关节伸屈运动的重要伸膝装置结构,在膝关节活动中有着特殊的意义。髌骨除了传递股四头肌的拉力和承受髌韧带的张力以外,其关节面本身在膝关节屈曲运动时承受的压应力和关节面上的应力分布是髌股关节生物力学研究的重点。髌骨的外侧倾斜和外侧移位是髌股异常对线的主要存在形式,其原因可能包括股骨髁的发育异常、髌骨发育异常及高低位髌骨、胫股关节旋转变位而使伸膝装置力线改变、膝外翻和胫骨结节－股骨滑车（tibial tuberosity-trochlear groove, TT-TG）过大、内侧支持带松弛、外侧支持带挛缩等多种因素。

在伸直位时,髌骨很容易向外侧推动,在屈膝20°时,可发现髌骨中央嵴与滑车凹的最低点不呈对应关系而向外侧移位,其移位的程度对评价髌骨半脱位很有意义。因此,在屈膝20°~30°时对髌股对线关系的评价是关节检查中对髌股异常对线诊断的关键。髌股异常对线的直接结果是导致关节面应力的异常分布。一方面,关节面局部的应力集中可致关节软骨的病损,另一方面,关节面的应力降低和失去应力也会导致软骨的退变。因此,应该可以认为髌股异常对线所致髌股应力的分布不均是导致软骨病变的主要病因。

（王卫明）

第二节　前交叉韧带损伤与重建

一、解剖与生物力学研究进展

前交叉韧带（anterior cruciate ligament, ACL）重建手术是骨科常见手术之一。每年美国进行ACL重建手术约13万例。因此,学者们对前交叉韧带进行了广泛的研究,如何改良术式来实现更好的手术效果也一直是该领域的研究热点。ACL重建术中,隧道位置的定位、移植物的选择、固定方式的选择等因素决定了手术的成功与否。由此可见,熟练地掌握ACL的解剖结构、功能和生物力学表现是对每一名术者最基本的要求。

（一）组织学特点

尽管ACL是关节内的韧带,但是它位于关节滑囊外,由3层结构组成,由内向外分别为腱内膜、腱膜和包绕ACL的滑膜。ACL纤维紧密平行排列。此外ACL与其他关节外韧带组成成分相同,主要由含黏性蛋白的Ⅰ型胶原组成。在所有组成成分中,水分占65%~70%;Ⅰ型胶原占干重70%~80%,与弹性张力有关;Ⅱ型胶原占8%;Ⅴ型胶原及其他成分占12%。胶原类型及比例的不同是造成替代物材料差异的主要原因。ACL主要的细胞成分为成纤维细胞。成纤维细胞主要分布在ACL胫骨端1/3前部,沿长轴分布于纤维之间,可能与伸直位"生理性撞击"髁间窝有关。韧带向骨组织移行过渡区域呈"潮线样（tidemark line）"结构,组织成分为韧带、纤维软骨、钙化纤维软骨以及骨组织共4层结构。ACL附着点结构牢固,因此韧带很少直接从骨表面上断裂,多数情况韧带损伤发生在实质部或附着点撕脱骨折。移植物止点固定的稳定性与潮线结构的恢复有关,替代物与骨组织之间的整合是远期稳定的保证。

（二）血供和神经支配

ACL内为无血管组织,其营养通过滑膜组织及滑液提供。滑膜皱襞富含血管,韧带近段营养来源膝中动脉,远端部分来自膝下内外动脉。远端、近端血管在韧带表面滑膜中形成血管丛营养韧带。注射法证实韧带附着区没有血管分布,这可能与重建韧带固定部位愈合缓慢有关。

ACL神经支配来源于胫神经,分支分布于韧带表面滑膜皱襞,发出轴突到韧带内部。神经纤维主要分布在ACL滑膜下和附着点部位。韧带附着点和表面存在大量Golgi样张力感受器。韧带内部还存在少量机械性感受器,分布于韧带近胫骨部分,参与膝关节本体感觉传入。ACL内游离神经末梢很少,仅分布在韧带止点附近5mm范围内,这可能是单纯ACL损伤患者很少主诉明显疼痛的原因。膝关节稳定和功能的维持离不开正常的本体感觉,ACL重建尚不能恢复正常的神经支配,这也是部分ACL重建术后功能不佳的原因之一。

（三）大体解剖

ACL起自股骨外侧髁内侧面后部,向前、向远端、向内穿关节腔附着于胫骨平台髁间棘前部。ACL关节内长度22~41mm,平均32mm,在膝关节正常屈伸范围内存在10%的长度变化。ACL中间部分平均宽度为10~12mm。ACL的横截面近似卵圆形,平均面积女性和男性分别为36mm²和44mm²。韧带在距胫骨止点10~12mm处逐渐散开,在胫骨止点上形成相当于中点横截面积3倍以上的附着面。在矢状面上ACL与股骨夹角30°,与胫骨夹角50°,在冠状面上与股骨夹角21°。

ACL股骨止点位于股骨外侧髁内侧面后部,呈卵圆形凹面,平均长度18mm和宽度11mm,面积113~170mm²。韧带远端扇形张开附着于胫骨平台髁间棘前部,形成前宽后窄三角形或者卵圆形区域,平均矢状径17mm和冠状径11mm,面积136~150mm²。股骨止点长轴沿股骨长轴走向,胫骨止点长轴沿胫骨平台前后径走向,形成韧带绕自身扭转。在胫骨止点ACL形成"足"样结构,增加了附着面积,同时避免了伸膝时ACL与髁间窝撞击。

Girgis等人根据ACL止点纤维的不同分布和屈伸过程中韧带紧张度的差异,将ACL大致分为前内束和后外束(图3-3-4,见文末彩插)。前内束分布于股骨止点后上部分和胫骨止点前内部分;后外束分布于股骨止点前下部分和胫骨止点后外部分。膝关节伸直时后外束紧张、宽平;屈曲90°时,前内束紧张伴韧带扭转,后外束松弛近似水平。从韧带整体看,前内束大致位于后外束的前方,这就导致了伸直时后外束紧张,屈曲时前内束紧张。由此可见,前内束和后外束对膝关节的稳定都起着不可替代的作用。因此,单束重建不能恢复前内束和后外束不同纤维应力变化特性,必然会导致部分纤维应力异常,从而造成重建失败的结局。鉴于此,人们开始采用更接近正常功能解剖的双束重建恢复ACL的正常功能。

前内束平均长度38mm,后外束的平均长度为17.8mm,尽管长度不同,前内束与后外束直径相似。测量分束长度时纤维起止点选择与整体测量之间有所差异。不同屈曲度、不同张力时前

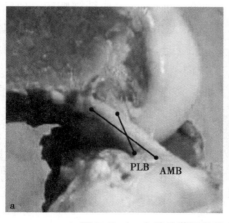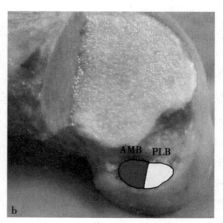

图3-3-4 左膝关节屈曲位前交叉韧带前内束和后外束
a. 左膝关节屈曲位AMB与PLB交叉排列;b. AMB和PLB止点轨迹水平排列
（AMB,前内束;PLB,后外束）

内束、后外束长度也不同。屈曲 90° 时前内束长度增加 3.3~3.6 mm，后外束长度减少 5~7.1mm。此外，胫骨内旋也会增加韧带长度。另一项研究发现，屈曲 90° 伴内旋，ACL 长度可增加 1.7~2.7mm。

ACL 走行特殊，具有限制胫骨前移、内旋、内外翻及过伸的多重作用。限制胫骨前后移动上前内束起主要作用，后外束主要限制胫骨旋转。

（四）生物力学

ACL 是膝关节第二强大的韧带，其抗张力强度为 2 020N ± 264N，最大形变为 15.9mm ± 3.5mm，刚度为 240N/mm，弹性模量为 278MPa，极限抗张强度为 35MPa。所受应力变化与膝关节屈伸位置、肌肉收缩状态、负重或者非负重状态都有关系。目前，ACL 材料属性的研究还不能全面反映运动状态下 ACL 受力变化。研究表明，ACL 应力在不同外力大小、不同屈曲角度及不同分束之间是发生变化的。屈伸运动中，在 110N 和 22N 胫骨前向外力作用下，当膝关节屈曲 15° 时，ACL 应力最大，为 110.6N ± 14.8N 和 25.7N ± 3.7N；在膝关节屈曲 90° 时，ACL 应力最小，为 71.1N ± 29.5N 和 12.8N ± 7.3N。不同分束在屈伸过程中应力变化也不相同。膝关节屈伸过程中，前内束切线模量、抗张力强度和应变能量密度都较后外束大。

早期的研究不仅充分认识到 ACL 对于膝关节前后向稳定性的重要作用，同时也指出 ACL 对于维持膝关节旋转稳定性的重要性；如果 ACL 缺失，胫骨平台内旋明显增加。尸体研究也证实了前内束和后外束对膝关节的旋转稳定性均有贡献。更接近功能解剖的双束重建，可能在恢复 ACL 复杂功能上有重要意义。初步结果显示，双束重建不仅提高膝关节前后向稳定性，在恢复膝关节抗旋转外力上的效果也较单束好，更接近正常 ACL 功能。

日常活动中 ACL 最大应力均小于极限应力，一般为极限应力 0~44%。正常情况下以股四头肌收缩为主、屈曲度较小情况下（如股四头肌等长收缩、蹲起、主动伸膝等）ACL 受力较大；而以腘绳肌收缩为主、屈曲度较大情况下（如腘绳肌等长收缩、60° 和 90° 时股四头肌的等长收缩和股四头肌、腘绳肌协同收缩等）ACL 应力则很小。

步态循环中早期阶段（脚离地过程）ACL 所受剪切力较大，在单脚离地时刻产生最大应力 303N。后期阶段（脚着地过程）由于肌肉收缩、地面反作用以及胫骨 - 股骨之间相互作用，此时 ACL 受力较小。了解生理活动下 ACL 受力变化规律，对如何指导术后患者康复训练，如何避免可能造成 ACL 损伤的危险位置和动作，如何防止负荷过大具有重要意义。

二、诊断及治疗原则

（一）诊断

1. 病史

（1）急性期：ACL 断裂患者有明确的外伤史，受伤时记忆深刻，膝关节有明显扭动感，出现疼痛，明显肿胀，活动受限，经制动休息后，膝关节活动可逐渐恢复，甚至可继续参加体育活动。

（2）慢性期：患者会有膝关节慢性疼痛，出现膝关节不稳，偶有打软腿的情况发生，由于不能突然发力，重返运动后易于再次受伤，后续会逐渐出现继发性损伤，包括半月板损伤、关节软骨损伤等。

2. 体格检查

（1）前抽屉试验：患者屈膝 90°，放松，检查者固定患者双足，反复推拉胫骨近端，并在中立位、内旋 30° 位、外旋 30° 位重复该试验。如果胫骨平台较股骨前移超过 5mm，可诊断为前交叉韧带断裂。

（2）Lachman 试验：检查者将患者膝关节屈曲 15° ~30°，一只手固定股骨，另一只手上抬起胫骨，观察胫骨相对于股骨的前移。因为 Lachman 试验消除了股四头肌的影响，敏感性较高。

（3）轴移试验：患者取仰卧位，检查者一手扶足部，一手扶膝关节，施以外翻应力，小腿外旋，从伸直到屈曲膝关节过程中，半脱位的膝关节复位会出现错动感，即为阳性。

3. 客观检查　目前常用 KT 1000/2000 来对膝关节前后向松弛度进行测量，应用场景包括 ACL 损伤的诊断、ACL 重建后的评价、对膝关节稳定性进行检查。使用 KT 1000/2000 进行检查的优点有：无需麻醉下进行、无创、可量化、高精度、可重复等。

4. 影像学检查　MRI 是目前对 ACL 断裂最

有帮助的影像学检查。主要包括直接征象和间接征象。

（1）直接征象

1）急性期（<2周）：患者MRI影像会出现ACL形态异常，纤维连续性中断，最常见的情况是断裂处韧带肿胀增粗，局部纤维束扭曲、中断，但并不形成完全分离的两个残端，但也会存在MRI影像上断裂处纤维完全分离，形成游离的两个残端或韧带断裂处纤维水平走行于关节腔内的情况。

2）慢性期（>6周）：慢性期患者MRI影像会出现ACL韧带整体萎缩、消失，韧带断裂处纤维水平走行于关节腔内，T_2像出现类似正常韧带组织的低信号。

（2）间接征象

1）特定位置的膝关节骨挫伤信号：包括股骨外侧髁中部、胫骨平台后部等。

2）MRI影像出现胫骨前移位征：胫骨后缘位于股骨外侧髁中部层面后缘的前方。

3）Segond骨折：出现的原因可能为髂胫束或外侧关节囊的胫骨外侧缘撕脱骨折。

（二）治疗原则

1. 保守治疗与手术治疗 对活动量较少的ACL断裂患者，可以选择保守治疗，但对正常活动的患者，如果保守治疗无法使其成功恢复伤前水平的运动能力，手术治疗是比较合适的选择。ACL重建一方面是解决当前韧带断裂引起的症状，另一方面是预防远期的关节退变。持续的ACL功能受损会导致膝关节不稳，进而导致关节软骨及半月板等结构的损伤，最终导致关节退变和骨关节病的发生。最近有研究表明由于ACL损伤，双侧膝关节协调关系紊乱增加了健侧膝关节损伤的发生率。现在主流观点认为大多数情况下，有症状的ACL断裂应积极进行重建手术，以恢复膝关节的稳定性。

2. 手术治疗时机 目前，国内外运动医学医师普遍认为早期ACL重建术可获得良好的临床效果，当手术延迟超过1年可明显增加关节软骨、半月板及侧副韧带等结构继发性损伤的风险，进而导致早期骨关节炎（osteoarthritis, OA）的发生。有研究表明，从受伤到手术，每推迟1个月，关节软骨病变的发生率就增加1%。同时，延迟

手术可能会对ACL重建的手术效果产生负面影响。ACL断裂后，膝关节不稳将导致关节次要稳定装置的逐渐失效，影响ACL重建术后的效果。尽管有报道称伤后3周内进行的ACL重建可能会导致关节纤维化风险加大，应通过早期加速康复予以控制，但早期进行ACL重建能够避免关节软骨、半月板等损伤导致的关节退变，获得较为理想的手术效果。

3. 移植物选择 目前ACL重建手术常用的移植物包括自体移植物、同种异体移植物以及利用组织工程学的人工合成移植物三类。目前自体移植物是临床应用中的首选，自体移植物有骨-髌腱-骨（bone-patellar tendon-bone, BPTB）、腘绳肌腱等类型，既往临床上常选用BPTB，腘绳肌腱则是近年来成为ACL重建手术移植物的替代选择，同种异体移植物作为自体移植物的补充，人工合成移植物即人工韧带，也在持续关注、探索过程中。

4. 固定装置的选择 ACL重建固定装置要求移植物固定可靠、使移植物与骨道牢固愈合、允许早期功能锻炼以及在不损失固定强度的基础上早期重返运动。20世纪初ACL重建的探索者们多采用缝合固定的方式，后出现了BPTB重建的嵌压固定，20世纪后期至今逐渐发展到AO皮质骨螺钉、界面螺钉、悬吊固定及横穿钉等固定技术。现阶段临床上并无统一观点推荐使用何种固定方式，在实际应用过程中手术者应根据患者病情及手术经验选择理想的固定装置。

5. 股骨隧道内口的选择 ACL等长重建是指重建术后膝关节屈伸过程中，移植物在股骨和胫骨附着点之间的长度保持不变，ACL等长重建可有效控制膝关节前后稳定性，但有研究表明等长重建对控制膝关节旋转稳定性的效果欠佳。ACL解剖重建是根据ACL的解剖特点进行功能重建，更符合其在体内的生物力学特性，不仅恢复膝关节的前后稳定性，而且在膝关节旋转稳定性等方面有明显的优势。

6. ACL胫骨止点撕脱骨折 ACL止点撕脱骨折应看作一种特殊类型的ACL损伤，ACL的骨性撕脱常发生于胫骨止点，股骨止点撕脱的发生率较低。通常ACL胫骨止点撕脱骨折是由于外部力量超过ACL拉力负荷使膝关节过伸或者

胫骨极度内旋,从而导致骨折发生,在儿童和青少年人群中具有较高的发病率。常用的分型为Meyers-McKeever分型,将ACL撕脱骨折分为4型,目前认为Ⅰ型以及膝关节可完全伸直的Ⅱ型患者可选择保守治疗,而对Ⅲ型、Ⅳ型以及有移位的Ⅱ型骨折应进行手术治疗,恢复ACL正常的张力。手术治疗的选择包括开放手术和关节镜下手术两种方式,由于开放手术有创伤大、术后容易发生粘连等缺点,现多采用关节镜下骨折复位内固定,常用的内固定材料包括带线铆钉、不可吸收缝线、钢丝、克氏针以及空心螺钉等。

7. 儿童ACL损伤　由于儿童处于生长期,前交叉韧带的损伤可能对儿童患者有严重的远期不良影响,且双侧膝关节再次受伤的风险上升,因此应通过基于特定运动方式的力量训练、敏捷性训练等方式进行健康教育及预防。根据国际奥林匹克委员会于2017年组织达成的儿童前交叉韧带损伤预防及诊疗共识,没有相关损伤或严重不稳定问题的患儿可进行非手术康复治疗,当患儿出现膝关节不稳及并发其他结构损伤时应进行早期修复,尽快恢复膝关节功能。儿童前交叉韧带重建包括经骺板重建、保留骺板重建和部分经骺板重建,为尽可能地降低生长障碍的发生率并保证手术效果,手术中应注意隧道位置、角度,避免坚硬物体穿过骺板。无论选择手术治疗还是非手术治疗,都需要针对不同患儿制订高质量、个性化的康复方案,这一点与目前成人骨科疾病的治疗趋势相一致。

8. 术后康复　ACL重建术后的康复计划包括恢复完整的活动度、预防肌肉萎缩、减轻疼痛和肿胀,以及避免对重建韧带造成不必要的负荷。功能康复应当在术后第1周内即启动,持续6~9个月,包括冷冻疗法、患者可承受的负荷训练、股四头肌肌力训练、腘绳肌等速训练、闭链与开链训练,以及神经肌协调与敏捷性训练,旨在预防再次损伤的训练也应同时展开。

9. 重返运动　无论采用何种治疗方法,ACL断裂患者的活动水平都可能较伤前下降,有数据表明,在ACL术后,只有约半数患者恢复到与术前相同或更高的运动水平。ACL重建术后缺乏重返运动的信心等负面心理作用与患者无法恢复伤前运动水平密切相关。目前普遍认为至少术后9个月使移植物愈合后才能够达到重返运动的标准,如对称的股四头肌强度、跳跃测试中的平衡性等。未符合重返运动标准及术后未满9个月即重返运动的患者再次受伤的可能性明显增大。

三、重建手术和固定方式选择

(一)前交叉韧带重建手术

前交叉韧带断裂后,主要治疗手段是重建手术及术前、术后康复治疗。也有一些患者可以选择非手术治疗。非手术治疗主要集中两点,一是急性期通过固定、制动等方式使ACL自愈,但是病例选择标准尚未一致,且愈合率较低。二是部分陈旧断裂患者,不稳不明显,也可通过增强膝关节周围肌力、配合臀腰部平衡训练获得一定运动能力。

ACL重建手术技术主要包括三点。一是选取合适的移植物;二是合适骨道的建立;三是移植物的固定。早期ACL重建时,股骨骨道制作需要经过胫骨骨道,称之为经胫骨骨道技术(transtibial technique, TT),因股骨骨道受到胫骨骨道位置的限制,对技术要求较高。随着对ACL解剖认识的进展,从膝关节的关节镜前内入路制作股骨骨道技术广泛开展,称之为经入路技术(transportal technique, TP),此技术自由度较大,更易制作位于解剖位置的股骨骨道。此入路较常规膝关节镜前内入路要偏内偏下,一般叫作附加前内入路(accessory anteromedial portal, AMP)。

下面各以一种移植物为例来介绍手术过程。

1. 以自体骨-髌腱-骨(bone-patellar tendon-bone, BPTB)为移植物的经胫骨骨道技术

(1)切取、修整BPTB移植物:髌腱内侧纵切口,上起髌尖,下至胫骨结节处,长7~8cm,逐层切开至髌腱,根据髌腱宽度切取髌腱中1/3部的BPTB。胫骨端骨栓长、厚度分别为2.5cm与1.0cm,髌骨端骨栓长、厚度分别为2.0cm与0.6~0.8cm,两侧骨栓的宽度与所取髌腱中1/3的宽度相同。切取骨栓时最好使用电动摆锯,亦可使专用的取腱器。

修整BPTB,要使其能够毫无阻碍地顺利通过所选用的测量套管(直径10mm的最常用),该套管的内径将是制作骨道时所需用骨钻钻头的直径。在骨栓中线上接近边缘部位间隔约 0.5cm 垂直骨皮质钻两个直径 1.5mm 的孔,用于穿牵引导线。

（2）胫骨骨道的定位与制作:ACL 胫骨定位器种类很多,但尽可能使导针的出点位（骨道的中心）位于 ACL 残端中心处稍偏后、内约 2mm 处为宜。导针的入点位于鹅足腱和内侧副韧带的交点附近,这样使得胫骨骨道与胫骨平台水平面成 45°~50° 角,与胫骨矢状面成 25°~30° 角。再根据套筒直径选定空心钻头经导针制作胫骨骨道。

（3）股骨骨道的定位与制作:将股骨定位器经胫骨骨道置入关节,屈膝 95° 左右。在股骨外侧髁髁间侧面按照左膝 1:00—1:30、右膝 10:30—11:00（髁间窝后顶中央标记为 12:00）定位。这样定位后,移植物植入一般可满足等长要求（膝关节屈伸过程中移植物长度变化小于 2mm）。经定位器先置入导针,然后根据移植物直径制作骨道,后壁保留 2~3mm 以便挤压螺钉固定。

（4）植入 BPTB 移植物:导针通过胫骨及股骨骨道、针尖端经股骨外侧皮质由膝上前外侧部皮肤钻出,将 BPTB 胫骨骨栓侧的牵引线穿入导针尾部的线孔内,向上方向拔出导针,牵引线经骨道沿导针方向被引出,利用牵引线将移植物引入骨道,使 BPTB 的胫骨骨栓完全装入股骨骨道,腱骨交界端应与骨道口平齐,松质骨面向上。

（5）固定股骨骨道内的骨栓:经髌腱缘内下旁软组织将螺钉导针插入关节腔并放置在骨栓的松质骨面和骨道之间,然后经引导针将空心的挤压螺钉拧入固定下方骨块（7mm×25mm 规格的螺钉最常用）,尽可能使螺钉与骨块平行,螺钉钉尾平齐骨道口边缘,最后撤去导针。

（6）固定胫骨侧骨栓:将在胫骨骨道内的髌骨骨栓向外（腓骨侧）旋转 180°,松质骨面朝下,使重建的 ACL 有一定程度的旋转,形成类似前内、后外束的形状,屈伸膝关节,通过髌骨骨栓的移动情况来了解等长重建的情况,再看关节内移植物与周围有无撞击现象。然后,屈膝 30° 拉紧移植物利用挤压螺钉将骨栓固定于胫骨骨道内。如果移植物过长,可用双门形钉将骨块固定在胫前。

2. 以自体半腱肌、股薄肌腱为移植物的经前内入路技术

（1）选取、修整半腱肌、股薄肌:切口有三种方法,依据术者习惯而定。①斜形切口:在膝前胫骨结节内侧鹅足腱上缘体表投影处作一平行于鹅足腱的由上内斜向外下的切口;②横切口:胫骨结节内侧鹅足腱上缘体表投影处作一横行切口;③纵切口:膝前胫骨结节旁内侧,以鹅足腱上缘附着处的体表投影点为中心,作一纵行的皮肤切口。切口长 3~4cm,以能显露出鹅足腱上缘进而解剖出半腱肌腱与股薄肌腱汇入鹅足腱的部分即可。将鹅足腱上缘与缝匠肌腱牵向膝关节内侧,在其下方先寻找到股薄肌腱,用牵拉带将其牵开,进而可看到下方的半腱肌腱,用牵拉带将其提起牵开。股薄肌腱游离较易,用手指沿着肌腱向近端钝性分离即可。半腱肌腱通常有 2~3 个副腱,需要先剪断,否则容易取断,副腱剪断后一手牵拉半腱肌用另一手示指或者中指可轻松探及肌腱与肌腹交界处。充分游离后向切口外牵拉使肌腱保持一定张力的条件下屈膝 90° 位用取腱器切取两条肌腱的全长。如预计患者肌腱长度较短、直径较细,或准备将其三折或四折作为移植物,可以将肌腱连同其止点及部分骨膜一同取出,尽可能增加肌腱的长度。取腱器有开环与闭环两种。开环取腱器不需要将肌腱从附着点处取下,通过开环处将肌腱套入取腱器内即可取腱;闭环取腱器套环闭合,因此需要将肌腱从附着点处卸下后放入闭合的套环再取腱。取腱时取腱器推进到肌腱与肌腹交界处切断时会出现明显的抽出肌腱的感觉,随之就会把肌腱全长抽出（近端会带有部分肌肉组织）。取腱时一般先取股薄肌腱,再取半腱肌腱;取腱时要注意取腱器的走行方向,防止与肌腱形成交角,一旦交角,极有可能切断肌腱。

修整在操作台上进行。首先清理干净附着在肌腱上的肌肉组织,可用 21 号刀片的刀背进行清理,然后用组织剪剪去部分羽状纤维。一般的习惯是将半腱肌、股薄肌编成四股移植物,每个肌腱都是两折,直径可达 7~9mm。如果肌腱较细,可根据其长度改成三折或者四折,以达到增加直径的目的。最终编成移植物的长度因固定方式、术者习惯而不同。一般来说,长 7cm 及以上可满足需要。

（2）骨道制备：前外入路在髌腱与髌骨交点，位于关节间隙水平偏上部位。前内入路在 AMP 位置，通过此入路制作股骨骨道一般能够获得更加安全且更长的股骨骨道。可根据手术需要，增加常规内侧入路以便处理半月板或者观察残端，此外髌腱中央入路也是较好的选择。患侧下肢在手术台上模拟 4 字位，屈膝 120° 以上。清理影响视野的脂肪垫和股骨韧带残端，暴露髁间窝外侧壁。AMP 入路置入股骨定位器，将定位器顶端附于后软骨缘顶点上。可将股骨骨道制作于解剖位置。胫骨骨道制作类似于经胫骨骨道技术（transtibial technique，TT），此胫骨骨道制作有两个特点，一是因解剖位置的股骨骨道较 TT 所制作的股骨骨道位置一般要低，因此胫骨骨道可向前调整至解剖中心或者偏前的位置（一说为前内束中心点，可依据术者习惯），以获得相对等长的重建 ACL。二是因此股骨骨道制作不依赖胫骨骨道，因此胫骨骨道的角度要求不及 TT 那么高。

（3）移植物植入及固定：经前内入路将导线用导针引入股骨骨道。用抓线器经胫骨骨道将此线逆行引出关节腔。用导线将移植物经胫骨骨道引入关节腔和股骨骨道。半腱肌、股薄肌固定方式很多，详见本节"四、前交叉韧带重建移植物选择"。

3. 几种特殊类型的 ACL 重建

（1）双束 ACL 重建：对于 ACL 解剖以及生物力学研究的深入促生和推进了 ACL 解剖重建技术的发展，这其中 ACL 的双束理论起了重要作用。双束重建理念基于 ACL 可被分成前内和后外两个功能束。因此需要在股骨和胫骨止点上分别钻两个骨道，还有胫骨单骨道、股骨双骨道或者股骨单骨道、胫骨双骨道的技术。也有研究认为 ACL 应分成三个束，提出三束重建技术。总体上，生物力学研究发现双束在控制前后、旋转稳定性上较单束有优势。在实际临床中，运动功能评估双束技术并未显示出明显优势。2014 年美国骨科医师学会（AAOS 2014）认为双束和单束均可作为 ACL 重建的选项。

（2）直接止点的 ACL 重建：近年来随着对 ACL 韧带实质部纤维和直接止点研究的深入，ACL 股骨和胫骨骨道的定位点也发生相应的变化。对 ACL 胫骨止点的研究发现，不同于股骨止

点的直接和间接止点结构，其胫骨止点均由直接止点构成，内侧沿内侧髁间嵴走行，前方存在骨性前嵴，形态上接近 C 形或鸭掌状，外侧半月板前角的止点位于 C 形的中心，因此在后外侧和中后部均无止点存在。根据这种解剖特点，有学者将双束重建中的后外束向内侧调整至内侧髁间嵴旁，并将其名称改为"后内束"。而由于在屈膝90° 观察时，股骨直接止点位于整体止点偏上的区域，为了将骨道定位在直接止点，其位置也应相应变化，比直接止点技术提出之前的"解剖重建"骨道位置更高一些。

（3）骨骺未闭患者的 ACL 重建：因骨道穿过生长骺板可能造成影响，术后下肢不等长一直是医患、患者父母忧心的问题。曾有两种选择，一是观察、不手术，二是采用避开骺板的技术，各有优劣。非手术治疗，一是运动功能难以保证，这是青少年患者很难接受的；二是比较活跃的青少年抑制运动的依从性较差，长期活动不稳造成内侧半月板不可修复性损伤和外侧间室关节软骨继发损伤较多。避开骺板的技术，也有可能因在骺板附近钻制骨道对骺板造成热损伤，以及移植物固定时对骺板腹侧造成生长限制而出现发育异常。穿骺板技术在临床中实际应用更多，除了 Tanner I 期患者缺乏确切安全性支持，其余患者均可考虑采用。有几点临床经验值得注意：一是最好采用自体半腱肌、股薄肌移植物，二是移植物直径不超过 8mm，三是在保证解剖的情况下骨道与骺板成角尽量大，四是股骨端与胫骨端均采用悬吊固定。

（4）ACL 翻修重建：ACL 重建术后失效已不罕见，失效原因已经由初期的手术技术错误为主转为再次损伤为主，但技术错误引起的失效仍不少见。重建 ACL 失效后，部分患者需要再次手术重建 ACL，称之为翻修重建。决定翻修前，务必分析出第一次 ACL 重建失败的原因，否则极易再失败。翻修手术的重点与首次重建手术类似，主要有三点：第一是寻找新的移植物。第一次重建用同侧半腱肌、股薄肌，第二次可能要用到对侧的半腱肌、股薄肌或者同侧 BPTB，股四头肌肌腱等也是可选项。但再取同侧自体肌腱势必会对膝关节功能造成一定影响，应术前与患者做好沟通。此外，来源安全可靠的异体肌腱、人工韧带对于某些患者也是可选项。第二是制作新的骨道或

者翻新原来的骨道。这一步是翻修的最大技术挑战。最简单的是原有骨道位置完全错误,丝毫不影响在正确位置制作新的骨道。次简单的是原骨道位置没有问题,增宽不明显,可直接给予翻新再用。再次的是新的骨道可能与原骨道略有重叠,但仍然可以制作。最困难的是原骨道占据空间太大,无法利用,又不容许制作新骨道,只能先植骨填充,待原骨道愈合后才有位置制作新的骨道。第三是移植物固定。一般来说,只要有合适的移植物,可以制作新的骨道,固定一般不存在问题,因固定方式多样且可联合应用以增强固定的牢靠性。对于翻修手术,还有一点需要注意即第一次术后有无感染,如果有,翻修术后再次感染的风险很高。并且,第一次术后感染使用的抗生素有重要的参考意义。

(5)膝关节前外侧韧带(anterolateral ligament, ALL)与ACL重建:部分ACL断裂会伴随Segond骨折。有研究者认为此骨折是一个名为前外侧韧带的胫骨端撕脱骨折,从而引发了关于此韧带的诸多解剖、生物力学以及临床研究。对其研究最早可以追溯到1879年,当时法国学者Paul Ferdinand Segond发现在膝关节受到旋转外力损伤时,外侧平台边缘会出现撕脱骨折,其后被命名为Segond骨折,并描述了在膝关节前外侧有一条有抵抗性的纤维带,在膝关节被动内旋时张力增大。这一结构在其后出现了多种不同的名称,在2007年Vieira等学者将其命名为ALL并沿用至今。有人认为,部分患者ACL重建后出现轴移试验阳性是因为ALL断裂未被修复的缘故,因此提倡高度轴移试验阳性的患者需要在重建ACL的同时修复ALL。但此韧带从一开始被命名就争议较大,有学者认为并不存在。不论如何,外科手术应尊重自然解剖,尽量摒弃其他因素干扰。好的临床效果是手术、康复和功能训练三位一体才能达到,单从手术技术层面去努力远远不够。

(二)前交叉韧带重建移植物固定方式选择

移植物的安全、有效固定是ACL重建成功的关键环节。可靠的固定有助于移植物与骨的愈合从而确保术后肌肉锻炼、早期膝关节角度练习、负重等康复过程的顺利进行。目前的固定技术主要是将移植物一端的骨块或者腱性组织固定于骨道内或是骨道外口的骨皮质。固定材料与方法的选择可根据具体采用的移植物和手术医生的习惯而定。

1. ACL重建移植物固定的方式 根据固定装置是否将移植物固定在骨道内可分为直接固定和间接固定。直接固定是将移植物直接固定于骨道内的方法,如界面螺钉、横穿针、U形钉等将移植物的骨栓或肌腱等直接卡压于骨道。间接固定是通过其他材料将移植物末端固定于骨道外的方法,如带襻纽扣钢板(Endobutton等)固定和缝线栓桩固定。与间接固定相比,直接固定可以减少移植物在骨道内的纵向运动("蹦极"效应)和横向运动("雨刷"效应),从而在理论上可以减少骨道增宽。但早在1999年,Clatworthy等的研究比较了骨道内固定(界面螺钉)与非骨道内固定(Endobutton等)时骨道增宽情况,结果显示使用骨道内固定并未避免骨道增宽。在实际临床效果上,两者也未显现出差异。

2. ACL重建移植物固定的生物力学要求 Noyes等的研究认为正常ACL日常活动所需的最大载荷约为454N。Markolf等的研究表明重建后的ACL受力可能大于原有ACL,日常活动所需的最大载荷为497N左右。这一界限不仅仅是重建移植物材料的强度要求,同样也是固定的强度要求。

Martin测定了常用股骨侧固定装置的初始生物力学参数,其中,可吸收挤压螺钉固定半腱肌、股薄肌(ST/G)的最大载荷为562N左右;Endobutton悬吊固定的最大载荷为644N左右;金属螺钉挤压BPTB的最大载荷为710N左右。Weiler等用36个胫骨近段标本做生物力学测试,3股半腱肌腱分别用可吸收与金属挤压螺钉固定,可吸收螺钉的平均最大抗拉力为507N左右,金属钉为419N左右。Weiler又比较了可吸收挤压螺钉与金属螺钉分别固定ST/G和BPTB的抗拉载荷。结果显示,固定ST/G时,可吸收挤压螺钉为507N左右,金属螺钉为419N;固定BPTB时,可吸收挤压螺钉为713N,金属挤压螺钉为822N。

在实际临床手术中,固定原则有两条,第一是足够的强度即可,"强强联合"诸如两种固定联合一般没有必要,第二是尽量避免不良反应。Teo的研究发现,骨道内挤压螺钉之外再用U形钉固定不但没有意义而且会增加 U 形钉带来的不良反应。在实际应用中，如果患者有明显的骨质疏松，挤压螺钉固定强度不可靠时，附加 U 形钉固定是一个较好的选择。

3. ACL 重建几种常见移植物的固定

（1）BPTB 的固定：界面螺钉固定是目前 BPTB 移植物重建 ACL 的标准技术。此技术通过在骨道内拧入界面螺钉挤压骨块，以固定移植物。界面螺钉分为金属螺钉和可吸收螺钉两种。其中，金属界面螺钉在胫骨侧和股骨侧都得到了广泛应用。胫骨结节侧骨块有一个舌状近端，不能修理掉，否则金属螺钉的螺纹易损伤移植物的腱性部分，而且金属螺钉影响术后的 MRI 检查并且在翻修手术中需要取出。理论上，可吸收螺钉可以克服上述缺点，目前广泛应用于临床，但其完全吸收的时间目前尚不清楚。Macarini 等用磁共振成像（MRI）观察 40 例自体 BPTB 重建 ACL 术后可吸收螺钉吸收情况，其报道 1 年内可吸收螺钉开始吸收，而完全溶解并与骨融合则需 3 年以上。螺钉拧入时应尽量防止骨块向骨道内移位，并尽量与骨块平行；Brand 等的研究认为，螺钉与骨块的角度如果大于 15°，将使固定强度减小。在临床手术中，通常先置入导针来保证螺钉拧入的方向与骨块一致。

BPTB 的固定还可采用一些较少应用的技术，如胫骨侧的 U 形钉固定、股骨侧的带襻纽扣钢板（Endobutton）固定、横穿针固定等。U 形钉可在移植物较长，骨块露出胫骨骨道外口时应用。Endobutton 可作为一种补救技术在股骨骨道后壁破裂时应用，也可直接应用。

（2）肌腱类移植物的固定与 BPTB 的骨块与骨道的固定相比，肌腱与骨道的固定相对薄弱。

股骨侧的固定常用装置有 Endobutton、界面螺钉、横穿针等。Endobutton 是一种骨道外固定装置，可以提供较强的固定强度，目前广泛应用于临床，其具有以下优点：①不依赖于松质骨的密度，不损伤移植物；②可用于股骨骨道远端后壁破裂的情形；③简单易行是其最大的优点。一般认为其不损伤肌腱，但是我们在手术中发现，如果肌腱较粗，牵引入骨道较为困难、摩擦力较大时，其襻对肌腱反折处产生的拖拽作用一样会损伤肌腱。作为一种间接固定方法，Endobutton 有

以下缺点：①钢度较小；②增加移植物与骨道的相对运动；③滑液易于漏入骨道从而影响移植物与骨道的愈合。界面螺钉同样可用于股骨侧，尤其是股骨骨道被粗钻打穿，无法应用 Endobutton 时。金属螺钉的螺纹锋利，对肌腱移植物损伤更大，所以可吸收螺钉更广泛应用于肌腱移植物的固定。与 BPTB 固定不同的是，螺钉直径和长度会影响固定效果。如果移植物牵引入骨道较为顺利，两者匹配较好，一般选用直径大于骨道直径 1mm、长度为 20~25mm 的界面螺钉，可增加固定强度。横穿针一般有 TransFix、Bone Mulch Screw 和 Rigidfix 等。横穿股骨固定可以提供理想的固定强度和钢度，使移植物位于骨道的中心，减少移植物与骨道的相对运动。但临床发现骨道内横穿针相对于骨道外悬吊固定在防止骨道增宽方面并无优势。实际应用中，前内侧入路横穿股骨时应注意避免侧副韧带的损伤。此外，术后横穿针断裂的相关并发症也见到报道。

胫骨侧除界面螺钉外常用的固定材料有多种。U 形钉、松质骨铆钉与垫圈等常与界面螺钉共同使用以加强固定，这两者还常用于移植物长度不够时。Washerloc 由垫圈和螺钉组成，因此具有较高的强度，缺点在于翻修手术时需取出，并有可能损伤胫前血管神经。Intrafix 于 4 股肌腱的中央拧入螺钉挤压肌腱于骨道壁，增大移植物与骨道的接触面积；且其螺钉与肌腱之间有一鞘样装置，可保护肌腱不被螺纹切割。Kousa 等研究表明在胫骨侧的固定装置中，Intrafix 具有最大的强度和钢度。但是，使用 Intrafix 对手术技术要求较高，置入鞘前需要将扩开器锤入骨道内，锤入时要注意扩开的方向和骨道的方向一致，否则有引起局部骨折的风险，导针的置入也不能完全避免螺钉的偏向，另外，术后 Intrafix 螺钉脱出导致胫骨骨道外口隆起产生相应症状的病例也不少见。

人工韧带因材料和形状设计，目前仍然是采用金属螺钉挤压固定，主要依靠皮质骨的强度。若有骨质疏松，则单纯骨道内固定变得不可靠。全内 ACL 重建，股骨端和胫骨端都是在骨道外采用微孔钢板悬吊固定。随着新的固定材料、固定装置的不断发展革新，ACL 重建的固定方法和效果也在不断进步，但固定的两个原则不会变，一是

足够的强度保证愈合，二是尽量避免不良反应。

四、前交叉韧带重建移植物选择

伴随着前交叉韧带重建手术的广泛开展，手术技术不断成熟，手术疗效不断提升，越来越多的患者能够在术后实现恢复运动功能的目标。在此基础上，如何能够进一步帮助患者实现快速康复，如何能够进一步提升患者运动质量与韧带生存时间，成为临床医生所面临的又一挑战。除了更精确的外科技术、更系统的康复锻炼之外，基于个体化治疗需求选择合理的韧带移植物成为影响疗效的关键因素。前交叉韧带重建移植物的选择，不仅要考虑医生的手术习惯与熟练程度，更要基于患者受伤前的运动水平、术后的运动需求、前交叉韧带残端保留状况、膝关节骨骼质量等因素进行综合考量。目前，无论是自体、同种异体移植物还是人工材料移植物，均存在着各自的优缺点；体现在近期、中期、晚期随访中出现特定的移植区域和供体区域并发症。荟萃分析研究结果认为无论使用哪一种韧带移植物，临床疗效均未发现显著性的差异，但我们认为对于这一研究结论正确的解读应当是并非一种韧带移植物就能够满足绝大部分的患者需求；同一类型患者，采用不同韧带移植物其手术疗效也会出现良莠不齐的现象。因此，临床医师需要了解每一种韧带移植物的最优与最差适应人群；然后再结合每一例患者的具体情况进行优化选择。目前，自体肌腱（或肌腱－骨）移植物、同种异体肌腱（或肌腱－骨）移植物和人工材料是临床上主要使用的移植物来源；下文将就以上移植物的临床应用经验和中远期临床疗效进行综合评价。

（一）自体韧带移植物

1. 自体阔筋膜与髂胫束　自体阔筋膜是最早用于前交叉韧带重建的移植材料。1914 年，俄国人 Grekow 使用游离阔筋膜张肌进行的首例 ACL 重建获得成功。髂胫束作为 ACL 移植物，其抗张强度和人体 ACL 接近，重建后能够实现对 ACL 功能的部分替代，但是腱骨愈合部位的固定强度和愈合速度制约了其在临床上的进一步使用。随着腘绳肌腱移植技术的不断成熟，使用髂胫束重建 ACL 成为历史，仅仅在自体肌腱来源匮乏的时候作为候补供区。

2. 腘绳肌腱　腘绳肌腱（hamstring tendon，HT）在 ACL 重建术中，特指半腱肌和股薄肌（semitendinosus/gracilis，ST/G）。

HT 作为 ACL 移植物其优势在于：①折叠编织缝合后强度高，术后早期出现移植物强度下降时患者能够耐受功能锻炼带来的拉伸和旋转应力；②便于获取，取腱失败率低并且供区并发症状轻；③和髌腱移植物相比，HT 保全了膝关节的伸膝装置，术后不再出现髌股关节相关并发症及伸膝功能障碍等并发症。

其不足在于：①韧带两端无骨性结构，腱骨愈合需要较长时间（10~12 周），早期需要在保护下进行负重及功能锻炼；②肌腱移植物取材长度和直径粗细无法预估，可能出现取腱量无法满足移植需要的潜在风险；③腱骨愈合不良将导致骨隧道过度扩大，成为远期失败翻修的重要原因；④对于女性患者，术后可能出现膝关节周围的软组织松弛度增加，术后移植物松弛的发生率较男性患者高。

术后最为常见的并发症为骨隧道扩大，造成骨隧道扩大的原因主要分为力学因素与生物学因素。力学因素主要包括骨隧道定位偏差，引起"雨刷效应"与"蹦极效应"。胫骨隧道定位偏前会导致移植物在关节腔内摆动幅度增大而引起胫骨隧道扩大。股骨隧道定位偏前会导致膝关节屈曲时，移植物在髁间窝撞击，造成股骨隧道扩大。不同固定方式也会影响骨隧道，使用自体 HT，多采用远离关节线的远端固定，这种固定方式可使移植物在骨隧道内活动度增大，术后易引起骨隧道扩大；部分学者采用邻近关节线的挤压固定，希望能够解决骨隧道扩大这一问题。持反对意见的学者认为挤压固定造成的骨隧道扩大可能更加严重。造成这一分歧的原因不在于是否采用近关节线固定这一方式，而是挤压固定之后腱骨愈合的确切性。生物学因素包括细胞介导的非特异性炎症反应与生理性骨吸收。有学者研究认为，韧带重建后关节滑液渗入骨隧道，骨道内的移植物与滑液相接触，滑液中的炎症介质作用于腱－骨界面，从而发生一系列反应，导致骨隧道壁溶解。基于上述顾虑，在术后运动量较大的人群，包括职业运动员等，进行 ACL 重建时，HT 的使用率低于自体骨－髌腱－骨移植物（32% v.s. 46%）。在男性运动员中,HT 的使用率更低,女性运动员中使用比例高于男性运动员,但仍低于普通女性患者人群中的使用率。

术后整体的供区并发症发生率为 8.3%。膝前区、小腿局部感觉障碍、90° 后屈膝肌力下降是主要的并发症。感觉障碍的原因是医源性隐神经髌下支损伤,其发生率据文献报道最高可达88%。膝关节 ACL 重建术中取腘绳肌腱时,损伤隐神经及其分支在一定程度上不可避免。但切口方向与医源性隐神经髌下支损伤有密切关系,改变切口的方向有助于将其发生率下降至 14.9%。Henry 等比较了与隐神经髌下支走行一致的斜行切口和与隐神经髌下支走行交叉的纵行切口,发现采用纵行切口取自体腘绳肌腱更能显著增加隐神经髌下支医源性损伤的风险。Franz 等对比从腘窝后内侧水平切口与传统前内侧切口取肌腱,发现腘窝后内侧水平切口组无小腿感觉障碍发生。因此为了进一步减少 HT 取腱并发症,部分学者建议使用膝关节后方切口,同时建议仅取半腱肌,保留股薄肌将显著减少术后屈膝力量和膝关节内旋力量的缺失。这一技术有望从根本上解决取腘绳肌腱导致的隐神经损伤。

HT 取腱后还有可能出现伸髋障碍,极限屈膝角度减少,膝关节内旋肌力下降,这在同时切取半腱肌和股薄肌的患者中发生率更高。研究显示,上述神经功能、肌肉功能缺失大部分为一过性,中长期随访结果显示在术后 3 个月之后患者逐步开始恢复至术前水平。

腘绳肌腱是目前 ACL 重建术中自体移植物的主要来源,2018 年 Alberto Grassi 进行的全球多中心调查研究发现,使用 HT 重建 ACL 所占比例为 45%~89%。

适用人群:取自体骨 – 髌腱 – 骨 ACL 重建术后翻修、既往髌腱有外伤或者退变患者、存在髌股关节疾病患者、采用跪姿工作患者、运动强度和运动需求不强烈、可配合自体 HT 重建 ACL 进行康复的患者。

3. 股四头肌肌腱(quadriceps tendon,QT)
Marshall 在 1979 年首次报道了采用股四头肌肌腱移植物进行 ACL 重建的临床效果。

QT 作为 ACL 移植物,其优势在于:①相对于骨 – 髌腱 – 骨和腘绳肌腱,QT 的实质部分更厚,约为骨 – 髌腱 – 骨的 1.8 倍,而且更适应拉伸的应力;②相同宽度下 QT 纤维密度更高,横截面积更大;对比 10mm 宽度的 QT 与髌腱,发现 QT 的横截面积显著大于髌腱,接近髌腱的 2 倍,意味着QT 的力学性能更加优异,峰值撕裂应力为骨 – 髌腱 – 骨的 1.37 倍;③QT 移植物中纤维密度更大,将显著减少移植物在隧道中与骨壁的缝隙,避免滑液进入骨隧道引起骨吸收,骨隧道扩大;针对QT 的显微结构研究结果显示,QT 的纤维密度相对于髌腱更高,相同体积的 QT 含有的胶原纤维量是骨 – 髌腱 – 骨的 120%。有研究者观察 ACL 重建术后 MRI 图像中韧带实质影像的信噪比,发现 QT 组术后韧带信噪比更低,提示股四头肌肌腱再韧带化程度优于腘绳肌腱;④QT 移植物在隧道中的摆动弧度更小,减少了肌腱与骨隧道之间撞击引起的"雨刷效应",腱骨愈合强度更高,骨隧道扩大现象发生率更低。

QT 作为自体肌腱的优质供区,其材料学优势能否提升 ACL 重建术后疗效,2019 年美国运动医学杂志对此进行了文献系统回顾,发表了这一领域内首篇荟萃分析研究结果:581 例 QT 和581 例骨 – 髌腱 – 骨移植物相比,术后膝关节稳定性评估(KT-1000)测量胫骨前移度、Lachman试验、轴移试验无显著差异;膝关节功能 lysholm评分、IKDC 评分无显著差异;在供区疼痛方面,QT 显著优于骨 – 髌腱 – 骨组;在移植物再断裂方面,两组间发生率无显著差异;这一结果显示,和作为"金标准"的骨 – 髌腱 – 骨相比,QT 组在移植物强度、术后膝关节稳定性、功能恢复等方面均能达到相同的效果,同时还有效降低了供区疼痛的发生率,而供区并发症正是困扰骨 – 髌腱 – 骨移植物的顽疾,在这一点上,QT 具备显著的优势。在和腘绳肌腱移植物的对比研究中,部分文献认为 QT 和腘绳肌腱相比,膝关节 lysholm评分明显改良;亦有部分研究报道膝关节 lysholm评分无显著性差异。在术后 IKDC 评分中,虽然结果在统计学上无明显差异,但是评分分值上QT 组高于腘绳肌腱组。在术后膝关节稳定性评估(KT-1000)测量胫骨前移度、Lachman 试验、轴移试验、移植物生存率方面两组之间无显著差异,但 QT 组术后疼痛程度更轻。

股四头肌肌腱主要供区并发症:①影响股四

头肌肌力恢复,对于伸膝肌力的负面影响是取股四头肌肌腱的主要顾虑。在早期研究中,学者们没有客观的肌力检测手段对此进行客观评价。随着肌力测定仪器的应用,客观数据表明,和腘绳肌腱组对比,QT组在1年后膝关节伸膝肌力和膝关节稳定性能够恢复到相同水平,同时屈膝肌力QT组优于腘绳肌腱组,说明切取股四头肌肌腱带来的伸膝肌力下降为一过性,通过1年的康复训练能够得以恢复。第1年伸膝肌力恢复程度能够达到82%,第2年能够恢复至89%。这一研究结果令学者们逐渐减少了这方面的担忧。不仅如此,同取骨-髌腱-骨患者相比,取QT组患者术后伸膝肌力受影响更小,而且更容易恢复。术后QT组患者恢复膝关节完全伸直的时间更短。②供区手术瘢痕较大,可通过采用微创取腱方法进行有效改善。

目前,股四头肌肌腱的临床应用数量远低于其他移植物,而随访数据显示股四头肌肌腱(可含髌骨骨块)和骨-髌腱-骨的移植成功率、关节稳定性接近,疗效好,并发症发生率低,移植物失败率仅2.1%,供区疼痛发生率低。对将其作为骨-髌腱-骨移植物替代来源的研究逐步成为热点,因此今后股四头肌肌腱有可能成为自体韧带的可靠供区。

最适用人群:取自体骨-髌腱-骨重建术后翻修、既往髌腱有外伤或者退变患者、采用跪姿工作患者。

4. 骨-髌腱-骨(bone-patellar tendon-bone,BPTB)移植物 1963年Jones首先报道采用髌腱中1/3重建ACL。其优异的临床疗效吸引了越来越多的学者进行学习和应用,并对其进行改良。Marshall尝试保留髌腱胫骨止点,将韧带从胫骨隧道向上导入股骨隧道,并使用部分股四头肌肌腱进行延长固定;Clancy改良采用带髌骨骨块的髌腱移植物以实现股骨侧骨隧道内骨性愈合。通过不断的发展,目前骨-髌腱-骨是ACL重建手术的"金标准"。

BPTB作为ACL移植物,其优势在于:①移植物具有足够的强度和刚度,宽度10mm的BPTB强度为正常ACL的120%,刚度则为正常ACL的3.76倍。②骨愈合能力强,移植物靠骨与骨愈合固定,固定牢固。目前腱骨愈合的理论还存在一定的争议,而骨性愈合确切,无需担心瘢痕组织张力不足,固定逐步失效的可能。对运动强度、力量要求较高的患者尤为适用。③取材方便,可以实施双切口微创取腱术,避免供区手术瘢痕大影响膝关节功能。

大量文献的系统回顾研究结果显示采用BPTB作为移植物重建ACL,术后膝关节的稳定性优于使用腘绳肌腱组,不仅体现在采用KT-1000定量测量胫骨前移度与Lachman试验的结果上,更体现在轴移试验的稳定性上,采用BPTB移植物轴移试验的阳性率显著低于腘绳肌腱。髌腱纤维为一个整体结缔组织,能够在自体细胞的爬行替代过程中保持内部结构不暴露在关节液环境中,长时间内保持足够的力学强度;而移植物两端的骨性愈合有效地避免了移植物在隧道中的微动与切割,这一关键的优势到目前尚无其余的人体来源移植物能够具备。尽管现有的研究结果显示,采用BPTB和采用腘绳肌腱移植物其术后再断裂率无显著性差异,但是我们需要认识到没有发生断裂仅代表移植物的生存率,并不能代表移植物的功能。稳定性才是移植物能够充分发挥功能,帮助患者恢复运动功能的关键。因此,BPTB至今依然是ACL重建移植物选择的"金标准"。

BPTB同样存在其不可克服的缺点:①破坏了膝关节的正常结构,股四头肌肌力明显下降,约为术前69%;②术后并发症包括跪地疼痛、髌股关节疼痛、髌腱炎、髌腱撕脱,髌骨骨折、供体区术后可能存在乏力、不稳。BPTB供区总体并发症发生率为0.2%~1.21%。取腱术中直接导致髌骨骨折的发生率为0.42%~1.3%,而这一并发症的发生与取髌骨骨块的形状、长度无相关性。术后中远期由于取腱对髌腱血供和髌腱强度的影响有可能发生髌腱的撕脱,发生率尚未有确切数据。研究显示,13%的患者存在髌前感觉障碍,46%的患者存在术后膝前疼痛。部分学者尝试采用双水平切口进行取腱,报道术后患者膝前疼痛的发生率能够降低至13%,但这一技术不能很好地缝合髌腱,髌腱的愈合速度有所下降。部分学者也发现,由于上述并发症的存在,取BPTB术后的患者在膝关节活动范围,尤其是屈膝活动度上会有一定程度的减少。亦有少量临床随访数据发现,使用BPTB重建ACL术后5年,患者出现轻、中度骨关节炎表现,而取 HT 重建 ACL 患者中并未观察到这一现象,提示使用 BPTB 移植物可能增加了中远期骨关节炎的发病率。因此,BPTB 作为 ACL 重建移植物,其优势在于术后膝关节稳定性更佳,尽管在最终的临床效果上没能体现出显著的优势,但是稳定本身对于膝关节而言就足够重要;其劣势在于取腱供区的并发症发病率更高,严重的并发症如髌腱撕裂和髌骨骨折等尚无有效的方式能够完全避免,一旦发生将对患者膝关节功能带来极大的影响。

近年来 BPTB 使用比例逐年降低,2018 年 Alberto Grassi 进行的全球多中心调查研究发现,其所占比例为 2%~41%。但在运动强度大的人群,如运动员、重体力劳动者中,其使用比例仍呈上升趋势,尤其是男性运动员中,美国男性运动员在 ACL 重建手术中的首选仍为 BPTB。伴随着近年来多中心随机研究发现,使用 HT 移植物可能存在远期移植物失败的趋势,BPTB 移植物在将来有可能出现使用趋势回升的可能。

最适用人群:运动强度大要求快速康复患者、合并后内侧结构损伤患者、全身性韧带松弛患者、取自体 HT 重建术后翻修患者。

不适用人群:跪姿或者蹲姿需求高的运动员与劳动者,既往髌骨及髌腱外伤患者。

(二)同种异体韧带移植物

为减少自体移植物取材区域并发症和来源不足问题,同种异体韧带移植物在临床上也曾广泛应用。以骨 - 髌腱 - 骨和跟腱、腘绳肌腱为最主要的材料,胫骨前肌腱、胫骨后肌腱、腓骨长肌腱也有少量应用报道。尽管在治疗费用上,购买同种异体移植物较使用自体肌腱显著升高,但是患者可以从显著缩短的手术时间,加快的术后早期康复中获益,因此在美国曾大量使用同种异体肌腱移植物;而在欧洲,同种异体肌腱的使用数量远低于美国。

在同种异体肌腱应用的早期,移植物的规范化获取与消毒尚不完善,大量采用高能量射线灭菌的同种异体移植物在术后早期发生了失败。研究发现高能量射线灭菌导致肌腱纤维结构的变性,导致移植物初始力学强度降低,坏死的细胞及组织诱发滑膜炎性改变。

同种异体移植物优势:①手术损伤小,时间短,瘢痕小;②无供区并发症;③移植物数量及大小不受限,适合于前交叉韧带重建特别是前交叉韧带重建后翻修术和多发性韧带损伤;④术后早期康复相对简单,膝关节粘连少。

同种异体移植物不足:①疾病传播风险,主要是存在病毒性疾病传播可能;②术后感染;③愈合速度慢;④远期出现移植物失效的比例较自体移植物显著增加,这是限制其应用的最主要因素。

在美国,同种异体肌腱来自于美国组织库协会认证的组织库,有完善的供体疾病筛查和认证,因此出现疾病传播的概率较低。通过射线消毒、化学消毒处理后的同种异体移植物,目前无论是深部感染还是浅表感染的发病率,均与自体移植物无显著性的差异。愈合速度方面,由于自体、同种异体韧带均需经历相同的过程,即韧带的再血管化、细胞增殖、成熟化。在此期间移植物的强度较植入时下降 11% 左右。由于同种异体韧带移植物愈合时间延长,韧带强度下降时间延长,因此在积极的康复锻炼过程中,同种异体移植物的再断裂率出现明显的上升。因此美国骨科医师学会指南提出,尽管在 ACL 急性损伤患者中,使用自体和同种异体移植物无临床疗效的差异,但是这一结论不宜扩大至在运动员或者活动强度较大的患者中。该指南认为,同种异体移植物作为自体移植物的补充,尚不能取代自体移植物成为前交叉韧带移植物的首选。

近年来,随着同种异体移植材料灭菌技术的改变,移植物生存率有望得以提高,同种异体移植物使用数量逐年上升。2018 年 Alberto Grassi 进行的全球多中心调查研究发现,使用同种异体移植物重建 ACL 所占比例为 2%~17%。

适应人群:年龄较大(老年患者),对运动需求程度不高的女性,自体肌腱质量不佳,自体肌腱长度、直径不足等患者。

(三)人工前交叉韧带

从 1980 年开始,人工韧带开始在临床上进行使用,相对于其他移植物,人工韧带的优势显著:①无需取腱、手术时间短;②术后即刻稳定,即刻负重,无需等待韧带再血管化;③快速恢复患者运动功能。在短时间内引起运动医学界极大的兴趣。

人工前交叉韧带包括两大类：一是韧带增强装置，一是韧带永久性替代装置。韧带增强装置多与自体移植物联合使用，在自体移植物再血管化过程中提供临时性的保护。韧带永久替代型装置无需与自体移植物联合使用，多作为一个独立的韧带单元替代原有断裂的交叉韧带。

人工韧带的材料分为碳纤维材质和聚酯纤维材质。目前，碳纤维材质被公认是一种失败的韧带纤维材料，在植入人体膝关节之后，膝关节局部出现较高的断裂率和纤维相关炎症反应，在患者肝脏也能检测到碳纤维离子的存在，因此碳纤维人工韧带已经完全退出临床。聚酯纤维韧带中，早期的人工韧带产品包括 Kennedy LAD, Leeds-Keio, Dacron, Gore-Tex, Trevira-Hochfest 等均被临床召回不再使用。失败原因包括：①聚酯纤维碎片可能出现远处转移；②生物相容性降低；③耐磨损性能差、抗扭强度不足导致的再次断裂率较高；④局部滑膜组织刺激症状明显；⑤在愈合过程中不可预测的关节液浸润导致的纤维结构的完整性丧失。综上所述，临床研究中发现上述人工韧带由于机械性失败（韧带主体断裂、固定装置松动）、滑膜并发症（异物性滑膜炎）、慢性肿胀渗液、复发性关节不稳、术后早期出现膝关节骨关节炎等原因，其生存率显著低于传统生物型移植物。在人工韧带面世的前 20 年，它的使用并没有出现预期中的高峰，反而是逐渐降低。

在人工韧带发展的历史中，虽然经历了初期的失败，但是人工韧带本身所具备的无可比拟的优势仍吸引着科技人员不断改良韧带材料以克服早期产品的缺陷。随着材料学的不断进步，近10 年来，人工韧带再次出现了新的进步。LARS（Ligament Advanced Reinforcement System, Arc-sur-Tille, France）人工韧带为第二代人工移植物中的代表性产品，目前临床应用最广泛。该韧带在 1985 年由法国医师 Laboureau 发明，采用的材料是聚对酞酸乙二酯（polyethylene terephthalate, PET），和前代产品无本质的区别，但是其采用独立的两段式设计，骨隧道内段为横向编织纤维，膝关节内段为平行自由纤维，可随膝关节运动方向变化，并具有微孔以利细胞长入，缓冲了扭转和剪切应力，降低了韧带机械性磨损导致远期断裂的可能性。由于采用了仿生学设计，该韧带在抗重复扭曲、弯曲、牵伸等力学性能上出现了显著的提高。目前有越来越多的文献报道 LARS 韧带进行交叉韧带重建术后的临床疗效较前代人工韧带有了显著的提高。

笔者认为成功的关键，在于掌握严格的手术适应证并改进术中细节。以下几点对于提高LARS 韧带成功率具有重要的意义：①LARS 韧带更适用于急性韧带损伤或者交叉韧带部分损伤患者；②术中尽可能地保留原有交叉韧带残端纤维和滑膜组织，对细胞长入 LARS 韧带纤维具有显著的促进作用；③其界面螺钉的松动率高于其他移植物，主要原因是对于皮质骨层过盈固定的技巧不熟练，螺钉未能在皮质骨上形成锁定，通过改进手术技巧，术中 C 形臂透视等方法能够显著降低界面螺钉固定不牢的发生率；④尽可能避免韧带自由纤维受到任何撞击，要求在术中将自由纤维和横行纤维的交界面略高于骨隧道出口，减少隧道出口对于自由纤维的切割；胫骨侧止点需要适当较原有止点偏后，避免伸直位或者过伸位引发撞击导致自由纤维损伤；⑤等长重建是 LARS 韧带成功的关键，部分患者 ACL 在屈伸过程中长度变化较大，股骨止点和胫骨止点之间距离变化过大，这类患者不适宜采用 LARS 韧带，其原因是LARS 韧带的弹性和蠕变无法适应这种过度的不等长变化，在术后早期就有可能出现固定松动、韧带失败。在临床工作中严格掌握上述适应证和手术细节，能够扬长避短，既充分发挥 LARS 韧带的优势，又有效避免了术后中长期的失败。

目前，人工韧带的材料、工艺、设计方面还有待进一步的发展，组织工程生物型韧带是目前人工韧带进一步改进的方向。使用组织工程的方法，将可降解支架材料和种子细胞与生长因子进行体外培养形成韧带组织。常用的支架材料为胶原、壳聚糖、蚕丝、透明质酸，也有将人工合成纤维用于组织工程型韧带的制作中。如 Li 应用原子转移自由基聚合（atom transfer radical polymerization, ATRP）和二氧化硅聚合技术改进的 LARS 人工韧带在体外实验中显示增加了 21% 的成骨效应。Okada 用凝血法制备的壳聚糖－羟基磷灰石复合单纤维具有良好的纤维长入能力及抗拉性能。Chung 用家兔实验新型可降解的多孔（1,8-辛二醇－聚柠檬酸）－羟基磷灰石纳米复合材料－聚（L－乳酸）三元复合物,组织长入及术后功能恢复良好。类似的研究成为目前人工韧带组织改良的研究热点,有望在动物模型获得成功的基础上,进一步开展临床实验研究。

适用人群:急性前交叉韧带损伤、前交叉韧带部分损伤、运动强度大要求快速康复患者。

不适用人群:存在骨隧道溶解扩大的翻修患者、骨质条件差的患者。

（四）小结

综上所述,目前尚无用于前交叉韧带重建的完美材料。从使用数量上看,自体移植物依然是主要选择。骨－髌腱－骨移植物因其骨性愈合的优势仍然是"金标准",可获得较高的关节稳定性,缺点主要为供区并发症;腘绳肌腱作为目前应用最多的自体移植物,供区并发症小于骨－髌腱－骨,但腱骨愈合的强度和速度成为影响术后膝关节稳定性的制约因素。其他如股四头肌肌腱、腓骨长肌腱等应用较少,短期随访效果好,远期效果还需进一步观察,股四头肌肌腱因其强度更高有望成为替代腘绳肌腱的更佳自体肌腱来源。同种异体骨－髌腱－骨和腘绳肌、胫前肌腱、胫后肌腱重建短期效果和自体移植物相近,但远期断裂率较高。如果能够建立起规范化标准化的组织库,同种异体移植物将成为自体肌腱来源不足的有效补充。目前倾向于在年龄较大患者中应用同种异体移植物较为安全。上述移植物在体内均需要经历:缺血坏死、再血管化、细胞增殖、韧带重塑这一复杂的过程。自体移植物需时约12个月,同种异体移植物需要更长的时间。因此,保护下康复锻炼的时间至少需要1年左右。

（白伦浩　滕学仁　马勇　杨柳）

第三节　后交叉韧带
损伤与重建

一、相关解剖

膝关节中,后交叉韧带（posterior cruciate ligament, PCL）与前交叉韧带（anterior cruciate ligament, ACL）协同作用,共同保证膝关节的稳定性与运动功能。PCL 走行与 ACL 交叉,PCL 起自股骨内侧髁的外侧面,斜向后下方,止于胫骨髁间隆起的后部。PCL 股骨附着区呈圆弧形,长约 2.0cm,其形状和大小可以存在很大的差异;PCL 胫骨附着区的大小和形状则相对一致,其位于两胫骨平台之间、胫骨髁间棘后方的凹陷处,约在关节面下 0.5cm 处,这个凹陷被称为后髁间窝或 PCL 窝（图 3-3-5,见文末彩插）。

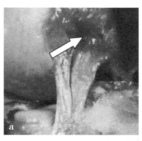
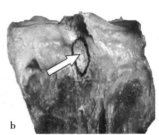
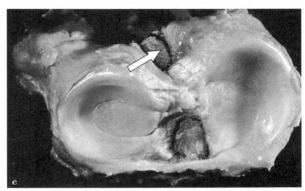

图 3-3-5　PCL 股骨及胫骨附着区
a. 箭头所指为 PCL 股骨端附着区;
b、c. 箭头所指为 PCL 胫骨端附着区

PCL 由纵行胶原纤维组成,中央部最窄,上下两端扇形散开,下端较上端窄。PCL 的平均长度为 38mm,中间平均宽度为 13.7mm、平均横截面积为 $31.2mm^2$,PCL 的粗细程度约是 ACL 的 2 倍。PCL 纤维由外而内附着到股骨足印,由前至后附着于胫骨足印。目前大体解剖和功能解剖研究中认为,PCL 纤维是一条连续的,不可分离的一整束纤维,在膝关节屈伸过程中,各种纤维不断重新组合,总有一部分纤维起主导作用,即呈紧张状态,另一部分纤维处于休息状态。

为使外科医师能够了解 PCL 的复杂结构,可根据其基本功能分成不同的功能束。根据 PCL 股骨端足印的相对位置,将 PCL 分为前外侧束和后内侧束（图 3-3-6,见文末彩插）。从膝关节伸直位到屈曲位过程中,PCL 纵轴呈顺时针方向旋转,前外侧束从前方移向后上方,韧带趋于垂直。

前外侧束在屈膝 >70° 时紧张,后内侧束在伸膝时紧张,这两束在膝关节屈伸活动中起到抵抗胫骨后方移位的作用,对于维持膝关节的稳定有着不可或缺的作用。这种分束理论目前对临床工作有指导意义,双束 PCL 重建方法即以此分束理论为基础。虽然两束的股骨端附着区面积大致相等,但是前外侧束是 PCL 的主要部分,其截面积是后内侧束截面积的 1.5 倍,前外侧束在 PCL 维持膝关节稳定方面起主要作用,单束 PCL 重建时重建前外侧束,即以此为理论依据。

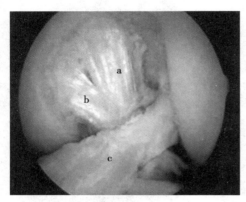

图 3-3-6 PCL 与 ACL
a:PCL 的前外侧束;b:PCL 的后内侧束;c:ACL

PCL 在整个膝关节活动中起着运动轴心的作用,除了限制胫骨后移、保证膝关节的后向稳定作用之外,PCL 可以限制胫骨过伸,并有一定程度地限制小腿内旋、内收、外展的作用。如果 PCL 断裂,膝关节失去以 PCL 为轴的旋转作用,除出现膝关节后向不稳外,亦可出现后侧旋转不稳。

PCL 的血供主要来源于膝中动脉。被膜血管参与供应 PCL 远端的血供,被膜血管由膝下动脉和腘动脉的分支组成。PCL 及覆盖 PCL 的滑膜组织由腘神经丛的神经纤维支配。腘窝神经丛来源于关节后神经(胫神经的分支)及闭孔神经终支。

PCL 存在三种神经末梢类型:Raffini 小体(Ⅰ型,压力型受体)、Vater Pacini 受体(Ⅱ型,速度型受体)和游离神经末梢(Ⅳ型,疼痛受体),高尔基腱器官存在于 PCL 滑膜鞘的下方,可能起到膝关节本体感受功能的作用。因此,PCL 损伤造成的不仅仅是机械功能的紊乱,同时也因为切断了向中枢神经系统传递信号的传入神经,进而造成了神经功能的紊乱。

二、受伤机制与诊断

(一)受伤机制

PCL 损伤常常为高能损伤,即因直接暴力撞击胫骨上段导致膝关节胫骨后脱位,如交通创伤等。近年来随着对运动损伤的重视,PCL 运动损伤的发生率较前增高。PCL 完全断裂占所有膝关节损伤的 3%,常常合并膝关节后外侧结构损伤。

1. 高能损伤 膝关节屈曲时胫骨上段受到向后的直接暴力,如交通事故引起的典型"仪表盘损伤",此损伤多合并膝关节后外侧复合体(PLC)损伤,可引起膝关节明显脱位及后向、旋转不稳。

2. 过屈损伤 当膝关节突然、剧烈屈曲时,PCL 前外侧束过度拉伸出现断裂,此损伤为单纯 PCL 损伤的最常见运动损伤机制。

3. 过伸损伤 外力造成膝关节急性过度伸直也是 PCL 损伤机制,常合并后关节囊及 ACL 撕裂。

4. 屈膝踝跖屈损伤 多见于运动损伤,足跖屈时后向力可传导至胫骨结节,此类损伤多为单纯 PCL 损伤。

(二)临床表现

PCL 撕裂瞬间患者一般无类似 ACL 撕裂时的关节内"嘣"的撕裂感,多数患者损伤后可以部分甚至完全负重,主诉常为膝关节后方疼痛、肿胀及膝关节伸屈功能障碍,合并多韧带损伤的膝关节可发生严重的疼痛、肿胀和僵硬。

慢性 PCL 损伤患者,较少以膝关节不稳为主诉,典型的症状为疼痛和功能受限。主诉可能为某些特定动作,如下楼梯或下陡坡时膝关节后方疼痛。

(三)体格检查

急性期会出现膝关节明显肿胀、活动受限,合并关节囊撕裂者,膝关节后外侧稳定性明显下降可出现膝内翻步态,关节内出血可从关节囊破裂处流至腘窝甚至小腿肌肉筋膜间室,出现腘窝、小腿皮下淤血、肿胀。肿胀消失后可出现膝关节不稳,查体可出现关节不稳体征。

1. 后抽屉试验 屈髋 45°,屈膝 90°,检查者以臀部固定被检查者足部,双手固定胫骨上端,向后推动胫骨上段,比较胫骨相对股骨后移位(图 3-3-7)。

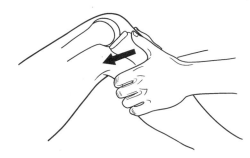

图 3-3-7　后抽屉试验

后抽屉试验为 PCL 损伤最精确的体格检查，当膝关节屈曲 90° 时，后方关节囊松弛，可单独检查 PCL 损伤。

根据后抽屉试验胫骨相对股骨髁向后平移距离，可以将 PCL 损伤分为三度，PCL 损伤可根据分度指导患者治疗：Ⅰ度损伤胫骨向后平移1~5mm；Ⅱ度损伤胫骨向后平移 6~10mm；Ⅲ度损伤胫骨向后平移大于 10mm；

2. 内旋及外旋位后抽屉试验（图 3-3-8）保持小腿内旋或外旋位，方法同后抽屉试验。可区分单独 PCL 损伤和合并关节囊韧带的损伤，胫骨外旋位后抽屉试验距离减小表示后外侧结构完整。

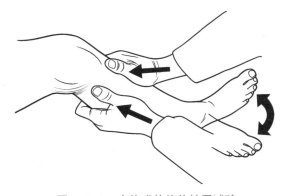

图 3-3-8　内旋或外旋位抽屉试验

3. Godfrey 后沉试验　患者仰卧，屈髋屈膝90°，患者下肢放松，检查者支撑其踝关节，重力可增加 PCL 损伤膝关节的下沉（图 3-3-9）。

4. 股四头肌主动试验　保持股四头肌中立位，通常屈膝 60°~90°，PCL 损伤时，主动收缩股四头肌会出现胫骨前移。

5. 拨号试验　患者取俯卧位，于屈膝 30°、90° 外旋小腿（图 3-3-10），阳性结果为相对于股骨轴足外旋角度 >10°~15°，与健侧相比，仅在屈膝 30° 时外旋增加提示单纯 PCL 损伤，屈膝 30° 和 90° 时外旋都增加提示 PCL 合并后外侧关节囊损伤。

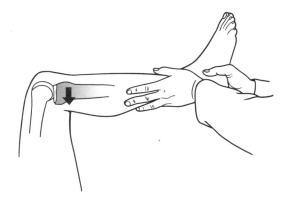

图 3-3-9　Godfrey 后沉试验

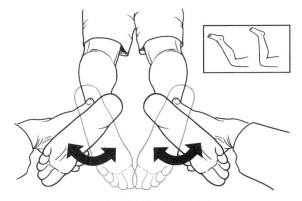

图 3-3-10　拨号试验

6. 其他检测方法　如膝关节测量仪 KT2000用于膝关节后向不稳的测量，但其受关节位置及肌力、检测者主观影响较大；Opti-knee 新型步态分析方法对 PCL 损伤患者步态进行检测，其客观步态图数据可为膝关节 PCL 损伤提供诊断参考。

（四）辅助检查

1. X 线　需拍摄双膝站立正侧位、负重屈膝45° 正侧位片，正位片可评估膝关节间隙变窄，侧位片尤其在负重屈膝侧位片可观察到膝关节后脱位。X 线检查能发现 PCL 下止点撕脱骨折（图 3-3-11）。

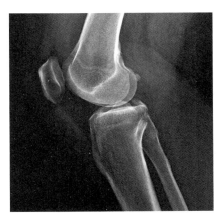

图 3-3-11　X 线示 PCL 胫骨止点撕脱骨折

2. MRI 随着影像诊断技术的发展,膝关节磁共振检查已成为 PCL 损伤最重要的检查手段,是 PCL 损伤影像检查"金标准",急性期其诊断准确率高于 95%,根据 MRI 特有的影像学征象,可诊断 PCL 损伤:①连续性中断;②未显示后交叉韧带,此多见于 PCL 慢性损伤;③PCL 在 T_1WI、T_2WI 上呈不规则高信号,其内未见连续性完整的纤维条索;④PCL 胫骨止点撕脱骨折可见胫骨平台止点处 T_1WI 低信号,T_2WI、STIR 高信号的骨折线,PCL 韧带连于骨折片而韧带连续性无中断(图 3-3-12)。

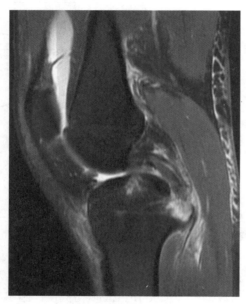

图 3-3-12 PCL 胫骨止点撕脱骨折

部分损伤征象:PCL 内异常信号改变(T_1WI、T_2WI 均可出现),或 MRI 显示部分纤维连续性中断,部分纤维连续性完整。

3. 双源 CT 通过两种不同能量的数据分离普通 CT 所不能分离或显示的组织结构,目前已较为广泛应用于肌腱与韧带的 CT 重建成像(图 3-3-13,见文末彩插)。

（五）诊断

根据患者病史、体格检查及辅助检查,PCL 损伤诊断一般不困难。需特别了解患者受伤机制,详细查体并评估患者膝关节后抽屉试验分级,对于进一步诊断及治疗有较大意义。

PCL 胫骨止点撕脱骨折可根据骨折是否移位分为三型:Ⅰ型,骨折未移位;Ⅱ型,骨折轻度移位,伴撕脱物后部抬高;Ⅲ型,骨折断端完全分离。

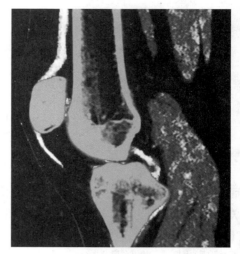

图 3-3-13 双能量 CT 重建下的 PCL

三、治疗原则与重建手术技巧

（一）治疗原则

关于 PCL 损伤的手术治疗尚存争议,在一些研究(包括 PCL 部分损伤)中发现,适当的保守治疗可使患者病情得以改善,另一些研究发现,在损伤后多年膝关节会出现一系列致残性的明显症状及功能受限。

急性期非完全断裂首选保守治疗,膝关节 0° 下肢石膏固定,固定时注意向前托胫骨;单纯 PCL 完全断裂也可首选保守治疗,但合并膝关节前交叉韧带、内侧副韧带及后外侧关节囊复合体损伤以及后抽屉试验 >10mm 的Ⅲ度损伤,大部分学者建议手术治疗。

慢性 PCL 损伤膝关节多合并软骨退变,由于手术无法改善疼痛、肿胀的关节炎症状,所以慢性 PCL 损伤病例行韧带重建手术效果常不如急性损伤病例。若合并明显不稳而影响患者运动水平,或伴有半月板撕裂、软骨损伤症状者,建议早期行 PCL 重建术以达到稳定关节、恢复运动、减缓关节退变的目的。

PCL 胫骨止点撕脱骨折的病例,Ⅰ型损伤建议行石膏固定,Ⅱ型损伤及Ⅲ型损伤建议行关节镜下韧带止点固定。康复治疗是 PCL 断裂患者重返运动的关键。

（二）后交叉韧带重建手术技巧

目前 PCL 重建常见的技术包括 Transtibial 技术与 Inlay 技术(图 3-3-14),其中 Transtibial 技术是经典方法,更为常用。现主要介绍 Transtibial

技术重建 PCL。根据 PCL 重建的束不同，又可以分为单束重建与双束重建，单束重建主要采用功能重建，即重建前外侧束；双束重建同时重建前外侧束和后内侧束，其中重建前外侧束与单束重建时定位相似，定位位置争议较少；但重建后内侧束时定位位置尚有争议。

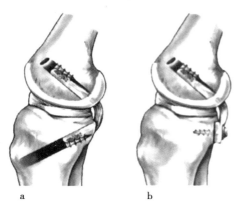

图 3-3-14　PCL 重建技术示意图
a. Transtibial 技术；b. Inlay 技术

1. 移植物的选择与制备　PCL 重建使用的移植物有自体移植物、同种异体移植物与人工韧带，前两者的使用更为广泛。自体移植物包括骨－髌腱－骨、腘绳肌腱（半腱肌和股薄肌腱）、股四头肌肌腱－骨，以及腓骨长肌腱。同种异体移植物包括异体骨－髌腱－骨、跟腱－骨、胫前肌腱等。其中，自体腘绳肌腱由于取材快捷、操作简单而被广泛应用，其选取与制备的步骤如下：自患膝同侧胫骨结节下内侧行 3~4cm 直切口，显露鹅足，翻开缝匠肌腱膜，显露半腱肌腱和股薄肌腱，将半腱肌和股薄肌胫骨附着点切断，用爱惜邦 5 号线分别套住每条肌腱断端，再将肌腱游离端套入取腱器，屈膝 90°，牵拉肌腱游离端，上推取腱器，于腱腹交界处切断，取出肌腱，去除残留肌组织，肌腱长度 260~320mm。将取下的半腱肌腱、股薄肌腱各折叠为两股，用爱惜邦 2 号不可吸收线或者 Orthocord 线编织缝合两端约 3cm 段，测量移植腱直径，其直径一般为 7.0~8.0mm，长度约为 120mm。对折后的另一端用爱惜邦 5 号不可吸收线套住移植物对折端，用亚甲蓝在此端 3cm 处做标记。肌腱在 80N 的预张力下牵拉 20 分钟。

2. 单束重建与双束重建

（1）单束重建：单束重建 PCL 是最常用的方法。PCL 单束重建属于功能重建，因前外侧束是 PCL 的主要功能部分，因此单束重建术重建的是前外侧束，其目的是恢复膝关节功能性稳定，而并非要完全恢复 PCL 的生理解剖。有不少学者对 PCL 等长重建进行了研究，等长重建是指替代物两端固定点间的距离，在术后膝关节活动中保持恒定，以避免术后因受到不同张力被拉伸而松弛或两端固定失败，然而等长重建一直处于理论探索与试验阶段。

（2）PCL 双束重建：即同时重建前外侧束和后内侧束，理论上后内侧束可以提供一个更均匀的负荷分布。临床上常用"Y"型重建，即股骨双隧道、胫骨单隧道，移植物呈"Y"型。

研究表明，双束重建在解剖和生物力学方面更接近正常的 PCL，但单束重建和双束重建术后的临床疗效并没有统计学差异。

3. 关节清理及 PCL 骨隧道的定位

（1）关节清理：膝前内、外侧入路置关节镜操作，建立后内侧入路，清理 PCL 残端，使髁间内侧壁显露 PCL 股骨止点；清理关节腔后室的滑膜及结缔组织，用器械分离胫骨平台后缘下方软组织及关节囊，使其尽量与骨面分开，以便有效、准确地放置 PCL 胫骨止点定位器。当使用"保留残端技术"时，在不影响视野及操作的前提下尽量多保留原 PCL 残端及残束。

（2）PCL 股骨隧道定位：股骨隧道定位可以选择"由外向内"或者"由内向外"的定位技术。临床上主要使用"表盘法"定位：把髁间窝看成圆形表盘，髁间窝顶部正中为 12 点，髁间窝两侧壁中点分别为 9 点和 3 点（图 3-3-15a）。股骨定位点通常选择左膝 10—11 点，右膝 1—2 点，骨隧道边缘距股骨髁软骨边缘的距离至少为 4mm（图 3-3-15b，见文末彩插）。

双束重建时前外侧束定位点位于髁间窝顶和壁的交界处，即在 PCL 上止点足印的前上部内，一般在 11 点（左膝）和 1 点（右膝）处；后内侧束位于前外侧束的下方，PCL 上止点足印的后下部分内，一般在 9 点（左膝）和 3 点（右膝）处。也可以使用 Morgan 法进行定位：用两骨隧道中点分别到髁间窝顶和前方髁软骨最前缘的距离来定位，对于前外侧束，这两个距离均为 13mm，而在后内侧束则分别为 20mm 和 8mm（图 3-3-15c）。

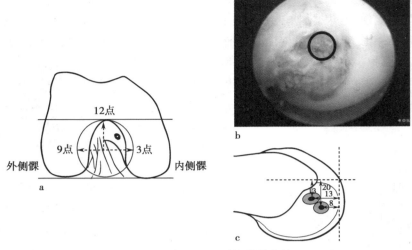

图 3-3-15 PCL 重建股骨定位

a. "表盘法"定位；b. 单束重建股骨定位术中图片（圆圈表示定位点）；

c. 双束重建股骨定位点

无论采用上述哪种方法，都应该遵循两个基本原则，以免造成骨隧道骨壁骨折或塌陷：两骨隧道之间的骨桥厚度最好不小于 4mm，骨隧道边缘距股骨髁软骨边缘的距离至少为 4mm。

（3）PCL 胫骨隧道的定位：胫骨部位多采用单隧道方法，胫骨定位点位于胫骨平台后缘中线下方约 1cm 处（图 3-3-16，见文末彩插），定位针与胫骨平台平面角度一般不宜小于 50°，否则易增加"杀手转弯效应（隧道与移植物成角小于 90°，移植物与隧道口之间磨损，导致移植物变薄、机械强度下降、隧道扩大，最后出现松弛）"。前侧进针点通常位于胫骨平台前缘下方 5~6cm、中线内侧 1cm，在胫骨结节内下方（取自体腘绳肌腱即可用此切口）。

4. 骨隧道的建立　骨隧道的直径应根据移植物直径确定，骨隧道建立的方法要根据定位方法及固定方式选择。

（1）股骨骨隧道的建立

1）"由内向外"技术：沿着自股骨内侧髁钻入的导针，根据移植物直径选择空心钻钻取股骨隧道，钻取的深度应根据具体的固定方式来决定，使用横穿钉固定时钻取深度为 3cm；使用 Endobutton 固定时钻取深度为 1.5~2cm。随后用 4.5mm 空心钻钻穿。

2）"由外向内"技术："由外向内"技术是进行双束重建应用最多的技术。经股骨内侧髁前内侧辅助切口向关节内钻骨道，能减小骨道与关节内移植物走行之间的夹角，固定时更容易使韧带保持张力。具体方法为：患者取屈膝位，在股骨内侧髁前内上方做一个辅助切口，逐层暴露直至见到股骨内侧髁。由关节外向关节内分别钻入两根导针，它们在内侧髁间窝壁上的出点遵循前面所介绍的双骨道定位方法。

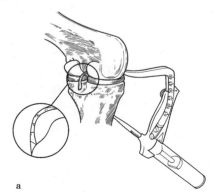

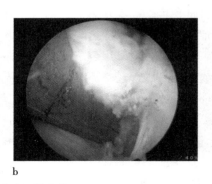

图 3-3-16 PCL 重建胫骨定位

a. 示意图；b. 关节镜术中图片

（2）胫骨骨隧道的建立：沿着定位导针钻取直径与移植物相匹配的胫骨隧道。建立胫骨隧道时需注意保护后方血管神经，可加用后内侧入路，以便于观察胫骨止点及钻头钻孔时的情况；钻取胫骨隧道时，在钻头出口处用PCL剥离器套出导针，起到保护作用。

最后，当完成骨隧道钻取后，用骨锉处理骨道在关节内口的周缘，使其比较圆滑，以减少对移植物的磨损。

5. 移植物的引入与固定

（1）移植物的引入：移植物的引入可以采取逆行经前外侧关节入口引入，用双股钢丝从胫骨隧道出口送入关节腔内，从外侧入口用抓钳将双股钢丝引出，将编织缝合端的缝线引入双股钢丝内，随后用双股钢丝从胫骨隧道将缝线拉出，拉紧缝线将移植物导入关节内，再慢慢进入胫骨隧道内。除此方法外，也可以使用带孔导针引导双股缝线，将双股缝线从胫骨隧道出口送入关节腔内形成线环，起到与双股钢丝相同的效果。

再用带孔导针从前外侧入口插入股骨隧道，将双股牵引线插入导针孔内，抽出导针将双股引线带出，提拉双股引线将移植物体引入股骨隧道

至标记线。

此外，也可以采取顺行经胫骨隧道引入移植物。两者相比较而言，逆行经前外侧关节入口引入的方法更易操作，更加快捷、有效。

（2）移植物的固定

1）横穿钉：常用于股骨端肌腱的固定。建立股骨隧道后，将横穿钉导向器插入股骨隧道，依次将远端及近端的套筒和横穿套针通过股骨内侧髁插入，取下横穿套针，随后取下横穿钉导向器（图3-3-17a、b，图3-3-17见文末彩插）。将移植物拉入股骨隧道后，使用插入棒和锤子依次将近端和远端横穿钉插入，完成股骨端肌腱的固定。

2）可吸收挤压螺钉：主要用于肌腱端固定。可吸收挤压螺钉直径与骨道直径相同或比骨道直径细1mm。可吸收螺钉用于胫骨端肌腱固定时，采用"由外向内"的方式拧入（图3-3-17c）。可吸收螺钉用于股骨端肌腱固定时，可采用"由内向外"的方式拧入，但存在切割及磨损肌腱的缺点；根据移植物直径选择的空心钻钻取股骨隧道时，将股骨打穿后，也可采用"由外向内"的方式拧入可吸收螺钉进行固定，可以避免对肌腱的损伤。

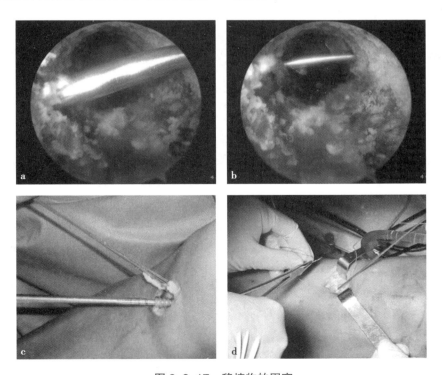

图 3-3-17　移植物的固定
a，b. 横穿钉隧道的建立；c. 可吸收挤压螺钉固定胫骨肌腱端；
d. 将移植物胫骨端及其牵引线与鹅足腱残端拉紧缝合以加强固定

可吸收螺钉在吸收过程中强度会减弱，对移植物的挤压效果也会减弱，有可能在移植物尚未愈合时即出现松动，最好与隧道外固定联合应用。如应用拴桩、垫圈、门形钉或骨桥加强固定，可以将移植物胫骨端及其牵引线与鹅足腱残端拉紧缝合以加强固定（图 3-3-17d）。

3）Endobutton：主要用于股骨端固定，最大断裂强度为 800~900N，不需要辅助切口，但移植物与纽扣之间有聚酯连接物，降低了固定物强度和刚度，而隧道外悬吊固定不可避免产生"钟摆效应"。

4）其他：金属挤压螺钉主要用于带骨块的移植物固定，固定牢稳可靠，挤压钉直径可与骨道直径相同或比骨道直径细 1mm。

（3）移植物张力：PCL 重建时移植物在适当张力下固定非常重要，过低张力可能出现关节不稳，过高张力可能导致术后膝关节活动受限。移植物必须做预张力处理，且在最后固定胫骨端时，应持续牵拉移植腱下端，伸屈膝关节 10~30 次，于屈膝 70° 位在做前抽屉试验时进一步拉紧移植腱下端，自胫骨隧道外口平行于隧道插入导钉，沿导针向胫骨隧道拧入挤压螺钉进行固定。

6. 复合韧带损伤的处理　对于合并半月板损伤可进行半月板成形或者缝合术；对于合并内侧副韧带损伤，可使用移植物的牵引线缝合修复其断裂的股骨端；对于合并前交叉韧带损伤，可同时重建；对于合并陈旧的后外复合体损伤，应同时行重建术。

7. 术后康复　术后佩戴可调支具，术后第 2 天拔出引流管；每日行直腿抬高、踝泵，膝关节屈曲活动须循序渐进：1~2 周 30° 以内，2~3 周 60° 以内，3~4 周 90° 以内，4~6 周活动 0° ~120°，12 周弃支具完全负重，逐渐恢复日常活动，9 个月恢复一般体育活动，运动员恢复运动训练至少需要 1 年。

8. 其他手术方法　关于 PCL 重建技术中移植物的胫骨侧固定方法，是经胫骨隧道（Transtibial）还是直接固定（Inlay）一直受到关注。隧道技术是经典方法，为大多数医生所熟悉，关节镜下经胫骨隧道固定，手术时间短，创伤小，但存在"杀手转弯效应"。针对这一不足，一些学者做了相应改进，如：利用高角度隧道加大隧道与移植物的成角，避免锐角形成；尽可能选择低位隧道内口（关节面下方 1.2~1.5cm）；隧道外口在胫骨结节外侧等方法。

尽管如此，同时保证精确的隧道内口位置和最佳的隧道方向是困难的，不同术者间差异很大。另一派学者则完全放弃了胫骨隧道技术，他们使用将移植物的胫骨侧直接固定在骨槽内的 Inlay 方法，此技术结合了切开与关节镜两种手术方法，使得移植物的胫骨侧构型更接近于解剖形态，消除了"杀手转弯效应"。然而，目前尚没有证据表明 Inlay 技术重建PCL 后患者的功能恢复优于 Transtibial 技术。

（黄华扬　王　洪）

第四节　内侧副韧带与后内侧结构损伤与重建

一、内侧副韧带损伤的诊断与治疗

内侧副韧带（medial collateral ligament，MCL）是膝关节内侧主要的稳定结构，是支持膝关节的 4 个（内、外侧副韧带和前、后交叉韧带）主要韧带之一，也是对抗作用于胫骨上的外翻、旋转和前移应力的重要支持结构。同时，MCL 也是膝关节最常损伤的韧带，据报道其发生率在所有膝关节损伤中高达 40%，而且很可能许多低级别 MCL 损伤并未被报道而计算在内。在一项对运动员的 10 年观察随访研究中，发现 MCL 撕裂在所有膝关节损伤中占 7.9%，主要机制是外伤、运动方向或速度的突然改变，再加上外翻应力或旋转力，导致 MCL 损伤或断裂的同时也可以影响膝关节的其他结构，如 ACL、PCL 和半月板等。MCL 解剖复杂，是一个具有多个附着点和多种功能的分层结构。轻微的损伤可导致浅层部分撕裂而高能量损伤可使深部和浅层结构均断裂。通常病史和查体对 MCL 损伤的诊断已足够，但诊断的"金标准"是 MRI。轻度的 MCL 损伤通常可保守治疗并进行早期康复，但严重的撕裂往往需要手术治疗。对 MCL 及其相关损伤的全面理解对正确的诊断和治疗是非常必要的。

（一）解剖

MCL 是膝关节内侧关节囊韧带复合体的一部分，是膝关节内侧主要的被动和静力稳定结构，长 8~10cm（图 3-3-18），分为浅层（superficial MCL，sMCL）和深层（deep MCL，dMCL）。sMCL 也称为胫侧副韧带，其近端附着点在股骨内上髁并在此与半膜肌腱合并,远端附着点在胫骨的后内侧骨面(图 3-3-19)。此层为对抗作用于膝关节外翻应力的初始静力稳定结构。dMCL 由两个韧带组成:半月板股骨韧带(Humphrey 和 Wrisberg 韧带)和半月板胫骨韧带。是对抗胫骨前移应力的重要的次级限制机制,也提供一些对抗外翻应力的静力稳定作用,可以把它想象为内侧关节囊的增厚。半月板股骨韧带比半月板胫骨韧带长,其起点就在 sMCL 股骨附着点的远端一点,止点附着于内侧半月板,更短更厚一点的半月板胫骨韧带则起自内侧半月板而附着于内侧胫骨平台关节软骨面的边缘远侧。关于后斜韧带(半膜肌的一部分,并有膜性附着在膝关节内侧)是内侧副韧带浅层的一部分还是一个独立的结构,仍存在争论。这一韧带位于 MCL 浅层的后部,为膝关节内侧部分提供额外的静力和动力稳定。

(二)临床表现、分级、分类及相关问题

内侧副韧带损伤通常是运动过程中的急性损伤,是外翻应力作用于静止的膝关节使韧带承受巨大的拉力造成的。由于运动中膝关节的外侧暴露最多,所以 MCL 损伤是膝关节最常见的韧带损伤。相对较小的外伤应力可能导致 MCL 的浅层部分损伤(图 3-3-20),而严重的外伤则会导致其浅、深层结构均断裂(图 3-3-21)。患者常描述受伤当时膝关节的"失控感",接着是出血所致的快速肿胀感及急性疼痛。触痛常会随着病程进展而越来越重,并最常见于其近端附着点部位。当怀疑完全断裂时,可能需要药物镇静以进行患膝的全面检查。

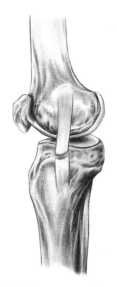

图 3-3-20　右膝内侧面观,显示 MCL 浅层撕裂

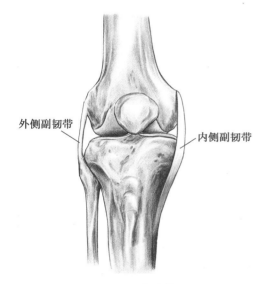

图 3-3-18　右膝前面观

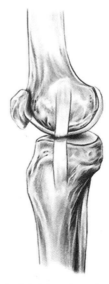

图 3-3-21　右膝内侧面观,显示 MCL 全层撕裂

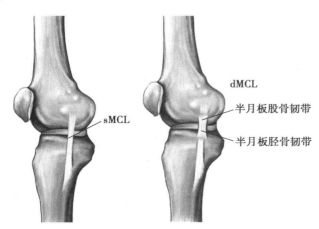

图 3-3-19　右膝内侧面观

如果怀疑患者有 MCL 损伤,可能的情况下最好在 20~30 分钟内进行膝关节的临床检查以避免损伤相关的并发症,如疼痛、肿胀、肌肉痉挛等,并与健侧对比。为准确检查 MCL,应屈膝 30°。可以用手将小腿抬起;对于体重较大的患者,可将大腿置于检查床上,而小腿垂于床边,并在足踝部给予支撑。检查者对膝关节施加外翻力,即使只有 5~8mm 的内侧关节间隙张开,也提示 MCL 损伤。为了进一步明确损伤程度,还应进行包括 ACL、PCL 或半月板在内的相关检查。ACL 和 MCL 联合损伤是一般人群中最常见的膝关节多发韧带损伤,而且通常合并 3 级 MCL 损伤;MCL 部分或完全断裂增加了膝关节屈曲 30°、外翻负荷下或内旋扭力下 ACL 上的负荷。

MCL 损伤的程度可按照临床病史和查体分级。1 级损伤累及 MCL 的部分纤维,有膝关节内侧局部的压痛而没有不稳定。2 级损伤会累及更多的纤维,通常是浅层纤维断裂而深层纤维保留,触诊会有更广泛的压痛而无不稳定。3 级损伤则是浅、深层 MCL 的完全断裂并出现膝关节不稳。3 级损伤根据屈膝 30° 受外翻应力时的松弛程度可进一步分类:1^+ 级指 3~5mm 的松弛,2^+ 级指 5~10mm 的松弛,而 3^+ 级指外翻应力下 >10mm 的松弛。

（三）诊断、检查和影像学检查

既往诊断 MCL 损伤的"金标准"是诊断性关节镜检查和手术探查,现已很少应用。通常可依靠临床病史和体格检查来明确 MCL 的诊断。病史中常有近期膝关节外侧受到外翻应力的外伤史,或患者试图快速变换方向时的打软腿和爆裂声。查体阳性发现为外翻应力下的内侧开口感以及膝关节内侧触诊时的压痛。查体所见是 MCL 损伤诊断和分级的可靠、准确方法。MRI 检查通常用于严重创伤病例或怀疑合并多发韧带损伤时。有一种情况称为 Pellegrini-Stieda 病（内侧副韧带钙化）,患者通常有坠落伤或膝关节外伤病史,出现膝关节慢性疼痛以及胫股关节线内侧的压痛。一般认为这种疾病的机制为创伤后血肿的钙化,可通过膝关节正位片来诊断,可见内侧副韧带的钙化,也可见股骨内侧髁偏上部位的钙化。

（四）治疗、并发症、康复

1. 治疗 1 级和 2 级损伤（Hughston 分类系统）主要是保守治疗,并进行早期康复、ROM 训练和渐进性的力量训练。保守治疗包括 RICE 处理原则。如果上述治疗无法控制疼痛,则可以考虑对症镇痛治疗。早期关节活动是康复的核心理念,因为动物模型实验已经发现固定关节会使韧带愈合更弱且结果更差。铰链性膝关节支具的早期使用可防止进一步的外翻损伤。一旦疼痛减轻即鼓励负重,并开始股四头肌和腘绳肌肌力的康复。超声和 NSAIDs 的辅助治疗可用来控制症状并可能加速韧带的愈合。1 级和 2 级损伤的预后通常很满意,患者可早期重返工作或运动。

3 级撕裂如果不合并膝关节其他韧带损伤,则按照 1 级和 2 级损伤处理。与 ACL 损伤不同,大多数的 MCL 损伤部位或者在近端,或者在远端,都有提供愈合的良好血供。但绝大多数的 MCL 3 级损伤都很严重,合并其他韧带损伤的比例可达 78%,其中 95% 可能合并 ACL 损伤,所以可能需要手术治疗。对慢性 MCL 损伤,建议进行手术修复重建,因为非手术治疗可能导致慢性外翻或旋转不稳定,从而出现继发性骨关节炎。在 MCL 康复之后,应当修复诸如 ACL 损伤等合并损伤,前者可能需要长达 8 周时间。还有一种特殊情况,如果 MCL 损伤合并骨性撕脱,则需要手术修复。

2. 并发症 1 级 MCL 损伤的并发症不常见。2 级或 3 级损伤中不稳定是常见的后遗症。这种不稳定会持续并限制运动员参与运动。疼痛也是并发症之一,但很少会导致复杂的局部疼痛综合征。MCL 损伤最重要的并发症是损伤复发。在一组单纯 3 级 MCL 损伤患者中,MCL 损伤的复发率为 23%。而瘢痕和粘连等问题可以通过早期关节活动来减轻或避免。

3. 康复 对于 MCL 损伤的康复,鼓励早期关节活动、负重,并在患者可忍受情况下逐渐增加活动量。康复应逐步进行,患者必须先恢复主动活动范围。然后康复的目标转为提高肌力、本体感觉、灵敏性和总体适应性。支具的作用虽然仍存在争论,但医生往往建议患者佩戴支具。铰链式膝关节支具可限制膝关节内外翻活动,且允许患者在可忍受范围内最大程度地屈曲膝关节。通常限制过伸。伤后通常需要停止运动或高强度日常活动直至完全恢复活动度和肌力（一般在

3~6 周）。

（五）总结

MCL 损伤是最常见的膝关节韧带损伤。通常是运动员在运动过程中需要急速改变方向或接触导致膝关节承受外翻应力时造成的急性损伤。全面的病史和体格检查常足以诊断 MCL 损伤，而怀疑慢性或多发韧带损伤时，可行影像学检查。不同程度 MCL 损伤的治疗方法差别很大。轻度的 1 级或 2 级 MCL 损伤可保守治疗并进行早期康复，通常长期预后很好并可以在几周内重返运动或工作。3 级损伤更复杂并常合并其他韧带损伤，如 ACL、PCL 或内侧半月板损伤，一般需要手术治疗。

二、后内侧结构损伤的诊断与治疗

膝关节后内侧结构也称为后内侧角（posteromedial corner，PMC）。以往对 PMC 的关注较少，而且早期对膝关节内侧结构的研究主要集中于 MCL，在相当长的时间内，膝关节内侧损伤就是内侧副韧带损伤的同义词，而对内侧损伤累及的其他结构缺乏认识。因而有些学者将 PMC 称为"被遗忘的角落"。

近期的解剖学和生物力学研究已经深入认识了 PMC 的解剖结构以及它们对静力稳定和动力稳定的作用，包括它们在膝关节多发韧带损伤中的角色。PMC 损伤会导致前内旋转不稳定；ACL 和 / 或 PCL 损伤合并 PMC 损伤时，若不处理PMC 损伤，重建的 ACL 和 PCL 会承受额外的张力，最终造成移植物失效和临床效果不佳。

（一）解剖

膝关节 PMC 有五个主要的组成部分，但具体是哪五个结构却意见不一。LaPrade 等提出 PMC 包含的五个主要结构是：内侧副韧带浅层（superficial MCL，sMCL）、内侧副韧带深层（deep MCL，dMCL）、后斜韧带（posterior oblique ligament，POL）、腘斜韧带（oblique popliteal ligament，OPL）和内侧半月板后角（图 3-3-22，见文末彩插）。而 Lundquist 等认为，虽然 sMCL 和 dMCL 在功能上与 PMC 的结构密切相关，但它们并不是 PMC 的一部分。PMC 的五个组成部分是：POL、半膜肌腱及其扩张部、OPL、后内关节囊以及内侧半月板后角。

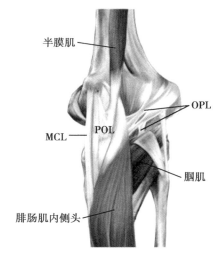

图 3-3-22　膝关节后内侧结构
半膜肌腱及其扩张部，POL: posterior oblique ligament（后斜韧带），OPL: oblique popliteal ligament（腘斜韧带），MCL: medial collateral ligament（内侧副韧带）

1. **内侧副韧带浅层（sMCL）**　参考"内侧副韧带损伤的诊断与治疗"。

2. **内侧副韧带深层（dMCL）**　参考"内侧副韧带损伤的诊断与治疗"。

3. **后斜韧带（POL）**　POL 起自内收肌结节的远端和后方。在远端，POL 有三条容易识别的束：浅层束、中央束和关节囊束（图 3-3-23，见文末彩插）。中央束，或称胫骨束，在三条束中最大且最厚，构成 POL 的主要部分和大部分股骨附着点。在远端，中央束与后内关节囊合并并增强了后内关节囊，附着到内侧半月板的后内侧面和后方关节面邻近胫骨的表面。LaPrade 等提出 POL 的中央束是这一区域的主要结构，PMC 损伤后需要修复或重建 POL。

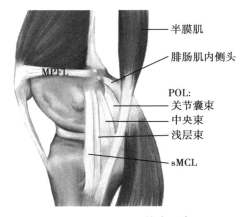

图 3-3-23　POL 的浅层束、
中央束和关节囊束

4. **半膜肌腱及其扩张部**　半膜肌腱有多个胫骨止点为 PMC 提供动力稳定,包括五个主要的束或扩张部:①前束;②直接的胫骨后内止点(直束,主要的附着部);③OPL 止点;④POL 止点;⑤腘肌腱膜扩张部(图 3-3-24,见文末彩插)。

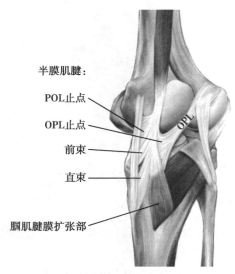

半膜肌腱:
POL止点
OPL止点
前束
直束
腘肌腱膜扩张部

图 3-3-24　半膜肌腱

5. **腘斜韧带(oblique popliteal ligament,OPL)**　OPL 是一条穿过膝关节后面的宽大筋膜束带,与后关节囊难以区分。起于 POL 的关节囊束和半膜肌腱的外侧扩张部,OPL 从半膜肌腱的主体向外侧和近端延伸至股骨外上髁。该韧带被认为既是后内侧角(posteriormedial comer,PMC)的一部分,也是后外侧角(posterolateral corner,PLC)的一部分。在外侧,OPL 附着于后关节囊的半月板股骨部分、骨性或软骨性的腓肠肌籽骨和跖肌(图 3-3-25,见文末彩插)。

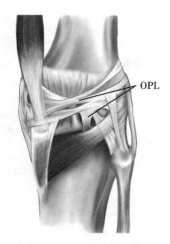

OPL

图 3-3-25　腘斜韧带

6. **后内关节囊**　按照 Warren 描述的膝关节内侧三层结构,关节囊与 dMCL 共同构成了第Ⅲ层。中央束形成增厚的筋膜,坚固地附着于内侧半月板,加强了后内关节囊的半月板股骨和半月板胫骨部分。

7. **内侧半月板后角**　内侧半月板后角紧密连接 PMC 的不同结构,包括后内关节囊或 dMCL、POL 以及半膜肌扩张部。这些结构之间的关系对膝关节内侧的动力稳定非常重要,类似于"叶栅(cascade)"系统,每一结构的功能取决于这些周围结构的附着。而且,在 ACL 和 PCL 缺失的情况下,内侧半月板的稳定功能至关重要。

dMCL 的半月板胫骨部分是半月板在胫骨平台上的重要稳定装置,半月板后角起"刹车制动"的作用,通过与股骨髁后缘的咬合,阻止胫骨前移。dMCL 的半月板胫骨部分损伤,"刹车制动"功能丧失,会导致半月板不稳定,并使 PMC 的其他结构处于应力增加和损伤的危险境地(图 3-3-26)。MRI 能够很容易地发现 dMCL 半月板胫骨和半月板股骨部分的损伤。

(二)生物力学

膝关节后内侧结构之间的相互作用错综复杂,而且 sMCL 和 POL 之间重要的负载分配取决于膝关节的屈曲角度。sMCL 近端在膝关节所有屈曲角度中都是主要的外翻稳定装置,而 sMCL 近端作为外旋和内旋的次级稳定装置的作用则取决于不同的膝关节屈曲角度。dMCL 对外旋和内旋都是主要的稳定装置。POL 和后内侧关节囊在膝关节伸直时提供主要的外翻限制,由于膝关节屈曲时 POL 松弛,屈曲时 sMCL 限制外翻的作用更为突出。POL 是内旋的主要稳定装置和外翻及外旋的次级稳定装置。内侧结构撕裂所见的外翻不稳定,会增加作用于 ACL 和 PCL 的应力,如果重建 ACL 和/或 PCL 时没有同时修复或重建 PMC,会增大移植物失效的风险。

(三)损伤形式

虽然还没有公认的 PMC 损伤分类系统,但最近的研究已经证实了几种基本的损伤形式。PMC 内单一或多个结构的损伤,常常伴有其他膝关节韧带损伤,包括 MCL、ACL 和 PCL。

Sims 和 Jacobson 提出了 PMC 损伤的三种主要形式:POL 损伤伴有半膜肌腱关节囊束损伤

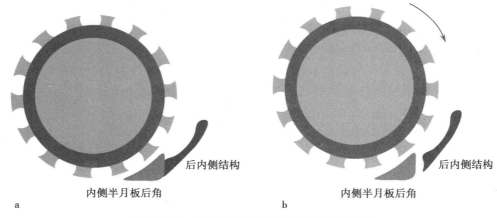

图 3-3-26　半月板后角起"刹车制动"的作用

a. 完整的"刹车制动"结构；b. "刹车制动"结构失效，箭头表示"刹车制动"结构失效后股骨后移

（70%），POL 损伤及半月板周围完全分离（30%），POL 损伤伴有半膜肌腱撕裂及半月板周围分离（19%）。作者还发现 PMC 损伤常合并 ACL 和 PCL 损伤。

POL 是最常损伤的 PMC 结构。POL 损伤包括扭伤、部分撕裂以及可能发生在股骨止点、胫骨止点或体部的完全撕裂。

半膜肌腱损伤包括撕脱骨折、肌腱完全或部分撕裂以及慢性止点肌腱炎。后内侧平台的撕脱骨折发生于膝关节屈曲时下肢外展并外旋。半膜肌腱直束在胫骨的附着部是胫骨后内撕脱骨折最常见的位置。Chan 等发现该位置的撕脱骨折者 ACL 撕裂发生率为 100%。

半月板 – 关节囊损伤可导致半月板 – 胫骨和半月板 – 股骨附着部的撕裂、增厚或骨性撕脱。这些损伤在矢状位 MRI 最易识别。Escobedo 等称其为"反 Segond 骨折"，或半月板胫骨韧带止点水平的骨性撕脱，常合并 PCL 断裂。这种骨折比较少见，只占膝关节急性损伤的 0.64%。

PMC 损伤远多于孤立的 MCL 损伤，内侧损伤包括 PMC 损伤远较外侧损伤常见，而且 PMC 损伤最常伴有膝关节其他韧带损伤，如 ACL 和 PCL。临床上对膝关节多发韧带损伤应高度怀疑有 PMC 损伤。

（四）临床诊断

1. 病史　完整的病史采集是确定 PMC 及合并损伤类型和机制的基础。患者典型的描述是膝关节遭受外翻应力，最常发生于体育活动。非接触性损伤通常导致低度扭伤，而下肢外侧遭受直接暴力会产生较大的外翻应力和高度损伤。单纯的外翻应力常引起孤立的 MCL 损伤。外旋和外翻应力联合作用最可能损伤 POL 和 PMC 的其他结构。这些患者会描述受伤时听到"爆裂音"并在随后活动时有膝关节不稳的"脱节感"。如前所述，对膝关节脱位的患者应高度怀疑 PMC 损伤。

2. 物理检查　PMC 损伤的患者通常有疼痛、外翻不稳和内侧向前旋转不稳（anteromedial rotatory instability，AMRI）。物理检查中最重要的是通过评估外翻松弛和 AMRI 来鉴别孤立的 MCL 损伤和 PMC 损伤。但物理检查具有主观性，准确度很大程度上依靠检查者的经验。

（1）外翻应力试验：对 PMC 损伤的患者施以外翻应力时松弛度增加，外翻时内侧关节间隙开口大小与损伤的严重程度相关。外翻应力试验应在膝关节屈曲 0° 和 30° 检查。单纯的 sMCL 损伤，最大外翻开口应出现于屈膝 20° ~30° 时。如果完全伸直时出现外翻开口，要怀疑合并有 dMCL 半月板股骨韧带止点及 POL 损伤。此外，完全伸膝时外翻开口，要高度怀疑合并有 ACL 损伤。

足外旋屈膝 30° 时行外翻应力试验也可以确定 AMRI。检查者握住患者足底而不是下肢远端可以增加外旋的力量。

（2）前内抽屉试验：物理检查中 AMRI 是 PMC 损伤的标志。AMRI 的临床特征是前内侧胫骨平台相对于股骨髁向前方半脱位，因此前内抽屉试验也称为"Slocum 试验"。该试验是将患者膝关节置于屈曲 80°~90°，足外旋 10°~15°，检查者对患者胫骨近端施以向前和外旋应力，胫骨平台前内侧向前半脱位为阳性，证明有 PMC 损伤。

外翻应力试验和前内抽屉试验均为阳性，说明 PMC 和 MCL 联合损伤。

如果怀疑 PCL 损伤，应在胫骨中立位和内旋位进行后抽屉试验检查。如果是孤立的 PCL 损伤，胫骨内旋时胫骨后移会减少，这是因为 POL 和后内关节囊在功能上是这种移位的次级稳定装置。因此，PCL-PMC 联合损伤时，胫骨在中立位和内旋位时胫骨相对于股骨向后移位的程度相等。

3. 影像学检查 影像学检查是诊断 PMC 损伤的关键，特别是急性损伤时因患者自我保护而使物理检查不可靠或不能完成物理检查。因此怀疑 PMC 损伤时，诊断的第一步是拍摄一套标准的 X 线片，包括正位、侧位和斜位。标准的下肢全长负重位片对评估力线非常有用，特别是对测量慢性内侧副韧带损伤的外翻力线非常重要，但急性损伤常常因患者负重时疼痛而无法操作。

虽然急性损伤 X 线片往往表现正常，但可证实撕脱骨折或骨软骨缺损。应在 X 线片上仔细评估任何关节间隙变窄或不对称的证据，提高对膝关节脱位和多韧带损伤的警惕性。慢性损伤在内侧副韧带股骨止点处可见异位骨化，称为内侧副韧带钙化（Pellegrini-Stieda 病）或损伤。

用于诊断 PMC 损伤的影像学检查主要有两种：外翻应力位 X 线片和磁共振（MRI）。

（1）膝关节应力位片：可客观评估膝关节松弛。LaPrade 等提出了一种膝关节外翻应力位片的定量分析方法。膝关节屈曲 20° 外翻应力位片更有助于 PMC 损伤的客观诊断。与对侧相比内侧间隙开口 ≥3.2mm 说明 sMCL 完全撕裂，与对侧相比内侧间隙开口 ≥9.8mm 说明有完全的 PMC 损伤。

后向应力位片也可以发现合并损伤。Garavaglia 等发现屈膝 30° 后向应力位胫骨后移 >9mm 及屈膝 80° 时 >9mm，说明有 PCL 及合并损伤（如外侧副韧带、MCL、PMC、PLC）（图 3-3-27）。

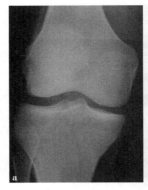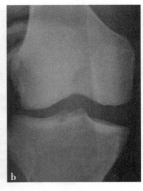

图 3-3-27 膝关节外翻应力位片
a. 正常膝关节正位片；b. 膝关节外翻应力位片，内侧间隙开口明显增大

（2）MRI：MRI 也可用于明确 PMC 损伤及其合并损伤。冠状位 MRI 影像对诊断膝关节内侧结构损伤特别有用，准确率可达 87%。外侧间室的骨挫伤也被认为是膝关节内侧损伤的次级征象，单纯的膝关节内侧损伤有 45% 存在外侧间室骨挫伤。

（五）治疗

1. 非手术治疗 关于 PMC 损伤非手术治疗的文献很少。但单纯的急性的Ⅲ度 PMC 损伤可采用非手术治疗，支具保护 5~7 周，康复应着重于恢复股四头肌的功能、膝关节活动度以及控制水肿。经支具保护和物理治疗，患者可重返运动。

2. 手术治疗 大多数Ⅲ度 PMC 损伤伴有多韧带损伤，常需要手术治疗以改善外翻、旋转和矢状位的不稳定。

尽管有多种不同的手术技术，但对 PMC 损伤的手术治疗仍然没有明确、公认的适应证。PMC 的高度损伤不愈合风险较高，导致残留外翻和旋转不稳定。而持续的不稳定会增加交叉韧带移植物的负载，增大了重建移植物失效的风险。因此，对于累及 PMC 的膝关节多发性韧带损伤，应早期同时修复或重建。

伴有旋转及外翻不稳定的陈旧性 PMC 损伤，需行后内侧结构重建（sMCL 及 POL）。对这类陈旧性损伤的患者，应首先在冠状位片上评估膝关节的力线，因为外翻力线可能需要一期截骨，或者在股骨远端截骨的同时行 sMCL 或 PMC 重建。如果力线未能在韧带重建之前或同时得以纠正，PMC 重建移植物失效的风险极高。

目前对手术时机仍无共识。高能量损伤和膝关节脱位常有严重的关节囊撕裂，而且关节纤维化的风险很高。对这类损伤的患者，应充分评估内侧损伤的类型和膝关节的整体质量，决定一期手术还是分期手术。对慢性 ACL/PCL/PMC 损伤，如果活动度正常，应选择一期手术。

无论采用何种手术方法，都应在麻醉下进行全面的稳定性检查和诊断性关节镜检查。在关节镜手术中处理半月板损伤，评估关节软骨。如果软组织条件允许，可行急性期交叉韧带重建（如 ACL/PCL 联合损伤）。至于内侧修复还是重建，取决于内侧组织的质量。

（1）修复：手术修复 PMC 能够有效恢复膝关节的稳定性并改善功能。通常 MCL 必须与 PMC 一起修复。做内侧纵行切口，从髌骨上极水平延伸至关节线远端6~8cm，皮下组织分离至 sMCL 及后内结构，注意保护鹅足部的腘绳肌止点。

固定方式有几种选择，包括带线锚钉、骑缝钉，或是螺丝垫圈结构。无论选择哪种固定方法，都应由深到浅修复该类损伤。首先处理内侧半月板和半月板关节囊附着部。半月板胫骨附着部可用小的带线锚钉修复，锚钉从后向前环绕在胫骨关节面的远端置入，注意避免伤及关节软骨。POL 胫骨或股骨侧撕脱，如果组织质地较好，可用带线锚钉修复。也可以将组织编织牢固后再拉至 sMCL。还应评估半膜肌腱，如果肌腱撕裂，可将肌腱编织后用"裤子套背心"的方式将其缝到 sMCL 上，或者用带线锚钉重新固定至止点。这对恢复半膜肌腱在膝关节动力稳定中的作用非常重要（图 3-3-28，见文末彩插）。

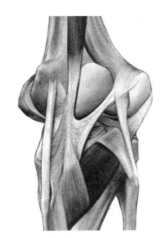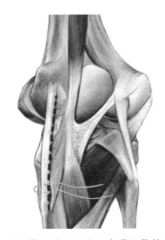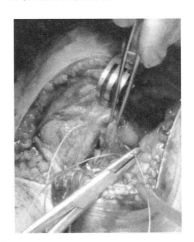

图 3-3-28　将半膜肌腱以"裤子套背心"的方式缝至 sMCL 之上

（2）重建：对慢性损伤、有症状的旋转性不稳定（如 AMRI）、外翻不稳定（特别是伸直位），以及有 PMC 和 PCL 损伤的后向不稳定应当考虑手术重建。文献中已经报道了多种重建方法，移植物的选择基于医生的偏好和经验。对膝关节多韧带损伤，通常使用同种异体肌腱以避免自体肌腱移植物不足及供区并发症。

不同的 PMC 重建技术都取得了很好的结果。大多数人推荐 LaPrade 和 Wijdicks 描述的基于解剖的 PMC 重建技术，用两束分开的半腱肌腱移植物解剖重建 sMCL 和 POL 的近端和远端部分（图 3-3-29，见文末彩插）。

前内侧纵行切口始于髌骨内侧 4cm 并延伸至关节线远端 8cm，暴露 sMCL 股骨和远端胫骨附着部。切开缝匠肌筋膜暴露股薄肌和半腱肌腱。

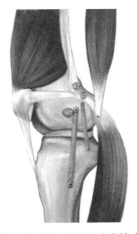

图 3-3-29　PMC 重建技术

在鹅足滑囊深部,关节线远端6cm处可识别sMCL的远端胫骨止点。先制作一个sMCL的重建隧道。在sMCL胫骨止点的后面由内向外打入导针,钻取直径7mm,深25mm的隧道。然后在半膜肌腱直束止点的前方钻取POL中央束的重建隧道。打入导针,朝向Gerdy结节,钻取直径7mm,深25mm的隧道。然后制作股骨隧道,由于损伤的原因,不易看清POL和MCL在股骨的附着位置,可通过骨性形态来判断隧道的位置。大收肌腱的远端附着点是识别内收肌结节的可靠标志。股骨内上髁位于内收肌结节远端12.6mm及前方8.3mm处。sMCL隧道位于股骨内上髁的略偏近端和前方。POL股骨隧道位于腓肠肌结节远端近8mm和前方3mm处。带孔导针朝向前方和近端穿入sMCL股骨附着点。另一根带孔导针钻入POL股骨止点并平行于sMCL股骨附着点的导针,确定两个隧道之间有足够的骨桥。用7mm扩钻钻取sMCL和POL重建隧道至25mm深度。

先用界面螺钉固定移植物的股骨端。在完全伸直位拉紧POL移植物,随后拉紧sMCL移植物,胫骨旋转中立位,屈20°,轻度内翻应力复位,确定内侧间隙没有开口,固定移植物。在内侧关节线远端12~13mm,半膜肌腱前束止点的前方置入一枚带线锚钉。确保用锚钉将sMCL移植物固定在这个位置,恢复其胫骨近端的附着部(图3-3-30,见文末彩插)。

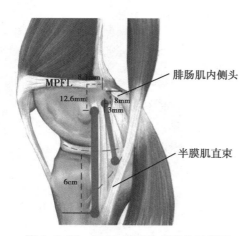

图 3-3-30 PMC 重建技术定位示意图

关节线远端6cm处可识别sMCL的远端胫骨止点,股骨内上髁位于内收肌结节远端12.6mm及前方8.3mm处。sMCL隧道位于股骨内上髁的略偏近端和前方。POL股骨隧道位于腓肠肌结节远端近8mm和前方3mm处,胫骨隧道在内侧关节线远端12~13mm,半膜肌腱前束止点的前方

当同时行PCL重建时,sMCL隧道应朝向近端40°和前方40°,POL隧道应朝向近端20°和前方20°,以避免与PCL隧道相交汇。

在多韧带重建的情况下,移植物固定的顺序取决于累及的韧带。多韧带重建应遵循以下顺序:PCL、PLC、ACL,最后是MCL或后PMC。近年来也有几种PMC非解剖重建技术,都涉及sMCL和POL的重建。

3. 术后处理 术后早期应保护关节活动度并积极康复,以减少术后的僵硬。特殊的康复方案取决于伴随PMC重建的韧带损伤及重建结果。一般情况下,PMC重建的患者术后第1天至6周扶拐,部分负重或不负重,被动关节活动度达到90°。大多数医生推荐术后6周之内使用铰链式支具,无论负重与否或活动范围如何。如果在力量和完成技能运动测试方面进展顺利,单纯的PMC损伤6~9个月可重返运动及完全的活动。

(杨波 张磊)

第五节 外侧副韧带与后外侧结构损伤与重建

一、外侧副韧带损伤的诊断与治疗

(一)相关解剖

膝关节外侧副韧带(lateral collateral ligament,LCL)是膝关节外侧的一个宽扁状的腱性结构。LCL近端起于股骨外上髁近端和后方,其近端足印区呈从前、远侧向后、近侧走行的椭圆形区域,长度平均1cm,宽度平均8mm,中心点位于外上髁顶点正后方约6mm处;其远端止于腓骨头前缘偏后的位置,部分纤维直接附着于腓骨头的前外侧茎突,部分纤维附着于上胫腓关节的前缘和胫骨外侧面(图3-3-31,图3-3-32,见文末彩插)。LCL在伸膝位时处于紧张状态,而屈膝时则松弛,是伸膝位拮抗内翻应力、维持膝关节外侧稳定的主要静力结构。LCL主要对0°~30°的屈膝内翻应力进行静态约束,单纯LCL损伤会表现为内翻不稳,尤其在屈膝30°时内翻不稳程度最大,在更大度数的屈曲角度下,外侧副韧带逐渐由紧变

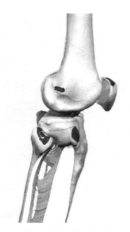

图 3-3-31　外侧副韧带附着点（红色位置）

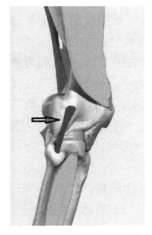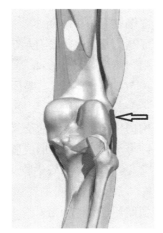

图 3-3-32　外侧副韧带结构示意图

松。股二头肌腱膜层为外侧副韧带提供拉力,以动态相抗衡内翻应力,另外,外侧副韧带还有一定的抵抗外旋力的作用。

（二）损伤机制

外侧副韧带损伤最常见的受伤原因为运动伤害、车祸伤和坠落伤,对于单纯的 LCL 损伤,最常见的机制是膝关节伸直时受到的内翻间接暴力和作用于膝关节后外侧的直接暴力。由于其位置较深,很少单独损伤,常常合并有前外侧副韧带损伤、前交叉韧带、后交叉韧带、半月板及腘肌腱等结构损伤。

（三）诊断

1. 症状和体征

（1）症状:主要表现为膝关节后外侧疼痛,患者行走时膝关节后外侧疼痛明显,休息后疼痛好转。

（2）体征:主要体征有膝关节后外侧压痛,如果是股骨端损伤则表现为股骨外侧髁后方压痛明显,如果是腓骨端损伤则表现为腓骨头局部压

痛明显,出血明显时伴有局部青紫、瘀斑,损伤较重时膝关节内翻应力试验阳性。

内翻应力试验（外侧副韧带试验）:患者仰卧位,检查者站立于患者受伤肢体侧,将胫骨置于轻度内旋的位置,一只手置于大腿内侧,另一只手置于胫骨远端,首先进行屈膝 30° 位检查,施加内翻应力,然后在膝关节完全伸直位进行检查。分级标准:常用的分级标准是基于外侧关节间隙张开程度与健侧膝关节对比的结果,Ⅰ级是患侧膝关节外侧间隙张开程度比健侧增加 0~5mm;Ⅱ级为增加 6~10mm,Ⅲ级为增加 10mm 以上。

2. 影像学检查　怀疑存在膝关节 LCL 损伤的患者,常规需要进行膝关节正侧位 X 线片及双下肢全长位 X 线片,以评估膝关节骨质损伤情况及双下肢力线情况,必要时可做膝关节内翻应力位 X 线片,如果显示膝关节外侧间隙增加,是诊断 LCL 损伤的确切间接征象。膝关节 MRI 检查对诊断 LCL 具有重要意义,可以直观地发现 LCL 损伤的部位、程度及膝关节内其他伴随损伤,如:前交叉韧带损伤、后交叉韧带损伤、半月板损伤、骨挫伤、腘肌腱损伤等。股骨内侧髁骨挫伤要考虑膝关节后外侧角损伤。

（四）鉴别诊断

LCL 损伤需与外侧半月板撕裂、前后交叉韧带损伤、胫骨平台骨折、股骨内上髁骨折等相鉴别。

（五）治疗

1. 非手术治疗　对于Ⅰ级和大部分Ⅱ级 LCL 损伤,通常采用非手术治疗,早期疼痛可根据情况给予非甾体抗炎药处理。给予患肢超膝关节支具或石膏固定 3 周,同时在支具或石膏保护下,早期行踝泵练习和股四头肌功能锻炼,如直腿抬高练习,可以平躺于床上或坐于凳子上,平躺于床上时要求抬高患肢 30° ~60°,坐于凳子上时要求抬高患肢约 90°,每次坚持 10~20 秒,每组 30 次,每天 3 组,另外可以将患肢内旋或外旋 30° 以进一步练习股内侧肌及股外侧肌。受伤 3 周内患肢避免负重。制动 3 周后,在铰链式支具保护下开始膝关节活动度练习,避免膝关节僵硬。开始允许患肢在可耐受范围内负重,同时指导患者进行正确步态。经过 3 个月左右的保守治疗,大部分 LCL 损伤患者效果较好,如果后期膝关节残留松弛和不稳,仍需进行手术治疗。

2. 手术治疗 对于少部分Ⅱ级LCL损伤和Ⅲ级LCL损伤,需要采用手术治疗。针对需手术干预的LCL急性损伤,根据损伤部位不同则采取的手术方式也会不同,如果LCL损伤部位在股骨端或腓骨端,可用带线锚钉系统进行修复固定于原有解剖位置,如果是损伤部位在肌腱体部或陈旧性且需手术的LCL损伤,则需行LCL重建术。具体LCL重建手术步骤如下:

(1)患者体位:患者平卧位,膝关节屈曲90°,足底放置横挡板,以足跟放于横挡板时膝关节刚好屈曲90°为宜,同时大腿根部安放下肢自动气压止血带,压力一般为45kPa,大腿外侧放置侧挡板,侧挡板可贴于止血带外侧,使下肢在屈曲90°时保持稳定姿势。

(2)手术切口:在大腿外侧,沿股骨外侧髁的后下方在Gerdy结节与腓骨头之间延伸,切口延伸至腓骨颈下方1cm处。切开皮肤、皮下,于阔筋膜中间沿其纤维束走行方向切开,探查LCL损伤情况,明确LCL损伤程度及部位。

(3)移植物选择与制备:可选用自体肌腱或异体肌腱移植。自体肌腱移植一般采用半腱肌腱,具体取腱方法同本章第二节"四、前交叉韧带重建手术和移植物选择",本节不再赘述。

(4)膝关节腓骨隧道:做腓骨隧道时首先需要注意避免损伤腓总神经,腓总神经在膝关节近端沿股二头肌后下方走行,需分离出腓总神经,并用橡皮片牵开保护,避免术中损伤。选用2.5mm克氏针在LCL腓骨头止点处由前外向后内钻入,并用4.5mm空心钻头沿克氏针钻穿腓骨头,腓骨隧道即制备完毕。

(5)膝关节股骨隧道:以膝关节股骨外上髁偏后方6mm中心点为进针点,选用2.5mm克氏针在LCL股骨端止点处朝向大腿内上方钻入,避免朝向前方或后方钻入,防止钻入膝关节腔及损伤膝关节后方血管及神经,再选用直径为7mm的空心钻头钻穿股骨隧道,通过过线技术,在膝关节屈曲30°且足部保持中立位时,将肌腱从腓骨端骨道拉入股骨端骨道,拉紧肌腱的同时选用与隧道直径相同的可吸收肌腱挤压螺钉固定。

(六)术后康复

术后膝关节用铰链式支具固定,术后立即开始患肢踝泵练习及下肢直腿抬高练习,防止肌肉萎缩及下肢深静脉血栓形成。膝关节铰链式支具固定3周后开始膝关节屈曲活动度练习,术后6~8周时膝关节屈曲活动度需达到110°,术后12周时,膝关节屈曲活动度需达到正常,同时术后需注意膝关节能完全处于伸直位,避免术后出现膝关节伸直功能受限。

二、膝关节后外侧结构损伤的诊断与治疗

后外侧结构是膝关节中一个结构相对复杂,认识相对模糊的部分,文献中称其为"dark side of the knee",随着解剖学、生物力学及临床研究的不断进展,其解剖结构逐渐被明确,其重要作用也逐渐被认识,诊断水平与治疗效果得到了显著的提高。后外侧结构损伤会导致膝关节后外旋转不稳,1976年Hughston等人首先报道,并将其列为膝关节功能受限的主要原因之一。DeLee报道其在膝关节外伤中的发生率为4.4%。单独的后外侧结构损伤少见,多与前交叉韧带、后交叉韧带、内侧副韧带等联合损伤,形成膝关节多发韧带损伤。

(一)解剖与生物力学

后外侧结构主要包括3个结构:外侧副韧带、腘肌腱、腘腓韧带(图3-3-33)。当然,在临床上,也要对关节囊、髂胫束与股二头肌腱等结构做出诊断与处理。除了上述韧带与肌肉结构外,腓总神经与膝下外侧动脉也是膝外侧的重要解剖结构。膝关节的外侧间室是凸面对凸面的关节构成,其骨性稳定性差,韧带结构的稳定作用尤为突出。

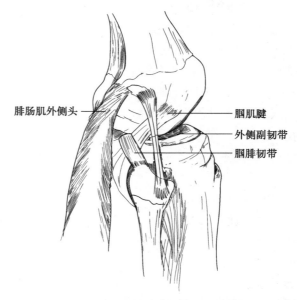

腓肠肌外侧头 —— 腘肌腱
外侧副韧带
腘腓韧带

图3-3-33 膝后外侧结构解剖示意图

生物力学研究发现,膝后外侧结构的功能可归纳为:稳定膝内翻(限制膝关节过度内翻)、稳定膝外旋、协助稳定胫骨后移。其中外侧副韧带是稳定膝内翻的首要结构,包括膝关节处于任何的屈膝角度;腘肌腱复合体与后外侧关节囊是次要内翻稳定结构;腘腓韧带稳定膝外旋的首要结构。后外侧结构作为稳定膝外旋主要结构,主要表现在屈膝30°位,后交叉韧带是稳定膝外旋的重要结构,主要表现在屈膝90°位。

（二）损伤机制

直接暴力与间接暴力均可造成膝后外侧结构损伤,主要的直接暴力损伤机制是膝关节前内侧的直接打击。直接暴力或间接暴力造成的膝过伸伤,间接暴力造成的膝内翻伤等均是造成膝后外侧结构损伤的常见机制。膝脱位经常造成膝后外侧结构损伤。蹦床运动、足球、体操及车祸等是其重要受伤的主要原因。

（三）临床表现与辅助检查

常见于年轻人,有明确外伤史,患者不能继续参加运动,多数不能行走,膝关节疼痛、肿胀明显,患者膝关节疼痛、肿胀的程度与合并损伤多少及程度有关。

1. 查体

（1）急性期:首先检查患者是否有血管、神经损伤,包括足背动脉搏动、踝背伸力量等。约有15%的患者合并腓总神经损伤,出现踝背伸困难。急性期由于患者疼痛严重,不能配合,不宜进行过多的专科查体,可更多的利用辅助检查以明确诊断。下面两个试验可以酌情实施。

1）外旋反屈试验:检查者一手提起患者的蹞趾,另一只手稳定患者的大腿远端,观察患者膝关节反屈与外旋情况,与健侧对比。部分前交叉韧带损伤或前后交叉韧带损伤的患者也可以出现阳性。

2）内翻试验:检查者一手稳定患者大腿,另一只手握住患者的踝关节或足,分别在保持膝关节0°位与30°位时,内翻膝关节,与健侧膝关节比较。0°位试验阳性,提示膝外侧损伤严重,包括外侧副韧带、板胫韧带、腘肌腱,甚至髂胫束损伤。30°试验阳性,提示外侧副韧带损伤。根据查体时膝关节外侧开口较健侧增加的距离,将损伤分为3度:Ⅰ度损伤,0~5mm;Ⅱ度损伤,5~10mm;Ⅲ度损伤,大于10mm。

（2）慢性期

专科查体较多,包括:

1）内翻推力步态:慢性期,膝后外侧结构损伤的患者常常出现该步态,表现为膝关节内侧间室承重时,膝外侧出现开口现象,主要在膝关节接近伸直位时出现,为了避免该步态,有些患者在行走时不完全伸直膝关节。当然,膝内侧间室关节炎的患者也可以出现内翻推力步态。

2）拨号试验:患者俯卧位或仰卧位均可,单人操作时,推荐俯卧位。以俯卧位为例,分别在屈膝30°位与屈膝90°位时做膝关节外旋,测量足内侧与大腿所成夹角,作为膝外旋角度,对比两侧膝关节,患侧外旋角度较健侧超过10°则为阳性。屈膝30°位阳性,提示膝后外侧结构损伤,屈膝90°位阳性,提示膝后交叉韧带损伤,屈膝30°位与90°位均阳性,提示膝后外侧结构损伤与后交叉韧带联合损伤。

3）后外侧抽屉试验:由 Hughston 与 Norwood 首先报道,屈膝90°,胫骨外旋15°,检查者坐于患者足背上,以稳定足的位置,用手在胫骨结节处向后推,比较两侧膝关节后外旋角度。阳性提示膝后外侧结构损伤,尤其是腘肌复合体损伤。

4）反轴移试验:由 Jakob 等人首先报道,患者仰卧位,检查者一手扶住胫骨近端,一手握住小腿远端,屈膝至90°,外旋胫骨,外翻膝关节,缓慢伸直膝关节,在伸膝过程中(大约屈膝30°位),外侧胫骨平台会发生先前移复位位,有时类似于胫骨向前弹跳,即为阳性,提示胫骨在屈膝位时向后脱位。该试验也被称为动态后外抽屉试验,如果是阳性,需要与健侧对比,有报道称在麻醉后查体时,有35%的健康膝关节可以出现阳性。

2. X 线片 负重位 X 线片可以观察到膝内侧间室退变情况,鉴别膝内翻推力步态的原因;正位片可以发现 Segond 骨折、拱形韧带撕脱骨折、外侧副韧带腓骨止点撕脱骨折等,这些影像可以辅助诊断膝后外侧结构损伤的具体情况及合并损伤情况;下肢全长片可以测量下肢力线,评估膝内翻程度。内翻应力位片可以测量膝外侧开口距离。

3. MRI 检查 对明确膝后外侧结构损伤很有帮助。常规 MRI 检查包括矢状位、额状位与轴位,可以检查髂胫束、股二头肌长头、股二头肌短头、外侧副韧带及腘肌腱复合体（股骨止点、腘半月板束与腘腓韧带）及豆腓韧带的损伤情况。加做薄层质子相斜冠位扫描（包括整个腓骨头）有利于评估外侧副韧带与腘肌腱。

4. 关节镜探查 对于评估膝后外侧结构损伤作用明确。"drive-through"征对于检查潜在的膝后外侧结构损伤很有帮助，术中施加膝内翻应力（屈膝 20°~30°，膝关节"4"字体位），正常情况下，由于腘肌腱的阻挡，关节镜不能通过外侧间隙进入后外侧间室。如果膝后外侧结构损伤，则膝外侧间室间隙增大，关节镜头可以轻松通过，即为阳性。关节镜术中重点明确的损伤目标包括外侧半月板后角的冠状韧带、腘肌腱的股骨止点、腘肌半月板束。

（四）诊断与鉴别诊断

根据明确的外伤史、体征及辅助检查，膝后外侧结构损伤的诊断并不困难，但在临床上容易忽视而发生漏诊与误诊。鉴于膝后外侧结构损伤多与其他损伤合并存在，故诊断时要全面，应该首先明确患肢的血管与神经损伤情况，然后再检查骨骼、髂胫束、股二头肌腱、外侧副韧带、交叉韧带的损伤情况，最后检查腘肌腱与腘腓韧带损伤情况。

对于腘动脉损伤要保持高度的警惕，尤其是合并膝脱位或膝多发韧带损伤的患者，即使足背动脉好，或膝关节复位后足背动脉搏动恢复的患者，都不能排除腘动脉损伤，一般需要密切观察48~72 小时。血管超声具有很高的敏感性与特异性，且可以重复检查，但对于检查者的依赖性较强。血管造影是"金标准"，但有 5% 的假阳性率与 8% 的并发症率（创伤较大）。CT 造影与 MRI造影也都具有很好的敏感性与特异性，且创伤小、接受的放射性辐射量低。

膝后外侧结构损伤分级：Ⅰ级，内翻时内侧关节间隙增加小于 5mm，外旋增加小于 5°，提示为韧带扭伤，没有明确撕裂；Ⅱ级，内翻时内侧关节间隙增加 6~10mm，外旋增加 6°~10°，提示韧带中度损伤；Ⅲ级，内翻时内侧关节间隙增加超过 10mm，外旋增加大于 10°，提示韧带撕裂。

（五）治疗

1. 合并损伤的处理 膝后外侧结构损伤多合并其他结构损伤，且多数合并损伤情况严重，需要优先处理，因此，如何处理好合并损伤意义重大，将直接影响治疗效果。合并血管与神经损伤者，应该首先治疗，尤其是腘动脉损伤，需要急诊处理，对于腓总神经损伤，如果为闭合损伤且影像学检查显示其形态连续，建议先进行保守治疗。合并膝关节脱位者，如果闭合复位困难，怀疑软组织嵌入，应尽早手术。合并骨折，应根据骨折的具体情况，制订治疗方案，骨折较为简单者，骨折手术可以与韧带手术同时进行，但如果骨折复杂，建议韧带二期修复。合并髂胫束、股二头肌腱、交叉韧带损伤者，可以与膝后外侧结构损伤同时手术，也可以分期手术，根据具体情况而定，例如患者条件、术者的操作熟练程度等，如果分期手术，一般先处理髂胫束、股二头肌腱、侧副韧带，二期处理交叉韧带、腘肌腱、腘腓韧带等。如果没有血管损伤，其他合并伤导致肢体肿胀严重，可以观察 5~7天（甚至 2 周）再行手术治疗，期间可以进行适当的康复锻炼，例如肌肉等长收缩、适度的膝关节活动范围练习等，肢体的肿胀程度会逐渐下降，有利于手术及术后康复。

2. 急性期处理 伤后 3 周内，一般认为是急性期。

（1）Ⅰ度与Ⅱ度损伤患者：可以采取保守治疗，一般伸直位固定 3~4 周，期间可以进行支腿抬高与股四头肌等长收缩练习，外固定结束后逐步练习活动范围及适应性负重，6~8 周后，开始闭链练习，12~14 周后可以进行无限制性康复训练。

（2）Ⅲ度损伤患者：保守治疗效果差，一般需要手术治疗。治疗原则是缝合修复加必要重建。急性期缝合修复的效果要好于慢性期重建，因此早期诊断早期治疗很有意义。

1）对于髂胫束、股二头肌腱等损伤，一般采用缝合的方法进行解剖修复。

2）对于外侧副韧带股骨止点损伤，采用编织缝合其股骨断端，在股骨止点处建立股骨骨道或植入锚钉，进行止点的解剖重建；腓骨止点，与腘腓韧带、豆腓韧带及弓形韧带腓骨止点相邻，易发生联合止点处腓骨头撕脱骨折，或软组织撕脱，骨块较大者，行骨块复位内固定，骨块很小或没有骨块的软组织撕脱，切除小骨块，腓骨头止点处建立骨道或植入锚钉，编织缝合韧带断端，进行止点的解剖重建；外侧副韧带体部损伤，建议行外侧副韧带重建术。

3）腘肌腱损伤，如果位于股骨止点，则编织缝合断端，在其股骨止点处建立股骨骨道或植入锚钉,进行止点的解剖重建;腱腹交界处,可进行缝合修复术。

4)关节囊损伤,应充分重视,缝合修复以恢复其解剖形态完整。

3. **慢性期处理**　受伤3周之后,一般认为是慢性期,治疗原则是重建,对于髂胫束、股二头肌腱的陈旧损伤,仍可酌情缝合修复。

膝后外侧结构重建术式很多,目前没有"金标准",重建方法分为非解剖重建与解剖重建,解剖重建是目前的趋势。

在膝后外侧结构重建之前,应先进行下肢力线测量,对于膝内翻患者,先行楔形截骨术矫正,6个月后再行韧带重建术,也可以同时行韧带重建术,但手术难度及术后康复难度增大。

膝关节后外侧结构重建术传统上采用曲棍球杆切口,切开皮肤后劈开髂胫束,显露外侧副韧带、腘肌腱、股二头肌长头腱与短头腱及腱膜,继续向后内侧显露腘腓韧带、拱形韧带及豆腓韧带等。

(1)非解剖重建:术式有很多种,其中影响最大,应用最广的是 Larson 术式,为膝后外侧结构重建的经典术式之一。Larson 术式重建了外侧副韧带与腘腓韧带的功能,为等长重建。该术式操作简单,有效,在后外侧结构损伤合并交叉韧带损伤中应用广泛。研究发现,其恢复膝后外侧稳定性的效果不是十分理想,有残留不稳的现象。

具体操作:在腓骨头直径最大处做前后方向的骨道,需要显露腓总神经并加以保护,以半腱肌腱为移植物,长度约为20cm,去除肌肉,两端编织缝合,移植物穿过腓骨骨道,前后两端分别在股二头肌与髂胫束的深方潜行到达股骨外上髁,利用克氏针在股骨外上髁处确定等长点,建立横穿股骨远端的骨道。轻度外翻位拉紧移植物,挤压螺钉在股骨骨道内固定。

(2)解剖重建技术:目前应用广泛,为主流技术,技术有很多种,LaPrade 于2004年首次报道膝后外侧结构解剖重建技术。

1)LaPrade 术式:生物力学及临床研究均证明了该术式的有效性。但有学者质疑其腘腓韧带移植物处于上胫腓后韧带的位置,因此,不是完全的解剖重建。具体操作:

采用曲棍球杆切口,显露腓总神经并保护,在腓肠肌外侧头的前方,比目鱼肌与腘肌后方,显露腓骨茎突后面与胫骨的后外侧面的腘肌腱沟,确定腘肌腱腹交界处及腘腓韧带的腓骨止点(腓骨茎突的后内侧斜坡处),劈开股二头肌腱长头的前支,显露外侧副韧带–股二头肌滑囊,找到外侧副韧带的腓骨止点。应用后交叉韧带定位器,在外侧副韧带腓骨止点中心点与腘腓韧带腓骨止点中心点间建立腓骨骨道,在 Gerdy 结节的稍远、内侧与腘肌腱沟(腘肌腱腹交界处,约胫骨平台关节面下方1cm)间建立胫骨骨道。在股骨外上髁稍近、后侧确定外侧副韧带的股骨止点,在腘肌腱沟的前1/5确定腘肌腱的股骨止点,以两者中心点起点,斜向内、前、近方向建立横穿股骨远端的股骨骨道。应用异体跟腱做移植物,将其纵向劈开,做2个带骨块的移植物。骨块侧均植入股骨骨道内,外侧副韧带移植物的腱端自外向内进入腓骨骨道,挤压螺钉固定于腓骨骨道内(屈膝30°位,旋转中立位,轻度外翻),然后自后向前进入胫骨骨道(重建腘腓韧带);腘肌腱移植物穿过腘肌腱裂隙自后向前进入胫骨骨道,挤压螺钉固定腘肌腱移植物与腘腓韧带移植物(屈膝60°,旋转中立位)。

2)腓骨吊带解剖重建技术:由 Arciero 于2005年首先报道,其有效性在生物力学与临床两方面均得到了验证,Schechinger 等人的技术与 Arciero 的技术很相近,将后外侧关节囊缝合固定于外侧副韧带移植物上。具体操作:

切口及入路同 LaPrade 术式,显露外侧副韧带及腘腓韧带腓骨止点,以外侧副韧带止点中心点的稍远前侧为腓骨骨道的外口,内口位于腘腓韧带腓骨止点处,靠近上胫腓后关节间隙,建立腓骨骨道。分别在外侧副韧带股骨止点中心点前方3~4mm 处及腘肌腱股骨止点中心点远前侧3~4mm 处建立股骨骨道,斜向内、前、近,横行穿过股骨远端。以自体半腱肌腱或异体胫前肌腱或异体胫后肌腱为移植物,移植物穿过腓骨骨道,界面螺钉在腓骨骨道内挤压固定,在股二头肌腱及髂胫束深层潜行,自腓骨骨道后口出来的移植物穿过腘肌腱裂隙后进入腘肌腱股骨骨道,重建腘腓韧带,自骨道前口出来的移植物进入外侧副韧带股骨骨道,重建外侧副韧带。屈膝30°、旋转中立位、轻度外翻应力下,界面螺钉行股骨骨道移植物挤压固定。

膝后外侧结构重建手术多,存在着一些争论,例如是否重建腘肌腱,有人认为腘肌腱是限制膝外翻的重要结构,应该予以重建,但解剖学研究未发现腘肌腱没有重要的胫骨止点,生物力学研究发现重建腘肌腱与不重建腘肌腱其稳定效果是一样的,更有研究报道,重建腘肌腱后膝外旋会出现过度限制。对于上胫腓关节不稳或后外侧结构损伤严重者,例如包括后交叉韧带损伤及后外侧关节囊损伤者,单独的腓骨吊带解剖重建技术是不合适的,应该考虑上胫腓关节的处理,考虑腘肌腱的重建。目前尚无定论。另外,膝后外侧结构重建术的微创化是目前的一个发展方向,如膝外侧副韧带的关节镜下重建技术、腘肌腱关节镜下重建技术、腘腓韧带关节镜下重建技术均有报道。

(李彦林　刘　平　王　坤)

第六节　膝关节多发韧带损伤脱位修复与重建

膝关节多发韧带损伤脱位是膝关节最严重的损伤,由于其损伤复杂且难以精确评估损伤程度而做出精准诊断,也难精准把握手术时机和手术技术,以及修复和/或重建的稳定结构远期功能效果不确定,往往治疗预后效果有较大的差异,导致致残率、截肢率、医疗纠纷发生率都高。治疗的优良率在急性期约58.4%,在陈旧期约为45.5%,对于膝关节四组主要韧带均损伤患者的临床治疗结果更差,同时认为高能量损伤的患者术后康复比低能量患者恢复更差,开放性损伤的患者术后效果最差,约有43%合并感染,甚至17%的患者可能需要进行截肢手术。重返工作和重返运动概率都不如其他损伤。对膝关节多发韧带损伤脱位的认识在过去的30年发生了巨大的变化,曾经认为脱位的发生率很低,在所有骨科损伤中占0.02%~0.2%,主要发生在不发达地区,骨科医生在整个职业生涯中很难遇到。但随着诊断水平的提高,对膝关节脱位发生率的认识比过去显著升高。

一、定义

对于膝关节多发韧带损伤脱位的定义,文献报道不统一,以往有文献认为膝关节多发韧带损伤脱位(multiple ligament injury and knee dislocation,MLIKD)的定义是伴有两组或两组以上的交叉或侧副韧带损伤的膝关节损伤。也有文献认为膝关节多发韧带损伤脱位是指膝关节三组及三组以上的韧带(或与韧带相关联的骨结构)损伤,导致胫股关节的正常对合关系完全丧失。笔者倾向于后者,脱位可分为前脱位、后脱位、侧方脱位以及旋转脱位。在此,我们需要进一步弄清楚膝关节多发韧带损伤、膝关节多发韧带损伤脱位、膝关节不稳三者的区别与联系。膝关节多发韧带损伤是指膝关节四组韧带的两组及两组以上的韧带损伤。膝关节不稳是指胫股关节部分错开失去部分正常对合关系,实质是膝关节两组及以内的韧带功能不足,可以是一组或两组韧带损伤表现出来的不稳,也可以是三组及四组韧带损伤经自愈或手术治疗后表现出来的两组及以内的两组韧带不稳。可分为前向不稳、后向不稳、侧方不稳以及旋转不稳。

韧带损伤与脱位的关系:韧带损伤为原因,脱位为结果。膝关节脱位可有三种组合:内侧胫股关节脱位、外侧胫股关节脱位、内侧+外侧胫股关节均脱位,从而表现为前脱位、后脱位及旋转脱位(图3-3-34)。脱位经保守治疗自愈或手术治疗后也可表现出多种不稳。

二、评估

评估是诊治伤病的根本和基础。膝关节多发韧带损伤的评估(包括量化)离不开三大证据:病史及临床表现、体征和影像学检查。

(一)病史及临床表现

主要是受伤史、疼痛史和功能障碍史。受伤时间非常关键,决定分期诊断的重要指标,根据不同的时间可分为三个时期:急诊期(≤24小时),急性期≤3周,陈旧期(>3周)。受伤时身体的状态,如站、走、下坡、高坠与膝关节受伤的组织结构和程度有关。作用于膝关节的力分为内部与外部力(扭伤多是自身内部的作用力),作用方式分为直接与间接暴力,作用点可在膝关节内外侧及四周,表现膝内外翻、过伸及旋转。暴力的大小分为高或低能量,在膝关节脱位中都是高能量损伤(尤其是扭伤的内在高能量损伤容易被误认为外在的低能量损伤)。对于多重伤,比如高处坠落伤或者下肢搅拌伤有多重反复作用,损伤机制非常

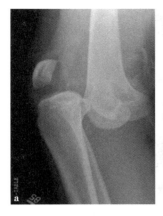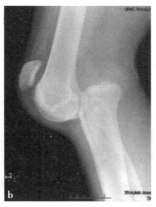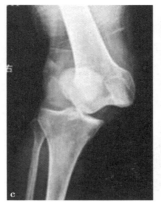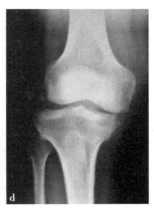

图 3-3-34 膝关节脱位方式

a. 前脱位；b. 后脱位；c. 外侧旋转脱位；d. 内侧旋转脱位

复杂。受伤过程及伤后即刻的表现为受伤时有胫股关节"错动"及错开的感觉，表示脱位发生，因 50% 膝关节脱位只有一瞬间，之后可自行复位；伤后 3~5 分钟内出现膝关节明显的肿胀（有肿胀意味着关节内结构有破坏损伤，否则不可能有脱位发生），受伤部位有疼痛及受力时痛加重提示损伤结构所在，不能完全正常完成膝关节功能，出现功能障碍表现；其他相应合并损伤有流血（开放伤），无力和麻木，或为血管神经损伤的表现。

（二）体征

不同分期，脱位的体征有所不同。

1. **急诊期主要查看** ①膝关节畸形与肿胀，有无伤口；②下肢血管血供情况；③下肢神经功能，运动及感觉功能。

2. **急性期主要查看** ①是否关节已复位，畸形是否被纠正，酒窝征；②血管与神经功能，筋膜室高压；③适当行稳定性的查体，ADT/PDT 内外翻应力试验。

3. **陈旧期主要查看** ①关节活动度、畸形是否被纠正；②关节稳定性查体并量化，松弛程度；③神经功能恢复情况；④行走步态。在脱位状态（未复位）下关节的畸形判断可粗略提示可能损伤的结构和脱位的类型。

（三）影像学检查

普通膝关节正、侧位片可以帮助判断膝关节脱位的方向以及是否存在骨折，双下肢站立位全长正位片可以评估下肢力线是否正常。应力位片用于评估相应结构的损伤程度，并量化诊断（图 3-3-35）：①前向；②后向；③内翻；④外翻。

CT 及 CT 三维重建可以清楚地显示是否存在骨折，以及骨折的特点和移位情况。如各种撕脱骨折、股骨髁骨折、胫骨平台骨折、腓骨头撕脱骨折、髌骨骨折等。

MRI 用于韧带损伤的急性期分型诊断。同时对于软骨、半月板损伤的评估以及也可用于韧带损伤自然愈合期和韧带损伤修复及重建后的愈合期的认识。此外对于骨折也有较高的诊断价值。

超声用于评估动脉损伤的具体情况，也可评估可能存在的血栓状态，包括血栓的部位、长度范围等。

血管造影用于确诊血管损伤的部位和类型。

此外，步态分析评估对慢性或陈旧性损伤以及治疗后的随访评估非常重要。

三、分型诊断

1963 年，Kennedy 等人依据影像学上胫骨与股骨脱位时的相对位置将膝关节脱位分为 5 种类型：向前脱位，向后脱位，向内侧脱位，向外侧脱位以及旋转脱位。旋转脱位可进一步分为：前内侧旋转脱位，前外侧旋转脱位，后内侧旋转脱位，后外侧旋转脱位，其中后外侧旋转脱位是最常见也是最难复位的旋转脱位。尽管这种分类方法简单方便，但是无法指出具体损伤的结构，临床指导意义并不大。在此之后，Schenck 等人根据膝关节损伤的韧带结构以及是否合并有骨折提出了一种新的解剖分型方法，后由 Yu、Wascher 和 Stannard 等人对这种分类方式进行了改良，添加了动脉损伤（C）和神经损伤（N）的亚组，使之成为目前膝关节脱位最常用的分类方式（表 3-3-1）。这种分类方式中最常见的损伤类型是 KD-Ⅲ型损伤，即两条交叉韧带合并内侧副韧带或后外侧角损伤。

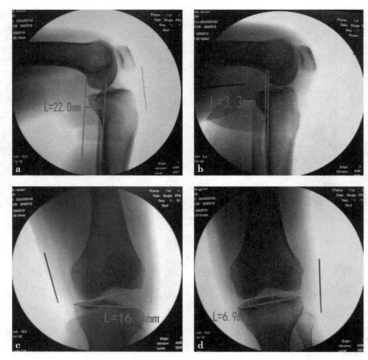

图 3-3-35　膝关节各个方向的应力位片

a. 前向应力胫骨前移；b. 后向应力胫骨后移；c. 内翻应力外侧张开；d. 外翻应力内侧未张开

表 3-3-1　改良的 Schenck's 分型

分型		相应韧带损伤
KD-Ⅰ		ACL 或 PCL 断裂
KD-Ⅱ		ACL 及 PCL 同时断裂
KD-Ⅲ		
	KD-Ⅲ-M	ACL 及 PCL 同时断裂合并后内侧结构断裂
	KD-Ⅲ-L	ACL 及 PCL 同时断裂合并后外侧结构断裂
KD-Ⅳ		ACL 及 PCL 同时断裂合并后内侧及后外侧结构断裂
KD-Ⅴ		
	KD-V1	ACL 或 PCL 断裂伴骨折
	KD-V2	ACL 及 PCL 同时断裂伴骨折
	KD-V3M	ACL 及 PCL 同时断裂合并后内侧结构断裂伴骨折
	KD-V3L	ACL 及 PCL 同时断裂合并后外侧结构断裂伴骨折
	KD-V4	ACL 及 PCL 同时断裂合并后内侧及后外侧结构断裂伴骨折
	C	膝关节脱位类型合并动脉损伤
	N	膝关节脱位类型合并神经损伤

注：C 示动脉损伤，N 示神经损伤

四、治疗时机和方式的选择

膝关节多发韧带损伤脱位的诊治应遵循创伤诊治的大原则，包括救命、保肢、功能恢复、创伤程度评估、创伤的分期治疗。

（一）治疗时机

决定急性膝关节多发韧带损伤脱位手术时机的因素较多，包括肢端血管情况，侧副韧带损伤严重程度及复位稳定程度。

1. 急诊期（≤24 小时）　治疗越早越好，其手术指征包括：开放性膝关节脱位伴多发韧带损伤；伴有危及肢体存活的动静脉血管损伤；以及继发有骨筋膜室综合征；不可手法复位的膝关节脱位（相对指征）。

2. 急性期（≤3 周）　治疗应解决术中损伤组织的解剖层次清晰度与组织水肿炎症反应的矛盾。损伤 2~3 周后，此时炎症反应轻，粘连轻，术后功能好。手术指征：纽扣卡锁式旋转脱位；伴有内侧和 / 或外侧结构（MCL/PLC）断裂（没有张力），涵盖大多数脱位；骨折脱位；脱位伴骨折。

3. 陈旧期（>3 周）　治疗一般在保守治疗后：①关节复位已经到位且屈伸均复位；②未完

全复位：伸复位，屈未复位。手术指征包括：

（1）非手术治疗导致的：①限制性非手术治疗，合并感染或重要脏器损伤；②非限制性非手术治疗＋择期，内外侧结构损伤是从止点骨面剥离（Peel-off 剥离），内外侧副韧带单纯损伤，关节囊无明显损伤。

（2）手术治疗转化而来的：关节解剖复位做部分修复或重建，外固定支架固定 6 周维持复位，6 周后取除维持复位，功能锻炼 6 周，评估肌力Ⅳ以上，关节活动度 0°~120°，再对稳定评估，进行修复＋重建手术。分为择期补救手术治疗和择期翻修手术治疗。

笔者及他人的经验显示，伤后 1~2 周或分阶段重建可使活动度丢失和关节粘连更少。笔者常用的手术方式是伤后 2 周左右一期关节镜下使用腘绳肌腱或腓骨长肌腱重建 PCL 和 / 或 ACL，以及一期修复内侧和 / 或外侧结构，并结合自体肌腱移植物加强重建。通过支具外固定治疗就可以成功治疗一些内侧副韧带损伤。

（二）韧带修复或重建

我们认为，除外合并有相关并发症而无法耐受手术干预，即已有手术禁忌证的患者外，所有膝关节多发韧带损伤脱位的患者，要完全恢复功能都应采取关节复位和结构的修复与重建手术治疗。

1. 骨折复位及内固定和关节截骨技术 解剖复位＋稳定固定：金属固定技术、非金属固定技术；截骨手术：矫正下肢力线的截骨手术、恢复支撑关节面的关节内截骨术（图 3-3-36，见文末彩插）。

2. 韧带修复重建技术 韧带修复：针对 ACL、PCL、PMC、LCL、伸膝装置等可修复结构的损伤采用直接缝合修复、穿骨缝合修复、锚钉缝合修复等多种方法进行修复。韧带重建：ACL、PCL、PMC、LCL、伸膝装置等多种不可修复性损伤采用多种韧带重建方式进行重建恢复其稳定性。四组韧带收紧固定的先后顺序：PCL → ACL → PLC → PMC。先骨折复位固定后韧带修复与重建（图 3-3-37，见文末彩插）。

3. 关节囊修复 内、外侧关节囊修复，必要时后关节囊及腓肠肌内侧头撕脱损伤应给予修复。修复后关节囊以伸直 0° 位收紧打结固定，修复外侧关节囊以伸直 0° 外翻位收紧打结固定；反之伸直 0° 内翻收紧打结固定内侧关节囊。后外侧旋转纽扣卡锁式脱位应充分松解关节囊并予以充分解剖修复内侧关节囊。

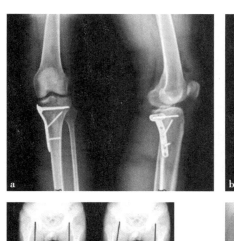
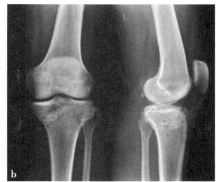
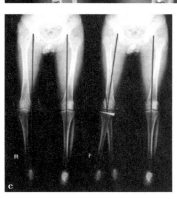
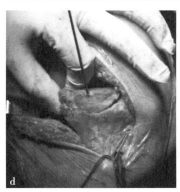

图 3-3-36　骨折内固定和关节截骨技术
a. 骨折金属固定；b. 骨折非金属固定；c. 矫正下肢力线的截骨；d. 关节内截骨

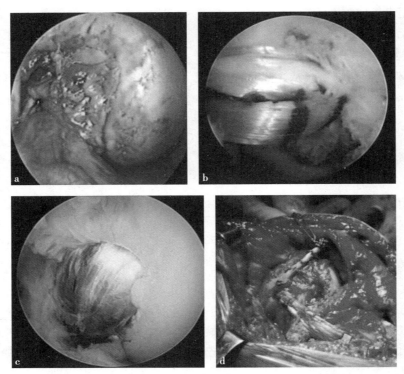

图 3-3-37 韧带修复重建技术
a. 前交叉韧带穿骨缝合；b. ACL 重建；c. PCL 重建；d. MPFL 重建

五、治疗方法

（一）非手术治疗

这个问题确实存在很多争议，我们建议非手术治疗的适应证包括：不伴有骨折、能手法复位（或已复位）、对运动功能无特殊要求的老年人（男性≥75 岁，女性≥70 岁）；股骨髁剥皮样损伤（Peel-off）、不伴有任何骨折；单纯内侧副韧带损伤的外侧旋转脱位类型（KD-Ⅲ-M 型）。

非手术治疗的方法：确认在膝关节完全复位的情况下，用支具或长腿管型石膏（或前后夹板）固定膝关节于伸直 0°位 6~8 周，小腿上段在前抽屉应力下尽力前托固定；6~8 周后取除外固定改为铰链式支具保护下的屈曲膝关节功能锻炼，12 周达到屈膝 0°~120°；8 周后部分负重，12 周后完全负重；4~6 个月恢复日常活动，12 个月重返运动。

（二）手术治疗

1. 外侧旋转脱位（Schenck's KD-Ⅲ-M型）的诊治要领 首选关节镜辅助下韧带重建/修复术。手术时机和是否分期则还有争议，基于文献和大多数术者的经验，建议所有受损的韧带结构尽可能进行急性期手术治疗，最好在损伤的 3 周内完成，避免过多瘢痕组织形成。对于合并以下损伤者，强烈建议需急诊手术干预：①开放性脱位；②无法复位的脱位；③血管损伤。

此型治疗的特殊型是后外侧旋转纽扣卡锁式脱位：关节镜下或切开复位，保护内侧结构并给予足够强的修复。一旦发现膝关节内侧复合损伤后出现"酒窝"征，则意味着膝关节内侧损伤时股骨内侧髁穿破膝关节前内侧关节囊形成纽扣样卡锁。这个体征的出现往往提示膝关节脱位需要急诊手术复位。卡锁的软组织往往是内侧的关节囊和软组织结构，有时候也合并有内侧半月板、内侧副韧带、髌股韧带，甚至股四头肌内侧头部分肌束。一旦卡锁时间过久，没有得到有效的松解，如超过 24 小时以上，可能引起卡锁软组织最终缺血坏死。手术则只能切除这部分软组织，继而造成内侧软组织的缺如，增加内侧手术修复的难度。同时，久而不能复位的膝关节势必加重血管和神经损伤的风险。因此，一旦发现膝关节多发韧带损伤脱位合并内侧"酒窝"征的患者，则应该立即考虑急诊手术松解内侧卡锁的软组织，并复位脱位的膝关节（图 3-3-38，见文末彩插）。有关节镜的医院尽可能在镜下完成卡锁组织的解扣松解，然后根据伤情完成一系列的手术。若基层医院条件不具备，则可以考虑切开先进行卡锁软组织的解锁，复位膝关节，然后予以外固定，待局部条件好转后再考虑二期行关节镜下膝关节的稳定性修复与重建。

2. 内侧旋转脱位（Schenck's KD-Ⅲ-L 型）的诊治要领

（1）急诊及急性期手术：对于腘动脉损伤的患者，应急诊手术，避免肢体坏死或骨筋膜室综合征导致的残疾。对于神经损伤，尤其是腓总神经损伤的患者，积极手术探查松解，恢复其正常的走行和张力，对于恢复神经功能尤为重要。急性 PLC 损伤手术有更高的成功率，最好在 2~3 周内进行。同时进行 ACL、PCL 重建，最大程度一期修复或重建 PLC 来增强后外侧稳定性。PLC 一期急性损伤结构的修复术，可通过直接缝合修复、经骨钻孔缝合修复、锚钉缝合或应用界面螺钉等。通常在膝关节屈曲 30°~60° 胫骨中立或轻度内旋位下，由深至浅逐步修复。在一些病例中由于损伤严重或损伤组织质量较差，无法直接

修复，可采用腘绳肌腱、股二头肌腱、髂胫束或同种异体移植物进行 PLC 的加强重建修复或重建术。

（2）二期手术（慢性损伤的修复及重建）：慢性膝关节内侧旋转脱位是指受伤 3 周以上的损伤，此类患者（ACL、PCL 合并 PLC 损伤）延误治疗的情况并不少见，可能是因为初诊时漏诊或者非手术治疗失败而造成，也可能是患者处于损伤的亚急性期（3~6 周）。相比急性损伤，由于慢性损伤周围结构继发广泛的瘢痕形成、软组织质量较差以及内翻导致对线不良，因此修复手术常常受到限制，而需要行 ACL、PCL 及 PLC 重建术。手术目的是力求重建 ACL、PCL 恢复前后向稳定性；重建 PLC 以维持外侧复合体稳定；重建腘肌和／或腘腓韧带以维持外旋稳定，手术方式取决于具体损伤的结构及程度。必须强调的是，对于长期慢性膝关节多发韧带内侧旋转脱位或术后失效功能差的患者，彻底评估肢体的力线非常重要，因为由于长期膝关节后外侧不稳而导致患者出现"三度膝内翻"的情况并不少见。对于这些患者，开放式胫骨高位楔形截骨术联合韧带重建治疗效果较好（图 3-3-39，见文末彩插）。

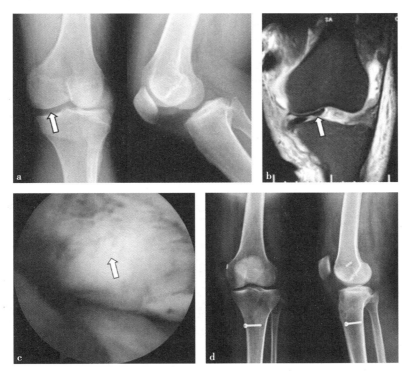

图 3-3-38 左膝后外侧旋转纽扣卡锁式脱位（KD-Ⅲ-M 型）

a. 术前左膝 X 线片，内侧胫股关节增宽（箭头）；b. 左膝 MRI，显示内侧副韧带、关节囊等软组织卡压（箭头）；
c. 关节镜下可见内侧关节间隙卡锁的内侧副韧带、关节囊组织（箭头）；d. 术后 X 线提示膝关节对位良好

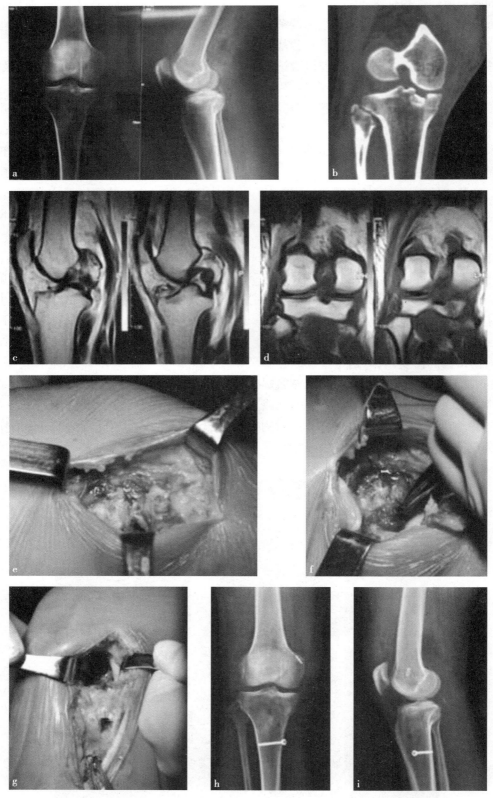

图 3-3-39 急性期右膝后内侧旋转脱位（KD-Ⅲ-L 型）伴内侧胫骨平台压缩骨折
a. 术前 X 线片；b. CT 提示内侧胫骨平台中心性塌陷；c、d. MRI 提示后交叉韧带和后外侧内侧复合体损伤；e. 术中见后外侧复合体损伤；f. 穿骨缝合修复后外侧复合体；g. 内侧胫骨平台下方开窗，撑起内侧胫骨平台塌陷骨折块；h、i. 术后复查 X 线提示塌陷骨块复位良好

3. **前后脱位（Schenck's KD-Ⅳ型）的诊治要领** 以内、外侧胫骨相对于内、外侧股骨完全发生前移，称为膝关节前脱位（图 3-3-40），反之，为膝关节的后脱位。重点是损伤重，四组韧带均有损伤，血管神经损伤的发生率最高，自行复位率相对较低，就诊时膝关节仍可处在完全脱位的状态。

（1）急性期韧带处理：急性期患者多有四组韧带损伤。前后交叉韧带损伤需要手术修复或重建以恢复其稳定性；对于内外侧韧带实质部损伤的患者，需要同期行内外侧结构的修复或加强修复治疗；对于内外侧韧带止点部位损伤的患者，可以行止点部位的修复及减张缝合修复，推荐穿骨缝合；对于一部分内外侧韧带止点部位剥皮样损伤的患者，复位后查体内外侧稳定性良好的情况下，可以选择早期行膝关节外固定，6~8 周后取消固定，进行膝关节活动度训练，多数剥皮样损伤患者可以恢复并维持韧带张力，必要时只需要手术处理前后交叉韧带。

（2）陈旧期韧带处理：进入陈旧期后，很多膝关节前、后脱位患者的侧方结构，特别是内侧副韧带张力可能恢复，残留的膝关节复位丢失和多向不稳需要手术治疗。前后交叉韧带功能需要手术重建治疗；侧方结构可以采取修复和 / 或重建

方式治疗，推荐韧带重建。特殊情况是内外侧结构在股骨端的剥皮样损伤（peel-off），膝关节容易复位，而且复位后伸膝时内外侧较稳定，在早期完全伸直 0° 位，小腿完全向前托起外固定的保守治疗 6~8 周情况下，可让内外侧结构完全解剖修复达到内外侧结构稳定性的完全恢复。若剥皮样结构不能完全恢复稳定，可能也需要在此期一并修复或重建。对严重的此类损伤，容易发生前后向的完全及部分（半）固定性脱位。治疗难度相当大，同时很难经过手术直接恢复其膝关节运动中心轴，因其没有可参照的完全正常的结构面（四个结构面）。因此，急性期诊治尤为重要。

（3）合并损伤的处理

1）血管损伤的处理：动脉损伤可以是完全断裂，可以是动脉挫伤，前者需要急诊手术处理，后者可能产生动脉血栓，引起肢体缺血坏死，所以需要严密观察，必要时果断采取措施，甚至手术介入。静脉损伤主要指腘静脉断裂或挫伤。静脉断裂无需急诊手术处理，挫伤可能产生静脉血栓，影响肢体血液回流，造成肢体肿胀，若产生血栓脱落，可能发生致死性大面积肺血栓栓塞症（pulmonary thromboembolism，PTE），直接威胁生命。故静脉挫伤亦需要严密观察，积极采取抗凝

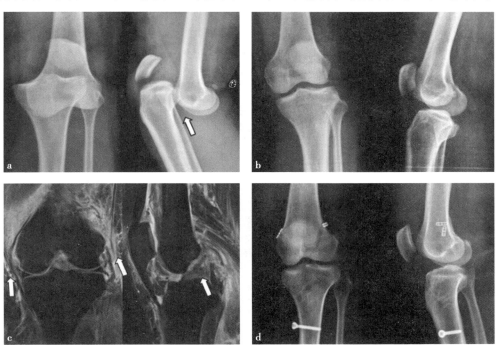

图 3-3-40 左膝关节前脱位（KD-Ⅳ-C 型）
a. 膝关节脱位（箭头）后 X 线片；b. 膝关节复位后 X 线片；
c. 术前 MRI 示 ACL、PCL、LCL、MCL 损伤（箭头）；d. 术后 X 线片示 ACL、PCL 重建术后

措施,术后严格评估,若血栓脱落风险较大,需要手术取栓或安置静脉滤网后方可行膝关节手术。

2)神经损伤的处理:前、后脱位常常伴随下肢神经损伤,最常见的是腓总神经损伤,其次是胫神经损伤。腓总神经损伤可在韧带修复或重建手术时同期行探查修复或松解恢复其正常走行。若早期不需要或无条件手术时,可屈膝位制动,行神经营养治疗及康复治疗,观察 3~4 个月后若无明显恢复,建议手术探查。胫神经损伤多为牵拉伤,建议早期神经营养治疗及康复理疗,观察 3~4 个月后若无明显恢复,建议手术探查。

3)合并半月板及软骨损伤的处理:膝关节脱位很多合并有半月板的损伤,多为半月板根性撕裂或半月板周缘撕裂,这种半月板损伤往往稳定性差,需要在手术时一并处理,推荐行半月板缝合。若半月板条件较差,缝合难度大或预后较差的,需要行半月板成形治疗。软骨损伤的形式可以是单纯软骨的部分或全层脱落,也可能是软骨及软骨下骨的骨折,特别是切线骨折。同时在后脱位中容易发生胫骨平台前份的边缘性部分劈裂和塌陷骨折。前者需要行清创,年轻且损伤范围有限的患者可以行骨髓刺激(微骨折等)等治疗,若软骨缺损范围较大,可能需要生物学治疗。对于带软骨的切线骨折,治疗原则同关节内骨折,可以行骨折复位内固定治疗,以恢复关节软骨面的完整性和稳定性。

4. KD-Ⅴ型和 KD-Ⅵ型的诊治要领　膝关节多发韧带损伤脱位,除了单纯膝韧带及韧带止点撕脱骨折外,还可有大块骨骨折的损伤。因股骨力线和胫骨力线的对合丧失,而主要骨折块上胫股关节的关节面对合尚好,同时另外还伴有韧带损伤,就表现为膝关节脱位的假象,这就是骨折脱位类型,应与脱位伴骨折和韧带止点撕脱骨折的脱位相区别(已如前述)。骨折脱位是指骨折移位后表现为膝关节脱位假象,股骨力线及胫骨力线不在位,骨折块上至少有一组韧带附着。对于此类型的损伤,骨折块的复位及固定直接影响关节的支撑和稳定性,治疗关键是对骨折块进行一期复位和固定,同时修复或加强重建其他损伤韧带。脱位伴骨折是膝关节脱位合并膝关节骨折,骨折块上无知名韧带附着,但在某些情况下骨折块的解剖复位仍非常重要,否则可能导致膝关节骨性结构不稳。

(1)骨折脱位:膝部支撑骨块上至少有一组知名韧带附着,同时伴有膝关节非支撑骨的韧带损伤超过三组,表现出股骨与胫骨力线上的对合关系丧失。主要包括股骨髁和胫骨平台骨折。

1)股骨髁骨折:股骨髁骨折(内侧髁、外侧髁骨折)一般合并有膝关节的 ACL、PCL 韧带损伤(图 3-3-41,见文末彩插)。对股骨内侧髁进行切开复位内固定后能够恢复 PCL 的稳定性。但由于膝关节活动范围受限,患者的预后较差。当关节内的骨折与韧带重建同时进行手术或者再次手术的时间间隔很短时,关节感染的风险非常高(75%),因此,一些学者建议对于韧带损伤行保守治疗,或者只有当骨折愈合,关节恢复活动度以后再进行韧带分期重建。

2)胫骨平台骨折:由于胫骨平台骨折伴膝关节脱位常由高能量损伤引起,软组织等损伤严重,如果处理不当,软组织坏死和感染的发生率最高可达 50%~80%(图 3-3-42,见文末彩插)。对于伴有软组织损伤的早期推荐使用外固定架,待软组织恢复完成后再进行内固定治疗。根据不同损伤类型应用不同的手术入路及固定方式。

目前治疗胫骨平台骨折合并膝关节多发韧带损伤脱位,手术时机以及手术方式的选择存在诸多争议。我们建议优先处理骨折,待关节活动度恢复、骨折愈合良好后,重新评估膝关节稳定性。对有韧带松弛,但无不稳定症状者,考虑非手术治疗。对既有韧带松弛,同时有不稳定症状者,则建议行韧带重建手术。

对合并的侧副韧带损伤,如果只是简单的修复手术,我们推荐在胫骨平台固定的同时进行修复。若不对侧副韧带进行处理,就会导致异常应力作用于已修复的关节面,从而使膝关节后期发生冠状面明显不稳。如果损伤的侧副韧带需要重建,考虑软组织的不能耐受,则建议分期手术。如果一期重建韧带,建议优先重建后交叉韧带,随后重建内侧副韧带和后外侧复合体,前交叉韧带重建则可留待二期处理。

(2)脱位伴骨折:脱位伴骨折是膝关节脱位合并有构成膝关节的骨折,骨折块上无知名韧带附着,但骨折处又参与膝关节的支撑构成,因此骨折块的解剖复位仍非常重要,否则可能导致膝关节骨性结构不稳。

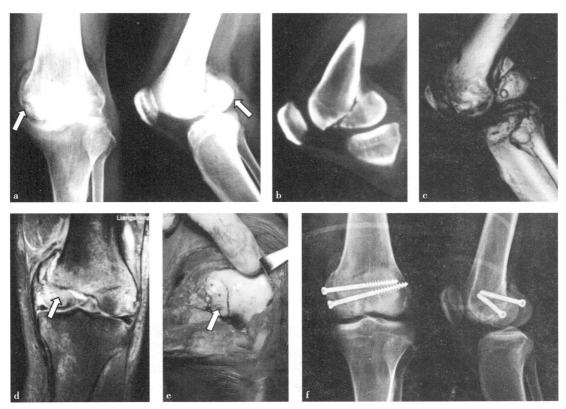

图 3-3-41　急性期左膝股骨内侧髁 Hoffa 骨折（KD-V-F 型）

a. 术前 X 线片显示股骨内侧髁骨折（箭头）；b. 术前 CT；c. CT 三维重建；
d. 术前 MRI 示股骨内侧髁骨折（箭头）；e. 术中复位骨折（箭头）；f. 术后 X 线片

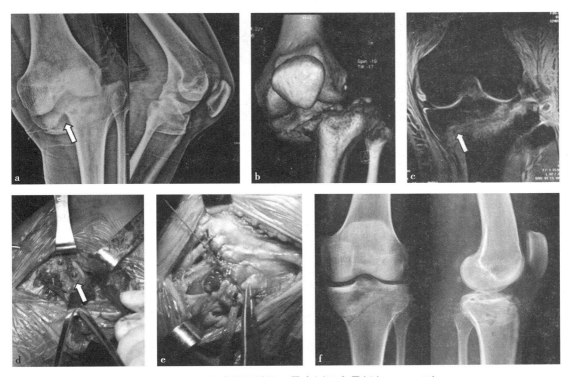

图 3-3-42　左膝骨折脱位胫骨内侧平台骨折（KD-V-T）

a. 术前 X 线片示胫骨平台骨折（箭头）；b. 术前 CT 三位重建；c. 术前 MRI 示胫骨平台外侧
斜向内下的骨折线（箭头）；d. 术中骨折复位可吸收螺钉内固定（箭头）；e. 缝合修复内侧结构；f. 术后 X 线片

1）胫骨平台边缘压缩骨折：膝关节后脱位导致的胫股关节错位容易使胫骨平台前份受压而导致压缩骨折（图3-3-43，见文末彩插）。这种压缩骨折是由于膝关节过伸时受到应力挤压所致的。建议在急性期行韧带重建的同时治疗此类骨折。对塌陷的关节面进行撬拨及抬高解剖复位植骨，可使用小型的支撑接骨板或皮质螺钉进行固定。注意应避免螺钉的位置与ACL或PCL骨隧道发生冲突，对移植物造成损伤。

2）股骨髁远端关节面的压缩骨折：股骨髁远端关节面的压缩骨折通常是由于异常的应力作用于脱位的膝关节所致，大多数合并有ACL断裂。当这种压缩骨折很小或是位于关节负重面的周围时，通常不需要处理。但塌陷压缩深度>1cm时，则需要进行处理。

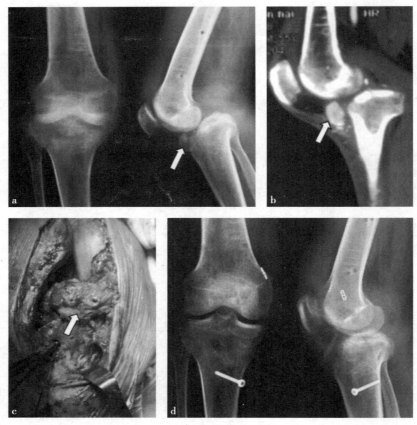

图3-3-43　陈旧性右膝脱位伴骨折（KD-Ⅵ-T型）
a. 术前X线片示胫骨前份骨折（箭头）；b. 术前CT（箭头即骨折块）；
c. 术中复位骨折及恢复关节面高度（箭头）；d. 采用可吸收螺钉固定骨折块

3）膝关节脱位中的髌骨骨折：当发生膝关节脱位时，由于伸膝装置断裂或髌骨骨折导致膝关节伸膝装置受到损伤。受伤机制均为高能量暴力，常合并其他部位的损伤。对合并髌骨骨折者，建议进行韧带重建同时对髌骨骨折复位内固定，但术后需注意康复训练，避免关节僵硬。

六、康复原则及要点

在康复过程中，需要注意患者的特殊性，包括损伤的结构、修复的方式，以及合并损伤等，制订适合患者情况的康复方案。康复过程中要强调恢复肢体肌肉力量与协调性的重要性，并结合主动与被动锻炼。康复过程中还应强调无痛及无栓原则。循序渐"激"快速康复，围手术期加速康复外科（enhanced recovery after surgery，ERAS）康复。维护关节稳定性恢复的基础之上恢复关节的正常活动范围，关节周围肌肉力量，膝关节整体平衡性和协调性运动功能都很重要，最终重返活动和运动。对于有后外侧复合体和后方结构损伤的患者，术后下地负重时间不能太早，建议术后8周才开始下地逐渐负重行走，12周后完全负重。

（李 箭 张 钟）

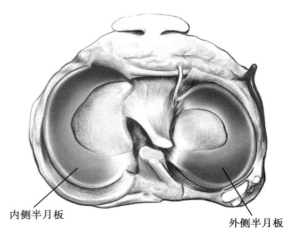

第七节 膝关节半月板损伤

一、解剖与生物力学

半月板一词源于希腊语中的"meniskos"，是"月牙"的意思。膝关节半月板位于股骨髁与胫骨平台之间，为2个半月形的纤维软骨盘。半月板表层覆以纤维软骨，内部混有大量致密弹力纤维和胶原纤维，纤维排列方式使半月板有较大弹性以抵抗负荷和压迫。它是膝关节的缓冲装置，并弥补膝关节面的不相适应。每个半月板断面呈三角形，有3个面1个缘：滑膜面如圆柱状，肥厚而圆钝，与关节囊纤维膜深面相贴，滑膜附于其上下缘，并有冠状韧带连于胫骨髁边缘；上面光滑凹陷，可加深胫骨平台深度与股骨髁相接；下面平坦光滑，栖于胫骨平台上；内缘（游离缘）锐薄而凹入。

（一）内、外侧半月板

内侧半月板外观呈C形，其尺寸与性别、身高、体重密切相关。成人内侧半月板约4.4cm长、3.1cm宽，其后部宽阔，前部狭窄，体大而薄。覆盖约50%的内侧胫骨平台。内侧半月板后角牢固地附着于股骨髁间窝后部，正好位于后交叉韧带止点的前方。前角的附着点变异较大，通常附着于股骨髁间窝前部，约位于前交叉韧带止点前缘前方7mm。冠状韧带附着于部分半月板下方直至胫骨，内侧半月板还附着于内侧副韧带的深层纤维。屈膝时内侧半月板大约能移动5mm，便于股骨进行充分地来回滚动。由于内侧半月板与周围软组织和骨性结构附着点相对牢固，所以它可以为膝关节提供前后稳定性。半月板后角呈楔形阻止其向前位移，与前交叉韧带具有协同作用。在前交叉韧带失效的情况下，内侧半月板将会承受很大的应力，随着时间的延长可能会导致摩擦性撕裂。

外侧半月板外观呈圆形或卵圆形，前后止点距离较近（相比内侧半月板而言）。大约覆盖70%的外侧胫骨平台。其尺寸约3.6cm长、2.9cm宽。外侧半月板的大小也与性别、身高及体重有关。其中部宽阔，前后部较窄。前角附着于外侧髁间棘前方，恰在前交叉韧带附着部后外侧，并有一部分与前交叉韧带连接。后角紧附于外侧髁间棘后方、内侧半月板附着处之前。外侧半月板后

角发出一斜行纤维束，附着于髁间窝内股骨内侧髁的外缘，与后交叉韧带紧密相贴，称为半月板股骨韧带（板股韧带）。此韧带如在后交叉韧带之后，称板股后韧带（Wrisberg韧带）；如在后交叉韧带之前，则称板股前韧带（Humphrey韧带）。外侧半月板与股骨间韧带（半月板股骨韧带）的出现率为98.67%。其中板股后韧带的出现率为94.7%，板股前韧带出现率为13.0%。只有板股后韧带而无板股前韧带的占85.7%。板股前韧带直径约为后交叉韧带的1/3，板股后韧带直径约为后交叉韧带的1/2。半月板股骨韧带具有与后交叉韧带后束相似的生物力学特性，是胫骨后抽屉试验的次级限制结构。外侧半月板中后1/3处有腘肌腱将半月板和关节囊隔开，形成一个间隙，称腘肌囊。外侧半月板与外侧副韧带是分开的。

如将内、外侧半月板进行比较（图3-3-44），可以看出，它们的形状、大小、宽度及附着点均不同，与关节囊的关系也有区别。内侧半月板与关节囊紧密相连，外伤时较易破裂。外侧半月板与关节囊之间隔以腘肌腱，活动较自如。内侧半月板所围绕的圆形区较外侧半月板大，故股骨与胫骨内侧髁的接触面较外侧者为大。外侧半月板后角与股骨外侧髁之间常有板股前韧带和/或板股后韧带，所以，外侧半月板与股骨之间联系较为密切。

内、外侧半月板之间的连接有前后横向的半月板韧带，内外侧斜行的半月板韧带。最普遍的是半月板前横韧带，又称为前半月板间韧带，或膝横韧带。该韧带的纤维走向是内侧半月板前角连接外侧半月板的前角，是一个厚度变化较大的纤维带状结构（图3-3-44，见文末彩插）。

内侧半月板

外侧半月板

图3-3-44 膝关节水平切面

（二）血供和神经支配

人类出生时整个半月板都存在血供,出生后半月板内部很快形成无血供区,到 20 岁左右只有外侧 1/3 有供应血管。这种进行性失血管化可能是负重及膝关节活动所致。半月板血供主要来自膝内侧动脉、外侧动脉、膝下动脉、膝中动脉等,这些血管分支形成半月板周围毛细血管复合体。此毛细血管复合体间断发出辐射状穿支至半月板周缘。在半月板前后角血供更为丰富。半月板内各个部分血供程度各不相同,每个个体半月板周缘血供程度也存在差异。外侧半月板后外侧部与腘肌腱相邻部位和关节囊无任何连接,此区域相对缺乏血供。血供程度对于半月板撕裂后的愈合具有重要意义。

在临床中,半月板撕裂时血管是非常重要的参考因素。血管化的区域差异性决定着撕裂部位的愈合能力。半月板周围相对血管化的红区有愈合的潜力,可能适合修复。相反,半月板内侧的白区相对去血管化,这个区域的愈合能力较低,撕裂以后通常实施半月板切除予以治疗而不是进行修复。红区和白区之间的过渡区域(红白区)愈合潜力居中(图 3-3-45)。

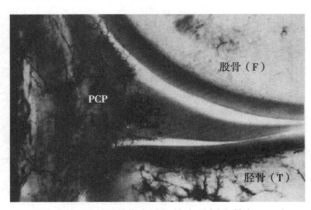

图 3-3-45 墨汁灌注显示的半月板血管(PCP)

半月板关节囊连接部组织内富含轴突、神经束、游离神经末梢、神经末梢突起以及Ⅲ型高尔基体等特殊感受器。半月板的神经装置由有髓及无髓神经纤维组成。半月板的前后角及体部边缘的神经纤维分布特点与血供分布类似。与半月板体部血供分布特点不同的是,半月板前后角内侧 1/3 区域存在神经轴突分布,这些神经结构并未完全与血管伴行分布,可能具有传入神经功能,与所谓的"慢痛"产生相关。

神经结构存在于半月板的周围,其余的中间部分没有任何的神经结构。一个清醒的人,刺探其半月板的中间区域不会出现疼痛,而刺探周围部分会引起疼痛和不适。在半月板的外周,除了有感觉纤维,还有机械牵张感受器,在膝关节运动过程中神经信号的传入和传导中起作用。此种神经信号的传导对于膝关节本体感觉功能有重要作用。

（三）半月板的主要功能

1. 使股骨髁和胫骨平台的关节面更相适合 因为股骨髁向后成为凸弧形,胫骨平台关节面近乎平坦,这种形态上的不匹配造成膝关节的关节面不吻合。由于接触面局限,摩擦力大,负重或活动时应力过于集中,不利于载荷的传导和各种运动的进行。这些缺陷都被半月板理想地予以弥补和矫正。半月板边缘厚、中心薄,改善了胫骨平坦的关节面与股骨髁凸面之间的不吻合状况。屈伸运动时,半月板如一活动的楔状体,正好弥补股骨与胫骨间的不相称,可以防止关节囊与滑膜嵌夹于关节面中间。

2. 对股骨髁和胫骨平台关节面起保护作用 半月板是缓冲装置,可将由上而下的载荷通过自身传递到胫骨,可缓冲和吸收震荡,保护关节软骨,避免或减少膝关节受损。这种衬垫作用,特别在从高处落下承担较大压力时更加明显。此时,半月板的厚度可从 5mm 压缩至 2.5mm,压力被半月板吸收,并将压力分散到较大平面,而半月板依然保持弹性。当运动朝相反方向进行时,能量又被半月板的弹回力量所释放,因此,使步态具有一定弹性。

半月板尚可保护关节边缘,膝被压缩时,半月板厚的周围部对关节边缘起弹性保护作用,并能更好地支持滑膜囊,使其免遭压迫。关节屈曲时,半月板向后滑动,可保护关节的后缘。

3. 增强滑润,减少摩擦 半月板使关节滑液均匀分布于关节面,改善软骨的营养。半月板表面有滑液,具滑润作用,可减少与股骨髁和胫骨平台之间的摩擦,有助于膝的屈伸和旋转。又可起急刹车作用,防止股骨在胫骨上过度向前滑动。

4. 调节关节内压 当膝关节压力减小时,半月板向内移动,压力加大时向外移动,使关节内压获得平衡。

5. 协助维持膝关节稳定 在膝关节完全伸直时,内侧半月板限制膝关节进一步过伸。而在完全屈曲时,半月板后角限制膝关节进一步过屈。前交叉韧带功能不全时,由于半月板后角为楔形,可一定程度上防止胫骨向前方移位或向后滑脱。膝关节从屈曲至伸直的运动过程中，从滑动到滚动直至旋转，其间的顺利过渡离不开半月板的稳定和调节作用。

6. **本体感觉功能**　半月板可通过关节囊、滑膜和神经将自身承受的压力、剪力以及扭转力迅速传递出去，反射性地引起相关肌肉或肌腱收缩，调整位置，使关节趋向稳定。

（四）半月板的稳定结构（图3-3-46，见文末彩插）

1. **前后角韧带**　两半月板前后角借韧带附着于胫骨髁间区的髁间棘前后方，而不附着于关节面上，可增加牢固性和半月板的稳定性。

2. **膝横韧带（前半月板间韧带）**　多数内、外侧半月板前角借膝横韧带相连，而膝横韧带借髌下脂肪垫中一些纤维束附于髌骨上。表现为 Hoffa 脂肪垫后方模糊的软组织影，约58%的样本行膝关节 MRI 检查可以观察到半月板间韧带信号。半月板间韧带的功能不十分清楚，可能在胫骨内旋，外旋活动时对半月板的相对移动产生一定作用。

3. **关节囊韧带**　半月板周缘与关节囊韧带相连，其中，内侧关节囊韧带后 1/3 部坚韧，称后斜韧带，它的一部分纤维附于内侧半月板后角。外侧关节囊韧带后 1/3 部称腘弓状韧带，借一部分纤维与外侧半月板后角相连。

4. **冠状韧带（半月板胫骨韧带）**　半月板的胫骨附着部分，附着于关节面外约几毫米的胫骨边缘，形成一个滑囊窝。这种半月板周缘斜行而松弛的冠状韧带与关节囊交织，使半月板稳固地栖于胫骨平台上。

5. **内、外侧半月板髌韧带**　为关节囊的增厚，其纤维将两半月板外缘连接到髌骨外缘上，可在膝关节伸直时牵拉半月板向前运动。

6. **内侧副韧带**　其后上斜部和后下斜部纤维与内侧半月板后外缘紧密相连，前纵部则借疏松组织与内侧半月板和关节囊相隔离。这样，内侧半月板既牢固附着，又能做有限的运动。

7. **腘肌**　外侧半月板不与外（腓）侧副韧带相连，中间隔以腘肌腱及腘肌下隐窝。这一特征使外侧半月板可做较大范围的运动。但腘肌及其筋膜连同腘弓状韧带发出一些纤维连于外侧半月板后缘，当小腿内旋时，它们的纤维可牵拉外侧半月板向后，以免使它嵌夹于胫股关节面之间。

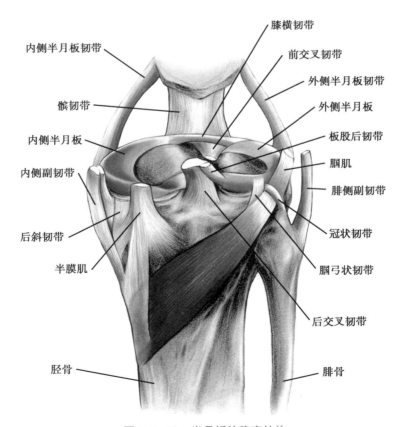

图 3-3-46　半月板的稳定结构

8. **板股韧带** 外侧半月板后角连接髁间窝内缘的韧带结构,可位于后交叉韧带前方或后方,具有与后交叉韧带后束相似的生物力学特性,是胫骨后移位的次级限制结构。

9. **半膜肌** 半膜肌止于胫骨内侧髁,中途发一些纤维附于内侧半月板后缘,膝屈曲时可牵拉内侧半月板向后移动。

10. **髌骨胫骨韧带** 自髌骨两侧髌腱附着部发出后止于胫骨前方关节囊的韧带束,此结构附于半月板前角表面,可能具有在膝关节伸直时将半月板前角拉向前方的作用。

(五)半月板的运动

半月板与半膜肌、股四头肌、腘肌等协同作用,在膝关节伸屈过程中起着稳定作用。半月板为膝关节内的动力性组织结构,在其作用下,膝关节不匹配的关节面在关节屈伸活动过程中始终保持着最适宜的承重功能。半月板将膝关节腔分为上下两部。膝关节屈伸运动时,半月板固定在胫骨上,随胫骨一起相对股骨运动,股骨髁沿半月板上面向前后滚动,运动发生于关节腔上部。膝关节旋转运动时,半月板与股骨一起相对胫骨运动,半月板在胫骨上面滑动,运动发生于膝关节腔下部。内、外侧半月板与前、后交叉韧带一起,呈立体 8 字形解剖结构,引导着膝关节的旋转活动,并担负着旋转活动过程中的稳定作用。

膝关节由伸直位屈曲时,股骨髁与胫骨平台的接触点向后移位,半月板也向后移动。内侧半月板后移范围较小,一般为 6mm;外侧半月板后移范围较大,一般为 12mm。这是因为外侧半月板前后角在胫骨髁间区的附着点较近,内侧半月板前后角附着点距离很远;外侧半月板与外侧副韧带分离,内侧半月板与内侧副韧带连结较紧密。内侧半月板活动度相对较小,使其在活动时易受损伤。半月板前角移动度大于后角,外侧半月板前角在膝关节承重屈伸活动时移动性更大。

半月板的向后移位一方面由于股骨髁将半月板被动地推向后,同时还被一些结构所牵制,内侧半月板被附于其后缘的半膜肌纤维牵拉向后,外侧半月板被腘肌和腘弓状韧带附于其后缘的纤维牵拉向后。板股后韧带亦帮助牵拉外侧半月板向后,防止其卷入股骨胫骨间。

当膝关节刚开始屈曲时,半月板并未移动,仅当屈曲 20° 后半月板才开始向后移动。膝关节屈曲 90° 时,半月板后部即被夹在股骨髁和胫骨平台之间。如果进一步过屈,两半月板后部即突出胫骨平台后缘约 10mm,其形状亦相应发生改变,外侧半月板尤甚。这样,半月板可避免被挤压在股骨髁和胫骨平台间。在此过程中,外侧半月板相对内侧半月板的后移距离也较大,一直持续到膝关节充分屈曲前。同时,髌韧带、膝关节囊、绷紧的交叉韧带以及骨骼、肌肉等因素也会阻止膝关节的过度屈曲,使半月板不致受到严重挤压和损害。

膝关节屈曲时,股骨髁关节面的弧度半径较小,半月板仅部分与股骨两髁接触,加上外(腓)侧副韧带松弛,膝关节便可以做轻度内收、外展和不同程度的旋转运动。一般半月板向后运动时伴有一定程度的扭曲。半月板体部在膝关节屈曲过程中还可发生明显的外周移动。

当膝关节由屈曲位逐渐伸直时,股骨髁和胫骨平台接触点向前移动,半月板亦被动地被股骨髁推向前方,其前部正好嵌于股骨髁和胫骨平台前部之间。半月板虽像垫于车轮前后的楔子,但因其表面光滑,可以被推向前。同时,半月板髌韧带和膝横韧带因髌骨向前移动所牵引,牵拉着半月板向前方移动。板股韧带因后交叉韧带绷紧所产生的张力也将外侧半月板后角拉向前方。

小腿轴性旋转时,半月板准确地随股骨髁移位,从中立位开始,两个半月板在胫骨平台上朝相反的方向活动。小腿外旋时,外侧半月板移至胫骨平台前部,内侧半月板移至胫骨平台后部。小腿内旋时,内侧半月板移至前部,外侧半月板移至后部。外侧半月板的全部运动范围为内侧半月板的两倍。由于旋转轴靠近股骨内侧髁,所以,股骨内侧髁所画的弧度小,内侧半月板运动范围也小。虽然半月板的移位大部分被股骨髁推进,但也有一些结构,如半月板髌韧带、板股韧带、腘弓状韧带、半膜肌等纤维可帮助牵拉半月板向前后运动。

二、半月板损伤诊断与治疗原则

半月板损伤,即半月板组织的连续性、完整性的破坏和中断,包括半月板撕裂、盘状半月板撕裂、半月板囊肿、半月板变性等,其中半月板撕裂最为常见。

（一）半月板损伤的分型和损伤机制

1. 半月板撕裂

（1）流行病学：临床上最常见的半月板损伤类型，在我国内侧半月板后角撕裂多见，但欧美人于外侧半月板撕裂多见。

（2）损伤机制：多为间接暴力引起。如在膝关节屈伸过程中如果同时伴随膝关节的扭转、外翻等动作，将容易造成半月板的撕裂。常见的4个因素包括：膝半屈、内收或外展、重力挤压、旋转或剪切力（图3-3-47，见文末彩插）。

（3）损伤类型：半月板损伤可发生在前角、体部及后角（图3-3-48，见文末彩插）。半月板撕裂根据其撕裂的形态及部位可以分为：纵形撕裂、水平撕裂、斜形撕裂、放射状撕裂、特殊类型撕裂。

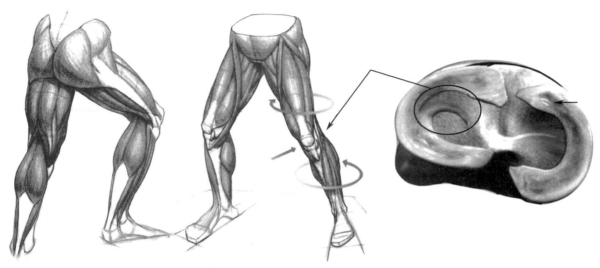

图3-3-47 常见半月板损伤机制

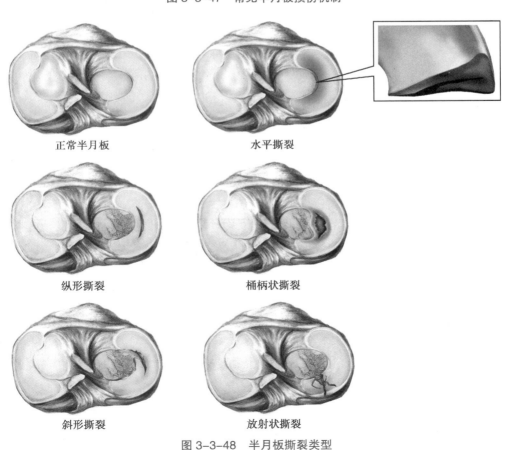

正常半月板　　　　　水平撕裂

纵形撕裂　　　　　桶柄状撕裂

斜形撕裂　　　　　放射状撕裂

图3-3-48 半月板撕裂类型

2. 盘状半月板损伤 1889年由Young最先描述,其发生率为0.4%~16.6%,属于半月板先天性发育畸形,目前发病机制不明(图3-3-49,见文末彩插)。其中,多数为外侧盘状半月板,内侧盘状半月板非常少见。盘状半月板不如正常半月板坚韧,不能适应膝关节各种运动。如果侧副韧带比较松弛,盘状软骨很难作为一完整结构而活动,轻微扭伤即容易造成撕裂。例如厚的盘状软骨相对游离的上面与相对固定的下面之间持续活动即可造成水平撕裂。

3. 半月板囊肿 多合并水平撕裂或含有水平撕裂的复合撕裂,外侧半月板多见。膝关节半月板囊肿(图3-3-50,见文末彩插)在半月板切除术中约占1%~8%,常发生在20~40岁,男性较女性多,其比例为(1~3):1。几乎所有的半月板囊肿患者都有关节间隙压痛,约60%患者在查体时可触及肿物。

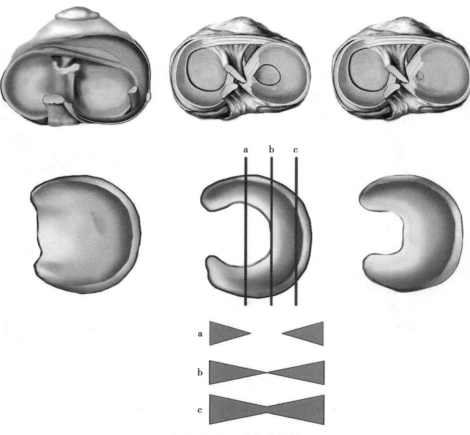

图 3-3-49 盘状半月板

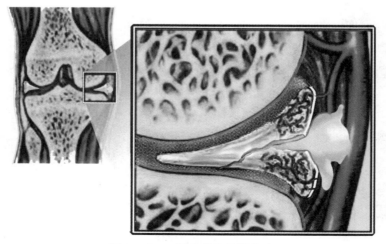

图 3-3-50 膝关节半月板囊肿

（1）半月板内囊肿：表现为半月板内的液体聚集。

（2）半月板周围囊肿：为最常见的半月板囊肿，体表可触及半月板囊肿多为此型，表现为半月板周围的囊腔或液体聚集，多伴有半月板的水平撕裂。

（3）滑膜性囊肿：多与遗传或先天因素有关，表现为关节囊的小袋状突起，多不伴有半月板撕裂。

（4）半月板关节囊分离：不是真正的半月板囊肿，实际为内侧半月板与内侧关节囊及内侧副韧带深层分离，内有液体存留。

（二）诊断

1. 症状

（1）疼痛：负重行走时疼痛，多为半月板损伤侧关节间隙疼痛，也可能出现在腘窝部位，可能在膝关节屈伸活动时出现弹响，但是单纯的关节弹响，不伴有关节间隙疼痛者，不一定是半月板损伤，需要结合患者的症状和影像学资料进行鉴别。

（2）交锁感：部分患者可以出现关节突然半屈曲位固定，伸直障碍，多可以屈曲。交锁时撕裂移位的半月板组织嵌顿卡压于关节软骨面之间，缓慢摇摆旋转膝关节可使其复位，从而"解锁"。

（3）失控感：又称打软腿，指突然出现关节不适，肌肉本体感觉控制失灵，不能或不敢负重，呈现跪倒的趋势。

2. 体格检查　膝关节体格检查包括望诊、触诊、动量诊和特殊检查，通过翔实的体格检查可以评估半月板损伤和关节的稳定性。

（1）望诊：主要评估膝关节肿胀情况，绝大多数的膝关节外伤都存在关节积液，如果体查发现患者膝关节大量积血或积液，在高度怀疑半月板损伤的同时，还应警惕膝关节交叉韧带损伤和髌骨脱位的可能。局部肿胀并随膝关节屈伸变化可能提示存在半月板囊肿。同时，还应检查膝关节的屈伸活动中有无弹响和交锁现象。膝内翻者可能出现内侧半月板后角的撕裂，内侧半月板内突或后角根部损伤，膝外翻者很可能伴有外侧半月板损伤及桶柄状撕裂。因此评估双下肢力线对于半月板损伤的诊断非常重要，必要时需要拍摄双下肢负重位全长片。

（2）触诊：主要检查膝关节的压痛，有无明显肿块。膝关节间隙的压痛对于半月板损伤的诊断非常重要，检查者要沿着内外侧关节间隙逐点按压，确认压痛明显的位置，并与对侧关节进行对比。

（3）动诊和量诊：膝关节伸直中立位，即伸直 0°，不能完全伸直的角度记录为伸膝缺失 ×°（伸 -×°），充分伸膝存在弹性阻挡时出现固定性膝关节畸形，常常提示存在桶柄状半月板损伤。

（4）特殊检查

1）麦氏征（McMurray sign）：取仰卧位，检查者一手按住患膝，另一手握住踝部，将膝关节完全屈曲，足抵住臀部，然后将小腿极度外旋外展，或内收内旋，在保持这种应力下，逐渐伸直膝关节，在伸直过程中，如能感到弹响和引出疼痛为阳性。根据发生疼痛和弹响的关节角度和施加的应力方式分析判断半月板损伤的部位，如内收内旋位引出疼痛通常考虑内侧半月板损伤。

2）旋转挤压：患者仰卧，患侧髋、膝关节完全屈曲，检查者一手放在膝关节间隙处做触诊，另一手握住足跟，然后做大幅度环转运动。内旋环转运动试验检查内侧半月板；外旋环转运动试验检查外侧半月板；与此同时逐渐伸直膝关节至微屈曲位为止，如果到一定角度时听得粗响声，表示后角巨大破碎，低浊声提示为半月板边缘薄条撕裂。

3）Appley 试验（膝关节旋转研磨牵拉试验）：患者取俯卧位，膝关节屈曲 90°，助手将大腿固定，检查者双手握患足沿小腿纵轴向下加压并旋转小腿，使股骨与胫骨关节面之间发生摩擦，半月板撕裂者可引起疼痛，此为 Appley 研磨试验。如在提拉小腿状态旋转膝关节诱发疼痛，提示韧带损伤，称 Appley 牵拉试验。

虽然半月板损伤的临床检查准确率不高，尤其在合并前交叉韧带损伤的情况下更为困难，但这些检查方法仍然是非常有用的，尤其是对于单纯半月板损伤的诊断。

3. 影像学检查

（1）X 线片：关节间隙不对称可以提示膝关节内外翻，双下肢负重位全长片可以进一步明确下肢力线。青少年的膝关节 X 线片外侧关节间隙增宽常常见于外侧盘状半月板损伤。X 线片作为最基本检查可以用于鉴别诊断并了解有无相应并发症。

（2）超声：超声并非半月板病变的首选影像学检查方法，但可评估双侧半月板的外周部分，当扫查膝关节时，可能偶然发现半月板病变。超声上最常见的半月板撕裂位于边缘和后侧，表现为原本均匀一致的高回声半月板内出现低或无回声裂隙。超声诊断半月板撕裂的阳性预测值较高，但阴性预测值低，超声未见半月板撕裂时并不能断定半月板无撕裂，因为超声无法评估半月板在关节内被骨性结构遮挡或者深在的部分。超声还可诊断半月板囊肿，表现为与半月板关系密切的小的无回声结节，有时可见囊肿与半月板撕裂相交通。

（3）关节造影：气 - 碘溶液双重对比造影可以显示覆盖薄层对比剂的半月板及软骨表面，从而显示半月板撕裂部位，同时还可发现软骨病变。

（4）MRI：MRI是目前评估半月板损伤最敏感的影像学检查方法，可以从不同角度观察半月板损伤的病变，诊断价值较高。T_1加权像和T_2抑脂像常用来观察半月板损伤。

半月板内MRI异常信号可分为三级：1级信号表现为点、球形高信号，代表半月板的黏液样变性和退变；2级信号表现为水平走行的线性信号，是1级信号的延续，内侧半月板后角常见；3级信号表现为高信号影像通向半月板上下表面。其中1级、2级信号为半月板内组织的退变，并非撕裂，患者通常没有临床症状，而3级信号提示半月板撕裂。

1）水平撕裂：冠状位和矢状位可见与胫骨关节面平行的高信号延伸至半月板边缘开口于关节内，多由半月板的2级信号转变而来，常常合并骨关节炎及半月板退变，内侧半月板后角是最常见的损伤类型（图3-3-51）。

2）纵行撕裂：纵行撕裂一般靠近滑膜缘，沿半月板长轴走行，纵裂在半月板横截面上可垂直走行或水平走行（图3-3-52）。

3）放射状撕裂：多见于半月板体部及后角，小型的放射状撕裂可在矢状位见到3级信号导致半月板中断，冠状面可有半月板变小，半月板圆钝征，较大的放射状撕裂可以出现领结征减少，冠状面上半月板明显变小或消失（图3-3-53）。

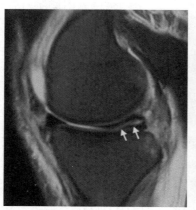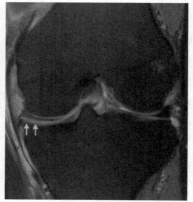

图 3-3-51　MRI 显示半月板水平撕裂（箭头）

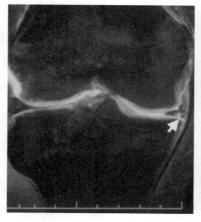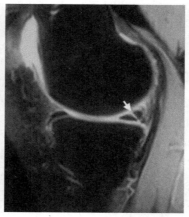

图 3-3-52　MRI 显示半月板纵行撕裂（箭头）

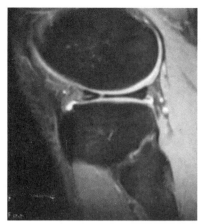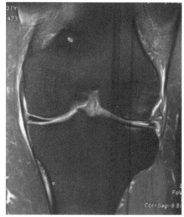

图 3-3-53　MRI 显示半月板放射状撕裂

4）斜行撕裂

斜行撕裂的典型 MRI 表现为：①半月板滑膜缘 1/3 出现垂直 3 级信号，矢状面及冠状面都出现 3 级信号；②半月板滑膜缘 1/3 下表面局部缺损，边缘圆钝；③游离缘圆钝，下表面撕裂瓣翻转至半月板下方，出现两层半月板影；④半月板上表面弧度改变。

5）桶柄样撕裂：桶柄样撕裂常同时累及半月板的前角和后角，撕裂的游离部分可移位至髁间窝处，造成患者交锁、弹响等症状。MRI 上常常出现几个特殊征象：①分离征，冠状位可见撕裂的半月板移位至髁间窝；②双前角征，桶柄样撕裂的半月板组织移位翻转并卡压于半月板前角后方，成低信号块状结构，常被误认为半月板前角；③双后交叉韧带征，桶柄样撕裂的半月板移位至髁间窝，在矢状位可见后交叉韧带前方，平行于后交叉韧带的低信

号条块状结构，类似于后交叉韧带（图 3-3-54）。

6）Ramp 损伤：Ramp 损伤是内侧半月板后角滑膜缘的损伤，常常合并 ACL 损伤，常规前方关节镜通道无法观察，容易漏诊。

7）半月板根部损伤：半月板根部损伤靠近半月板后角附着区域（1cm 以内）的半月板环形纤维的中断，其特点是半月板形态基本完整，但功能完全丧失。MRI 特点是：冠状面可见半月板后角的连续性中断，矢状面可以扫描到半月板后角缺失部位即半月板后角"鬼影征"（图 3-3-55）。

8）盘状半月板：盘状半月板可分为完全型、不完全型和 Wrisberg 韧带型，其 X 线片可见外侧间隙增大，腓骨头高位，股骨髁发育不良、变平，胫骨平台倾斜，髁间嵴变圆钝等。MRI 连续的矢状面多于 3 个层面的扫描（1.5T MRI 层厚 0.4mm，间距 4mm）可见领结征，冠状面可见游离缘延伸

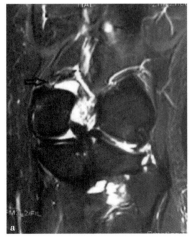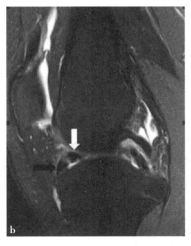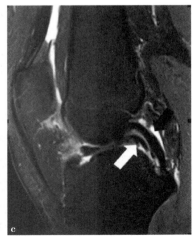

图 3-3-54　MRI 显示半月板桶柄样撕裂

a. 分离征（箭头）；b、c. 双角征（箭头）

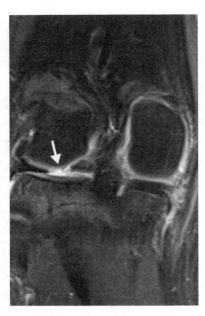

图 3-3-55　MRI 显示半月板根部损伤（箭头）

至髁间窝，正常半月板在中 1/3 处的半径最短，而在盘状半月板中其中部会显著延长。

9）半月板囊肿：可见多合并水平或还有水平裂的复合撕裂，外侧半月板多见，MRI 常可见半月板内有高信号影与囊肿向通。

（三）鉴别诊断

1. **膝关节内游离体**　膝关节内游离体较多见，主要来源于剥脱性骨软骨炎、滑膜骨软骨瘤病、骨赘、关节面骨折、损伤的半月板。临床表现主要是活动时突然出现膝关节剧痛，膝关节可出现交锁，不能伸展和屈曲，有时患者可跌倒。患者常能发现时隐时现的"关节鼠"。X 线片及 MRI 可显示骨软骨性游离体，关节镜检查多能明确诊断。

2. **O'Donoghe 三联症**　前交叉韧带断裂合并内侧副韧带断裂及内侧半月板撕裂即 O'Donoghe 三联症。因关节前内侧结构严重破坏，故关节稳定性遭到破坏。根据其受伤史、症状及辅助检查可与之鉴别。

3. **骨关节炎**　骨关节炎为一种退行性病变，临床表现为缓慢发展的关节疼痛、压痛、僵硬、关节肿胀、活动受限和关节畸形等。好发年龄、临床变现及 X 线片出现关节退变可与半月板损伤相鉴别。

4. **髌骨软骨病**　髌骨软骨病可引起滑膜肿胀，可有伸膝痛及关节间隙压痛，及髌下假交锁，因与半月板损伤相鉴别。半月板损伤与髌骨软骨病常并存，因此在诊断半月板损伤时应详细检查有无髌骨软骨病。根据临床症状，体征及辅助检查即可鉴别。

5. **复发性髌骨脱位**　复发性髌骨脱位是儿童常见的膝关节疾病，是造成儿童特别是女孩慢性膝关节疼痛的常见原因。由于这种疾病可造成长期的诸如膝关节疼痛、不稳、交锁、脱位感和肿胀等症状，严重影响儿童的日常活动及膝关节的正常发育，该病涉及许多病理和解剖上的因素，包括外侧支持带紧张、内侧支持带松弛、髌骨及股骨外侧髁发育异常等。

6. **滑膜炎**　膝关节滑膜炎是一种无菌型炎症，是由于膝关节扭伤和多种关节内损伤而引起的。滑膜的功能异常会导致关节液无法正常生成和吸收，膝关节就会产生积液。滑膜的形态改变还会侵袭膝关节软骨，可为半月板损伤的伴发疾病，但其主要表现为关节反复肿胀及积液，与半月板损伤的以疼痛、交锁为主的表现有明显区别，MRI 可以提示明确的半月板撕裂表现。

（四）半月板损伤的治疗

1. **非手术治疗**　发生于半月板损伤急性期，不完全半月板撕裂或小的稳定的边缘撕裂能自行愈合，可行非手术治疗。方法如下：急性损伤伴交锁者可运用手法解除交锁，行跨膝关节长腿石膏托或者膝关节支具固定 3~4 周；关节腔肿胀明显伴有积血者，可予以关节腔穿刺抽液并加压包扎，疼痛明显者可口服非甾体抗炎药。循序渐进进行股四头肌等长收缩及渐进抗阻练习，以防止肌肉萎缩。

2. **手术治疗**　半月板严重撕裂、交锁症状明显或有膝关节严重不稳，经保守治疗无效者应进行手术。

（1）部分切除术：适用于未累及滑膜缘的半月板撕裂，如桶柄状撕裂的不可修复的"桶柄"、斜裂状撕裂的活瓣。部分切除的优点是切除的部分较少，保存了半月板的稳定性，使半月板功能基本得到保全，从而减少患膝退变发生概率。

（2）全切术：适用于半月板游离缘延伸到半月板滑膜缘的撕裂，且半月板质量较差，损伤严重的患者。

（3）半月板缝合：适用于半月板红区或红白区、单纯纵裂、半月板组织质量好，无退变的患者。半月板缝合方法有由外到内缝合（outside in）、由内到外缝合（inside out）、全内缝合（all inside）。

（4）半月板重建：半月板切除术后关节缺少半月板承重及缓冲，胫骨平台及股骨髁应力增加，可引起关节间隙变窄、股骨髁变平等关节退变变化。对于无法修复的半月板损伤，半月板重建成为解决这个问题一种理想选择。目前半月板重建的主要术式有异体半月板移植、自体移植物重建半月板和组织工程化半月板等。

（五）展望

由于对半月板解剖和功能不断的深入研究，尽可能保留半月板形态功能和生物力学特性，已成为临床治疗的目标。异体半月板移植术给半月板毁损患者带来福音，但也存在供体与受体形态匹配、超微结构重建及手术技术标准化方面仍有很多问题需要解决。组织工程化半月板通过种子细胞、半月板支架、细胞生长因子在体外构建半月板，达到重建半月板的目的，但就目前相关技术而言，仍以实验室试验为主。相信随着生物材料、生长因子、基因等方面研究进展，半月板损伤修复将获得更大突破，前景广阔。

三、膝关节半月板缝合及进展

当患者存在半月板损伤征兆时，如临床症状表现为屈曲伸直膝关节时疼痛、关节弹响或交锁；体格检查发现麦氏征（+）、膝关节活动受限、鸭步试验（+）；MRI示半月板三级信号。可以考虑行手术治疗。相关的治疗原则前已经详述，下文将重点介绍半月板缝合术。

（一）适应证

半月板成形术后，患侧股骨与胫骨的有效接触面积减少，接触的关节面软骨应力显著增加，导致骨关节炎发生率增加。完整的半月板对于维持膝关节的生物力学特性，减少关节退变具有重要作用。随着技术的发展，越来越多半月板损伤的患者有机会行半月板缝合术来恢复半月板的完整性，但这存在一系列的主观和客观条件，这些因素也同样关系到半月板缝合术后的效果。

1. 客观条件

（1）患者年龄及一般状况：一般而言，患者年龄越大，一般情况越差，半月板的愈合能力越弱。50岁以上，尤其是合并骨关节炎的患者，行半月板缝合术前需要充分评估并慎重决定。

（2）半月板损伤位置：损伤位于半月板的红区或者板囊分离行缝合术后较容易愈合。损伤位于红白区可考虑行半月板缝合术，但术前需要充分评估其他相关因素。

（3）半月板组织条件：半月板组织条件较好，新鲜伤的患者施行半月板缝合术效果较好。陈旧伤的患者如果半月板被严重"磨损"则难以行半月板缝合术。

（4）手术技术：各基层医院还应考虑术者的熟练程度，避免医源性损伤。

2. 主观条件 需明确患者运动需求、心理期待程度、能否配合相对较长时间的康复过程、可否接受缝合术较高的费用（尤其是使用全内缝合时）等。

适应证明确的患者施行半月板缝合术后，如配合科学的康复方案，大多数患者可获得愈合，但存在半月板不愈合、临床症状持续的情况。

（二）禁忌证

存在局部感染、距离半月板边缘>4~5mm的白区撕裂；撕裂长度>4cm；退行性变的水平撕裂；存在严重下肢力线不良、膝关节不稳、半月板条件极差等退行性变。

（三）半月板缝合技术

关节镜下半月板缝合可使用水平褥式缝合、垂直褥式缝合和捆扎缝合（图3-3-56，见文末彩插）。其中以垂直褥式缝合最理想。此技术可保证半月板断面间获得良好的组织对合关系，并保证缝合强度。但是缝合难度相对较大，水平缝合则相对较容易，但缝合的对合程度及强度均逊于垂直褥式缝合。在某些特定情况下，存留半月板的体积较小，无法采用褥式缝合时，可采用捆扎的方式固定。特殊情况时，如半月板后根部断裂可使用经胫骨骨道止点重建的方式处理。

半月板缝合技术又分为内-外（inside-out）、外-内（outside-in）和全内缝合（all-inside）。在进行半月板缝合术之前，需将松动游离以及丧失活性的损伤碎片彻底清除，并用刨削器打磨修理半月板撕裂边缘进行"新鲜化"，有利于半月板的愈合。

1. 内-外（inside-out）缝合技术 关节镜下由内向外半月板缝合技术（图3-3-57，见文末彩插）由双端连接有可弯曲针的不可吸收线及套

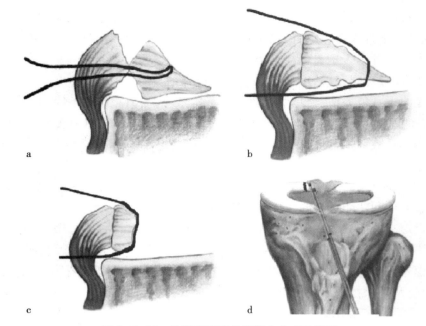

图 3-3-56 关节镜下半月板缝合方式示意图

a. 水平褥式；b. 垂直褥式；c. 环抱捆扎缝合；d. 经胫骨骨道止点重建

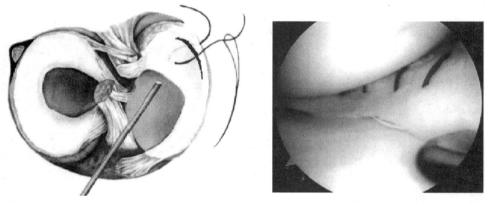

图 3-3-57 半月板内 - 外（inside-out）缝合技术示意图

管来完成。一端的针穿过套管，与断端纵向垂直缝合半月板并穿至关节囊外，另一端的针以同样方式缝合半月板并形成水平或垂直褥式缝合，并于关节囊外做小切口进行打结，小切口的意义在于：一方面保证缝合张力，另一方面使重要血管神经得以直视分离保护。线结可以打在后内侧或后外侧，后内侧需在内侧副韧带后下方避开隐神经操作，后外侧需在外侧副韧带后侧、股二头肌腱前侧避开腓总神经进行操作。由内向外缝合技术适用于所有半月板损伤，尤其适用于全内技术难以操作的前角及中 1/3 损伤，并能同时满足水平和垂直褥式的缝合要求。

2. 外 - 内（outside-in）缝合技术 关节镜下由外向内半月板缝合技术（图 3-3-58，见文末

彩插）是在关节镜直视下，将带有"套圈"的硬膜穿刺针由外向内自半月板上表面穿出，用夹持器械将 PDS 线递入关节内的"套圈"，将腰穿针、

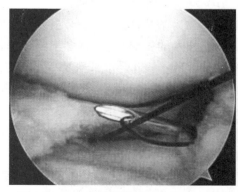

图 3-3-58 半月板外 - 内（outside-in）
缝合技术示意图

套圈拉出膝关节的同时将 PDS 线的一端拉出关节腔。同法间隔 3~4mm 将腰穿针自半月板下表面穿出，将 PDS 线的另一端拉出膝关节。将穿过半月板撕裂断端的缝线再引出关节囊打结。该技术只适用于半月板的纵向撕裂，尤其是关节镜观察受限的前角损伤。

3. 全内（all-inside）缝合技术 关节镜下半月板全内修复技术是目前该领域的热点，缝合装置的革新推进了半月板全内缝合技术的开展，并减少了手术切口及血管神经损伤并发症的发生。以下简要介绍几种获得较高认可度的全内缝合技术装置。

（1）半月板箭：半月板箭是最早设计并获得广泛应用的半月板全内修复装置，由 Miller 于 1988 年首先报道了半月板箭修复半月板撕裂的实验研究，其采用的是自身增强型生物可降解材料。其后在生物材料不断发展的同时，半月板箭发生了从第一代到第二代的进步，即由传统半月板螺钉和箭头转变为无头螺钉和箭头，从而减少对关节软骨的磨损。半月板箭主要适用于位于半月板红区和红白区的纵向撕裂，老年患者的半月板撕裂和陈旧性半月板损伤，由于半月板组织已经发生退变，愈合能力差，半月板箭植入后缺乏足够的握持力，因此手术失败率较高，本方法对新鲜损伤及年轻患者效果更佳。

（2）自适应半月板修复装置：自适应半月板修复装置具有减少手术用时，较低的血管神经损伤并发症，以及手术切口小、术后恢复快等诸多优点，是目前全内型半月板修复装置的发展趋势，并且已广泛应用于临床工作中。目前，自适应半月板修复装置分为两类：快速锁定装置和快速固定装置。因为自适应缝合装置在修复损伤半月板的灵活性优势，几乎成为手术修复半月板的"金标准"。

1）快速锁定装置（如 Rapid Loc）：由一根 2 号可吸收缝线连接一个 5mm×1.5mm 多聚左旋乳酸后定位锚和一个 4.5mm×2.5mm×0.25mm 顶帽组成，用针引导后定位锚穿过损伤断端，并利用加强的滑动结拧紧后定位锚与顶帽来吻合损伤的半月板断端。此方法适用于半月板后角及中 1/3 体部损伤的患者。最常见的不良反应是装置锁入时发生断线，术后发生股骨内侧髁软骨损伤的并发症情况。因此，使用快速锁定装置治疗半月板损伤需严格掌握手术适应证，并剔除有退变的损伤半月板。手术中及术后预防关节软骨损伤并发症的发生。

2）快速固定装置（如 Fast-Fix、omnispan 等）：由一根带有滑动结的 0 号不可吸收聚酯线连接两个 5mm 多聚左旋乳酸（可吸收）或聚缩醛树脂（不可吸收）缝合锚组成。用缝合器将预置的缝合锚分别穿过断端两端并达半月板外缘固定，推结剪线器拉紧结并剪线。

简单总结学者的经验，全内缝合适用于位于半月板后角和体部的半月板撕裂，做缝合前需提前估测半月板撕裂至外缘的距离，清理无保留价值的半月板，缝合时动作轻柔，打结需松紧适当，并需经验丰富的专科医师操作以保证其最佳疗效，同时这两种半月板修复技术均不适用于半月板前 1/3 部分的损伤。

（四）促进愈合方式

半月板缝合后存在一定的不愈合率，可采用以下方法促进缝合后半月板的修复过程。

1. 新鲜化 术中应用篮钳、刨刀等器械行半月板钻孔 / 修整、软骨微骨折、滑膜切除等以新鲜化半月板，促进半月板血管化及细胞增殖，增强其纤维愈合。

2. 富血小板血浆 PRP 含有多种生长因子，局部应用可以在一定程度上增加半月板的血管再生以及胶原生成。

3. 干细胞 应用组织工程学，使用多能间充质干细胞分化的成软骨细胞以促进半月板愈合。结合使用 3D 打印技术，制作半月板材料支架，并培养间充质干细胞，为无血供部位的半月板损伤提供了可行方案。此研究有前景但仍需完善。

4. 细胞因子 体外研究旨在改变损伤半月板的细胞因子，通过增加其愈合时的生长因子含量以促进其愈合，此研究尚未完善。

（五）康复

半月板缝合术后康复方案存在争议，基本原则是通过制动等方式为半月板修复创造条件的同时加强肌肉力量训练并恢复关节活动度。

1. 预防下肢血栓 术后 0~8 周，每日行踝泵锻炼，视恢复情况逐步增加数量：10~20 次 / 组，至少 200 次 /d。必要时使用防血栓药物。

2. 恢复关节活动度 术后戴膝关节支具并部分负重 0~8 周：0~2 周伸直固定并免负重，每周逐渐增加活动度并改为部分负重，1个月内屈曲度小于90°，6~8周活动度0°~120°并完全负重。

3. 恢复下肢肌力　术后0~8周，每日行直抬腿练习、后抬腿练习、侧抬腿练习。每项10~20次/组，3~5组/次，组间休息30秒。每日3次。6周后逐步开始患肢负重练习。

4. 冰敷　活动度练习后即刻给予冰敷15~20分钟。如平时感到关节肿、痛、发热明显，可每隔3小时冰敷1次，预防冻伤。必要时口服止疼药。

四、膝关节半月板重建技术及进展

膝关节半月板有重要的生理功能，其损伤后应尽量予以修复和保留。但并非所有损伤的半月板均可得以修复和保留。如成人半月板游离缘（白－白区）损伤因缺乏血供不能修复，陈旧性半月板损伤致其严重磨损变性也不能完整保留。对此类患者，半月板切除术仍是目前常用的治疗技术。据统计，目前半月板切除率高达90%以上。半月板切除虽可短期缓解症状，却破坏了膝关节的力学平衡，最终可导致膝关节不稳、下肢力线改变、软骨退变和骨关节炎形成。为避免此类不良后果，目前，国内外均开展了半月板重建技术的研究。

重建半月板的材料和方法包括：自体组织、异种半月板、组织工程半月板、半月板假体和同种异体半月板移植等。其中，半月板假体在部分国家地区初步开始临床应用，效果尚不确定。同种异体半月板的形态、结构和生物力学特性与原半月板大致相同，被认为是目前可在临床广泛应用，有发展前景的半月板重建材料和技术。有研究显示，同种异体半月板移植可缓解半月板切除后的膝关节疼痛症状，改善关节功能。

（一）自体组织移植

自体组织具有细胞增殖活性、不引发排斥反应、术中容易获取等优点，将自体组织移植至半月板缺损处，通过膝关节内部力学塑造作用，可能使移植组织化生转变为类半月板组织。包括肌腱、脂肪垫、软骨膜等曾试用于半月板的重建。

文献显示自体组织移植替代半月板的临床效果并不肯定，移植物形态结构与半月板差异很大，难以发挥类似半月板的生理功能。

（二）异种半月板移植物

异种半月板（组织）移植替代全切的半月板，材料成本低、取材简单、塑形方便、容易保存，为开拓半月板移植材料来源提供了一个现实的可能性。

异种半月板移植短期内可能对关节软骨有保护作用，但远期效果不理想。包括小肠黏膜下层等组织有可能诱导半月板再生，但与原半月板在形态和力学特性上相差甚远。

（三）组织工程半月板

组织工程的核心是建立由细胞和生物材料构成的三维空间复合体。组织工程半月板的主要因素有：种子细胞，支架材料，生物反应器的设计（体内、体外、或两者均用）和环境条件（如培养基、细胞因子、适当的物理刺激等）。目前组织工程半月板尚处于实验研究阶段，半月板组织的结构还不能利用组织工程方法很好地模拟出来。机械刺激对半月板形成的机制尚不清楚，用组织工程方法培养出来的组织化半月板很难跟膝关节关节面相匹配，种子细胞的培养及细胞因子相互作用机制有待于进一步研究。但是，随着组织工程技术的不断成熟，经过材料和医学研究者的共同努力，未来可能出现更理想的种子细胞、生长因子等理化培养条件技术应用于半月板修复重建的研究与临床，也有可能诞生全面替代半月板的支架材料，这是半月板组织工程材料研究的重点。

（四）无细胞的生物材料植入物

此类材料包括特殊处理的生物组织支架，如小肠黏膜下层、真皮、脱钙骨基质等；细胞外基质制备的支架，如胶原、透明质酸、蛋白多糖等制备的支架；各种合成聚合物或复合材料。将其制作为类似半月板外形的植入物，切取适当的规格，植入膝关节内半月板缺损的部位，依靠受区组织细胞，如来自滑膜、半月板残端的细胞长入支架，形成类似半月板的新组织。

目前，已经在临床应用的是胶原半月板假体（collagen meniscus implantation, CMI）。这是第一种应用于临床的无细胞半月板植入物。由于此植入物的力学强度不足，仅适合伤膝保留有半月板外缘（半月板壁）者，也就是非半月板全切者。它用于半月板的局部缺损，充当周围滑膜细胞长入的支架。周围滑膜细胞在局部各种因素的刺激下分裂、增生、分泌细胞外基质，最终在CMI植入区形成新生半月板组织。

（五）半月板假体

半月板假体的材料包括聚四氟乙烯、聚乳酸、硅橡胶、炭化纤维、达克龙等。人工材料易取材，可以避免移植过程中疾病的传播，也有研究显示人工材料制作的半月板可代偿半月板的功能，近期疗效较好。但是，其远期疗效尚未见报道，其柔韧性、蠕变性生物特性及生理功能未达到人体半月板的要求，因而限制它的临床应用。

（六）同种异体半月板

1. 异体半月板移植手术适应证和禁忌证 正确掌握半月板移植手术适应证是影响手术效果最重要的因素之一。目前对此尚无统一规定，较普遍认同的半月板移植手术适应证为：20~50岁，半月板切除术后，出现膝关节的骨关节炎症状，或膝关节退变有加重趋势者。关于半月板移植手术适应证中半月板切除的概念，传统观点认为半月板移植适于半月板全部切除的患者，近来许多学者认为半月板部分切除也会使关节面接触压力增加，同样可造成关节软骨和软骨下骨病变。因此，即使只切除了部分半月板，如半月板功能不能完整保留，或患者症状与半月板缺损及其诱发的关节软骨损害有关，即可考虑实施半月板移植术。半月板移植的手术适应证不在于半月板是否全部切除，而在于原半月板的功能是否丧失。

半月板移植手术禁忌证包括：膝关节软骨严重退变（Ⅲ、Ⅳ级），软骨下骨明显破坏，关节边缘大量骨赘形成，股骨髁变形，膝关节不稳、下肢力线异常，膝关节感染及有其他外科手术禁忌证者。一般认为，软骨严重损害者半月板移植手术效果较差，所以，半月板移植术只适合半月板切除后没有出现严重关节软骨损害者，而关节软骨已有大面积Outerbridge Ⅲ度损害或出现Ⅳ度损害（"负重区"全层软骨损害范围大于10mm）是手术禁忌证。但有研究证实，适当选择的Outerbridge Ⅲ、Ⅳ度软骨损害的患者实施半月板移植也能缓解或减轻关节疼痛症状。笔者认为关节软骨损害只是半月板移植的相对禁忌证。关于膝关节稳定性问题，因为关节稳定是半月板移植成功的重要条件，故半月板移植不适合膝关节不稳的患者。当然，膝关节不稳被纠正后（如韧带重建术后）仍可实施半月板移植术，我们支持在纠正关节不稳和下肢力线异常后可以实施半月板移植术的观点。

2. 同种异体半月板移植的手术技术 同种异体半月板移植可采用切开手术、关节镜辅助和全关节镜下微创手术方式。关节镜下微创技术手术创伤小，便于康复锻炼，利于功能恢复，推荐采用此手术方式。其关键步骤包括：

（1）异体半月板移植前制备：选择合适的异体半月板后，用常温生理盐水浸泡解冻异体半月板，放射辐照灭菌，使之达体内植入物国家标准。手术台上制成前、后角止点带有直径8mm小块骨栓（内侧半月板）或保留截面8mm×8mm骨桥（外侧半月板）的移植材料，并在前、后角处穿牵引线备用。

（2）处理原半月板残端：要求切除半月板残端，直至半月板滑膜缘出血的表面。但应保留少许（约2mm）半月板边缘组织，以保持关节囊完整，并尽量保存原半月板冠状韧带等稳定结构。必要时将外/内侧副韧带近端止点从股骨髁上截下以改善关节镜视野，术后用螺钉重新固定。

（3）精确定位并固定半月板前后角：目前最普遍采用的半月板前、后角定位方式是以半月板前、后角止点中心为准。半月板前后角固定的方法可分为保留前后角止点骨栓（骨桥）固定和缝合前后角两类。外侧半月板前后角距离短，通常采用骨桥固定法，其前后角距离更加精确。内侧半月板前后角距离较长，骨桥易断裂，一般采用骨栓固定方法，可以微调移植半月板的大小。内侧半月板移植时，先在关节镜下制作半月板后角骨道。利用膝关节镜定位器，自胫骨结节内侧向半月板后角止点中心钻入导针，9mm空心钻沿导针钻入制作骨道。其次制作半月板前角骨道。用一枚导针经关节镜内侧切口钻入半月板前角止点中心，9mm空心钻沿导针钻入制作盲管骨道。用定位器自胫骨结节内侧向此盲管骨道钻入导针并稍扩大（图3-3-59a）。扩大关节镜内侧切口约1.8cm，用导引钢丝将移植半月板前、后角骨栓缝线通过此切口和前、后角骨道引出到胫骨结节内侧，拉紧缝线将半月板带入关节内（图3-3-59b），前、后角骨栓分别嵌入前、后角骨道内，关节镜下调整半月板至正常位置，半月板前、后角牵引线末端于胫骨结节内侧打结固定（图3-3-59c）。

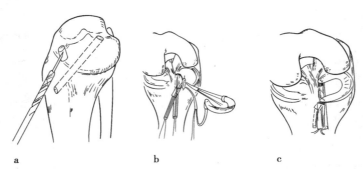

图 3-3-59 异体半月板移植手术示意图(以内侧双骨栓固定技术为例)

a. 制作半月板后角和前角骨道；b. 将移植半月板带入关节内；c. 胫骨结节内侧打结固定

外侧半月板移植时, 在关节镜监视下, 通过膝前方内侧切口, 用 9mm 宽骨凿从半月板前角止点通过外侧髁间棘向半月板后角止点制作骨槽, 骨槽截面为 9mm × 9mm, 利用膝关节镜定位器, 在骨槽内相当于半月板前、后角止点中心处制作半月板前、后角骨道直径约 3mm。采用上述类似的方法, 将移植半月板前、后角缝线通过前、后角骨道引出, 将半月板带入关节内, 连接半月板前、后角的骨桥嵌入骨槽内, 关节镜下调整半月板至正常位置, 牵引线末端打结操作同上。

（4）半月板与关节囊紧密缝合: 用全内缝合方式缝合半月板后角 2 针。其余部位采用由内向外垂直方式缝合约 6 针, 对前角也可采用由外向内缝合方式, 至半月板固定稳妥为止。我们推荐使用垂直缝合方式, 比水平缝合方式更利于半月板与关节囊接触面的紧密对合。我们还建议缝合时交替使用半月板股骨面缝合和胫骨面缝合的方法, 可使移植半月板与胫骨平台更加服帖。

3. **半月板移植术后的处理** 半月板移植术后的康复训练有很多问题尚未确定, 其中关节活动度训练是术后康复的主要难题之一。因为关节屈伸活动时半月板会随之前后移动, 可能对移植半月板的愈合造成不利影响, 而且膝关节屈曲也增加了半月板承载的压力。笔者建议术后 1 周内患肢用膝关节支具固定于伸直 0° 位, 并开始股四头肌等长收缩锻练, 1 周后在支具保护下行膝关节活动度锻练, 术后 3 周, 达到膝关节完全伸直, 限制膝关节屈曲范围在 60° 以内。术后 6 周, 膝关节完全伸直, 屈曲活动度以每周约增加 10° 的进度达到 90°。术后 6~12 周, 笔者鼓励患者进一步加强膝关节屈伸活动度的训练, 直至达到关节活动度接近正常。因为半月板移植后 6~12 周

初步完成血运重建, 移植物基本稳定, 能够耐受少许的半月板移动。关于术后负重时间, 一些作者提出 1~3 周即可早期负重, 但我们认为相对保守的康复计划更值得提倡。虽然术后 3 个月内移植半月板与关节囊基本愈合, 但半月板质地较脆弱, 稳定性不佳, 易于损伤。因此, 过早负重可能导致移植半月板损伤或变性。因此, 笔者建议术后 6 周内主要在非负重状态下增加关节活动范围。术后 8~12 周, 根据患者肌力恢复情况, 缓慢开始患肢负重练习。一般在手术 12 周以后, 患肢完全负重。术后 36 周, 开始跑步、骑自行车等轻体力运动; 术后 48 周, 恢复各项体育运动。当然, 上述的半月板移植术后康复计划都应该根据患者的具体情况随时作适当的调整。

4. **半月板移植与合并伤的治疗** 半月板与前交叉韧带在保持膝关节稳定性方面有相互依赖和协同作用。ACL 损伤患者常常继发半月板损伤。既往对半月板切除伴有 ACL 损伤的患者只能采用单一 ACL 重建术, 可能导致 ACL 移植物失效和手术失败。目前半月板移植技术的发展为此类患者提供了另一种选择, 即同时或分期实施半月板移植和 ACL 重建联合手术治疗。半月板移植可加强 ACL 重建对膝关节的稳定作用, ACL 重建也可保护移植的半月板, 双方协同发挥作用能更好地恢复膝关节功能和保护关节软骨。

我们认为, 对有适应证的半月板切除伴 ACL 损伤者, 采用联合半月板移植与 ACL 重建术治疗, 可较好地恢复膝关节的稳定性, 改善膝关节的功能, 利于关节软骨退行性改变的预防。我们支持移植的半月板和重建的 ACL 相互具有保护作用。

但是, 联合半月板移植与 ACL 重建的手术技

术目前缺乏统一规范。一般认为半月板移植采用前后角骨性固定较软组织缝合固定效果更好，我们通常对内侧半月板移植采用前后角2个骨栓固定，对外侧半月板移植采用1个骨桥固定。在内侧半月板移植采用骨栓固定技术时，半月板后角骨道也可能与重建ACL的胫骨骨道发生交通，影响手术操作和移植物的固定强度。因此，建立ACL胫骨骨道时宜将定位器设置角度较低（如45°~55°），而建立半月板后角骨道时设置定位器角度较高（如60°~65°），两骨道的角度差别有利于骨道的分离。另外，根据移植物尺寸尽可能缩小骨道直经也可减少骨道发生交通的概率。我们还建议使半月板后角骨道在胫骨前内面的出口尽量向外靠近胫骨结节内侧，便于与ACL胫骨骨道出口分开。

5. 小结　同种异体半月板移植可一定程度地缓解疼痛，改善功能，移植半月板可以存活且形态完好，无明显的免疫排斥反应，从而取得较好的近期临床效果。但还存在许多尚未解决的问题，如移植半月板的稳定性重建和术后康复等方面还存在很多疑问，移植半月板对关节软骨的保护作用也需更长期的随访研究。目前，异体半月板移植在我国尚未成为一项标准治疗技术，但鉴于对半月板切除后并发症的防治存在很大困难，此项技术可能成为半月板切除后缓解骨关节炎症状的一个选择。

（章亚东　刘宝荣　戴国锋　李思鸿）

第八节　膝关节软骨及骨软骨损伤

一、概述

（一）组织学特点

从组织学结构上来说，关节软骨-软骨下骨自上而下可分为透明软骨层、钙化软骨层和软骨下骨层。透明软骨层自软骨面向骨端按照细胞和胶原的分布又分为滑动带、过渡带和放射带。滑动带位于最表层，软骨细胞呈细长形态，和胶原纤维一起与关节面平行分布，有助于减小关节面的摩擦力，利于关节活动。过渡带位于滑动带下层，

软骨细胞较小，被周围的胶原和糖蛋白所包绕，胶原纤维由与关节面平行逐渐过渡为斜行分布。放射带位于第三层，软骨细胞呈垂直放射状排列，胶原纤维由斜行变为与关节面垂直，更有利于关节软骨承受较大的力学载荷。透明软骨层与钙化软骨层之间被潮线隔离开的同时又将软骨中的胶原纤维和软骨下骨板牢固地连接在一起。钙化软骨中肥大软骨细胞被Ⅱ型胶原和羟基磷灰石所包绕，Ⅱ型胶原的占有比例较透明软骨少，同时羟基磷灰石的占有比例又较软骨下骨少，钙化软骨的机械强度介于软骨下骨板和透明软骨之间。软骨下骨板在钙化软骨下方，内含骨细胞，骨基质中主要为Ⅰ型胶原和羟基磷灰石构成，其下的骨小梁靠近骨髓。

从组织学成分上来说，在透明软骨组织中，细胞外基质占主要部分，水分占软骨组织湿重的65%~80%，其余成分主要是胶原和蛋白多糖，胶原占关节软骨干重的50%以上，以Ⅱ型胶原为主。与基质相比，软骨细胞很少，被周围致密的基质（包括Ⅱ型胶原和糖胺聚糖）所包绕，又由于缺乏血管、神经及淋巴管，营养分子来自关节滑液的弥散，以厌氧代谢途径发挥作用，导致软骨细胞代谢活性较低，这也是软骨一旦损伤几乎不能自愈的关键原因。在软骨下骨组织中，包含骨细胞和骨基质，骨细胞根据形态分为骨细胞（osteocyte）、成骨细胞（osteoblast）和破骨细胞（osteoclast），三种细胞在骨的形态结构不断破坏和改建中共同完成吸收旧骨和生成新骨。骨基质由有机物、无机物及少量水分子构成，水分子含量明显较软骨组织少。有机物以Ⅰ型胶原为主，约占90%，还包括蛋白多糖等其他非胶原成分，约占10%。无机物成分占骨基质干重的65%~75%，其中钙和磷约占95%，钙-磷固体构成羟基磷灰石，在骨的刚度上发挥重要作用。

（二）流行病学特征

据统计，关节软骨损伤发生率为5%，在特定人群如运动员中，这一发生率可高达22%~50%。

对于膝关节软骨损伤，按部位分类可以分为髌骨软骨损伤、股骨髁负重区软骨损伤、股骨滑车软骨损伤和胫骨平台软骨损伤四类。这些部位软骨损伤的发病率也有所不同，由高到低依次为股骨髁负重区、髌骨软骨、股骨滑车和胫骨平台。股

骨髁负重区由于承受着膝关节主要力学载荷的冲击力,同时受到滚动和滑动的摩擦力与剪切力,导致其是首当其冲的损伤者。另外,临床中发现股骨内侧髁常常发生损伤较外侧髁早,且更严重,这可能由于股骨外侧髁较内侧髁大,在前后轴线上垂直向前做滚动运动受到摩擦力较小,而内侧髁较狭长,在前后轴线上同时做斜行的滚动与滑动运动产生的剪切力较大有关。髌骨关节面略成卵圆形,以纵嵴为界分为内、中、外三个关节面区,其与股骨滑车构成的髌股关节面之间以滑动运动为主,其关节面软骨因长期重复遭受张力、压力磨损而受到损伤。因与髌骨软骨面相互构成关节面,股骨滑车也受到同样的压力,但不受到张力的作用,其软骨损伤较髌骨软骨发生率低。胫骨平台与股骨髁相互构成胫股关节面,其受到股骨髁的冲击力和相对运动产生的剪切力,但由于半月板结构起到了调节压力、弹簧垫和润滑作用,覆盖在胫骨平台表面,对胫骨平台软骨起到很好的保护作用。因此,胫骨平台软骨缺损的发生较其他部位少见,主要出现在半月板内缘和半月板下方。

(三)损伤因素

膝关节软骨损伤为多因素作用所致,可分为内在因素和外在因素两大类,它们共同作用导致不同程度的软骨损伤。

1. **内在因素** 主要包括先天性软骨发育缺陷(如先天性钙化性软骨营养不良)、关节结构关系异常(包括膝关节内、外翻畸形、髌骨高低位及髌骨倾斜等)、骨软骨疾病(如髌骨软化症、软骨下骨囊变等),以及关节滑膜病变导致软骨力学分布不平衡和营养代谢障碍等导致膝关节软骨发生病变。

2. **外在因素** 主要包括各种暴力性创伤、运动损伤以及营养物质的缺乏。暴力性创伤主要来源于车祸伤及高坠伤等,强大的外力直接作用于膝关节及其周围组织,导致累及关节软骨的粉碎性骨折,多合并关节周围的其他韧带等软组织损伤。随着人们对健康意识的提高、运动热情的高涨,业余运动爱好者的数量逐渐庞大,但运动保护知识普及的滞后,致使疲劳性运动、运动中扭伤及摔伤的发生率明显上升,膝关节软骨缺损、髌骨软化剥脱以及胫骨平台塌陷等不良事件时有发生。

营养物质的缺乏,如镁、钙、锌的摄入不足,以及维生素 D 的缺乏导致软骨细胞代谢紊乱,可引起软骨损伤的发生。镁的缺乏可加重关节损伤后的炎症反应;钙有助于保持膝关节内关节液的渗透压,其缺乏后不能更好地为软骨提供营养支持;钙与锌参与基质金属蛋白酶活性的调节,在软骨细胞的合成与分解代谢中发挥重要作用;维生素 D 被证实能够降低胫骨软骨量的丢失和滑膜炎关节积液的产生,其缺乏导致软骨损伤的加重。

(四)病理改变

正常的关节软骨是人体内较为特殊的一种结缔组织,其中缺乏血管、神经及淋巴管,主要由软骨细胞和软骨基质构成,稀疏的软骨细胞被致密的细胞外基质(主要为 II 型胶原和糖胺聚糖)包绕,其代谢活性也较低,最终导致关节软骨一旦损伤几乎不能自愈。若不加干预损伤将会越来越重,最终发展为骨关节炎,而不得不通过人工关节置换来改善患者生活质量。

1. **早期** 在创伤性膝关节软骨损伤的早期,由于异常的垂直冲击力或是剪切力的作用,造成单纯的关节软骨面发生崩裂分离,表现为裂隙性损伤,在得到很好的休息后,机体能够通过纤维组织增生而愈合,或者表现为有一纤维蒂与软骨膜相连,与股骨髁间隙相联系获得营养,软骨块具有活性,可以继续增大。由于没有累及软骨下骨,且正常软骨组织缺乏神经,因此该时期患者没有明显的临床症状,关节腔内炎症反应不明显,无明显疼痛等不适。也有研究通过高分辨率显微 CT 对软骨 – 骨有限元模型分析软骨 – 软骨下骨在力学负荷作用下的损伤机制,有部分学者认为软骨下骨病变与软骨病变的发生是同步的,也就是说当软骨组织发生了损伤,软骨下骨已经受累及,只是表现不明显,未被发现,或者由于软骨下骨的再生修复能力较强,观察时损伤已被修复,未能捕捉到损伤的迹象。

2. **中期** 如果损伤进一步加重,崩裂的软骨块剥离,小的软骨碎片一段时间后可以逐渐被吸收,大的软骨块可发生萎缩变性,纤维软骨包绕,发生钙化并形成游离体,可造成膝关节活动在某一角度时突然卡顿,又称"交锁"。软骨损伤区域,由于关节软骨面失去平整,发生在股骨髁负重区时,会在行走时感到关节不稳、异物感;发生在髌骨或股骨滑车时,在屈曲膝关节的某一角度时产生类似的情况。关节软骨变薄,其力学载荷及缓冲能力明显减弱,随着关节活动的增加,软骨下骨承受的冲击力和剪切力明显增大,继发性的软骨下骨炎性水肿,骨小梁可发生断裂、吸收,可有骨囊肿形成,关节腔内明显的炎症反应,滑膜增生,关节积液形成。患者有明显的关节酸痛症状,行走后症状加重。如果软骨缺损发生在髌骨关节面,疼痛症状多表现为膝前痛,屈曲膝关节疼痛症状更加明显,如上楼梯、爬山等。

3. **晚期**　随着病情的进展,软骨损伤处边缘明显的纤维软骨增生,软骨缺损面积和厚度较前增大。软骨下骨完全暴露,软骨下骨囊肿进行性扩大,周围骨小梁继发性增生,表现为骨小梁增粗,软骨下骨板增厚、上移。软骨关节腔内炎症加重,关节腔各个间室内滑膜普遍增生,过度增生的关节滑膜影响膝关节内正常软骨的营养物质摄取和代谢活动,关节软骨发生弥漫性的退变,病变由软骨缺损发展为骨关节炎。

(五)临床表现

膝关节软骨损伤的早期无明显临床表现,主要由于关节软骨损伤较轻,仅有软骨关节表面软骨出现裂隙或剥脱,损伤未累及软骨全层及软骨下骨,无明显炎症反应,无临床症状,常常被患者所忽视,而未到医院就诊。随着损伤的进一步加重,损伤的软骨片游离脱落,形成游离体,会在膝关节活动时产生交锁现象而引起不适,患者前往医院就诊。常规的 X 线及 CT 观察不到明显关节内病变,磁共振检查可发现关节软骨面不光滑波浪或者锯齿状、变薄,损伤处的软骨信号混杂。

病变进一步累及软骨下骨,行走劳累后,可出现膝关节酸痛、肿胀,休息后缓解。出现在髌股关节面的软骨损伤,会在关节屈曲时疼痛症状加重,如上楼梯或爬山,体格检查发现髌骨研磨试验阳性,中等量的关节积液可出现浮髌试验阳性。出现在胫股关节面的软骨缺损,会在下楼梯或下山时,由于关节面的冲击力较大,也会加重症状。X 线及 CT 可见软骨缺损处软骨下骨骨小梁断裂,有骨吸收的表现。这时磁共振除了关节软骨信号和形态异常外,可见软骨下骨高信号,表现为炎性水肿的病理表现。

软骨损伤病变发展至晚期,除了上述表现,在

X 线及 CT 上可见明显的软骨下骨增生、硬化,软骨下骨潮线上移。磁共振显示软骨损伤进一步扩大,明显的关节积液。如进行关节镜检查,可见关节液呈淡黄色,伴有软骨碎屑,损伤软骨边缘有纤维结缔组织增生,软骨下骨外露,滑膜明显增生。病程较长者,体格检查可见膝关节因滑膜增生和骨赘形成表现得较为肥大,而股四头肌明显萎缩,膝关节屈伸范围明显受限等表现。

二、膝关节软骨损伤临床诊断与治疗原则

(一)临床诊断

膝关节软骨损伤的诊断主要依赖于病史、体检、影像学及生化检查。膝关节软骨包含髌股关节及内、外侧胫股关节面软骨。软骨损伤部位的不同临床表现也存在差异,另外,急性与慢性膝关节软骨损伤的临床表现也不尽相同。

1. **病史与症状**　急性膝关节软骨损伤多发生在外伤、剧烈体育运动、登山或频繁上下楼梯、高强度体力活动等之后;而慢性膝关节软骨损伤多与肥胖、体力劳动(尤其负重及蹲位工作)、慢性运动损伤等有关。

疼痛是膝关节软骨损伤的主要症状,表现为关节持续或间断的钝痛,活动后加重,休息或体位改变可部分或缓解,可存在固定的痛点,膝关节活动在特定角度时可触发疼痛,可伴有关节肿胀、无力及打软腿等表现。胫股关节(包含股骨髁及胫骨平台)软骨损伤患者在步行、跑步、上下楼梯时,会出现内外侧关节间隙的疼痛、无力,下楼梯时较为明显;而髌股关节(包含股骨滑车及髌骨关节面)软骨损伤则会出现上楼梯、半蹲或坐位站起时膝关节前方疼痛、无力。关节软骨损伤患者其关节活动度一般正常,亦可出现关节活动受限、关节交锁等。

2. **体格检查**　胫股关节软骨损伤的患者可存在跛行,而髌股关节软骨损伤者少见。

急性膝关节软骨损伤可能伴有膝关节肿胀,浮髌试验(+),局部皮温可能轻度升高,膝关节活动在特定角度时可触发疼痛,并及弹拨感或摩擦感;慢性软骨损伤患者膝关节内外翻或屈曲畸形、股四头肌萎缩,并伴随跛行,甚至股四头肌肌力减退。

髌股关节软骨损伤者可出现关节屈伸受限、浮

髌试验（+）、髌骨挤压试验（+）、髌骨研磨试验（+）、膝关节过屈过伸痛（+）、伸膝抗阻试验（+）、单足蹲起试验（+），疼痛多表现为膝前痛，长期慢性的髌骨软骨损伤患者可伴有髌骨周围骨赘形成及髌骨轨迹改变；胫股关节软骨损伤患者多有内外侧关节间隙压痛，亦可出现 McMurray 征（+）、内外侧应力试验（+）、膝关节过伸过屈痛（+），但疼痛定位模糊，严重者可出现膝关节的内、外翻畸形。

膝关节软骨损伤患者其关节活动度一般正常，出现大量关节积液、软组织肿胀或游离体时，可出现关节活动受限或关节交锁；严重的软骨损伤患者可能因为关节周围骨赘形成、软组织挛缩及疼痛等，出现关节活动受限。

3. 影像学检查

（1）X 线：急性或早期膝关节软骨损伤 X 线检查多无异常，合并软骨下骨损伤的患者可见关节面的不平整；严重的慢性关节软骨损伤者可见关节间隙变窄、骨赘形成等退行性改变，部分患者可见关节内游离体形成。

（2）CT：CT 检查所见与 X 线类似，但对合并软骨下骨骨折的急性损伤、存在软骨下骨囊性改变，以及游离体形成的慢性损伤诊断更为敏感。既往有痛风性关节炎病史的患者可加行双能量扫描，排查痛风结石造成的软骨及软骨下骨破坏。

（3）MRI：MRI 对关节软骨的成像可分为形态学成像和分子影像学成像，后者可基于软骨组织成分进行成像和分析。①MRI 形态学成像时临床上常用的有 T_1WI、T_2WI 及 T_2WI-fs，其中 T_1WI 适合显示软骨解剖细节，T_2WI 适于观察关节积液、软骨下骨和骨水肿，T_2WI-fs 中骨、软骨和关节液之间对比明显；而 MRI 三维成像技术是目前公认的关节软骨成像最标准的序列，此序列下正常关节软骨第一层为高信号，第二层为线状低信号，第三层亦为高信号。此时，可见软骨缺损、关节面不延续、软骨变薄、关节间隙狭窄，及软骨下骨的水肿信号与囊性变等，同时可发现膝关节其他结构的损伤如半月板撕裂、交叉韧带损伤、侧副韧带损伤等；②MRI 分子影像学成像主要以细胞外基质层次的改变来进行评估，主要包括 T_2 图、增强磁共振成像、T_1 图以及钠离子图、离散成像四种成像技术，其中 T_2 图中主要反映细胞外基质的变化，不同基质成分对应不同的值和不同的颜色，通过这些不同颜色的伪彩图可以判断软骨本身组织成分是否发生改变，即判断软骨本身形态未发生改变前，是否存在组织成分的改变。

4. 生化检查　生化检查是当前诊断软骨损伤的新领域，研究提示血清或关节液糖胺聚糖、木糖基、Ⅱ 型胶原片段、软骨寡聚基质蛋白、金属基质蛋白酶等可能与关节软骨损伤相关。但这些生化检查目前多处于临床研究阶段，其灵敏度和准确性还需要进一步验证。

5. 关节镜检查　关节镜检查是膝关节软骨损伤诊断的"金标准"。镜下可明确判断软骨损伤的部位及严重程度。临床中常根据国际软骨修复协会（International Cartilage Repair Society，ICRS）分级方法来判断软骨损伤程度，0 级为正常的关节软骨；Ⅰ 级为软骨肿胀、软化；Ⅱ 级为软骨表面缺损＜软骨全层的 50%；Ⅲ 级为软骨表面缺损＞软骨全层的 50%，但软骨下骨未暴露；Ⅳ 级为全层软骨缺损，软骨下骨裸露或缺损。

6. 鉴别诊断　膝关节软骨损伤症状及病史可能与半月板损伤、韧带损伤、膝关节游离体、剥脱性骨软骨炎、滑膜皱襞综合征、髌下脂肪垫炎、膝关节创伤性滑膜炎、滑膜软骨瘤病，及膝外侧疼痛综合征等相似，需注意鉴别。此时，仔细追问病史、进一步的详细体检对确立诊断会提供帮助。结合 X 线、CT 和 MRI 等影像学检查可辅助鉴别诊断。

（二）治疗策略

膝关节软骨损伤的治疗目标是缓解关节疼痛、改善关节功能、提高生活质量并减少药物相关的副作用。根据损伤的程度开展阶梯化、系统化和个性化的治疗是目前软骨治疗的基本原则。治疗策略可包括生活方式干预、对症治疗和损伤软骨修复三个层面。

1. 生活方式干预　是非常重要的措施，虽不能达到软骨修复的目的，但是对预防软骨损伤的进一步扩大和缓解疼痛症状起重要作用，包括减轻体重缓解关节力学负荷，避免过度活动减少关节面软骨的磨损，避免做一些引起损伤部位软骨损伤的动作，如上下楼梯和爬山，在膝关节屈曲某一特定角度时，使得损伤部位负荷较重加重损伤。

2. 对症治疗　主要用于缓解关节软骨损伤后由于炎症导致的关节疼痛、肿胀及功能障碍。

常用的治疗方法包括口服非甾体抗炎药,如布洛芬、双氯芬酸钠、吲哚美辛等,以及环氧化酶-2类选择性抑制剂,如塞来昔布、依托考昔等,减少胃肠道的刺激。物理治疗由于无创、无需口服药物,同时避免了因药物带来的不良反应,也被广泛应用在临床中治疗软骨损伤,主要包括磁疗、超短波及红外波等,减轻炎症反应,促进水肿的吸收。还有针对炎症因子受体抑制剂的抗炎药物,如双醋瑞因是针对炎症因子IL-1的抑制剂,通过阻断IL-1的释放,降低炎症反应,缓解疼痛症状。另外,部分针对肿瘤坏死因子α及白细胞介素的生物制剂如单克隆抗体也获得了批准应用于临床治疗,并取得较好的疗效。

3. 软骨修复手术　软骨修复的策略按时间的发展顺序大致从器官组织移植水平到细胞移植水平,再涉及分子水平,主要包括骨软骨移植术、软骨膜/骨膜移植术、微骨折技术、软骨细胞/间充质干细胞移植术、小分子药物/基因治疗等。每种治疗方法都有其治疗的适应证,有其优势和不足,目前尚缺乏一种理想的治疗方案能够实现与天然关节软骨完全相匹配的关节软骨的修复和再生。

4. 重建性手术治疗　主要包括髌股关节置换、单髁置换、全膝关节置换等,均为软骨损伤的终末治疗手段。

三、膝关节软骨修复现状及进展

近年来,随着对软骨损伤发生发展过程中的相关机制的深入研究和病理变化更为全面的认识,开发出了一系列涉及基因片段、分子药物、细胞修复、组织工程软骨组织和天然软骨组织移植修复关节软骨缺损的治疗策略,有些已经应用到临床,有些还处于临床前疗效验证阶段。目前,临床中应用于软骨缺损修复的方案可分为保守治疗和手术治疗两大类。

(一)保守治疗

临床中用于促进软骨修复的保守治疗方法包括物理治疗、化学药物和生物制剂治疗。物理治疗又包括持续被动活动(continuous passive motion, CPM)、低密度超声和微电流等。化学药物和生物制剂治疗包括氨基葡萄糖、透明质酸(hyaluronic acid, HA)、其他小分子药物,以及富血小板血浆(platelet rich plasma, PRP)等。

1. 物理治疗　CPM应用于治疗软骨损伤,被证实能够有效促进较小的全层关节软骨缺损的修复,但对表浅关节软骨缺损的修复作用不明显。其可能存在的作用机制包括:①CPM能在关节内产生周期性压力变化,加快营养物质在关节液与软骨细胞之间进行交换,从而刺激软骨细胞的代谢活动,增强细胞外基质合成与分泌,如蛋白多糖,加快损伤的修复作用;②缓解自身免疫性损害,软骨损伤后,封闭的抗原外露,与关节液反应产生抗体,形成抗原抗体复合物,进一步损伤关节软骨,CPM能够增加关节液的代谢,加快了抗原抗体复合的清除。低密度超声波(low intensity pulsed ultrasound, LIPUS)是通过刺激软骨祖细胞(cartilage progenitor cell, CPC)向软骨损伤的部位迁移来达到软骨损伤修复的目的。微电流、脉冲电刺激可以加快软骨细胞的代谢从而促进软骨基质的合成,并且能够充分限制与炎症相关细胞因子的生产。

2. 化学药物和生物制剂治疗　临床中常用于治疗关节软骨损伤的化学药物主要包括氨基葡萄糖、HA、自体PRP,以及其他小分子药物等。氨基葡萄糖为关节软骨基质蛋白聚糖合成所必需成分,临床常用的氨基葡萄糖主要有盐酸和硫酸化两类,主要通过口服应用于预防和治疗软骨损伤与软骨退变的疾病中。研究发现口服氨基葡萄糖可以使软骨细胞软骨特异性基因表达水平上调,促进Ⅱ型胶原蛋白的合成与分泌,同时下调 *MMP-1* 和 *MMP-9* 基因的表达,抑制炎症反应来起到保护软骨的作用。HA是非硫基化的糖胺聚糖,为关节滑液中的重要成分,在维持关节稳态中发挥重要作用。关节软骨损伤后,剥脱的软骨碎片及炎症反应产生关节积液,会导致HA的正常浓度及分子量降低。临床中,常通过关节腔内注射HA来恢复正常分子量的HA的浓度,起到润滑关节缓解症状的作用,但是其长期效果及软骨修复证据有限。双膦酸盐类药物包括阿仑膦酸钠、利塞膦酸钠、唑来膦酸等,其已知的作用机制是抑制骨吸收和促进骨形成,由于创伤性关节软骨损伤常常伴有软骨下骨的破坏,临床应用双膦酸盐类药物主要保护软骨下骨的结构完整性,避免因失去足够的力学支撑而导致软骨进一步损伤。也有研究认为双膦酸盐类药物可能有促进软骨细胞增殖、抑制基质金属蛋白酶表达、促进软骨下骨骨化等作用。近年来,从自然界植物中提取的一些小分子药物应用于治疗软骨损伤的研究也取得了很大的进展,研究较多的主要有白藜芦醇、小檗碱、非瑟素和 kartogenin(KGN)等。白藜芦醇主要从花生、葡萄、桑葚等植物中提取获得,研究表明白藜芦醇能显著减少软骨细胞 MMP-13 的表达,促进 II 型胶原蛋白,同时抑制全身炎症反应来维持软骨和软骨下骨的稳态。KGN 主要机制为选择性作用于转录因子 RUNX1,促进软骨细胞合成软骨特异性蛋白(包括 II 型胶原蛋白和蛋白聚糖)。并且,KGN 诱导成软骨分化的间充质干细胞或者软骨细胞不会发生肥大或钙化。研究还发现,KGN 能够通过抑制 IL-1β 和蛋白多糖酶的活性,从而抑制软骨细胞外基质和蛋白多糖的降解,维持软骨组织的稳态。

PRP 是自体血制品中分离获得的含有高浓度血小板、多种生长因子、蛋白酶和细胞因子的生物制剂。大量的基础研究发现 PRP 在软骨损伤的治疗方面主要通过以下机制发挥作用:①PRP 释放多种生长因子,通过激活多种信号通路,如丝裂原活化蛋白激酶(mitogen-activated protein kinase,MAPK)和胞外信号调节激酶(extracellular signal-regulated kinase,ERK)来促进软骨增殖和细胞外基质的合成与分泌,参与软骨修复;②PRP 释放一些细胞因子,抑制炎症因子的释放,如降低炎症因子 IL-β 的水平,降低 Wnt/β-catenin 信号通路中 Wnt1 和 β-catenin 的表达水平,增加糖原合成酶激酶-3β(glycogen synthase kinase-3β,GSK-3β)的表达水平,起到抑制蛋白多糖与胶原的降解作用而保护关节软骨;③PRP 能够刺激内源性 HA 的合成与分泌进而发挥软骨保护作用。

(二)手术治疗

对于较大的累及全层软骨的膝关节软骨缺损,保守治疗效果有限,手术干预是目前最为有效的治疗方式,可以达到修复与重建的目的。手术治疗主要包括膝关节镜下灌洗与清创术或联合关节腔内注射化学与生物制剂、软骨下钻孔与微骨折技术、细胞或组织移植修复,以及新兴的组织工程软骨技术。

1. **膝关节镜下清理术** 膝关节镜具有创伤小、操作简单、术中视野广且清晰、术后并发症少及康复时间短的优势,可作为诊断和治疗的工具,目前在临床被普遍应用。对于早期的膝关节软骨损伤,可通过膝关节镜直视下明确其损伤部位、大小及损伤程度,对损伤软骨的边缘进行修整,减缓损伤进一步扩大。同时,可以取出关节腔内剥脱的软骨碎片,解除关节活动交锁的发生。在关节软骨损伤的晚期还可用于清除增生的滑膜组织及骨赘,清理关节腔内炎性成分,缓解炎症。由于其创伤小,术后康复快,患者愿意接受,临床满意度高,现在多与其他软骨损伤治疗技术相结合,辅助其他治疗技术在微创下完成,包括微骨折技术、骨软骨移植术、组织工程软骨移植术等。

2. **微骨折技术** 微骨折技术是由美国人 Steadman 于 1985 年首先应用到临床治疗膝关节软骨损伤,至今已有 30 多年的历史,其临床效果一直以来受到临床医生的广泛认可,为治疗膝关节软骨缺损的一线手术方法。其主要方法是应用尖锥在损伤的软骨处将软骨下骨钻孔,打通骨髓腔,从而使软骨下骨骨髓间充质干细胞、软骨源性和骨源性细胞,及生长因子渗透至损伤区内形成的纤维血凝块中,通过细胞的增殖、分化为软骨样细胞,形成纤维软骨与透明软骨相混合的组织修复缺损区,来保障膝关节功能的发挥。微骨折技术具有创伤小、费用低、手术时间短、康复快、无供区并发症等优点,是目前临床上治疗软骨缺损最常用的方法。大量的临床研究资料表明,微骨折技术在软骨损伤的治疗中也有其相应的适用范围,并不是所有的软骨缺损都适合微骨折治疗,也并不都获得较满意的修复效果。研究表明,微骨折技术适用于小面积软骨损伤的患者,软骨损伤面积在 $2cm^2$ 以下时可获得较为满意的效果,早期可起到缓解膝关节疼痛症状,关节功能恢复满意,能够维持较好的关节间隙。但是,微骨折技术获得的是以纤维软骨再生为主的软骨修复,其组织学成分为 I 型胶原蛋白,生物力学强度较透明软骨明显差,且与周围正常软骨组织整合不良,软骨下骨继发性过度增生,这些不利因素最终导致其长期临床疗效差强人意,术后 2 年以后疗效明显下降。另外,微骨折技术修复关节软骨损伤的临床效果还受到患者自身身体健康状况的影响,高龄患者及合并有其他慢性疾病的患者治疗效果不佳。患者年龄在 40 岁以上,或合并代谢性疾病(如糖尿病等)和慢性呼吸道疾病(如慢性阻塞性支气管炎等),会导致其机体内骨髓间充质干细胞与生长因子活性及数量下降,导致修复能力明显减弱。因此,微骨折是软骨损伤后早期修复的有效治疗手段之一,但把握好临床适应证对获得较好的临床治疗效果十分重要。

3. 移植修复 膝关节软骨损伤的移植修复按移植类型可分为组织移植修复和细胞移植修复,组织移植修复又包括骨膜移植、软骨膜移植和骨软骨移植修复,细胞移植修复包括单纯软骨细胞移植修复和间充质干细胞移植修复,以及负载生物材料支架的组织工程软骨移植。

(1)骨膜移植与软骨膜移植:早在 1975 年,由 Eng kvist 教授等首次报道应用自体软骨膜/骨膜游离移植修复手小关节成功后,该术式逐渐被应用到其他全身关节修复软骨缺损,包括膝关节软骨缺损。最常用的软骨膜来源于肋软骨和耳郭软骨。在解剖结构上软骨膜分为三层,由外向内依次为纤维层、增殖带和过渡带。纤维层主要为纤维细胞,起到保护作用;增殖带又叫增殖层,仅有数层细胞厚,细胞呈椭圆形,称为骨原细胞,可增殖分化为软骨细胞,具有形成软骨的潜力;过渡带包含更多的椭圆形细胞,细胞核呈圆形,更像软骨细胞的特征,可呈两个或多个细胞一组。正因为软骨膜解剖结构上具备软骨再生的条件,使得其成为临床中软骨修复的选择之一,并获得一定的临床效果。然而,单纯软骨膜移植形成软骨的量有限,且不均一,甚至有引起相邻、相对及移植物下关节退变的不良后果,这些都阻碍了软骨膜移植术在临床中的应用。

骨膜的获取来源较软骨膜更加广泛,临床中主要来源于胫骨中上端。骨膜由外层的纤维层和内层的生发层构成,纤维层表面光滑,有较多的毛细血管,生发层较为粗糙,含有分化成软骨或骨的间充质干细胞,在适当条件(如缺乏血供、低氧、转化生长因子 β 和周期性力学刺激等)的刺激下可向软骨细胞分化,从而实现软骨的修复与再生。骨膜用于修复关节软骨缺损是个复杂的过程,其修复软骨的效果受到关节内营养环境、关节应力

与运动、骨膜移植后生发层方向等的影响,如何使得骨膜分化演变为软骨并稳定地停留在软骨组织的组织学和功能状态上,避免形成纤维软骨或进一步钙化形成骨组织,是当前面临的困境,也是急需攻克的科学问题。

(2)骨软骨移植(osteochondral transplantation, OCT):骨软骨移植根据来源分为自体骨软骨移植和同种异体骨软骨移植。自体骨软骨移植是从膝关节非负重及非重要的关节区域,如股骨内、外侧髁间窝或股骨滑车边缘,获取适当大小的骨软骨柱,经过修剪获得与软骨缺损处大小、软骨关节面曲面,以及高度一致的骨软骨移植物,通过镶嵌式将其放置在软骨缺损处,与周围正常骨软骨紧密接触、整合在一起。由于移植物为自体新鲜骨软骨复合单元,且从获取到移植至缺损处,体外处理时间较短,干预措施较少,移植物中软骨组织和软骨下骨组织几乎与自体关节内正常骨软骨组织完全一致,软骨细胞及骨细胞活性较好,移植后其与周围正常软骨组织、骨组织的整合很好,生物力学特性也很接近,移植物不易被吸收,临床修复效果也较满意。但是,由于来源受限,其仅适用于小面积或中等面积深度(直径 2.5cm 以内,深度不超过 6mm)关节软骨缺损的修复治疗。另外,由于可造成新的骨软骨缺损,会对膝关节的正常功能活动造成一定的远期影响,加快关节的退变,患者也存在心理上的顾虑,一些学者们也认为不应当以牺牲其他正常软骨为代价,制造新的软骨损伤。

为了避免自体软骨移植带来的来源短缺和二次损伤问题,学者们尝试使用同种异体骨软骨移植物修复软骨缺损。同种异体骨软骨移植物最大的优点是其能够满足大块及特定形态和部位的软骨缺损修复,根据损伤部位、大小和形态,可从关节软骨组织库中同样的部位获取类似于缺损区的移植物,可达到完全匹配,且获取相对容易,不会给患者造成二次损伤。但是,由于同种异体骨软骨移植物多来自关节软骨组织库,移植物已失去原有的生物活性,标本获取后需要经过一系列的处理和消毒,会对移植物的结构及成分造成一定的破坏,其生物力学强度较正常软骨组织差,如未经过脱细胞处理,移植到关节腔内还会引起免疫排斥反应,移植物的退变和吸收会

更快。另外,它还存在疾病传播、晚期深部感染、塌陷等并发症。这些问题都急需解决,才能普遍推广异体骨软骨移植在关节软骨损伤修复中的应用。

因此,尽管骨软骨移植应用于修复关节软骨缺损可不同程度缓解膝关节的疼痛和改善功能,仍面临许多问题,如纤维软骨性瘢痕组织形成,移植物易发生退变,其生物力学强度差等,导致其长期治疗效果仍难以满足患者需求。

（3）自体软骨细胞移植（autologous chondrocyte implantation,ACI）:自体软骨细胞移植最早由瑞典的 Peterason 教授于 1987 年应用于临床治疗关节软骨缺损,需要两次手术完成软骨损伤的修复。其具体方法是,第一次手术行关节镜对膝关节软骨缺损的诊断做进一步详细的评估,包括软骨缺损的位置、大小,并同时对关节腔进行关节炎症进行清理,去除炎症因子、软骨碎片和增生的滑膜组织,在非负重区域获得适量软骨组织,根据缺损大小适当增减。第一次获得关节软骨组织进行体外培养,扩增 10~20 倍后,一般传代不超过 3 代,收集全部软骨细胞进行第二次软骨细胞移植。第二次软骨细胞移植前,对软骨缺损处进行清理,对缺损软骨边缘进行新鲜化,去除增生的纤维软骨及增生的软骨下骨,使软骨下骨面渗血。对于如何将软骨细胞很好地保留在软骨缺损处,该方面技术经历了 3 次发展与改进。最初是应用自体胫骨近端的骨膜缝合在关节软骨缺损表面,然后将软骨细胞悬液注射到缺损区,但是后期随访中发现骨膜存在一些问题影响软骨的修复效果,主要包括:骨膜生物力学强度差,早期易被撕裂,后期面临骨膜增生肥大,导致关节面不平滑,加速关节退变。随后,有学者尝试应用胶原膜代替骨膜用于封闭移植的软骨细胞,以此来避免骨膜造成的相关并发症。临床观察结果表明,胶原膜覆盖软骨缺损处未见明显增生肥大,软骨修复效果较骨膜满意。

由于前两种软骨细胞移植都是将软骨细胞悬液注射到软骨缺损处进行软骨修复,其修复为平面修复,且不管是用骨膜还是胶原膜进行覆盖,均避免不了大部分软骨细胞的流失。正常的软骨缺损为三维的立体缺损,因此,一维平面的修复满足不了软骨修复的要求。随着生物材料的快速发展,基质材料制备的三维立体支架被引入应用于附载软骨细胞,实现三维立体的软骨修复,又称基质诱导的自体软骨细胞移植。所用的支架材料主要包括纤维蛋白－聚乙醇酸/聚乳酸－聚二噁烷酮混合物、Ⅰ型胶原、胶原－硫酸软骨素、琼脂糖－藻朊酸盐水凝胶等,将软骨细胞与水凝胶混合物混合后注射到软骨缺损处,自动凝固填充软骨缺损,或在体外将软骨细胞种植在多孔三维支架中,然后移植到软骨缺损处修复。这些支架材料主要的作用是附载软骨细胞并实现三维立体分布,但是软骨细胞在支架中为杂乱无章的分布,新生软骨组织力学性能较正常软骨差。而组织学观察可见软骨细胞在不同的软骨组织层面分布不同,主要呈现纵向分布,与承受的关节面压力相平行,另外,天然软骨组织主要有机成分为Ⅱ型胶原蛋白,为软骨细胞的天然微环境,对软骨细胞表型的维持发挥重要作用。有学者提出理想的支架应在生物成分与空间结构上与天然软骨组织相一致,才能更好地促进正常关节透明软骨组织的再生。基于这一理念,我国学者尝试应用脱细胞软骨细胞外基质构建取向性三维生物支架,将成功制备的脱细胞软骨细胞外基质取向性支架复合软骨细胞构建组织工程软骨移植修复软骨缺损（包括股骨髁负重区、髌骨关节面和踝关节距骨关节面）,术后通过系统的康复训练,均获得了满意的临床效果。

4. 干细胞治疗　由于关节软骨细胞来源受限,软骨的获取会造成二次损伤,体外扩增软骨细胞又面临极易去分化发生退变的困境,软骨细胞移植很难在临床中扩大应用。而具有多项分化潜能的间充质干细胞由于其来源广泛,获取容易,可实现产业化生产和制备,是软骨修复中较为理想的种子细胞。目前,应用于临床治疗膝关节软骨损伤或骨关节炎的间充质干细胞包括骨髓间充质干细胞（bone marrow mesenchymal stem cell,BMMSC）、脂肪间充质干细胞（adipose derived mesenchymal stem cell,ADMSC）、滑膜间充质干细胞（synovial mesenchymal stem cell,SMSC）和脐带间充质干细胞（umbilical cord mesenchymal stem cell,UCMSC）。间充质干细胞治疗软骨缺损一般不进行体外诱导分化成软骨,主要通过直接进行关节腔内注射细胞悬液、混合透明质酸后进行关节腔内注射,或复合一些支架材料移植修复软骨缺损。据临床报道,均能较好地缓解关节疼痛症状,改善膝关节功能。但是,缺乏证据证实干细胞实现了软骨的修复和再生。因此,干细胞治疗关节软骨缺损中炎症调节作用占主导地位,软骨修复作用不明显。

总体来说,随着对关节软骨的天然结构、成分及生物力学方面的认识更全面,对关节软骨损伤的病因、病理演变过程的理解更深入,以及其他交叉学科的迅速发展,包括生物医学、生物材料科学和医学工程科学,软骨缺损的修复与再生策略呈现多样化,又各自具有优缺点,没有任何一种修复方法能够实现在组织结构、生化成分及生物力学方面与天然关节软骨相一致的软骨再生。组织工程策略再生关节软骨是近年来学者们研究的热点,也是最具有希望实现天然透明软骨再生的方法之一,未来研究攻克的方向主要在于种子细胞、生物支架(包括空间结构、生化成分和生物力学)和细胞因子三方面,寻找来源广泛、成软骨特性好、免疫原性低的种子细胞,具有空间结构、生化成分和生物力学三重仿生的生物支架,以及调节种子细胞成软骨分化并稳定在软骨细胞功能状态的安全性高的细胞因子,从而实现天然关节软骨再生。

四、膝关节骨软骨损伤诊断与治疗

(一)概述

膝关节骨软骨损伤指各种原因导致的软骨及其覆盖的软骨下骨的分离或破碎,在儿童和成人中均可见,发病率约为 1.2%,男性发生率较女性高,男女比约为 2∶1,10 岁以内及老年人群中少见。有研究表明膝关节骨软骨损伤 58% 发生于股骨内侧髁,髌骨占 11%,胫骨外侧平台占 11%,股骨外侧髁占 9%,股骨滑车占 6%,胫骨内侧平台占 5%。

尽管在 1870 年 Paget 就已经描述了骨软骨损伤这一疾病,至今未确定其具体病因,炎性反应、反复创伤、急性创伤、缺血、骨骺软骨的不规则骨化,以及人生长激素水平波动均可能引起膝关节骨软骨损伤。

根据病因,可将膝关节骨软骨损伤分为剥脱性骨软骨炎(osteochondritis dissecans,OCD)、急性骨软骨骨折、软骨下骨不全骨折、软骨下骨血管功能不全,及骨关节炎相关骨软骨损伤(表 3-3-2)。

1. **剥脱性骨软骨炎** 指软骨下骨坏死,为关节软骨和软骨下骨与其下的骨质分离、松动,形成稳定或不稳定的碎片,是一种局部病变。该病发病率低,约 0.01%~0.06%,好发于 10~50 岁,男性多于女性,可发生于多个关节,以膝关节多见,约占 75%。OCD 发病机制主要包括以下几种:①外伤,约 40% 的患者有膝关节外伤史,反复、多次受伤导致损伤处不能及时恢复,而引起骨软骨的变性、剥脱甚至游离,通过对膝关节加压并反复过度伸屈产生类似剥脱性骨软骨炎的损伤;②内源性创伤,膝关节解剖结构异常导致继发性软骨损伤,包括胫骨棘较高,在膝关节内外旋转动作可撞击股骨内侧髁外侧关节面导致局部软骨损伤,产生软骨下骨折,其他如髌骨脱位、半月板撕裂和膝关

表 3-3-2 不同病因引起的膝关节骨软骨损伤的特点

病因	急性骨软骨骨折	软骨下骨不全骨折	软骨下骨血管功能不全	剥脱性骨软骨炎	骨关节炎
年龄	年轻活跃患者	老年人	40~60 岁	10~50 岁	老年人
危险因素		骨质疏松	酒精、激素		
损伤部位	与外伤机制相关	股骨内侧髁(90%)	骨的缺血坏死、任何部位塌陷、负重区	股骨内侧髁	负重区
外伤因素	急性外伤	微小创伤或无明显外伤	无明显外伤	长期反复压力	原发性骨关节炎无明显外伤
症状	急性疼痛	突发的炎症疼痛	隐痛,尤其病灶发生塌陷时	慢性疼痛,活动后加剧,可伴有交锁别卡等机械症状	慢性疼痛

节不稳等也可导致剥脱性骨软骨炎的发生；③缺血，化脓性骨髓炎、糖尿病等因素可导致局部的血供受损，或局部终末动脉堵塞可使部分软骨及软骨下骨缺乏营养，导致本病的发生；④骨骺异常骨化，年轻患者的剥脱性骨软骨炎可能仅是正常生长的变异形式，而非病理性的剥脱性骨软骨炎；⑤全身或遗传性因素，同一家族中可有数人患病，或一个患者双侧性或几个不同关节患病，本病与内分泌和遗传因素也有一定关系。

2. 急性骨软骨骨折 多见于活动较多的年轻人群，常有明确外伤史，损伤部位与受伤机制有关，表现为急性疼痛。

3. 软骨下骨不全骨折 多见于60岁以上女性，伴或不伴微小创伤。骨质疏松及软骨和半月板退变可导致软骨下骨不全骨折，表现为膝关节疼痛，能回想起疼痛开始时的精确时刻。MRI中可见软骨下水肿。

4. 软骨下骨血管功能不全 常见于40~60岁患者，常无明显外伤，与Legg-Calvé-Perthes病、类固醇使用、酒精中毒、血红蛋白病和红斑狼疮等病因有关。

5. 骨关节炎相关骨软骨损伤 常发生于老年患者，好发于负重区，表现为慢性疼痛，MRI可见软骨磨损、软骨下骨髓水肿样改变、软骨下骨囊肿等。

（二）症状和体征

病史应包括年龄、活动水平和创伤史。40%~60%的患者有膝关节创伤史，运动伤多见。对于稳定的病变，症状可能相当轻微，常无特异性症状，如轻度疼痛、捻发音、运动范围受限、关节面压痛和关节腔积液，爬山或爬楼梯可加剧，无明显机械性卡压症状。对于不稳定的病变，症状可能发展为膝关节弹响并且可能交锁卡压，因为缺乏软骨下骨的支撑，导致软骨瓣或游离体的形成，肿胀也可能持续存在或加剧。合并交叉韧带和半月板损伤时，可导致其他症状。患者步行时为了避免胫骨髁间棘撞击，常使小腿处于外旋位。此时，Wilson征可为阳性（胫骨内旋时，膝关节从屈膝90°位慢慢伸直至屈膝30°位可引起疼痛；当胫骨外旋时，疼痛缓解）。

（三）影像学检查

影像学检查对膝关节骨软骨损伤具有诊断意义。

1. X线片 包括膝关节的标准前后位片、侧位片和髌骨轴位片。隧道位和髁间窝位片可较好观察股骨内侧髁外侧部分的病变（OCD病变的典型位置），Merchant位片可较好识别股骨滑车和髌股关节的骨软骨损伤。儿童和青少年患者应双膝同时拍片，以避免与正常的骨发育或不规则骨化区相混淆（图3-3-60）。

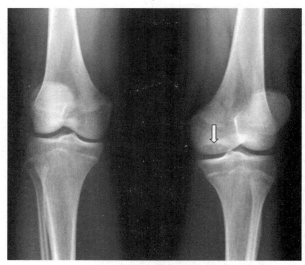

图3-3-60 双膝关节正位片
箭头提示左膝关节股骨内侧髁剥脱性骨软骨炎

2. CT扫描 可以更好地描绘骨骼轮廓并允许确定骨软骨碎块中存在的皮质骨的量（图3-3-61）。加用对比剂可帮助确定病变是否稳定，如果对比剂渗入裂隙，CT扫描能够显示出游离或者不稳定的碎片。

3. 磁共振成像（MRI） 能准确估计出病变的大小、移位情况，以及软骨下骨的状况，较之其他检查方法能提供更有价值的信息，同时MRI对于诊断相关的韧带和半月板损伤是有价值的。

4. 核素显像 ^{99m}Tc骨扫描可用于定位OCD病灶，并随访青少年患者病变的愈合情况，但不能显示软骨的情况。Cahill和Berg提出骨扫描上骨摄取的程度与区域血流有关，因此与病灶愈合相关。

5. 关节镜检查 可直观评估病变的大小、范围，同时可进行治疗。

（四）分期

根据X线、MRI表现及关节镜下所见可以将膝关节骨软骨损伤分为四期（表3-3-3）。

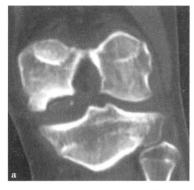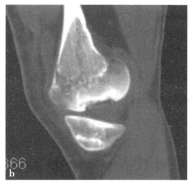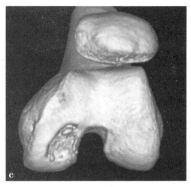

图 3-3-61 左膝关节 CT 提示股骨内侧髁骨软骨损伤
a. 冠状位；b. 矢状位；c. 三维重建

表 3-3-3 骨软骨损伤分期

分期	X 线片	MRI	关节镜下表现
Ⅰ期	压缩性病损，无可见碎块	关节软骨增厚，低信号改变	关节软骨不规则并软化，无明确的碎块
Ⅱ期	有附着的碎块	关节软骨破裂，碎块后面有低信号缘，提示纤维连接	关节软骨碎裂，有明确的碎块但未移位
Ⅲ期	无附着的未移位碎块	关节软骨碎裂，碎块后面高信号改变，提示碎块与其下的软骨下骨之间有滑液	关节软骨碎裂，有明确的碎块，可移位，但与一些表面附着的软骨相连
Ⅳ期	移位碎块	游离体	游离体

（五）治疗

骨软骨损伤一旦确诊，就需要制订一个治疗计划，其目标是缓解症状，恢复光滑平整的关节面，防止退行性关节炎的发展。

1. 保守治疗 保守治疗通常被认为是病变稳定的骨骺未成熟患者的首选治疗方法，也适用于骨软骨损伤早期骨骼接近成熟的患者，或症状轻微的成年人。

保守治疗的主要目标是防止病变移位并促进病灶原位愈合，包括停止运动、避免负重乃至制动。在非负重和限制活动一段时间后，年轻患者通常表现出良好的自愈倾向。在病灶稳定、依从性良好的患者中，病灶在 10~18 个月内愈合的可能性约为 50%。值得注意的是，长期的石膏固定会导致关节僵直、肌肉萎缩等，且对软骨营养有

害，降低愈合的潜能。目前建议对于病变稳定的骨骺未成熟患者的保守治疗包括：膝关节制动、日常的运动范围训练、肌肉等长训练，避免负重 6~8 周。若膝关节持续炎症反应、反复积液肿胀并出现机械交锁、卡压症状，最终可能需要手术治疗。

2. 关节镜下钻孔和固定 Aglietti 等人建议对于青少年Ⅰ期骨软骨病变（关节镜下无明确软骨碎片），可单纯行关节镜下钻孔而无需固定；对于Ⅱ或Ⅲ期病变（软骨分界或部分脱离）建议用 Herbert 螺钉固定。

3. 软骨成形和微骨折技术 软骨成形和微骨折技术的理论基础是穿透软骨下骨，释放多能干细胞，同时将血管带入病变处，刺激软骨再生。组织切片显示纤维组织或混合透明和纤维软骨填充缺损而不是透明软骨。该修复组织的机械性能和耐久性不如透明软骨，并且纤维软骨表面易于早期退化，长期结果尚不确定。

4. 自体骨软骨柱移植 匈牙利的 Hangody 和 Karpatie 于 1991 年开发了一种名为"马赛克（mosaicplasty）"的骨软骨自体移植技术，用于治疗膝关节或距骨的局灶性骨软骨病变。该技术涉及从股骨髁上嵴或髁间等非负重区获得的多个骨软骨自体移植物，最大可达 8.5mm 直径，长度为 10~15mm。通过压配方法将自体骨软骨柱转移到骨软骨缺损区，骨软骨柱之间会产生纤维软骨填充。

5. 同种异体移植物 新鲜的骨软骨同种异体移植可作为治疗膝关节骨软骨损伤的一种选择。使用特殊的器械测量并采集充足的异体移植物，然后移植并通过良好压配和采用不同的固定

技术固定,如螺钉或可吸收锚钉等。

6. 自体软骨细胞移植 自体软骨细胞移植(ACI)是采集自体软骨细胞,体外扩增培养,2~6周后再移植,用骨膜补片(早期技术)或者种植细胞的生物支架(第三代技术,MACI)承载这些细胞,使之保持在缺损区(图3-3-62,见文末彩插)。移植物植入前需对较深的骨软骨缺损进行植骨。二次关节镜检和活检表明有成活的透明软骨样修复组织。ACI的缺点包括细胞培养的费用高、需进行2次手术、供体区损伤等。

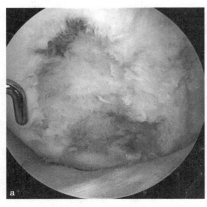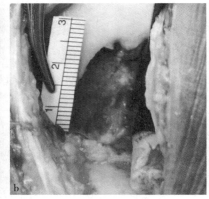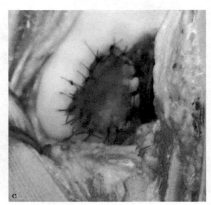

图3-3-62 MACI技术治疗股骨内侧髁骨软骨损伤
a. 镜下观;b. 大体观(b);c. MACI术后

7. 截骨矫形 所有患有骨软骨损伤的患者都应接受下肢力线检查。下肢力线不良会对病损累及的关节表面造成过大的压力,并导致骨软骨病变区域的重建或愈合过程失败。在骨软骨缺损治疗中纠正下肢力线很重要,有的学者在同种异体移植重建中,常规行胫骨近端或股骨远端截骨。

8. 关节置换 单髁置换术、全膝关节置换术和膝关节融合术是成人患者继发于骨软骨损伤终末期关节炎的治疗方法。这些选项不建议用于青少年或年轻成年患者的初始治疗。

9. 小结 膝关节骨软骨损伤的治疗是复杂和多因素的。目前用于治疗骨软骨损伤的常用外科技术包括微骨折、直接固定、自体或同种异体骨软骨移植、自体软骨细胞移植等。患者的年龄、骨骼成熟度,以及病变的稳定性、大小、深度等因素都会影响治疗的选择。对于大多数未移位的病变可采取保守治疗,但骨骼成熟的患者可能需要更积极的治疗方法。与透明软骨相比,单纯清理、钻孔、微骨折和软骨成形术所修复的纤维软骨,机械性能较差。到目前为止,还没有任何方法能够修复类似于天然组织的骨软骨缺损。组织工程和再生医学策略为将来治疗骨软骨损伤提供了新的选择。

(蒋 青 陈廖斌 戴雪松)

第九节 伸膝装置损伤

一、股四头肌肌腱断裂诊断与治疗

(一)概述

股四头肌肌腱断裂在临床上很少见,好发于40~60岁男性。根据其发病机制可分为急性断裂及慢性断裂。急性断裂多发生于青壮年,多为创伤所致;慢性断裂或自发性断裂多发生于中老年人,其多合并内分泌系统疾病或长期应用激素或氟喹诺酮类药物者。根据股四头肌肌腱断裂程度可分为部分断裂和完全断裂。

(二)急性断裂

股四头肌肌腱急性断裂通常由于伸膝装置对抗突发的机体载荷发生离心收缩所致,此时身体多处于足固定位、膝屈曲位如膝关节半屈曲位摔倒时。年轻人的股四头肌肌腱断裂常发生于肌腱中段或肌－肌腱移行部,而老年人多在骨－腱结合部。

1. 临床表现 急性损伤后髌骨上方突发疼痛和肿胀,伸膝无力。肌腱部分断裂患者行走时会出现膝关节不稳或"打软腿"现象。

2. 体格检查 肌腱断裂部位大量积液和明显的触诊空虚感是股四头肌肌腱断裂的特有改

变。患者无法克服重力伸膝或不能直腿抬高。

3. 辅助检查 膝关节侧位 X 线片出现低位髌骨可能预示股四头肌肌腱断裂，彩超可以观察到肌腱的连续性是否存在，膝关节 MRI 股四头肌肌腱的连续性改变对诊断股四头肌肌腱断裂具有确诊意义。

4. 治疗

（1）非手术治疗：股四头肌肌腱部分断裂通常采用保守治疗，治疗效果取决于患者的职业和活动量。包括膝关节完全伸直位固定 6 周，然后在支具保护下进行肌肉力量训练及屈膝锻炼。当股四头肌肌力得到恢复，能将下肢伸直抬起而无任何不适时，可将支具去除。

（2）手术治疗：对于肌腱完全断裂，需尽早手术治疗。由于没有远端肌腱的牵拉，股四头肌肌腱在伤后几天内开始回缩。损伤数天或数周后短缩可导致断端对合困难，增加缝合端的张力。故延迟手术会导致手术难度增加，并影响预后。

1）股四头肌肌腱中部及肌腱移行部的断裂可以采用直接缝合的方法，包括 Kessler、改良 Kessler、Crackow、Bunnell 肌腱缝合法及双十字缝合法等。

2）若肌腱断端缺损较多难以直接缝合时，可将肌腱延长后再进行缝合。具体方法为：在股四头肌肌腱的近侧端距断端 1.2~2cm 处向上做一个倒 V 字形全层切口，将切成的三角形肌瓣分为占 1/3 厚度的前部及占 2/3 厚度的后部。将肌腱断端拉紧对合进行缝合，然后将前部肌瓣向下翻转盖在断端上并缝合。将 V 形切口的上端裂口对合后缝合。

3）当断裂的股四头肌肌腱位于骨-腱结合处时，多采用缝合锚钉技术。做髌上正中切口，长 8~10cm。切开浅筋膜及髌前滑囊。充分暴露肌腱断端并做清理。若撕裂延伸至髌内外侧支持带，需用可吸收缝线进行缝合修复。准备髌骨上极骨床，使骨床新鲜化并制备横向骨槽。钻孔后，将 3~4 枚带线锚钉拧入骨槽中。锚钉的位置应能使力量平衡并覆盖整个股四头肌肌腱的解剖止点。用每个锚钉的缝线牢固缝合股四头肌肌腱断端近侧，屈膝 30°~40° 将缝线两端打结，使得肌腱近端牢固地固定于髌骨上方足印区。最后用可吸收缝线间断缝合肌腱断端。

4）当股四头肌肌腱断裂严重无法缝合时可采用肌腱重建来恢复，重建肌腱来源多为自体半腱肌腱、股薄肌腱及异体肌腱。重建肌腱的一端通过锚钉或骨隧道固定于髌骨上极，另一端则与股四头肌肌腱近端缝合。

5. 术后处理 术后佩戴支具，6 周内扶拐部分负重。术后 2 周内膝关节屈曲角度小于 30°。第 3 周开始，戴支具可屈膝至 60°。第 6 周开始，可屈膝至 90°。术后第 7 周，可进行主动屈伸活动练习，同时逐渐增加负重，并加强本体感觉训练。术后 12 周后去除支具，术后 1 年内不能参加剧烈活动。

（三）慢性断裂

慢性股四头肌肌腱或髌腱断裂比较少见，与代谢紊乱、全身系统性疾病包括肥胖、慢性肾衰竭、痛风、风湿性关节炎、糖尿病、甲状旁腺功能亢进、滥用激素、长期慢性损伤因素等相关。通常断裂的肌腱质量较差，或肌腱两端有较大的缺损，此时需用自体肌腱移植修复或肌腱延长的方法进行修复（具体方法见急性断裂部分）。

（四）并发症

股四头肌肌腱断裂的常见并发症为屈曲受限、伸膝无力及伸膝迟滞，术中髌骨位置的变化容易导致高位或低位髌骨。另外，肌腱再断裂也是容易出现的并发症。

（五）未来展望

随着运动医学及材料工程的快速发展，许多促进股四头肌肌腱愈合的生物制剂被逐渐应用于临床。富血小板血浆（platelet rich plasma, PRP）因含有大量生长因子及蛋白质，近年来受到越来越多的关注。动物实验显示，局部应用 PRP 可以刺激肌腱愈合；细胞培养研究显示 PRP 可以刺激肌腱愈合的过程。然而 PRP 应用于临床患者后的具体疗效如何需要进一步研究。

二、髌骨骨折诊断与治疗

（一）解剖概要

髌骨是人体最大的籽骨，形状扁平，似卵圆形。前方有股四头肌肌腱膜覆盖，并向下延伸形成髌韧带，止于胫骨结节，两侧为髌旁腱膜，后面为关节软骨面，与股骨髁髌面形成髌股关节。髌骨与其周围的韧带、腱膜共同形成伸膝装置,是下肢活动中十分重要的结构。股四头肌与髌韧带轴线的夹角称 Q 角,正常不超过 14°(图 3-3-63)。

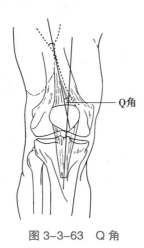

图 3-3-63 Q 角

髌骨主要作用:①使股四头肌肌腱和髌韧带的连接处远离膝关节的旋转中心,提高股四头肌的有效力臂;②减少股四头肌肌腱与股骨髁的摩擦;③维护膝关节的稳定;④保护股骨髁免受损伤。

髌骨在膝关节活动中有重要的生物力学功能。若髌骨被切除,髌韧带更贴近膝的活动中心,使伸膝的杠杆力臂缩短,股四头肌则需要比正常多 30% 的肌力才能伸膝,多数患者尤其是老年人不能承受这种力,因此,髌骨骨折后,应尽可能恢复其完整性。

(二)病因、病理与分类

髌骨骨折多见于中老年人,占成人骨折的 2.6%。暴力直接作用于髌骨,如跌倒时跪地,髌骨直接撞击地面,发生骨折;由于肌肉的强力牵拉所致(如跌倒时,为了防止倒地,股四头肌猛烈收缩以维持身体稳定,将髌骨撕裂)。直接暴力常致髌骨粉碎骨折,肌肉牵拉常致髌骨横形骨折。具体损伤机制与病理因骨折类型不同而异,其中纵行骨折与和撕脱骨折少见(图 3-3-64)。

1. 横行骨折 为间接暴力损伤,膝关节呈半屈曲状态,股骨髁抵住髌骨后方,股四头肌突然猛烈收缩,以股骨髁为支点而至髌骨骨折。

2. 粉碎骨折 包括星状骨折和高度粉碎骨折,可有或无移位。

3. 纵形骨折 多发生在髌骨外侧,屈膝同时有外翻动作,髌骨被拉向外,并在股骨外侧髁关节面上形成支点。

4. 撕脱骨折 多发生在髌骨下极,不累及关节面。

(三)临床表现与诊断

患者有外伤史,伤后膝前肿胀,关节腔可有积液。伸膝功能障碍,膝关节呈半屈状态,有时可扪及骨折分离出现的凹陷。膝关节的正、侧位线检查可明确骨折的部位、类型及移位程度,是选择治疗方法的重要依据。如疑有外侧纵行骨折,应加照髌骨切线位(Merchant 切线位)X 线片(图 3-3-65)。国内有学者对髌骨骨折患者进行 MRI 及膝关节镜检查,发现髌骨骨折合并交叉韧带、侧副韧带、半月板损伤的发病率较高,其中约 6% 的患者需要手术。因此,应重视髌骨骨折的合并伤,避免漏诊。

(四)治疗

无移位的髌骨骨折采用非手术方法治疗。保持膝关节伸直位,用石膏托或下肢支具固定 4~6 周,即可开始股四头肌等长收缩训练。6 周后开始做膝关节主动屈伸活动训练。在固定过程中,若关节内血肿张力大,可在严格无菌条件下抽出积血,加压包扎。

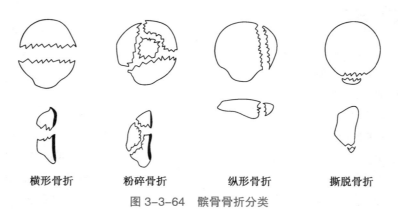

| 横形骨折 | 粉碎骨折 | 纵形骨折 | 撕脱骨折 |

图 3-3-64 髌骨骨折分类

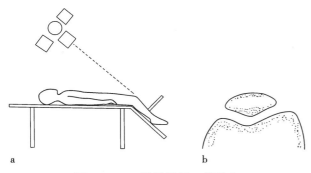

图 3-3-65　髌骨骨折 X 线检查

a. Merchant髌骨切线位屈膝45°；b. 显示髌骨及髌股关节

有移位的横形骨折，如果移位在0.5cm以内，可采用非手术方法治疗。在治疗过程中，应随时观察骨折端移位情况，若外固定不当，或过多过早的股四头肌收缩，可加重分离移位。超过0.5cm的分离应手术治疗，采用切开复位，克氏针钢丝张力带固定或钢丝捆扎固定，术后可早期膝关节活动。若为髌骨的上极或下极骨折，骨折块较大，仍可采用上述方法治疗。若骨折块太小，可予以切除，用钢丝缝合重建髌韧带，术后伸直位固定4~6周。髌骨的粉碎骨折如果关节软骨面不平整，均应行手术治疗，恢复关节面的平滑，复位后用钢丝环绕捆扎固定。术后膝关节伸直位固定4~6周。对严重粉碎骨折，无法恢复髌骨软骨面完整性时，可摘除髌骨，修补韧带，术后3~4周开始进行功能锻炼。

随着微创外科技术的发展，关节镜辅助下治疗髌骨骨折手术创伤小，感染发生低，有利于关节功能的恢复。对于符合关节镜下复位内固定的髌骨骨折患者应该及时选择关节镜下复位内固定治疗为首选治疗。

三、髌韧带断裂的诊断与治疗

髌韧带断裂是一种严重的损伤，因为该损伤可导致伸膝功能丧失而影响日常生活和运动。临床上髌韧带断裂比较少见，即使在运动损伤导致的伸膝装置断裂中也只占一小部分。由于对该损伤缺乏认识，临床上容易误诊、漏诊，延误治疗变成陈旧性损伤，严重影响病情和治疗效果。

（一）解剖

髌韧带是伸膝装置的一部分，是股四头肌肌腱的延续，从髌骨上缘至髌骨下缘逐渐收缩为髌韧带。上端附着于髌骨下缘及其后方粗面，远端止于胫骨粗隆。髌韧带厚而坚韧，长短因人而异。据文献统计国人髌韧带总长约46.7mm，上宽约30.4mm，下宽约25.5mm，厚约3.6mm，是全身最强大的韧带之一。髌韧带前方有4~7层疏松结缔组织，组成髌韧带的腱围结构，髌韧带的后方是髌下脂肪垫，有利于髌韧带的滑动。髌韧带血运较丰富，其内、外两侧，上下两端均有血管直接进入，深方还有来自脂肪垫的血管，并构成腱周血管网。

（二）病理生理学

髌韧带断裂通常由于伸膝装置的突然负荷过载，或者存在慢性肌腱变性时受到外伤。大多数髌韧带断裂都发生在膝关节弯曲的位置，这是因为髌韧带所受的牵拉力随着屈膝角度的增大而增加，每屈曲1°该力就增加6%。在运动中髌韧带所承受的牵拉力更大，跳远起跳时高达528kg，跳高起跳时可达285kg。髌韧带受伤部位因年龄而不同，10~15岁髌尖部受伤较多，且多伴随小的撕脱骨片，16~18岁胫骨止点撕脱的病例较多，成人断裂多发生在髌尖下方及中段，这是因为髌韧带–髌骨下极交界处的应力比髌韧带的中部高3~4倍。

急性损伤断端不规则，大多呈马尾状。若发生在上下两端附着点时，多为撕脱伤，可伴有撕脱骨折。复合伤时伴有膝侧副韧带、前后交叉韧带、内外侧半月板、关节软骨等组织结构损伤。陈旧性损伤的病理改变较为复杂，除上述病理改变外，还可有：①髌骨上移、髌上囊粘连或髌骨与股骨间形成粘连带；②关节囊挛缩、股四头肌挛缩；③髌韧带挛缩，断端增粗瘢痕化、钙化或骨化；④关节软骨退行性变；⑤严重者关节粘连、功能障碍。这些病理改变给治疗带来了困难。

（三）损伤病因及机制

1. **直接暴力**　暴力直接作用于髌腱局部所致，如刀割伤或直接撞击伤。

2. **间接暴力**　因股四头肌急剧收缩或强制延长，强大的力作用于髌韧带使其断裂。这种主要见于运动损伤或者暴力外伤，如突然跪地，或者膝关节粘连，手法推拿力量不当等。间接暴力所导致的损伤多合并有其他韧带、软骨或半月板等膝关节损伤。

3. **髌韧带本身的退行性变、钙化等病理改变**　韧带组织原有的韧性和抗拉强度降低时就容易断裂。结缔组织病,如系统性红斑狼疮、类风湿性关节炎,慢性肾脏疾病,长期使用皮质类固醇,糖尿病,氟喹诺酮类抗生素,髌肌腱炎,皮质类固醇注射等原因易引起髌韧带退变、断裂。

（四）临床表现及诊断

1. 有明确跳跃或跪地等外伤史,可听到"砰"的响声,伤后主动伸膝功能丧失,当两侧腱膜完整时可出现代偿性伸膝动作,但伸膝力量减弱且膝关节不能完全伸直。

2. 髌韧带正常轮廓消失,屈膝位易发现,断裂部位凹陷,髌韧带无张力感,常伴有关节肿胀和周围瘀斑。

3. 断裂端压痛、伸膝抗阻痛、直抬腿试验阳性。

4. 髌骨上移,左右活动度增大,股四头肌收缩时张力下降。

5. 陈旧性髌韧带断裂股四头肌可有萎缩、跛行等症状。

6. X线检查 膝关节的前后位和侧位可显示髌骨位置、髌韧带的连续性。髌韧带在完全断裂时,影像学可显示髌骨上移。Insall-Salvati比值（图3-3-66）为髌韧带长度与髌骨对角线长度之比,是一种在膝关节侧位片上快速测定髌骨上下移位的方法。最理想的是在屈膝30°的侧位X线片上测量。正常比值在0.8~1.2之间,大于1.2为高位髌骨,小于0.8为低位髌骨。X线片也可以显示撕脱骨折或其他伴随的膝关节损伤。

7. B超 沿纵轴扫可见髌韧带失去正常形态,断端出现异常低回声。

8. MRI 能明确诊断髌韧带损伤的严重程度以及复合损伤。急性损伤时,韧带部分撕裂表现为信号增高,而纤维的连续性未见中断,或者部分纤维连续性中断而部分未中断。完全撕裂时,纤维的连续性完全中断,断端间区在T_1WI上呈中等信号,在T_2WI（或STIR像、FS像）上呈弥漫性高信号,并见髌骨抬高,髌韧带呈波浪状改变。当髌韧带的近段或远端撕脱时,可见呈高信号的骨片和韧带相连,并见相应部位的骨质内有水肿（STIR像、FS像上呈高信号,T_1WI上呈低信号）表现。慢性损伤时,髌韧带变细或增粗肥大,但在各个序列上的信号均为低信号。

9. 注意复合伤,认真检查有无侧副韧带、半月板、交叉韧带及关节软骨的损伤。

（五）治疗

1. 非手术治疗 髌韧带部分撕裂且伸膝功能完好的情况下可行非手术治疗。部分患者由于并发症而不能一期手术的也要采用非手术治疗。非手术治疗主要通过固定在伸直位进行渐进式负重锻炼来完成。

2. 手术治疗

（1）髌韧带缝合:髌韧带完全断裂需要早期手术修复。常用的肌腱缝合方法包括kessler、改良kessler、Bunnell肌腱缝合法及双十字缝合法等。修复方式可根据撕裂的位置及残端情况而定。缝合时张力不应过大,否则不利于髌韧带的

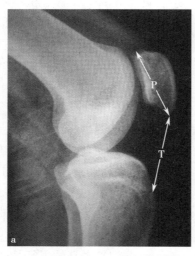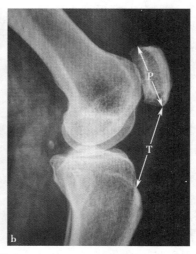

图3-3-66 髌韧带断裂X线上Insall-Salvati比值测量

a. 正常膝关节；b. 髌韧带断裂髌骨上移,Insall-Salvati比值增大

愈合。一般在屈曲 30° 下缝合髌韧带，使膝关节术后即能屈曲 90°。如果韧带断端质量不好，可以用髂胫束、股薄肌、半腱肌、股四头肌肌腱等加强缝合。近端撕脱骨折可以选择在髌骨上打骨隧道、缝合锚钉、螺钉、钢缆、高强度不可吸收缝线等进行修复。远端撕脱多用缝合锚钉修复。髌韧带断裂修复之后根据韧带质量、缝合方式及强度可采用适当的减张方法降低术后髌韧带张力，便于患者早期功能锻炼。髌韧带减张的方法有多种，如钢丝张力带、克氏针加钢丝牵拉或高强度缝线减张等。A.Roudet 报道了不同的缝合固定方式包括直接缝合、锚钉固定及经骨缝合，以及用半腱肌、人工韧带等加强缝合，在长达 9 年多随访中96% 患者的主观评分都较好。

（2）髌韧带重建：主要应用于髌韧带严重破坏或退行性变无法进行一期修复的情况。随着从初始损伤到手术修复的时间增加，肌腱偏移，粘连和变性增加，简单的一期修复就要转为复杂的髌韧带重建。髌韧带重建之前要解决股四头肌挛缩，髌骨上移的问题，可以考虑术前行髌骨牵引，使其基本回到正常位置。术前如果存在膝关节粘连，通过运动疗法（体疗）难以奏效的需要采用手术松解，必要时可考虑股四头肌成形术。

重建的肌腱来源主要是自体肌腱、同种异体肌腱或人工韧带，其中自体肌腱是目前临床上应用最多的。自体肌腱主要来源是半腱肌、股薄肌及带骨块的股四头肌肌腱。髌韧带重建中，良好的骨腱接触及坚强的固定是手术成功及术后恢复的重要条件。Yasser E 介绍了用半腱肌重建髌韧带并用钢丝减张缝合的方法。手术步骤如下：取膝中线纵切口，分离皮下并暴露隐神经的髌下分支，可切断，但注意避免损坏髌下脂肪垫，因为它是移植物的重要血液来源。松解并切除瘢痕组织，活动髌骨直到远端在屈膝 60° 时达到关节线。由 4.5mm 钻头在髌骨及胫骨上各制备一个横行骨隧道，髌骨隧道靠近近端，胫骨隧道位于胫骨结节后方。取下的半腱肌腱两端用 2 号缝线缝合。移植物通过两个隧道以 8 字形末端重叠缝合在一起，钢丝减张固定。

（3）术后康复：手术后的具体康复方案要根据手术方式、韧带质量、固定强度等因素决定。术后用支具固定，3 天开始向下推髌骨活动，术后 4~5 天支具可调到 0°~30° 被动屈膝练习。1~2 周借助拐杖和支具固定伸直位可负重。2~6 周逐渐被动屈膝到 90°，股四头肌不能主动收缩。6~12 周可弃拐杖行走，逐渐增加屈膝角度，股四头肌主动收缩练习，可渐进缓慢下蹲，但不能超过 70°。12~16 周逐渐恢复正常的膝关节活动度，在良好的控制下蹲超过 70°。16 周以后继续加强股四头肌的锻炼，逐渐恢复正常的生活和运动。

四、胫骨结节撕脱骨折的诊断与治疗

（一）概述

胫骨结节撕脱骨折是严重的运动损伤，青少年临床较少见。该类骨折的受伤机制通常分为 2 种，一种是主动伸膝时股四头肌收缩的暴力牵拉，如跳跃或踢球瞬间；另外一种是快速被动屈膝时对抗股四头肌收缩的牵拉，例如跳跃或摔倒时触地的瞬间。本病好发于 12~17 岁的青少年，有明确的外伤史，伤后胫骨结节局部肿胀疼痛剧烈，无法伸膝及站立。查体通常可及胫骨结节处肿胀、压痛明显，偶可触及骨折块，伸膝活动受限。

Watson-Jones 根据不同的损伤类型将胫骨结节撕脱骨折分为 3 型（图 3-3-67）：Ⅰ 型为胫骨结节骨折，未经过胫骨近端骺板；Ⅱ 型为胫骨结节骨折经过胫骨近端骺板，未达关节面；Ⅲ 型为胫骨结节骨折经胫骨近端骺板且达关节面。Ogden 又在此分类的基础上将每型骨折移位粉碎情况分为 A 和 B 两个亚型。Ⅰ A 型骨折位于胫骨和胫骨结节的骨化中心远端，靠近髌腱止点，骨块与胫骨干骺端未完全分离，Ⅰ B 型的骨块则从干骺端完全分离；Ⅱ A 型骨折累及二级骨化中心和胫骨近端骨骺，Ⅱ B 型骨折且合并有骨碎块；Ⅲ A 型骨折向近端和后侧经过骺板而累及胫骨近端关节面；Ⅲ B 型合并有骨碎块。该损伤的类型和损伤时膝关节的屈曲角度有关。其中，Ⅰ 型损伤通常是由于屈膝 30° 损伤时，暴力方向是前上方，仅作用于胫骨结节前部而引起；Ⅱ 及 Ⅲ 型骨折通常由于屈膝角度增大后，胫骨结节受力方向后移，胫骨结节及胫骨近端骨骺均受力，造成两者同时骨折。后者多于跳高后单足落地不当或膝过屈位起跳时发生。

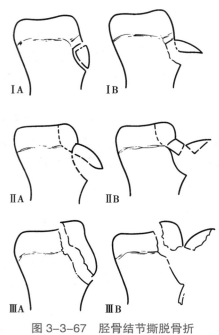

图 3-3-67 胫骨结节撕脱骨折
Watson-Jones & Ogden 分型

（二）治疗

（1）非手术治疗：对没有移位的胫骨结节撕脱骨折可以支具或管型石膏固定 3~4 周，效果良好。对于 IA 和 IIA 型可手法复位的患者也可以采用保守治疗。

（2）手术治疗：复位困难且伴有移位的 IA 和 IIA 型骨折，IB、IIB 及 III 型骨折需手术治疗。常用的经典手术方法：术中将骨折复位，用 2~3 枚克氏针或螺钉等固定。III 型骨折可在复位固定牢固后，使用关节镜观察复位后关节面情况，尽量使关节面平整，减少关节内的继发性创伤。

大多数骨折需要切开复位和内固定，通常愈合良好，没有明显的并发症。目前较常见的早期并发症包括骨筋膜室综合征、半月板损伤及固定失效等；晚期并发症包括膝反屈、膝屈曲受限、高位髌骨、低位髌骨及再骨折。

（三）研究进展

胫骨结节撕脱骨折作为一种严重的运动损伤，虽然发生率较低，但如漏诊可导致畸形愈合、伸膝无力等灾难性的后果。因此，对于急性损伤的患者，及时诊断十分重要，超声检查对于急性运动损伤中胫骨结节撕脱骨折的诊断十分具有优势，在快速诊断的同时可以对患者进行紧急处理。

（高石军　邵德成　孙贵才）

第十节　髌骨脱位

一、概述

髌骨脱位通常是指髌股关节在运动过程中，髌骨关节面与股骨滑车关节面之间发生不同程度的异常偏移，出现不完全或完全的关节面失接触。近年流行病学研究报道，初次髌骨脱位的普通人群发病率约 5.8/100 000，而在年轻人群和运动爱好者中将会更高。如果没有得到有效治疗，髌骨脱位再发率可达到 15%~80%，并且再次出现髌骨脱位后，持续出现髌股关节不稳的概率可超过 50%。

髌骨脱位的常见病因主要包括：①骨性因素，如高位髌骨、胫骨结节 – 股骨滑车（TT-TG）值增大（>20mm）、滑车发育不良等；②软组织因素，如髌骨内侧支持带损伤、股内斜肌萎缩。急性髌骨脱位和反复髌骨不稳可导致不同程度的关节韧带撕裂、软骨损伤、关节不稳以及继发髌股关节炎。

二、临床分类

目前髌骨脱位的临床分类主要包括：先天性髌骨脱位、复发性髌骨脱位、习惯性髌骨脱位、固定性髌骨脱位、创伤性髌骨脱位。

1. **先天性脱位**　又称先天性髌骨外侧脱位，可为双侧，是出生后即可见到的一种较为罕见的新生儿畸形。

2. **复发性脱位**　经外伤诱发的髌骨一过性脱位，通常可自行复位，脱位时伴有疼痛和肿胀。发病机制为在具有某些易患因素的基础上，髌骨外向应力增加，髌骨外移程度增加并造成内侧髌股韧带（medial patellofemoral ligament，MPFL）损伤。

3. **习惯性脱位**　又称为随意性髌骨脱位。膝关节每次屈膝时均发生髌骨脱位，完全伸膝时有复位的趋势，髌骨能够复位到膝关节中线或者接近中线。如果手法强行限制髌骨脱位，会出现膝关节屈膝受限。其发病机制主要为股四头肌的短缩和继发的髌骨外侧结构挛缩。习惯性髌骨脱位的发病年龄相对较晚，在髌骨脱位的疾病谱中发病率低，较为罕见。

4. **固定性脱位**　固定性髌骨脱位是指髌骨在膝关节伸直和屈膝时均不能复位，属于非常严重的一类髌骨脱位,治疗方案与习惯性髌骨脱位相似。

5. 创伤性髌骨脱位 最常见的原因是非接触性损伤,即当膝关节部分屈曲、胫骨固定而股骨向内旋转时最易导致髌骨向外侧脱位;而膝关节接触性损伤即膝关节内侧直接受损则是一种相对较少见的损伤机制。

2014 年 Chotel 提出新的儿童髌骨脱位分类系统,主要包括:①先天性脱位;②固定性脱位;③膝关节屈曲型习惯性脱位;④膝关节伸直型习惯性脱位;⑤复发性脱位。

三、临床诊断与评估

(一)病史采集

患者的年龄、骨骼发育程度、性别、总体活动水平;膝关节在脱位时的活动度及位置;既往脱位的病史;疼痛的部位;所有以前接受过的治疗,包括支具支撑固定、物理治疗、手术治疗均应仔细记录。

(二)体格检查

髌骨脱位患者临床症状轻重不一,在一般体格检查的基础上,往往需要进行部分特异性查体,方可准确发现髌骨脱位以及评估其严重程度。常用的髌骨脱位特异性查体包括:

1. 髌骨恐惧试验 患者取平卧位或坐位,患膝屈曲 30°,检查者拇指置于髌骨内缘,向外侧用力推髌骨,如患者出现不适及恐惧,则为阳性。

2. 巴氏征(Bassett sign) 内收肌结节及股骨内上髁处触诊压痛明显,提示内侧髌股韧带损伤。

3. 髌骨内侧支持带触诊 髌骨内侧及内侧支持带仔细触诊,压痛阳性时提示内侧支持带损伤。

4. J 形征(J sign) 反映髌骨在滑车内的滑动轨迹。膝关节从完全伸直至完全屈曲的过程中,可见髌骨从股骨滑车外突然内移进入股骨滑车,滑动轨迹形似 J 形。

5. 髌骨倾斜试验(patellar tilt test) 膝关节完全伸直位或屈曲 20°,检查者双手拇指及示指分别捏住髌骨上下极,施加一个使髌骨外侧缘翻起的应力,翻起角度 0° ~20° 为正常,若小于中立位,则考虑髌骨外侧支持带缩紧。

6. 髌骨滑行试验(patellar glide test) 膝关节屈曲 30°,将髌骨分为 4 等份,分别予髌骨施加向内、向外应力,滑行距离大于或等于 3 等份则视为髌骨活动度增大。

7. 股内侧斜肌容量(vastus medialis oblique capability) 患者坐于床沿,患者伸膝 15° ~40° 时,观察患者大腿远端内侧肌肉是否有凹面。

8. Beighton 评分 对查体髌骨不稳的患者有重要作用。主要用于评价全身韧带松弛情况。排外韧带松弛征的可能。Beighton 评分系统为双侧拇指屈曲到前臂为 2 分;双侧小指背伸 90° 为 2 分;双侧肘关节过伸超过 10° 为 2 分;双膝关节过伸超过 10° 为 2 分;双膝伸直双手触地为 1 分;共 9 分。

(三)影像学评估

1. 髌骨滑车关节解剖因素评估 主要评估滑车因素、髌骨因素,以及滑车髌骨力线关系三方面,包括:滑车深度、滑车外侧倾斜角、胫骨结节-股骨滑车(tibial tubercle-trochlear groove,TT-TG)值、Q 角等(图 3-3-68)。如滑车发育不良时,滑车深度 <3mm,滑车沟角度 ≥145°,滑车平面不对称比例 <40%,滑车外侧倾斜角 <11°,髌骨倾斜角 ≥20°。

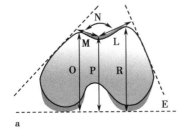
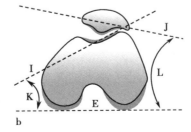
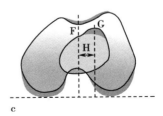

图 3-3-68 髌骨不稳的解剖因素评估

a. 滑车深度(mm)=([O+R]/2)-P;滑车沟角度(°)=N,即 M 与 L 的夹角;滑车平面不对称比例(%)=(M/L)×100;b. 滑车外侧倾斜角(°)=K,即直线 E 与 I 形成的夹角;髌骨倾斜角(°)=L,即直线 E 与直线 L 形成的夹角;c. TT-TG(mm)=H,直线 F 为车沟最深处的点向直线 E 做的垂线,直线 G 为胫骨结节的点做与 F 平行的线,H 为 F 与 G 之间的距离,正常 <15mm

2. 高位髌骨的影像学评估 膝关节屈曲30°以上,保证髌韧带紧张,拍摄膝关节侧位片。测量 Insall-Salvati 指数、Caton-Deschamps 指数、Blackburn-Peel 指数、改良 Insall-Salvati 指数以评估髌骨是否高位及严重情况(图3-3-69,见文末彩插,表3-3-4)。或者在 MRI 上测量髌骨滑车指数(patellotrochlear index,PTI)(图3-3-70,见文末彩插),即通过髌股关节矢状面磁共振测量髌骨软骨面最高点至最低点的连线(base line patella,BLP)长度,经股骨滑车软骨面的最高点向最低点所作的 BLP 的平行线(length of trochlearcartilage,LT),经髌骨软骨面最低点向 LT 做垂线,LT 起点到垂线的这一段距离称为 BLT,髌骨滑车指数为 BLT 与 BLP 的比值,如果小于12.5% 则为高位髌骨,如果大于50% 则为低位髌骨。

3. 滑车发育不良的测量 膝关节屈曲30°以上,保证髌韧带紧张,拍摄膝关节侧位片。在侧位片可见到如下征象(图3-3-71):①交叉征,代表滑车沟最深处的直线与股骨内、外侧髁前沿直线交叉;②滑车上突;③双髁影征,内、外侧滑车彼此分开。滑车发育不良的 Dejour 临床分型

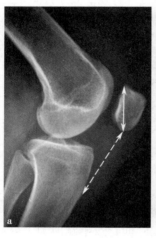 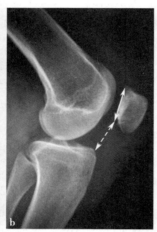 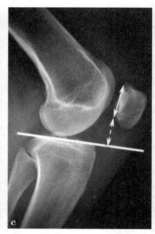 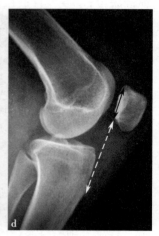

图3-3-69 髌骨高位的指数测量

a. Insall-Salvati 指数 = 髌腱长度(TL)/ 髌骨长度(上下极之间的距离)(PL)。红色实心箭头为髌骨长度(上下之间的距离),蓝色虚线箭头为髌腱长度;

b. Caton-Deschamps 指数 = 髌骨下极至胫骨前上缘的长度 / 髌骨关节面的长度。红色实心箭头为髌骨关节面的长度,蓝色虚线箭头为髌骨下极至胫骨前上缘的长度;

c. Blackburn-Peel 指数 = 髌骨下极至胫骨前上缘的长度 / 髌骨关节面的长度。红色实心箭头为髌骨关节面的长度,蓝色虚线箭头为髌骨关节面最低点至胫骨平台直线的距离;

d. 改良 Insall-Salvati 指数 = 先做经过胫骨平台的直线,髌骨关节面最低点至该直线的距离 / 髌骨关节面长度。红色实心箭头为髌骨关节面的长度,蓝色虚线箭头为髌骨关节面最低处至胫骨结节长度

表 3-3-4　髌骨指数参考值

指数	正常范围	高位髌骨	低位髌骨
Insall-Salvati 指数	1	>1.2	<0.8
改良 Insall-Salvati 指数	1.25	>2.0	
Caton-Deschamps 指数	1	>1.3	<0.6
Blackburn-Peel 指数	0.6	>1.0	<0.8

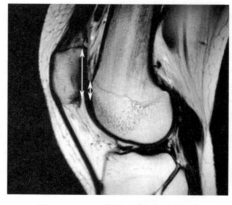

图3-3-70 髌骨滑车指数测量

髌骨滑车指数 =BLT/BLP,蓝色箭头为 BLP,
红色箭头为 BLT

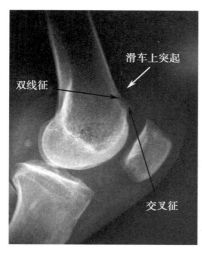

图 3-3-71　滑车发育不良的 X 线征

（图 3-3-72）对手术方案的制订具有指导作用：A 型，有交叉征，滑车沟较浅（>145°）；B 型，有交叉征，滑车上突，平的或者凸起的滑车；C 型，有交叉征及双髁影征（侧位片可见内侧滑车发育不良）；D 型，有交叉征、滑车上突及双髁影征，滑车平面不对称，内侧滑车见可见悬崖式垂线（cliff）。

4. 内侧髌股韧带的评估测量　在 MRI T$_2$ 像的横断位，观察内侧髌骨韧带的情况。结合股骨内上髁与内收肌结节查体可有助于明确诊断。

（四）关节镜下评估

膝关节伸直位，30° 关节镜前外侧入路，水压维持在 40mmHg，观察股骨滑车近端的中心。分为 3 种情况：正常（髌骨内侧缘与股骨滑车 >50% 重叠）、部分损伤（髌骨内侧缘与股骨滑车 15%~50% 重叠）、空日征（髌骨内侧缘与股骨滑车 0~15% 重叠）。

四、治疗选择

治疗髌骨脱位包括保守治疗和手术治疗，一些急性髌骨脱位或半脱位的患者可以通过支具或石膏固定，手法复位等处理取得满意的疗效。但对于复发性髌骨脱位的患者，通常会存在解剖学上的异常，保守治疗往往无法达到满意的临床效果，需要进行手术治疗。髌骨脱位的手术治疗已经开展了 100 多年，并且已经有超过 100 种外科手术方案用于治疗髌骨脱位，选择哪种治疗方案，取决于手术医生对髌骨脱位原因、解剖学和生物力学的理解。

复杂髌骨脱位手术的目的是最大程度地恢复髌骨正常轨迹和防止脱位复发。手术大致可分为：①膝外侧软组织松解术、内侧软组织紧缩术；②伸膝装置近端重排，即股内侧肌止点移位术、缝匠肌移位术；③伸膝装置远端重排，即内侧髌股韧带（MPFL）重建术（本节第五部分将重点介绍）、改良 RouX-Goldthwait 手术、胫骨结节截骨移位术、股骨滑车成形术；④膝关节伸直近端和远端联合术，包括三联、四联手术；⑤关节镜辅助联合手术；⑥髌骨切除股四头肌成形术；⑦关节置换术。

（一）外侧支持带松解术

外侧支持带松解术可分为开放手术及关节镜下手术。开放手术可以在直视下切开整个外侧支持带；关节镜下手术创伤小，术中使用等离子电刀从髌骨上极至下极全层切除外侧支持带。该手术一般与其他手术方式联合应用，适用于髌股关节高压症患者，多有外侧支持带挛缩或紧张表现。

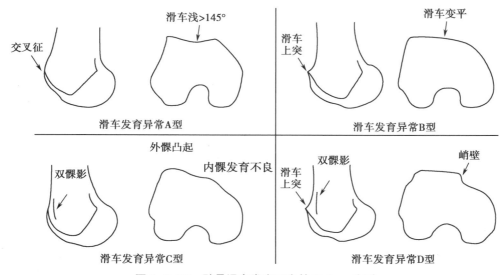

图 3-3-72　髌骨滑车发育不良的 Dejour 分型

不仅可以纠正髌骨力线,调整髌骨位置,降低髌股外侧关节的压力,还对外侧支持带内神经末梢的张力有缓解作用。

(二)内侧支持带紧缩术

以髌骨上缘作为上级,以髌骨尖水平作为下级,再将上下级之间的内侧支持带平分为 3 等份,在中间等份处做一纵向切口,经该切口将髌骨内上缘与股内斜肌加强缝合,切除中间等份内侧支持带部分,随后缝合内侧支持带。该术式适用于脱位不严重,骨骼发育正常或轻度异常,Q 角度无明显增大的患者。

(三)MPFL 重建术

在髌骨内侧缘中点及中上 1/3 交界处分别置入锚钉,将重建韧带固定于锚钉上,在股骨内侧髁最高点与内收肌结节中点略偏后的位置建立股骨隧道,将重建韧带穿过股骨隧道,使用挤压螺钉固定韧带。内侧髌股韧带是内侧支持带中限制髌骨外移最重要的结构,多数复发性髌骨脱位患者存在髌骨内侧支持带损伤,而重建内侧髌股韧带可以良好修复髌骨内侧结构,恢复髌骨的稳定性,因此该手术目前临床应用广泛。

(四)改良 RouX-Goldthwait 手术

在髌腱上做纵行切口,将髌腱的外侧部分于胫骨结节止点处切断,同时注意外侧结构的松解,将切断后的外侧髌腱经内侧髌腱的后方转移至胫骨内侧或内侧关节囊上。这个术式通过外侧髌腱的转位来调整髌骨活动过程中其受力方向,达到恢复髌骨正常轨迹和防止脱位复发的作用。

(五)胫骨结节截骨移位术

取膝前正中切口,暴露胫骨结节,保护好髌韧带及髌前脂肪垫,用摆锯将胫骨结节游离,按照术前测量的 TT-TG 值截骨后,将胫骨结节向内侧移位相应的距离,用松质骨螺钉固定胫骨结节。胫骨结节是髌腱的止点,复发性髌骨脱位的患者在解剖上常有胫骨结节外移,将胫骨结节上移、内移后缓解患者髌骨外移的倾向,是目前临床常用的术式,手术效果一般较为满意。

(六)股骨滑车成形术

于股骨滑车远端关节面与髁间窝交界处骨皮质取一小口,刮除滑车下部分松质骨,将皮质骨在骨锤作用下和松质骨压紧,然后用可吸收螺钉进行固定。该手术适合股骨滑车发育不良的患者。

(七)股内侧肌止点移位术

将股内侧肌于远端附着处切断,将其拉向髌骨外下方覆盖髌骨后,远端肌腱与髌骨外侧缘缝合,近端肌腹与髌骨内侧缘缝合固定。对于髌骨脱位的患者,Q 角越大,股四头肌收缩时使髌骨向外的牵拉力就越大,为拮抗髌骨向外移位,将股内侧肌止点向下外侧移位,加强髌骨内侧的拮抗拉力。此法适用于股内侧肌力正常的患者。

(八)髌骨切除股四头肌成形术

于髌骨下方作一 U 形皮肤切口,显露髌骨后摘除髌骨,将膝外侧关节囊和股四头肌腱拉至内侧,与髌韧带和内侧关节囊重叠缝合固定,游离股内侧肌远端形成 V 形肌瓣拉向膝外下方,覆盖缺损区后,外侧与滑膜囊缝合固定。复发性髌骨脱位伴有严重髌股关节变性、膝关节功能严重障碍、其他手术方式无效时,可考虑切除髌骨。

(九)髌股关节置换术

取膝正中切口,显露髌骨后摘除髌骨,然后截取股骨滑车,置入人工假体,重建髌股关节。对于复发性髌骨脱位合并严重的髌股关节炎患者,选择其他手术并不能解决患者术后髌股关节疼痛,可采取髌股关节置换术。

五、内侧髌股韧带重建术

内侧髌股韧带(medial patellofemoral ligament, MPFL)重建术主要适用于复发性髌骨脱位患者。目的在于重建髌股内侧稳定性。尽管 94% 的患者在急性髌骨脱位后 MPFL 出现不同程度的损伤,但除此以外,仍有众多其他因素可导致髌股关节不稳,包括骨发育不良,韧带松弛和肌肉不平衡。只有充分认识单纯 MPFL 重建术的局限性,才能获得良好的手术效果。对髌股关节运动学的了解,结合术前的全面评估和计划,方能为髌股关节不稳的患者提供准确、合适的治疗方案。

(一)适应证和禁忌证

在进行 MPFL 重建前,必须全面评估导致患者髌股关节不稳的因素。髌骨不稳大多可能涉及髌股韧带松弛,股四头肌排列异常及髌股骨发育异常。内侧支持带和 MPFL 功能不全可减弱髌骨内侧约束,导致外向性不稳。这种没有伴随骨畸形的病例可以用 MPFL 重建治疗。如果胫骨结节过度外移(胫骨结节 – 滑车沟距 >20mm)所导致的髌骨不稳性,最好采用结节截骨术治疗。

此外,髌股内向性不稳虽然少见,但应与外向性不稳区分。内向性不稳是 MPFL 重建的禁忌证。内向性不稳通常是一种医源性问题,发生在过度髌骨外侧稳定结构松解后。MPFL 重建只能用于治疗外向性髌骨不稳,不能治疗内侧不稳。其他相对禁忌证包括感染和不能遵守术后指导的患者。骨骺未闭不是 MPFL 重建的绝对禁忌证,但需关注骨隧道建立可能带来的骨骺损伤。

在计划 MPFL 重建时,临床医生应根据术中评估预测可能需要实施的额外手术操作。例如,髌骨外侧软组织的挛缩可能需要行外侧松解,关节镜诊断中发现的软骨损伤可能需要清创或微骨折处理。另外,严重的软骨损伤需要处理,可能需要更改手术方案而不仅仅是 MPFL 重建。在术前同意和规划过程中应充分考虑这些损伤的潜在存在。

(二)手术操作

1. 麻醉及查体准备 患者仰卧位,采用脊椎麻醉或硬膜外麻醉。在切口之前 30 分钟给予预防性静脉内抗生素。肌肉松弛状态下,对膝关节进行全面查体,包括膝运动范围(range of motion, ROM)检查和 Lachman 试验、后抽屉试验、内翻和外翻稳定试验。髌股关节检查包括用研磨试验和倾斜试验评估髌骨稳定性,以确定外侧结构的松紧度。

2. 关节镜检查 通过标准的下内侧和下外侧入路进行镜检。首先在关节镜下观察半月板、前后交叉韧带、内外侧支持带、膝关节软骨和股骨内、外侧髁情况,发现游离体时通过关节镜取出,必要时可以在关节镜下行外侧支持带松解术。

3. MPFL 重建 取自体半腱肌或异体肌腱,清理肌腱上黏附的滑膜及肌肉组织备用。在髌骨内侧缘水平线行纵向切口,在髌骨内侧缘中点及中上 1/3 交界处植入 2 枚带线锚钉,将待移植肌腱的中点固定在 2 枚锚钉上。于股骨内侧髁和收肌结节之间,垂直向对侧皮质进针,然后沿进针点纵向切开皮肤约 1cm,分离软组织,显露股骨皮质。将肌腱的 2 个游离端分别用缝线缝合,通过皮下软组织下方间隙穿至股骨内侧髁最高点与内收肌结节的中点略偏后的位置,测量肌腱长度。在股骨内侧髁最高点与内收肌结节的中点略偏后的位置建立直径为 6mm 的股骨隧道,隧道长度于测量的肌腱长度保持一致,将移植物的编织缝合部分

用导针导入股骨隧道中,拉紧肌腱。在 0°~60° 屈伸膝关节,在关节镜下观察髌骨轨迹,之后肉眼直接观察髌骨轨迹,依需要调整隧道内移植物。调整合适后,在膝关节屈膝 30° 时,用直径为 6mm,长度为 23mm 的挤压螺钉固定股骨端的肌腱。

4. 缝合伤口 逐层缝合皮肤及软组织,包扎膝关节。

(蔡道章 曾 春)

第十一节 髌股关节疼痛

一、概述

髌股关节疼痛(patellofemoral pain, PFP)通常表现为膝关节前部疼痛,疼痛通常发生在患者下蹲、跑步、上下楼梯等活动,好发于下肢运动量大的人群。随病程发展症状可伴随终生。髌股关节炎是髌股关节疼痛的常见原因。

髌股关节稳定性通过静态和动态两套结构来实现。静态稳定性结构包括:内侧髌股韧带(medial patellofemoral ligament, MPFL)是维持髌股关节内侧稳定的主要软组织结构。该韧带起自于内收肌结节,并附着于髌骨的上内侧边缘,抵抗髌骨的侧向牵引。外侧髌股韧带(lateral patellofemoral ligament, LPFL)起自于股骨外侧髁,并附着于髌骨的上外侧边缘,抵抗髌骨的内侧牵引。动态稳定性结构由股内侧肌,股外侧肌提供。

在膝关节屈伸活动时,髌股关节的作用是:①增加伸膝装置力臂,通过髌骨的厚度增加髌腱的瞬时力臂,最高可使膝关节伸展力量增加50%;②构成定滑轮,集中股四头肌力量以无/低摩擦方式将拉力从股骨传递至胫骨,这种拉力最高可达体重的 8 倍;③保护股骨髁免受外力撞击。

二、病因

髌股关节炎一般指髌股关节的退行性改变。任何增加髌股关节压力的因素都可以改变髌股关节的生物力学从而导致髌股关节炎。髌股关节炎患者通常有髌骨不稳的病史,包括脱位或半脱位、髌韧带松弛、髌骨轨迹不良,通常表现为髌骨周围对抗肌群张力不平衡或髌骨位置过高(高位髌骨)。

髌股关节炎的致病危险因素包括年龄,肥胖,

膝关节或髌骨骨折史、脱位或半脱位，运动过度，以及其他关节的关节炎病史。另外全身性炎症性疾病，例如类风湿性关节炎、银屑病关节炎、强直性脊柱炎、幼年特发性关节炎和系统性红斑狼疮等也是髌股关节炎的病因。

三、流行病学

2016 年国际髌股关节疼痛研究中心的数据显示：髌股关节疼痛在青少年中很常见，患病率为 7%~28%，发病率为 9.2%，军人是髌股关节疼痛研究比较关注的一类人群，其中男性患病率为 12%，年发病率为 3.8%，女性患病率为 15%，年发病率为 6.5%，运动员的髌股关节疼痛发病率与高强度的跑步及负重相关。

四、病史与体格检查

膝关节前部疼痛是髌股关节炎患者最常见的临床主诉。这种疼痛通常会因久坐和上下楼梯加重。弓步和深蹲可诱发疼痛进一步加重。原则上所有膝关节屈曲活动都会增加髌股关节的负荷并引起疼痛。患者一般自觉有膝关节屈曲摩擦音。由于髌骨在滑车中的产生摩擦，患者可有关节交锁感，不稳或无力感。

主要的鉴别诊断是髌骨脱位。髌骨脱位的特异性检查包括：髌骨恐惧试验，巴氏征，髌骨内侧支持带触诊，J 形征，髌骨倾斜试验，髌骨滑行试验，股内侧斜肌容量，Beighton 评分等。具体可见"第十节髌骨脱位"体格检查。

步态评估对髌骨关节疼痛的诊断有大帮助，评估足内翻、膝内外翻，以及胫骨或股骨的旋转不良。与髌股关节炎相关的步态评估检查包括站立位骨盆前倾运动、对侧的骨盆侧倾运动、站立位的髋关节内收外展运动。检查者可以测量 Q 角，可能会观察到关节肿胀，股四头肌萎缩。髌骨可能向内或者向外倾斜，同时应观察髌骨在被动屈伸过程中轨迹。

膝关节被动屈伸过程中可触及捻发音是髌股关节炎的典型阳性体征。在髌股关节炎患者的髌骨内、外侧周围或内、外侧股骨髁上可有压痛。检查者还可以在垂直下压髌骨的同时被动地上下向或内外向活动髌骨，出现疼痛为阳性。另外髌骨脱位的特异性检查也可能提示髌股关节不稳，进而提示髌股关节炎的高危风险。

五、影像学检查

髌股关节是一个复杂的关节，依靠骨组织和软组织结构之间的相互作用来维持膝关节灵活性和稳定性。髌股关节将股四头肌的应力传导至髌腱的过程中任一环节均可引起髌骨关节疼痛。膝关节影像学检查对髌股关节疼痛的评估非常重要。

传统的 X 线成像是评估髌股关节疼痛的首选影像学检查方法。标准的膝关节 X 线摄像检查应包括正位片、侧位片及轴位片。X 线阳性发现包括关节间隙变窄、软骨下骨硬化、骨赘形成、关节退变及髌骨力线不正等。正位片为前后方向投照，肢体可负重或不负重，评估胫股关节的意义较大，而对髌股关节的评价意义不大。侧位片通常采取侧卧位膝关节轻度屈曲（约 30°），用于评估髌骨高度、股骨滑车发育不良。轴位片通常采取 Merchant 位摄片方法，患者膝关节置于床旁，屈曲 45°，X 线方向与股骨呈 30° 自上而下投照。用于评估髌骨形态、股骨滑车角。侧位片和轴位片均可通过评估髌股关节间隙，判断关节炎严重程度。

X 线检查对髌骨高度、滑车发育不良的评估请见髌骨脱位章节。

MRI 具有优越的软组织分辨率及多平面成像的能力，也是观察髌股关节的常用方法。其标准序列应包含脂肪抑制序列，从而更好地评估骨髓水肿和关节积液。MRI 能够准确评估软骨损伤程度，可用于诊断髌骨软化症及骨关节炎。

当诊断不明确时，可选择 CT 检查。CT 有利于帮助确诊髌骨外侧半脱位、股骨滑车发育不良等。膝关节伸直位 CT 检查是测量胫骨结节 – 股骨滑车沟（TT–TG）值的"金标准"。

除此以外，炎症、类风湿性关节炎、痛风性关节炎等亦可造成髌股关节疼痛，需要结合病史、查体及辅助检查。

除了影像学评估以外，还建议综合评估患者的下肢力线、活动范围、下肢和核心力量以及功能活动模式等，比如检查伸膝、髋外展、髋外旋等肌力，采取单腿下蹲、单腿落地、踩平衡球等方法。

六、鉴别诊断

髌股关节疼痛的原因很多，在临床工作中，需仔细鉴别疼痛病因。除常见的髌股关节炎以外，还需注意以下疾病。

（一）滑膜皱襞综合征

20% 的成年人存在滑膜皱襞综合征，但通常没有症状。其中内侧皱襞最易出现症状，与反复活动或直接创伤有关。典型症状包括膝前疼痛（反复活动、久坐或久站时加重）、关节卡压及交锁感、弹响和打软腿。体查可发现局部压痛、皱襞可触及增厚。髌内侧滑膜皱襞试验是诊断内侧滑膜皱襞综合征的可靠方法。

（二）髌骨外侧高压综合征

髌骨外侧高压综合征是髌股关节骨关节炎的一种病理表现，其特征是髌股间室外侧变窄伴髌骨倾斜。常见症状包括外侧髌股关节疼痛和压痛。X 线髌骨轴位可见髌股间室外侧变窄、髌骨倾斜和髌骨外侧骨赘增生。MRI 可见外侧髌股关节软骨损伤。

（三）剥脱性骨软骨炎

剥脱性骨软骨炎是软骨下骨的一种获得性特发性疾病，导致软骨下骨坏死并于周围骨质脱离。受累区软骨因失去软骨下骨支持而出现软骨分离，最终形成软骨碎片或游离体。常见症状为病变部位疼痛或因游离体出现机械症状。

（四）髂胫束综合征

髂胫束综合征是运动员外侧膝关节疼痛的一个常见原因。疼痛通常局限在股骨外上髁和外侧胫骨结节，目前认为髂胫束综合征与膝关节反复屈伸活动中一系列外部和内部因素相关。体格检查可发现股骨外上髁局部压痛，并存在肿胀和捻发音。特殊检查包括 Noble 挤压试验、Ober 试验、改良 Thomas 试验。

（五）髌下脂肪垫综合征

髌下脂肪垫位于关节囊内、滑膜外，有丰富的血管和神经支配，可能由出血、炎症或脂肪垫撞击导致。常见症状为膝前疼痛，且疼痛常常局限在髌骨下极附近，用力伸膝或长时间屈膝时加重。体查可发现髌腱压痛及增厚，膝关节被动过伸或 Hoffa 试验时脂肪垫撞击征阳性。

七、治疗

髌股关节疼痛的病因复杂，其治疗是具有挑战性的。明确髌股关节疼痛的病因有助于更有针对性的体格检查及影像学检查，提高诊疗水平。大多数情况下，以保守治疗为主，包括相对休息、炎症控制、刺激愈合应答、纠正生物力学和神经肌肉控制等。

（一）相对休息

对于急性损伤，相对休息能促进组织愈合，从而减轻症状。而对于慢性损伤，超负荷的生理应答可能导致患者在日常活动中超过疼痛阈值，治疗也更具挑战性。相对休息的目标是恢复关节无疼痛负重。

（二）炎症控制

冰袋和冷料装置常常用于减轻膝前疼痛及其继发炎症，提高膝关节损伤患者股四头肌肌力训练效果。

药物治疗通常为镇痛药，如阿司匹林、对乙酰氨基酚和非甾体抗炎药（NSAIDs）。尽管部分膝前疼痛并没有组织学炎症性应答，使用 NSAIDs 仍有争议，但当疼痛影响患者康复训练或者其他治疗方法无法有效缓解疼痛时，可考虑短期使用 NSAIDs。

（三）刺激愈合

氨基葡萄糖和硫酸软骨素可缓解膝前疼痛。对于髌股关节炎，关节腔内注射糖皮质激素是常规的一线治疗方法。

物理治疗是非手术治疗的核心，包括股四头肌力量训练、髌周活动、核心力量训练、外展肌训练和功能性胶带贴扎等。髌股关节疼痛患者在考虑这些疗法前须结合临床相关症状判断此类疗法是否有效。有研究表明，67% 患者在经过 6 个月系统的物理治疗后，膝前疼痛缓解。

（四）改善下肢生物力学

有研究表明髌骨贴扎联合肌肉锻炼可改善膝骨关节炎患者的功能。贴扎可增加髌股关节接触面积从而减轻疼痛，确保患者可以在相对无疼痛的条件下完成康复训练。

不同研究表明髌股支具可帮助患者减轻疼痛和改善功能，虽然作用机制尚不明确，但可能与髌骨压力再分布、本体感受性输入增强和神经肌肉控制改善有关。高风险人群可应用支具可预防髌股关节疼痛。

关于足部结构和足部矫形器治疗髌股关节疼痛的研究很少。足旋前可能是髌股关节疼痛的一个危险因素。目前仍需进一步研究评估足部矫形器使用前后的步态运动学和下肢肌力，以确保患者能从足部矫形器获益。

股四头肌拉伸训练可减轻髌股关节疼痛患者的症状，60% 的膝前疼痛患者在完成下肢拉伸训练或同时联合下肢肌力训练或其他物理治疗后症状得到明显改善。

肌力训练对于缓解髌股关节疼痛具有重要意义。建议采取以下训练方案：伸膝训练、下蹲、健身脚踏车、静态股四头肌训练、主动直抬腿、压痛及台阶试验等。推荐每日进行训练，采取循序渐进的训练过程，如每天进行 2~4 组训练，每组重复动作 10 次以上，持续训练 6 周或更长时间。并应当考虑锻炼过程中髌股关节的生物机械应力，例如非负重训练过程中屈膝 90° 到屈膝 45° 髌股关节应力下降；在负重训练过程中，髌股关节应力从屈膝 45° 到 0° 进一步下降。髋关节外展肌和髋关节外旋肌肌力训练可显著性减轻疼痛。

另外，减少下蹲、弓步训练、跳跃等运动方式以及减轻体重也可缓解膝前疼痛。

（五）手术治疗

对于某些症状较重、保守治疗效果不佳的患者，在评估手术获益及风险前提下，可选择手术治疗。膝关节镜清理及软骨修复术是主要的手术方式，但学术界仍有争议，需严格筛查手术患者。软骨修复手术适应证：特征性的膝前疼痛、伴关节积液、疼痛在髌骨稳定时仍可发生、积极非手术治疗无效、辅助检查提示软骨损伤表现、可伴有骨髓水肿、Outerbridge 分级 Ⅲ~Ⅳ 级病变。手术相对禁忌证：BMI 指数偏高，术前存在明显的骨髓水肿，影像学检查提示关节间隙狭窄（Kellgren Lawrence 分级 Ⅲ~Ⅳ 级）。对于软骨损伤面积小于 2~3cm²，可采取微骨折技术。对于患者年龄在 40 岁以下，软骨损伤面积大于 3cm² 合并骨缺损，可选择骨软骨移植术。

如存在髌骨不稳表现，需考虑髌骨不稳治疗方式，具体请见髌骨脱位章节。

（王　靖）

第十二节　膝关节骨关节炎

一、概述

骨关节炎（osteoarthritis，OA）是骨科常见的慢性关节疾患，多发于负重较大的膝关节、髋关节、脊柱等部位，手部关节也是本病的好发部位。骨关节炎有患病率高、病变范围广、晚期功能障碍程度重等特点。调查结果显示，60 岁以上的人群中患病率可达 50%，75 岁的人群则达 80%，其中 20%~30% 有临床症状，致残率可达 53%。骨关节炎的病变特点是软骨的退行性变和关节周围继发性骨质增生。该病好发于中老年人，女性多于男性。

骨关节炎的流行病学包括以下特点：

1. 发病率与年龄关系密切，年龄越大，发病率越高。年龄和遗传性也作为其不可改变因素。在美国，1995 年统计的骨关节炎发病人数为 4.2 千万，2020 年的发病人数估计是 6 千万。

2. 女性发病率高于男性，尤其是绝经后妇女更多见。每年约有 1% 妇女会出现骨关节炎症状，而男性发病多见于既往有关节外伤史的人群。

3. 发病率与体重因素相关。流行病学研究发现，体重指数增高或肥胖的群体骨关节炎的发病率较高，肥胖女性膝关节骨关节炎的发病率是正常体重女性的 4 倍。肥胖对骨关节炎的影响除了肥胖引起的机械性因素外，还与肥胖的全身代谢因素有关。

4. 种族、生活习惯与发病率有一定相关性。例如，相比之下我国及亚洲人的发病率，较黑人和白人低。再如，亚洲人由于下蹲等生活方式，膝关节骨关节炎的发病率较高，而西方人髋关节骨关节炎的发病率高。一些特殊职业人员如矿工、重体力劳动者、职业运动员或舞蹈演员等，由于感觉如果长期受高强度的应力磨损或受伤，易患骨关节炎。

二、诊断

（一）临床表现

1. **关节疼痛及压痛**　关节疼痛及压痛是 OA 最为常见的临床表现，发生率为 36.8%~60.7%；疼痛在各个关节均可出现，其中以髋、膝及指间关节最为常见。初期为轻度或中度间断性隐痛，休息后好转，活动后加重；疼痛常与天气变化有关，寒冷、潮湿环境均可加重疼痛。OA 晚期可以出现持续性疼痛或夜间痛。关节局部可有压痛，在伴有关节肿胀时尤其明显。

2. **关节活动受限**　晨起时关节僵硬及发紧感，俗称晨僵，活动后可缓解。关节僵硬持续时间一般较短，常为几至十几分钟，极少超过 30 分钟。患者在疾病中期可出现关节交锁，晚期关节活动受限加重，最终导致残疾。

3. **关节畸形**　关节肿大以指间关节 OA 最

为常见且明显,膝关节因骨赘形成或滑膜炎症积液也可以造成关节肿大。

4. 骨摩擦音(感) 由于关节软骨破坏,关节面不平整,活动时可以出现骨摩擦音(感)。

5. 肌肉萎缩 关节疼痛和活动能力下降可以导致受累关节周围肌肉萎缩,关节无力。

（二）影像学检查

1. X线检查 为 OA 明确临床诊断的"金标准",是首选的影像学检查。在 X 线片上 OA 的三大典型表现为:受累关节非对称性关节间隙变窄,软骨下骨硬化和/或囊性变,关节边缘骨赘形成。部分患者可有不同程度的关节肿胀,关节内可见游离体,甚至关节变形。

2. MRI 表现为受累关节的软骨厚度变薄、缺损,骨髓水肿、半月板损伤及变性、关节积液及

胭窝囊肿。MRI 对于临床诊断早期 OA 有一定价值,目前多用于 OA 的鉴别诊断或临床研究。

3. CT 常表现为受累关节间隙狭窄、软骨下骨硬化、囊性变和骨赘增生等,多用于 OA 的鉴别诊断。

（三）实验室检查

骨关节炎患者血常规、蛋白电泳、免疫复合物及血清补体等指标一般在正常范围内。若患者同时有滑膜炎症,可出现 C 反应蛋白(C-reactive protein, CRP)和红细胞沉降率(erythrocyte sedimentation rate, ESR)轻度增高。继发性 OA 患者可出现与原发病相关的实验室检查异常。

（四）诊断要点

OA 需根据患者病史、症状、体征、X 线表现及实验室检查做出临床诊断(图 3-3-73),《骨关

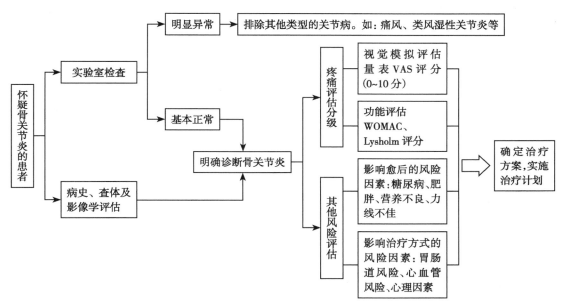

图 3-3-73 骨关节炎的诊断与评估流程

节炎诊疗指南(2018 年版)》提出了膝关节的诊断标准以供参考(表 3-3-5)。该诊断标准参照了美国风湿病学会和欧洲抗风湿联盟制定的标准并经部分骨科专家讨论确定。

三、治疗

（一）保守治疗

骨关节炎的治疗方法应根据患者的年龄和疾病程度来选择,目前还没有预防或逆转骨关节炎的治疗方案。对于初次就诊,且症状不重的骨关节炎患者,非药物治疗是首选的治疗方式,其目

表 3-3-5 膝骨关节炎诊断标准

序号	症状或体征
1	近 1 个月内反复的膝关节疼痛
2	X 线片(站立位或负重位)示关节间隙变窄,软骨下骨硬化和/或囊性变、关节边缘骨赘形成
3	年龄≥50 岁
4	晨僵时间≤30 分钟
5	活动时有骨摩擦音(感)

注:满足诊断标准 1+(2,3,4,5 条中的任意 2 条)可诊断为膝骨关节炎

的是减轻疼痛,改善功能,使患者能够很好地认识疾病的性质和预后。骨关节炎最常用的非药物治疗方法通常是指患者心理干预、减肥和锻炼计划。一些骨关节炎疼痛的患者也可能从物理治疗中获益,如使用移动性或矫形辅助工具(拐杖、拐杖、轮式助行器、膝关节支具、楔形鞋垫)、冷热疗法、经皮神经电刺激或针灸等。

1. 非药物治疗

(1)患者教育:这是医生和患者临床工作的起点。让患者了解骨关节炎有助于患者自我管理,以及在他们的病情和治疗方案之间做出明智的选择,并使他们能够随后"自我管理",如改变生活方式。这样的好处是有限的,但却是持久和安全的。教育的内容和形式需要针对个人进行讨论和调整,可以采取多种形式,包括一对一沟通、电话咨询、教育手册、关节炎学习班和电视广播及互联网宣传等。通过患者教育可以减轻症状,改善功能。

(2)锻炼:许多骨关节炎患者担心持续的体育活动可能会进一步损害他们的关节。然而,肌肉骨骼系统是为运动而设计的,活动减少对其所有组成组织的健康是有害的。骨关节炎可导致所有作用于受影响关节的肌肉无力和萎缩。此外,低质量的有氧运动和减少运动的结果是幸福指数下降、关节疼痛并且出现骨关节炎不利因素。因此,骨关节炎患者无论其年龄大小,都应该鼓励保持活动,并进行局部神经肌肉训练,加强和有氧运动,经常少量的运动可以更加健康,改善肌肉力量,保持或增加关节运动范围。有充分的证据表明,加强和有氧健身运动都可以减少膝关节和髋关节骨关节炎带来的疼痛和残疾。

即使是简单的在家中进行的膝关节骨关节炎锻炼,从长期来看也是有效和安全的。这种锻炼不仅可以减轻疼痛和残疾,还可以改善膝关节骨关节炎相关的肌力下降、本体感觉、站立平衡、步态异常等,从而从根本上影响关节功能的生理参数。

有氧健身除了对骨关节炎引起的疼痛和功能障碍有作用外,还能促进恢复性睡眠,改善心理健康,促进功能独立性,并能改善肥胖、糖尿病、抑郁症、慢性心力衰竭和高血压等常见的基础疾病,几乎没有禁忌证。即使是在老年受试者中,也很少有同时进行伸展(热身)、强化和有氧运动的"运动处方"。根据患者的偏好和接受程度,太极、沐浴疗法和其他形式的水上运动可被视为核心运动的补充。

(3)减少不利的机械因素:包括超重时的体重减轻,因为高能量的急性损伤和低能量的重复性微创伤都是骨关节炎的危险因素,消除或减少不利的机械因素是公认的骨关节炎一级预防政策。同样的,避免或减少关节内骨关节炎的不利机械因素,不仅可以改善症状和功能,而且在预防方面具有明显的有效性。

(4)行为调整:骨关节炎患者也应建议穿合适的鞋。厚而软的跑步鞋和平底鞋,最大限度地减少了步行时的反弹力传递,同时也有利于足弓的独立支撑和足够宽的前足尺寸,以保证脚趾之间的舒适间距。对于内翻畸形或髌股骨关节炎患者,可以考虑使用其他简单的器械,例如楔形鞋垫或市面上可买到的膝托。使用拐杖或其他助行器是机械减轻膝关节骨关节炎症状的一种简单方法。改变患者的家庭或工作环境可以进一步减少外部不利的机械因素,促进日常生活活动,例如,使用坐浴,提高椅子、床和马桶座圈的高度,或为楼梯提供扶手。患者可能已经在使用适当的方法来改善骨关节炎的症状,但通过治疗师的帮助,可以进一步改进或者采用新的、更好的方法。

2. 药物治疗

(1)一线止痛药:传统上对乙酰氨基酚是治疗轻度至中度骨关节炎疼痛的首选口服镇痛药物。已发表文献的结果表明,在标准推荐剂量上,对乙酰氨基酚的止痛效果不如非甾体抗炎药,且越来越多的研究表明对乙酰氨基酚与安慰剂几乎没有区别。事实上,对乙酰氨基酚并不是 2014 年更新的骨关节炎指南的一线口服止痛药。在许多指南中,用于治疗骨关节炎患者周围关节疼痛的首选一线镇痛药物是一种局部 NSAIDs,尤其对于患有基础疾病的患者。局部 NSAIDs 和口服 NSAIDs 一样有效,但几乎没有全身毒性,唯一的副作用是偶尔的局部皮肤反应。

(2)非甾体抗炎药:对乙酰氨基酚治疗效果不佳的骨关节炎者,在权衡患者胃肠道、肝肾、心血管疾病风险后,可根据具体情况使用非甾体抗炎药,这类药物具有抗炎解热止痛作用,是治疗骨关节炎最常用的药物。由于对心血管、胃肠道及肾功能有负面影响,非甾体抗炎药的使用常常受限。

局部治疗在患者中应用广泛，非甾体抗炎药也可用作局部制剂，与口服非甾体抗炎药疗效相似，但全身接触较少，因此也较少出现副作用。

（3）弱阿片类镇痛药：弱阿片类镇痛药（如可待因、双氢可待因、曲马多）被推荐用于治疗对其他药物或非药物治疗无效的骨关节炎疼痛患者，或当其他镇痛药禁忌时使用。

（4）关节内注射治疗：OA 的治疗重点是减轻症状和功能障碍。如果非药物和其他药物治疗无效，关节内注射治疗可以提供相对长期稳定的治疗效果。常用的关节内注射用药包括糖皮质激素和玻璃酸钠。

1）关节内类固醇治疗：糖皮质激素具有强的抗炎和免疫抑制作用。关节内类固醇治疗的主要指征是关节疼痛或不适。禁忌证相对较少，主要是怀疑关节的脓毒症或全身菌血症。有证据表明类固醇抑制关节内骨折的骨愈合，因此在这种情况下，以及在关节明显不稳的情况下应避免使用类固醇。相对禁忌证是存在假体关节，注射应与骨科医生讨论后进行。对于接受抗凝治疗的患者，由于担心出血倾向，注射前应谨慎检查患者的凝血功能。

文献表明糖皮质激素注射在短期内减轻症状方面具有优势。但并不是所有的患者对类固醇都有反应，且反应的持续时间不同。了解影响类固醇注射疗效的相关因素对指导或靶向治疗有潜在的帮助。

2）透明质酸：透明质酸（hyaluronic acid，HA）被认为具有软骨保护作用。有一些早期的证据表明，重复的注射疗程可能会带来持续性的疗效。OARSI 对文献进行了分析，并于 2014 年召开专家共识会议并发表了指导意见，他们的结论是关节内透明质酸优于安慰剂，但疗效在小到中等之间，且存在差异，在 2 周时低于关节内糖皮质激素，但在 12 周和 26 周时优于糖皮质激素。美国骨科医师协会（American Academy of Orthopaedic Surgeons，AAOS）2013 年发布的指南将"不确定"的建议改为"不推荐"，不过他们也指出，一些高分子量透明质酸的研究结果是有效的。指南中的差异也反映了在膝关节 OA 中使用关节内 HA 的证据尚不清楚。

3）总结：在 OA 的管理上，关节内药物治疗比口服药物治疗有显著优势，因为它可以针对单个关节部位提供靶向治疗，且剂量高于口服治疗，不良反应更少。关节内类固醇治疗是应用最广泛的关节内治疗方法，在短期内安全有效，特别是对膝关节 OA。但是还需要进一步的研究更好地评估其长期疗效。关节内透明质酸在 OA 临床治疗中的作用尚不清楚，但它可能在一些其他治疗禁忌的患者中发挥作用。

（二）关节置换

膝关节置换术是世界上最常见的骨科手术之一。

当代大多数膝关节置换术设计都沿用了全髁设计。实际上，股骨和胫骨的表面置换很大程度上以钴铬合金为主要材料，重建了天然膝关节的解剖形态。髌骨可以用聚乙烯植入物进行表面置换，但对于这部分手术的必要性仍存在争议。全膝置换术（total knee arthroplasty，TKA）的目的是恢复肢体的中性机械对齐，恢复关节线，平衡韧带和髌骨的运动轨迹。膝关节单室性关节炎可采用局部或单室成形术治疗，这些设计在今天得到了广泛的应用。大多数设计包括金属股骨组件和聚乙烯轴承。与 TKA 手术相比，保留了更多未病变的原生结构，术后康复更快。此外，术后的步态似乎更加生理化，运动范围也有所改善。单纯髌股关节骨关节炎也可采用部分膝关节置换术治疗。然而，髌骨股骨关节置换术的应用并不多，其在膝关节关节炎治疗中的作用仍在不断发展。

新技术的应用推动了关节置换各方面的不断发展和完善。假体设计仍然是发展的主要焦点，包括使用新的材料和纳米技术来改善固定和减少感染。尝试继续开发更好的轴承表面，以减少磨损和松动造成的故障。保护韧带的植入物正在开发中，可能会改善患者的预后。膝关节假体可重复植入的方法也取得了重大进展。计算机辅助方法的使用和机器人手术很可能成为更常用的方法。患者围手术期管理也在不断进步，采用新的方法减少并发症，提高术后恢复。目前，部分患者可以安全地完成日间膝关节置换术，也缩短了关节置换术的住院时间。

（陈崇民）

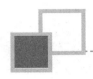

第四章　小腿部运动创伤

第一节　小腿三头肌损伤

一、概述

小腿三头肌指的是占据小腿后方浅表的肌肉群,这些肌肉包括腓肠肌、比目鱼肌和跖肌。其中,腓肠肌和比目鱼肌分别起源于股骨内、外侧髁、胫骨后方上 1/3 斜向近侧内侧的骨性嵴脊,以及胫骨的后内侧边缘的中间 1/3,而后向下合并组成人体最长和最强大的肌腱——跟腱。此外,在 90% 以上的人群中存在跖肌亦会向下与腓肠肌、比目鱼肌合并,共同组成跟腱,或者紧贴于跟腱内侧向下走行止于跟骨结节。近年来,术语腓肠肌 – 比目鱼肌复合物已被用于小腿三头肌。

二、损伤机制

腓肠肌损伤多在弹跳动作时发生,此时踝关节跖屈,膝关节伸展(小腿肌肉离心收缩)。通常情况下,患者会主诉突然撕裂或急性疼痛的情况,如果存在明显的撕裂(如完全断裂),则可以通过触诊触及撕裂/断裂部位。其中,腓肠肌内侧头部的损伤最常发生在肌腱连接处,这种损伤又被称为"网球腿"。

与腓肠肌不同,比目鱼肌损伤多因过度使用造成,和反复背伸踝关节及屈曲膝关节发生(如上坡运动)。由于其损伤是由过度使用引起的,因此比目鱼肌损伤通常起病缓慢、隐匿。当然,比目鱼肌在疲劳的跑步者中也可能发生急性损伤,这种情况一般发生在上坡跑或长跑结束时。

跖肌损伤通常不会单独出现,通常状况下合并有腓肠肌或比目鱼肌损伤。其损伤机制与腓肠肌撕裂相似,患者通常急性发病,在断裂的时候有可能会感到"砰"样声响。

三、发病率

小腿三头肌损伤中,最常见的为腓肠肌,其次是比目鱼肌和跖肌损伤。在一项涉及 141 名小腿损伤患者的研究中,结果显示有 2 例患者出现跖肌腱断裂(1.4%),1 例患者发生比目鱼肌损伤(0.7%),侧面佐证了这两种损伤发生率较低。

四、临床表现与诊断

对于跖肌或比目鱼肌损伤的患者而言,小腿急性疼痛、肿胀或瘀斑是其出现的主要症状和体征。患者的疼痛症状在踝关节背屈、承重时会有所加重,因此,在受伤早期进行一段时间的制动有助于症状的缓解及损伤的修复。与腓肠肌损伤相比,跖肌和比目鱼肌损伤的症状体征相对较轻,这有可能是由于这两块肌肉相对较小而使得损伤后疼痛、肿胀程度稍微较轻。然而,由于其位于小腿肌肉群深处,因此,损伤后需注意并发深静脉血栓以及骨筋膜室综合征的可能。

临床上,单纯通过病史以及体格检查,可能难以对比目鱼肌,跖肌和腓肠肌损伤进行明确诊断,此外,这些损伤均容易与跟腱拉伤或断裂相混淆,因此,临床中必须注意几种损伤之间的鉴别诊断。

目前,对于小腿三头肌损伤的诊断及鉴别诊断仍有赖于超声检查和 MRI 检查。

超声检查能够提供快速且廉价的成像模式来辅助诊断跖肌或比目鱼肌损伤。临床中,为了排除深静脉血栓形成而进行超声检查时,也有可能无意中发现跖肌或者比目鱼肌损伤。与此同时,我们可以通过与对侧肢体的超声结果进行对比,来检测及确定一些细微损伤的差异。超声检查可见肌纤维破坏及连续性中断,腓肠肌和比目鱼肌周围的积液或血肿。通常肌肉撕裂均合并有程度不同的积液或血肿,然而,局部积液或血肿可以单独出现且不伴有周围肌肉的撕裂。此外,如果出现慢性撕裂的情况,超声检查结果中观察到的不是急性血肿或积液,而是损伤后局部软组织纤维化或肉芽组织样的组织信号。

目前,MRI 技术已经非常成熟且能够很好地对软组织进行成像,提供高质量的软组织图像。因此,MRI 技术能够有效地帮助临床医生对小腿三头肌损伤进行诊断和鉴别诊断。通过与对侧肢体的 MRI 结果进行对比,有助于发现潜在或隐匿的损伤。跖肌损伤的 MRI 特征是 T_1 和 T_2 像中位于腓肠肌和比目鱼肌之间的积液或者血肿,且损伤部位通常局限于肌腱连接处。MRI 图像可以帮助临床医生精确诊断小腿三头肌损伤的部位和程度,有助于后续治疗及康复方案的确定。

五、治疗

对于小腿三头肌损伤,保守治疗是主要的治疗策略,包括 RICE 原则。此外,根据患者症状不同,可以酌情使用抗炎及镇痛药物以期缓解患者疼痛症状及局部炎症反应。如果患者疼痛症状特别明显,可以使用拐杖、石膏或保护靴对患肢进行负重保护。随着患者症状的减轻,应尽早开始康复运动,早期应以轻度小腿肌肉伸展、按摩等治疗为主;然后,待患者症状明显改善后应及时恢复肌肉力量训练等;最后,待患者症状完全消失,可以进一步增加慢跑等有氧运动。

对于明显的血肿,建议在急性期超声引导下抽吸血肿,然后加压包扎,有利于促进康复。但由于血肿容易产生粘连和部分机化,导致抽吸较为困难。对于较大的血肿,可以考虑关节镜下清理。通常不需要缝合肌肉,以避免瘢痕形成导致局部组织挛缩。早期未予处理的血肿可能导致局部组织挛缩,甚至影响正常行走,如果保守治疗无效,需要手术松解。

（华英汇）

第二节　网　球　腿

一、概述

网球腿综合征是运动医学科一种常见的骨骼肌肉系统疾病,该综合征于 1883 年由 Harwin 首次用英语描述为草坪网球腿(lawn tennis leg),文中对该类患者的经典描述:"患者通常抱怨近端小腿疼痛,感觉好像小腿被踢或被球或球拍击打"。在文中,作者认为这是由于跖肌腱断裂引起的,这种观点曾被广泛接受。但是,近来的超声和 MRI 研究表明,跖肌腱断裂可能只是导致网球腿的原因之一,而小腿腓肠肌内侧头或比目鱼肌的拉伤或撕裂可能是网球腿更常见的原因。

二、临床表现与诊断

网球腿患者主诉多为急性发作的近端小腿疼痛,常见症状及体征为疼痛、痉挛、肌肉无力、瘀斑和明显肿胀,这些症状体征需要和深静脉血栓鉴别。如果误诊为深静脉血栓而经验性使用抗凝药物,有可能加重腿部的出血和血肿,甚至可能导致小腿的骨筋膜室综合征。此外,在临床上还应注意排除小腿骨筋膜综合征的可能性,如果诊断为该综合征,应早期彻底切开筋膜减压,以避免肌肉和神经发生缺血性坏死。

体检可发现在肌肉撕裂部位存在压痛。在触诊时,肌肉拉伤的区域可能保持连续性。但肌腱断端存在凸起或明显的回缩时,则可触及肌肉断裂,被动拉伸小腿或对抗阻跖屈可诱发疼痛(小腿屈曲抗阻试验)。临床上,仅根据症状体征,可能难以区分这种肌肉撕裂与近端跟腱撕裂。

辅助检查有助于更加准确及时的诊断网球腿综合征。超声和 MRI 是目前临床常用的检查手段。

超声是诊断网球腿相关肌肉损伤的有效手段。超声可以发现肌腱连接处正常纤维排列的破坏、血肿以及腓肠肌和比目鱼肌之间的积液等。超声技术还可以进一步辨别肌肉的部分撕裂和完全撕裂,确定损伤相关的大小血肿,一般大血肿与完全撕裂相关,并可使用超声技术以引导血肿的经皮抽吸。超声也可以用于排除深静脉血栓形成的存在；由于超声廉价、有效、可重复性好，它还可以用于多次评估损伤以后的愈合情况，包括血肿大小的变化，肌纤维愈合情况等。然而，超声的有效性严重依赖于检查者的经验和熟练程度。

MRI 是另一项可以有效提供清晰的软组织成像的手段。MRI 可以发现肌肉纤维断裂或不连续、与肌腱连接处出血和血肿相对应的液体信号、撕裂肌肉 / 肌腱纤维的回缩情况等。此外，MRI 还可以区分网球腿相关肌肉损伤和跟腱损伤，这有助于后续的治疗方案的制订。

三、治疗

网球腿综合征预后良好，通常采用保守治疗。但是一旦发现合并小腿筋膜室综合征，则必须行切开筋膜室减压术。早期治疗的重点是缓解症状，包括 RICE 原则。此外，可在早期适当使用药物缓解患者的疼痛和减少肌肉痉挛的情况。应鼓励患者在可承受的范围内进行早期活动，并随着症状逐渐消退而增加活动水平。但如果是严重撕裂，早期应使用石膏或者保护靴 2~3 周来限制患者的负重，这样能够让损伤部位得到足够的休息恢复时间，一旦疼痛等症状消退，应尽早进行负重和相关康复运动。

针对患肢的物理治疗对于损伤后肌肉能力的恢复有重要的作用。早期的干预措施包括轻度的小腿肌肉被动拉伸，按摩和冷冻疗法等。之后除了核心力量锻炼和一般调理以外，需要逐步增加相关肌肉的力量训练、本体感觉的训练、进行闭链运动锻炼等。患者在疼痛、肿胀等症状消失且表现出正常的力量和敏捷性后，需要进一步恢复跑步、跳跃等运动。整个康复过程因人而异，可能需要持续 3~4 个月。

对于检查显示血肿较大时，预计血肿机化时间较长，可能影响恢复。可早期在超声引导下经皮穿刺抽吸积血，并可以进行 PRP 等注射，有助于促进肌肉愈合及症状改善。

由于非手术治疗取得了良好的临床结果和功能恢复，因此手术治疗很少被报道，且单纯缝合固定肌肉组织比较困难，存在形成瘢痕纤维化和挛缩的可能。但在巨大血肿导致局部张力较高时，可以采用关节镜微创手术，在关节镜监视下，彻底清理血肿，多能获得良好的疗效。

（华英汇）

第三节 小腿肌间隔综合征

肌间隔综合征又名骨筋膜室综合征，指处于由骨、骨间膜、肌间隔和深筋膜形成的间隔区，其中的肌肉和神经血管由于肢体创伤后肌间隔内压力增加、急性缺血而产生的一系列症状和体征。发病部位常位于小腿和前臂，如果不及时处理将会发生缺血性肌痉挛、坏疽，甚至挤压伤综合征而威胁生命。肌间隔综合征病情发展快，恶化急剧，是所有临床医生应该熟知的急症。患者出现肌间隔综合征，早期诊断和治疗十分重要，而不是简单的观察和等待，痛失早期宝贵的手术时机。

一、解剖

小腿 4 个肌间隔室包括：

1. 小腿前室 主要有胫前肌、踇长伸肌、趾长伸肌、腓深神经、胫前动脉及伴行静脉。腓深神经先经过外侧室，然后进入本室。

2. 小腿外侧室 主要有腓骨长肌和腓骨短肌、腓浅神经。

3. 小腿深后室 主要有胫后肌、踇长屈肌、趾长屈肌、胫后神经、胫后动脉及伴行静脉。

4. 小腿浅后室 主要有腓肠肌和比目鱼肌。

二、发病机制

引起肌间隔综合征的原因很多：①外伤是最常见的病因，例如胫骨骨折后下肢血管破裂，导致其肢体肿胀；②石膏或者夹板固定包扎过紧，使得筋膜间隙容量压缩，损伤组织、肿胀，间隙内容物增加；③小腿受到长时间严重的局部压迫，造成肌间隔受到挤压，引起肌间隔综合征；④缺血后组织肿胀，组织缺血毛细血管通透性增强，液体增加、组织水肿、体积增大；⑤长跑、行军等小腿剧烈运动活动后，代谢物质增加也是原因之一；⑥肌间隔室内出血，血肿挤压，导致肌间隔内压力增加等；⑦肌间隔及其内容物长时间受到牵拉，造成肌间隔压力的增高，也可以引起本症，例如，踝关节长时间过度跖屈位石膏固定，造成胫前间隔压力增高，引起胫前间隔综合征（图 3-4-1）。

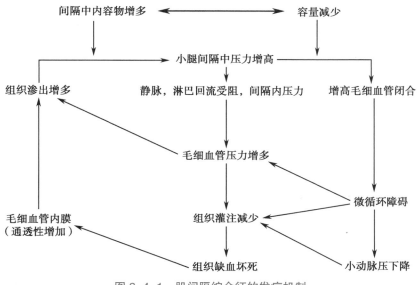

图 3-4-1　肌间隔综合征的发病机制

三、临床表现

1. 疼痛。创伤后肢体持续性剧烈疼痛,且进行性加剧,为本征最早期症状,是肌间隔内神经受压和缺血的早期表现。随着该综合征的进展,疼痛变得更难以用镇痛药治疗,症状与损伤的严重程度不呈正比。

2. 患趾呈屈曲状态,肌力减弱。被动背伸足趾时,可引起剧烈疼痛,为肌肉缺血的早期表现。

3. 患处皮肤略红,温度稍高,肿胀,有严重压痛,触诊可感到小腿肌间隔张力明显高。

4. 麻痹发生在肌间隔综合征后期,表现为无法收缩肌间隔中的肌肉。

5. 患者远侧脉搏和毛细血管充盈时间可能正常,不能将其作为否定诊断的依据。

临床上通常概括为"5P"征,即:疼痛(pain)或由疼痛转为无痛(painless),苍白(pallor),无脉(pulselessness),麻痹(paralysis)和感觉异常(paresthesia)。然而,当患者出现"5P"表现时,往往已失去最佳治疗机会,可能导致肢体残疾甚至截肢的严重后果。

四、筋膜间室压力测量

目前已发表的文献表明,通过临床表现来诊断肌间隔综合征中的敏感度较低。筋膜间室压力测量则是确诊的可靠依据之一。

(一)筋膜间室压力测量的意义

筋膜间室压力测量在某些紧急情况下对确诊十分有利。例如,由于镇静作用或头部、脊柱或外周神经损伤,患者可能无法配合查体。如果患者的肢体肿胀非常明显,医生将很难在不测量筋膜间室压力的情况下排除肌间隔综合征;腿部有明显创伤的患者可能也会有难以忍受的疼痛,在存在干扰因素时,要得出肌间隔综合征的诊断且紧急行筋膜切开术,也最好通过测量筋膜间室的压力来确诊。

对于采用石膏固定且提示小腿肌间隔综合征的患者,要避免使用管型石膏固定,石膏内的衬垫充填充分,并将患肢以踝中立位或轻微跖屈于心脏平齐位置放置 10~15 分钟。通常,随着石膏压力的解除,组织灌注得到改善,症状将显著消退。肌间隔综合征也可能由腿部软敷料过紧造成,此时应将敷料彻底松开,在行进一步干预前评估患者改善情况。如果没有临床好转,则提示需行筋膜间室压力测量。

当对骨折的腿施加牵引力时,筋膜间室压力将升高。因此,应避免胫骨骨折后的长时间和过度牵引,尤其是对那些无法提供反馈的麻醉或神经受损患者。踝关节背伸与较高的后筋膜间室压力相关。踝关节处于中立位或略微跖屈位时,小腿后筋膜间室压力会更低些。Schatzer Ⅵ型平台骨折和胫骨内侧平台骨折脱位有较高的筋膜间室综合征发生率。青少年足球运动员的胫骨骨折脱位和胫骨干骨折也是如此。安置外固定支架将有助于缓解患者局部疼痛，并有利于对小腿肌间隔综合征和神经、血管并发症的持续评估。

（二）筋膜间室压力测量的方法

由于小腿肌间隔综合征可能发生在腿部的任何一个或所有筋膜间室中，因此应在所有4个筋膜间室中进行压力测量。建议在距离骨折（如果存在骨折）5cm处进行筋膜间室压力测量，因为距离骨折部位较远处的压力将接近正常值。应通过导管向筋膜间室注入少量液体（足以清除导管的组织即可），并且在确定压力之前应使监测器完全平衡。

最常用的测压为 Whiteside 法，将普通汞柱血压表连接三通管，三通的另外两侧，一侧连普通针头，另一 T 端连接注射器，注射器内装有生理盐水，将汞柱血压表与被测肢体置于同一水平面。针内充满盐水，刚好刺入筋膜间隙内而不进入肌组织之中，将注射器抽 20ml 空气，推入时将盐水注入，使针头在间隙内通畅而不被组织所堵塞，汞柱数值大小代表显示筋膜间隙压力。正常压力一般不会超过 10mmHg，10~30mmHg 提示增高，超过 30mmHg 为明显增高，已具有切开减压指征。目前市场上已有用于测量组织压力的专用压力器商品出售。

五、治疗

早期手术切开筋膜是治疗的关键。

1. 甘露醇有明显的高渗脱水作用，改善微循环血流量，防止细胞肿胀破裂，降低组织压，还可清除自由基。早期应用甘露醇，有助于对本病发生逆转作用，避免手术，而对于切开减压的伤者，配合使用可降低缺血性肌挛缩的发生率。

2. 高压氧治疗可在早期保守治疗及手术切开后的辅助治疗中应用，效果较好。高压氧可明显增加物理溶解氧量，提高动脉血氧分压，促进细胞有氧代谢，使水肿部位的动脉收缩，减少毛细血管渗出，有利于消除深部缺氧环境，阻断恶性循环，可以减轻组织缺血再灌注损伤，有利于炎症和坏死组织的清除。

3. 一般来说，小腿所有 4 个筋膜间室都应该进行筋膜切开术。行筋膜切开术最简单的方式是

通过 2 个皮肤切口：胫骨内侧后方 1cm 的纵向内侧切口，以切开后浅和后深筋膜间室的筋膜；约在腓骨前方 2cm 处的纵向前外侧切口，以切开前侧和外侧筋膜间室的筋膜。或者，所有 4 个筋膜间室的筋膜可通过单个侧切口切开；此切口可使腓骨完好无损，但这是一种技术要求更高的方法。同一间隔切开也可以通过 2 个小切口，将间隔全长的筋膜切开，这有利于 2 期切口缝合。选择性切开一些（而不是所有）骨筋膜间室筋膜对于小腿肌间隔综合征的作用仍然是实验性的，目前对该研究的兴趣正重新活跃起来。最近的一项研究报道：在行后浅和后深筋膜间室筋膜切开术之前，于术中测量这 2 个筋膜间室的压力；在一些患者中，行前侧和外侧筋膜间室筋膜切开术后，后侧的 2 个筋膜间室压力回归正常，因此没有行后侧的筋膜切开术。然而，也有一些患者在术后发生后侧筋膜间室综合征，不得不返回手术室接受二次手术。

4. 合并损伤同期有效处理。如果小腿肌间隔综合征与胫骨骨折相关，则应稳定骨折以更好地施行软组织损伤监测和管理。根据骨折类型和软组织的特征，可以通过髓内钉、切开复位后的内固定或外固定来实现骨稳定。切开组织表面应覆盖湿润或封闭的敷料以防止干燥。使用缝合装置将皮肤在适当张力下靠近，可以防止皮肤收缩而有利于二期创面闭合。患者应在术后 2~3 天内返回手术室进行灌洗、清创和小腿肌肉组织的"二次观察"。如果在第二次或第三次清创术后无法进行皮肤闭合，则应考虑皮肤移植。内侧创面优选考虑缝合，因为更有利于保护深部的骨和神经血管结构。

六、疗效与预后

关于小腿肌间隔综合征功能结果的数据令人惊讶地稀少，且迄今为止尚未发表证据等级为 Ⅰ、Ⅱ、Ⅲ 级的研究。治疗小腿肌间隔综合征的挑战是需要得出早期诊断结果，以便及时进行筋膜切开术，防止组织坏死和功能丧失。小腿肌间隔综合征的早期诊断和治疗能带来更好的临床结果。当然我们也要注意到，即使筋膜切开术能够正确且及早地进行，也不能确保结果一定良好，或完全避免由肌间隔综合征引起的死亡和残疾的可

能性。

七、总结

成功治疗小腿肌间隔综合征的关键是及时诊断和手术。对于大多数清醒且警觉的患者来说,其严重疼痛的主诉对肌间隔综合征的临床诊断是有帮助的,但仍需结合全面查体。测量筋膜间室压力在配合性差的患者中具有一定价值。目前关于小腿肌间隔综合征治疗后疗效随访研究的循证医学证据有限,需要开展前瞻性多中心研究来增加对该综合征最佳治疗方法的理解和科学认知。

（段小军　张常贵）

第四节　跟 腱 损 伤

一、急性跟腱断裂

跟腱是腓肠肌和比目鱼肌汇合后延续的部分,是人体最粗和最强大的肌腱,外侧 2/3 为腓肠肌延续部,内侧 1/3 为比目鱼肌延续部。在激烈运动中,跟腱可能承受高达 8 倍体重的牵拉负荷,因此,跟腱断裂是运动创伤中较为常见的损伤,其发生率为 8/10 万 ~18/10 万,好发于 30~39 岁的青壮年男性,平均年龄大约 35 岁,男性患者占绝对比例,男女发病比例为 4∶1~20∶1。其中,平时生活处于相对静态而间断性参加高强度体育活动和常年处于低强度长时间体育活动人群是跟腱断裂的高危人群。

（一）发病机制

1. 直接外力

（1）开放伤:在非运动性损伤中常见,如交通事故及锐器切割伤。体育运动中偶有发生。

（2）闭合伤:一般是当跟腱处于紧张状态,再受外力撞击而断裂。

2. 间接外力　多见于运动员或演员进行空翻和转体动作时发生,多为跟腱本身先有疾病或损伤后,再次被动牵扯所致。如腱围的血运障碍,继发跟腱营养不良、退行性病变及坏死,形成跟腱病导致断裂。运动员跟腱断裂中也可见以往并无任何跟腱疾病的病例。

间接外力所致断裂的损伤机制多为踝背伸位跟腱突然发力。例如,体操运动员均在后手翻落地时踝背伸 20°~30° 位踏跳,再接各种空翻转体时因爆发式用力发生。当踝在背伸 20°~30° 发力跖屈时,小腿三头肌是主要作用肌,内侧的屈肌群和外侧的腓骨肌受力少,相对较松弛。此时突然用力踏跳,已紧张的跟腱必然首当其冲,甚至发生断裂。而当足跖屈位踏跳时,跟腱张力相对减低,腓骨肌及屈趾肌群受力较多,跟腱断裂的可能性显著降低（图 3-4-2）。

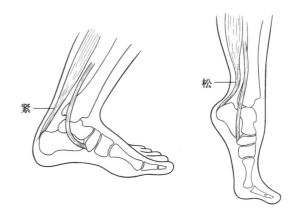

图 3-4-2　踝伸屈与跟腱张力的关系

跟腱部分断裂多见于跑跳项目的运动员,普通人群同样可以发生。伤后局部出现肿胀,可形成滑囊,形成慢性疼痛。临床经常被误诊为跟腱腱围炎。跟腱部分断裂患者多数有一次急性拉伤史。但一些病例无急性病史,容易被误诊或漏诊。

综上所述,间接外力是引起跟腱断裂的主要原因,跟腱病患者更易发生断裂,运动员则多因踝过度背伸位爆发式发力所致。已有跟腱病的患者避免过多或过早地练习踝背伸位发力动作,也应避免疲劳损伤,减少跟腱病的发生和减慢发展。

（二）临床表现

1. 开放性跟腱断裂　直接外力所致。伤处皮肤裂伤伴出血,伤口内有时可见断裂的跟腱组织。这类患者很容易关注皮肤伤口,跟腱因回缩而被忽略,因提踵无力和跛行而复诊,检查可发现跟腱外形消失,可触及凹陷。

2. 闭合性跟腱断裂　多因间接外力所致。患者于受伤时常有跟腱部被击打感,或称为棒击感,随即不能站立或行走,断裂处疼痛、肿胀。检查可见踝关节不敢主动伸屈,跟腱外形消失,可触及凹陷,局部压痛明显,肿胀不一定严重。跟骨结节上 2~6cm 是跟腱乏血运区,也是断裂最常见的部位。

最重要的检查是休息位征和捏小腿三头肌试验(Thompson test)。做法是患者俯卧,两足置于床沿外,观察两侧足跟的跟骨结节,跟腱断裂侧的跟骨结节位置明显低于健侧,即休息位征阳性,然后用手捏小腿三头肌肌腹,正常情况下踝关节可以立即跖屈,而跟腱完全断裂时,捏肌腹时踝关节不活动,即捏小腿三头肌试验阳性。两试验不仅有诊断意义,跟腱修补术中对检验断端缝合松紧度也很有实用价值。另外,站立位患肢不能单足提踵也说明跟腱较对侧长,力量传导失效,也是手术指征。

跟腱部分断裂者急性伤时跟腱部也可有棒击感,但至慢性期,则为开始运动疼痛,运动后疼痛轻,运动量大后疼痛又加重。伤部可触到硬结或者跟腱变粗,局部有压痛。如有滑囊形成,则于运动时局部肿大,休息后缩小。多数有小腿三头肌萎缩。

(三)诊断

跟腱部位外伤史,伴有典型临床表现,应判断有跟腱断裂的可能,结合查体做出正确的判断并不难。开放性跟腱损伤,应在清创时探查并发现跟腱断端或跟腱缺失。闭合性跟腱损伤,先排除踝关节骨折、侧副韧带撕裂等常见损伤,同时要考虑跟腱断裂的可能。除了询问典型病史外,捏小腿三头肌试验和休息位征是判断跟腱断裂的主要指标。跟腱部分断裂者这两个试验可以为阴性,需结合影像学检查来确诊。

影像学检查不作为跟腱完全断裂诊断的必要手段,但可以对跟腱断裂的情况进一步地了解,对跟腱部分断裂的患者很有意义。X 线检查可以在侧位像上发现跟骨结节后上方的连续或分离的高密度影,提示存在跟腱钙化、骨化或止点撕脱骨折(图 3-4-3)。彩超检查可以更直观发现跟腱腱性组织纤维中断,有无血肿,有无腓肠肌及跖肌腱撕裂。MRI 检查可以发现跟腱断裂发生的准确位置,断端分离情况和跟腱内组织有无变性、坏死、钙化或骨化组织,并对部分断裂可以做出明确的诊断。

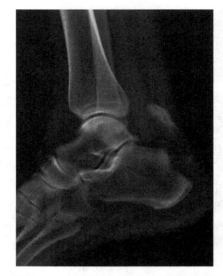

图 3-4-3 X 线可见跟腱止点撕脱骨折

(四)治疗

对于直接外力造成的开放性跟腱断裂,主要见于非运动损伤,本节不做重点描述。对于运动引起的跟腱闭合损伤,断端呈马尾状,断端间可有血肿,腱围多同时断裂,跖肌腱可完好或断裂。如伤前已有腱病,则术中可见腱围粘连、肌腱变性、硬化、甚至骨化。跟腱修补术后再断裂,因皮肤与跟腱之间粘连,常同时发生皮肤裂伤。跟腱断裂后早期如果诊断和处理正确,配合恰当的康复治疗以及制订合理的训练计划,可以恢复伤前的训练和比赛水平。

急性跟腱断裂原则上可以采用保守治疗或手术治疗。对于运动功能要求高或者专业运动员,手术治疗不失为一种可靠的治疗措施。但对于患有糖尿病、神经性病变和免疫缺陷状态、年龄 65 岁以上、久坐的生活方式、肥胖(体重指数 >30kg/m^2)、外周血管疾病、局部或系统皮肤病的患者,谨慎使用手术治疗。

1. 非手术治疗 跟腱断裂选择保守治疗还是手术治疗一直存在争议,保守治疗是采用石膏将踝固定于自然跖屈位 8 周,再垫后跟走路 4 周的方法。也有不少文献支持早期穿跟腱靴部分负重,康复周期短,但再断率或不愈合率相对增加。

荟萃分析显示跟腱保守治疗较手术治疗再断率高,但深静脉血栓形成率、踝关节功能、恢复运动水平等无显著差异。因此,虽然针对普通人群可以选择保守治疗,但专业运动员及演员的跟腱断裂,除非有明确的手术禁忌证,宜采用手术。

2. 手术治疗　跟腱切割伤由于肌腱的断端整齐,组织缺损少,跟腱未被过度拉伸延长,手术缝合较容易,一般采用端端吻合方式缝合,比如Bunnel、Kessler和Krackow等缝合法,在此不做详述。间接外伤断端多被拉伸延长,参差不齐,呈马尾状,端端缝合不利于调整跟腱张力,且接触面积较少,不利于愈合。因而,其修补原则是将跟腱腱围切开,梳理断端纤维,重叠后缝合,重叠长度至少3cm。如果重叠不足或跟腱较细薄,则同时可以用近侧良好的腓肠肌的肌腱瓣翻转覆盖加固缝合断端。跖肌腱未断裂者,可利用跖肌腱进行加固缝合(图3-4-4,见文末彩插)。跟腱断裂同时伴有跟腱腱围炎者,腱瓣修补后症状多完全消失。跟腱止点撕脱骨折的患者,如果骨块较大,需切开复位后加压螺钉固定。如果骨块较小,则手术切除骨块后,止点骨面置入可吸收锚钉,并缝合跟腱断端后拉紧打结固定,或者跟骨上做两骨道,涤纶编织线编织跟腱断端后穿过骨道,并拉紧打结固定,即进行止点重建。止点固定方式也分为单排固定和双排固定两种,后者可增加跟腱断端在骨面上的附着面积。近年来,内镜辅助下跟腱微创缝合技术逐渐开展,但并不成熟。

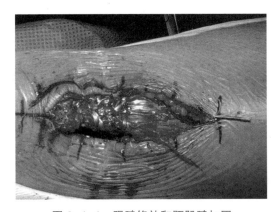

图3-4-4　跟腱修补和跖肌腱加固

跟腱部分断裂的患者原则上可以采用以上治疗措施,如果选择手术治疗,术者应注意调整好断裂的跟腱和正常跟腱之间的张力平衡,必要时可将剩余正常跟腱组织切断后按完全断裂情况进行缝合和康复。

(五)康复

超声证实,膝关节屈伸时对腓肠肌及跟腱有牵拉作用,故而经典的保守治疗或术后的固定以长腿石膏后托为宜(屈膝60°,踝关节跖屈30°),有助于限制跨膝踝两关节的腓肠肌收缩对跟腱缝合的断端产生的牵拉,后托的目的是便于观察前间隔及外侧间隔的肌肉张力。术后(伤后)3~4周改为短腿石膏托,4周后每日床上去石膏托练习踝的主动伸屈活动。但近年也有研究表明早期适当的牵拉有助于跟腱断端血管的长入和胶原纤维的塑形,故也有直接采用短腿后托固定的主张。国外也有采用限制角度的跟腱靴固定2周后即鼓励穿靴负重活动。

石膏固定6~8周后可拆除,穿着垫跟鞋或跟腱靴下地走路,约在术后4个月以上可练习跑步。6个月后才可以进行专项运动。恢复活动时,有时出现跟腱愈合处反复肿痛,常说明局部有囊肿形成,需延长石膏固定2~3周,多数可自愈。

二、陈旧性跟腱断裂

陈旧性跟腱断裂通常是因为急性跟腱断裂没有得到准确诊断或合理的治疗,以及保守治疗失败所导致。因为急性跟腱断裂后部分患者疼痛感不明显,甚至有些患者休息数日后还能够继续行走,所以未及时就诊,因此导致的陈旧性跟腱断裂最为常见。因此在文献中陈旧性跟腱断裂也被称为"被忽略的跟腱断裂(neglected Achilles tendon rupture)"。国外文献报道的误诊率高达20%~30%。国内对陈旧性跟腱的报道中误诊率最高能达到66.7%。

目前划分急性跟腱断裂和陈旧性跟腱断裂的确切时间界限还没有明确的标准。相对一致的认识是跟腱断裂经过急性期之后,需要按照陈旧性断裂的治疗策略进行治疗。有的学者认为是损伤发生2周以后,也有学者认为是4~6周以后。陈旧性跟腱断裂的主要治疗方式是手术治疗。

(一)临床表现

陈旧性跟腱断裂的患者多表现为提踵无力、疼痛、跟腱局部肿胀。患者多因为活动中跛行,尤其是上下坡时出现无力和疼痛。无力和疼痛的症状会影响到患者的体育活动,甚至是影响日常生活。严重者会持续存在疼痛感。

明显的体征是患者患侧单足提踵无力及疼痛。患者俯卧位双足悬空一般可以见到患足跟骨结节较健侧低。Thompson征多为阳性,也有少数为阴性。部分患者可以触及跟腱断端之间的凹陷,或者增粗发硬的瘢痕连接。

有些症状较轻的患者会以患足不适感为主诉前来就诊。但是询问病史可以发现外伤史,或者跟腱的棒击感病史。查体中要注意检查患者患足单足提踵是否能够顺利完成,则不容易漏诊。

（二）影像学诊断

B超和MRI可以观察跟腱的损伤范围,对其瘢痕愈合情况和跟腱内是否形成滑囊进行评估。Myerson将陈旧性跟腱断裂根据缺损大小分为三型。跟腱缺损小于2cm为Ⅰ型,2cm到5cm为Ⅱ型,缺损大于5cm为Ⅲ型。Myerson建议对于Ⅰ型损伤可以采用V-Y肌腱延长后缝合修补,对于Ⅲ型损伤则应该采用V-Y肌腱延长修补联合肌腱移植。需要注意的是Myerson的分型是建立在手术中充分清理瘢痕之后的一个评价,而非术前B超和MRI测量的损伤范围。但是术前的影像学检查也是必需的,因为,我们必须在手术前充分地预计是否需要采用联合肌腱移位的方法,并且需要预先做好供体的准备（图3-4-5）。

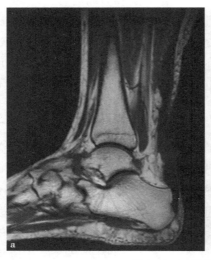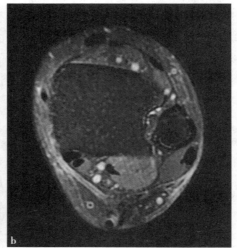

图 3-4-5　陈旧跟腱断裂 MRI 表现
a. 矢壮位 T_1 像跟腱体部为中等灰色信号,正常低信号消失;
b. 轴位 T_2 像跟腱正常信号及轮廓消失,局部可见低信号的踇肌腱

（三）手术治疗

手术治疗陈旧性跟腱断裂,是外科医生公认的首选治疗方式。因为存在跟腱挛缩、跟腱组织缺损,面临着难以直接修复或直接缝合后组织强度不足的问题。临床较为常用的方法包括V-Y肌腱延长修补、腓肠肌腱膜翻瓣修补、肌腱移位等方法。常用的移植材料包括:踇长屈肌腱、腓骨短肌腱、趾长屈肌腱、半腱股薄肌腱、阔筋膜张肌腱膜。采用异体肌腱作为补充材料重建跟腱也取得了较好的效果。文献也有报道一些作者采用了合成材料作为补充材料重建陈旧跟腱的缺损,但是面临着再断裂、感染的风险。

自体移植材料的选择主要分为局部转位移植组织和游离移植组织两种。局部转位移植组织重建,优势是可保证移植组织血供;局部取材对自身其他部位影响小。应作为首选。对于缺损较大的跟腱损伤,移植材料受限,可以选择游离移植组织。

我们强调对于断端间的瘢痕组织不需要彻底清除。手术中,只清理断端之间的脂肪组织、薄弱的瘢痕组织。剩余坚强的瘢痕组织并不彻底地清理掉,而是将其缝合在一起。国际上也有学者持相同观点。Yasuda等认为陈旧性跟腱断裂的瘢痕组织可以提供一定的强度,重建跟腱时应保留瘢痕组织,从而减小跟腱断端缺损的大小。有研究显示保留的瘢痕可以参与到跟腱的愈合过程。对于缺损较小的患者,可以采用直接重叠缝合瘢痕组织的方式,两断端之间需要重叠2cm的长度。对于缺损较大的病例,在缝合瘢痕组织的同时联合腓肠肌腱膜翻瓣修补或者联合踇长屈肌腱移位修复。联合腓肠肌腱膜翻瓣修复取材方便,对于腓肠肌影响较小,血运破坏小,但也存在着增大跟腱体积、缝合张力大等缺点。联合𧿹长屈肌腱移位肌腱强度大，血运良好，但也存在着屈𧿹力量损失等缺点。

𧿹长屈肌腱移位时根据需要移植材料的长短，可以直接在跟腱手术切口内下方分离出𧿹长屈肌腱，牵拉并在内踝下方切断。如需要的肌腱长度较长，可在第一跖趾关节内下方做一纵切口，在第一跖骨远端的位置切断𧿹长屈肌腱。需要注意的是，部分患者𧿹长屈肌腱和趾长屈肌腱在 Henry 结节附近存在腱束的连接，应予以分离。𧿹长屈肌腱的平均长度可以达到6cm，平均粗细可以达到2.8mm²，对于多数跟腱缺损可以满足要求。𧿹长屈肌腱或其他肌腱加

固修补中，远端的固定可以选择经跟骨或经肌腱两种固定方式。如跟腱远端残余组织较少，应采用经跟骨结节的固定方式：在跟骨结节跟腱止点深方横行钻4.5mm的骨道，将肌腱穿过骨道并向上 U 形返折，分别在两侧与近端跟腱断端编织缝合。也有作者将返折后的肌腱进行交叉，之后再在两侧与近端跟腱断端编织缝合。如跟腱远端残余组织较多，可以将转位的肌腱在远侧断端穿过跟腱，并向上 U 形返折后缝合固定。也有学者在跟骨结节处用挤压钉固定转位的𧿹长屈肌腱，这种方式一般不需要采取足底切口的方式取𧿹长屈肌腱全长，手术损伤较小（图3-4-6，见文末彩插）。

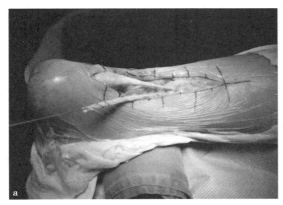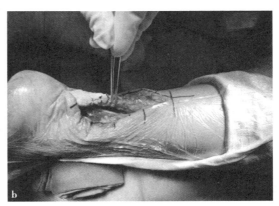

图 3-4-6　𧿹长屈肌腱转位用可吸收挤压螺钉固定在跟骨结节
a. 跟腱陈旧断裂，仅残余纤细的跖肌腱，内踝后方取𧿹长屈肌腱编织缝合；
b. 利用瘢痕组织重建跟腱，同时将𧿹长屈肌腱转位用可吸收挤压螺钉固定在跟骨结节

手术中应注意闭合跟腱深方的筋膜组织，封闭跟腱深方的空腔。如跟腱深方存在较大的空腔，术后则容易产生血肿，增加术后感染的风险。同时缝合跟腱时应注意采用贯穿缝合的方式，减少腱内的空腔，减少术后腱内囊肿发生的概率，降低跟腱的再断率。

（四）康复

患者术后应采用厚棉垫加压包扎，后托石膏或跟腱靴固定。石膏后托的长度有争议，有学者认为石膏固定范围从足趾到大腿根部，也有文献报道仅使用小腿后托。无论哪种固定方式，均应该将踝关节保持轻度跖屈位。术后6周可进行踝关节的主动屈伸练习，跟腱靴保护下部分负重，8周后可完全负重，术后半年可根据情况逐渐恢复体育运动。

陈旧性跟腱断裂的治疗与急性断裂不同，手术中通常需要清除纤维脂肪性的瘢痕组织，然后根据缺损的大小采用不同的手术方法。V-Y 肌腱延长修补、腓肠肌腱膜翻瓣修补，以及自体𧿹长屈肌腱移位加固是最常用、且疗效比较确定的手术方法。

三、跟腱末端病

（一）定义、病因、发病机制的认知和启迪

跟腱末端病（Achilles enthesopathy）是累及跟腱远端和跟骨后结节止点的病变，是引起后跟痛的常见原因。占所有跟腱疾病的20%~24%，多发生于长跑和田径运动员，也可发生于年老和长期负重的体力劳动者。

跟腱末端病主要包括：跟腱止点炎、Haglund畸形综合征和跟腱止点钙化性肌腱炎等。跟腱止点炎常常发生于跟腱位于跟骨的止点上，腱体内

的骨刺、钙化、退变、纤维组织骨化等肌腱组织学变化，临床上常表现为跟腱止点区域的疼痛，局限压痛、肿胀，影响使用并在运动或日常活动时加重。

1. Haglund 畸形综合征　包括三联征：跟腱止点炎、跟骨后上突增生（Haglund 畸形）与跟腱滑囊炎。其中跟骨后滑囊炎好发于年轻人（30 岁左右），而伴有骨赘形成的止点性跟腱炎则好发于年龄更高的人群。1928 年，Patrick Haglund 首先报道了跟骨 Haglund 畸形是引起后跟痛的病因。由于跟骨后结节肥大表现为跟骨结节后上、后外侧的凸起，行走时与鞋跟之间摩擦，导致跟腱的反复撞击，形成跟骨后滑囊炎和跟腱的无菌性炎症，同时，反复的撞击可能导致跟骨后结节增生，形成骨赘。Haglund 畸形可能与跟骨倾斜角过大有关，因此，高弓足更容易发生 Haglund 畸形综合征。跟骨后滑囊炎常常与 Haglund 畸形同时存在，跟骨后滑囊位于跟腱止点前上方，这种情况可能是单侧或双侧的，常见于跑步者和穿高跟鞋的人。

2. 跟腱止点钙化性肌腱炎　表现为跟腱止点的钙化以及肌腱周围的无菌性炎症，其发生机制主要有多种假说。其一，一些学者认为是由于跟腱的过度使用导致肌腱的退变，无菌性炎症形成，肌腱随之发生脂肪变性、钙盐沉积，最终导致肌腱钙化；其二，部分学者认为是由于反复的机械牵伸导致跟腱止点形成的牵拉骨赘；其三，新近的研究发现肌腱病的发生可能与肌腱干细胞的异常分化有关系。肌腱干细胞是肌腱细胞的唯一前体细胞，具有多向分化潜能，正常情况下分化为肌腱细胞以修复肌腱损伤，病理情况下分化为骨细胞、脂肪细胞或者软骨细胞，导致肌腱的钙化。

（二）诊断

跟腱末端病的诊断主要根据病史、查体和影像学表现。患者常常主诉后跟部位的疼痛，影响穿鞋和运动；查体可以发现后跟部隆起、跟腱止点周围肿胀和压痛、绞盘试验阳性。站立位 X 线侧位片可发现跟骨后结节肥大、跟腱止点钙化、骨赘形成（图 3-4-7）。磁共振成像可以发现跟骨后滑囊炎、跟腱炎、骨质水肿等表现（图 3-4-8）。

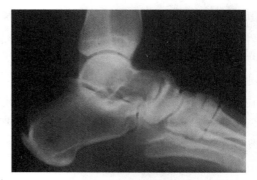

图 3-4-7　X 线侧位片可发现跟骨后结节肥大、跟腱止点钙化、骨赘形成

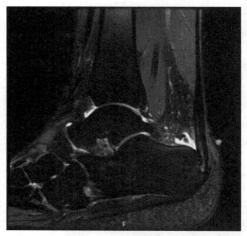

图 3-4-8　磁共振 T_2 像可发现跟骨后滑囊炎、跟腱炎

（三）治疗

跟腱末端病的治疗方法很多，首先应进行保守治疗，通常保守治疗是多种方法的混合，包括 RICE 原则、药物治疗（非甾体抗炎药，皮质激素）、矫形治疗（足跟垫、换鞋子）、牵拉和力量训练。一般而言，对于保守治疗超过 3~6 个月且疗效欠佳的患者可考虑手术治疗，保守治疗主要起缓解症状的目的，对于轻症的患者有效，对于症状较重、运动要求高的患者常常需要手术干预。手术治疗的方法包括跟骨后结节切除、止点清理术、跟腱止点清理重建术、跟骨体楔形闭合截骨术等。

1. 保守治疗

（1）离心训练：离心训练主要是主动拉长肌肉肌腱单位，包括水平面离心训练、25° 倾斜板离心训练和 Bromsman 装置离心训练，目前该治疗方法显示出了令人满意的治疗效果，有助于减轻腱病患者的疼痛和恢复肌腱的功能。

（2）注射组织硬化剂：腱内新生血管化可引

起腱的疼痛,将血管硬化剂注射到相应部位,平均经过两次注射后,短期疗效评估发现疼痛缓解,超声检查发现腱厚度缩小,结构恢复正常。由于血管数量和腱的厚度相关,注射硬化剂也缩小了腱的厚度。

（3）口服非甾体抗炎药:用非甾体抗炎药治疗腱病仍然有争论,急性期争论在于阻断急性炎症反应是否有帮助,而在慢性期只有很少或者没有炎症浸润。然而非甾体抗炎药的确有镇痛作用,不过这可能与抗炎作用无关。

（4）局部注射激素:注射激素是药物治疗腱病的常用方法。激素所有常见副作用都有可能发生（例如皮肤萎缩、皮肤色素沉着不足、潮红症状、感染和多处注射后全身吸收引起的效应）。对肌腱自身的生物力学完整性也可能有影响。注射激素可以在短期内缓解疼痛,长期疗效不确切。腱内注射是禁止的,这会导致腱的分解。腱鞘周围注射对腱影响小,更值得推荐。

（5）体外冲击波治疗:瑞士 EMS 公司发明的利用放散状冲击波治疗末端病和肌筋膜疼痛综合征的技术在 1996 年开始进行多中心对照研究,1999 年起应用于临床,在德国和其他一些欧洲国家现在已十分普及。放散状冲击波一方面可以改变人体内 P 物质的释放起到止痛效果,另一方面,可以促进血管扩张,刺激血液循环和促使新的骨组织形成。同时也通过 NO（氮氧化物）的血管扩张效果及在血管生成中所起的重要作用,使作用在疼痛部位的冲击波产生止痛效果,增加血液循环、促进代谢和组织再生;另外,冲击波可以通过抑制起活化作用的介质如二型环加氧酶 COX-2,起到抗活化的效果,以削弱任何活化的过程;冲击波还能够使机体释放自由基,通过其作用,帮助加强机体内部细胞防护机制来抵御疾病;冲击波也通过不断地刺激神经纤维增加疼痛刺激以强化镇痛效果。

2. 手术治疗

（1）跟骨后结节切除、止点清理术:开放式手术适合大多数患者,包括腱止点末端病、合并 Haglund 畸形、腱周围炎等;但对于皮肤条件较差的患者,我们要慎重选择这种手术;否则容易引起术后并发症的增加,如皮肤感染、坏死、积液等。跟腱末端病常合并有 Haglund 畸形,要充分切除跟骨后上结节骨质部分,术中的有效止血是很重要的,可以加速患者术后的康复、降低伤口感染以及术区组织发生纤维样变的概率。随着关节镜的发展,微创已经成为首选术式,对于不需要进行止点重建的患者,推荐内镜下手术,创伤小、并发症少、恢复快。

（2）跟骨后结节切除、止点清理及重建手术:对于跟腱止点病变组织切除广泛的患者要进行肌腱重建术（图 3-4-9）。如果跟腱病变部分切除超过 50%,建议使用带线锚钉移位腓骨短肌腱、趾长屈肌腱或长屈肌腱行重建手术。

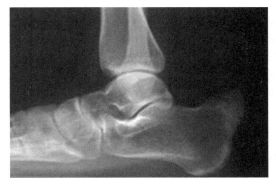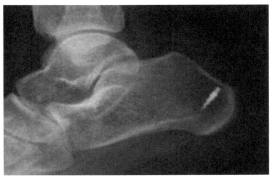

图 3-4-9　跟骨后结节切除、止点清理及重建手术

Witt 等报道 4 例患者将跟腱止点全部切除,采用缝合桥技术使用锚钉将跟腱近端重建在跟骨止点,术后 2 年左右的随访,没有患者出现跟腱断裂,功能恢复接近到患病前水平。近年来,我们在临床实践中发现,跟腱止点"足印迹"的解剖修复与重建对于恢复跟腱的运动功能,大大减少手术并发症。目前多采用双排缝合桥与无结技术（图 3-4-10,见文末彩插）。

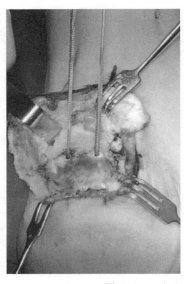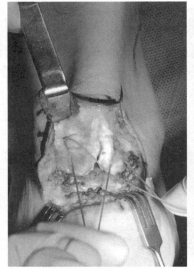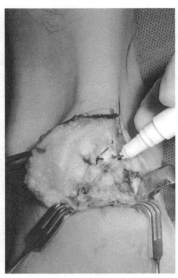

图 3-4-10 双排缝合桥 - 无结技术对跟腱止点"足印迹"重建手术

（3）跟骨体楔形闭合截骨术：跟骨闭合截骨术适用于跟腱止点炎合并 Haglund 畸形的患者，原理是通过在跟骨体部行开口向上的楔形闭合截骨，改变后跟的力线，避免跟骨后结节与跟腱撞击（图 3-4-11）。这种方法的优点是避免分离跟腱，间接地将跟腱止点向上、内移位，改变跟腱的生物力学性能，减少复发，缺点在于手术创伤较大，远期疗效有待观察。

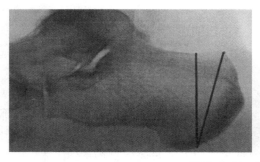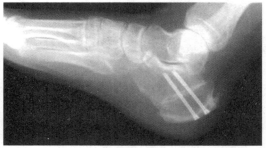

图 3-4-11 跟骨闭合截骨术

四、非止点型跟腱病和跟腱腱围炎

（一）定义、病因、发病机制的认知和启迪

非止点型跟腱病（noninsertional Achilles tendinopathy）是位于跟腱止点近端 2~7cm 的肌腱病变，包括跟腱炎、跟腱周围炎、跟腱病变、跟腱撕裂等。普通人群的发病率约为 0.2%，长跑运动员的发病率高达 9%。临床上常表现为跟腱体部的疼痛，局限压痛、肿胀，影响使用并在运动或日常活动时加重；活动时疼痛加重是其核心症状。

1. 病因　主要有两种假说：力学理论和神经血管理论。有人认为与肌腱血管的低灌注和神经递质的增加有关，循环减少导致组织缺氧和肌腱细胞减少，神经递质的增加导致肌腱病疼痛等症状；然而，大多数学者认为，是慢性劳损性因素引起，肌腱组织中细胞功能明显减退，表现为所谓的"力学退变化"。

2. 发病机制　主要有炎症介质学说、基质退变学说和干细胞分化学说等。大多数学者认为，过度的牵伸载荷导致肌腱纤维微损伤，早期释放大量的生长因子和炎症因子，新生血管形成和神经介导的炎性因子增加，肌腱细胞和胶原数量减少，蛋白聚糖、葡萄糖氨基聚糖类等重要细胞外基质的重塑，胶原纤维的紊乱，Ⅰ型和Ⅲ型胶原构成比例失调，再生蛋白和蛋白水解酶 mRNA 水平的增加等病理变化，肌腱组织中出现异位骨化和脂肪组织形成。新近的研究发现肌腱病的发生可能与肌腱干细胞的异常分化有关系。肌腱干细胞是肌腱细胞唯一的前体细胞,具有多向分化潜能,正常情况下分化为肌腱细胞以修复肌腱损伤,病理情况下分化为骨细胞、脂肪细胞或者软骨细胞,而跟腱病的病变组织常常可以发现异位骨化及脂肪浸润等表现,因此,肌腱干细胞在跟腱病发病机制中的作用有待进一步深入的研究。

（二）诊断

非止点型跟腱病的诊断主要根据病史、查体和影像学表现。患者常常主诉后跟部位的疼痛,尤其是运动时;查体可以发现跟腱体部周围肿胀和压痛（图3-4-12,见文末彩插）。站立位X线侧位片有时可发现跟腱体部钙化灶（图3-4-13）。磁共振成像可以发现跟腱周围炎性、增生表现（图3-4-14）。

（三）治疗

大部分学者认为首先应进行保守治疗。非止点型跟腱病保守治疗方法同跟腱末端病大同小异。手术治疗目标在于:切除变性的纤维组织,去除退变结节,做多个纵向切口以探查和切除肌

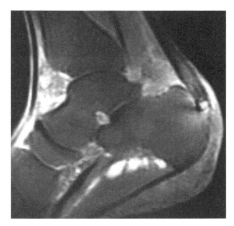

图3-4-14　磁共振成像可以发现跟腱周围炎性、增生表现

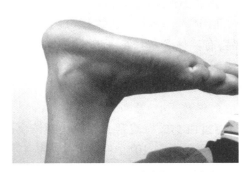

图3-4-12　查体跟腱体部周围肿胀

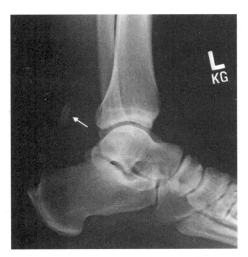

图3-4-13　X线侧位片有时可发现跟腱体部钙化灶（箭头）

腹内损伤组织,从而改善肌腱的血供情况,改善肌腱细胞基质环境,促进跟腱病创伤愈合。目前非止点型跟腱病手术方法主要包括:针刺剥离、等离子刀消融、经皮跟腱部分切除、内镜下跟腱及腱周清理、经皮腱周组织剥离、开放跟腱切除＋腱膜剥离＋肌腱移植等。

1. 保守治疗　同跟腱末端病的保守治疗方法。

2. 手术治疗

（1）传统开放跟腱清理手术:开放式手术适合所有跟腱病的患者,但对于皮肤条件较差的患者,我们要慎重选择这种手术;否则容易引起术后并发症的增加,如皮肤感染、坏死、积液等。传统开放手术切口较大,目前推荐行内镜下清理手术,主要目的是清除跟腱内的变性组织、腱周围炎性滑囊。

（2）开放跟腱清理及重建手术:对于跟腱病变组织切除广泛的患者要进行肌腱重建术。如果跟腱病变部分切除超过50%,建议使用移位腓骨短肌腱、趾长屈肌腱或长屈肌腱行重建手术,为减少伤口并发症,推荐采用跟腱内侧切口。

（3）经皮纵向肌腱切割术:经皮纵向肌腱切割术具有与传统开放式手术相似的治疗效果。在保守治疗无效的情况下,可以采用复合性经皮纵向肌腱切割术。超声检查可以帮助判断跟腱病变的精确位置。经皮手术可在局麻下作为门诊手术进行处理。患者俯卧位,患侧踝关节用沙袋垫高并固定,足部悬空。仔细触摸判断跟腱疼痛以及肿胀最为明显的地方,也可以用高分辨率的超

声检查进一步明确。局部注入 10~15ml 1% 的利多卡因进行局部麻醉。用 11 号手术刀片与跟腱的长轴平行刺入跟腱,刀刃朝向远端,此时要保持踝关节处于最大跖屈位。然后翻转刀片将刀刃朝向近端并让踝关节处于最大背伸位。然后将刀片在伤口近端及远端分别让刀片向内与向外偏斜 45° 重复上述动作。

（4）微创跟腱清理剥离术:患者俯卧位,患侧踝关节用沙袋垫高并固定,足部悬空,大腿根部放置止血带。在跟腱近端起点处内、外侧的边缘处采用两个 0.5cm 的纵向切口。另外两个切口位于跟骨跟腱止点处远端内、外侧的边缘处采用两个 1cm 的纵向切口。一把蚊式止血钳插入近端切口,跟腱边缘处进行游离松解。用 1 号爱惜邦缝线通过两个近侧端切口的前、后表面。缝线从远端切口反折,越过跟腱的前、后面。轻柔地来回锯齿样摆动切割肌腱使肌腱去血管化。该技术的特点是可刺激肌腱内新鲜血管化以促进功能恢复,但需要医生应具有更多的经验,适用于未合并腱周组织病变、Haglund 畸形等骨性结构畸形、跟腱局部病变清理后不需要肌腱移植的跟腱病患者。

（5）内镜下跟腱手术:患者俯卧位,患侧踝关节用沙袋垫高并固定,足部悬空,大腿根部放置止血带,使用直径 4mm 内镜系统,第一入路:在距跟骨结节 10~12cm 处,跟腱外侧接近腱腹连接部;第二入路:在跟骨后上结节上方内侧建立第二入路,使用刨刀清除腱旁充血、增生滑膜、滑囊组织及跟腱病变部位;如有 Haglund 畸形,可使用磨转打磨消除骨赘。建立第一入路时要紧贴跟腱外侧,避免损伤腓肠神经。内镜下跟腱手术创伤小,恢复快。用内镜技术处理跟腱病的患者,需要具有系统性内镜训练的经历,且在术前计划中跟腱病灶较大,预计 30%~50% 肌腱缺损需要带线锚钉重建跟腱止点的患者需要行切开手术。

无论采用何种手术,都应该切除肌腱腹侧的脂肪垫,因为这是患者持续疼痛的原因。住院期间,患者可在医生指导下进行小腿三头肌的静力性训练。患者可在踝关节的 3 个不同体位下进行小腿三头肌的力量训练,即:背伸位、中立位及跖屈位。在术后第 1 天患足要抬高,同时应用非类固醇抗炎药物缓解局部疼痛。踝关节可进行早期

的屈伸活动。手术第 2 天,患者可在支具的保护下负重行走,术后 2~3 天后可以完全负重。术后 4 周在理疗辅助下可进行肌肉静力性、同心及偏心收缩训练。术后 2 周可进行游泳及水中行走训练。术后 4~6 周可进行适度的跑步练习,此后逐渐增加训练强度。术后 6 周,在可以进行正常训练的时候,允许进行登山训练及间歇性训练。术后 6 个月,一般可不再进行理疗。对于开放性手术患者,术后患肢一般要石膏或支具固定 2 周,而进行康复锻炼的时间计划也要比上述要晚些开始。

五、跟腱损伤的基础研究和治疗进展

近十几年来的研究发现,生物疗法可以有效地促进跟腱的再生修复,减少复发的风险,最大限度的恢复跟腱的功能。生物制剂、细胞疗法、基因疗法和组织工程等开始逐渐应用于临床成为治疗跟腱病的新方式。

（一）生物制剂和细胞因子

1. **富血小板血浆**　富血小板血浆（platelet rich plasma, PRP）是一种含高体积分数血小板的血液制品,有液体和凝胶两种形式。有研究发现血小板能够促进血管生成、胶原合成,并慢慢开始在临床上使用,治疗各种原因导致的血小板减少和出血性疾病。美国红十字会（American Red Cross）将富血小板血浆定义为血小板浓度高于基线水平或大于 1.1×10^6 个血小板 /μl 的血浆样本。高浓度的血小板产生颗粒释放生长因子,包括血小板源性生长因子（platelet-derived growth factor, PDGF）,转化生长因子 -β（TGF-β1 和 TGF-β2 异构体）,血小板源性血管生成因子（platelet-derived angiogenesis factor, PDAF）,血管内皮生长因子（vascular endothelial growth factor, VEGF）,表皮生长因子（epidermal growth factor, EGF）,血小板源性内皮生长因子（platelet-derived endothelial growth factor, PDEGF）,上皮细胞生长因子（endothelial cell growth factor, ECGF）,胰岛素样生长因子（insulin-like growth factor, IGF）。由此产生的生长因子池被认为能促进组织的恢复,并可能在内在愈合潜力低的组织效果中明显。注射 PRP 能刺激炎症反应,并导致新的胶原沉积,与其他生物疗法一样,PRP 的目标是恢复受伤肌腱的固有特性。

2. **骨髓穿刺液** 骨髓抽吸浓缩物（bone marrow aspirate concentrate，BMAC）是由骨髓密度梯度离心产生的，通常是从髂嵴中提取的，尽管实际干细胞数量小于 0.01% 或 1/10 万有核细胞。其主要功能是将间充质干细胞（mesenchymal stem cells，MSCs）传递到损伤部位，与 PRP 一样，BMAC 也富含血小板和生长因子。体外研究表明，与前人培养的人骨髓干细胞跟腱支架相比，骨髓提取液的跟腱支架细胞增殖能力有所增强。最近的一项基础研究发现，注射骨髓细胞的大鼠跟腱模型极限负荷大于骨髓间充质干细胞处理的跟腱模型或对照组模型。术后 28 天，骨髓细胞对大鼠跟腱的极限负荷与未损伤肌腱相同。BMAC 在人体跟腱中的应用需要进一步研究。

3. **骨形态生成蛋白**（bone morphogenetic protein，BMP）

（1）骨形态生成蛋白 -12：又称生长分化因子 -7（growth differentiation factor，GDF-7），能诱导肌腱和韧带样组织的形成，促进干细胞向腱细胞的分化。

（2）骨形态生成蛋白 -2：在小鼠胚胎成纤维细胞系 C3H10T1/2 中的过表达导致骨或软骨分化。BMP-2 与细胞内蛋白 Smad 8 共表达后，可诱导新的肌腱形成，阻断 MSCs 向软骨和骨组织的分化。

（3）骨形态生成蛋白 -7：又称成骨蛋白 -1（osteogenic protein-1，OP-1），在体外对 BMP 和 GDF 家族的其他成员有不同的影响。动物研究显示 BMP-7 能够诱导大鼠软骨和骨形成，促进肌腱愈合和修复。但同时也有学者提出了相反的观点，认为 BMP-7 减少了肌腱的强度，主要作用与受伤肌腱部位的骨生长。结果不一致的原因可能是 BMP-7 参与了跟腱修复中 BMP 和 GDF 家族复杂的表达模式调控。

（4）骨形态生成蛋白 -14：又称生长分化因子 -5（GDF-5），是转化生长因子超家族的成员之一。它在细胞和基因水平对肌腱胶原蛋白起着重要作用。

4. **碱性成纤维细胞生长因子** 碱性成纤维细胞生长因子（basic fibroblast growth factor，BFGF）具有促进 I 型胶原和 III 型胶原生成的能力，这使得碱性成纤维细胞生长因子在肌腱愈合治疗中的作用引起了人们的关注。在导致瘢痕形成的固有肌腱愈合过程中，存在 I 型胶原和 III 型胶原比例的变化，寻找最佳的胶原比例是肌腱愈合的关键所在。

5. **重组人血小板源性生长因子 -BB** 重组人血小板源性生长因子 -BB（recombinant human platelet-derived growth factor-BB，rhPDGF-BB）通过多种机制促进肌腱愈合。在断裂肌腱动物模型中，rhPDGF-BB 通过增加基质重塑、胶原合成、血管生成和细胞增殖，提高机械强度和运动范围。

6. **生长因子的组合应用** 前文所提及的生长因子，如 VEGF、软骨来源的形成蛋白 -2（cartilage-derived morphogenetic proteins-2，CDMP-2）和胰岛素样生长因子 -1（insulin-like growth factor-1，IFG-1）在单独使用时均可产生积极的疗效。然而，血管内皮生长因子、碱性成纤维细胞生长因子和血小板源性生长因子的应用对跟腱修复的疗效影响不大。这三种生长因子都需要硫酸肝素蛋白多糖（heparan sulfate proteoglyca，HSPG）才能与它们各自的受体结合。损伤对 HSPG 的影响可能导致外源性生长因子治疗无效。

（二）细胞治疗进展

近年来，随着细胞治疗及干细胞治疗技术的发展，人们开始使用细胞疗法和干细胞疗法来促进肌腱的恢复。常用的细胞包括肌腱细胞、胚胎干细胞（embryonic stem cells，ESCs）、骨髓间充质干细胞（bone mesenchymal stem cells，BMSCs）、脂肪干细胞（adipose derived stem cells，ADSCs）等。Chen 等报道建立肌腱病动物模型，取自体肌腱细胞局部注射可明显改善肌腱的重塑、胶原的合成及拉伸强度的增强。2007 年，Bi 等把在人类和鼠类肌腱中发现的独特的细胞群称为肌腱干 / 祖细胞（tendon stem/progenitor cells，TSPCs），这些细胞不仅具有成体干细胞的普遍特征，而且高表达肌腱相关的基因和蛋白，例如 I 型胶原、黏蛋白 C、SCX 等，在体外单独培养可再生为类似肌腱样组织。Chen L 等的动物实验研究发现，采用肌腱干细胞和富血小板血浆复合后，富血小板血浆可明显促进肌腱干细胞增殖分化成肌腱细胞，并高度表达肌源性标志物。肌腱干细胞来源于肌腱本身，是肌腱细胞的唯一前体细胞，又具有成体干细胞克隆、增殖、分化的能力,在肌腱损伤时具有更好的生物活性和适配性,也许未来我们的研究方向可以更多地关注肌腱干细胞的应用。

间充质干细胞在治疗跟腱损伤(包括肌腱-骨愈合)方面显示出了良好的效果。骨髓间充质干细胞通过多种途径及其抗凋亡作用来增强组织修复能力。骨髓间充质干细胞的最佳培养和给药方法对于其发挥最大作用具有重要意义。有研究将干细胞涂抹在缝合线上,这样做的目的是减轻缝合线通过肌腱组织时产生的细菌存留的风险。骨髓间充质干细胞在低氧条件下能够扩大其作用,低氧骨髓间充质干细胞具有较高的增殖速度和分化潜能。移植后,低氧骨髓间充质干细胞与正常氧条件下生长的骨髓间充质干细胞相比,分泌更多的细胞因子并且具有更好的生长能力。在动物实验中,低氧骨髓间充质干细胞处理的大鼠跟腱在术后 2 周和 4 周的极限负荷明显大于正常骨髓间充质干细胞对照组。

另一种方法是对骨髓间充质干细胞进行基因修饰,锌指转录因子 Egr1-MSCs 促进大鼠跟腱样组织的形成,此外,经 Smad 8/BMP-2 工程 MSCs 处理的大鼠跟腱能够更快速地恢复生物力学性能,同时具有更大的弹性和更小的截面积。

对骨髓间充质干细胞的基因工程研究日益受到重视,旨在探索与肌腱修复有关的生长因子和细胞因子的最佳组合。

(三)组织工程支架

寻找一种有效的肌腱组织工程支架一直是一个研究热点。有研究将天然材料和人工材料进行混合,结果表明该种支架能够促进细胞的生长,同时为肌腱重建提供机械支持。除了支架的材料外,支架的长度及是否经过预先机械刺激也是影响修复的重要因素。支架的另一个重要特征可能是在降解过程中释放趋化分子,以促进祖细胞的再生。

聚羟基烷酸酯(polyhydroxyalkanoate,PHA)是一种优良的肌腱修复支架材料,是由微生物产生的聚酯组成的生物聚合物家族的一部分,用于储存能量和碳。具体而言,聚 3-羟基丁酸-co-3-羟基己酸酯(poly 3-hydroxybutyrate-co-3-hydroxyhexanoate,PHBHHx)与多种间充质细胞类型兼容,具有良好的力学性能和延迟生物降解性能。在 Webb 等人进行的一项动物研究中,PHBHHx 支架对大鼠跟腱修复的力学性能和组织学结果均优于对照组。

同时,脱细胞的肌腱组织作为支架也是一个研究的热点,这种支架是天然衍生的,它保存了肌腱细胞外基质(extracellular matrix,ECM)的自然超微结构、生化成分和抗拉强度。这些支架可以通过反复冻融肌腱和核酸酶处理来制备。

其他动物的生物材料也逐渐作为应用对象,猪小肠黏膜下层(small intestine submucosa,SIS)作为一种支架材料在许多体表系统中被广泛应用于组织重建。临床前的动物研究表明,来自 SIS 的 ECM 能够被再造成肌腱组织。SIS 保留了几种生物活性生长因子,包括 VEGF、TGF-β 和 FGF,它们可能有助于细胞迁移到支架中。

支架可以通过添加外源因子来增强功能。将外源性基质细胞衍生因子-1α(stromal cell-derived factor-1α,SDF-1α)加入丝质胶原支架中,可改善修复肌腱的生物力学性能,增加成纤维细胞样细胞的聚集,减少炎症细胞的积累,促进大鼠模型内 SDF-1α 和肌腱细胞外基质的产生。

(四)组织工程支架 + 干细胞

将两种不同的生物疗法相结合可能可以达到更好的临床疗效,通过植入干细胞支架,重建过程可以在结构上得到支持,同时增加迁移和分化为腱细胞的可能性。仅人类胚胎干细胞(human embryonic stem cells,HESCs)不足以实现肌腱的最佳再生,然而,将 HESCs 编织的丝质胶原支架植入后可以更好地分化为肌腱细胞,并通过改善愈合环境来促进肌腱再生。

除了支架材料之外,还有其他因素影响支架有效输送干细胞的能力。例如,如果细胞与胶原蛋白的比例过高,细胞就会被过多的细胞牵引力所破坏。寻找最佳的细胞与胶原比例可以增强肌腱在愈合过程中的干细胞传递。除了 ECM 组分的浓度外,这些分子的空间排列结构也影响着 MSCs 的释放。胶原纤维的空间排列可以通过调整肌腱支架的角度来改变。

(五)基因治疗

将细胞因子通过基因治疗的方法整合到靶细胞输送到跟腱病的发病部位,持续地发挥作用,分泌生长因子,促进肌腱的修复。常用的基因转染载体包括病毒载体和非病毒载体,非病毒载体安全但转染效率低;病毒载体转染效率高但因含有病毒蛋白,容易导致疾病的传播。目前发现与肌腱病相关的基因除了细胞因子,还包括 *Scx*、*SIS1*、*SIX2*、*EYA1*、*EYA2*、*THBS4*、*TNMD* 等。基因治疗是一种很有潜力的方法,大多数研究还停留在动物模型阶段,要想应用于临床还有相当长的路要走。

（六）跟腱病治疗的未来与展望

对跟腱断裂和慢性跟腱病的治疗仍然是一项临床挑战。将不同领域的生物制剂结合起来应用可能可以将疗效达到最优化。但是,一些参与生物增强途径的复杂性以及了解它们在体内相互作用依然是一个不小的挑战,今后的研究应集中于寻找这些技术在临床应用的最佳组合。

（焦 晨 郭秦炜 唐康来 赵 峰 周 游）

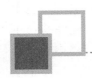

第五章　足踝部运动创伤

第一节　踝关节骨折及脱位

一、踝关节骨折

（一）踝关节解剖

踝关节是由骨和韧带结构组成。骨性结构由胫、腓骨远端与距骨组成。胫骨远端膨大向内下方突出的部分构成内踝，腓骨远端稍膨大的部分构成外踝，胫骨下端后缘稍向后突，构成后踝。距骨体呈前宽后窄形，容纳于内、外踝所形成的踝穴中。距骨体马鞍形顶与胫骨穹窿所构成的关节是踝关节的主要组成部分，其两侧的关节面还与相应的内、外踝构成关节。外踝比内踝于冠状面上低1cm左右，且较内踝偏向后方1cm左右。

踝关节的韧带结构主要包括2个韧带复合体，即下胫腓韧带复合体和内、外侧副韧带系统。下胫腓复合体将胫腓骨远端紧密联系在一起，包括下胫腓前韧带、下胫腓后韧带和骨间韧带。内侧副韧带为三角韧带，包括浅层的胫舟韧带、胫弹簧韧带、胫跟韧带和胫距后浅韧带，以及深层的胫距前后深韧带。外侧副韧带包括距腓前韧带、跟腓韧带和距腓后韧带。

（二）踝关节骨折分型

踝关节骨折的常用分型包括Lauge-Hansen分型和Danis-Weber（AO）分型。

1. **Lauge-Hansen分型**　根据受伤时足部所处的位置（旋前或旋后）和外力作用的方向（外展、内收、外旋）主要分为4型（图3-5-1）。

（1）旋后内收型：Ⅰ度，腓骨在踝关节平面以下横形撕脱骨折或者外侧副韧带撕裂；Ⅱ度，内踝垂直骨折。

（2）旋后外旋型：Ⅰ度，下胫腓前韧带断裂或附着点撕脱骨折；Ⅱ度：踝关节平面以上的腓骨远端斜形骨折；Ⅲ度：下胫腓后韧带断裂或后踝骨折；Ⅳ度：内踝骨折或三角韧带断裂。

（3）旋前外展型：Ⅰ度，内踝横形骨折或三角韧带撕裂；Ⅱ度，下胫腓韧带断裂或其附着点撕脱骨折；Ⅲ度，踝关节平面以上的腓骨横行、短斜行或者粉碎骨折。

（4）旋前外旋型：Ⅰ度，内踝横行骨折或三角韧带断裂；Ⅱ度，下胫腓前韧带断裂或附着点撕脱骨折；Ⅲ度，高位腓骨斜形骨折；Ⅳ度，下胫腓后韧带撕裂或后踝骨折。

2. **Danis-Weber分型**　基于腓骨骨折线和下胫腓联合的位置关系，将踝关节骨折分为3型和相应亚型（图3-5-2）。

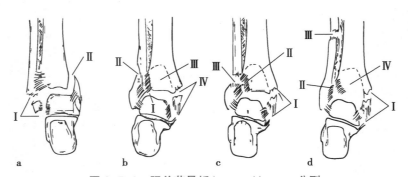

图3-5-1　踝关节骨折Lange-Hansen分型
a. 旋后内收型；b. 旋后外旋型；c. 旋前外展型；d. 旋前外旋型

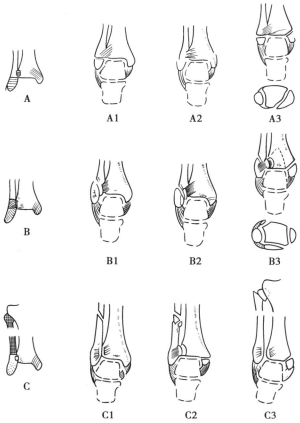

图 3-5-2　踝关节骨折 Danis-Weber 分型

A 型：下胫腓联合平面以下腓骨骨折；

B 型：下胫腓联合平面腓骨骨折；

C 型：下胫腓联合平面以上腓骨骨折

Lauge-Hansen 分型和 Danis-Weber 分型虽然分型方法不同，但是它们之间并不矛盾，并且有部分重叠。其中 Danis-Weber 分型中的 A 型骨折对应 Lauge-Hansen 分型的旋后内收型骨折，B 型骨折对应旋后外旋型和部分旋前外展型骨折，C 型骨折主要为旋前外旋型和部分旋前外展型骨折。这种对应关系虽然存在，但是不适用于所有的病例。

（三）临床症状和体征

踝关节的疼痛和功能障碍是最主要的临床症状。查体时应关注踝关节的肿胀程度以及是否存在张力水疱，对于张力水疱应当妥善处理，可以穿刺抽出水疱内的组织液，但尽量不要去除水疱表面剥脱的表皮。检查是否存在严重的踝关节畸形或关节脱位，是否有锐利的骨性断端对皮肤造成激惹，应尽早进行临时的手法复位。患肢瘀斑或者压痛的位置也非常重要，特别是内踝和小腿外侧的压痛。

（四）影像学检查

影像学检查对于踝关节骨折的诊断非常重要。踝关节骨折的 X 线片检查应包括 3 个方面：前后位、侧位、内旋 20° 的前后位（踝穴位），X 线片检查范围应包括膝关节以防止漏诊腓骨近段骨折。当骨折较粉碎或合并有后踝骨折时，CT 扫描（三维）可以清楚地显示骨块的大小和准确位置。MRI 在观察有无踝关节隐性骨折和韧带损伤方面有一定价值。

（五）治疗

1. 保守治疗　临床上对于稳定的无移位的踝关节骨折可以考虑保守治疗，此外对于全身状况较差且无法耐受手术的患者亦只能选择保守治疗。保守治疗可以使用石膏、支具等固定踝关节于中立位 6~8 周，但在早期需每隔 1~2 周复查 X 线片，如发现骨折移位应及时处理。

2. 手术治疗

（1）手术适应证：移位大于 1mm 的不稳定骨折；开放性骨折；保守治疗失败的稳定骨折。

（2）手术时机：闭合性骨折的内固定手术应在伤后 6~8 小时之内进行，否则可能产生严重的软组织水肿。如软组织状况不佳应延迟手术至伤后 1~2 周，直至肿胀消退且皮肤出现皱褶。如果不能立即行手术治疗，应先对骨折进行手法复位并临时石膏固定、抬高患肢、冰敷，这样有利于消肿和防止进一步的血管和关节面软骨压迫甚至皮肤受压缺血坏死。如果伴有距骨严重脱位而手法复位失败或者复位后石膏难以维持，可以在麻醉下复位后使用外固定架临时固定，待软组织条件恢复后二次手术进行最终的内固定。

（3）外踝骨折：踝关节骨折应首先重建外踝骨折，外踝骨折的手术入路可选择外侧入路，如果同时需要处理后踝骨折也可以选择后外侧入路。外侧入路腓骨较表浅，切口近段应小心腓浅神经。后外侧入路从腓骨肌腱的前方显露腓骨，应小心勿损伤腓肠神经。骨折复位重点需要纠正腓骨的短缩和旋转。外踝复位不良，特别是腓骨短缩，会导致距骨外移，引起胫距关节不匹配。距骨如果在踝穴内向外侧移位 1mm，则减少胫距关节的接触面积 42%；向外侧移位 3mm，关节接触面积减少 60% 以上。接触面积减少，局部应力增加，是导致踝关节创伤性关节炎的主要原因。术中可以根据"硬币征"来判断腓骨长度的是否得到恢复（图 3-5-3）。

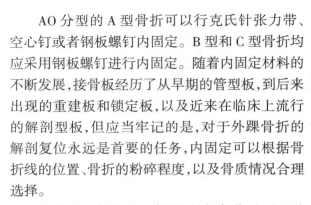

图 3-5-3　腓骨长度恢复不良，踝穴内侧间隙增宽，"硬币征"阳性

AO 分型的 A 型骨折可以行克氏针张力带、空心钉或者钢板螺钉内固定。B 型和 C 型骨折均应采用钢板螺钉进行内固定。随着内固定材料的不断发展，接骨板经历了从早期的管型板，到后来出现的重建板和锁定板，以及近来在临床上流行的解剖型板，但应当牢记的是，对于外踝骨折的解剖复位永远是首要的任务，内固定可以根据骨折线的位置、骨折的粉碎程度，以及骨质情况合理选择。

如外踝骨折线为长斜型，骨折复位后可以垂直于骨折线拧入 1 枚螺钉加压骨折端进行绝对稳定的固定，但是单纯的螺钉固定无法有效对抗骨折端的剪切力所以还应使用支持钢板进行支撑（图 3-5-4）。如外踝为粉碎性骨折，则应使用桥接钢板进行相对稳定的固定。

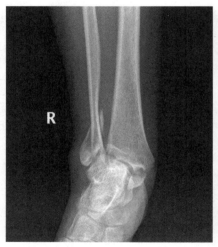
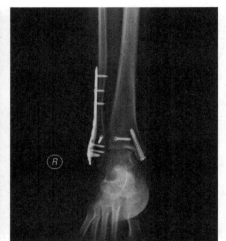

图 3-5-4　外踝骨折使用加压螺钉结合支持钢板固定

高位腓骨骨折过去往往行保守治疗，现在认为腓骨中段骨折如合并下胫腓联合损伤，影响踝关节稳定性时也应行复位内固定。腓骨头下骨折因靠近腓总神经，手术易造成腓总神经损伤，一般不予固定，但如果伴有下胫腓不稳定，可以使用螺钉固定下胫腓联合。

（4）内踝骨折：如内踝骨折的骨折线位于水平面，可以做内踝表面的纵行切口。骨折端通常有大量的骨膜嵌顿，将嵌顿的骨膜切除，复位骨折后可以视骨折块的大小使用松质骨螺钉、空心钉或者克氏针张力带进行固定（图 3-5-5）。

如内踝骨折线位于矢状面，即旋后内收型骨折，需要注意是否伴有胫骨远端关节面内侧的骨

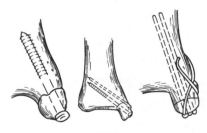

图 3-5-5　内踝骨折固定示意图

软骨骨折（塌陷）。如果合并内侧角的骨软骨骨折，手术可以沿内踝前缘做弧形切口，复位塌陷的骨软骨块，必要时可以在近端植骨。骨折可采用内侧钢板螺钉进行固定，钢板螺钉固定能够更加有效地对抗骨折的剪切力，防止主要骨折块向近端移位（图 3-5-6，见文末彩插）。

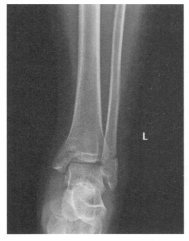
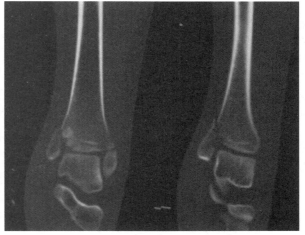
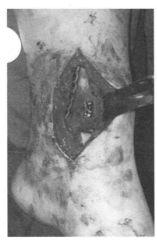
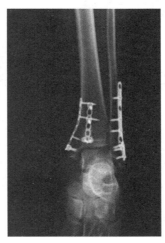

图 3-5-6　旋后内收型骨折固定

内踝骨折线位于矢状面,合并胫骨远端关节面内侧角骨软骨骨折,复位骨软骨塌陷后植骨,内踝使用钢板螺钉固定

如果 X 线片上没有发现内踝骨折,但内侧有压痛和瘀斑者应考虑三角韧带损伤的可能。关于三角韧带是否需要一期修复目前尚存在争议。

(5)后踝骨折:后踝骨折在所有踝关节骨折中的发病率为 7%~44%。在 2006 年 Haraguchi 总结了 57 例后踝骨折病例,他发现后踝骨折的形态实际上是变化多样的,根据后踝骨折的形态提出了后踝骨折的分型:Ⅰ型为后外侧斜行骨折(38 例,67%),Ⅱ型为骨折线向内侧延伸(17 例,19%),Ⅲ型为小的薄片样骨折(8 例,14%)。

传统上的后踝骨折最常发生于胫骨后外侧,即下胫腓后韧带止点部位的 Volkmann 结节,多为 Haraguchi Ⅰ型骨折。该类型后踝骨折的手术适应证尚存在争议,在 X 线侧位片如果后踝骨折块累及超过 25% 的关节面且移位大于 1mm 时,应行切开复位内固定;如骨折块 <25%,则不需行固定也能达到满意的临床效果,但近来也有生物力学结果表明当后踝骨折块大于或等于胫骨远端关节面的 10% 时,即需行复位固定,否则将改变关节内原有的接触应力,增加创伤性关节炎的发生率。

对于该类型的后踝骨折,术中将外踝解剖复位后,因为下胫腓后韧带的牵拉,常可以使后踝骨折块获得满意复位。在后踝骨折的内固定策略上目前尚存在争议,一些学者认为如术中透视见后踝骨折复位满意,可以在透视下经皮操作以 1~2 枚 4.0mm 空心钉从前向后固定,好处在于行单纯外侧入路固定外踝骨折即可,操作简单,损伤小(图 3-5-7)。而有些学者认为牵拉复位后踝骨折的成功率不确定,认为应行后外侧入路,首先固定外踝骨折,然后从腓骨肌腱和踇长屈肌之间显露后踝骨折块,直视下复位,然后根据骨块大小以螺钉或支撑钢板固定,弊端是切口较长,损伤较大,皮肤并发症较易发生(图 3-5-8)。

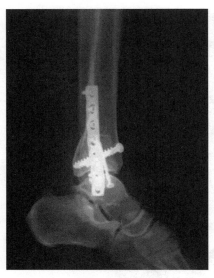

图 3-5-7 后踝骨折螺钉从前向后固定

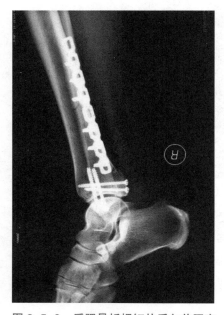

图 3-5-8 后踝骨折螺钉从后向前固定

（6）术后康复治疗：术后抬高患肢，踝关节90°中立位石膏或支具固定，冰敷和静脉泵对消肿有一定作用。3天左右疼痛减轻后开始进行足趾的主动功能锻炼。是否进行踝关节的早期主动活动尚存争议，多数医生主张如骨折固定坚强，应早期（术后3~7天内）开始踝关节锻炼，但也有研究认为，早期进行踝关节的主动锻炼与术后3~4周后进行锻炼相比并不能增加远期踝关节的活动度，且增加伤口的并发症。术后4~6周后开始部分负重练习，一般来说8周后可以完全负重。如果使用了螺钉固定下胫腓联合损伤，建议在术后12周取出下胫腓螺钉前应避免患肢负重，以降低螺钉断裂的风险。

二、下胫腓分离

下胫腓联合也称下胫腓关节，属于纤维连接关节，是一个由多条韧带组成的复合结构，包括下胫腓前韧带、下胫腓后韧带、下胫腓横韧带，以及骨间韧带。多数研究认为对于不稳定性的下胫腓联合损伤需要给予手术干预，否则会发生由应力转移所致的踝关节骨关节炎。

（一）受伤机制

踝关节过度外旋、外翻、背屈是引起下胫腓联合损伤的重要因素，其中最常见的机制为过度外旋及背屈。当外旋力作用于踝关节时，腓骨外旋，下胫腓前韧带张力逐渐增大至超过其承受能力时发生断裂；而外展暴力过大时容易引起三角韧带断裂、内踝撕脱骨折；当外旋暴力合并有足外展并累及骨间膜时，则容易造成多韧带断裂下胫腓分离。另外，当突发的外旋力合并踝关节背屈时，踝关节的损伤更容易合并腓骨下段骨折。

（二）临床表现

1. 症状和体征 患者有明确的外伤史，踝关节局部出现水肿、疼痛、活动障碍。

2. 影像学表现

（1）X线表现：临床上，对于下胫腓联合损伤的X线诊断标准很多，尚未形成统一的诊断标准，常常拍摄踝关节正侧位片、踝穴位片及踝关节应力位片。踝关节的骨折常伴随着下胫腓联合韧带的损伤，所以通过X线对踝关节骨折分型有助于对下胫腓联合韧带损伤进行诊断，在Denis-Weber分型中，根据腓骨骨折的位置相对于胫骨关节面顶部的关系将踝关节骨折分为A、B、C三型，A型为外踝骨折低于胫距关节水平间隙，很少会损伤到下胫腓联合韧带，B型为骨折位于胫腓联合水平，其中有50%发生下胫腓联合损伤，C型为骨折位于胫距关节面顶部上方，下胫腓联合韧带完全撕裂。有学者指出可以使用旋前-外旋位X线来检查下胫腓联合损伤，其在胫骨远端关节面上1cm测量下胫腓间隙和下胫腓重叠值，在正位X线片上下胫腓间隙>5mm、下胫腓重叠<10mm则说明下胫腓分离。Croft在对72名志愿者的正常踝关节侧位片进行研究后发现在踝穴弧

长中点上方 1cm 处,前胫腓间距与腓骨宽度的比值约为 40%。而我国学者刘经明则认为,可将踝关节 X 线结合 LH 分型来判断是否发生下胫腓联合分离,但无法对分离程度进行准确判断。

（2）CT：CT 可以对胫腓骨进行精确的测量,且有很多学者将 CT 三维重建用于诊断下胫腓联合损伤。我国学者王林指出在健康人群中,不论性别,胫腓重叠应 >1.66mm,胫腓重叠与自身同侧腓骨宽度的比值应 >0.09,前、后下胫腓韧带在前、后胫骨结节顶点与腓骨近点间的距离应分别 <3.71mm、4.78mm。同一个体内,左右两侧的腓骨偏转角相差应 <14.17°。结合三维重建可准确地发现 2~3mm 的下胫腓联合损伤。

（3）MRI 表现：MRI 对软组织具有较高的分辨率和敏感性,且对体位要求较小,可重复性高,且还能判断有无三角韧带的损伤,故其对下胫腓联合分离的诊断具有优势。下胫腓联合韧带在 MRI 中显示为中低信号,当韧带信号连续性中断、断端增厚、T_2 信号增强时考虑有下胫腓联合韧带损伤。Chun 认为 MRI 对下胫腓联合韧带损伤的敏感性为 91%,特异性为 100%,相较于关节镜检,MRI 可提高对下胫腓联合的可视化,这可能是其拥有较高检出率的原因,且 3.0T MRI 优于 1.5T。Kanamoto 将下胫腓前韧带在 MRI 上的影像结果定量分为：正常 1.0~3.2mm、增厚 >3.2mm、变薄 <1.0mm,以便根据其厚度在术前制订手术计划。总的来说 MRI 目前还未广泛应用于下胫腓联合的诊断中,其诊断的准确性及诊断标准还需进一步研究。

（4）B 超：目前应用超声检测下胫腓分离还较少,但其无放射伤害且在检查费用上相对其他检查方式有优势,下胫腓联合韧带与周围组织连接处的声波衰减少,而超声波可穿透下胫腓联合而显示出强回声。在术后随访中,超声作为一种经济方便的工具,也可明确了解手术的疗效。陈杰在对 61 例闭合性踝部骨折患者的研究中发现,高频超声在诊断下胫腓联合损伤时敏感度为 92.24%、特异性为 90.00%、准确度为 90.16%,结果要明显优于 X 线,与 MRI 相比无明显差异。

（5）关节镜：关节镜检常被认为是诊断下胫腓联合损伤的"金标准",术中使用关节镜在下胫腓联合的冠状面、矢状面及外旋方向的应力试验是检查下胫腓联合稳定性的可靠方法,且可在踝关节镜指导下进一步行解剖复位,精确放置固定装置。

（三）诊断

1. 术前诊断　目前临床上常用的查体方法包括以下四种,其中外旋试验结果相对最为可靠。需要注意的是这些方法可加重局部损伤,且易出现假阳性,故在临床操作中要谨慎使用。

（1）Cotton 试验：距骨有内外方向活动过多即为阳性。

（2）外旋试验：膝关节屈曲 90°,踝关节中立位,对足踝施加一外旋应力,引起下胫腓前韧带、后韧带或骨间膜疼痛即为阳性。

（3）挤压试验：于腓骨下胫腓处向胫骨方向挤压腓骨,如下胫腓韧带处出现疼痛即为阳性。

（4）腓骨横移试验：腓骨前后移动引起下胫腓处疼痛为阳性。

2. 术中诊断　侧方压力试验、术中 Cotton 试验,以及术中压力位像检查使关节间隙的变化程度增加更多,因此,这三种诊断方式比外旋试验更加可靠。此外,还可在术中进行关节镜下检查,而且踝关节镜还可以在冠状位、矢状位等多个位置同时对下胫腓联合损伤进行评估,术者可以在踝关节镜下明确损伤类型并进行准确的解剖复位。踝关节镜检查比术中 MRI 检查可以更好地实现解剖复位,更好地改善患者症状,提高患者的满意率。但是,踝关节镜的不足之处在于无法直接观察到下胫腓骨间韧带、骨间膜等结构。

（四）治疗

1. 保守治疗　对于单纯性下胫腓联合损伤可保守治疗,但可能延长治疗时间。包括冷疗、包扎、石膏固定等,但恢复时间较长（6~8 周）。

2. 手术治疗

（1）金属皮质骨螺钉：此方法为目前最常用的方法,使用直径 3.5mm 或 4.5mm 螺钉,距踝关节平面 2~4cm 的位置,穿越 3~4 层皮质骨,螺钉方向由后外向前内呈 25°~30° 与踝关节面平行,与胫骨呈直角置入。此种方法固定牢固,但为了行功能锻炼,需要二次手术取出螺钉。而且皮质骨螺钉使用个数、螺钉穿越皮质骨层数及螺钉距踝关节的距离都存在争议。

（2）可吸收螺钉：因为金属皮质骨螺钉需要

二次手术取出,生物可吸收螺钉的实用性得以体现,且相比金属皮质骨螺钉具有更好的生物相容性。最常使用的是聚-DL-乳酸(poly DL lactic acid,PDLLA)可吸收螺钉,在距踝关节上2~3cm处固定,方向为自后外向前内倾斜25°~30°,与胫骨纵轴垂直且平行于关节面,螺钉穿透4层皮质。

(3)缝线纽扣固定:缝线纽扣固定装置有很多,Endobutton装置为一种较常用的缝线纽扣固定装置,由纽扣钢板和袢环组成,袢环直径3.5mm,袢环踝关节平面上2cm处植入,穿越4层皮质骨,袢环方向由后外向前内呈25°~30°与踝关节面平行,再于袢环两侧分别穿过纽扣钢板固定。缝线纽扣固定装置允许下胫腓联合间存在生理微动,从而加速韧带愈合;无需二次手术,减少创伤。Wang在一项荟萃分析中指出缝线纽扣固定系统治疗下胫腓联合损伤术后可显著增加踝关节功能评分、关节活动度,缩短完全负重时间,而并发症发生率则更低。

(4)韧带重建:韧带重建下胫腓联合属于弹性固定的一种,常用于陈旧性下胫腓联合损伤的治疗,人体腓骨长肌腱足够坚韧且长度够长,并且由于其他肌腱能很好地代偿腓骨长肌腱的功能,故临床上常用腓骨长肌腱进行下胫腓联合韧带重建。

(五)小结

目前,对不稳定性下胫腓联合损伤的诊断尚缺乏"金标准",这就需要物理检查与体格检查相配合,针对不同患者损伤情况制订个性化的治疗策略。近年来,随着骨内植物材料技术的发展以及生物可吸收内固定的应用,使得治疗下胫腓损伤的手段逐渐增多。如何提高诊断下胫腓联合损伤的敏感性和特异性,以及如何针对不同损伤程度、损伤类型及损伤部位的特征选择合理的内固定以及内固定置入方式,都是未来尚待解决的问题。

三、踝关节疲劳骨折

(一)发病机制

疲劳骨折又称"应力性骨折(stress fracture)",最早由普鲁士军医Breithaupt于1855年提出,他发现并描述了军人跖骨疲劳骨折。1958年,Devas首次描述了运动员胫骨疲劳骨折。一般认为,疲劳骨折主要发生于军人和运动员,由于过度训练或训练不当造成,约占运动员损伤的10%。随着人们运动强度的提高,疲劳骨折在普通人群中的发病率也逐年提高。准备活动不充分、肌肉力量不足、训练量过大、反复蹬踏硬地面等均可能导致疲劳骨折。

踝关节疲劳骨折包括胫骨、腓骨和距骨的疲劳骨折,其中,胫骨疲劳骨折最为常见,也是发病率最高的疲劳骨折,占比46%~49.1%,分为前方和后方骨折。后方骨折更为常见,由压缩应力引起。前方骨折由牵拉应力引起。当胫骨承受纵行压力时,胫骨的前方产生拉张力,后方产生压缩力。同时,胫骨内部产生拉应力和压应力,其中胫骨前缘骨皮质的最高点受压力最大,过度训练、地面过硬等因素造成这种平衡的破坏,即可产生骨折。有研究报道,军人的疲劳骨折多发生于胫骨上1/3部分,而运动员多发生于下1/3部分。作者单位的观察发现,胫骨近端多于远端。此外,内踝骨折多见于体操运动员,偶见于篮球和手球运动员。

腓骨疲劳骨折多见于径赛、跳高及体操运动员,常发生于腓骨下端4~7cm。个别发生于腓骨上1/3,多见于跑步运动员。跑跳时足向后蹬,跖屈肌及姆长屈肌收缩导致胫腓骨间隙减小,过度地训练使腓骨承受长期应力,从而导致骨折。

距骨疲劳骨折少见,分为距骨体部、颈部和外侧突骨折,其中,距骨颈部骨折多见于军人,而后外侧突骨折常见于运动员,其机制与距下关节过度旋前和跖屈导致跟骨外侧突和距骨外侧突相互撞击有关。

(二)临床表现

1. 病史和症状 早期发现疲劳骨折对患者及早恢复运动非常重要。患者一般在数天或数周的过度运动后出现局部疼痛,休息后缓解,再次运动后又加重。接诊时应询问患者的创伤史、营养状况及训练、穿鞋和用药情况等,这些因素可能增加疲劳骨折的风险。

2. 体征 疲劳骨折最明显的体征是局部的压痛,附近区域可出现放射性叩击痛。大部分患者还会出现局部肿胀、步态异常或关节功能障碍。

(三)诊断

1. 物理诊断 踝关节疲劳骨折的压痛和肿

胀一般出现在损伤的部位，诊断较为明确，如若出现在长期、反复、剧烈运动后，需怀疑有疲劳骨折。鉴别的疾病包括肌腱和韧带的损伤、关节炎、肿瘤、感染等。

2. 影像学诊断　X 线可显示疲劳骨折的骨折线，但容易延误治疗，骨扫描、CT 及 MRI 可显示早期的疲劳骨折。

（1）X 线：损伤后的前两周可能没有异常表现，或仅有骨皮质增厚、硬化等表现，需要反复复查，或结合其他影像学检查确诊。X 线投照时需要将小腿内旋，使胫骨前面的骨板压痛点与胶片垂直，才能拍出骨膜增厚的表现（图 3-5-9）。X 线也可用于评估疲劳骨折愈合的情况，决定其负重的程度和恢复运动的时间（图 3-5-10，图 3-5-11a）。

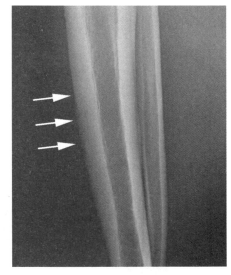

图 3-5-9　胫骨骨皮质增厚（箭头）

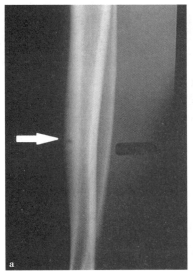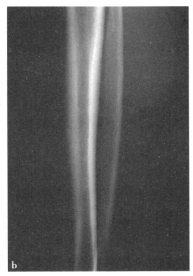

图 3-5-10　胫骨疲劳骨折（a，箭头），5 个月后愈合（b）

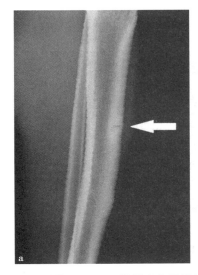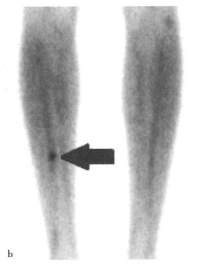

图 3-5-11　胫骨疲劳骨折 X 线（a）及骨扫描（b）（箭头）

（2）骨扫描：骨扫描是诊断疲劳骨折最敏感的方法，敏感度达100%，在症状出现的6~72小时内即可发现（图3-5-11b）。锝–99m扫描分为三个时期，急性的疲劳骨折在三个时期均有核素浓聚，而软组织损伤仅在一、二期有核素浓聚。骨扫描的最大缺陷在于特异性较差，与炎症和肿瘤较难鉴别，而且是有创操作，核素在体内可存在数

月。有些皮质骨的疲劳骨折也很难被骨扫描发现，需要CT或MRI进一步确诊。

（3）MRI：目前是诊断疲劳骨折敏感性和特异性最好的检查，可早期发现疲劳骨折，主要表现为骨髓水肿（图3-5-12）。需要注意的是，MRI上的骨髓水肿需要与患者的病史、症状相吻合，否则易误诊。

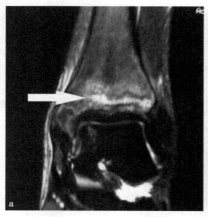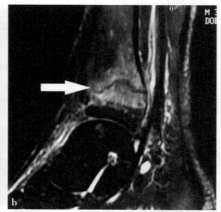

图3-5-12　胫骨疲劳骨折（箭头）
a. 冠状位；b. 矢状位

（四）治疗

总的治疗原则是停训、固定、免负重，具体各疲劳骨折的分型及治疗如下：

1. 胫骨干疲劳骨折　分为前方及后方骨折，分别由牵拉应力和压缩应力引起。后方应力性骨折多见于跑步运动员，其次是足球运动员。非负重石膏固定8~12周一般可愈合，很少需要手术，如果极少数不愈合的骨折需要髓内钉固定。前方骨折多发生于跨栏、篮球、排球等反复跳跃的运动，治疗较为棘手。分为三型：Ⅰ型，上1/3部分，

停训一段时间即可缓解症状，3个月左右可恢复训练；Ⅱ型，螺旋形骨折，多为旋转暴力所致，停训后最后多能自愈；Ⅲ型，中下1/3鸟嘴状骨折，常迁延不愈。因局部血运较差，除停训外还应长腿石膏固定，避免跑跳4~6个月。如不能治愈，可考虑植骨及内固定，愈合时间平均需要9个月。

2. 内踝疲劳骨折　一般发生于内踝及距骨胫骨顶交界处，多见于青少年体操运动员，偶见于篮球运动员，无明确外伤史，行走无疼痛，踏跳时出现疼痛，主要位于踝关节内前方（图3-5-13），

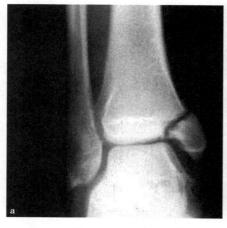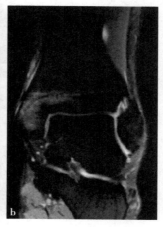

图3-5-13　内踝疲劳骨折X线（a）和MRI（b）

表现为钝痛、隐痛、酸胀感；病程长时可出现内踝的肿胀。早期发现后停止踏跳和跑步 1~2 个月后可自愈，X 线上显示骨折明显的需石膏或支具固定 6~8 周。如不愈合需切开复位内固定或植骨。

3. 腓骨疲劳骨折　多发生于跑步运动员、舞蹈演员或军人，分为近端和远端疲劳骨折，是一个损伤与修复不断重复的过程。近端骨折在停训 3~6 周后，症状可缓解。远端骨折多发生在腓骨下端 4~7cm 处，下胫腓前联合水平，皮质骨和松质骨交界处（图 3-5-14）。一旦诊断即停训或改变下肢训练方法，禁做足尖支撑动作。可用粘膏支持带从腓骨头到小腿固定 3~6 周，或局部封闭治疗，如骨折没有移位，保守治疗一般均可治愈。如骨折移位明显需切开复位内固定。

4. 距骨疲劳骨折　较为少见，易误诊，可发生于距骨颈部、体部及外侧突，颈部骨折多见于军人，外侧突骨折多见于运动员。发现后需停止运

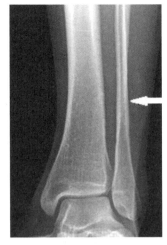

图 3-5-14　腓骨疲劳骨折（箭头）

动，免负重 6 周，一般可痊愈。

5. 跟骨疲劳骨折　可见于军人及运动员，跟骨挤压痛明显，骨折移位多不明显，MRI 可明确诊断（图 3-5-15），治疗需要减少运动，使用足跟垫。

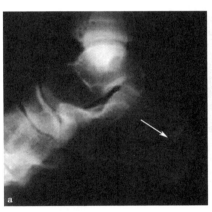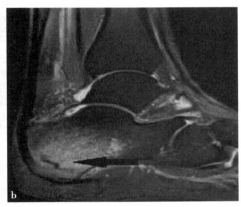

图 3-5-15　足跟骨疲劳骨折 X 线（a）和 MRI（b）（箭头）

6. 跖骨疲劳骨折　又称为行军足、march foot，多发生在运动员中，一般为第二或第五跖骨疲劳骨折，在第五跖骨中最为常见，但其表现和位置不同。早期主要损害为第二、三跖骨及其周围软组织，有人称疲劳性骨膜炎（图 3-5-16）。跑跳、竞走、马拉松时疼痛，逐渐加重表现为日常走路时疼痛，发生骨折时疼痛突然加重。足背肿胀多为较晚期症状，可触及骨膜肥厚或骨性肿大（图 3-5-17，图 3-5-18）。早期无骨折，仅有跑跳疼痛症状，可局部封闭，并停止训练，石膏固定，休息等。如有骨折，应停止训练，石膏固定 1 个月后一般可自愈。严重影响训练的，可选择手术治疗。

7. 足舟骨疲劳骨折　这是一种较少见的运动损伤，多见于跑步运动员。可在跑步途中突然发生（有受伤史），也可为逐渐劳损所致（无伤史）。早期易误诊为足舟骨周围软组织损伤，或舟距关节创伤性滑膜炎，晚期因不愈合或足舟骨变形，并继发骨关节炎，则治疗困难。早期发生后足舟骨部，特别是足背，有轻微肿胀，压痛轻重不一。第一、第二跖骨纵轴压痛明显，不能跑跳，X 线像可见骨折线。晚期除以上症状外，因跑跳时足弓塌陷，挤压骨折片使之分离，多出现不愈合，无菌性坏死及压缩变形。舟骨结节向内侧突出，前足呈轻度外展畸形，久之继发舟距、楔舟关节创伤性关节炎，完全不能训练。X 线像可见骨的无菌性坏死及骨片压缩变形（图 3-5-19）。

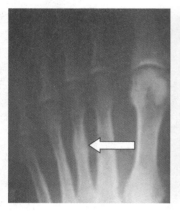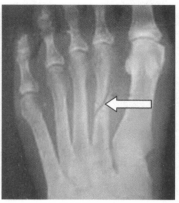

图 3-5-16　跖骨疲劳骨折（箭头）

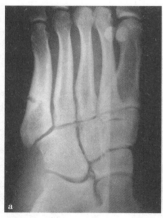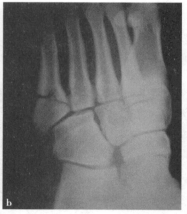

图 3-5-17　第五跖骨疲劳骨折

a. 急性；b. 慢性

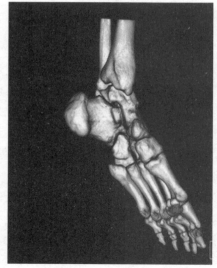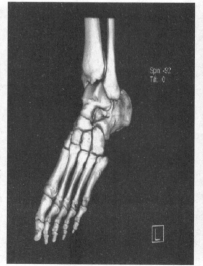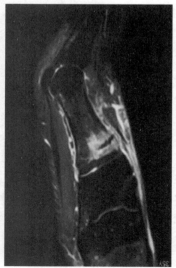

图 3-5-18　第五跖骨疲劳骨折

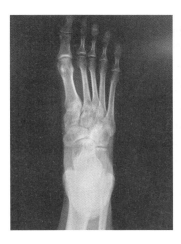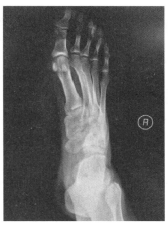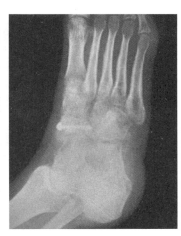

图 3-5-19　足舟骨疲劳骨折

早期发现后不管症状轻重与否都应以石膏固定，或暂不持重，1个月可愈。晚期不愈合或有坏死病例。如症状不重可暂停专项训练，无症状者可持续训练。骨关节炎较重者应行关节融合术。

除了以上常规的分型，目前还将踝关节疲劳骨折分为高风险和低风险两类，治疗原则有所不同。高风险骨折包括胫骨干前缘、内踝、距骨的疲劳骨折，这些骨折常无明确的病史，经保守治疗无效或患者有早期恢复剧烈运动的要求时，应考虑积极手术治疗。低风险骨折包括胫骨后缘、腓骨近端及远端、跟骨骨折，这些骨折一般有明确的病史，绝大多数经过固定和免负重的保守治疗可痊愈。

（五）康复

绝大多数踝关节疲劳骨折可通过保守治疗治愈，在保守治疗期间注意进行维持肌力和拉伸练习，保持肌肉力量和灵活性。同时，在下肢不负重的情况下可正常进行上肢训练。康复期间需要补充钙剂和维生素 D。

（徐海林　施忠民　胡跃林）

第二节　踝关节韧带损伤

一、踝关节外侧副韧带损伤

（一）解剖

踝关节外侧副韧带位于踝关节外侧，以腓骨远端为中心，向前、后、下发出韧带结构，控制踝关节外侧的稳定性，防止踝关节发生过度屈伸和内翻而引起损伤。它包括三个韧带：距腓前韧带、跟腓韧带和距腓后韧带。距腓前韧带起自腓骨尖

和下胫腓前韧带腓骨止点最远端之间的中点，止于距骨外侧突前缘，形态呈单束、双束或三束，主要限制距骨过度内旋和前移。跟腓韧带起自腓骨尖前方 5~8mm，止于跟骨外侧面、跟骨关节面外下方约 13mm 处，位于腓骨肌腱深方，其作用为限制跟骨过度内翻和踝关节过度内旋。距腓后韧带起自腓骨尖后方，止于距骨外侧突后缘和距骨后外侧突，具有限制距骨过度后移和外旋的功能。通常踝关节扭伤为旋后损伤，容易造成距腓前韧带和跟腓韧带损伤或者撕脱骨折。

（二）发病率

踝关节扭伤是最常见的运动损伤之一，人群发生率为 1/10 000，占运动损伤的 16%，在篮球运动中发病率可达 31.5%。运动员人群中发生率更高，优秀运动员中发生率可达 9.35/10 000。外侧副韧带损伤则占踝关节扭伤的 80%。损伤常发生于篮球、足球、排球和体操等运动项目，运动中常见损伤动作为运动中跳起落地和突然转身，意外损伤多见于跳跃落地时踩到他人扭伤和走楼梯踩空致扭伤。外侧副韧带损伤的患者年龄分布范围广泛，中老年也常见。

踝关节扭伤后治疗不当常遗留疼痛、肿胀、僵硬感和不稳等症状，接近 40% 的患者形成慢性不稳，后期是否引起软骨进一步退变尚无明确证据，但多数观点是不稳超过 7~10 年以上，软骨损伤有可能会增加，且程度会加重。

（三）损伤机制

外侧副韧带损伤常见的损伤动作为踝关节旋后跖屈伤，会造成距腓前韧带过度受力而导致损伤或断裂，而内翻暴力可导致跟腓韧带断裂。踝

关节轻度背伸位受到较大内旋暴力同样可以发生外侧副韧带损伤。少数患者在损伤发生时踝关节处于背伸位，仅受到内翻暴力，造成跟腓韧带单纯断裂。

慢性踝关节外侧不稳分为功能性不稳和机械性不稳。机械性不稳是由于外侧副韧带撕裂后出现韧带松弛，造成关节稳定性下降所致，而功能性不稳则是因关节周围肌肉力量下降、本体感觉受损或神经肌肉控制受损引发患者产生稳定性下降或反复扭伤的主观症状。功能性不稳主要通过神经、肌肉康复来改善，而机械性不稳通常需要修复或重建松弛的韧带来治疗。

（四）临床表现

1. 创伤史 踝关节外侧副韧带损伤患者均有踝关节扭伤病史，慢性不稳的患者会有反复扭伤病史。

2. 症状

（1）肿胀：急性踝关节扭伤后通常会出现肿胀。对于第一次扭伤的患者，外侧副韧带拉伤或部分断裂者肿胀程度相对较轻，而韧带完全断裂则肿胀相对较重，而对于慢性不稳的患者再次扭伤时一般肿胀程度较轻。

（2）淤青：急性期会因出血渗入皮下而出现踝远侧和足部皮下淤青。慢性不稳的患者再次扭伤时也可有淤青，一般较轻。

（3）疼痛：急性期患者会有明显的疼痛，多位于腓骨尖前方或前下方，关节内有损伤的可出现关节周围疼痛。慢性不稳的患者可因关节松弛引起慢性疼痛，内侧较多见。合并距下关节损伤可出现跗骨窦区疼痛。

（4）不稳：该症状一般出现在踝关节外侧慢性不稳的患者中，表现为踝关节反复扭伤或关节不稳感，在不平的路面行走有恐惧感，害怕"扭脚"，部分患者甚至在平坦路面行走也有类似症状出现。

3. 体征

（1）一般检查：急性扭伤后查体可见关节肿胀、局部瘀斑、压痛。如果有合并损伤则相应部位亦会有压痛。因此检查压痛应沿踝关节一周顺时针或逆时针将所有关节、肌腱和韧带结构均进行检查，以防遗漏。

（2）特殊检查

1）前抽屉试验（anterior drawer test，ADT）：本试验是检查踝关节稳定性最常用的体征。将踝关节轻度跖屈，检查者一手握住距骨，另一手握住胫骨远端，将距骨向前推移，双侧对比，如果患侧较健侧前移明显增大，提示该试验阳性，表示关节前向不稳，提示距腓前韧带松弛。

2）内翻应力试验：一手握住胫骨远端内侧，另一手将踝关节内翻，如果患侧较健侧内翻角度明显增加，视为阳性，提示跟腓韧带松弛。

3）后抽屉试验（posterior drawer test PDT）：患者俯卧位，检查者一手握住胫骨远端，另一手握住距骨，并向后施力，如果患侧较健侧后移明显增加，则本试验阳性，提示距腓后韧带松弛。距腓后韧带损伤多合并踝关节骨折、脱位，单纯距腓后韧带损伤极少见。

当门诊遇到踝关节旋后损伤的患者时，查体首先做 ADT，如果踝关节 ADT 阳性，考虑为距腓前韧带松弛，继续做内翻应力试验，如果阳性则考虑有跟腓韧带松弛。查体准确性为 85% 左右，因此进一步影像学检查是必须的。

（五）损伤分型

急性外侧副韧带损伤可分为三度，Ⅰ度为韧带的挫伤，无关节不稳；Ⅱ度为韧带的部分撕裂，关节出现轻微不稳；Ⅲ度为韧带的完全断裂，关节出现明显不稳。

（六）影像学检查

1. X 线检查

（1）踝关节正侧位：普通正侧位 X 线检查可以帮助判断有无踝关节骨折和脱位、外踝撕脱骨折、骨软骨损伤、下胫腓分离等合并伤。其中，外踝撕脱骨折与外侧副韧带损伤密切相关，多为距腓前韧带或跟腓韧带腓骨止点的撕脱骨折，位于腓骨远端前方或腓骨尖处（图 3-5-20）。

（2）应力位 X 线检查：通过测量距骨相对于胫骨位置的改变，间接判断韧带损伤情况。前向应力位检查为固定胫骨的同时，将距骨向前推动，测量距骨相对胫骨的前移程度，绝对值超过 10mm 或超过健侧 5mm 及以上提示距腓前韧带断裂（图 3-5-21）。内翻应力位检查为固定胫骨的同时，被动内翻距骨，测量距骨关节面和胫骨关节面的成角，绝对值超过 10° 或超过健侧 5° 及以上，提示跟腓韧带断裂（图 3-5-22）。如果采用特殊应力测量装置在固定值的应力下完成则更为准确。

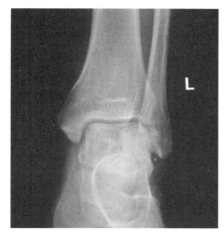

图 3-5-20　外踝撕脱骨折

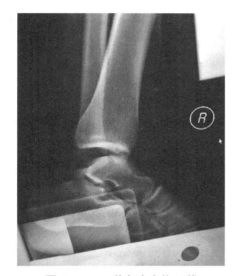

图 3-5-21　前向应力位 X 线

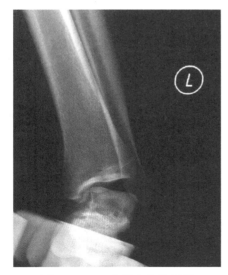

图 3-5-22　内翻应力位 X 线

2. **超声检查**　正常韧带为纤维样质地的回声，如果显示为韧带增厚、回声异常、部分连续性

丧失或连续性完全丧失视为异常。陈旧韧带损伤也可显示为韧带增厚。

3. **CT 检查**　主要判断合并的其他骨性结构损伤，例如撕脱骨折、骨软骨损伤等，对相关治疗有指导性作用。

4. **MRI 检查**　MRI 是诊断踝关节韧带损伤的主要影像学方式，可清晰地显示外侧副韧带的形态（图 3-5-23）。MRI 同时可以诊断骨软骨损伤等合并损伤。根据韧带连续性、信号强弱和韧带厚度可判断韧带损伤情况。急性损伤一般显示为韧带肿胀、变细、连续性部分中断或连续性完全中断。慢性损伤显示为韧带信号增高、增厚或韧带纤细、缺如（图 3-5-24，图 3-5-25）。磁共振造影可提高韧带损伤诊断的准确性。

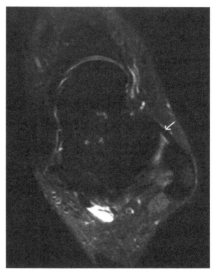

图 3-5-23　正常距腓前韧带（箭头）

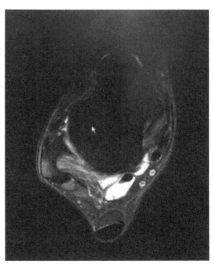

图 3-5-24　距腓前韧带急性断裂（箭头）

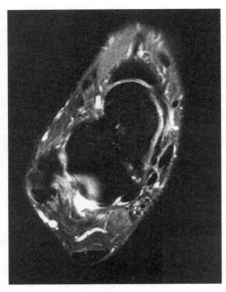

图 3-5-25 距腓前韧带陈旧断裂

（七）治疗

1. 急性踝关节外侧副韧带损伤

（1）老年患者或者Ⅰ度、Ⅱ度急性损伤的年轻患者，可采用保守治疗。早期石膏或支具制动3周，逐渐恢复负重，后期进行肌肉力量训练和本体感觉训练。伤后6周可逐渐恢复日常活动和运动。

（2）手术治疗：对于Ⅲ度踝关节外侧副韧带损伤的年轻人（包括运动员），同时合并较大撕脱骨折、距骨骨软骨骨折或踝关节内侧结构严重损伤的患者建议手术治疗。对于职业运动员或运动强度要求高的患者，踝关节负担明显大于常人，手术修补后稳定性更佳，恢复运动更早，且可以减少慢性不稳的发生，因而以手术治疗为宜。

急性韧带损伤的手术方式根据损伤的部位不同有所区别。如果韧带断裂位置位于实质部，则采用断端重叠缝合，如距腓前韧带断裂多见于实质部。如果断裂位置位于止点或者为止点撕脱骨折，则需采用韧带止点重建方式。撕脱骨折块通常不大，无法固定，需予以切除。

术后石膏固定3周，第4周起去除石膏，佩戴护踝，每日进行踝关节被动背伸和跖屈练习，并开始部分负重。术后6周完全负重，屈伸练习达正常范围。术后3个月恢复运动。

2. 踝关节外侧副韧带慢性损伤

（1）保守治疗：踝关节外侧副韧带慢性损伤一般先采用功能康复治疗，包括肌肉力量训练、本体感觉训练和各种运动能力训练。肌肉力量训练重点是踝关节跖屈肌群，通过抗阻练习、提踵练习等方式完成，可使用Biodex等速训练仪等仪器来辅助训练。背伸肌群也要适当练习，以保持拮抗肌群力量的平衡。本体感觉训练有单足站立、平衡板站立，以及特殊平衡仪器练习。在此基础上，再进行跑跳和专项训练，进而恢复完全的运动水平。

（2）手术治疗：如果出现踝关节不稳、慢性疼痛、甚至反复扭伤，则需要手术恢复关节的稳定性，主要恢复距腓前韧带和跟腓韧带的稳定性。踝关节外侧不稳的手术方式主要以解剖修复和重建为主。解剖修复手术以改良Broström术式和改良Karlsson术式为代表，改良Broström术式是将韧带实质部切断后短缩缝合，并将伸肌下支持带缝合于腓骨表面以加固距腓前韧带；改良Karlsson术式是将韧带从止点处切断，短缩后用骨道法或带线锚钉方式将韧带止点进行重新固定，愈合后形成新的韧带止点（图3-5-26）。两种解剖修复方式操作有相似之处，效果相近，均能达到满意的疗效，因而学界常将两者混淆，均称为改良Broström术式。由于跟腓韧带的跟骨止点与距跟外侧韧带的跟骨止点毗邻，对于跟腓韧带缺失而距跟外侧韧带完好的患者，可将距跟外侧韧带距骨止点游离后缝合固定于跟腓韧带腓骨止点，替代跟腓韧带。

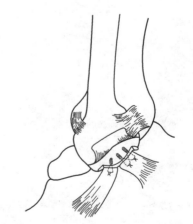

图 3-5-26 踝关节外侧副韧带解剖修复
（改良 Karlsson 术式）

对于反复扭伤后残留韧带无法使用或韧带缺失且周围无其他韧带组织可替代、韧带止点撕脱骨折较大而切除后韧带长度不足，以及合并先天性关节松弛的患者适于采用韧带重建手术，重建手术包括解剖重建和非解剖重建手术，非解剖手术由于临床效果差、并发症多，应用越来越少。解剖重建手术是取自体或异体肌腱（通常取自体股薄肌腱）和人工韧带等，分别在韧带各止点骨面上制作骨道，将肌腱穿过骨道后固定，从而重建外侧副韧带的形态和功能。距腓前韧带和跟腓韧带的腓骨止点位置接近，可以共用一个骨道。

解剖修复和重建手术都可以在关节镜下完成，文献报道和作者自身经验不少。但因韧带断端紧缩的程度在镜下不易控制，且关节镜下操作易发生神经损伤，故作者认为韧带修复手术更适宜切开手术完成。韧带重建则是取肌腱穿过制作好的骨道并固定来完成，移植物张力容易控制，镜下固定方式成熟且牢靠，创伤较小，因而适宜在关节镜下完成。

（3）术后康复

1）解剖修复术后康复：术后石膏固定3周。术后2周拆线。术后3周开始踝关节背伸和跖屈的角度练习，每个动作每日1次，练后继续石膏固定。术后第4周开始去除石膏，踝关节支具固定，每日屈伸练习，部分负重。术后6周开始内外翻练习。术后6~8周可去除支具，护踝保护，完全负重。术后3个月恢复日常生活和运动。

2）解剖重建术后康复：术后2周内石膏或支具固定，如果移植物固定牢固程度不够满意可石膏固定，如果满意则直接使用可调支具固定。术后2周拆线。术后3~12周可调支具固定。术后1周内开始进行屈伸练习。术后6周部分负重，继续屈伸练习。术后9~12周可完全负重，开始肌力练习。术后6~9个月，恢复正常活动和运动。

二、踝关节三角韧带损伤

（一）发病机制

维持踝关节内侧稳定性的结构包括内踝及三角韧带。三角韧带分为浅、深两层，浅层包括前方的胫舟和胫距前韧带、中间的胫跟和胫弹簧韧带、后方的胫距后韧带。胫弹簧韧带位于最浅层，是浅层踝关节内侧副韧带中最强有力的，几乎垂直于内踝，连接跟舟韧带的上缘，并作为胫韧带的筋膜，其腱束汇入三角韧带。胫舟韧带组成踝关节

内侧副韧带浅层的大部分，发自距骨前突前缘，进入足舟骨背面内侧，偶见汇入弹簧韧带。胫跟韧带与胫弹簧韧带相互重叠。深层连接内踝及距骨内缘，由距胫前、距胫后深层韧带组成。深层胫距后韧带发自丘间沟，连于内侧距骨结节和载距突，跨过胫距关节。胫距前韧带发自距骨前突及内踝的丘间沟，进入距骨内侧面，直至踝关节内侧面的前部。三角韧带深层较粗大，是踝关节周围韧带中最坚强的结构，弥补了内踝较短的不足，防止距骨外旋外移，已经被证明是控制踝关节距骨稳定的最重要结构。单纯三角韧带损伤概率较低，在所有踝关节扭伤中约占2.5%。

三角韧带主要限制距骨外展，完整的三角韧带只允许距骨与内踝间有2mm的间隙。踝关节旋前外旋伤和旋后外旋伤、外翻、极度内旋和被动跖屈或背伸动作都可能导致内踝骨折或急性三角韧带损伤，从而导致踝关节内侧不稳。踝关节外展时，首先损伤的是三角韧带浅层（前部），尤其是胫舟韧带和胫跟韧带，然后损伤的是三角韧带深层。三角韧带的强度要大于外踝韧带，因此受到很大的力量才会撕裂。浅层断裂后踝关节仍保持稳定，但浅、深层如同时断裂，距骨倾斜将明显增加，若再合并下胫腓联合韧带损伤，则踝关节极不稳定，易造成踝关节半脱位。撕裂的部位多发生于韧带体部，接近距骨止点（多数情况）。尤其在遇到外旋暴力未出现内踝撕脱骨折时，三角韧带有可能自骨性附着点处撕脱。踝关节骨折伴三角韧带损伤时踝穴极不稳定，当踝关节跖屈时距骨容易过度倾斜和外旋。研究表明距骨向外移位1mm，胫距关节接触面积减少42%~51%。胫距关节接触面积减少，局部应力集中，就容易导致关节退行性改变。容易发生三角韧带损伤的运动项目包括足球、篮球、橄榄球等。

单纯的慢性内踝不稳较为少见。Hinterman对148例慢性踝关节不稳患者进行关节镜探查发现，40%患者存在三角韧带损伤，且均合并外踝韧带损伤。合并三角韧带损伤的慢性踝关节不稳患者软骨损伤发生率明显增加，可达到98%。此外，慢性三角韧带功能不全还可发生于胫后肌腱失用及有踝关节融合史的距骨外向倾斜患者。对于成年获得性平足、胫后肌腱失用的患者除了三角韧带损伤的一般体征，还可伴有前足外展、多趾

征等。对于踝关节内侧不稳,还应注意一种动态不稳,即在走路过程中当单足负重的瞬间,出现明显的内侧不稳,导致踝关节呈外翻状态,甚至出现身体的晃动,这就是典型的踝关节弹簧韧带损伤的表现。

(二)临床表现

1. **病史和症状** 急性踝关节内侧不稳可有以下几种损伤病理情况:①单纯踝关节内侧副韧带损伤、单纯内踝骨折或内踝撕脱骨折;②内踝骨折合并其他骨折,如外踝骨折和后踝骨折(即所谓双踝骨折和三踝骨折);③内侧三角韧带损伤。急性损伤患者一般表现为关节肿胀、疼痛、活动受限。慢性损伤患者会主诉走路时踝关节周围酸胀不适或疼痛,偶有"打软",在上下楼或不平的路面上行走时尤其明显,还可出现踝内侧和前外侧的疼痛,可出现反复扭伤和关节疼痛、肿胀,严重者基本失去运动能力。

2. **体征** 急性损伤患者可出现踝关节内侧肿胀、瘀斑、内踝前下方局部明显压痛等,尤其是在受伤当时,第一时间检查患者,可通过压痛点和局部触诊判断是内踝骨折还是双踝骨折,或是单纯内侧副韧带损伤。通过中立位被动外旋外翻踝关节触诊胫距前韧带(三角韧带浅层的前部)的形态是否完整,张力是否正常。急性期怀疑内侧副韧带损伤时还需注意下胫腓联合的检查,包括下胫腓前联合的压痛、小腿(踝上)横向挤压试验、抗阻外旋试验等,避免漏诊。慢性期主要检查内侧副韧带的张力和松弛程度,局部触诊可判断韧带的形态和张力(即检查者一只手握住患者的中足和前足,使其被动外翻、外旋,另一只手检查关节间隙),如果踝关节前内间隙有空虚感,甚至直接可以触到内踝前缘和距骨,说明内侧副韧带张力很差,或已经断裂。外旋位前抽屉试验可用于判断韧带松弛程度。

(三)诊断

1. **物理诊断** 单纯的三角韧带损伤比较少见,大多数三角韧带损伤都合并外踝韧带损伤、外踝骨折或下胫腓损伤等。急性三角韧带损伤时,主要表现为踝关节前内和前下方的肿胀、压痛、瘀斑,如肿胀和压痛点主要位于内踝,提示内踝骨折的可能性较大。急性三角韧带断裂还可在局部(前内间隙)触及韧带张力的减低或空虚感,透

过皮肤可直接触及内侧胫距关节间隙,被动外翻外旋时,有明显的凹陷,说明三角韧带浅层的正常形态和张力均消失。内踝稳定性检查包括外翻应力试验和旋前位的前抽屉试验,以及被动外旋外翻检查。通过下胫腓前联合的压痛、抗阻外旋试验及下胫腓横向挤压仔细检查下胫腓联合损伤情况。通过肌力检查仔细排除胫后肌腱、踇长屈肌腱、趾长屈肌腱损伤,此鉴别诊断非常重要。诊断踝关节内侧不稳的要点为:①明确的踝关节扭伤史;②踝关节前内和前下方的肿胀、压痛、瘀斑;③被动外翻外旋时前内间隙可见凹陷,三角韧带浅层的张力减低或消失、有空虚感,透过皮肤可直接触及内侧胫距关节间隙;④踝关节抽屉试验阳性特别是外旋外翻位抽屉试验;⑤通过影像学检查判断是单纯踝关节三角韧带损伤,还是踝关节骨折合并三角韧带损伤,以及是否合并踝关节其他损伤(如下胫腓联合损伤);⑥应还注意检查是否合并有踝关节内侧弹簧韧带损伤;⑦还应与胫后肌腱失用、踇长屈肌腱、趾长屈肌腱损伤相鉴别。

2. **影像学诊断** 诊断踝关节内侧不稳的辅助检查包括 X 线、CT 和 MRI 以及 B 超检查。X 线可发现内踝骨折、内踝撕脱骨折块、内踝间隙增宽等表现。踝关节的内侧间隙增宽被认为是三角韧带深层撕裂的诊断依据。负重位 X 线片对于判定是否合并踝关节内侧副韧带损伤具有重要意义。外翻应力位 X 线片在三角韧带完全断裂时可有异常表现,但部分撕裂时可无异常发现。

CT 可提供更加准确的骨性损伤证据,并可观察骨折移位情况和骨折块的位置和大小,对制订治疗方案至关重要。MRI 对于诊断踝关节内侧三角韧带损伤最为准确,可提示三角韧带损伤的程度和范围,包括深层、浅层。胫舟和胫距前韧带可在横断位 MRI 显示,胫距和胫跟韧带可在冠状位 MRI 显示(图 3-5-27)。但需注意,部分踝关节外侧副韧带损伤的患者 MRI 也会显示三角韧带张力和形态异常,需要结合物理诊断进行排除。B 超检查的准确与否与检查者的水平密切相关,需根据医院自身情况决定是否进行,否则容易出现假阴性、假阳性的结果,造成判断失误,影响治疗方案的制订。

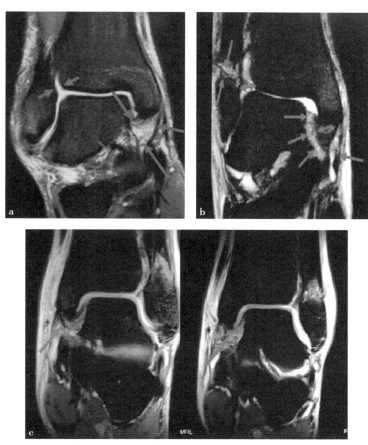

图 3-5-27　踝关节内侧副韧带（箭头）MRI 表现

a. 正常；b. 完全断裂；c. 部分断裂

　　慢性内踝不稳患者在 X 线上可表现为踝关节内侧间隙稍增宽，但需仔细排除外踝骨折不愈合或陈旧的下胫腓联合损伤。Hintermann 将三角韧带损伤分为三型：① Ⅰ 型损伤为三角韧带近端撕裂或撕脱；② Ⅱ 型损伤为三角韧带中度撕裂；③ Ⅲ 型损伤为三角韧带和弹簧韧带远端撕裂或撕脱。

（四）治疗

　　1. 保守治疗　单纯损伤并不多见，常常合并外踝骨折等外侧结构的损伤。三角韧带浅层撕裂一般可通过保守治疗痊愈。急性期保守治疗除冰敷、加压包扎外，需用石膏将踝关节固定在轻度内旋内翻位，维持 6~8 周后改为硬质护踝（护踝的内侧和外侧均有支撑物），满 6 周开始踝关节的持续被动活动（continuous passive motion，CPM），活动后需进行冰敷。满 8 周可扶双拐在护踝或跟腱靴保护下开始部分负重行走，行走的时间和距离要循序渐进，逐渐增加，切勿超前训练。行走后也要严格冰敷，防止踝关节肿胀影响韧带愈合和康

复计划的实施。受伤后 12 周方可扶双拐逐渐完全负重行走。后期注意加强肌肉力量训练、平衡及本体感觉的练习。

　　三角韧带急性损伤后是否手术治疗一直以来存在争议。以往学者们更多关注的是外侧副韧带对维持踝关节稳定性重要作用，而内侧副韧带的作用常被忽视，大多采用保守治疗，甚至很随意地用普通护踝"固定"。研究表明，保守治疗后，内踝间隙修复的是瘢痕组织，力学强度较差，而手术缝合特别是行内侧韧带止点重建的韧带组织力学强度高，抗拉力较好。随着人们对运动功能的要求日益提高，同时，早期未修复三角韧带患者负重后出现了内侧间隙的疼痛和不同程度的关节不稳，影像学检查发现内侧间隙增宽，甚至创伤性关节炎，使得更多的足踝外科及运动医学医生越来越重视三角韧带的早期修复。虽然对于踝关节旋前外旋伤或者旋后外旋伤（即外踝骨折合并下胫腓分离及内侧副韧带断裂的联合损伤）手术中是否修复内侧副韧带仍然存在争论，但随着人们对

内侧副韧带重要性认识的提高,主张早期修复的学者越来越多,他们认为在处理完骨折及下胫腓分离损伤后应在关节镜下或切开仔细探查内侧副韧带损伤情况,针对不同人群及其对踝关节保守治疗功能要求的不同决定是否修复内侧副韧带。

作者认为以下情况可以考虑不进行三角韧带的修复:①患者年龄偏大,或对踝关节功能要求不高者;②患者全身状况欠佳,不能耐受长时间手术者(将必须处理的骨折和下胫腓分离固定后需尽快完成手术,减少并发症的出现);③内侧皮肤条件差,内侧切开可能增加感染机会者;④外踝骨折经钢板内固定后和下胫腓螺钉固定后踝穴恢复正常(内侧间隙无增宽表现)。除此之外,应当尽可能对三角韧带深层和浅层分别进行修复。

陈旧的三角韧带损伤包括两种情况:①内侧间隙轻度增宽,不合并外踝骨折和下胫腓关节分离;②内侧间隙明显增宽,合并外踝骨折和下胫腓关节分离。作者认为两种损伤应根据患者具体情况(年龄、性别、职业、目前状况对生活和工作,以及走路和运动的影响程度)制订相应的治疗方案。对于年龄较大、对踝关节功能要求不高者,对于不经常发生踝关节不稳及不常参加剧烈体育活动的人均可以采取保守治疗,包括理疗、硬性护踝保护,对踝关节轻度外翻者应佩戴功能矫形鞋垫予以矫正,康复训练包括胫后肌力量训练、控制体重、本体感觉训练等。经过 6 个月左右的观察,应对保守治疗的效果进行评估,决定下一步治疗。

2. **手术治疗**　应根据患者的各方面情况进行术前的综合评估,并与患者进行充分沟通,使其认识到手术的复杂性和可能获得的功能改善程度,以及术后康复过程中可能遇到的问题(患者自己对于康复的态度与最终结果的关系)等。

(1)手术指征(作者建议)

1)急性踝关节内侧三角韧带深、浅层均断裂者。

2)急性病程,但影像学资料未能清楚显示踝关节内侧三角韧带断裂情况,关节镜探查证实完全断裂者。

3)慢性病程,陈旧踝关节内侧副韧带损伤,踝关节力线尚可(正侧位,与正常偏差不严重)

者,年纪轻,运动员,对踝关节功能要求高、还想参加体育活动者。

4)病史较长,诊断明确,严重影响走路和生活质量,踝关节内侧间隙明显增宽,踝关节力线较差,或经常发生踝关节不稳伴有踝关节疼痛肿胀者,经 3~6 个月保守治疗效果欠佳者。

(2)手术方法

1)关节镜探查:三角韧带损伤患者首先需常规行关节镜探查,采用踝关节镜前内、前外入路。前外侧入路进镜,前内侧入路进器械进行探查和操作。关节镜下可观察到三角韧带损伤的部位和范围,正常胫距前韧带在关节镜下显示为均匀的纤维组织,张力良好。三角韧带深层在镜下难以直接观察到,可用探钩检查其完整性,并评估内踝间隙,正常情况下内侧间隙能容纳 2mm 探钩进入,如果超过 4mm 提示三角韧带深层断裂或严重损伤(图 3-5-28,见文末彩插)。

2)切开修复韧带:随着带线锚钉的出现和手术技术的发展,三角韧带修复的手术难度降低,手术时间缩短,固定更加牢固可靠。此外,由于锚钉尾线本身具有较大的力学强度,可以在韧带完成修复前起到牢固固定和减张的作用,便于早期康复活动和负重。

手术时,沿内踝前下方做纵行弧形切口,切开皮肤后注意保护大隐静脉,此时即可见到损伤的浅层内侧副韧带(胫距前韧带),沿撕裂口向内下方,再次用探钩探查三角韧带深层。根据情况在距骨侧放置锚钉,将韧带缝合固定。三角韧带浅层一般采用不可吸收缝线进行缝合。作者经验为合并外踝骨折时,先将骨折的外踝 100% 解剖复位,再分层修复内侧副韧带。具体操作为带线锚定缝合三角韧带深层后暂不打结固定,在内踝尖上方 15mm 处用 2mm 直径的克氏针钻孔 2~3 个,从前后丘之间穿出。再用细钢丝经内踝表面的上述骨孔中,将锚钉缝线分别拉出。然后缝线从内侧副韧带断裂的浅层穿出,将踝关节置于内收内翻位拉紧缝线打结。此时应探查胫距前韧带残余组织的多少,来决定是否使用锚钉来进行止点修复。术中透视确定内踝、外踝、后踝及下胫腓联合解剖复位的情况。

陈旧损伤时,关节镜下应彻底清除内侧间隙的瘢痕组织,同时评估残余韧带组织,如组织足够

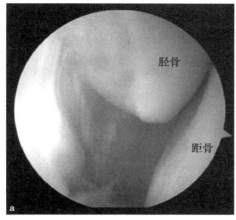
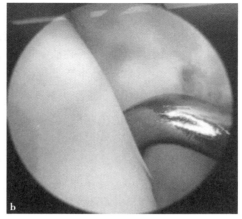
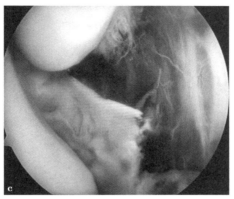

图 3-5-28　胫距前韧带镜下表现
a、b. 正常；c. 胫距前韧带断裂

牢固，可采用游离后锚钉固定在胫骨或距骨侧。如组织缺乏，可采用分离部分胫后肌腱、趾长屈肌腱或取用腘绳肌腱等重建三角韧带。

　　Wiltberger 和 Mallory 的重建方法是在内踝上建立骨隧道，然后将胫后肌腱延长轴切开，其背侧部分可以保留胫骨后肌的功能，而肌腱跖侧部分可通过内踝上的骨隧道固定；Deland 等的方法是在距骨和内踝尖上分别建立骨隧道，再将腓骨长肌腱移植进入两处骨隧道中；Kitaoka 等的方法是将踇长伸肌腱游离，在内踝和内侧楔骨上建立骨隧道，然后将肌腱分别固定于两个骨隧道中；Hintermann 等介绍的方法是在内踝和舟骨结节上建立骨隧道，然后将游离的踇肌腱固定于两个骨隧道中；Myerson 的方法是在胫骨、距骨和跟骨上制作骨道，将腘绳肌腱编织成 "Y" 型移植物，引入骨道固定后分别替代三角韧带的浅层和深层。有学者用三维有限元法对比 Wiltberger、Deland、Kitaoka 和 Hintermann 4 种修复方法重建踝关节内侧韧带后的效果，结果显示 4 种重建方法均不能使踝关节生物力学完全恢复正常，其中 Kitaoka

法在恢复踝关节外旋稳定性上最有效，Deland 法在恢复踝关节外翻稳定性上最有效。提示对于三角韧带深层慢性损伤患者，有时单纯韧带重建术尚不足以矫正内侧不稳，尤其对后足解剖结构不良的患者。对严重内翻畸形患者，可考虑行胫跟关节融合术。

　　（3）手术技巧及注意事项：锚钉应置入距骨体部或内踝，勿穿入距下关节或踝关节；三角韧带深层解剖位置比较深，如距骨附着点断裂时，往往需牵开胫后肌腱方可显露；植入锚钉前需要对韧带止点处的骨质进行新鲜化处理，以促进韧带止点愈合。

　　（五）康复

　　（1）术后早期：急性损伤石膏固定在轻度内翻内旋位，4 周后开始踝关节被动活动（陈旧损伤石膏固定应不少于 6 周）。换用硬质护踝继续固定。满 6 周后患肢开始部分负重（陈旧损伤固定应不少于 8 周）。

　　（2）术后 1 天到拆除石膏之前（术后 4~6 周）：每天活动脚趾，并进行股四头肌的收缩、膝关节活动,以及直抬腿练习。扶拐下地(患肢禁止负重)行走以完成日常生活。

(3)术后 4~6 周:去除石膏后佩戴硬质护踝至术后 12 周。每天进行关节被动屈伸活动度练习,避免踝关节的外翻、外旋动作。每日冰敷 3~5 次,每次 30 分钟。下地活动时部分负重,逐渐延长行走距离和时间。强化股四头肌力量练习,无痛范围内增加小腿肌肉的收缩练习。

(4)术后 10 周:弓箭步屈膝踝背伸练习,每次活动疼痛程度控制在 2 分内。踝关节被动活动基础上,增加踝关节主动活动。佩戴硬质护踝拄拐完全负重行走,逐渐延长步行距离和时间,以不引起第 2 天踝关节的肿胀、疼痛为宜。开始进行踝关节被动内外翻练习。

(5)12 周之后:①下蹲练习,每次活动 10~20 分钟,1 次 /d;②踩斜板,每次活动 10~20 分钟,2 次 /d,活动后冰敷。上述训练基础下,逐步增加踝关节抗阻活动,如提踵、弹力带屈伸抗阻训练等。门诊复查后手术医师决定是否进行内外翻抗阻训练。

(6)何时开始恢复运动需根据康复情况而定。参加体育运动前应进行全面评估,切勿过早进行剧烈跑跳和非周期性运动。

三、踝关节韧带损伤的最新进展

(一)修补还是重建?

依据对损伤韧带的评估,主要有修补和重建两种手术方式供选择。

修补手术中,最经典并且被应用最多的术式是 Broström 术及其改良式。1966 年,Broström 提出即使损伤数年后,直接缝合(修复)断裂拉长的韧带仍是可能的。外踝韧带解剖修补可获得满意的功能结果。该手术方法将 ATFL 和 CFL 损坏拉长的残端分离、重叠短缩 3~5mm,并在骨止点重新附着。90% 的患者对运动功能满意,影像学证实关节松弛后遗症少见。在以后的演变过程中,出现腓骨侧剥离韧带并以铆钉进行紧缩缝合的改良术式并成为主流。为增强修补强度,Could 改良术式用伸肌下支持带来增强缝合的韧带,得到了广泛应用。

重建手术按照是否恢复韧带的正常解剖结构,使踝关节的外侧韧带复合体恢复原始的生物力学状态分为解剖重建和非解剖重建。目前主流采用解剖重建的术式,在韧带原有止点建立隧道并重建韧带。

当韧带残端质量良好时,首先考虑外侧踝关节韧带修补手术。在翻修手术、BMI 过高、韧带残端质量较差、长度不足或完全吸收等情况下,建议选择重建手术。

(二)解剖学重建还是非解剖学重建?

非解剖重建以功能重建为主,重建韧带的起止点不一定位于原韧带的解剖起止点。而解剖学重建的原则是恢复韧带的正常解剖结构,使踝关节的外侧韧带复合体恢复原始的生物力学状态。

Waston-Jones 手术、Evans 手术和 Elmslie 手术均采用腓骨短肌腱重建 ATFL 和 / 或 CFL,并均可取得较好的疗效。Waston-Jones 手术同时重建了 ATFL 和 CFL 两根韧带,该手术存在两个技术难点:①距骨颈处的骨隧道不易建立;②腓骨短肌腱长度不足。Evans 手术克服了以上不足,但其仅仅重建了 CFL。Chrisman 和 Snook 通过研究发现 Waston-Jones 手术后仍然存在距下关节不稳的情况,他们认为 Waston-Jones 手术中被拉到第五趾骨基底部的腓骨短肌腱与 CFL 的原始走向垂直。基于此,他们一同改进了 Elmslie 手术来加强外踝和距下关节。Chrisman-Snook 术式将腓骨短肌纵行劈开,用其中一半重建两条韧带,其优点是:①重建了距腓前韧带和跟腓韧带;②同时稳定了胫距关节和距下关节;③避免牺牲整条腓骨长肌腱;④手术操作简单。

但以上手术的主要缺点是非解剖重建,并且牺牲了踝关节周围原本正常的解剖结构(腓骨短肌),从而导致运动学改变、关节活动受限和重建后的韧带功能逐渐衰退,远期可能导致踝关节和距下关节退变、再手术率高、运动功能不满意、疗效变差。因此不作为踝关节外侧韧带手术的首选手术方式。

1968 年 Weber 首先使用跖肌腱重建 ATFL。该术式分离跖肌后,分别在距腓前韧带的腓骨和距骨点钻孔,移植肌腱 8 字穿过骨隧道。该术式已非常接近解剖重建,并且术后可获得较为满意的长期效果。随着解剖重建概念的提出和推广,前述非解剖重建术式已逐渐弃用。

1992 年,Colville 等人提出了建立骨隧道解剖重建 ATFL 和 CFL，并与其他非解剖重建术式进行了生物力学对比研究，发现解剖重建能有效对抗距骨前移、内翻及倾斜，且不影响距下关节。

解剖重建的关键在于寻找损伤韧带的解剖起止点，目前认为 ATFL 在解剖和功能上可以分为上、下两部分，ATFL 下束与 CFL 存在结缔组织联系。ATFL 上束则起到传统认为的 ATFL 功能，也是踝关节扭伤时最容易损伤的部分。有 56% 以上的人存在 ATFL 双束的结构，该解剖观点的提出使我们的解剖重建技术变得更为精确。例如，在术中探查时，沿着 ATFL 下束就可以找到 CFL，可以在两者连接处进行铆钉植入紧缩缝合或制作隧道进行韧带重建。而对于 ATFL 重建可以将铆钉植入位置或隧道止点上移至 ATFL 上束止点。

此外，对于 ATFL 和 CFL 分界点的确定对韧带重建也有一定指导意义。Matsui K 等发现恒定存在的腓骨骨性突起距离 ATFL 和 CFL 分界点约 2.7mm，可以有效指导术中骨隧道的制作。

（三）开放手术还是镜下手术？

1931 年，Bruman 在一项基于解剖研究的文章中指出，由于踝关节的关节间隙狭窄、关节面向上突出的固有解剖特征，关节镜不适合应用于踝关节。随着手术器械的发展和外科手术技术的提升，关节镜用于踝关节损伤的诊断和治疗适应证逐渐扩大。20 世纪 90 年代，Hawkins 和 Ferkel 首次提出使用关节镜修补 ATFL，但由于该手术难度大、并发症多、手术时间长和疗效结果存在争议的原因，镜下修补 ATFL 的术式并未受到广泛接受。近年来，随着技术不断发展，镜下修补逐渐成为一种技术上可行、疗效可靠的术式。对于关节镜下修补踝关节外侧韧带的高级别证据研究逐渐增多，多项研究显示两者在功能恢复等疗效方面无显著性差异。而镜下手术因损伤范围小、恢复运动功能时间所需时间短、手术过程中可以同时处理踝关节腔内伴发损伤的优势得到越来越多的认可。此外，解剖力学研究也显示，传统切开修补手术和关节镜下修补手术后的韧带在强度、张力等方面无明显差异。

镜下修补踝关节外侧副韧带手术正逐渐得到广泛接受及应用。但限于镜下韧带重建手术技术要求高、开展时间较晚，目前其与开放韧带重建手术的对比研究较少，还需更多的临床研究为镜下韧带重建手术的疗效提供支持证据。

（胡跃林　焦　晨　华英汇）

第三节　踝关节骨软骨损伤

一、距骨骨软骨损伤

1856 年，Monro 首先报道了踝关节内骨软骨性游离体。1888 年，König 用剥脱性骨软骨炎一词描述膝关节内游离体。1922 年，Kappis 将踝关节类似病变称为剥脱性骨软骨炎。1959 年，Berndt 和 Harty 详细描述了一组踝关节扭伤导致的距骨骨软骨损伤的病例，根据 X 线表现进行了分期，并称之为经软骨的距骨切线骨折。在后来的文献中，这类疾病又被称为距骨骨软骨病、经软骨距骨骨折、隐匿性骨软骨骨折等，因为疾病的病因、临床表现和治疗原则与方法基本相同，目前统称为距骨骨软骨损伤。

（一）发病机制

距骨骨软骨损伤的病因和机制并不完全清楚，主要与以下因素有关：

1. 外伤　研究表明，踝关节骨软骨损伤是踝关节扭伤后的常见损伤。Berndt 和 Harty 对踝关节旋后损伤导致距骨穹窿骨软骨损伤的机制进行了报道，认为距骨穹窿骨软骨损伤有两个好发部位：外侧和内侧，踝关节内翻及背伸易导致距骨穹窿外侧与外踝撞击，从而产生骨软骨损伤，而距骨穹窿内侧病变通常发生于踝关节处于内翻及跖屈位时。57% 的距骨穹窿骨软骨损伤发生于内侧，43% 位于外侧，但部分患者并无明显的外伤史。内侧病损多位于关节面的中后 1/3，呈杯状，骨软骨块不容易移位；外侧病损多位于关节面的前中 1/3，呈浅碟状，骨软骨块容易移位。与一次严重的扭伤不同，反复、多次的微小创伤，会导致关节软骨的异常应力，最终进展为慢性的骨软骨损伤。病理切片显示，骨软骨块表面的关节软骨细胞通常变性，但仍存活，而骨性部分有坏死表现，关节滑膜有炎症及增生表现。

2. 缺血　Campbell 和 Ranawat 认为距骨骨软骨损伤是由于局部软骨下骨缺血坏死，产生病理性骨软骨骨折。目前认为缺血并非主要病因。

3. 遗传或家族倾向　在骨软骨损伤，尤其是膝关节剥脱性骨软骨炎中，发病具有一定的家族倾向。Bernstein曾发现两个姐妹和一个兄弟均患有双膝的剥脱性骨软骨炎。此外，Bauer等发现距骨骨软骨损伤的病例中双侧发病的比例甚至可高达23%。因此认为遗传因素也在距骨骨软骨损伤的发生中起到一定作用。近年的研究发现，第15号染色体上蛋白聚糖基因的改变与家族性距骨骨软骨损伤的发病有关。

（二）临床表现

主要表现为踝关节负重疼痛、肿胀，运动后加重。疼痛性质为钝痛、弥漫性，为"深部疼痛"，通常不能明确定位，这就给诊断带来了一定困难。早期无明显体征，严重者可出现关节肿胀，活动度减小，偶有关节交锁。因关节滑膜炎症增生导致内侧或外侧关节间隙有压痛，屈伸踝关节时可有磨砂感。

（三）诊断

1. X线　包括踝关节前后位和侧位片。Verhagen等学者的研究发现普通X线漏诊率为41%，普通X线敏感度和特异度分别为0.59和0.91，踝穴位X线检查可提高敏感度至0.7。

2. CT　与常规X线检查相比，CT检查更易发现距骨骨软骨损伤病变。CT检查可明确显示骨软骨缺损实际大小，而无MRI检查时骨髓水肿信号的干扰，因此可有效评估囊性变骨缺损范围。研究显示螺旋CT诊断距骨骨软骨损伤的特异度可达0.99，敏感度略低，为0.81。

3. MRI　踝关节的关节软骨较薄，行MRI检查时对空间分辨率要求高且需要适宜的信噪比，因此踝关节MRI检查的技术要求较高。随着最近MRI设备硬件的不断改进，扫描线圈设计、扫描序列和软骨显影技术也有了较大改进。这些改进，包括3.0T高磁场扫描系统可提供更良好的空间分辨率及信噪比、更薄层的扫描影像和分辨率更高的扫描序列，从而可以更好地显示软骨缺损。

研究显示，MRI诊断距骨骨软骨损伤的敏感度和特异度均为0.96，为最佳的辅助检查。根据MRI表现，Hepple等学者将疾病分为五型（表3-5-1），可用于指导治疗方案的确定。

表3-5-1　距骨骨软骨损伤的Hepple's MRI分型

Ⅰ型	仅有关节软骨损伤
Ⅱ型	关节软骨损伤，合并软骨下骨隐匿性骨折，合并或不合并骨髓水肿
Ⅲ型	和距骨体分离的骨软骨块，但无移位
Ⅳ型	和距骨体分离的骨软骨块，发生移位
Ⅴ型	合并软骨下骨囊肿

参照美国放射医学协会放射医学专家的建议，对于怀疑距骨骨软骨损伤的患者，首先行传统X线检查，如X线检查结果为阴性，下一步首选行MRI检查，其他可选的影像学检查包括MR关节造影、CT关节造影或CT检查。对于疑似骨软骨损伤的病例在临床上应结合X线、MRI和/或CT扫描检查以明确诊断。但在临床上并非所有检查，尤其是MRI检查，都具有相同质量。对于高度怀疑骨软骨损伤而影像学检查结果为阴性的患者，可进行诊断性关节镜检查明确诊断。

（四）治疗

1. 保守治疗　包括休息、石膏固定、患肢部减少负重8周等，通常适用于骨骺未闭合的青少年以及X线分期属于Ⅰ期或Ⅱ期的患者。但Letts等人的研究却发现保守治疗对青少年患者的疗效并不理想，24名患者中仅有9例效果良好。对成年患者和X线分期属于Ⅲ期、Ⅳ期患者效果不佳。也有研究表明通过改变运动方式、部分负重或石膏固定等，45%的患者在治疗后MRI表现有所改善。冲击波治疗的效果目前缺乏大样本的研究，有待进一步证实。

2. 手术治疗　关节镜下骨髓刺激术，包括单纯病灶清理、微骨折技术或钻孔术，目前仍然是治疗距骨骨软骨损伤的主要手术方法。此方法手术创伤小、术后恢复快，治疗小面积距骨软骨损伤效果良好，优良率为83%~93%。

无论影像学分期或分型属于哪种类型，症状明显的患者在保守治疗效果不佳时可考虑手术治疗。手术可以分为以下几类：①骨髓刺激术（即病灶清除、钻孔或微骨折技术，骨髓刺激结合松质骨植骨）；②软骨表面重建（即自体骨软骨移植和软骨细胞移植）；③将骨软骨块保留在原位（即逆行钻孔和原位固定）；④自体或异体骨软骨移植物；⑤金属假体植入；⑥自体骨–骨膜移植术（髂骨或胫骨）；⑦逆行松质骨移植术。

目前认为，对于较小的距骨骨软骨损伤手术应首选踝关节镜下骨髓刺激术，文献报告优良率为83%~93%。而治疗巨大或继发性距骨骨软骨病损的方法包括自体骨软骨移植系统（osteochondral autograft transplantation system，OATS）、自体软骨细胞移植、松质骨块（骨–骨膜）移植、同种异体骨软骨移植，以及金属植入物等。尽管目前研究证实OATS手术的预后结果良好，但其可能导致膝关节供体部位损伤，并引起相应的临床症状。自体骨软骨移植的另一个缺点在于术中难以实现移植物与距骨表面的形态精准匹配。自体软骨细胞移植需分期进行，手术费用昂贵，最终是否能形成透明软骨仍有争议。松质骨块移植缺点在于移植物获取受一定限制，术后可能出现供体部位局部疼痛，移植区域可能出现纤维软骨组织过度生长。同种异体移植物移植可用于巨大缺损病变的处理，但不建议其用于原发性局限性骨软骨损伤。金属植入物也可作为骨软骨损伤反复发作的最终解决方案，但该方法不适于年轻患者，如金属内植物在远期失效，则需取出内植物后行踝关节融合。

（五）术后康复

病灶清理术和骨髓刺激术的目的是通过钻孔和微骨折处理操作建立与软骨下骨的联系通道，促使生长因子释放和血纤维凝块形成，并进一步刺激促进组织修复的生长因子和细胞因子释放。在术后2周内，未分化的间充质细胞增殖并分化为软骨样细胞，后者可产生一种含有Ⅱ型胶原和蛋白聚糖的基质，间充质细胞也可分化为具有新骨形成作用的成骨样细胞。至术后6~8周，软骨病损部位修复组织成分包括位于蛋白聚糖基质中的软骨样细胞、Ⅱ型胶原和一部分Ⅰ型胶原。至术后12周，病损部位形成纤维软骨或类透明软骨组织。虽然目前学者们在术后康复方面尚未达到共识。但术后减小局部应力，同时给予可控的关节运动可刺激关节软骨修复。很多术后持续被动活动（continuous passive motion，CPM）与石膏固定对比的相关动物研究结果表明，给予术后CPM处理的患者病灶愈合更快，且修复软骨组织更厚、更坚硬，修复组织的蛋白聚糖含量更高，与之相

比，延长固定时间及降低关节应力承受可能导致软骨病变，而过度的应力也可能破坏修复组织，因此要在早期负重和延迟负重之间建立一个理想的平衡点并非易事。

二、胫骨骨软骨损伤

1985年Parisian报道15例踝关节骨软骨损伤患者行关节镜手术时发现2例病变位于胫骨远端。与单纯距骨骨软骨损伤相比，胫骨侧病损的发病率较低，临床效果并不理想且难以预料，疗效不良的患者所占比例更高。关于踝关节胫骨远侧关节面骨软骨损伤（osteochondral lesion of tibia plateau，OLTP）的文献较少，英文文献中仅报道了88例胫骨骨软骨损伤，其中74例来源于3篇相关文献。这使得对此疾病进行科学分析十分困难，这也是本部分内容存在一定局限性的原因所在。

（一）发病特点

踝关节胫骨远侧关节面骨软骨损伤并未发现明确的病因。全身所有关节骨软骨损伤中，4%发生在踝关节，其中大多数为距骨骨软骨损伤。两项共涉及1 640例踝关节骨软骨损伤的研究结果表明，其中仅61例病变（3.7%）位于踝关节胫骨远侧关节面。这些胫骨骨软骨损伤的患者平均年龄38岁，无性别差异和左右侧肢体好发的差异。胫骨骨软骨损伤可同时伴有距骨骨软骨损伤（osteochondral lesion of the talus，OLT）发生。有研究发现，胫骨骨软骨损伤的患者中约18.75%合并OLT。大多数OLT病变可位于踝关节内各个不同区域，20%以下为踝关节内相对应区域的"对吻伤"或"镜像损伤"。

由于胫骨骨软骨损伤相对少见，因此对此类损伤分布特点的总结较为困难。Elias等提出的OLTP病变部位9格分区系统与前述距骨骨软骨损伤分区系统相似。一项38例胫骨骨软骨损伤病灶位置的统计研究表明，病变更多位于胫骨远侧关节面内侧中部和内侧后部区域。

（二）临床表现

和距骨骨软骨损伤类似，大多数胫骨骨软骨损伤的患者表现为踝关节深部慢性非特异性疼痛症状，一些病例曾有外伤史。患者常主诉与活动有关的踝关节疼痛，表现为位于整个踝关

弥漫性疼痛且无明确定位。体格检查结果通常也无明显特异性。踝关节可有或无肿胀表现，患者存在压痛的部位与实际软骨损伤部位并不相符的情况并非少见，因此在对踝关节进行评估时应全面考虑各种可引起其疼痛症状产生的原因。

（三）诊断

1. X 线　X 线检查应包括前后位、踝穴位和侧位 X 线摄片检查。很多情况下 X 线表现无明显异常，但在读片时应仔细观察胫骨远端天花板是否存在异常阴影或囊性变。

2. CT　CT 检查可更好显示病变实际大小和深度，也可以显示软骨下骨内小的囊肿病变。CT 扫描是医生们在制订术前计划时更倾向采用的检查手段。

3. MRI　MRI 检查可明确胫骨骨软骨损伤情况及其他引起踝关节疼痛或不稳定症状的骨骼肌肉病变。MRI 通常表现为损伤周围软骨下骨的骨髓水肿，可合并软骨下骨囊性病变（图 3-5-29）。如无骨髓水肿改变，则表明胫骨远端病变为非活动性病变，不一定是导致患者产生疼痛症状的原因。

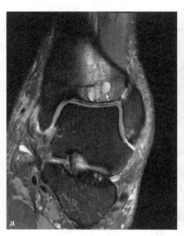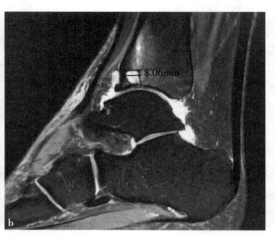

图 3-5-29　踝关节冠状位（a）及矢状位（b）T$_2$ 像

a、b. MRI 显示胫骨侧软骨下骨内高信号的囊性病变（箭头），伴随周围明显的骨髓水肿信号

（四）治疗

1. 保守治疗　保守治疗的原则与距骨骨软骨损伤相同，包括早期休息、制动和限制负重，可给予支具或石膏固定。胫骨骨软骨损伤保守治疗的预后结果目前尚无一致的意见。

2. 手术治疗　如患者经保守治疗后仍存在反复疼痛及功能受限，则需考虑行手术治疗。多数胫骨骨软骨病变可经关节镜手术处理。采用关节镜技术，经标准前内侧和前外侧入路可完成对关节内合并病变的评估。病变位于极后方时可将患者置于俯卧位，采用经踝关节后方入路关节镜技术进行处理。

关节镜下探查确定为胫骨骨软骨损伤，需用刮勺彻底清除无活力或受损的软骨和骨组织。病变基底部位清理至局部稳定后，可行骨髓刺激处理，在关节镜下用微骨折器械或克氏针钻孔，注意观察是否有骨髓油滴流出。

合并囊肿病变应使用刮勺或刨刀清除，巨大囊肿在病变清除后应进行植骨。移植骨块通常顺行植入缺损部位。

（五）术后康复

胫骨骨软骨损伤手术后的康复，如患者术后限制负重时间和 / 或患肢保护（支具）持续时间，目前仍存在争议。术后 6 周内不负重或限制性负重，术后第 1 周给予厚敷料包扎，鼓励患者在能忍受的情况下尽早去除踝关节保护靴具，术后早期开始进行关节被动屈伸活动。术后 6 周如条件允许，则可在保护性靴具固定下开始由部分负重过渡到完全负重。

三、踝关节骨软骨损伤的治疗进展

对于囊肿直径较大的 Hepple V 型距骨骨软骨损伤，病灶清理术只能清除剥脱的软骨和囊肿组织，不能填充巨大的软骨下缺损，这就失去了骨髓刺激术的基础。国际上主要采用自体骨软骨移植、异体骨软骨移植及软骨细胞移植的方法。

自体骨软骨移植术缓解踝关节症状的疗效满意,优良率可达 90%,但可能会导致膝关节供区损伤,术后出现关节肿痛。髌股关节外侧的压力较高,建议行自体骨软骨移植术时,取内侧股骨滑车边缘非负重区,直径不宜超过 8mm。

异体骨软骨移植术因为移植物来源于异体,因此可用较大直径的移植物填补缺损,避免马赛克技术中多个小直径移植物之间的愈合问题。有时也可用距骨 1/3~1/2 大小的整块异体移植物,取代大面积的距骨骨软骨缺损。但存在移植物来源有限、保存困难,以及免疫排斥和传染疾病等问题。近年来,美国提出了异体青少年软骨碎块移植技术,其移植物来源于 13 岁以下青少年捐献者的健康关节软骨,因为青少年软骨中有活性的软骨细胞数量更多,具有较强的修复作用。手术时将细小的软骨碎块移植物填充到距骨软骨损伤区,表面用生物素胶封闭。2013 年 Coetzee 等的多中心研究显示,此种方法亦可作为骨髓刺激术修复距骨骨软骨损伤失败后的选择之一。

第一代自体软骨细胞移植使用骨膜覆盖软骨损伤区,需要用缝线将骨膜缝合到周围正常软骨,无法在关节镜下完成,而且骨膜移植后有软骨修复区骨化和过度增生的问题,目前已较少应用。组织工程软骨移植术是目前全世界最新的治疗关节软骨缺损的技术。国外已经有 Haylograft C 组织工程软骨(透明质酸支架)和 MACI 组织工程软骨(Ⅰ、Ⅲ型胶原纤维支架)被投入临床应用。

对于合并软骨下骨明显囊变的病例,只有当软骨下骨的缺损被修复后,表面才有可能再生出纤维软骨。采用表面有骨膜覆盖的柱状松质骨骨块(骨-骨膜移植物)修复囊肿较大的 V 型损伤(图 3-5-30),国内学者亦取得了良好疗效。此技术的优点在于供区为髂骨,骨量充足,可用于修复囊肿直径较大的损伤,而不会像自体骨软骨移植术那样出现膝关节供区损伤症状。

Takao 等学者为了避免截骨术带来的医源性损害,采用逆行植入松质骨的方法治疗距骨骨软

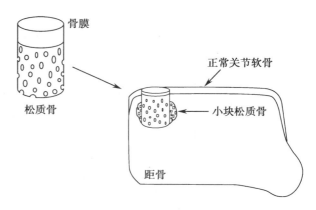

图 3-5-30 骨-骨膜移植治疗 Hepple V 型
距骨骨软骨损伤的示意图
先将小块松质骨填塞进距骨骨槽周边的囊腔区域,
使囊腔缩小,然后再植入柱状的骨-骨膜块

骨损伤,也获得了较好的临床效果。但可能存在距骨缺血性坏死、应力性骨折等问题。

(郭秦炜)

第四节 踝关节撞击综合征

一、软组织撞击综合征

软组织撞击综合征是三大关节撞击性病变之一,还包括骨性撞击和神经卡压。文献报道在人体多个关节均有发生。踝关节软组织撞击综合征常常造成关节活动度的减小和慢性疼痛。前外侧软组织撞击综合征最为常见,也存在后方和前内侧软组织撞击。

(一)发病机制

1. **前外侧软组织撞击综合征** 最为常见,涉及踝关节扭伤 3% 的病例,与外侧副韧带和下胫腓联合损伤相关。通常踝关节扭伤为跖屈内翻所致。对于长期站立踝关节疼痛患者或功能性踝关节不稳患者,除外骨与关节病变之后,应初步诊断为软组织撞击综合征。前外侧软组织撞击综合征包括三种类型损伤:

(1)半月板样损伤或 Wolin 损伤:由于这种损伤形态类似膝关节半月板而得名(图 3-5-31,见文末彩插),首先由 Wolin 等人在 1950 年报道。他们对 9 例内翻位踝关节扭伤后踝关节慢性疼痛的患者进行手术,发现踝关节前外侧存在类似玻璃样变性的瘢痕软组织团块,与胫腓前韧带存在

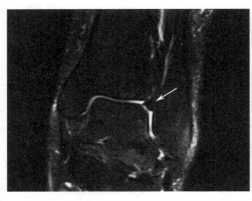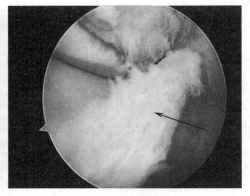

图 3-5-31　箭头显示踝关节前外侧半月板样损伤

纤维粘连。尽管没有发现确切的韧带撕裂,但这些软组织延伸到踝关节外侧沟,当踝关节主动或被动活动,极度背屈时引起疼痛。Ferkel 等人在1991 年的研究进一步证实了这类损伤的存在,组织学研究发现这类损伤与距腓前韧带损伤有关,但并非韧带撕裂,而是炎症组织形成的纤维条索。

(2)慢性滑膜炎:踝关节软组织撞击综合征的另一重要类型,表现为韧带撕裂后,韧带末端增粗并发生炎症反应。往往与距腓前韧带撕裂有关,韧带组织损伤后愈合不佳,末端瘢痕增生,在外侧沟内形成炎症性滑膜组织,进一步发展为慢性瘢痕组织从而影响踝关节背屈。

(3)下胫腓前韧带撕裂:Nikolopoulos 认为如果远端束变性增生将导致张力增加从而产生撞击。许多研究还发现距骨上方前外侧面关节软骨存在磨损,可能与韧带束与距骨顶接触力量增加导致软组织撞击。Bassett 等人认为这一束韧带与下胫腓前韧带是完全分离的,两者之间有完整的纤维脂肪隔膜。因此,这一束独立的下胫腓前韧带远端束被命名为 Bassett 韧带。

2. 胫距关节后方软组织撞击综合征　在文献报道中明显少于前外侧撞击。下胫腓后韧带在关节镜文献中有明确的描述,分为深层和浅层两部分。深层结构(深横韧带)与距骨直接接触,它提供后方稳定,在踝关节活动过程中防止距骨后移。这一结构很少单独损伤,但一旦损伤后将造成距骨后移产生慢性疼痛和撞击。如果患者存在相关骨性病变将导致症状加剧,比如 Stieda 骨突或大的三角骨骨折。

3. 踝关节的内侧软组织撞击征　包括前方和后方,都是比较少见的,涉及三角韧带深层结构

的损伤。三角韧带损伤只占所有踝关节韧带损伤的大约 15%。前内侧和后内侧撞击均有报道,造成韧带损伤和不稳定的机制当前尚不明确。

Paterson 等人研究发现,在严重内翻损伤过程中,三角韧带后方深层纤维可能从内踝和距骨内侧之间断裂。另外,内侧软组织撞击在受伤早期症状可能不明显,被外侧韧带损伤造成的踝关节疼痛掩盖。如果遗漏未治疗或治疗不充分,将形成肥厚瘢痕组织卡压于踝关节内侧沟产生撞击。不规则的软组织团块增加距骨内侧关节面的接触压力,造成软骨软化和不平从而产生疼痛。

(二)发病率

踝关节扭伤涉及多处踝关节的韧带软组织结构,在运动员中最为普遍。大约 20% 的患者可能残留长期慢性疼痛。踝关节扭伤后产生慢性疼痛的病理表现包括踝关节撞击性综合征、踝关节不稳、腓骨肌腱病变,以及骨软骨损伤,几种病理表现可能并存。

(三)临床表现

踝关节前外侧软组织撞击综合征患者重要主诉为踝关节单次、反复内翻或外翻位损伤后局部的慢性疼痛。运动员多见,经过正规保守治疗后症状不缓解。许多情况下患者在活动踝关节时出现弹响,活动增多后疼痛加剧,常常被诊断为其他疾病。

体格检查常常发现踝关节不稳。相关软组织损伤区域有触痛,特别是背屈踝关节可能引起疼痛。在背屈和外翻踝关节时有时可听到弹响,踝关节可能出现持续肿胀甚至淤青,在踝关节前内侧沟或前外侧沟能触及肿块。

对于后内侧踝关节软组织撞击综合征患者,

在内踝后方和胫后肌腱深部后方存在触痛。被动极度跖屈踝关节如果出现疼痛为后方撞击征阳性，有助于鉴别后内侧撞击、前内侧撞击，以及骨性撞击，比如三角骨或 Stieda 骨突。对于后内侧软组织撞击或前外侧软组织损伤，这项检查为阴性。

还需注意在临床检查中患者可能同时存在踝关节不稳与软组织撞击综合征，需要进行仔细评估。

（四）影像学检查

X 线片可以作为初步检查以除外骨性病变。正侧位 X 线片用于评估胫骨远端和距骨骨刺，以及可能存在的胫距关节软骨缺损，也可用于评估踝关节后方撞击综合征，包括继发于 Haglund 畸形，肥大三角骨，或距骨后方 Stieda 骨突骨折的撞击。

MRI 是确定足踝软组织病变的最有价值的影像学检查方法，能够显示软组织纤维化、滑膜肥厚、软组织水肿、肌腱韧带结构的部分或完全撕裂，以及软骨的病变。

MR 造影对于辨别软组织病变，诊断踝关节软组织撞击有一定帮助。Robinson 等人发现 MR 造影对于评估踝关节前外侧沟病变具有 97% 的准确性、96% 的敏感性和 100% 的特异性。

超声对于诊断后内侧软组织撞击具有一定的优势，对于发现小的撕脱骨折较为敏感，另外可以在超声检查引导下对踝关节进行诊断性局部注射来确定软组织撞击综合征。

（五）诊断

确立踝关节软组织撞击综合征的诊断需要对踝关节全面评估，详细病史和体格检查对于确立诊断非常重要。还需要进行相应影像学检查来协助诊断，以排除造成踝关节慢性疼痛的其他原因，如距骨骨软骨损伤、腓骨肌腱炎和肌腱滑脱、跗骨融合、距下关节功能障碍、韧带松弛机械性不稳定等病变。

（六）治疗

1. 保守治疗 踝关节软组织撞击综合征患者通常为慢性病程，初步治疗包括休息、冰敷、非甾体抗炎药、加压、抬高。另外激素注射、中成药、足垫、提踵训练、理疗也可作为保守治疗的手段。部分患者通过理疗、本体感觉训练、超声或电刺激治疗、活动度训练，以及踝关节周围肌肉力量训练相结合的保守治疗能够获得满意的疗效。经过 3~6 个月保守治疗无效，患者仍然存在疼痛症状，以及关节活动度减小的情况则应考虑手术。然而，采用关节镜手术还是切开手术需要根据原始创伤特点来制订方案。

2. 手术治疗 关节镜手术对于前方软组织撞击综合征治疗效果良好，内侧软组织撞击对于关节镜手术具有挑战性，特别是通过前外、前内入路处理后内侧撞击。多数后内和后外撞击还需采用切开手术方法治疗。

二、骨性撞击综合征

踝关节骨性撞击综合征是非常常见的运动损伤，是造成运动员和运动爱好者慢性疼痛的重要原因。根据发病机制可以将踝关节骨性撞击综合征分为不同的解剖区域：前方和后方撞击综合征。

（一）前方撞击综合征

1. 解剖 踝关节前方被定义为胫骨远端前方和距骨顶之间隐窝的中心部分。Morris 于 1943 年首先对足球运动员发生的类似症状进行了描述。后来，McMurray 也有相关报道，并将此类疾病命名为"足球踝"或"运动员踝"。

2. 发病机制 起初，多数学者认为踝关节前方撞击综合征是由于胫距关节反复跖屈，牵拉关节囊而形成骨赘。然而，当前通过尸体研究和关节镜检查发现，胫骨和距骨之间的直接微创伤是产生撞击的主要原因。胫骨远端前方骨赘与距骨相互撞击过程中刺激关节囊，从而引发滑膜的炎症反应以及纤维瘢痕形成，进一步造成背屈受限。

3. 临床表现 临床表现缺乏特异性，多见于舞蹈演员和足球运动员。主要表现为踝关节前方疼痛，背屈受限，运动后疼痛肿胀加剧。体格检查可以发现踝关节前方关节间隙压痛，被动踝关节背屈角度变小，引发疼痛或疼痛加重，也可能存在踝关节不稳症状。

4. 影像学检查 最常用的检查方法是侧位 X 线片，Scranton 和 McDermott 根据侧位 X 线片对前方踝关节撞击征进行了分级：①I 级损伤为胫骨远端前方出现骨赘，但骨赘长度小于或等于 3mm（图 3-5-32a，图 3-5-32 见文末彩插）；②II 级损伤为胫骨远端前方骨赘长度大于 3mm（图 3-5-32b）；③III 级损伤为胫骨远端前方出现骨赘同时合并

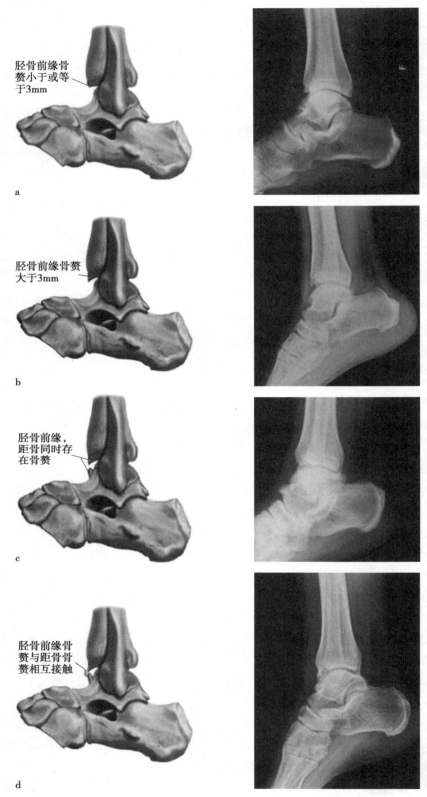

胫骨前缘骨赘小于或等于3mm

a

胫骨前缘骨赘大于3mm

b

胫骨前缘，距骨同时存在骨赘

c

胫骨前缘骨赘与距骨骨赘相互接触

d

图 3-5-32　前方踝关节撞击征分级

a. Ⅰ级损伤；b. Ⅱ级损伤；c. Ⅲ级损伤；d. Ⅳ级损伤

距骨颈部位的骨赘（图 3-5-32c）；④Ⅳ级损伤为胫骨远端前方与距骨颈部位骨赘相互接触（图 3-5-32d）。

踝关节背屈侧位 X 线片能够更清楚地显示胫骨远端骨赘与距骨颈骨赘之间撞击和接触的情况。

有些学者采用 MRI 对前方踝关节撞击征进行评估。MRI 能够清楚地显示骨赘在关节囊内的位置、滑膜增厚的表现，以及关节积液和骨髓水肿（图 3-5-33）。

三维 CT 是近年来逐渐被人们所采用的一种评估手段，它能够清楚地显示撞击的部位和程度，并能够对术后的效果进行直观的评估（图 3-5-34，见文末彩插）。

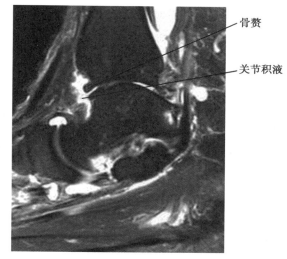

图 3-5-33 踝关节前方撞击综合征 MRI 表现

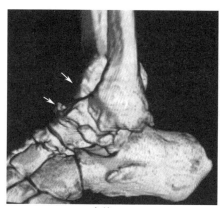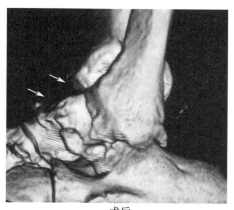

术前 　　　　　　　　　术后

图 3-5-34 踝关节前方撞击征术前与术后三维 CT 表现（箭头）

5. **诊断** 通过详细病史和体格检查可以初步确立诊断，进一步影像学检查能够明确诊断，鉴别诊断包括腱鞘撕裂、肌腱炎、滑膜囊肿破裂、腱鞘囊肿等。

6. **治疗** 对于踝关节前方骨性撞击综合征初步治疗为保守治疗，但往往无效。切开手术有中等程度的有效性，当前随着手术技术的发展逐渐转为关节镜手术。有多项研究评估了关节镜手术的早期结果和中期结果，对于术后疼痛的改善、关节活动度的增加，以及运动能力的恢复具有良好疗效。骨赘再生是常见的后期并发症，但有时与疼痛没有显著关联。

（二）后方撞击综合征

1. **解剖** 大多数后方撞击征与距骨后方结构有关。距骨后外侧第二骨化中心大约在 8~13 岁形成，在 1 年内与主骨融合。部分病例（7%）可能未融合，则形成三角骨。另外，骨化中心可能保持凸起的状态，被称为"Stieda 骨突"。与距骨后外侧骨性结构相关的韧带包括（由浅至深）：①下胫腓后韧带，由外踝向胫骨后外延伸；②下胫腓横韧带，由腓骨向胫骨后方和内踝延伸；③后踝间韧带，起于胫骨后方止于距腓后韧带；④距腓后韧带，由外踝向距骨后外侧延伸。

2. **发病机制** 有两种主要的发病机制：①急性跖屈位损伤；②慢性反复微创伤。两种机制均涉及后方软组织结构，由于软组织损伤后出现继发性肥厚，在距骨后方和跟骨之间受到挤压从而产生疼痛症状。骨性结构（三角骨或 Stieda 骨突）可能造成后方间隙进一步狭窄，从而产生撞击，也被称为"三角骨综合征"。踝关节后方局部压力增高还可能造成邻近肌腱和韧带受损，常累及踇长屈肌腱。

3. **临床表现** 常见的症状为踝关节后方慢性疼痛和肿胀，多见于经常做极度跖屈动作的运动,如芭蕾、足球、橄榄球、越野跑。在极度跖屈踝关节或进行向后蹬踏的动作时出现疼痛,跟腱附近存在疼痛和深压痛,被动跖屈时加剧。

4. 影像学检查　一般采用踝关节正侧位 X

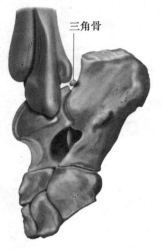

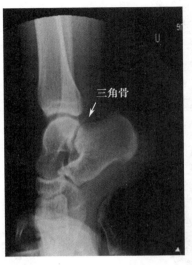

图 3-5-35　极度跖屈侧位 X 线应力片

线片进行初步检查,侧位片能够发现 Stieda 骨突或分离的三角骨及三角骨骨折。极度跖屈侧位 X 线片能够更清楚地显示撞击的情况(图 3-5-35,见文末彩插)。

进一步采取 CT 检查能够更好地显示骨性发育异常,以及三角骨和骨软骨异常,有助于进行术前规划(图 3-5-36)。

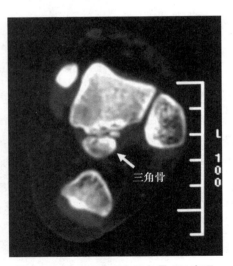

图 3-5-36　距骨后方三角骨 CT 表现

MRI 由于能够清楚显示软组织病变,对于评估踝关节后方疼痛具有重要作用。重要征象包括距骨以及三角骨的骨髓水肿(图 3-5-37),其他征象包括软骨融合、滑膜炎、后方韧带结构增厚,以及后方距下关节或胫距关节的囊肿。

5. 诊断　确立诊断的主要依据为病史、体格检查和影像学检查。重要的鉴别诊断包括跟腱

炎、跟腱撕裂、骨关节炎、Haglund 综合征、骨软骨损伤,以及跟骨后滑囊炎。

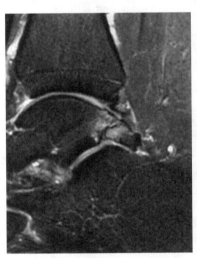

图 3-5-37　MRI 显示距骨后方三角骨周围骨髓水肿

6. 治疗　与其他撞击综合征类似,一线治疗为保守治疗,如果失败可以选择手术。最近研究对比了切开手术和关节镜手术疗效发现,患者的术后满意度没有显著差异,而关节镜手术术后出现严重并发症比例低。关节镜手术患者在术后平均 8 周之内能够完全恢复正常活动,而切开手术大约需要平均 16 周时间完全恢复。

(王雪松)

第五节 距下关节损伤

距下关节被跗骨窦区分为两个关节组，即前距下关节和后距下关节。前距下关节由足舟骨后关节面、距骨头、距骨前和中关节面、跟骨前和中关节面组成。距骨头跖侧面和跟舟跖侧韧带（跳跃韧带）背面形成类似关节的连接。后距下关节即距跟后关节，包括距骨后下关节面和跟骨后上关节面，其走行斜向前、下、外。距下关节也包括跟骰关节。距下关节的活动范围主要是旋后和旋前，旋后运动包含内翻和内旋，也有同时将跖屈动作纳入旋后，旋前运动由外旋和外翻组成，也可包括背伸动作。

前、后距下关节之间的外侧区域为跗骨窦区，分为内侧管状的跗骨管区和外侧漏斗状的跗骨窦区，其内走行伸肌下支持带内侧根、项韧带和距跟骨间韧带（interosseous talocalcaneal ligament, ITCL）。外侧跗骨窦区呈漏斗状，其内走行伸肌下支持带外侧根和中根。ITCL起自跟骨关节面前方，向近内侧走行，止于距骨后下关节面前内侧，分为前、后两束。项韧带起自跟骨后关节面前方，向后内上走行，止于距骨的跗骨管外界，与前距下关节后外侧关节囊比邻。ITCL和项韧带均为距下关节的稳定结构，前者作用为主。

一、距下关节软骨损伤

（一）发病机制

距下关节软骨损伤是距下关节疼痛和活动受限的一个重要病因，多发于关节创伤，其他一些先天和继发性疾病如胫后肌腱失用症、关节炎性疾病、肥胖、过劳损伤和关节不稳等也可引起此病。创伤性关节炎是距下关节软骨损伤的主要病因。关节的形态变异与软骨损伤的发生也有一定相关性。

（二）临床表现

1. **症状** 距下关节软骨损伤的患者一般以疼痛为主要症状，早期为爬楼或在不平路面行走出现疼痛，后期平地行走出现疼痛，晚期出现休息痛和夜间痛。疼痛部位以跗骨窦区为主，距下关节周围均可出现疼痛，伴肿胀，后期可出现后足的内、外翻畸形。距舟关节和跟骰关节软骨损伤会出现相应部位疼痛、肿胀和形态改变。部分患者会出现后足无力、发软、不稳和交锁。

2. **体征** 本病的体征以后足肿胀和压痛为主，特别是跗骨窦区，检查内外翻疼痛和受限。继发于其他病变则会有相应体征，例如，合并胫后肌腱失用症可发现平足、后足外翻、多趾征等。如果合并关节不稳，则内翻应力试验、距下关节抽屉试验等检查呈阳性。

（三）诊断

1. **病史** 患者多有外伤史，部分患者有胫后肌腱失用症、关节炎等其他疾病史。查体显示距下关节周围肿胀和压痛，以跗骨窦区为著，内外翻疼痛和活动度下降。合并其他疾病则相关体征阳性。

2. **辅助检查**

（1）X线：早期软骨损伤X线可显示正常或软骨下骨囊变，囊变呈现为软骨下骨的低信号区。中后期软骨损伤踝关节侧位片可显示关节间隙变窄、周围骨赘形成。如果有游离体存在，X线可以显示游离骨块影像。

根据Kellgren-Lawrence分度，将距下关节软骨损伤分为0~4度：0度为正常；1度为关节周围轻微骨赘形成，临床症状不明显；2度为关节周围明显骨赘形成，关节间隙轻度狭窄；3度为明显骨赘形成和关节间隙中度狭窄；4度为明显骨赘形成和关节间隙重度狭窄。

X线可以同时显示距舟关节、跟骰关节软骨损伤和退变情况，以及距下关节以外的其他疾病。跟骨长轴位或Saltzman位可显示跟骨的力线，与平足和胫后肌腱失用症有关（图3-5-38）。

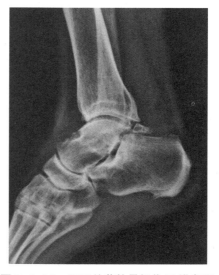

图3-5-38 距下关节软骨损伤X线表现

（2）CT：可清晰显示距下关节周围骨质的情况、骨赘情况、关节面骨质缺损、关节间隙狭窄情况和游离体的分布。距舟关节和跟骰关节的破坏、诸骨形态改变和副骨均可显示。

（3）MRI：是判断距下关节损伤情况的重要手段，它可以清晰显示关节软骨的损伤情况和范围，同时可以观察软骨下骨囊变、骨髓水肿和周围韧带、肌腱结构的完整性（图3-5-39）。如果怀疑骨缺血坏死，MRI可判断坏死的范围，这与关节融合术后是否发生不愈合密切相关。T_2*mapping可显示软骨的超微结构改变，是软骨成像更理想的方式，应用于距下关节的报道较少，但应用前景广阔。

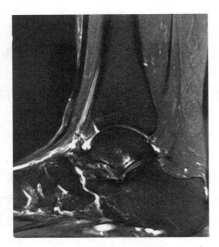

图3-5-39 距下关节软骨损伤MRI表现

（四）治疗

1. 保守治疗 距下关节软骨损伤通常先采取保守治疗，可口服非甾体抗炎药，使用外用止痛药物有一定减轻疼痛的作用。配合物理治疗如超短波等可减轻炎性症状。进行关节周围肌群训练有助于增加关节稳定性、减轻症状。口服氨基葡萄糖有一定辅助治疗作用，但并非常规推荐使用。对于前述保守治疗效果不佳的患者，可以进行透明质酸钠关节内注射治疗，效果为文献报道所证实，疗效可维持6个月以上。对于关节内注射皮质类固醇的疗效，目前存在争议，又鉴于其对关节软骨有造成退变的可能，因而使用需谨慎。

2. 手术治疗 对于保守治疗无效的患者可采用手术治疗。手术治疗包括软骨修整、骨髓刺激术和关节融合术。

（1）软骨修整和骨髓刺激术（图3-5-40，见文末彩插）：将损伤的软骨进行修整。对于软骨

下骨囊变深度不超过5mm的软骨损伤可使用微骨折器间隔3mm进行打孔，刺激出血，使骨髓内造血干细胞和细胞因子进入软骨缺损区，促进纤维软骨的形成。距下关节的关节腔较狭小，操作有一定难度，且适用于局限软骨损伤。必要时可配合骨牵引以利于手术操作和减少并发症的发生。术后早期开始屈伸和内外翻练习，术后6周内避免负重。软骨修整和骨髓刺激术（微骨折技术）均有一定效果，孰优孰劣尚存争议。

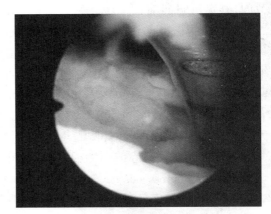

图3-5-40 距下关节软骨损伤微骨折技术

（2）关节融合术：软骨损伤广泛、囊变较深、关节隙明显狭窄、临床症状显著且保守治疗无效的患者往往需要采取关节融合手术来治疗。手术将距骨和跟骨关节面及其少量软骨下骨切除后（图3-5-41，见文末彩插），使用内固定装置将关节间隙闭合和固定（图3-5-42）。如果关节面切除后空隙较大，不利于贴合，从而影响愈合的话，可以髂骨取骨后进行植骨。以往关节融合术需做外侧长切口或内、外侧双切口来完成。随着关节镜技术的提高，该术式可以在关节镜下完成。

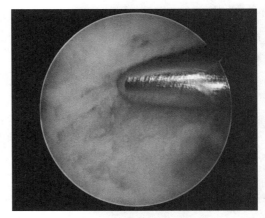

图3-5-41 距下关节镜下关节融合（关节面切除）

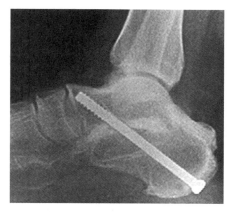

图 3-5-42　距下关节镜下关节融合（螺钉内固定）

术后石膏固定 6 周，术后 6 周 X 线检查是必须的，融合处 X 线显示骨性愈合后开始负重行走。术后 3 个月进行三维 CT 检查，判断骨质愈合情况。

二、距下关节韧带损伤

（一）损伤机制

踝关节扭伤是很常见的运动损伤，其中 43% 会合并距下关节损伤，而距下关节损伤中 10% 后期出现距下关节不稳。距下关节的稳定装置中最重要的是距跟骨间韧带，其次为项韧带。

距下关节韧带损伤均由旋后伤（有时被称为内翻伤）所致，常与踝关节韧带损伤同时发生。因此，在检查踝关节扭伤、特别是踝关节外侧副韧带损伤的患者时，一定要检查距下关节的稳定性，以免漏诊。

（二）临床表现

1. 症状　患者有踝关节旋后伤史。急性伤后早期足部沿跗骨窦区及其周围肿胀和疼痛，距下关节脱位者尤为明显。慢性期患者多表现为关节不稳感或反复扭伤，伴有慢性疼痛，疼痛位置位于跗骨窦区，内翻时疼痛加重。部分患者可以明确指出不稳的位置并非踝关节，而是踝关节下方（距下关节）。少数患者关节有弹响和发软的症状。合并软骨损伤或游离体形成，可有交锁。

2. 体征　距下关节韧带损伤的患者均有跗骨窦区的肿胀和压痛，被动内翻可诱发疼痛。部分患者检查时可有深蹲痛和提踵痛。

诊断距下关节不稳有四个特殊检查：

（1）距下关节前抽屉试验：一手握住距骨，另一手握住跟骨后将跟骨向前抽动，如果跟骨前移的幅度明显大于健侧为阳性，提示距下关节韧带松弛。

（2）距下关节前外抽屉试验：踝关节背伸位，前足给予内翻、内旋和内收应力下，跟骨出现异常前内移和内翻视为阳性，提示距下关节不稳。

（3）跟骨横向错动试验：一手握住距骨，另一手握住跟骨，将跟骨相对于距骨向内侧做横向移动，如感到跟骨内移幅度较健侧明显增加为阳性，提示距下关节韧带松弛。

（4）距下关节内翻应力试验：做法同踝关节内翻应力试验，区别在于开口感位于跟距关节外侧，如较之健侧明显增大则为阳性。此法如果跟腓韧带完好则开口感不易察觉，不作为常规检查手法。

（三）诊断

1. 病史

（1）创伤史：踝关节急性旋后（内翻）伤史或反复扭伤史。

（2）症状：距下关节（跗骨窦区）周围肿胀、疼痛、关节不稳感或反复扭伤，可有关节弹响。

（3）体征：距下关节周围肿胀，跗骨窦区压痛，被动内翻痛和深蹲痛。距下关节前抽屉试验阳性、前外抽屉试验阳性、跟骨横向错动试验阳性和距下关节内翻试验阳性。合并踝关节韧带损伤者，相应踝关节的稳定性检查也可呈现阳性。具体检查方式请参考"踝关节"相关章节。

2. 辅助检查

（1）X 线：急性距下关节脱位可以清晰显示距骨远侧结构向内侧脱出，而对于无脱位的距下关节韧带损伤则有助于判断有无合并其他损伤。应力位 X 线包括前向应力下拍摄侧位片或内翻应力下拍摄正位片，如果跟骨相对于距骨前移超过 4mm 或内移超过 5mm 则提示距下关节不稳。

（2）MRI：诊断距下关节韧带损伤的主要手段，冠状位可清楚显示距下关节内各韧带结构。急性损伤显示为韧带信号增高、连续性部分中断或完全中断，陈旧断裂则显示为韧带形态增宽或变细、信号增高、走行迂曲或韧带中断、消失。矢状位也可以显示距下关节韧带。也有使用应力位装置在开放 MRI 下进行应力位扫描，用于测量跟骨内移距离、倾斜角和韧带宽度改变，来诊断距下关节韧带损伤。各向同性三维 MRI 可以清晰显示和测量距下关节诸韧带结构,其中前关节囊韧带的完全断裂或缺失提示距下关节不稳。

(四)治疗

1. 保守治疗 距下关节韧带损伤急性期通常采用石膏固定,尤其是距下关节脱位。目前常规做法是手法复位后石膏固定,3 周后更换为护踝保护,开始屈伸和内外翻活动度练习,部分负重行走。伤后 6 周完全负重行走,进行肌肉力量练习。伤后 8~12 周恢复日常生活和运动。然而,很多情况下在石膏固定去除后不注意距下关节活动度,尤其是内外翻角度练习,距下关节粘连形成、活动度受限,此时关节不稳的表现被掩盖。而活动范围恢复良好的患者中相当一部分后期会出现慢性不稳和距下关节顽固性肿痛,需要手术治疗,进行韧带重建。

2. 手术治疗 距下关节慢性不稳的患者需进行韧带重建恢复其稳定性。因距跟骨间韧带是主要的稳定结构,其重建后距下关节稳定性恢复满意(图 3-5-43,见文末彩插),所以距跟骨间韧带重建成为主要的手术治疗方式,相关临床效果文献报道不多。以往距跟骨间韧带通过切开重建,且定位并不精确,多数为关节外动力重建,短期临床评价良好,但缺乏中长期随访研究。为了达到解剖重建,作者自主设计和完成了关节镜下距跟骨间韧带重建,并先后共手术治疗了 30 例此类患者,手术效果理想。

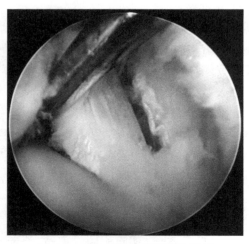

图 3-5-43 重建的距跟骨间韧带

术后支具固定 12 周,早期开始屈伸练习,术后 6 周开始部分负重,术后 9 周完全负重,术后 8~12 周屈伸角度恢复正常,术后 6~9 个月恢复正常活动和运动。

(焦 晨)

第六节 足舟骨骨折与 副舟骨损伤

一、足舟骨骨折

足舟骨是足内侧柱的关键结构,在负重时分担跗骨复合体所承受的大部分负荷。急性的足舟骨骨折并不常见,单独的舟骨骨折发生率更低,更多的是合并足部其他骨折、脱位,一个重要的原因是在舟骨、骰骨、楔骨周围的韧带组织相互连接,形成复合体。舟骨的血供主要来源于背侧的足背动脉,以及跖侧和内侧的胫后动脉分支。这两个血管网络交界的区域血液供应不足(即"分水岭"区域),因此该区域容易发生应力性骨折。

(一)损伤机制

舟骨骨折的临床表现可能差异很大。典型的低能量损伤机制包括扭伤合并中足的强制跖屈或背伸。高能量创伤可能涉及机动车辆碰撞,与运动有关的碰撞或从高处坠落伤。

(二)临床表现

舟骨急性骨折的患者通常表现为创伤后足背部或足背内侧剧烈疼痛,不能负重,因疼痛不能行走或是在负重时跖屈疼痛加重。典型时会有舟骨局部的肿胀和压痛。

(三)诊断及分型

对可疑舟骨骨折的患者,应行足部的标准 X 线片,正位片可以观察骨骼长度和对位,还可观察舟骨结节骨折。侧位片适于观察背侧撕脱骨折,评估距舟关节和舟楔关节。负重位 X 线片用以排除中跗关节复合体的不稳定损伤。X 线片诊断舟骨骨折的灵敏性仅为 33%。确诊通常需要进行 CT 重建,可详细评估骨折类型和损伤程度。MRI 对于应力性骨折更为敏感。

急性的舟骨骨折可分为 3 型:背侧撕脱骨折,结节骨折,舟骨体部骨折。

(四)治疗

1. 保守治疗 其指征包括:①背侧撕脱骨折

牵涉关节表面不到 20%；②单纯的无移位舟骨结节骨折；③体部纵向骨折，位移小于 2mm。背部撕脱骨折和结节骨折通常需要 2~3 个月内恢复到完全活动。舟骨体部骨折比结节或背侧撕脱骨折需要更长的固定时间。通常，患者在 3~4 个月后恢复正常的日常活动。康复和恢复活动必须采用谨慎的、循序渐进的方法进行。恢复运动时间取决于患者是否能在没有明显疼痛或功能障碍的情况下进行特定运动，通常需要 6~12 个月。

2. 手术治疗 绝大多数舟骨骨折需要手术治疗，具体手术指征如下：

（1）舟骨背侧撕脱骨折：背侧撕脱骨折涉及超过 20% 的关节表面；关节内碎裂；撕裂骨折伴明显的弥漫性软组织肿胀；撕脱骨折保守治疗 10 周以上不能负重，或 12 周仍有负重疼痛。

（2）舟骨结节骨折：有移位的结节骨折。

（3）舟骨体部骨折：Ⅰ 型（骨折伴粉碎骨折，距舟关节移位超过 2mm 以上，或者舟骨体短缩骨折）；所有 Ⅱ 型或 Ⅲ 型舟骨体部骨折；所有骨折脱位型损伤。

二、副舟骨损伤

副舟骨是足部最常见的副骨，9~11 岁时在平片显现，位于舟骨结节后内部的后下方，表浅易于触到。正常人群中有 10%~14% 的人会出现副舟骨，但其中只有不到 1% 的人有症状。

副舟骨分为 3 型，Ⅰ 型实际上类似于胫后肌腱上的籽骨，沿胫后肌腱走行的管道，底面为透明软骨关节面，一般无临床症状。Ⅱ 型副舟骨通过 1~3mm 的软骨连接与舟骨相连，呈三角形或心形，Ⅲ 型是 Ⅱ 型副舟骨与舟骨发生了融合。后两种约占 70% 的情况。有临床症状的多是 Ⅱ 型副舟骨。

Kidner 认为副舟骨的症状主要是因为具有副舟骨的患者胫后肌腱走行方向与常人不同，肌腱走行于副舟骨的内侧及上侧，并与其有附着，因而破坏了胫后肌提足纵弓的作用，容易造成平足并引起症状。且由于副舟骨向内侧突出，为避免副舟骨和内踝尖的撞击，足外展肌群反射性紧张，亦会引起平足症状。但近年很多的研究认为副舟骨

可能并不是平足发生的决定因素，而只是一个影响因素。

运动员中的症状主要是外伤造成，足突然内翻，副舟骨与内踝尖发生碰撞挤压，造成副舟骨与舟骨间的软骨连接或肌腱的损伤引起症状，同时运动中胫后肌对副舟骨反复的牵扯也会造成副舟骨和舟骨连接部分的变性或创伤，以及胫后肌腱炎等。此外局部的骨性突起造成的滑囊炎、副舟骨骨折，以及副舟骨内骨坏死的发生等均会引起症状。

（一）临床表现

病症早期由于多有踝扭伤史，伤后局部会出现肿胀及明显的压痛，慢性期往往是跑跳时加重。体征包括副舟骨处骨突、局部压痛、内翻痛、内翻抗阻痛，以及单足提踵试验阳性等。

（二）影像学诊断

X 线片上可以见到副舟骨，其与舟骨的连接不规则，可有囊性变，有时两侧的骨质硬化，有时还会见到副舟骨内密度增高的坏死表现。CT 可见副舟骨与舟骨间明显的间隙，且该缝隙不平整。MRI 上舟骨与副舟骨均可能出现骨髓水肿表现。

（三）治疗

保守疗法包括休息，停训或停止足尖支撑类的动作。可以用足弓垫、理疗、使用非甾体抗炎药等，但对于一些高水平运动员往往不奏效。手术治疗主要针对那些保守治疗无效、症状时间较长的年轻患者。

（四）手术

副舟骨损伤手术治疗通常采用改良的 Kinder 手术（图 3-5-44），手术采取足背内侧弧形切口，暴露副舟骨，不切断胫后肌腱在舟骨上的止点，仅将副舟骨上的胫后肌腱止点剥除，切除副舟骨，然后将胫后肌腱剥离部分固定于舟骨的跖侧以防止平足进一步发展。固定胫后肌腱的方法可以直接缝合、用锚钉缝合固定或在舟骨上打骨道进行止点重建。

（五）康复

术后石膏后托将足跖屈内翻固定 6 周，3~6 个月后可逐渐恢复正常运动。

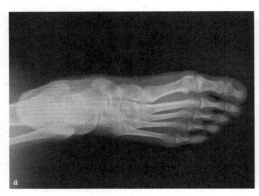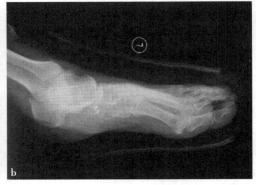

图 3-5-44　改良的 Kinder 手术

a. 足正位片可见 Ⅱ 型副舟骨损伤；b. 改良 Kinder 术后，用 2 枚带线锚钉重建胫后肌腱止点

（谢　兴　郭秦炜）

第七节　胫后肌腱疾病

一、胫后肌腱脱位

胫后肌腱脱位是指胫后肌腱从内踝的胫后肌腱沟滑脱，失去支撑轴点，产生内踝部疼痛、弹响等一系列临床症状的综合征。胫后肌腱脱位属于一种罕见的损伤，发病率并不高，但由于对疾病的认识不足，常常漏诊或者误诊为踝关节扭伤而延误诊治。1874 年 Martins 首次报道了胫后肌腱脱位，其后陆续有学者以个案报道的形式对本病进行描述。目前文献记载的易感因素为胫后肌腱手术史、跗管松解手术史、皮质醇注射、踝关节扭伤、多发性全身韧带松弛等。

（一）解剖

胫骨后肌起于胫骨后面纵嵴外侧的骨面、腓骨头后面与腓骨干内侧面上 2/3 的沟内，以及骨间膜。其起于骨间膜的起端较起于胫腓两骨的起端低，至小腿下部与趾长屈肌腱同行于内踝后面的踝沟内。内侧支持带分深、浅两层，深层形成 3 个管道，与三角韧带载距突沟一起从前向后依次构成胫骨后肌腱、趾长屈肌腱、姆长屈肌腱的纤维鞘，约束肌腱的滑脱。由于 3 个纤维鞘彼此独立，所以脱位仅发生于胫后肌腱。胫后肌腱经过内踝后继续向下延伸，向前达足底。肌腱的 2/3 纤维止于舟骨粗隆，另 1/3 纤维止于所有跗骨及中间 3 个跖骨的基底。胫后肌收缩可使足跖屈、内翻，是维持足内侧纵弓的重要肌肉。

（二）损伤机制

大多数学者认为外伤是胫后肌腱脱位的重要因素，认为在踝背伸、足内翻位时，胫后肌强烈收缩引起肌腱脱位。此外，胫后肌腱沟的发育过浅、屈肌支持带薄弱也是造成脱位的内在因素，还有一些医源性损伤。

（三）临床表现

胫后肌腱脱位多由运动创伤诱发，少数病例在受伤当时即表现出肌腱滑脱，部分患者甚至受伤瞬间在内踝处有"爆裂感"。踝关节扭伤后若疼痛、肿胀、压痛集中出现在内踝，临床医师应警惕胫后肌腱脱位。患者表现为内踝疼痛，内踝处有复发性的弹响。查体可在内踝处扪及条索状结构，并且可以激发出胫后肌腱脱位或者半脱位，即当患者足内翻背屈时用力跖屈，可重又出现胫后肌腱从内踝后方向前脱出并位于皮下，将足置跖屈位时多可自动回纳或以手推回纳（图 3-5-45，见文末彩插）。

（四）影像学检查

MRI 可以较为直观地显示胫后肌腱的形状（图 3-5-46），并可以明确胫后肌腱与内踝之间的关系，为胫后肌腱脱位的诊断提供有意义的信息。但 MRI 检查显示胫后肌腱的状态是静态的，并不能完全反映动态下胫后肌腱与内踝之间的关系。对此，超声检查可以动态观察胫后肌腱的状态，为磁共振提供有益的补充。此外，X 线片可以发现斑点征（图 3-5-47）或内踝碎片骨折对本病也有提示作用；胫后肌腱造影属于有创操作，应用较少。

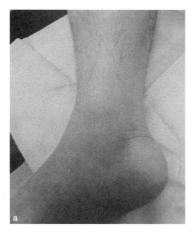
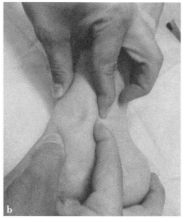

图 3-5-45　胫后肌脱位
a. 胫后肌脱位外观；b. 胫后肌脱位触诊

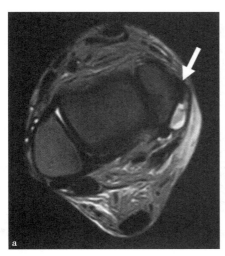
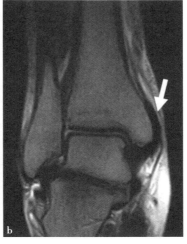

图 3-5-46　MRI 显示胫后肌腱脱位（箭头）

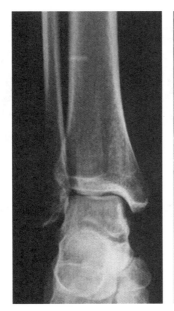
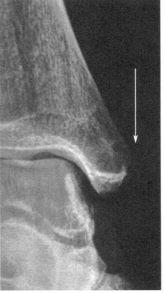

图 3-5-47　X 线片显示斑点征（箭头）

（五）诊断

本病的诊断并无困难，关键是对本病应有足够的认识。Larsen 指出即使轻微损伤引起内踝部疼痛，就应想到此病。医师可以根据外伤史、临床表现及影响学检查对胫后肌腱脱位进行诊断，其中"爆裂感"、内踝弹响、索状结构、可激发的脱位或者半脱位、标准平片示斑点征或内踝碎片骨折可视为本病特异性的病症。在此基础上通过 MRI 及超声检查加以佐证，综合评估可以做出诊断。

（六）分型

文献报道了两种脱位类型：Ⅰ型为皮下脱位，支持带破裂；Ⅱ型为骨膜下脱位，支持带及骨膜撕脱，胫后肌插入骨膜下（图 3-5-48，见文末彩插）。

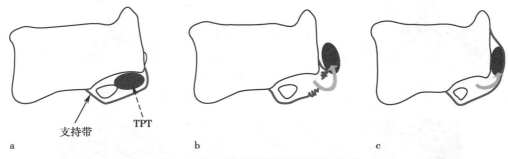

图 3-5-48 胫后肌腱（TPT）脱位分类
a. 正常；b. 皮下脱位；c. 骨膜下脱位

（七）治疗

胫后肌腱脱位后，由于屈肌支持带撕裂，使胫后肌腱失去了固定结构，非手术治疗多不能达到满意疗效。保守治疗更适合于受伤当时使用。手术治疗主要包括将肌腱复位后修补撕裂的屈肌支持带。手术方式主要是各种形式的支持带修补（如通过锚钉、翻转骨膜等进行支持带紧缩）或者重建（如通过跟腱等进行支持带重建），部分病例还结合加深胫后肌腱沟。术后需要佩戴石膏制动约 4~5 周，并进行医生指导下的康复训练。

二、胫后肌腱功能不全

胫后肌腱功能不全（posterior tibial tendon dysfunction，PTTD）是指各种原因的胫后肌腱及其附属结构受损后导致的足部肌力失衡所引起的临床综合征，是引起成人获得性扁平足的常见原因。

（一）病因及病理

1. **病因** 主要有急性肌腱创伤、继发于劳损或其他系统疾病（血清阴性关节炎、强直性脊柱炎等）的腱鞘炎、慢性肌腱退变，以及先天畸形（副舟骨透明软骨病变）等。而糖尿病、肥胖症、高血压、长期使用皮质类固醇及既往足部损伤或手术是发生 PTTD 的高危因素。

2. **病理** 目前认为反复的微小损伤及慢性的微小退变是 PTTD 病理的核心因素。组织学研究表明，胫后肌腱的病理过程不是肌腱炎，而是肌腱退行性变。肌腱在反复经受微损伤作用下，出现纤维化（图 3-5-49，见文末彩插）。

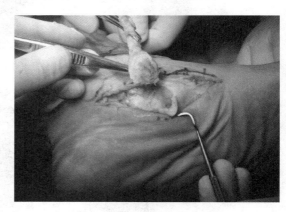

图 3-5-49 变性的胫后肌腱

（二）临床表现

PTTD 常见于 45~65 岁的妇女，并且常无明确的外伤史。多为单侧发病，亦有双侧发生。病变常呈渐进性发展，主要表现为进行性的平足畸形，最后发展为僵硬性平足症。患者常主诉疼痛，表现为踝内侧到足内侧的疼痛，多于胫后肌腱受累的活动后发作，如跑步、走路、远足、爬楼梯等。随着病变的发展，出现外侧部位的疼痛（如跗骨窦、腓骨下及骰骨等处）及扁平足畸形。查体早期可发现沿着胫后肌腱处的压痛及水肿，随着足弓的塌陷，出现前足外展、跟骨外翻等平足畸形（图3-5-50，图3-5-51，见文末彩插）。多趾征阳性，单侧提踵试验（single heel-raise test）或双侧提踵试验（double heel-raise test）阳性，"第一跖骨抬高征"阳性。

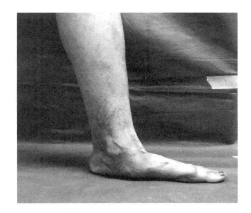

图3-5-50　侧面站立位外观照

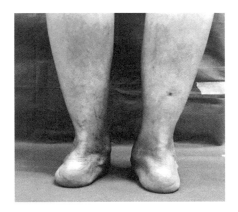

图3-5-51　后侧站立位外观照

（三）影像表现

X线检查虽然对本病的诊断意义不大，但是可以判断继发畸形及其严重程度，并且可以作为术前计划的参考。负重位拍摄足、踝的正侧位及跟骨的轴位像，并行双侧对比。角度测量主要有跟距角、距骨第一跖骨间角及跟骰关节外展角（图3-5-52，图3-5-53）。

MRI检查可以清晰地显示胫后肌腱的病理改变，包括肌腱、腱鞘、滑液，以及周围软组织的水肿情况（图3-5-54），并且MRI还可评价胫后肌肌腹的改变，帮助术前计划的制订。

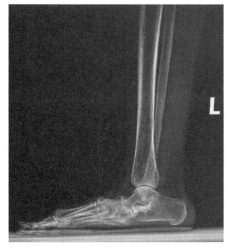

图3-5-52　侧位X线显示内侧足纵弓塌陷

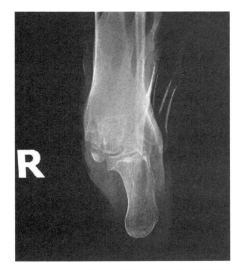

图3-5-53　跟骨负重轴位X线显示后足外翻

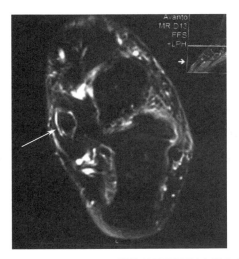

图3-5-54　MRI显示脱位的胫后肌腱（箭头）

超声检查可以准确有效地诊断胫后肌腱病变,并且可以允许进行动态检查。然而超声检查更多地依赖操作者的经验和技术,使得其在临床上并未得到广泛使用。

(四)临床分期

自 PTTD 发现以来,出现了很多的分类方法,最早由 Johnson 和 Strom 描述,并由后来的学者修改完善,将 2 期细分为 2A 及 2B 期。现将各期的临床表现分述如下:

1. **1 期** 足部无畸形,沿着胫后肌腱处的疼痛及肿胀。单侧及双侧提踵试验正常。X 线无明显表现,超声或 MRI 可显示有腱鞘炎表现。

2. **2 期**

(1)2A 期:表现为中足内侧的疼痛、肿胀。沿胫后肌腱走行处的压痛及轻度的足跟外翻,伴有或不伴有足内侧纵弓的降低,可能会出现前足外展(多趾征阳性)。患者可行单侧提踵试验,但是比较困难或伴有疼痛。尽管存在足跟外翻,距下关节活动正常。X 线表现为平足畸形,距骨第一跖骨间角增大,距舟关节半脱位及跟骰关节外展角增大。超声或 MRI 可显示有腱鞘炎、肌腱坏死或萎缩等表现。

(2)2B 期:主要临床表现与 2A 期相类似。增加了外侧部位的疼痛(如跗骨窦、腓骨下及骰骨等处),同时足跟外翻及内侧足弓塌陷加重,并出现明显的前足外展畸形。距下关节活动度减少,胫后肌挛缩。影像表现与 2A 期相似,但更明显。超声或 MRI 可显示有腱鞘炎、肌腱坏死或萎缩等表现,可能出现肌腱断裂。

3. **3 期** 足部畸形加重,平足由柔韧性平足转为僵硬性平足。距下关节活动度显著减少伴胫后肌群挛缩,外侧部的症状明显。单侧提踵试验阳性,双侧提踵试验示存在足跟外翻。影像表现显示畸形逐渐加重。超声或 MRI 表现与前期相似。

4. **4 期** 踝关节受累,内侧软组织功能障碍,三角韧带松弛。前后位片示踝关节内距骨外翻畸形,踝关节退变明显。

(五)治疗

由于 PTTD 临床表现复杂,并且不同的发展阶段其病理改变不同,因此对于 PTTD 的治疗,应依据不同的病变阶段及畸形方式选择合适的治疗方法。对于 PTTD 的初次治疗,可选择各种类型的非手术治疗,并根据患者的治疗效果来决定是否采用手术治疗。

1. **非手术治疗** 包括休息、冰敷,石膏或足踝矫形支具固定、物理治疗,以及使用非甾体抗炎药等。

(1)1 期可以采用短腿石膏或助行鞋治疗 4~6 周。患者可以在石膏固定后行促进胫后肌功能恢复的物理治疗。消炎治疗可以辅助减轻炎症,其他如矫形器或踝关节支架也可使用。

(2)2 期通常使用矫形器治疗。2A 期可能会有一些畸形或即将发生畸形,因此对于足内侧纵弓及足跟的支撑是必要的,可以使用足跟的矫形器。而 2B 期则需要踝 – 足矫形器(ankle–foot orthosis,AFO),并且可加用矫形鞋垫。对于疼痛明显者,固定是必要的。

(3)3 期则需要定制的 AFO 或者是踝上支具,并且 AFO 应该定制成可以允许踝关节的活动。然而一旦固定性畸形发生,患者通常很难适应不同的 AFO。

(4)4 期通常使用不连接的 AFO。

2. **手术治疗** 对于非手术治疗无效的患者,可采用手术治疗,手术治疗方式依据不同的分期采用不同的方法。

(1)1 期:如果非手术治疗无效,则可考虑行滑膜切除术。

(2)2A 期:滑膜切除术、肌腱清创及修复术治疗。如果有肌腱功能不全存在,则可加用肌腱转位术。如果存在畸形,则可考虑行截骨术,如跟骨内移截骨或 Evans 截骨。如果马蹄内翻足存在,则可考虑行胫后肌延长术。

(3)2B 期:可行滑膜切除术、肌腱修复术并配合肌腱转位术(图 3–5–55,见文末彩插)。进行性的畸形通常发生在 2B 期,因此各种力线的调整手术如截骨术或关节融合术通常则必要的。截骨术有单侧或双侧跟骨截骨及内侧柱截骨。

(4)3 期:患者需行关节融合术。如果关节炎广泛并且累及全部的中足,可选择行三关节融合术。

(5)4 期:由于踝关节受累,对于外翻畸形明显但踝关节未见明显的骨关节炎患者可选择行三关节融合术(图 3–5–56)、三角韧带修复术及跟骨截骨术。而对于出现踝关节炎的患者,可选择行全距关节融合术。此外,踝关节置换术或踝上截骨术也可配合三关节融合术一同使用。

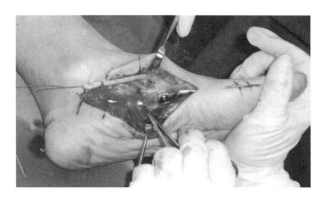

图 3-5-55 趾长屈肌腱转位

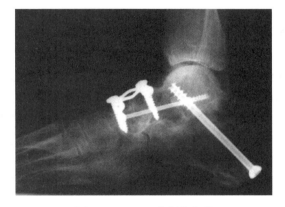

图 3-5-56 三关节融合术

（六）小结

PTTD 早期诊断可使患者得到早期治疗，从而延缓病情的进展。临床上对于中足内侧疼痛的患者要考虑 PTTD 的存在，只有早期有效的治疗，科学的锻炼，才能最大限度地恢复患者的运动功能。后期的治疗标准尚无统一意见，应依据不同的病变阶段采取相应的治疗方法。

（洪劲松）

第八节　腓骨肌腱脱位

1803 年，Monteggia 等首次报道了一名芭蕾舞蹈演员的腓骨肌腱脱位。在美国，每天有超过 23 000 例的踝关节扭伤，据估计腓骨肌腱脱位占其中的 0.3%~0.5%。腓骨肌腱脱位通常发生在滑雪、篮球、滑冰、足球、橄榄球和体操等运动中，会导致局部肿痛，患者的运动能力下降。

一、解剖和功能

腓骨短肌和腓骨长肌腱在腓骨远端后缘的骨纤维管道中走行。骨纤维管道的前壁是腓骨肌沟，外侧壁是纤维软骨嵴和腓骨肌上支持带（superior peroneal retinaculum，SPR）。腓骨肌沟是凹面的，边缘有凸出的纤维软骨嵴。纤维软骨嵴位于腓骨肌沟前侧并向远端逐渐增厚 2~4mm，有利于增加肌沟的深度，起到稳定腓骨长、短肌腱的作用。腓骨肌沟的形态在维持肌腱稳定性中同样有重要作用，并且在个体中存在变异。在尸体解剖研究中，Edwards 报道了腓骨肌沟有 82% 是凹面的，11% 是扁平的，7% 是凸面的，还发现有 30% 的病例有纤维软骨嵴的缺失。SPR 由致密纤维组成，起自外侧腓骨远端，与骨膜相连，止于跟腱深层的筋膜，将腓骨长、短肌腱限制于外踝后下方，是防止肌腱脱位的最主要结构；腓骨肌下支持带（inferior peroneal retinaculum，IPR）近端延续于伸肌下支持带，远端止于跟骨外侧面前部，有固定腓骨长、短肌腱于跟骨外侧面的作用。

二、损伤机制、病理及分型

腓骨肌腱脱位的损伤机制与病理主要有：①踝背伸、足外翻位时腓骨肌肉强烈收缩所致 SPR 松弛、断裂，腓骨肌腱突破 SPR 或者纤维软骨嵴，在外踝表面形成假囊结构，这是最常见的急性腓骨肌腱脱位机制，常见于滑雪、足球、篮球、网球、体操和橄榄球等运动中；②踝关节处于跖屈内翻位时突然背伸，腓骨肌反射性收缩，或踝关节处于跖屈位时突然起跳，腓骨肌主动强烈收缩，将肌腱向外踝前方牵引，导致支持带撕裂引起腓骨肌腱脱位；③腓骨肌沟发育不良、腓骨肌沟扁平甚至呈凸面，腓骨肌沟缺乏纤维软骨嵴，外踝骨折后畸形愈合等也都可造成限制肌腱异常活动的力量减弱，从而发生脱位；④SPR 完整无移位，但是腱鞘内腓骨短肌腱和腓骨长肌腱位置或形态改变可引起鞘内腓骨肌腱半脱位；⑤第四腓骨肌畸形或者肥大的腓骨短肌腱进入腓骨肌沟，牵拉 SPR，间接诱发半脱位；⑥先天性脱位，Kojima 等报道在 659 个无畸形的新生儿或婴儿中有 22 人有先天性的腓骨肌腱脱位；⑦神经肌肉疾病，例如进行性腓骨肌萎缩症和大脑性麻痹可能会导致外踝慢性不稳定和肌腱病变，导致腓骨肌腱脱位，并容易发生自发性脱位。

Eckert 等根据创伤类型将腓骨肌腱脱位分为

三型：Ⅰ型，占损伤的51%，SPR连同骨膜从外踝上撕脱，腓骨肌沟前外侧形成假囊，腓骨肌腱突破纤维软骨嵴卡压在腓骨骨膜下；Ⅱ型，占损伤的33%，SPR和远端的1~2cm纤维软骨嵴发生撕脱被抬起，腓骨肌腱脱位于纤维软骨嵴下；Ⅲ型，占损伤的16%，SPR附着的皮质骨发生撕脱，肌腱滑脱至骨块下。

此外，Raikin等报道了鞘内腓骨肌腱半脱位这种新的损伤类型，即SPR保持完整和正常的解剖位置，但是腓骨肌腱的解剖位置在腓骨肌沟内发生改变。A型鞘内半脱位是指腓骨长肌腱在腓骨短肌腱深部走行；B型是指腓骨长肌腱出现在腓骨短肌腱纵行撕裂中。两种情况都能导致腓骨区域的反复性疼痛，可以通过超声波检查或者MRI来确诊。

三、症状、体征

急性脱位时，患者常有背伸外翻扭伤史，感觉外踝后方有弹响，伴疼痛，在不平的地面症状加重。急性损伤的病理是SPR断裂，通常伴有软组织肿胀和外踝后侧的血肿。体格检查时可见肿胀和压痛位于外踝后方，而踝关节外侧韧带损伤因多伤及距腓前韧带及跟腓韧带，故肿胀和压痛位于外踝前下方。踝背伸和足外翻抗阻试验可诱发局部的疼痛。

由于对疾病认识不足，急性腓骨肌腱脱位往往被认为是"踝扭伤"而被漏诊，因此转为慢性，导致肌腱复发性脱位。复发性脱位时，患者可有反复的踝关节扭伤和不稳定病史，并且可能有反复的弹出感和弹响声，因患者自己发现肌腱脱位而来就诊时容易诊断。检查时，由于合并腓骨肌腱腱鞘炎，部分患者外踝后方有肿胀及压痛。踝背伸足外翻抗阻可诱发肌腱脱位，亦称为脱位诱发试验阳性。

四、影像学诊断

1. X线　如果X线检查发现外踝有腓骨皮质一小片薄片样撕脱（被称为斑点征）时，即可诊断Ⅲ型腓骨肌腱脱位。

2. CT　CT可多角度观察腓骨肌腱、腓骨肌沟和SPR的解剖位置，准确判断是否有腓骨肌腱脱位，并能够在术前评估腓骨肌沟区的骨性解剖

情况，对于腓骨肌腱脱位的临床诊断和治疗具有重要意义。

3. MRI　MRI评估腓骨肌腱和腓骨肌沟最好的视图是轴状位视图。Rosenberg等发现SPR损伤常与腓骨肌腱脱位有紧密联系。SPR的Ⅰ型损伤在MRI T_1像上表现为线性低信号，在腓骨前形成了一个囊袋；SPR的Ⅱ型损伤可以观察到SPR的撕裂并伴有增厚；SPR的Ⅲ型损伤可发现腓骨皮质的局灶性缺损，周围有水肿。

4. 超声波检查　超声波检查适用于评估肌腱病、肌腱撕裂、腱鞘炎等状况下肌腱的形态结构。Rockett等研究了超声波检查腓骨肌腱撕裂的效果，发现超声波检查具有94%的准确率、100%的敏感性和90%的特异性。超声波检查是诊断腓骨肌腱鞘内半脱位的主要检查方法。经外科手术证实，Raikin采用动态轴向和纵向超声波检查SPR完整的鞘内腓骨肌腱半脱位的准确率达100%。

五、治疗

（一）保守治疗

急性腓骨肌腱脱位可进行保守治疗，通常用石膏或绷带固定。根据文献报道，急性腓骨肌腱脱位的保守治疗成功率为40%~57%。对于儿童来说，外科手术矫正可能要推迟到骨骺闭合后。保守治疗不适合年轻人和需要快速重返伤前运动水平的高水平竞技运动员。对于复发性腓骨肌腱脱位，保守治疗无明显疗效。

（二）手术治疗

对于急性脱位，文献报道非手术治疗后脱位复发率较高，而SPR缝合修补术取得较好效果和患者满意率。

对于慢性复发性脱位，保守治疗无法防止肌腱的脱位，治愈只能依靠手术治疗。手术方法主要包括骨阻挡术、SPR止点重建术、腓骨肌沟加深术、软组织加强术和再排列法等，均可取得较好的疗效。van Dijk等分析了14篇相关文献得出：腓骨肌腱的手术治疗取得了很好的疗效、患者满意率和更快的重返运动时间。其中，SPR止点重建的同时加深腓骨肌沟术后充分运动的比例更高。

1. 骨阻挡术　Kelly等在1920年首先报道了用腓骨的骨块进行的骨阻挡技术。在腓骨前外

侧取一个矩形骨块,将其边缘打磨平整后,将骨块向后旋转推移 5mm 并固定骨块,以阻挡肌腱防止脱位。Waston-Jones 等将 Kelly 法改进,提出旋转骨-骨膜瓣的骨阻挡技术。暴露腓骨远端及腓骨肌腱,切取三角形腓骨骨-骨膜瓣,但不切断骨膜,切除腓骨后缘增生瘢痕,加深腓骨肌沟。将骨-骨膜瓣向后旋转 45°~60° 后,遮挡于腓骨肌腱前方,缝合固定。与其他术式比较,此手术操作简单,损伤较小,术后对踝关节活动度影响小,效果可靠。

2. **SPR 止点重建术** SPR 止点重建术是基于腓骨肌腱复发性脱位的损伤病理,将从腓骨后缘撕脱的 SPR 重新固定,同时闭合腓骨表面的假囊。手术方法是将 SPR 用缝线或者锚钉固定到腓骨后外缘上。

3. **腓骨肌沟加深术** 腓骨肌沟加深术适用于腓骨肌沟发育不良、腓骨肌沟扁平,尤其是腓骨肌沟凸起的病例,有直接加深和间接加深两种方法。直接加深的方法是在腓骨远端切出一个皮质骨瓣,将骨瓣一段翘起暴露并挖除其下的松质骨,形成足够的深度,然后将皮质骨重新贴附到松质骨表面,这时腓骨肌沟被加深 4~8mm,以保证肌腱能够在其中走行,最后将腓骨肌腱复位,并修复 SPR。也可用磨钻直接将腓骨肌沟表面的骨质打磨掉一层,使局部形成凹陷。间接加深的方法是在腓骨尖用钻头在腓骨肌沟深方松质骨钻出空腔,然后打压表面的皮质骨使空腔塌陷,表面的皮质骨也随之塌陷,从而加深了腓骨肌沟,并用不可吸收缝线修复 SPR。腓骨肌沟加深术联合 SPR 重建术治疗腓骨肌腱脱位的临床研究表明,联合应用具有非常好的疗效,术后患者满意率高,能够使大部分患者重返伤前运动水平。

4. **软组织加强术** SPR 损伤严重无法修复时,可用其他部位的组织移植加强替代 SPR。常用的组织有:跟腱、深筋膜、腘绳肌腱、跖肌腱、腓骨短肌腱、股薄肌腱、腓骨骨膜,以及生物材料移植术。该术式通常需以自体创伤为代价,尤其是在移植腘绳肌腱、跖肌腱、股薄肌腱时还需增加

其他切口。此外,移植处容易发生肌腱粘连及肌腱炎。

5. **再排列法** 再排列法是改变腓骨肌腱与跟腓韧带的解剖关系,将腓骨肌腱固定在跟腓韧带深方,以防止肌腱脱位。Platzgummer 等首次报道将跟腓韧带的腓骨侧止点切断,使腓骨肌腱转移至跟腓韧带深方,然后再将跟腓韧带腓骨止点侧缝合修复,从而用跟腓韧带限制腓骨肌腱,防止脱位的发生。再排列法虽然能有效束缚腓骨肌腱,但是以破坏正常解剖结构为前提,术后切骨处可有疼痛、肿胀,可导致踝关节活动度受限,并易引起肌腱粘连与肌腱炎等并发症,使得这种手术方式的应用并不普遍。

(郭秦炜)

第九节 隐匿性跖跗关节损伤

跖跗关节损伤又称为 Lisfranc 损伤,是因为法国军医 Lisfranc 在治疗战伤截肢时从跖跗关节处很轻易地就可以处理前足的病损,因此将跖跗关节命名为 Lisfranc 关节。跖跗关节损伤在临床中也并不多见,临床流行病学报道每年的发病率大约是 1/50 000,仅占骨折患者的 0.2%。创伤暴力较大导致骨折脱位的跖跗关节损伤很容易通过放射线检查发现,并明确诊断。但仍有一部分暴力相对较小的损伤,没有造成明显的跖跗关节骨折脱位,但却造成了跖跗关节损伤,此类损伤在放射线检查下很难被发现,被称为隐匿性跖跗关节损伤,所以有人将跖跗关节较低的发病率归结于漏诊。对于该疾病认识的不断提高和诊断学技术的发展使得本症的检出率有了显著的提高,但在临床中仍有部分患者被漏诊,多为隐匿性跖跗关节损伤。

广义的 Lisfranc 关节指全部的跖跗关节。在隐匿性跖跗关节损伤中主要损伤的是第二跖骨和内侧楔骨形成的关节和连接的韧带,所以狭义的 Lisfranc 损伤特指第二跖骨和内侧楔骨形成的关节损伤,Lisfranc 韧带特指第二跖骨和内侧楔骨间的韧带(图 3-5-57,见文末彩插)。

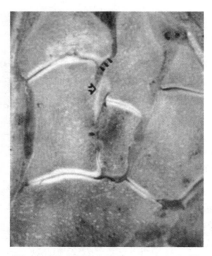

图 3-5-57　箭头处为 Lisfranc 韧带

一、发病机制

严重的 Lisfranc 损伤同时伴发跖骨的骨折，还可累及跳跃韧带、三角韧带、胫后肌，以及伴发跖趾关节的脱位。稳定的、暴力很小的扭伤也会导致跖跗关节的损伤，伤后关节也是不稳定的。创伤较小的跖跗关节损伤间接暴力损伤更多见，通常是足部受到纵向的伴有扭转和挤压的暴力，例如从高处落下、车祸时足与踏板的碰撞，以及任何施加给跖屈位置的足暴力都可形成这样的损伤。此时，中足处于极度背弓的状态从而使得相对薄弱的跖跗关节背侧软组织结构断裂。

二、临床表现

隐匿性跖跗关节损伤的患者中足部位可能不会出现明显的畸形，损伤后患者可以在跖跗关节发现触痛，被动的旋前外展前足会引起疼痛，同时局部会出现瘀斑。如未能及时进行处理会导致跖跗关节的慢性不稳，行走出现疼痛，无法进行剧烈活动。

三、诊断

追问患者病史，中足损伤时扭伤的动作与踝关节扭伤会有明显区别，可能出现前足部分被卡住，而足部的受力点正好出现在中足跖跗关节处；或踝关节和中足部分被固定而前足受到旋转的剪切力。隐匿性损伤的这类暴力一般不会太大，如果暴力过大会导致整个跖跗关节脱位，演变成

伴有骨折脱位的非隐匿性跖跗关节损伤。在急性期，隐匿性跖跗关节损伤常伴有的典型特征是足底瘀斑（图 3-5-58，见文末彩插），但不代表所有足底瘀斑都提示有跖跗关节损伤。急慢性期的跖跗关节损伤在关节处均有压痛。

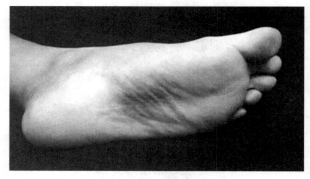

图 3-5-58　足底瘀斑

诊断隐匿性跖跗关节损伤需要做详尽、仔细、完整的辅助检查，包括前后位、斜位、侧位的足部 X 线片，以及负重位的双足正侧位片。在放射片中只要一、二跖骨基底部分离大于 2mm，就提示可能存在第二跖跗关节的损伤。对于隐匿性损伤负重位片检查是必不可少的，而且需要和健侧进行对比，且拍摄负重位片时需要照单足负重位，不可同时对双足进行投照，球管投照方向应正对第二跖骨与内侧楔骨间关节。大部分隐匿性损伤无法通过非负重片确定。对于诊断隐匿性跖跗关节损伤放射线片，如在 Lisfranc 关节周围发现小的撕脱骨折片基本可以确诊该疾病，该小骨折片又称为 Fleck 小骨或 Fleck 征（图 3-5-59）。CT 更容易发现在放射线片上不易发现的小细节，对于分辨跖跗关节的轻度脱位很敏感。第一、二跖骨基底部小撕脱骨片，如在放射线片上不易发现，如在 CT 上发现则基本可以确定有跖跗关节损伤。负重侧位 X 线片上，如果出现跖骨头下沉，也可以明确该诊断并且应该作为即刻手术的指征。MRI 可以更加精确地判断跖跗关节周围韧带损伤的情况，有助于判断韧带损伤的详细位置，为术中探查及寻找韧带残端提供准确的依据。

Nunley 和 Vertullo 将隐匿性 Lisfranc 损伤分为了三级：一级损伤仅有 Lisfranc 韧带拉伤没有断裂，第二跖骨和内侧楔骨无明显分离；二级损伤指 Lisfranc 韧带断裂内侧楔骨与第二跖骨出

现 2~5mm 分离,但没有明显的跖骨头塌陷足弓丧失;三级损伤指在第二级的基础上出现了跖骨头塌陷,足弓消失的情况。

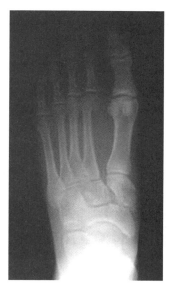

图 3-5-59　可见第二跖骨和
内侧楔骨间有 Fleck 小骨

四、治疗

对于隐匿性跖跗关节损伤的治疗目前仍有争议,多数学者认为早期准确的诊断和治疗非常重要,解剖复位对于预后影响很大。Myerson 认为 Lisfranc 关节损伤后必须复位,并且单纯的闭合复位和石膏固定不足以维持解剖复位。文献也有报道对于隐匿性跖跗关节损伤采取保守治疗固定后得到了满意的临床效果。对于二级以上的损伤治疗原则是尽早进行解剖复位,并进行固定。固定方式可以选择闭合复位,或切开复位内固定。闭合复位可使用经皮克氏针和石膏固定 4~6 周。如闭合复位失败或仍有不稳的则需要切开复位手术。

伤后对相关韧带损伤的判定对于治疗很重要,但是除少数情况外,很难对跖跗关节周围的韧带损伤直接进行修补,因此通过关节的内固定促使韧带愈合仍是常用的方法。切开手术对于判断关节损伤、清理关节、评估损伤情况有好处,因此目前主要的方法是切开复位内固定。但最近有人研究跖跗关节各关节面的压力发现,在不同的负荷状况下,跖跗关节实际上作为一个整体调节着各处的压力,有时候单纯的融合一个跖跗关节会

破坏其整体的调节功能,因而在临床上,对于通过关节的内固定建议在韧带愈合后尽早去除。当然近年出现的软性固定很好地解决了这个问题,既能在早期提供稳定的固定也能在后期保证跖骨和楔骨间的微动(图 3-5-60)。

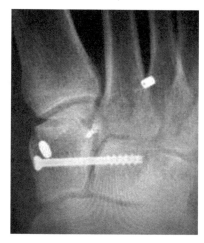

图 3-5-60　软性固定第二跖骨和内侧楔骨

韧带功能性不稳、伴发的肌腱和软骨损伤,以及治疗中医源性对关节的破坏会影响预后。严重的软骨损伤时,将关节进行融合可能更能达到良好的临床效果。由于中足部分皮下组织较少,血管神经丰富,因此处理时需注意。特别是第一、二跖骨脱位有时会损伤足背动脉,暴力本身也会引起胫后动脉扭转,处理时需注意足背及胫后动脉的搏动。术后早期的并发症包括再脱位、血管损伤、皮肤坏死等。晚期的并发症主要是创伤后的退行性关节炎。有报道解剖复位后,95% 的患者功能可以恢复至好和很好的水平。

五、康复

对于一级损伤的患者可以进行保守治疗,踝关节中立位固定前足及中足,在该损伤中踝关节本不需要固定,但只固定中足很难达到固定的效果,且固定的同时需要免除负重,所以建议于踝关节中立位进行固定至足尖处。固定时间至少为 6 周,6 周后开始进行部分负重,12 周后尝试全部负重,如步行时仍有疼痛可考虑适当延长部分负重时间。

术后可根据患者情况进行 3~6 周石膏固定,固定方式与保守治疗相同,因进行了坚强的固定,可适当提前进行负重。拆除石膏开始挂拐部分

负重进行行走。12 周后可完全负重行走。术后 6 个月可以拆除内固定。

（谢 兴 郭秦炜）

第十节 踝管综合征

踝管综合征又称跗管综合征或跖管综合征，指由胫神经或其分支、终末支（足底内侧或外侧神经）在踝关节内侧无弹性的骨纤维管道受到卡压引起的局部或足底放射性疼痛、麻木等症状的一种卡压性神经病变。它类似于腕管综合征，但临床并不太常见，踝管综合征的具体发病率尚不清楚。近年来，探索新的内镜技术来处理踝管综合征，以及镜下切除囊肿等，引起了研究者高度兴趣。

一、解剖结构

踝管是一个狭窄的纤维骨性通道，行经内踝后、下方。它由内踝前缘、距骨和跟骨侧壁围成，并通过从内踝延伸至跟骨内侧的屈肌支持带。踝管中有多个重要结构通过，如胫后肌腱、趾长屈肌、姆长屈肌、胫后神经（$L_4 \sim S_3$）、胫后动脉和静脉。这些结构在踝管内的位置值得我们注意。从内侧到外侧，它们分别是胫后肌腱、趾长屈肌、胫后动静脉、胫后神经和姆长屈肌。

胫后神经在趾长屈肌和姆长屈肌之间通过，然后在踝管中分叉，形成足底内侧和外侧神经，在 5% 的人群中，分叉发生在踝管之前。足底内侧神经深入到姆展肌和姆长屈肌，为足底内侧半和前面 3.5 个足趾提供感觉，并为蚓状肌、姆展肌、趾短屈肌和姆短屈肌提供运动支配。足底外侧神经直接穿过姆外展肌肌腹，为趾短屈肌、跖方肌、小趾展肌等提供运动支配，为跟骨内侧和足跟外侧提供感觉神经支配。跟骨内侧神经，通常从踝管附近的胫后神经分支，并为足跟后内侧提供感觉神经支配。在 25% 的患者中，它从足底外侧神经分支或向屈肌支持带浅表延伸。

二、病因

踝管综合征的病因分为内在和外在两类。

1. **外在病因** 包括鞋子不合、创伤、解剖生物力学异常（跗骨联合、后足外翻或内翻）、术后瘢痕形成、全身性疾病、全身性下肢水肿、全身性炎性关节病、糖尿病等。

2. **内在病因** 包括肌腱病、腱鞘炎、神经周围纤维化、骨赘、支持带肥厚、占位性或肿块效应病变（静脉扩大或曲张、腱鞘囊肿、脂肪瘤、肿瘤和神经瘤）。动脉功能不全可导致神经缺血。

大约 80% 的患者可诊断出撞击征机制。踝管综合征是由胫后神经或其在踝管中两个分支（足底外侧或内侧神经）之一的压迫所引起。高达 43% 的患者有创伤史，包括踝关节扭伤等。生物力学异常可促进疾病进展。它的风险因素包括：各种全身性疾病，如糖尿病、甲状腺功能减退症、痛风、黏多糖贮积症和高脂血症等。

三、临床表现

踝管综合征需要通过详细的病史和临床检查进行诊断（表 3-5-2）。

表 3-5-2　踝管综合征严重程度评定量表

症状	无特征（2分）	有某些特征（1分）	有明确特征（0分）
自发性疼痛或运动疼痛			
灼烧痛			
Tinel 征			
感觉障碍			
肌肉萎缩或无力			

注：得分为 10 表示正常足，0 分表示症状最严重

患者主诉为踝管区域疼痛并放射到足弓和足底。踝管综合征患者经常报告足部剧烈的钻心疼痛、足底表面麻木、胫后神经分布辐射状疼痛和感觉异常、背屈和外翻的极度疼痛，以及刺痛或灼烧感。这些症状可能局限于踝关节内侧、足底表面或界限模糊，使疾病诊断变得困难。症状会根据是否整个胫后神经都被压迫，或者仅仅是足底外侧或内侧神经而变化。症状可能在夜间、步行、站立或身体活动后恶化，并且通常在得到休息时会变好。感觉迟钝可能在晚上恶化，干扰患者的睡眠。患者可能会出现足部肌肉无力。近端型卡压源于胫神经在其移行为足底神经分支之前受压，因此，踝部以下整个胫神经分布区受累。远端型源于神经分支的末梢受压，一般为足底内侧或外侧神经受累。

在查体时,医生可能会观察到扁平足、内旋足或马蹄内翻足。在慢性病例中,或可见萎缩、足内在肌肉无力和脚趾挛缩,它们通常在踝管深触诊时有压痛。应分析步态的异常情况,包括过度内旋或旋后、脚趾外翻、过度足内翻或外翻,以及疼痛步态。应检查轻触觉和两点位置觉,患者足底内侧或外侧足神经分布中的足底感觉可能减少。应评估肌肉力量和足部活动范围,力量缺陷通常是踝管综合征的晚期表现。

Tinel 试验包括反复轻轻敲击踝管,神经分布中有疼痛或刺痛为阳性,灵敏度低至 25%~75%;特异性为 70%~90%。背屈 – 外翻试验为体格检查时最大被动踝关节背屈和外翻位并保持10 秒。由于在该位置压迫胫后神经,症状再现即为阳性体征,该试验在 82% 的踝管综合征患者中呈阳性。

四、辅助检查

踝关节和足部 X 线片是基本影像学检查,有助于发现一些骨性结构异常,包括骨赘、后足内翻和外翻、跗骨联合或先前创伤的证据。MRI对踝管内占位性病变的诊断较敏感,这有助于找到引起症状的根本原因,也有利于排除其他诊断。超声可用于评估软组织结构,可以观察到神经及其分叉。肌踝管综合征患者的肌电图(electromyogram,EMG)和神经传导检查(nerve conduction study,NCS)常常是异常的。感觉神经传导异常比运动神经异常更明显;然而,它的敏感性和特异性并不是最理想的,假阴性的结果并不罕见,因此不能排除诊断。

五、鉴别诊断

踝管综合征的鉴别诊断范围很广,使得其诊断有时非常困难。本病需与以下几种疾病鉴别:①跖筋膜炎,疼痛多位于足底近端及足中心,足底有胀裂感,很少涉及足趾,无皮肤感觉障碍表现;②腰骶神经根病损,患者常为腰背痛向下肢放射至小腿或足底部,借助电生理检查有无 S_1 神经根平面疾患或腰椎 CT、MRI 扫描,即可明确诊断;③小腿上端胫神经嵌压,除产生踝管综合征临床表现之外,还有小腿酸胀、疼痛和小腿屈肌肌力减弱。同时还应注意与跖底神经瘤、跖痛症、足纵弓扭伤、坐骨神经鞘膜瘤等疾病相鉴别。

六、保守治疗

由于踝管综合征诊断的不确定性,加上有时无法明确病因,其治疗仍然具有挑战性。踝管综合征可以采用保守治疗或手术治疗。治疗方式通常依据病因、足踝功能及肌肉萎缩程度来决定。

保守治疗的目标是减少疼痛、炎症和组织压力。可以使用冰敷,口服包括对乙酰氨基酚和非甾体抗炎药在内的镇痛药。可以尝试神经性疼痛药物,包括加巴喷丁、普瑞巴林和三环类抗抑郁药等。也可以使用局部药物注射,包括利多卡因和非甾体抗炎药。保守治疗的成功与否,与病因密切相关。

超声、离子电渗疗法、超声透入疗法和电子刺激等物理治疗,可以尝试,部分患者有效。适当调整运动,例如小腿伸展锻炼有助改善症状。

一些康复支具可用于足弓支撑和生物力学减压,例如矫形鞋。鞋跟内侧楔形足垫可通过改变足部应力来减少对神经的牵引力。可以尝试夜间夹板,如对上述疗法没有反应的患者可将患肢暂时放置在行走靴中。具有适当足弓支撑的鞋可以有助于减轻症状。

如果存在腱鞘囊肿,可以在超声引导下将其吸出。注射皮质类固醇至踝管可能有助于消除水肿。这些局部处理方法简单,但容易较快出现复发症状。

七、手术治疗

如果保守治疗未能解决患者的症状或病因已经明确的情况下,则需要进行手术。由占位性病变引起症状的患者通常对手术治疗反应良好。手术治疗涉及将屈肌支持带从内踝近端切开至载距突。手术的成功率从 44% 到 96% 不等。术前Tinel 征阳性的患者对切开术减压的反应往往比无 Tinel 征的患者更好。年龄较小的患者和症状时间较短、诊断较早、病因明确的患者,以及之前没有踝关节病变的患者往往对手术反应更好。

手术治疗主要包括祛除致病因素和胫神经松解术。对于诊断明确的踝管综合征非手术治疗3 个月无明显好转者,建议手术探查治疗。神经松解术分为 3 种:①单纯松解,指将神经从周围粘连压迫中松解出来；②神经外膜松解，指在单纯松解基础之上，切除卡压段的神经外膜；③神经束膜松解，指在单纯松解和神经外膜松解基础上，进一步行神经束间松解，或神经切开或部分切除。手术显微镜或放大镜行显微外科手术，具体方法有胫后神经减压、神经外松解、神经束间松解及神经束膜切除术，如有血管受压征象者，尚可对胫后动脉行松解减压术。

近年来尝试内镜治疗踝管综合征引起了骨科、运动医学医生的浓厚兴趣。内镜治疗有其独特的优势，创伤较小、恢复快、美观，但其手术疗效尚不确切，手术方法尚不统一，具有较高的操作技术要求。不过，内镜治疗虽然目前仍处于探索中，但是此方法是治疗踝管综合征的发展趋势，有可能会取代传统的手术方式，值得进一步探索。

术后行加压包扎，短腿石膏托固定踝关节于轻度内翻下垂位，持续 7~10 天，并且避免负重以减轻炎症和伤口张力，拆除缝线后用弹力绷带固定患足。当切口完全愈合后，再用预塑制的玻璃纤维短腿管型固定足于中立位 10~14 天。术后 6 周内即有明显的症状改善，6 个月后能获得最大程度的症状改善。

八、并发症

未经治疗的或难治性踝管综合征，可导致胫后神经及其分支的神经病变。患者可能会持续疼痛，随后可能发展为运动无力和萎缩。术后并发症包括伤口愈合受损、感染和瘢痕形成。手术减压可能无法充分解决疼痛和其他症状。

九、术后康复

术后康复旨在保护关节和神经的完整性并控制炎症、疼痛和肿胀。随着康复的持续，治疗师和患者需努力防止瘢痕组织的收缩和粘连，同时保持软组织和关节活动度。恢复正常步态、步行和跑步为康复的长期目标。

十、预后

踝管综合征的预后差异较大。如果患者在疾病过程早期诊断，且明确为占位性病因，其对治疗的效果通常是良好的。而那些没有可识别病因且对保守治疗无响应的患者，通常也无法通过外科手术干预取得良好效果，则预后较差。Tinel 征阳性是手术治疗的强预测因子。疾病的复发和缓解都十分常见，还有一些患者的症状从未完全减轻，需对踝管综合征患者进行随访。

重点信息：踝管综合征是内踝的神经卡压，它是引起足踝疼痛的不常见且很难诊断出来的原因，病因广泛；患者疼痛通常自踝管起，并向下延伸至足底，但不同患者症状具有多样性；诊断踝管综合征尚无最好的检查方法，诊断是由患者病史、查体、影像学、肌电图和神经传导检查等一系列检查组成；大多数患者可以尝试保守治疗，如果确定为占位性病变为诱因，手术切除 + 神经减压的治疗结果良好。

（段小军　曹　晋）

第十一节　跖板损伤

一、解剖及生物学作用

（一）解剖学特点

跖趾关节是具有椭圆形关节表面的滑膜关节，跖骨头的远端关节面是双髁关节，外侧髁通常大于内侧髁。凸形的跖骨头与浅凹形的近节趾骨关节面相匹配，这个"关节盂"的腔要比跖骨头的关节面小，因此构成了跖趾关节不稳的因素。

跖趾关节背侧的软组织结构包括关节囊、趾长伸肌腱和趾短伸肌腱。固有副韧带和侧副韧带共同构成了关节的内、外侧壁，跖板则构成了关节的跖侧壁。趾长屈肌腱和趾短屈肌腱贴附于跖板的跖侧表面。

跖板是跖趾关节底部的矩形纤维软骨样结构，根据文献报道，其厚 2~5mm，长 16~23mm，宽 8~13mm。跖板近端以薄层的滑膜组织疏松附着于跖骨颈跖侧，远端呈内、外侧两束牢固附着于近节趾骨基底。跖骨附着处的跖板较其他部分更宽更厚，在水平面上呈现"远窄近宽"的梯形状。跖板的中间区域较薄，边缘部分较厚。背侧浅层跖板紧贴跖骨头并向内、外侧延伸成为侧副韧带附着点，深层有跖深横韧带附着，跖侧面又有跖筋膜附着，并有屈肌腱鞘通过（图 3-5-61，见文末彩插）。

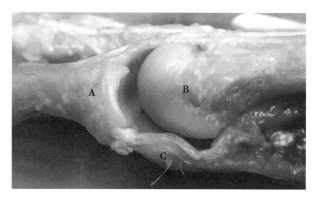

图 3-5-61　跖趾关节的矢状面解剖图
A：近节趾骨；B：跖骨头；C：跖板

（二）跖板的生物学作用

跖趾关节处的跖板、关节囊、相关韧带构成的复合体是维持跖趾关节静态稳定的基本结构，跖板则是该复合体的核心。在整个步态周期，跖趾关节的背伸角度都不同。跖板和关节囊的静态拮抗结合固有屈肌的动态拮抗，共同牵拉近节趾骨还原到跖趾关节的中立位。近节趾骨的慢性过度背伸，使跖板被拉伸变薄，功能下降。跖板的主要作用有：①稳定跖趾关节的功能；②支持与减震功能；③应力传导枢纽功能。

二、跖板损伤的机制及分级

（一）损伤机制

跖板的损伤机制可分为急性与慢性。跖板的急性损伤多见于创伤导致跖趾关节的过度背伸，尤其是负重过程中关节的极度背伸，这种损伤常见于第一跖趾关节处的跖板，表现为关节囊韧带复合体的扭伤或完全撕裂，因常发生于橄榄球、足球、棒球等在草皮上进行的竞技项目中，故又称为"草皮趾（turf toe）"。跖板的慢性损伤大多发生在第一趾以外的其他趾，通常认为是由于负荷逐渐增加而导致的渐进性退行性改变，尽管跖板在近节趾骨基底的附着很牢固，但大多数的跖板撕裂都发生在远端接近附着点的部位，且多呈横向损伤或撕裂状。

跖板损伤的常见机制有：

1. 长期穿着高跟鞋使跖趾关节承受慢性过度背伸负荷，造成跖板的拉长或变薄，导致跖趾关节失稳。

2. 神经性疾病、软组织创伤等引起内在肌功能丧失或肌肉挛缩导致跖趾关节畸形，进而使得跖板移位、负荷异常。

3. 类风湿性关节炎等特异性或非特异性炎症性疾病引起的跖板组织破坏与水肿可导致跖板慢性损伤。

4. 姆外翻引起的相邻跖趾关节变形，导致跖板破损、撕裂。

5. 先天性跖骨过长（以第二跖骨常见），导致相应跖趾关节承受负荷增加，可增加跖板损伤概率。

上述原因引起跖板损伤后，可引发跖趾关节的半脱位或全脱位，进一步导致跖趾关节承受负荷压力增大，造成跖板损伤加重的恶性循环。

（二）损伤分级

Coughlin 等通过对跖板撕裂的尸体标本进行研究，提出跖板损伤的解剖学分级，共分为 5 级（0~4 级）（表 3-5-3，图 3-5-62），此分级系统与跖趾关节不稳的临床分期相对应。

表 3-5-3　跖板损伤的解剖分级

0 级	跖板或关节囊变薄和 / 或变色
1 级	远端横向撕裂（靠近近节趾骨附着点 <50% 的撕裂；内侧、外侧或中间区域的撕裂）和 / 或中间实质 <50% 的撕裂
2 级	远端（内侧、外侧或中间区域）≥50% 的横向撕裂和 / 或中间实质 <50% 的撕裂
3 级	横向和 / 或纵向的广泛撕裂（可能伴有侧副韧带的撕裂）
4 级	广泛撕裂并出现扣眼样多点多处损伤（出现关节脱位）

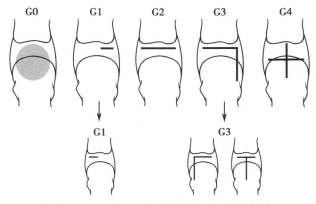

图 3-5-62　跖板损伤的解剖学分级示意图

三、诊断

（一）临床表现

跖板损伤的主要症状是疼痛、足趾畸形，以

及顽固性痛性胼胝,此外包括肿胀、神经炎(如麻木、感觉迟钝)、足趾排列不齐和步态异常等。

1. 疼痛 跖板损伤可以表现为急性或慢性的跖骨痛,可发生于所有外侧趾,最常累及的是第二趾。前足跖侧趾根部跖板位置的局灶性疼痛是最常见的症状。跖板的退行性改变和对跖骨头缓冲支撑作用的丧失可导致疼痛。患者会描述有"在大理石上行走"的感觉,在行走时感觉疼痛,休息时可减轻。在步态周期支撑相的早期阶段可能无症状,而在足趾离地阶段会变得明显不舒服。如果赤脚行走,患者则会感到疼痛难以忍受。根据合并侧副韧带撕裂的位置,压痛可能定位于关节的内侧或外侧。

2. 足趾畸形 跖板变薄可导致跖趾关节的失稳,随之出现疼痛和畸形。跖趾关节不稳的早期,可能只存在跖底的肿胀,而不合并足趾畸形。随着足的继续负重,剩余的关节囊和足内在肌没有能力代偿撕裂的跖板,从而导致足趾的排列异常。跖趾关节外侧跖板和外侧副韧带的退变,以及蚓状肌腱施加的内侧牵拉作用可导致足趾进行性的向内侧偏斜。足趾的内侧偏斜或足趾间隙的不对称,是跖趾关节不稳和软组织结构退变的表现。随着畸形的进展,足趾可能出现交叉受压,更常见的是骑跨于邻近的足趾上。

3. 顽固性痛性胼胝 近节趾骨相对跖骨头的背屈可导致锤状趾畸形,在近侧趾间关节背侧出现胼胝。穿鞋时鞋子将近节趾骨向跖骨头挤压,当跖骨头被压向地面时可发展成为疼痛性的顽固性足底角化病。如果足趾完全脱位,可在跖趾关节背侧触及近节趾骨基底。在畸形的后期,患者可能出现避痛性的步态模式,代偿性地将重心转移至足的外侧柱。

(二)体格检查

1. 抽屉试验(drawer test,也称 Lachman 试验) 是评价跖趾关节不稳的重要客观指标(图 3-5-63),由 Thompson 和 Hamilton 于 1987 年最早描述,用于检测跖趾关节在垂直方向的不稳定。Coughlin 强调进行抽屉试验时需要先将跖趾关节置于背伸 25°,再施加垂直的力量,与健侧进行对比也有助于结果的判定。Coughlin 等基于体格检查提出了跖趾关节稳定性的临床分期系统,可进行量化分级,共分为 5 期(0~4 期)(表 3-5-4)。

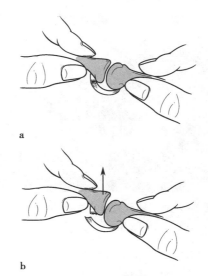

图 3-5-63 跖板损伤抽屉试验示意图
a. 关节处于中立位置;b. 向背侧方向施加垂直的力量

表 3-5-4 跖趾关节不稳的临床分期

分期	关节对位	体格检查
0	无对位不良,前驱期有疼痛但无畸形	关节有疼痛、肿胀,足趾抓地力减弱,抽屉试验阴性
1	轻度对位不良,趾蹼间隙增宽,足趾向内侧偏斜	关节有疼痛、肿胀,足趾抓地力减弱,抽屉试验弱阳性(半脱位<50%)
2	中度对位不良,足趾向内侧、外侧、背侧或背内侧偏斜畸形,足趾过伸	关节有疼痛、肿胀,足趾抓地力减弱,抽屉试验中度阳性(半脱位>50%)
3	严重对位不良,足趾向背侧或背内侧倾斜畸形,足趾交叉重叠,可出现可复性锤状趾	关节和足趾疼痛,伴轻微肿胀,足趾抓地无力,抽屉试验明显阳性
4	严重对位不良,关节脱位,出现僵硬性锤状趾	关节和足趾疼痛,伴轻微或无肿胀,足趾抓地无力

2. 抽纸试验(paper pull-out test) 可用于评价足趾的力量和动态的抓地能力。检查时,在患者受累足趾的下方和地面之间放置一条 1cm×8cm 的纸条,患者通过足趾跖屈抓地对抗检查者将纸条从足趾下方抽出,如果足趾抓地的力量不足以对抗抽出纸条的力量,则为抽纸试验阳性(图 3-5-64)。

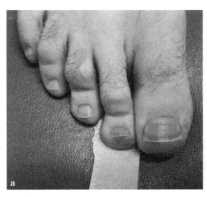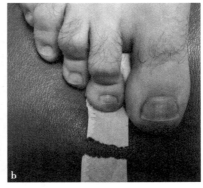

图 3-5-64 抽纸试验

a. 将窄的纸条置于足趾下方,患者用力跖屈足趾对抗纸条被抽出;b. 纸条被拉断说明足趾抓地力良好,试验阴性

(三)影像学检查

放射学检查有助于评估跖趾关节成角畸形的程度、关节炎情况、踇趾籽骨位置、跖骨的长度、趾骨的偏斜、关节的半脱位和过度背伸等。一般就 X 线检查来讲,负重位的足部正侧位片就已经足够,不需要再进行前足或足趾的特殊检查。在正常的足部正位片中,跖趾关节软骨显示为 2~3mm 的间隙,随着跖趾关节逐渐过伸,此间隙可消失,近节趾骨基底向第二跖骨头背侧半脱位,随着跖趾关节的完全脱位,近节趾骨基底可移位至跖骨头的背侧上方,这种脱位从侧位片上很容易看到。Klein 等研究报道,负重正位片上的三个测量指标的异常(第一跖骨倾角增大、第二跖骨倾角增大和第二跖骨突出距离 >2mm)在 75% 以上的病例中都显示与跖板撕裂相关,表明第二跖骨过长可能会导致跖板的撕裂。

MRI 和超声检查作为无创的检查方法,在评估和诊断跖板损伤方面,可以观察到更多的细节。MRI 检查中跖板在液体敏感序列像上部分或全部中断,被广泛认同为跖板撕裂的经典直接征象。MRI 发现在液体敏感序列像上出现跖板局灶性的高信号,则提示可能存在跖板的撕裂。跖板附着处的 T_2 高信号缺失代表跖板撕裂的直接征象,跖板撕裂在质子像和 T_2 脂肪抑制像上均表现为高信号。已撕裂跖板的回缩在矢状面可得到最好的显示,而冠状面的短轴图像则能最好地显示跖板撕裂的位置以及与副韧带和屈肌腱的关系。跖板损伤在超声检查可表现为低回声或不均匀回声。有多项研究对比 MRI 和超声检查在诊断跖板损伤方面的作用,结果显示超声检查对于跖板损伤的敏感性非常高,但在区分退变和撕裂方面相对缺乏特异性。将关节造影与 MRI 相结合也可以用于跖板撕裂的评估,如果显示对比剂扩散进入屈肌腱鞘则提示跖板有撕裂,但关节造影检查并未在临床得到广泛应用。

四、跖板损伤的非手术治疗

患者大多在症状刚出现时不会在意,即使有轻度的足趾畸形,如果伴随的疼痛不严重,也不会找医生就诊,只有发展至僵硬性锤状趾畸形后患者才会关注。当早期发现足趾内侧偏斜时,非手术的方法可能使症状得到缓解。换穿鞋跟较低和鞋体较宽松的鞋子可以消除对足趾的压力。将护趾套套在敏感的胼胝或屈曲的足趾尖端也可以减轻不适感。可以通过使用碳纤维的鞋底,增强跖骨头以远的区域硬度,从而部分缓解作用于跖趾关节的背屈力量。跖骨垫放在有不适症状的跖骨头近端,可以通过重新分配足底的负重压力来缓解不适。穿"摇椅"样底鞋可以改善步态,减轻前足的背屈压力。

对于严重畸形和有明显胼胝的患者,深鞋杯的鞋子可以有额外的深度放入较厚的缓冲鞋垫,同时增高的鞋子前部也可以适应锤状趾畸形。交叉趾畸形使用胶带包扎,可以延缓畸形的发展,但可能不能解决疼痛。胶带包扎的目的是保持足趾固定于中立位,使关节囊可以挛缩形成瘢痕。Budin 夹板比胶带包扎更简单,也更容易耐受,避免了长期包扎可能引起的溃疡或水肿(图 3-5-65)。

NSAIDs 可以缓解关节炎症造成的疼痛。关节腔内注射皮质类固醇可以提供有效的、及时的和显著的止痛效果,但需要谨慎采用,一定不能反复注射。类固醇注射具有明显的缺点,可导致关

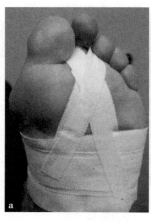
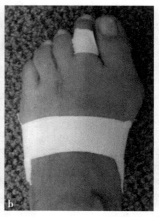
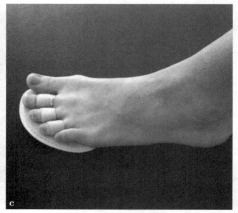

图 3-5-65　患趾胶带包扎制动

a. 跖面观；b. 背面观；c. 相比于胶带包扎更容易耐受的 Budin 夹板固定

节囊和跖板的进一步衰弱，从而发生脱位。一般认为，在考虑手术治疗之前，可以先进行 3~6 个月的非手术治疗。

五、跖板损伤的手术治疗

跖板损伤修复的手术方法很多，常用的主要有 3 种：跖侧入路直接缝合修复术、Weil 截骨加跖板缝合修复术、趾长屈肌腱转移术。

（一）跖侧入路直接缝合修复术

跖侧入路直接修复跖板，可在跖趾关节跖侧做纵形、弧形或 Z 形切口，选择弧形或 Z 形切口可以避免直接在跖骨头负重区表面切开。分离皮下组织后显露屈趾肌腱鞘管，平行肌腱走行小心切开腱鞘，将屈趾长、短肌腱连同血管神经束拉向一边，充分暴露跖板。直视下可以检查跖板撕裂的位置和程度，跖板撕裂的位置多位于近节趾骨基底附着处。保持近节趾骨轻度跖屈可使跖板撕裂对合以利缝合，切除 2~3mm 边缘使其裂口新鲜化，可选择 0 号或 2 号不可吸收线直视下缝合修复跖板，也可在近节趾骨基底部打入小的锚钉，利用锚钉的缝线进行缝合修复。术后需要支具固定保护 1 周，然后更换短的后足负重行走靴保护 3 周，3 周后更换舒适的鞋子逐渐开始完全负重。

为防止术后在跖侧负重区形成痛性瘢痕，该术式应特别注意切口的设计，直形或弧形切口可偏向跖骨头侧方，Z 形切口则较为稳妥。此外，在分离显露跖板时，需要注意将趾神经牵向侧方避免损伤。关闭切口时，需注意保证皮肤边缘的良好对合，最大限度减小瘢痕（图 3-5-66，图 3-5-67）。

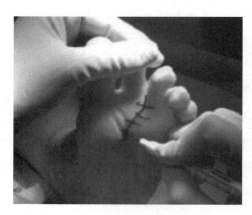

图 3-5-66　跖侧入路弧形切口

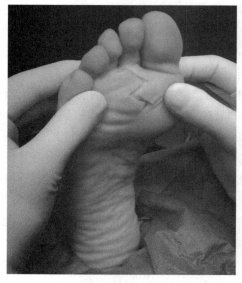

图 3-5-67　跖侧入路 Z 形切口

（二）Weil 截骨加跖板缝合修复术

该术式经背侧入路进行 Weil 截骨，通过将跖骨头向近端推移回缩和将近节趾骨向远端牵拉增大背侧关节间隙，从而显露跖板的撕裂，并利用专用器械进行直视下的缝合修复。

于跖趾关节背侧做纵行或弧形切口（图 3-5-68），显露趾长伸肌腱和趾短伸肌腱后，沿两条肌腱之间切开进入关节，适度松解跖骨头和趾骨基底周围附着的软组织。在跖骨头做常规的 Weil 截骨，将跖骨头沿纵轴向近端推移回缩至近端跖骨下方，以克氏针临时固定跖骨头，在近端跖骨和近节趾骨基底上各打入 1 枚克氏针，使用克氏针撑开器将跖趾关节牵开，通过关节间隙就可在直视下观察到跖板。利用专门设计的缝线器，抓持住跖板撕裂的近端，使用不可吸收线缝合 2 针，再用克氏针在近节趾骨基底钻两个骨道，将跖板缝合线分别经内、外两个骨道从跖侧穿出至背侧。拔除固定跖骨头的克氏针，将跖骨头向远端复位至解剖位置，如跖骨过长，可适当短缩后复位，再以螺钉进行固定。将骨道穿出的两条缝线在趾骨基底表面拉紧打结（图 3-5-69，见文末彩插），注意打结前需要将踝关节置于中立位，跖趾关节固定在跖

屈 20° 位。为缓解关节跖屈造成的肌腱张力，可将趾长伸肌腱进行 Z 形延长。术后，需要将足趾用弹性加压敷料固定保护在跖屈位置。

（三）趾长屈肌腱转移术

趾长屈肌腱转移术最早应用于爪形趾或锤状趾的治疗。对于跖板严重撕裂、修复无望的病例，可通过将趾长屈肌腱转移至背侧伸趾肌腱进行重建。临床上，趾长屈肌腱转移术一般不作为单独的手术方式治疗跖板损伤，而多与其他手术方式联合进行，包括跖骨截骨、近侧趾间关节融合和趾长伸肌腱延长等。

该手术通常需要 3 处切口来完成。先在患趾跖侧近端皮肤皱褶处做小的横切口，分离显露屈趾腱鞘后纵行切开，寻找出位于中间的趾长屈肌腱，用止血钳挑起后，在其远节趾骨基底跖侧的附着点处切小口将其切断，自近端切口挑出后，将其自中线劈为两束（图 3-5-70）。在近节趾骨背侧做纵行切口，分离显露伸趾肌腱，利用止血钳将两束屈趾长肌腱断端分别自伸肌腱帽的内、外侧面引至背侧。保持跖趾关节跖屈 20°，将转移至背侧的屈趾长肌腱拉紧与伸肌腱帽缝合固定（图 3-5-71，见文末彩插）。

术后可穿前足免负重鞋保护 4~6 周，同时用胶带固定患趾在轻度跖屈位置，4~6 周后去除包扎，逐渐恢复正常负重行走。

（四）手术方式的评价与选择

1. 跖侧入路直接缝合修复术　可以清晰显露观察跖板损伤情况，从跖侧对跖板进行直接缝合，操作相对简单，修复效果确切可靠，且避免了

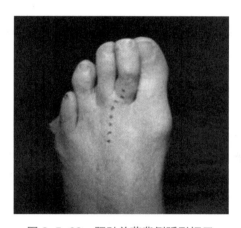

图 3-5-68　跖趾关节背侧弧形切口

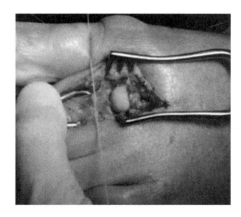

图 3-5-69　将跖骨头复位后用螺钉固定，缝合修复跖板的缝线从两个骨道引出后在近节趾骨基底拉紧打结

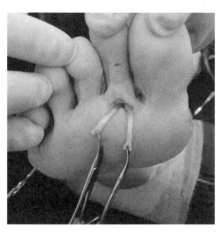

图 3-5-70　通过跖侧小切口找出趾长屈肌腱，自远节趾骨基底附着处切断抽出，劈为两束

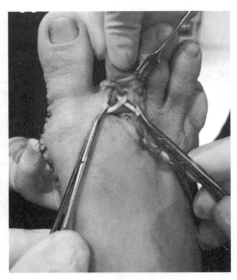

图 3-5-71 将趾长屈肌腱自伸肌腱帽两侧引至背侧，维持关节跖屈 20° 拉紧与腱帽缝合固定

跖骨的截骨和术后"漂浮趾"的发生。但跖侧切口可能造成负重区瘢痕不适，同时存在着跖侧肌腱及神经损伤的风险。适用于解剖学分级 1~3 级的损伤。

2. Weil 截骨加跖板缝合修复术 从背侧缝合修复跖板的操作相对复杂，需要借助特殊器械完成缝合，但可有效缓解跖底疼痛，提高跖趾关节活动度，降低术后半脱位发生率，并可避免以上跖侧入路的风险。对于 Weil 截骨术治疗跖板损伤，Nery 和 Coughlin 等提出根据跖板损伤的解剖学分级，制订具体的手术方案：对于 0~1 级的损伤，可行 Weil 截骨加跖板射频皱缩术；对于 2~3 级的损伤，可行 Weil 截骨加背侧入路的跖板直接修复术；对于 4 级的损伤，因考虑跖板已广泛受损，难以直接修复，建议行 Weil 截骨加趾长屈肌腱转移术。

3. 趾长屈肌腱转移术 虽然没有直接对跖板进行修复，但可以有效纠正跖趾关节畸形，间接减轻跖板的磨损，以期跖板获得自行愈合，多与其他手术联合应用。适用于解剖学分级 4 级，跖板损伤严重，无法直接修复的情况。但该术式需以牺牲趾长屈肌腱为代价，且常发生术后关节的僵硬。

（李文翠 刘建全）

第十二节 足踇趾籽骨损伤

古罗马著名医生 Calen 最早提出籽骨概念，在足部尤为重要的是踇趾的籽骨，籽骨的出现可以保护肌腱、调整压力、减少摩擦、改变肌肉的牵拉方向，在腱直接贴近骨面或腱转折的部位，籽骨的存在可避免腱中的血管受到压迫，帮助维持局部血液循环，从而减少在运动或重体力劳动过程中出现屈踇肌腱的磨损，具有人体自我保护功能。由此可见籽骨在整个足部的负重、运动、稳定性中起着重要的作用。但是由于籽骨的位置、形态的多样化，以及体量的微小，特殊运动体位也容易导致籽骨运动损伤，损伤后容易漏诊及误诊，即使诊断明确，不恰当的治疗方式也可能导致严重的并发症和后遗症。另外由于对踇趾籽骨损伤的重视度不足，从而延误治疗，常常导致顽固性疼痛，甚至无法正常行走造成足内翻等异常步态，从而影响生活。跳舞者及前足反复蹬踏等运动时容易造成籽骨的损伤。随着足踝外科学的发展，籽骨运动损伤诊治情况也受到了国内外学者的广泛关注。

一、定义

籽骨损伤指累及籽骨的外伤及慢性运动劳损，籽骨损伤是个统称，包括籽骨骨折、籽骨韧带复合体损伤、籽骨炎、籽骨坏死等。

二、解剖

籽骨位于肌肉止点处腱与骨之间，是由肌腱骨化形成的。踇趾籽骨包括胫侧及腓侧籽骨，位于踇趾关节跖面中央，与跖骨头构成跖籽关节，并由跖骨的籽骨间嵴分隔开，此骨性特点限制了两块籽骨的横向活动，提供了跖籽关节的内在稳定性。一般情况下胫侧籽骨比腓侧籽骨要大，同时承受更多的负重，而腓侧籽骨在外形上较圆。相比于籽骨缺如，多分籽骨更加常见，国内学者报道二分籽骨发生率约 7%（图 3-5-72）。这一定程度上反映了籽骨存在一定比例的形态学变化，这可能是与籽骨发育过程中存在多中心骨化有关。籽骨的稳定性同时靠包绕籽骨的韧带、籽骨本身厚度，以及附着在上面的肌腱维持。其中研究最多、功能最主要的胫侧籽骨由踇短屈肌、踇内收肌腱包埋，腓侧籽骨有踇展肌相连，两籽骨由籽骨间韧带相连，同时胫侧籽骨与跖骨头内侧面有内侧籽骨韧带相连，腓侧籽骨与跖骨头外侧面的外侧籽骨韧带相连，多种韧带构成了籽骨复合体，从而造成跖籽关节这种复杂而稳定的系统。

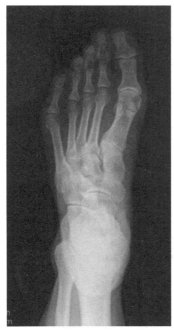

图 3-5-72 二分籽骨

三、功能

蹬趾籽骨系统具有多项功能：①正常步态周期中有大于 50% 的体重通过蹬趾籽骨系统进行传导，而籽骨能分担跖骨头负重，吸收步态周期中的冲击力；②籽骨抬高了第一跖骨头，增加蹬短屈肌腱的力矩，起到类似滑轮的作用，加大第一跖趾关节的屈曲力，促进步态周期的推动；③组成内侧纵弓，对跖腱膜的绞盘样机制发挥重要作用；④减少肌腱摩擦力，保护肌腱，延长使用寿命。

四、损伤机制

一般有可回忆的外伤史，反复过度背屈或突然的大力背屈跖趾关节均容易导致籽骨系统的损伤，也可能因过度负重或外伤而出现撕脱、骨裂等病症。穿高跟鞋、跳跃、蹬足、提踵等特殊动作最容易损伤籽骨。

五、常见伤病

（一）籽骨炎

我们倾向于将其描述为一种症状，而不是一种诊断，因为大部分情况它反映的是影像学阴性的籽骨区域疼痛。籽骨炎应该作为一种排除性诊断，大部分情况下它考虑的是影像学检查所不能显示的滑囊炎、肌腱炎。同时，有研究指出也不能忽略药物滥用、尿酸沉积，以及小肿瘤导致的局部疼痛。而对于关节退行性变导致的炎症，如撞击、软骨软化以及骨赘形成等，该炎症的形成机制则与髌股关节骨关节病的成因类似，包括反复的受伤刺激以及软骨损伤。

导致籽骨炎的主要原因是运动量的增加。有的人想提高运动水平来增加运动量，这样使得趾球部位的压力越来越大。快速运动、登山运动、甚至是增加行程都会导致籽骨炎。同样，如果足弓太高，跑步时，自然趾球部位的压力会增大，这样也会导致籽骨炎。

针对籽骨炎的治疗，常规与治疗许多骨科创伤性疾病一样，非手术治疗遵循 RICE 原则。而运动员则需要经常改变他们的活动或训练方案，结合使用镇痛抗炎药可有助于缓解疼痛。如果疼痛症状持续，患者应该尝试佩戴支具减轻籽骨压力。对于保守治疗无效的患者，手术切除籽骨对于退行性变造成的顽固性籽骨疼痛是最佳适应证。术前应告知患者，切除单侧籽骨会造成 10%~16% 蹬地力量缺失，切除双侧籽骨则会造成 30% 蹬地力量缺失，该力量的损伤可能对他们的运动表现产生影响。

（二）籽骨缺血性坏死

籽骨血供非常微弱，容易因为血管闭塞、创伤或者手术导致缺血性骨坏死。若患者出现持续性籽骨疼痛，停止负重后疼痛并没有缓解时，此时应该高度怀疑出现了籽骨缺血性坏死。此时进行影像学检查若发现籽骨裂成碎块，则诊断明确。但在籽骨缺血性坏死的早期阶段，一般的 X 线检查可能无法判断，此时，骨扫描成像可以帮助临床医师进行早期的诊断。

针对该疾病的治疗，及时的籽骨切除和清理一般具有满意的疗效。对于不想接受手术的患者而言，体外冲击波的治疗也值得我们关注。有学者报道 1 例体外冲击波治疗的籽骨缺血性坏死的患者，在接受 8 次治疗后，患者报告没有疼痛，并且能够重新打网球而没有复发。尽管只是个例报道，我们仍要重视冲击波在该疾病中可能的应用价值。

（三）籽骨脱位、半脱位——创伤性蹬外翻

尽管目前蹬外翻、籽骨损伤的因果关系尚未明朗，但目前仍有大批学者同意籽骨脱位、半脱位作为蹬外翻的病理危险因素，甚至有学者将籽骨位置用于术前以及预后的评估，如图 3-5-73。

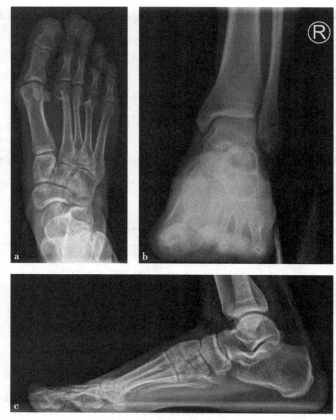

图 3-5-73 创伤性蹬外翻的形成

a~c. 分别从正位、轴位、侧位提示该患者右足创伤性蹬外翻的形成

综上，籽骨在足踝外科领域越来越受到医师的重视，这与其重要的功能是分不开的。尽管由于籽骨结构、功能的复杂性，目前籽骨的很多基础研究结论存在相当大的差异，需要进一步的研究去验证结论。

（李文翠　刘建全）

第十三节　跖骨头缺血性坏死

跖骨头缺血性坏死由 Freiberg 在 1914 年首次报道，故又称 Freiberg 病，迄今命名仍沿用跖骨头骨软骨病、跖骨头无菌性坏死等。本病好发于 10~20 岁青少年女性，多见于需久站工作的护士、酒店员工、纺织工人等。常侵犯第二跖骨头远端，偶有第三、四跖骨头受侵犯，多单侧发病，约 10% 发生于双侧。

一、发病机制

目前发病机制尚不清楚，可能与以下因素有关。

（一）急性或慢性创伤

跖骨骨骺动脉起源于骨骺血管，并穿过骨骺到达软骨板，其末梢支形成毛细血管网滋养软骨；起源于骨干髓腔的干骺端动脉其末梢端的毛细血管襻终止于软骨内骨化层，滋养临时钙化带，两者之间有骺板相隔。骨骺未闭合前骺板很脆弱，跖骨头软骨又无血管通过，仅为跖骨背动脉的分支穿过关节囊韧带供血。关节软骨下骨内的终末血管在接近软骨下骨与软骨面呈垂直方向，无侧支循环；各种急性创伤或慢性劳损等因素导致骺板损伤，使进入跖骨头的血管发生栓塞，血供不足，致跖骨头坏死。在解剖上第二跖骨最长，跖趾关节较相邻关节明显突出，受到外伤机会较多；且第二跖骨处于人体负重长轴上，跖骨头的远侧骨骺在 1~5 岁时出现，发育期跖骨头骨骺经久受压，而使骨骺周围的韧带及软骨发生炎性水肿，引起局部的血管供血不足或栓塞，尤其是平足，尽管有跖骨背动脉的分支同干骺端动脉相吻合，也更易发生血供障碍，难免发生跖骨头坏死。另外，由于女性足部肌肉力量较弱，足弓较低，特别是横弓稍低且较为松弛，又喜欢穿高跟鞋，使第二跖骨过多负重，故本病女性发病率较高。

（二）跚趾外翻

其机制在于正常前足负重主要在第一跖骨头，其下两个籽骨起缓冲应力和保护跖骨头的作用。跚趾外翻时横弓塌陷，负重从第一跖骨头移向邻近跖骨头，且第二、三跖骨头下无籽骨使其压应力负荷过大，发生软骨下不全骨折，引起跖骨头缺血坏死。

（三）糖皮质激素的作用

长期或大剂量使用糖皮质激素是否会导致本病尚有争议，长期使用糖皮质激素可以引起动脉炎，可能使跖骨头血液循环受阻导致缺血坏死。

二、临床表现

（一）症状和体征

受累的跖趾关节肿胀、疼痛，行走或跑跳受限，尤以走高低不平路面时为重，下楼时疼痛明显，休息减轻。跖趾关节背侧可触及粗大、高低不平的跖骨头，有压痛，跖侧压痛尤为突出，纵向按压或叩击相应的跖趾关节趾端疼痛，跖趾关节活动度受限，尤其是背伸受限，被动活动时偶尔可闻及响声；晚期可有受累关节僵直等体征。

（二）影像学表现

1. X线表现

（1）早期改变：跖骨头外形正常或弧形轮廓稍扁平、增宽，骨质稀疏，骨小梁模糊和中断，关节面下间或有小的不规则透明带，相对骨质密度增高，在斜位上看到背侧有局限的骨质缺损区。

（2）中期改变：有较广泛的骨质硬化及骨质疏松，伴有小囊样低密度区，跖骨头尚保持球型，关节间隙正常，跖骨头明显增大、变扁增宽，骨质增生致密，密度不均匀；跖骨颈增粗、短缩呈杵状；关节面不规则，下凹如杯口状、波纹状等，其边缘模糊或可致密。

（3）晚期改变：跖骨头膨大畸形，骨质增密，部分骨质结构逐渐恢复；关节面不规则，致密硬化，关节间隙呈规则或不规则增宽，关节边缘骨质增生明显，关节腔内常留有圆形或椭圆形关节鼠；相对趾骨基底出现骨质致密硬化等不同程度的肥大性改变。

2. MRI表现

MRI可在病变早期显示骨缺血所致的斑片状水肿，通常发生于跖骨头的背面。骨坏死区为多条不规则条带状、裂隙样低信号病灶，边缘有时可见少许高信号，而此时X线片上可能尚无明显改变，故MRI更常用于确定病变范围和早期诊断。目前广泛应用Smillie分期判断Freiberg病的严重程度，并指导治疗。Smillie分期标准：1期，只有用核素骨扫描或MRI才可发现穿过骨骺的软骨下骨折；2期，背侧跖骨头开始向干骺端塌陷，X线片可见这种改变；3期，跖骨头进一步塌陷，但跖肌部尚未受累；4期，整个跖骨头全部塌陷，跖肌受累并开始出现关节炎的表现；5期，出现严重关节炎的表现和关节间隙消失。

三、诊断及鉴别诊断

（一）诊断

根据临床表现与X线片表现可以确诊此病，但早期诊断较为困难。对单一或对称性跖趾关节疼痛患者，尤其有以下情况者及时行相关检查：跚趾外翻畸形、创伤、长期大剂量使用糖皮质激素者应高度警惕，即便X线片阴性，亦应考虑进一步行核素扫描、必要时做MRI检查。

（二）鉴别诊断

1. **痛风性关节炎**　男性多见，以第一跖趾关节为典型发病部位，症状间歇性发作，受累关节非对称性肿胀，有时伴痛风结节，无明显骨质疏松，骨端部呈边界锐利的穿凿状骨破坏，颇具特征。

2. **牛皮癣性关节炎**　好发于手足的远侧指（趾）间关节，常伴有皮肤或指（趾）甲牛皮癣，受累关节间隙不规则变窄，指（趾）骨基底部骨质增生，呈喇叭口状。

3. **类风湿性关节炎**　多发于中年妇女，以小关节病变为主，尤易见于指间、掌指及腕关节，关节软组织肿胀，关节面小囊状骨质缺损，关节间隙狭窄和关节畸形。

鉴别诊断时不能仅凭X线表现鉴别，需结合临床症状、体征及其他医技检查结果综合分析方能明确诊断。

四、治疗

（一）保守治疗

Freiberg病早期采取非手术治疗方式，如口服非甾体抗炎药、理疗、前足减压鞋、跖骨垫等，常能使疼痛缓解。对于保守治疗无效，症状严重的患者常采取手术治疗方式。

（二）手术治疗

跖骨缺血性坏死手术治疗的关键在于改善病骨的血运。手术方式主要包括：关节清理术、微骨折技术、跖骨截骨术、关节置换术、关节成形术、自体骨软骨移植术。手术方式多，但由于 Freiberg 病发病率低，各研究病例数量少，且没有多中心前瞻性研究，因此，至今无法确定 Freiberg 病的治疗"金标准"。

1. 早期病例　对于早期病变，单纯的局部钻孔减压、跖骨头病灶清除 + 植骨术、跖骨头斜性截骨术就可以达到改善症状的目的，也可以在关节镜下行关节面修整游离体摘除术。任德新等应用肋软骨膜游离移植治疗本病，术中切除跖骨头软骨面，切取第 6 肋软骨膜进行游离移植，随访 1~2 年，效果良好。DeVries 等应用外固定器的联合与自体软骨移植治疗本病，也取得了较好的效果。陈振光等应用带血管蒂跖骨瓣逆行移位植骨治疗本病 4 例，术中清除跖骨趾关节腔游离体，切除增生滑膜，骨内减压，挖除跖骨头内病变组织和凿除骨赘，修整跖骨头，取以第一或第二跖背血管为蒂的第一、二跖骨近段骨瓣逆转植骨，从而为缺血的跖骨头带入一完整动静脉供血系统和各种成骨因素，加速坏死跖骨头的修复，效果满意。

改良 Weil 截骨是一种跖骨头颈部斜行截骨，通过短缩跖骨改善跖骨头受到的过度应力，从而缓解跖痛。改良 Weil 截骨术是在截骨的基础上将跖骨头抬高并向背侧旋转，其好处有：①短缩的同时切除了背侧增生坏死的组织；②跖骨头前侧和跖侧软骨面通过跖骨头的抬起而被充分利用，改善了与近节趾骨关节面的关系；③将跖骨头关节面抬高改善横弓塌陷，从而应力分散。短缩和抬高多少能达到有效地解除跖骨痛，而又不发生相邻足趾转移性跖骨痛，术者可通过前足从跖底触知跖骨头的序列判断截骨是否合适。

2. 晚期病例　对于晚期病变可以行跖骨头切除及硅胶趾关节置换术治疗。跖骨头切除近期虽然可以减轻疼痛，但远期可出现邻近跖骨头疼痛等严重并发症，甚至不能正常行走，故目前已很少应用。硅胶人工趾关节置换可以彻底解除患者患足的疼痛，切除一切病变组织，切除病变后的空隙用替代物置入，医用硅胶置入人体在其周围可形成假性囊壁，逐渐形成关节囊，可保持足第二趾的外形及原有的功能。

本病若同时伴有足外翻，应及时矫正，恢复正常的生物力学轴线，减轻第二跖骨头的负重应力，并对第二跖骨头进行钻孔减压或截骨术，阻止病变的进一步进展。

五、预防

青少年时期应避免穿高跟鞋，对经常参加运动者，应穿对足起保护作用的运动鞋，足弓低平者应坚持穿矫形鞋以抬高足弓，使足的负重点维持正常。

（邹　剑　施忠民）

第十四节　趾间神经瘤

趾间神经瘤又称 Morton 综合征，是运动和非运动人群中常见的跖痛性疾病，与前足跖侧承重和跖间横韧带长期刺激有关。与其说是"瘤"样肿物，不如说是退变性疾病更贴切。

一、发病机制

趾间神经瘤的病因尚未明了，与足趾背伸时趾间神经被跖间横韧带远侧束压迫有关，也可能与足横弓的塌陷，牵拉并增加了趾间神经的压力，最终导致其损伤相关。外部因素包括穿鞋底过硬或前部过窄的鞋、穿高跟鞋造成足趾过伸、跖间滑囊炎、跖间横韧带肥厚、跖趾关节炎、脂肪瘤和过多参与前足承压大的运动，如跑步、篮球、足球、舞蹈等。

二、发病率

多见于 50 岁左右的中年女性，女性发生率是男性的 4~15 倍，21% 双侧发生，66% 发生于第三趾蹼，32% 发生于第二趾蹼，2% 发生于第四趾蹼。

三、临床表现

最常见的症状是第三趾蹼（第三和第四跖骨之间）烧灼样疼痛，通常位于前足跖侧，可向脚趾和足背侧放射。跖骨间滑囊炎也可能会导致类似的症状。不到一半的患者会伴随脚趾麻木。疼痛随着活动增加而加重。穿较紧的鞋时疼痛会增加，因而患者会脱鞋并按摩足趾使疼痛减轻。患处趾蹼背侧肿胀，轴向挤压可引起疼痛，横向挤压跖骨时可触及相应间隙内的弹响和压痛（Mulder 征），同时从间隙的跖侧向背侧推挤可增加 Mulder 征的阳性率。

四、诊断

根据症状、体征，尤其是 Mulder 征，其敏感性为 94%~98%，可临床诊断本病。影像学诊断有一定帮助。超声检查具有经济、便捷的特点，但对超声医师的要求较高，经验丰富的医师可达到敏感性 90% 和特异性 88% 的水平。磁共振成像（MRI）有助于诊断本病，也可以鉴别其他疾病，如滑囊炎、跖趾关节疾病等，敏感性 93%，特异性 68%，但必须与临床检查相结合，因为 MRI 检出神经瘤并不等于有临床症状。X 线检查主要用于排除其他前足疼痛的疾病，有时也可显示神经瘤的模糊轮廓。利多卡因局部封闭有助于诊断。

五、治疗

（一）保守治疗

保守治疗首先要减轻跖骨头的压力，包括应该穿着宽头鞋、软底鞋和低跟鞋，也可以制作跖骨垫，使跖骨头分开，正确的位置是紧邻跖骨头的近端。射频消融、冲击波、激光等治疗方式也有疗效。

局部痛点单次注射皮质类固醇可使 30% 的患者疼痛得到长期缓解，2 年疼痛缓解率最高则可达 95%。但也有研究显示 60%~70% 的患者虽接受了局部封闭治疗，但最终仍选择了手术。注射皮质类固醇同时也存在跖侧脂肪垫萎缩、皮肤变性坏死、邻近跖趾关节囊破裂等不良反应。注射时背侧进针，应用超声引导下注射有利于减少脂肪垫萎缩的发生。

乙醇注射和近年来应用的肉毒素注射均可以应用。乙醇注射可使症状减轻、神经瘤减小，但长期疗效并不乐观。肉毒素注射可能通过抑制疼痛末梢神经肽类物质的释放达到减轻疼痛的效果，短期效果理想，无副作用，但长期疗效不明。

（二）手术治疗

保守治疗无效者则进行需要手术治疗，切除神经瘤和部分趾间神经手术成功率可高达 80%~90%。手术可经背侧入路，也可经跖侧入路完成。背侧入路术后疼痛显小于跖侧入路，易于松解跖间横韧带，对跖侧脂肪垫损伤小，无跖侧瘢

痕引起的负重疼痛，跖间间隙可以得到充分显露，神经切除彻底，因而大多数医生使用该入路。而跖侧入路具有显露神经瘤清晰、无需损伤跖间横韧带的优势，也可被采用。趾间神经瘤远侧切除至分叉处远侧，近侧需切除至跖骨头近端，并可将断端缝合包埋于足内在肌内，防止断端神经瘤的发生。跖间横韧带是否术中松解尚有争论。近年来跖骨截骨联合跖间横韧带松解也被用于治疗本病，疗效有待研究（图 3-5-74，见文末彩插）。

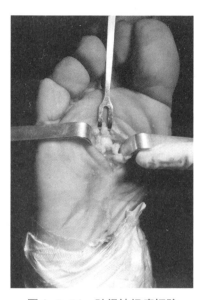

图 3-5-74　趾间神经瘤切除

六、康复

术后可穿前足减压鞋以足跟负重行走。在术后 2 周可以改穿宽松但有包围的鞋，术后 3 周可恢复日常活动。通常足部肿胀会维持几个月。

（焦　晨）

第十五节　跟　痛　症

跟痛症（heel pain）是指慢性疾患所致的足跟跖面疼痛，步行或站立时疼痛加重，是最常见的运动系统疾病之一。运动员及肥胖者好发，男女比为 2∶1，一侧或两侧发病，常见于中老年人，特别是 45~60 岁发病最多。

跟痛症病因很多，常见如小神经卡压学说、跟骨高压学说、脂肪垫老化学说等，但是都无法完全解释其发病机制。跖腱膜炎和跟骨骨刺被认为是

跟痛症最常见的原因,因此本节主要介绍跖腱膜炎及跟骨骨刺的诊疗。

一、解剖结构

足跟部结构相对简单,从皮肤到跟骨分别是:皮肤、脂肪垫、跖腱膜、趾长屈肌腱、趾短屈肌腱、足底方肌及跟骨。跟脂肪垫是组成后跟的重要结构,它位于跟骨下方和足底皮肤之间,主要功能为缓冲震荡、吸收应力,有利于分散行走和负重时足底的冲击力。随着年龄增长,后跟脂肪垫在40岁左右时开始发生退变,其厚度和高度均减少,导致后跟脂肪垫变软、变薄,对足跟的保护作用逐渐降低,跟痛症的发病概率也随之增加。

跖腱膜是位于足跖面的一层较厚的纤维腱膜,起于跟骨的前内侧面,呈扇形展开,解剖上可分为3束,即内侧束、中央束和外侧束,向远端延伸,在跖趾关节附近继续细分为5束,沿屈趾肌腱两侧止于近节趾骨基底部。跖腱膜向后上方通过腱膜与跟腱相连续,组成跟腱–跟骨–跖腱膜复合体,跟腱的张力可通过该复合体结构传导至跖腱膜。行走和负重时承受巨大的张力,发挥作用的机制称为"绞盘机制"。

二、损伤机制

跟痛症的病因仍然存在争议,相继出现了很多学说,如小神经卡压学说、跟骨高压学说、脂肪垫老化学说等,但是都无法完全解释其发病机制。据报道,因足部疾病就诊的患者中约15%为跟痛症,而其中的73%由跟骨骨刺和/或跖腱膜炎引起,80%的跟痛症患者与跖腱膜炎有关。

跖腱膜病变包括跖腱膜撕裂和跖腱膜炎。跖腱膜撕裂常常继发于急性损伤,多发生于从事竞技性运动者;跖腱膜炎多为亚急性或慢性损伤,由于跖腱膜受到反复的、积累性劳损所致,也可合并跖腱膜的撕裂,常常伴有无菌性的炎症反应和跖腱膜退变,是跟痛症的主要病因。

跟骨骨刺与跟痛症关系密切。研究发现,大约75%的跟痛症患者有跟骨骨刺形成。国内学者通过内镜下治疗跟痛症手术发现,跟骨骨刺与跖腱膜之间的关系存在3种不同的类型,并由此推测其导致跟痛症的发病机制:A型(图3-5-75a),跟骨骨刺位于跖腱膜的上方,在行走负重的过程中,跟骨骨刺对跖腱膜造成撞击,长期、反复的撞击导致跖腱膜炎、跖腱膜微损伤,甚至跖腱膜撕裂,炎症和微损伤是跟痛症形成的原因;B型(图3-5-75b),跟骨骨刺位于跖腱膜止点内,是由于机械牵伸导致跖腱膜止点通过内生软骨方式形成的牵拉骨赘,或者钙化,类似于腱止点末端病,跖腱膜止点炎症反应不明显,过度、反复的牵伸会导致跖腱膜止点的撕裂,同样会形成跟痛症;C型(图3-5-75c),在B型的基础上,跖腱膜止点周围出现无菌性炎症反应,跖腱膜增生、变厚。其中,A型的发病率最高。这些研究结果很好地解释了为什么有些骨刺大者却症状轻,有些骨刺没有造成跟痛症的症状,有些没有骨刺的患者却发生跟痛症。跟痛症与跖腱膜炎症的严重程度、跖腱膜撕裂大小,以及跟骨骨刺的类型、位置、长度和方向等因素均有关。

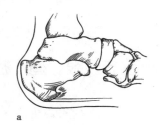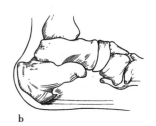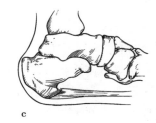

图3-5-75 跟骨骨刺分型
a. A型,跟骨骨刺位于跖腱膜的上方;b. B型,跟骨骨刺位于跖腱膜止点内;
c. C型,跟骨骨刺位于跖腱膜止点内,跖腱膜增生、变厚

三、临床表现

(一)症状和体征

1. 症状 跟痛症的临床症状主要表现在以

单足或双足跟部在站立或行走时疼痛,在晨起或久坐后开步(行走的前几步)疼痛明显,严重影响正常的生活、工作。

2. 体征 跖腱膜的查体应沿其整个表面触

诊。根据压痛部位可初步判断跟痛症,如跖腱膜止点压痛明显,张力试验阳性即背屈足趾,使得跖腱膜紧张突出,更有利于触诊;疑似足底筋膜断裂情况下,背屈足趾时触诊两足底筋膜的近端部分,可以感到患侧跖腱膜内侧束不连续。

(二)影像学检查

1. **X 线表现**　典型 X 线表现为负重位侧位片可见跟骨内侧结节骨质增生、骨赘形成。通过负重位侧位片沿跟骨下缘描绘出骨刺基底部的宽度 a,从骨刺尖端到骨刺基底部的水平线为 b,所测得的长度即跟骨骨刺长度。

2. **磁共振表现**　MRI 检查对于跖腱膜止点骨刺与跖腱膜之间关系具有较高的分辨率和敏感性。典型的表现为跖腱膜止点增厚和信号增高等。跖腱膜无论在 T_1 像、T_2 像还是脂肪抑制像均表现为低信号区域,因此,在 T_2 像及脂肪抑制像上炎症性水肿及脂肪垫退变表现明显高信号影,提示跖腱膜止点炎。T_1 像表现骨刺信号影可与跖腱膜关系进行区分。

3. **超声检查**　跖腱膜跟骨侧止点处跖腱膜明显增厚,其间可见团块影或结节状强回声,周围低回声区,提示跖腱膜内有纤维化,周围有纤维炎性渗出。

4. **发射计算机断层成像检查**　跟痛症患者常存在异常放射性浓聚,有研究表明发射计算机断层成像(emission computed tomography,ECT)对诊断跟痛症具有较高特异性,尤其对足底筋膜炎型跟痛症。

四、诊断与鉴别诊断

跟痛症的诊断根据典型病史、体征及影像学表现,即可诊断为跟痛症。通常需要与其他能引起后跟痛的疾病相鉴别,如跟腱止点炎和跟腱周围炎等,跟腱病的疼痛部位位于跟骨后结节,磁共振检查有助于确诊。

若患者双侧足跟呈对称性发病,需要排除系统性疾病,如类风湿性关节炎和脊柱关节病(止点末端型)等。各种原因引起的下肢力线异常都会导致足跟部负重部位的改变,如创伤所致踝关节内、外翻畸形,长期慢性足跟部负重异常会导致步态改变、继发性平足以及足跟部疼痛等症状。

五、治疗

(一)保守治疗

大多数跟痛症可通过保守治疗缓解,治疗方法包括休息、垫足跟垫、服用非甾体抗炎药、跖腱膜牵伸、矫形鞋、类固醇激素局部注射、体外冲击波疗法,以及超声波治疗等。

1. 充分的休息和使用镇痛药物是非手术方法治疗跟痛症的基础。

2. 牵伸及手法按摩跖腱膜可短期缓解疼痛症状。牵拉跖腱膜可借助筋膜球等辅具或直接牵拉。同侧手背患足伸跖趾关节,用对侧手示(中)指的跖趾关节或中节跖骨,从跖趾关节跖侧向跟骨侧挤压跖腱膜,达到牵拉作用。

3. 局部间断的冰敷有利于减轻疼痛、缓解跖腱膜炎症反应。

4. 矫形鞋可减少跖腱膜的张力,常常用于辅助治疗。

5. 类固醇激素注射可有效缓解跟痛症症状,但反复多次注射类固醇激素会导致多种并发症,包括足跟部皮肤和脂肪垫萎缩、感染,以及跖腱膜断裂风险增加等,因此应慎用。

6. 低频超声波治疗及体外冲击波疗法治疗跟痛症的报道较多,短期疗效较好。

循证医学研究推荐采用多模式的保守治疗策略,即联用几种保守治疗方法,发挥协同作用,可有效治疗跟痛症。临床研究结果显示,经过严格的 6 个月保守治疗,大部分跟痛症患者症状无复发。

(二)手术治疗

跟痛症的治疗由于其病因复杂且具体分子机制仍然不明确,所以治疗方法多样并且临床效果表现不一,复发率较高,严重者发展为顽固性跟痛症。经严格保守治疗 6 个月无效或复发的患者是手术治疗的适应证。

传统手术包括小针刀松解跖腱膜、开放手术切除跟骨骨刺,以及跖腱膜松解等。小针刀无法切除跟骨骨刺、定位困难,容易造成跖腱膜的撕裂,长期疗效不确切,复发率高;开放手术创伤大,术中无法辨别跖腱膜周围的炎性病变,并发症较多,术后瘢痕形成,恢复慢,容易造成顽固性疼痛。

随着关节镜技术在足踝外科的飞速发展,内镜下跟骨骨刺切除和跖腱膜清理术已逐渐应用于临床,其优点包括创伤小、视野清楚,可同时完成跟骨骨刺切除、跖腱膜松解、止点清理,并且因为具有住院周期短、并发症少、恢复快的优点获得临床上越来越多的应用。微创是足踝外科发展的趋势,目前该方法是治疗顽固性跟痛症的首选方法。手术要点为采用跟骨内侧双入路,第一个入路位于内踝后缘与脂肪垫交界处,第二入路位于第一入路前方 2.5cm,与内外侧共轴双入路相比,该入路操作更加方便、安全有效。术中松解跖腱膜的内侧束和中间束,保留外侧束,彻底切除骨刺,清理跖腱膜止点。

根据初步的临床观察结果,A 型疗效最佳,B 型其次,C 型较差。

（唐康来　陶　旭）

第四篇　脊柱运动创伤

第一章 颈椎骨折与脱位

第一节 概　述

颈椎损伤是一种常见损伤,发病率呈增长趋势。本章主要陈述常见的颈椎骨折脱位。上颈椎区域(枕骨 C_0 到枢椎 C_2)损伤包括枕颈脱位、枕骨髁骨折、寰椎(C_1)骨折(例如 Jefferson 型)骨折、寰枢椎关节不稳或旋转脱位、C_2 骨折(例如齿状突骨折或双侧上下关节突骨折)。下颈椎损伤(C_3~C_7)通常包括爆裂骨折、小关节脱位、"泪珠状骨折(屈曲压缩骨折)"、小关节突分离、单纯棘突骨折。

一、损伤机制

颈椎骨折和脱位的发生呈双峰分布。在年轻人中活跃的患者,损伤机制主要是高能量创伤,如机动车事故或高处坠落,然而暴力损伤越来越受到关注。据统计,1 000 余例颈椎损伤患者中,超过一半患者是由于机动车(摩托车)事故引起,高处坠落伤占23%,暴力袭击占3%。

在老年人中,跌倒是导致颈椎骨折的主要原因,尤其是合并脊柱骨质疏松的老年患者,虽然损伤机制更加温和,但危害程度与高能量损伤一样严重,医师应保持高度关注。

二、一般治疗原则

(一)院前救治

由于颈椎损伤的伤员常合并有其他部位的严重损伤,颈椎骨折或脱位会被忽略,一旦怀疑存在脊椎损伤即启动救治。颈椎损伤如得不到及时救治,发生神经系统后遗症的风险将增加10倍,因而对每一位可能存在颈椎损伤的患者必须提高警惕,并在院前救治过程中做出充分评估和评价。美国大学外科医生拟定的高级创伤生命支持(advanced trauma life support, ATLS)协议中,针对减少颈椎损伤的延迟诊断和漏诊已发表指南。遗憾的是,ATLS 协议并没有尽全地描述和罗列所有可能发生的颈椎损伤。

ATLS 协议指出在对伤者做最初评估时需要固定其颈部,包括评估伤者的气道、呼吸和循环状态等,并且人工固定必须持续到替换为硬质颈椎围领。如果没有硬质颈椎围领,可以用胶带和沙袋固定。多数硬质颈椎围领上设置有前窗口,以备气管造口术或环甲膜切开术。尽管临床上存在争议,但颈椎矫形器比其他硬质颈椎围领的固定效果好。

维持血流动力学参数和保护气道对伤者至关重要。在救治不稳定颈椎损伤的伤者时,有时过于积极尝试气管插或颈部过度仰伸时会加重进一步移位和神经损伤。在气管插管过程中应该用手固定颈椎。当怀疑存在不稳定性颈椎损伤时,建议暂时不行气管插管,在到达医院行环甲膜切开术前持续给予面罩吸氧。

在院前救治评估伤者状态及转送往医院的过程中,摩托车头盔或体育活动中用到的头盔也可用于固定颈部,进行影像学检查时方可取下。现在大部分摩托车头盔、足球或曲棍球的头盔都可以单独取下面罩及遮阳板,头盔体部可以用于头部和颈部的固定。

(二)院内救治

1. 复苏　伤者送到医院抢救室后,立即按照 ATLS 协议评估患者进行生命支持。如果伤者没有硬质颈椎围领,在初步评估或搬运患者过程中必须人工固定颈部。为预防脊髓损伤,在搬动时,最好3人站在同侧,用手平平托起,再平放于木板上,尽管如此也不能完全避免脊髓损伤。有研究表明脊髓损伤之后的神经功能恶化与过度操作相关。在尸体上的研究表明,在搬运颈椎不稳定损伤的伤者时,采用2~3人扶伤员躯干的方法也会出现颈椎移位。

脊髓损伤的患者必须保障其血流灌注及气道开放。收缩压不低于100mmHg,平均动脉压不低于85mmHg。脊髓损伤的患者可能存在神经源性休克,不同于心源性休克的是,神经源性休克时血压和心率都降低。神经源性休克是由于交感神经传到通路的中断,而不是失血量过多导致的循环血量不足。因此如果给患者的补液量过多会导致水肿。神经源性休克导致的低血压,应使患者保持Trendelenburg体位(又称为高骨盆位、垂头仰卧位、垂头仰卧式、头低卧位),使用中枢性升压药物纠正低血压,不宜过量静脉补液。

目前的标准疗法是应用大剂量的甲泼尼龙治疗脊髓损伤,北美脊髓损伤研究指出脊髓损伤的患者8小时之内需应用大剂量的甲泼尼龙。随着研究的进展,有学者对大剂量甲泼尼龙的应用提出担忧,但研究结果表明甲泼尼龙的效果明显优于安慰剂组。有学者提议脊髓损伤时可以应用类固醇激素,但尚不能作为一个规范的治疗方法。在某些情况下如老年人,应用大剂量类固醇激素的风险可能高于临床受益。

2. **病史采集及查体** 在紧急情况下可疑为颈椎损伤的患者需要详细的采集病史和体格检查。如果患者清醒能够配合,应询问患者既往外伤病史,是否存在明确的脊柱手术史及本次受伤及过程,目前的疼痛部位、感觉及运动的异常。如果患者神志不清,或伤情严重,如长骨骨折、腹部受伤等,患者可能无法配合采集病史,无法准确指出疼痛部位及感觉和运动的异常,这种情况下应向目击人员及第一发现人询问。

应该进行标准化、系统化的脊髓评估,理想情况下一般是由颈椎开始向远端逐个节段进行。始向远端逐个节段进行,如已明确某个脊髓节段受损,则应最后检查该脊髓节段。头部应该进行各个方向的检查,经过不同方向的固定头部,可以检查出颈椎脱位的方向。注意瘀斑或开放伤的位置,最后逐个节段检查棘突和椎旁组织有无畸形、压痛及爆裂音,并做好记录。

脊柱触诊之后应对神经系统进行全面的检查。如患者意识不清,则很难观察患者的自发运动功能,如避开有害刺激、肛门反射、提睾反射等。如果患者清醒,需进行全面详尽的神经系统检查,包括脑神经检查、感觉、运动反射,皮肤及中枢对应区域(表4-1-1)。感觉障碍的评估分3级(正常、感觉减退、感觉缺失);肌力分0~5级(详见第一篇表1-3-2)。基于这些评估标准应准确鉴别完全性脊髓损伤(损伤平面以下无感觉和运动)、不完全性脊髓损伤(损伤平面以下保留部分感觉和运动),以及脊髓休克(球海绵体反射缺失)。如果我们面对一个清醒配合的患者,对于脊髓损伤,详尽的临床评估有79%~93%的敏感性。尽管如此,对于高风险患者,彻底的临床查体后,仍应怀疑不稳定脊髓损伤的可能。

表4-1-1 颈椎损伤的神经系统检查

	运动	感觉	反射
C_5	三角肌	肩外侧/上臂外侧	肱二头肌肌反射
C_6	肱二头肌/腕关节伸展	前臂外侧/拇指和示指	桡骨膜反射
C_7	肱三头肌/腕关节屈曲	中指	肱三头肌肌反射
C_8	手内在肌/手指屈曲	环小指/前臂内侧	
T_1	手内在肌/手指外展	上臂内侧/腋窝	
S_5	肛门外括约肌收缩	肛周	球海绵体反射

3. **影像学检查及辅助诊断**

(1)X线:X线检查往往不能显示枕骨与颈椎及颈椎与胸椎之间的连接,如枕髁突骨折、枕颈关节失稳、上颈椎损伤等的检出率很低。但紧急情况下,多发伤的患者可以应用X线正侧位,显示颈椎是否存在骨折及脱位,是否需要紧急手术。英国国家急救 X 线影像学研究机构（National Emergency X-Radiography Utilization Study，NEXUS）的低风险标准和加拿大颈椎规则中均提及了平片在颈椎损伤中的必要性。NEXUS 的低风险标准指出对于意识清醒、无中毒迹象、无其他部位受伤、无颈椎受伤病史、无神经损伤症状和体征的患者，可以用平片进行筛选有无颈椎损伤。加拿大颈椎规则遵循一个算法：包括测定年龄、受伤机制、神经系统体征、患者主诉、查体及颈椎各个节段对应的运动及感觉情况。

在亚急性的创伤中，一套完整的颈椎 X 线图像包括前后位、侧位、张口位，必要时也需斜位图像。通过 X 线图像可以对损伤进行初步的鉴定筛选，X 线提供的某些参数可用于推测颈椎的稳定性并指导治疗。例如：可通过 X 线张口位图像 C_1 侧块的移位情况判断横韧带的完整性从而评估 C_1 Jefferson 爆裂骨折是否稳定，如果 C_1 侧块相对于 C_2 横向位移超过 6.9mm（Spence 规则）可推断横韧带已断裂。

在 C_2 水平，齿状突骨折的位移和成角是骨折不愈合的风险因素，决定是否需要进行外科手术。齿状突骨折的位移通过测量齿状突前皮质与 C_2 椎体前皮质两者切线间的距离得出（图 4-1-1）。角度通过测量齿状突后皮质延长线与 C_2 椎体后皮质延长线交叉形成的角所得（图 4-1-2）。对于峡部骨折（也称为"刽子手"骨折），成角的测量可用终板法或者椎体后切线法。终板法使用 C_2 与 C_3 下终板延长线之间的成角（图 4-1-3），而椎体后切线法通过 C_2 和 C_3 后椎体推断出（图 4-1-4）。

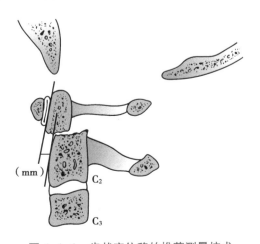

图 4-1-1　齿状突位移的推荐测量技术

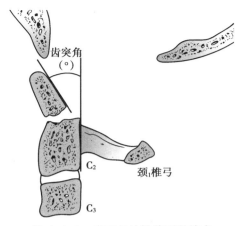

图 4-1-2　齿突角的推荐测量技术

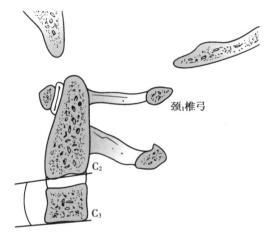

图 4-1-3　终板法测量 C_2 与 C_3 之间的成角

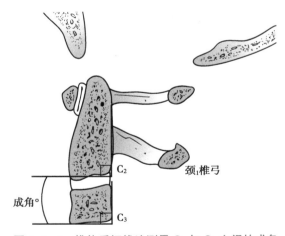

图 4-1-4　椎体后切线法测量 C_2 与 C_3 之间的成角

对于下颈椎的评估，侧位图像是最常应用的。在新鲜骨折线的描述中应该鉴别骨折碎片的粉碎情况。类似峡部骨折应用终板法（Cobb 法）或者椎体后切线法同样可以诊断节段性脊椎后凸（图 4-1-5，图 4-1-6）。通过测量相邻椎体后缘延伸线之间的距离来评估下颈椎的水平移位情况

（图 4-1-7）。若这种平移超过 3.5mm，则提示机械不稳定。

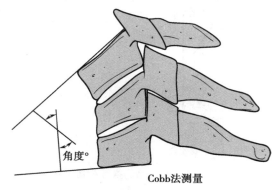

Cobb 法测量

图 4-1-5 Cobb 法测量颈椎后凸畸形

一条线沿着相邻上一水平未受损椎体的上终板；另一条线沿着下一水平未受损椎体的下终板，然后测量两者之间的角度

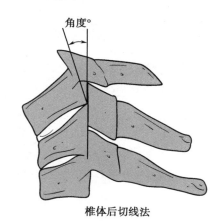

椎体后切线法

图 4-1-6 椎体后切线法测量颈椎后凸畸形

沿着相邻椎体的后部分别画两条线，然后测量两者之间的角度

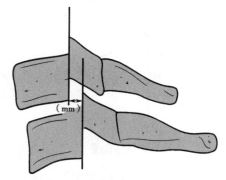

测量上下两椎体箭头之间的平移距离

图 4-1-7 测量上下两椎体箭头之间的平移

（2）计算机断层扫描（CT）：螺旋 CT 可以同时快速扫描头部、颈部、腰椎及骨盆，可以避免患者多次接受射线照射，且大多数一级创伤中心都

有。应用 CT 筛查颈椎损伤比平片敏感性更高，更加经济。目前在大多数的一级创伤中心用于筛选脊椎损伤。

其极为有利的一点就是可以在水平面和矢状面同时研究相邻的两个脊髓水平。检查椎体确定是否存在骨折线，特别是水平面图像上可发现平片难以发现的矢状面劈裂骨折。面、板和椎弓根的骨折在平片上很难识别但是在水平面的 CT 上较易识别，也可轻松识别棘突骨折。椎体移位和 Frank 脱位同样可以通过轴向 CT 扫描发现（图 4-1-8）。

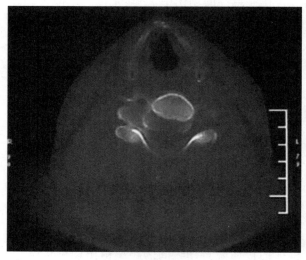

图 4-1-8 轴向 CT 显示 C_6、C_7 骨折脱位

冠状、矢状重建促使更完整的脊柱损伤的三维特性可视化。冠状和矢状重建可以用来评估枕寰关节的扩大和枕髁部骨折。小关节的矢状面旁中央切面可以帮助识别半脱位和估计骨折碎片的大小（图 4-1-9）。通过正中矢量 CT 可估计后退至椎管的骨折碎片造成的合并损害。

（3）磁共振成像（MRI）：磁共振在评价颈椎创伤患者的精确作用还是有待最终明确。目前，MRI 已知在颈椎软组织方面优于 CT，包括脊髓、神经根、椎间盘和后纵韧带复合体（posterior ligamentous complex，PLC）。尽管如此，CT 对于骨性解剖的描述更加清晰，在脊柱创伤中 MRI 不能作为一个独立的影像用于诊断所有损伤。

以作者的经验，如果没有禁忌证，在满足下列情况下应行 MRI 检查：

1）患者具有神经功能受损。

2）不明确 PLC 的完整性，结构的损伤对于治疗方案有着直接的影响，比如决定是否手术。

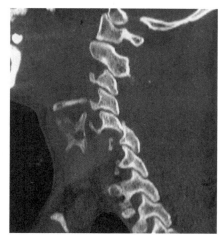

图 4-1-9 矢状面 CT 重建发现
C_5、C_6 存在单侧关节脱位

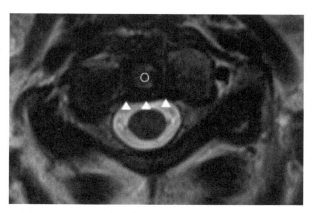

图 4-1-11 经过 C_1 椎弓的 T_2 加权 MRI 图像,显示一个完整的横韧带(▲)横跨于齿状突(○)后方的 C_1 侧块

第二节 枕颈脱位

一、损伤机制

枕颈脱位(C_0、C_1)是高能量牵张力传导至枕颈连接的结果。相对较重的颅骨与活动范围大的上颈椎通过精细的关节连接,所以它们之间的稳定性决定于限制性韧带的性质。韧带结构的破坏使得枕骨自 C_1 分离。对延髓和上颈髓的致命性牵拉伤可以导致呼吸窘迫和猝死。

二、诊断与分型

由于存在神经损害和致死的高风险,所以对于初始创伤后幸存患者的尽早诊断显得至关重要。因为该病的罕见性,延误诊断并不少见并且会导致灾难性的神经损伤。

评价枕颈连接损伤的方法有很多,但是 Basion-Axis 间距和 Basion-Dens 间距是最有实用价值的(Harris 法则)。在 Jea 等的影像学回顾研究中发现:有些 C_1 或 C_2 的损伤在神经功能表现上类似寰枕分离,不稳定的齿状突Ⅲ型骨折伴有周围韧带不稳定发生在脑干功能障碍和四肢瘫痪的患者。

Traynelis 等提出了寰枕损伤的分类系统,并且广泛应用至今。Bellabarba 等试图提出一种分级量表以指导治疗,但是还未被广泛应用。Traynelis 分类系统是一种描述性分类,Ⅰ型损伤表示枕骨相对 C_1 椎弓向前脱位;Ⅱ型脱位表示寰枕连接轴向分离;Ⅲ型表显枕骨向后方脱位(图 4-1-12)。值得注意的是,Ⅱ型损伤存在一种合并寰枢关节分离的变异类型(Ⅱb 型损伤)。

3)小关节脱位的患者当涉及椎间盘疝入到椎管,可提高安全性并决定正确的手术方法。

T_2 影像提供最佳的颈椎创伤 MRI 影像。椎间盘、关节囊、后路棘突间区的 T_2 高信号,表明存在水肿或者 Frank 断裂。通过 T_2 图像可识别前纵韧带(anterior longitudinal ligament,ALL)、后纵韧带(posterior longitudinal ligament,PLL)和黄韧带(图 4-1-10)。在 C_1 水平的轴向图像,可评估横韧带及翼状韧带的完整性(图 4-1-11)。

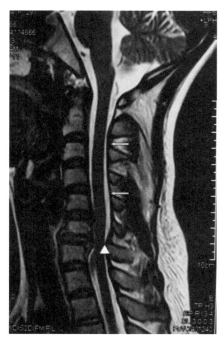

图 4-1-10 MRI 可用于评估颈椎重要的软组织结构在这个 C_6 椎体骨折患者矢状面 T_2 加权图像中,三角所指为后纵韧带,在骨折水平其延续性被破坏。箭头指示未受伤水平的黄韧带

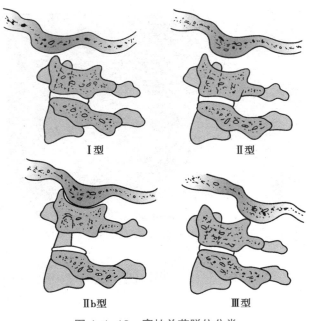

图 4-1-12 寰枕关节脱位分类

三、治疗

外科手术固定应当被视为治疗枕颈脱位的首选治疗方法，因为损伤节段主要靠韧带连接，极度不稳定，单独依赖外固定几乎没有痊愈的可能。

目前，尚没有临床证据显示哪种方法更有优势，但是生物力学数据显示钉棒系统相对于金属钩和丝的固定结构更为牢固。相较早期丝线固定方法，使用钉棒系统牢固固定的一个主要好处是避免了术后头颈胸支具的固定，大部分患者术后仅需要围领固定就可以。术后需要拍摄前后正位、侧位和开口位平片，影像学随访时间为 2 周、6 周、3 个月、6 个月，以后每年复查 1 次以评价内固定和融合情况。

第三节 枕骨髁骨折

一、损伤机制

枕髁骨折由多种机制导致，稳定骨折如 Anderson I 型和 II 型，Tuli 1 型和 2A 型可能是来自轴向的冲击力造成的。不稳定损伤是由于头颈之间牵张损伤造成韧带断裂，常常合并撕脱骨折。Freeman 和 Behensky 报道了 1 例双侧枕骨髁骨折的患者出现了舌下神经麻痹。Urculo 等治疗了 1 例合并出现舌咽神经和迷走神经麻痹的患者，该患者直到枕骨髁骨折 4 个月后才得以诊断。Chen 等记录了 2 例单纯 III 型枕骨髁骨折的患者，合并出现颈内动脉夹层。基于这些报道，作者建议所有这类损伤患者进行脑血管造影术。

二、诊断与分型

平片容易造成漏诊，CT 是诊断这类骨折的首选。骨折块的大小、对位，以及骨折线都可以通过 CT 冠状位、矢状位重建得到最好的评价。

Anderson 分类体系最为常用，I 型骨折为压缩骨折，II 型损伤为颅底骨折延伸至枕骨髁，III 型损伤为伴随移位的撕脱骨折（图 4-1-13）。I 型

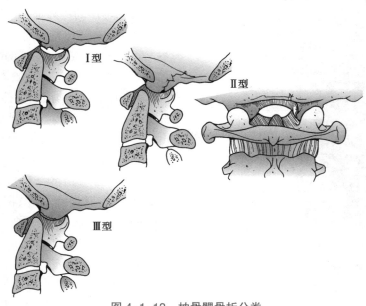

图 4-1-13 枕骨髁骨折分类

和Ⅱ型损伤是比较稳定的骨折形式,Ⅲ型损伤合并韧带的断裂,为不稳定骨折。

Tuli 等在回顾了 93 例损伤病例文献后,也提出了一种枕骨髁骨折的分级系统:稳定、无移位的损伤分类为 1 型,存在移位但是不合并韧带损伤的骨折分类为 2A 型,2B 型骨折指存在移位且合并韧带断裂。Tuli 分类体系的主要特点是需要结合 CT 与 MRI 检查来判断损伤的稳定与否。

三、治疗

绝大部分枕骨髁骨折都可以采取保守治疗。对于 Anderson Ⅰ和Ⅱ型骨折采用刚性颈托固定 8~12 周就已经足够;由于Ⅲ型骨折的潜在不稳定性,治疗需要头颈胸支具制动甚至手术治疗。在分类系统之外,作者更看重 MRI 观察覆膜的完整性以区别稳定骨折和不稳定骨折,以作者的经验,MRI 提示的覆膜断裂是保守治疗的相对禁忌证。

尽管并不是经常合并覆膜的断裂,对于头颈功能性不稳定的病例,枕颈的稳定手术和融合是有必要的。

第四节 寰椎骨折

一、损伤机制

寰椎(第一颈椎,C_1)骨折致伤原因有很多,通常认为 C_1 后弓骨折是过伸损伤所致,原因是 C_1 同时受到枕骨和 C_2 的撞击。Jefferson(爆裂)骨折的受伤机制一般认为是 C_1 椎体环无法承受来自轴向的载荷而产生的爆裂骨折。然而,也有人提出另外一种机制理论,Beckner 等人进行的一项尸体的生物力学研究发现,单纯侧方牵张力也可以出现类似的骨折形式。

二、诊断与分类

C_1 椎体骨折存在多种表现形式。后弓骨折是最简单和预后最好的骨折形式,表现为发生在侧块后方 C_1 后弓的两部分骨折,虽然对于脊柱的力学稳定性几乎没有影响,但在应用椎板下线缆治疗其他并发骨折时,识别这一骨折就很重要了。经典的 Jefferson 骨折形式是指前弓加后弓的双弓骨折,尽管单纯的前弓和后弓爆裂骨折的力学

意义相同,但是当寰椎左右侧骨折块向两侧分离时,就可能会出现 C_1、C_2 关节突关节和横韧带的损伤。

稳定骨折和不稳定骨折的区别在于横韧带的完整性。在骨折块侧方移位的牵张力作用下,横韧带的断裂导致 C_1、C_2 之间的不稳定。正常的横韧带连接两侧块并跨越齿状突,作为软组织束带限制寰枢椎间的位移。当不具备 MRI 检查的条件时,横韧带的完整性判断通常基于 C_1 侧块与 C_2 齿状突的移位距离,但是通常很难判断且不一定可信。

三、治疗

对于没有合并其他更严重的颈椎损伤时,大部分外科医生主张采取非手术治疗。在屈伸位摄片没有不稳出现时,单纯的 C_1 椎弓骨折仅行短期的严格制动即可。稳定的爆裂骨折可以采取刚性颈托制动 8~12 周治疗。不稳定骨折可以行 Halo 头环牵引复位和头颈胸支具制动 12 周。重要的是,在骨折愈合后行屈伸位摄片以排除残留 C_1、C_2 间不稳。

外科手术固定通常作为保守治疗失败或者并发横韧带断裂时的治疗选择方式。后路寰枢间固定融合术可以有效治疗 C_1 爆裂骨折后残留的失稳。螺钉固定被公认为优选的方法,因为这种方法不依赖于 C_1 椎弓的完整性。如果骨折得到良好的复位,C_1、C_2 关节突关节螺钉也可以作为固定方式。相较线缆固定方式,这些螺钉固定系统可以在各个运动平面控制骨折块。

第五节 不伴有骨折的寰枢间矢状位失稳

一、损伤机制

寰枢间矢状位失稳大多数源于骤然发生的屈曲动作时,剪切力作用于 C_1、C_2 椎间关节。失稳原因来自于韧带的损伤,至少包括 C_1、C_2 关节囊和横韧带断裂,合并或者不合并翼状韧带的断裂。解剖学研究揭示,单独切断横韧带最多可以造成寰齿间距(adantdental interval,ADI)增宽 5mm,

翼状韧带阻止了进一步的脱位,翼状韧带断裂最终可以造成 ADI 超过 5mm。由于在受伤机制和治疗方式上存在明显差异,所以经寰枕连接的牵张损伤和寰椎骨折后的失稳在本章第三节和第四节叙述。

二、诊断和分型

这种损伤的诊断通常依靠平片上对 ADI 的测量,正常情况下成人 ANI 间隙不超过 2~3mm。清醒、可以配合的无神经症状患者在可控条件下进行屈伸动力位摄片可以获知隐匿性失稳的存在,如果 ADI 间隙明显增宽(>5mm)则不需进行摄片,因为这提示翼状韧带和横韧带均已断裂。对于初始 ADI 一定程度增宽(3~5mm)或者不对称(如 C_1 椎弓与齿状突成角,上部 ADI 增宽,而下部正常)的患者需要进行屈伸动力位摄片以明确不稳定的程度。

由于 CT 扫描很快取代了平片在创伤筛查中的地位,医生可以更加从容地评估矢状位和轴位上的 ADI。经 C_1 椎弓的周围或者正中矢状位重建图像都可以测量 ADI。因为混杂的骨信号难以分辨,所以 MRI 对于测量 ADI 没有帮助,但是高质量的轴位像可以用来直接观察横韧带的连续性,矢状位和冠状位像可以显示翼状韧带。C_1、C_2 关节突关节与齿突尖的高信号亦可以提示损伤的可能。

三、治疗

1. 指征　针对这种损伤的最适治疗需要个案对待,主要决定于失稳程度、是否存在神经压迫,以及患者年龄。单纯的横韧带断裂不会引起严重的失稳。对于没有神经症状的患者,如果 ADI 维持复位位置,可以颈托或头颈胸支具治疗。横韧带可以愈合,尤其是与小的撕脱骨折片相连时,越年轻的患者越容易愈合。对于 ADI 宽度超过 5mm、存在脊髓损伤或者患者为复合伤(如肺损伤,颅骨骨折)而不能使用更安全的头颈胸支具制动时,是否仍采用保守治疗存在争议。

作为手术治疗和非手术治疗的辅助手段,牵引是一种复位矢状位失稳的行之有效的办法。牵引力的方向应当轻度向后,所以,如果使用颅骨钳,则钳尖应位于外耳道前方。需要注意的是,在给予 5~10 磅(1 磅 =0.45kg)的初始牵引重量后需要排除轴向失稳。尽管初始平片的异常表现仅仅是 ADI 的增宽,但是 C_1、C_2 周围韧带组织的断裂可以导致性质与头颈分离一样的巨大潜在危险,甚至发生在小重量牵引时。

2. 结果　针对特定的患者可以进行非手术治疗,如单纯横韧带断裂且不存在神经症状、对预后要求低、老年患者。而对于大部分颈枕失稳患者,一般来说,建议进行 C_1、C_2 间的固定融合手术。

四、手术治疗

对于寰枢椎矢状位失稳的外科治疗,通常采用后路固定融合。Gallie 或者 Brooks 技术、经关节突螺钉技术、寰枢椎侧块螺钉技术等,或者几种固定方式的联用,都被证明是有效的固定方法。

1. 手术指征　如果患者存在相应的神经损伤,无论失稳程度如何,都强烈建议手术治疗。患者寰齿间距大于 5mm 的病例也需要进行手术融合。迟发性不稳带来的枕部疼痛、颈痛,以及 C_2 神经痛等症状也是手术重建稳定性的指征。

2. 结果　大多数关于寰枢椎失稳外科治疗的研究包含了各种损伤类型的患者。目前,尚没有专门的研究详细介绍只针对单纯寰枢椎韧带损伤的手术治疗效果。总的来说,越稳定可靠的内固定方式,能够得到最好的融合结果。例如寰枢椎侧块螺钉或寰枢椎经关节突螺钉都能提供很好的稳定性,而传统的钢丝固定方式,比如 Gallie 或者 Brooks 技术往往对于损伤节段的即刻稳定性效果不佳。

3. 并发症　手术并发症包括伤口感染、硬膜外静脉丛出血、硬膜撕裂、神经损伤,以及假关节形成。而该损伤特有的并发症还包括复位不良和由于操作不当所致的寰枢小关节过度牵拉。

第六节　寰枢椎旋转性脱位

一、损伤机制

孤立的创伤性寰枢椎旋转性脱位极少发生在成人,关于该损伤的发生率及结果的系列报道也很少。Lukhele 曾报道了一组 10 例因创伤或感染导致的寰枢椎旋转性脱位。创伤性寰枢椎旋转性脱位更可能是由于侧屈及旋转的联合暴力所致。早期诊断该损伤的患者可以通过牵引机外固定得到有效的治疗。包括枕颈融合在内的外科治疗手段一般用于迟发性或陈旧性寰枢椎旋转性脱位。该损伤在齿状突骨折脱位的病例中也有报道。

二、相关损伤

一组病例报道了寰枢椎旋转性脱位合并锁骨骨折，其作者推测颈部损伤是由于坠落时肩部的撞击所致。锁骨骨折得到了及时的诊断，而寰枢椎旋转性失稳则是后期才得已发现，因而形成了固定的畸形。尽管枕神经痛为常见症状，但该损伤往往不累及神经。

三、诊断和分型

该损伤通常会是一种被遗漏的损伤。Lukhele的报道显示该损伤的延迟诊断时间可以从4周至2年半。受伤后CT检查发现的寰枢关节不对称尽管可能提示存在该损伤，但通常被认为由于头部姿势所致。除了可排除的其他损伤，通过头部最大程度地向左和向右旋转获得的C_1、C_2的轴向CT扫描将明确地证明固定的旋转半脱位或脱位。MRI可用作鉴别C_1、C_2关节处增加的水肿或韧带破坏的辅助检查，尽管这些发现可能是非特异性的。

Fielding和Hawkins提出的分类系统将该损伤分为四种类型：Ⅰ型是旋转畸形不伴有齿状突与寰椎前弓间距（寰齿前间距）增加；Ⅱ型为寰齿前间距在3~5mm的范围内，意味着横韧带存在损伤；Ⅲ型损伤为寰齿前间距超过5mm，提示横韧带与翼状韧带均有破坏；Ⅳ型损伤也进行了描述，代表向后的旋转错位。然而，这种损伤形式仅在Fielding和Hawkins的报道中出现一次，并且患者因类风湿性关节炎已侵蚀齿状突。C_1环相对于齿状突的后部旋转脱位可能在功能上更类似于创伤性枕颈脱位。

四、治疗

（一）非手术治疗

1. 适应证　急性期的寰枢椎旋转性脱位可以进行非手术治疗。通常通过牵引可以实现复位。一旦实现复位，必须做出关于固定方法的决定，可采用从颈部支具到Halo背心各种方式。Wetzel和La Rocca推荐颈托用于Ⅰ型损伤，头颈部支具用于Ⅱ型损伤，Halo背心用于Ⅲ型损伤。

2. 结果　少数记录旋转性不稳非手术治疗结果的研究主要包括感染性病变后遗症的儿科患者。在这些报告中，非手术治疗通常是成功的，均可以实现和维持复位。复位后持续固定的时间从6周到3个月不等。

（二）手术治疗

1. 适应证　手术治疗适用于存在脊髓损伤、动态不稳定性（如在旋转CT扫描中检测到的），以及非手术治疗无效的患者。尚不清楚在感染后发生不稳定性的儿科患者的结果是否可应用于具有创伤后韧带损伤的成年患者。在创伤性旋转脱位严重的情况下，即使在没有神经损伤的患者中，也可以采取内固定融合的治疗方案。

2. 结果　手术方式最常用的是后路固定融合。后部寰枢椎融合的各种技术的相对优缺点和结果在本章的其他部分描述。

第七节　齿状突骨折

一、损伤机制

齿状突骨折的损伤机制尚未完全清楚。在对尸体标本的生物力学研究中，Doherty等提出，Ⅱ型齿状突骨折可能由侧向或斜向外力引起，而Ⅲ型骨折可能由过伸外力造成。虽然这些损伤以前多见于高能量外伤中受伤的年轻患者，但是它们也越来越多地单独发生在低速坠落伤的老年患者中。

足以引起齿状突骨折的暴力同时会造成很多相关损伤。在老年人，通常的受伤机制是由于头面部正面的外力导致颈部过伸，因此前额撕裂和眼周瘀斑是常见的。

二、诊断与分型

Anderson-D'Alonzo分型目前仍然是最通用的齿状突骨折分型。在该系统中，Ⅰ型骨折是涉及齿状突尖端的撕脱损伤，Ⅱ型骨折发生在齿状突和枢椎椎体的接合处，Ⅲ型骨折延伸到枢椎椎体中（图4-1-14，见文末彩插）。该系统纯粹是描述性的，不能指导治疗或预测结果。

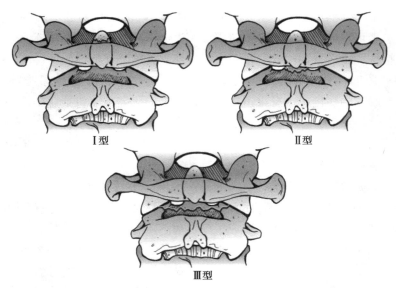

I型　　　　　　　　　　　　　Ⅱ型

Ⅲ型

图 4-1-14　齿状突骨折 Anderson-D'Alonzo 分型

三、治疗

（一）非手术治疗

非手术治疗适用于大多数齿状突骨折，包括颈托、颈胸支具或 Halo 背心等。

1. 颈托是对于无移位的齿状突骨折的老年患者的对症治疗方法，一个牢固的颈托可以用于治疗任何无移位的齿状突骨折。

2. 牵引和复位是恢复骨折移位或成角的齿状突骨折的有效手段，这种治疗可以作为手术或非手术治疗的基础。牵引和复位也可以用于伴或不伴神经损伤的患者。牵引的禁忌包括在颅骨或 Halo 牵引置钉位置处的颅骨骨折或枕颈脱位。

3. Halo 背心固定过去通常作为有移位和无移位的Ⅱ型和Ⅲ型齿撞突骨折的标准治疗。通过 Halo 环的牵引可以使骨折复位，随后安装背心以固定。对于不能复位的骨折或者复位后不能维持的患者，Halo 背心固定可能效果不理想。目前普遍担心的是，在老年患者中使用 Halo 背心固定可能会显著增加伤后死亡的风险。使用 Halo 背心固定会造成老年患者吞咽困难，并伴有呼吸方面的相关风险。同样，老年患者在进行 Halo 背心固定后，肺炎和心搏骤停的风险似乎也增加了。然而，其他关于老年患者齿状突骨折的研究并没有发现 Halo 背心治疗与其他治疗方式相比死亡风险显著增加。

（二）手术治疗

对于年轻患者，手术治疗齿状突骨折的适应证包括骨折位移大于 5mm、骨折成角大于 10°、存在神经损伤、粉碎性骨折或多系统创伤导致患者不能良好耐受外固定。老年患者（年龄大于 65~70 岁）的手术治疗指征不太清楚，因为只要椎管空间宽阔并且无神经损伤，一些移位性骨折通过非手术治疗也可以得到满意的治疗结果。当然，也有人提出更为积极的适应证，建议对大多数老年患者的齿状突骨折进行手术治疗。

治疗齿状突骨折的手术方式包括前路齿状突螺钉固定、后路寰枢融合和前路寰枢融合。每种术式具有不同的优点和相关的并发症。理想情况下，如果患者和骨折特点可采用多个治疗方案，则需要与患者及其家属就治疗结果、风险及预后等进行坦率的讨论以共同决定。

1. **前路齿状突螺钉固定**　除了前面所说的一般手术指征，前路齿状突螺钉固定还有一些注意事项。就骨折形态而言，齿状突螺钉适用于稳定的横行骨折或骨折线从前上延伸到后下的斜行骨折。然而，对骨折线从前下方到后上方（Grauer Ⅱc）的斜行骨折，齿状突螺钉是禁忌的，因为螺钉的挤压力会增加骨折位移。齿状突螺钉植入需要骨折几乎已经解剖复位。由于螺钉轨迹是一个关键因素，在桶状胸或者明显颈椎后凸畸形的患者，齿突螺钉技术上很难实现。Patel 等提出，年龄大于 65 岁是齿状突螺钉的相对禁忌证，因为相对性骨质疏松可能增加螺钉松动的风险。尽管一些骨折线穿过 C_2 椎骨体的上方（更接近齿突腰部）的Ⅲ型骨折可能也适合于螺钉固定,但齿状突螺钉仍最适合Ⅱ型骨折,一般不用于Ⅰ型和大多数Ⅲ型骨折。

目前已有研究报道了齿状突螺钉固定的一些局限性,采用齿状突螺钉固定的骨折愈合率很少超过85%。最近的研究认为导航技术进步可以提高齿状突螺钉植入的准确性。

2. 后路寰枢椎融合 后路寰枢固定融合适用于任何情况的齿状突骨折,并有多种方式可供选择,而每一种术式都有各自的优缺点。椎板下钢丝技术,例如 Brooks 或 Gallie 法,具有低并发症的优点,但是需要辅助 Halo 背心固定,并且有可能加重骨折块向后移位。经关节突螺钉固定需要良好的骨折复位,使得 C_1、C_2 侧块有足够的重叠来穿过螺钉。C_1 侧块螺钉与 C_2 椎弓根钉是最通用的固定方式,该方法不需要解剖复位,事实上,采用这种固定反而可以用于帮助骨折复位。然而,该术式并发症风险及对技术要求均较高。

一项对模拟齿状突骨折的力学研究显示,C_1、C_2 经关节螺钉和侧块螺钉固定均提供了相近的力学稳定性,而 C_1 侧块螺钉加 C_2 椎板内螺钉固定所提供的力学稳定性稍差,后方的经椎板下钢丝固定仅能为后路 C_1、C_2 经关节突螺钉提供额外的稳定性。Dmitriev 等报道 C_1 侧块螺钉加 C_2 椎弓根螺钉固定能提供最好的生物力强度,而 C_1 侧块螺钉和 C_2 椎板内螺钉固定的稳定性优于 C_1 侧块螺钉加 C_2 峡部螺钉固定。

3. 寰枢椎前路融合 虽然适应证范围较小,一些外科医生仍建议在一些特殊情况下可以进行 C_1、C_2 的前路固定融合。其适应证包括后部融合失败、后方的软组织损伤影响后路手术切口,或患者禁忌采用俯卧位。

第八节 Hangman 骨折

一、损伤机制

在 Hangman 骨折（创伤性 C_2、C_3 脱位）中,其损伤机制被推断为极度的屈曲暴力。然而,最近的生物力学证据表明,不同的骨折形式是在不同的姿势下施加到枢椎椎弓根部分的不同暴力所致。

二、诊断和分类

目前最广泛使用的 Hangman 骨折的分类系统由 Levine 和 Edwards 提出。在该系统中,Ⅰ型骨折为轻微的移位,没有骨折移位或成角度的迹象,并且 C_2、C_3 椎间盘没有实质损伤。Ⅱ型骨折为可能由于过伸性损伤而导致明显骨折移位和成角,并且 C_2、C_3 椎间盘明显受累。相比之下,Ⅱa型骨折则是由于屈曲性暴力所致,其特征为骨折移位轻微而成角明显。Ⅲ型骨折则为合并 C_2、C_3 小关节脱位的枢椎椎弓根骨折。

Starr 和 Eismont 在此分类的基础上又提出了Ⅰa型骨折,该型骨折为枢椎椎体后部的骨折向一侧椎弓根延伸而成。Starr 和 Eismont 注意到这种亚型骨折神经损伤的发生率较高,他们将其归因于由椎体后部骨折块复合体的向后移位引起的椎管狭窄,而不像其他骨折类型会造成相应的椎管扩张。Hangman 骨折最常见的类型是Ⅰ型,Ⅱ型和Ⅲ型较少见。

三、治疗

（一）非手术治疗

大多数 Hangman 骨折可以采取保守治疗。几乎所有的Ⅰ型损伤（除非合并神经损伤或其他颈椎损伤）都可以通过佩戴颈托得到有效治疗。Ⅰa型骨折具有较高愈合率,因此除非合并脊髓损伤,否则均可以采用颈部支具治疗。Ⅱ型骨折本质上属于不稳定骨折,可先进行牵引,随后安装 Halo 背心进行固定,但Ⅱa型骨折不适合进行牵引,因为这样可能加重畸形,应该采用 Halo 头环进行适当的牵引或加压来进行复位。神经损伤虽然很少出现于 Hangman 骨折,但是对于保守治疗是禁忌证。而因为存在小关节脱位,所以Ⅲ型损伤也不适合保守治疗。

（二）手术治疗

对于 Hangman 骨折,前路融合、后路融合和单纯螺钉固定均有其各自的支持者。后路融合通常需要融合包括 C_{1-3} 节段,而前路融合仅需要 C_2、C_3 之间融合,因此与后路手术相比,前路可以保持寰枢关节的旋转运动。每种技术都有各自的优缺点,因此选择术式时可能更大程度取决于患者情况和骨折类型。例如,Ⅲ型骨折因为存在关节突脱位和潜在的切开复位的需要,因此更适合采用后路融合。

1. **后路融合** 对于Ⅱ型、Ⅱa型或Ⅲ型骨折,可以进行后路手术。Ⅲ型损伤需要进行C_2、C_3小关节复位、固定和融合。而对于Ⅱ型和Ⅱa型骨折,可以采用类似于前路齿状突螺钉固定的方式,从后路用C_2椎弓根螺钉直接穿过骨折线来固定。

2. **前路融合** 如果非手术治疗无效或者存在外固定禁忌,则Ⅱ型或Ⅱa型骨折适合选择前路手术。Ⅲ型骨折需要对C_2、C_3小关节进行复位,而枢椎关节突常因为骨折累及与前方结构断裂,从前路复位是很困难的,因此通常需要后路融合。

第九节 下颈椎骨折脱位

一、损伤机制

Allen分型系统是应用最广泛的下颈椎损伤分类,损伤分为屈曲压缩、垂直压缩、屈曲牵张、伸展压缩、伸展牵张和侧方屈曲,每组又按严重等级分类。神经损伤的可能性及范围与损伤的分组和严重程度相关。随后的研究证实单个机制可能导致多种损伤方式。Torg等在足球运动员的头颈轴向受力损伤中发现$C_{3、4}$节段的小关节脱位、椎体泪滴样骨折和前方移位损伤。根据Allen的方法,这些分别发生于屈曲牵张、屈曲压缩,以及伸展压缩或垂直压缩机制。

二、分型

过去的10年里,Anderson颈椎损伤严重程度评分和下颈椎损伤分型(sub-axial injury classification, SLIC)比较常用。

(一)Anderson颈椎损伤严重程度评分

Anderson等介绍了一项数字化评分系统,给下颈椎的前、后、左、右侧四个柱的损伤严重程度分别定值。该系统能够辅助决策是否需要手术治疗,并与是否发生神经损害相关。但其复杂性限制了其广泛应用。

(二)下颈椎损伤分型

SLIC系统针对三种维度进行评分(损伤形态、椎间盘韧带稳定性和神经损伤)。损伤形态包括压缩或爆裂骨折、牵张性损伤,以及旋转或移位损伤。椎间盘韧带复合体的状态分为完整的、不确定的或者破坏的。神经状态评分为完好的、神经根损伤、脊髓完全损伤和脊髓不完全损伤,另外也有一个针对伴有神经损害的进行性脊髓压迫的修正附加分。此系统能用来预测进行手术的类型。

Bono推荐结合使用SLIC与下颈椎损伤描述系统(Allen分型系统),目的在于对颈椎创伤进行标准化命名:棘突骨折、独立的椎板骨折、单侧小关节脱位、双侧小关节脱位、小关节半脱位、屈曲泪滴样骨折、侧块骨折、压缩骨折、爆裂骨折、前方牵张骨折和横突骨折。

三、治疗

(一)压缩骨折

不伴后方韧带结构损伤的颈椎压缩骨折患者可以采取非手术治疗。在SLIC治疗指南中,在没有后韧带复合体破坏或神经损伤的情况下,用外固定支具治疗压缩骨折。对于$C_3 \sim C_6$损伤,通常可以使用硬质颈椎围领固定。对于C_7或T_1的损伤,颈胸支具可以提供更好的固定。如果损伤是稳定的,支具使骨折部位的运动最小化,这可以减轻疼痛并促进肌肉痉挛的减轻。应获得患者直立坐位或站立位时侧位X线片,因为这能显示隐匿的不稳定。压缩骨折通常在3个月内愈合,此时应检查屈伸位X线片来排除隐匿的不稳定,这包括损伤节段或远隔部位,如C_1、C_2,该水平的损伤可能在最初检查的时候没有发现。

对于具有后韧带损伤的患者,应考虑进行前路或后路手术固定。大于11°的节段性后凸或者明显椎体楔形变说明后韧带损伤,超出后需要手术的高度丢失程度或后韧带复合体损伤程度的阈值还没有确定。MRI可用作确定压缩骨折后方软组织结构完整性的方法。

(二)爆裂骨折

1. **非手术治疗** 颈椎爆裂骨折经常是高能量损伤,特征性影像学表现是累及椎体后方的椎体粉碎,以及常伴有后移骨折块导致椎管占位,常合并脊髓损伤。

对于椎体粉碎很少、仅轻度椎管占位、神经

功能完整的患者,可以考虑非手术治疗。然而,没有韧带破坏或神经受损的孤立颈椎爆裂骨折很少见。因为椎体塌陷的潜在可能,作者倾向于使用 Halo 背心或硬质颈胸固定板(CTO)进行非手术治疗。患者出院前应拍摄站立位和坐位 X 线片,并与仰卧位影像进行严格比较。任何下沉、局部塌陷或后凸都是手术的强有力指征。患者应该在第 1 个月每周进行 1 次复查,固定维持至少 12 周。

2. **手术治疗**　不管后韧带复合体的完整性,伴有神经损害的患者都应手术固定。后移的椎体骨块通过直接的前方入路最容易取出,需进行损伤椎体的切除和椎管的彻底减压。如果存在明显的畸形,术中牵引有助于重建脊柱对线。前柱应使用骨移植物或支撑物重建,然后应用前路颈椎板恢复前部稳定性。如果后韧带复合体表现出破坏,则作者倾向于在同期或分期进行后路固定融合。

如果不进行减压,后路内固定融合应保留只对神经功能完好且已证明后方韧带结构破坏的患者应用。如果计划只行后路内固定治疗,应确认椎体爆裂骨折生物力学完整性,不伴有粉碎、后凸或者骨块后移,否则,后路固定将具有很高的失败风险。

(三)屈曲泪滴样骨折

非手术治疗颈椎屈曲泪滴样骨折具有明确的作用。轻度后凸且没有后韧带复合体破坏的轻度移位骨折是稳定的。根据损伤节段,可使用硬质颈椎围领或者颈胸支具进行治疗。Halo 头环治疗也可用于治疗这些损伤。

在伴有神经功能损害的患者中,通常进行前路椎体切除以去除向后方移位的椎体(表 4-1-5),随后行前方植骨支撑和刚性钛板固定。有时不稳定的屈曲泪滴样骨折可能发生在神经功能完整的患者。在这些情况下,前路手术需要进行非减压性椎体切除术,切除大部分椎体直到后壁而不穿过后壁,这是对不伴后滑脱损伤的最好保留。有些外科医生会偏爱于执行椎间盘切除术或者切除部分椎体。

对于罕见病例,可以单独进行后路手术。这种方法是对神经功能完整、椎体丢失量很少并且终板牵连程度少于 30% 的患者的保留疗法,这种

方法的优势是将融合限制在单个活动的节段。

(四)关节突骨折不伴脱位

大多数的关节突骨折移位很小,可认为是稳定性骨折。此类患者可佩戴刚性颈托 6~12 周,经常拍摄 X 线片进行复查。然而,在初次检查时有任何的移位畸形,需意识到有隐匿性韧带损伤的可能。此类骨折很少伴发神经损伤,如有,也仅限于轻度的单侧神经根损伤,通常无需常规减压手术。单纯关节突骨折 SLIC 评分较低,不需要手术治疗。在围领固定后,应拍摄屈伸位 X 线片,以确保有足够的稳定性。尽管晚期移位被认为是脊柱不稳定的一种征象,但随着时间推移仍有自发的关节融合可能。

因为有韧带不稳定的可能,部分患者需要手术治疗。在治疗关节突骨折时前后入路均可。前路手术通常包括单节段的椎间融合,该入路较后入路的优点在于融合率较高,感染率较低。正确的定位需融合的椎间隙很重要,应该基于受累的关节面,而不是关节突骨折的水平。

(五)小关节脱位

非手术治疗在小关节脱位中应用较少。对于单侧小关节脱位无神经损伤患者或者患者体弱无法进行手术时可采用非手术治疗的方法。即使在适合非手术治疗的病例中,单独应用颈椎矫形器并不足以达到满意的治疗效果。如果采取非手术治疗,需要经常拍摄影像资料进行复查。如有脱位小关节或者椎间隙融合的表现提示正在愈合。在 Halo 支架固定 3 个月后,应予以移除支架并拍摄屈伸位 X 线片来确认稳定性,如果出现不稳定征象需进行手术融合治疗。

多种手术方式治疗单侧或双侧小关节脱位可达到良好效果。如果术前闭合复位成功,可以进行前路或后路融合治疗。后路固定手术强调对因韧带损伤造成的不稳定进行治疗,但是在有椎间盘突出存在的情况下,尤其是神经功能完好的患者中,大多数的医生不习惯采用后路手术进行治疗。通常,前路手术可摘除突出的椎间盘。作者认为,复位后脊髓被突出的椎间盘压迫是前路手术的指征。

对于严重的脱位畸形或者漏诊的畸形损伤,可以采用前后路联合的方式进行治疗。作者一般先进行前路手术,继而采取后路手术治疗高度不

稳定性双侧小关节脱位。如果前路手术之后小关节有豁口或者仍有后凸畸形,此时就需要进行后路固定来避免重建失败。对于单侧小关节脱位很少需要前后路联合手术。

（六）其他损伤

1. 椎弓根和椎板骨折 单侧椎弓根骨折通常是由旋转损伤引起,因此,对这种骨折的评估和治疗类似于单侧关节突骨折。双侧椎弓根骨折通常是由高能损伤引起,这种情况出现时需要高度怀疑存在不稳定的韧带损伤。

就单纯椎板骨折来说预后良好,但它通常与其他严重骨折并发。多节段的椎板骨折多提示伸展过度性损伤。仔细观察 MRI 上椎间隙的高度是否均一、前纵韧带是否完整,以此来发现是否有前张力带的破裂。

2. 前张力带损伤 前纵韧带破裂通常伴有椎体的微小骨折,这些微小骨折通常是靠近终板前部的撕脱骨折。椎间隙异常的增宽是诊断的线索。过伸性损伤导致的前纵韧带破裂通常也会伴有后部骨折或周围韧带的破裂,此时会出现矢状位或冠状位椎体序列的异常。

前张力带损伤可以导致颈椎失稳,因此,保守治疗极少被作为恰当的规范治疗方法。如果患者身体状况差无法进行手术,Halo 支架可用于暂时性的固定。如果后纵韧带及关节突关节囊完整,前屈的力量可以使椎体靠近。如果复位能够维持,椎间隙会随着时间增生强直。在固定过程中要时刻避免屈伸,以确保稳定性。

前张力带破裂,包括前纵韧带及椎间盘的破裂,通常是前路手术的指征。前路椎间盘切除钢板固定与后路固定治疗后纵韧带破裂伴关节突脱位一样,均能够修复张力带的力学稳定性。

第十节 争议和发展方向

在过去的 10~15 年,困扰外科医师的许多问题仍悬而未决。尽管手术器械有了明显的改进,但生物疗法、损伤病理机制、实践的范围仍没有太大的改变。减压、固定、避免神经损伤仍然是外科医师治疗脊柱损伤的焦点。

脊柱创伤的特点阻碍了对其系统性的研究,例如可用于脊柱手术其他领域(如退变性伤病)的前瞻性随机对照试验和结论并不一定适用于创伤。年龄、并发症、手术入路在脊柱创伤后存活及功能恢复方面扮演的角色并不是特别清楚,尤其是在人口老龄化及老年人活动水平增加的今天。许多用于退变性伤病的疼痛评分及物理功能评分并不适用于创伤研究,并没有最佳的结果测量工具,如在急性期哪些因素对存活有影响,怎样才能使神经损伤获得最大程度的康复等都不明确。

最近这 4~5 年中提出的挑战将促使脊柱医师以一种更加严谨的方式进行研究,以使这些问题获得最大程度的解答,随着治疗经验的积累必将造福于脊柱创伤患者。

（马信龙　王　涛　王　雪）

第二章　胸腰椎骨折与脱位

第一节　概　　述

在多发伤患者中 5%~10% 存在脊柱骨折或脱位，其中 65%~80% 发生于胸腰椎结合部，即位于胸$_{11}$ 到腰$_2$ 之间。这些运动节段由相对固定、后凸的胸椎移行为活动范围更大、前凸的腰椎，胸椎和腰椎之间运动性的差异导致创伤发生时胸腰段需要承受巨大的生物力学应力，所以更容易骨折。

胸腰椎骨折通常表现出双峰年龄分布，40 岁以下多为男性，50~70 岁多为女性。然而，随着社会老龄化的到来，胸腰段骨折的分布曲线从双峰曲线改变为具有老年人群的单峰增长曲线。年轻患者的骨折通常由高能钝性创伤引起，如高处跌落、机动车事故，以及运动损伤，尤其是骑乘摩托车人比汽车内的驾乘更容易遭受严重的脊柱骨折。

因为骨密度降低和认知状态下降，老年人胸腰椎骨折的风险渐趋上升。低能量损伤即可造成老年患者的骨折，例如从站立位置跌倒，这是最常见的损伤原因，占比近 60%，而在年轻人中约为 15%。Jansson 描述了该类骨折的年发病率，年龄小于 60 岁的患者年发病率为每 10 万人中有 13 个骨折，在 70 岁以上的患者中增加到每 10 万人超过 50 个骨折，在 80 岁以上的人中增加到每 10 万人中超过 100 个骨折。然而，因为许多骨质疏松性压缩骨折未能获得诊断，胸腰椎骨折的真实发病率很难精确估算。骨质疏松性压缩骨折通常是可以通过非手术治疗的稳定损伤，这说明与年轻人群相比，老年胸腰椎骨折患者的手术介入率相对较低（≥60 岁的患者为 2%，<60 岁的患者为 15%）。

大约 1/5 的胸腰椎骨折患者会出现不同程度的神经功能损伤，在美国几乎每 2 万人中即有 1 例发生。截瘫或其他灾难性胸腰椎脊髓损伤（spinal cord injury，SCI）患者的 1 年内死亡率约为 4%。老年患者在脊柱骨折后更易罹患脊髓损伤，可能与生理差异或已经存在的退行性改变相关。发生脊髓损伤的老年患者的结局相比年轻患者更差。

第二节　损　伤　机　制

患者病史、体格检查和影像学检查都有助于了解胸腰椎骨折的损伤机制。脊柱可以承受单个力或组合力，包括轴向压缩、弯曲力、伸展力、剪切力和旋转力等；脊柱损伤类型主要由这些向量的总体方向和大小确定，而且对于评估其稳定性和指导后续治疗也是至关重要的。但是，即使有详细的病史和影像学资料支持，精准地确定其损伤机制有时也是非常困难的。

轴向负荷施加到屈曲的脊柱可以造成压缩骨折，即椎体前部破裂但椎体中后部完整（图 4-2-1）。一般认为这些终板骨折或楔形骨折是稳定的，但是如果影像证据显示骨折合并后方张力带损伤则提示更严重的脊柱损伤。在遭受更大的轴向力的情况下，骨折线可以向后延伸累及整个椎体，形成典型的爆裂骨折。爆裂骨折比单纯压缩骨折更不稳定，并且经常由于继发骨折碎片向后移位进入椎管而造成神经压迫。虽然过去一直将爆裂骨折主要归因于脊柱遭受轴向负荷，但是最近发表的一篇体外生物力学研究报道显示至少还需要复合一定程度的脊柱后伸才能出现椎弓根间隙增宽、椎管占位等情况。

根据旋转轴线的位置和旋转轴线穿过的解剖结构（骨或椎间盘间隙），屈曲可以产生多种类

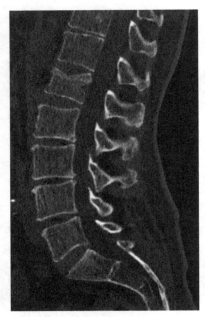

图 4-2-1 矢状面 CT 图像显示腰₁椎体压缩骨折

型的脊柱骨折。当旋转中心位于靠近后纵韧带的脊柱内时，后部结构产生分离，椎体将承受压缩力。自 1948 年由 GQ Chance 描述之后，其被称为 Chance 骨折（图 4-2-2）。相反，脊柱过度后伸可以造成剪切骨折脱位的形成，也称为"伐木工"损伤，此时伤者身体处于牵张状态，而位于躯干后部的脊柱将承受压应力或者牵张应力。

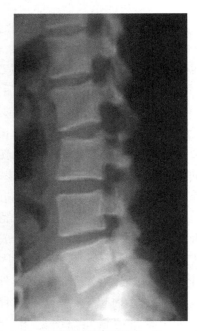

图 4-2-2 侧位 X 线片显示腰₃ Chance 骨折

能够造成脊柱骨折脱位的巨大外力，也能伤及脊柱相邻许多胸、腹部重要脏器完整性。超过

50% 胸腰段骨折患者同时被诊断出非脊柱区损伤（30% 的病例累及一个器官系统，20% 的病例累及两个系统，5% 的病例累及 3 个或 3 个以上系统）。例如，高达 45% "安全带"骨折的患者合并有诸如脾脏或肝脏挫裂伤等的腹腔内脏器损伤。此外，胸腰椎骨折患者中非连续性多发脊柱骨折的发生率为 17%~20%。许多机动车事故或高处坠落伤导致的胸腰椎骨折患者还可能合并颅脑损伤或四肢骨折。

第三节 初步评估和处理

一、症状和体征

多发伤后应怀疑胸腰段骨折，特别是当患者存在其他器官系统损伤时容易掩盖胸腰椎骨折。多发性创伤后大约 24% 的胸腰椎骨折最初被遗漏。这些患者的紧急处理应该在现场立即开始，由于患者需要被运送到医院，所以应该采取适当的措施用于制动整个脊柱以最大程度地减少继发性损伤的风险。由于这些骨折常与其他危及生命的损伤相关，应仔细遵循高级创伤生命支持（advanced trauma life support，ATLS）协议中阐述的基本治疗原则，以确保充分维持气道、呼吸和循环功能。在某些临床情况下尽可能保证补充氧气、静脉补液或心脏按压等复苏。转运所有患者必须遵守严格的脊柱预防措施，包括滚木技术和平板搬运，直到通过临床检查或影像学技术排除不稳定的脊柱损伤，特别是丧失意识的创伤患者。

二、病史和体格检查

必须从患者和任何其他目击者那里获得完整的病史，事件的具体细节可以使治疗医生意识到可能存在的胸腰椎骨折或其他脊柱附件损伤的可能性。相关信息包括车辆的速度、在汽车碰撞期间使用约束装置，以及所涉及的受害者的位置。胸腰椎损伤患者描述的神经症状对了解脊髓和其他神经元的状态非常重要。

在体格检查期间，应仔细地对患者进行查体，以便发现脊柱后部的瘀斑、擦伤、撕裂或肿胀；同时注意贯穿前腹部的任何"安全带"挫伤，其经常出现在屈曲－牵张损伤中。该区域的触诊可在骨折部位引起局部压痛,并且可以触及棘突之间台阶感、捻发音、软组织缺损或其他脱位体征。

在移动患者之前完成综合神经学评估以建立神经功能基线水平,连续评估必须随时间重复,以确保及时检测到任何进一步的恶化。通过运动、感觉和反射测试来识别神经损伤的存在,包括对没有意识反应或不能配合查体的患者。在成年人中,脊髓圆锥通常位于 L_1 椎体后面,基于解剖结构的差异,在胸腰段骨折的患者可能表现出各种异常。孤立的神经根病可以表现为感觉改变、肌无力或肌肉萎缩,而对脊髓损伤,脊髓圆锥或马尾的伤害可引起不同程度的功能障碍,范围从下肢的弥漫性感觉和运动的变化到密集性截瘫和括约肌失禁。完全脊髓损伤也必须与脊髓休克区分开来,脊髓休克代表神经系统冲动的暂时性阻滞,通常持续不超过 48 小时。球海绵体反射是通过刺激阴茎龟头或阴蒂而引起的,这将导致肛门的不自主收缩,在这种反射弧恢复之前不能可靠地确定患者的长期预后,直到该反射弧返回,这意味着脊髓休克期已经度过。此外,骶骨感觉的保留和直肠紧张的维持也是不完全损伤的迹象,因为它们表明至少一部分神经通路仍然完整。SCI 可以使用 Frankel 系统或更详细的美国脊髓损伤协会(American Spinal Cord Injury Association, ASIA)评分方法来分类,其中肌肉力量从 0~5 分级,并且在整个身体上记录针刺和轻触的感觉。

三、影像和其他诊断研究

(一)X 线片

大多数临床中心仍然选择常规 X 线片作为观察脊柱的最直接和最有效的方法。除了能够显示冠状位上脊柱的任何异常序列之外,前后位片(anteroposterior position, AP)还可以显示棘突间距的异常增大(暗示后方韧带复合体损伤)和椎弓根间距异常增宽(暗示椎体爆裂骨折块向侧方移位)。侧向 X 线片可以用于通过测量 Cobb 角来量化脊柱后凸畸形,Cobb 角是指分别在骨折椎体邻近头端椎体上终板和邻近尾端椎体的下终板各画一直线,测得两条直线之间的夹角(图 4-2-3)。椎体塌陷的程度可以通过计算骨折椎体的高度与其邻近椎体平均高度的百分比来确定。对于某些椎体的压缩程度,还可以通过分别测量椎体前缘

和后缘的高度比值进行更精确的量化。平行于骨折椎体的终板和后方皮质所得交角,被称为后椎角,其可用于区分压缩骨折与更不稳定的爆裂骨折。通常仔细观察前后脊椎连线可以发现脊柱间在矢状面上的平移畸形,骨骼轮廓常常被受伤前存在的椎关节骨化所掩盖,从而降低这些解剖标记的效用(图 4-2-4)。

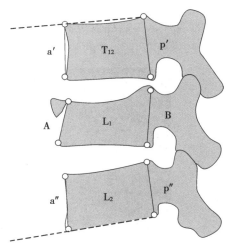

图 4-2-3 测量 Cobb 角来评估脊柱后凸

分别沿骨折椎体邻近头端椎体(T_{12},虚线)上终板和邻近尾端椎体(L_2,虚线)的下终板各画一直线,测得两条直线之间的夹角;通过测量骨折椎体前边缘和后边缘的高度(A,B),并分别计算其占相邻上下正常椎体前后缘平均值的百分比即可表明椎体塌陷程度

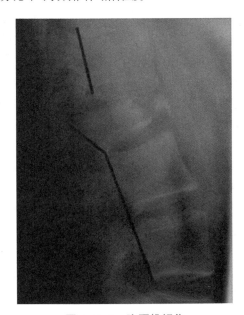

图 4-2-4 胸腰椎损伤

沿椎体前缘或后缘所画连接线上出现任何中断均提示存在矢状面上椎体间平移的胸腰椎损伤(注意在该侧位 X 线片上观察到骨折脱位的后脊椎线的中断)

大于30°的节段性脊柱后凸（特别是胸腰段）即提示可能存在后方韧带复合体断裂。同样，任何平面上椎体间的相对位移大于2.5mm或者椎体高度损失≥50%均提示存在后方韧带复合体的破坏。虽然这些指南已被许多医生所接受，但是该方法预测后方韧带复合体损伤的可靠性尚未得到Ⅰ级证据的支持。

（二）CT检查

相比X线片，CT能提供更高分辨率、多平面重建的脊柱，常能提供更多的关于胸腰椎损伤程度的信息。

首先，薄层CT图像（扫描层面小于2mm）能够清晰地显示粉碎性骨折椎体的每一块后移骨折块的大小和位置（图4-2-5）。其次，使用脊柱轴位CT影像上测得的椎管矢状径与横径之比，间接判断患者的神经功能情况。CT同时也是筛查脊柱后方附件骨折的最佳工具，而仅行前后位和侧位X线片检查时这些骨折容易被漏诊。由于CT具有更高的灵敏度和效率，在对多发伤患者进行脊柱损伤确诊检查时螺旋CT扫描是比X线片更好的检查方法。

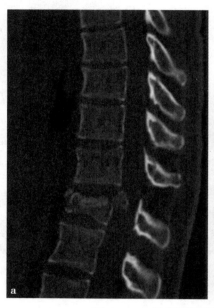
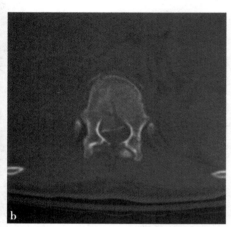

图4-2-5 胸腰段爆裂骨折的矢状（a）和轴向（b）
CT显示骨折块向后移位进入椎管造成约50%椎管内占位

（三）磁共振成像

MRI已成为观察胸腰段骨折相关的如椎间盘损伤疝出、硬膜外血肿、韧带损伤或脊髓内损伤等的"金标准"。通过MRI获得的病理学结果对于制订患者的个体化治疗及判断患者的远期预后均具有重要作用。例如，如果MRI检查显示存在脊髓软化灶，提示患者运动能力恢复预后较差。MRI是判断PLC是否完整的最佳的非创伤性检查方法。在脊柱矢状面MRI影像上，任何后方韧带支持结构的水肿都是PLC损伤的征象。胸腰椎的牵张性损伤常表现为MRI上韧带结构弥漫性改变，且在T_2加权抑脂像上游不连续的液体信号横穿韧带结构时则提示后方韧带复合体断裂（图4-2-6）。

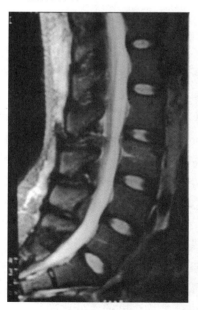

图4-2-6 腰$_3$Chance骨折矢状位T_2加权MRI图像
在腰$_2$和腰$_3$的棘突之间显现水肿，表明相关的韧带损伤

（四）其他检查

除了胸腰段区域，对整个脊柱进行影像学检查以明确是否存在其他节段的不连续性骨折也非常重要。此外，根据损伤的类型或推测的损伤机制，有时还应该对其他解剖结构进行诊断性检查。由于胸腰椎骨折患者常常合并四肢或其他器官的损伤，因此对胸腰椎爆裂骨折患者加行下肢 X 线检查，以及对"安全带型"损伤患者进行腹部 CT 或超声检查都是很有必要的。

第四节 分 型

由于脊柱解剖和生物力学的复杂性，以及围绕如何定义"稳定性"存在的诸多不确定因素，至今没有就一个最佳的胸腰椎骨折分类方法达成一致。

Denis 描述了胸腰段骨折最早的分类方案之一，通过骨和软组织结构分成"三柱"来阐明脊柱稳定性的概念：前柱（前半部分椎骨 / 椎间盘和前纵韧带）、中柱（后半部分椎体 / 椎间盘和后纵韧带）和后柱（包括椎弓根，小关节和剩余韧带的后方附件部分）。该分类方法将胸腰段损伤分为 4 个主要类型（压缩骨折、爆裂骨折、Chance 骨折和骨折脱位）及 16 个亚型。该分类方法的重点是基于中柱的概念，认为任何累及到中柱的损伤都应该归类为不稳定损伤。但是，由于其没有纳入 CT 和 MRI 检查分析结果，也没有考虑到 PLC 的因素，所以 Denis 分型被认为过于简单且不能充分指导骨折治疗。

与 Denis 分型不同，AO（Magerl）分型是以脊柱损伤时受到的主要矢量外力作为依据进行胸腰段骨折分类。AO 分型将胸腰段骨折分为 A、B、C 三种类型，分别包括压缩骨折、牵张骨折和扭转 / 旋转型骨折（图 4-2-7）。AO 分型强调骨折的多样性，不仅明确规定每一处骨折的部位、形态及移位方向，还分别对骨组织和软组织损伤进行了划分。AO 分型具有高的涵盖性，但其复杂的字母加数字评分方式降低了观察者间可靠性从而不实用。相反，Denis 分型易于使用，观察者之间的一致性较高，但由于该分型过于简单，因此可能遗漏不常见的骨折类型。

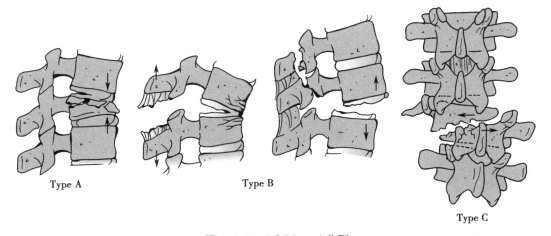

图 4-2-7 AO/Magerl 分型

为了弥补以上分型系统的不足，Vaccaro 又提出了胸腰椎损伤严重程度评分（thoracolumbar injury severity score，TLISS）的分型方法，这种具有创新性的方法反映损伤脊柱整体稳定性的三个因素：①从影像学资料中推导出损伤发生机制；②PLC 的完整性；③神经功能状态。每个因素的评分合起来得到的总分有助于胸腰段骨折的临床治疗决策。TLISS 分型的修订版将损伤机制类别替换为骨折形态分型，在评估骨折时具有更好的客观性，修改后的分型更名为胸腰椎损伤分型和严重程度评分（thoracolumbar injury classification and severity score，TLICS）（表 4-2-1，图 4-2-8）。在最近完成的一项对两种分型系统的前瞻性对照试验研究结果中显示，TLISS 分型的评定者内一致性优于 TLICS，这表明对骨折的病理学机制进行评估比单纯描述骨折形态更有意义。无论如何,由于损伤机制和骨折形态密切相关,并且都有助于评估脊柱骨折的不稳定性,因此在对胸腰椎骨折进行分类和治疗时应该将两者均考虑在内。

表 4-2-1 胸腰椎损伤分型和严重程度评分(TLICS)

参数	分数
形态	
压缩	1
爆裂	2
平移/旋转骨折	3
分离骨折	4
神经功能状态	
神经功能正常	0
神经根损伤	2
脊髓/圆锥损伤	
完全性	2
不完全性	3
马尾损伤	3
后方韧带复合体	
完整	0
损伤不确定	2
撕裂	3
推荐治疗方法	
总分	治疗方法
≤3	非手术治疗
4	不确定(非手术治疗或手术治疗)
≥5	手术治疗

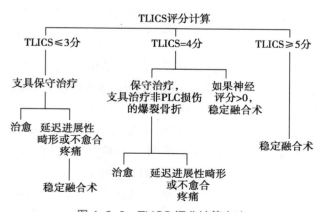

图 4-2-8 TLICS 评分计算方法

第五节 治 疗

一、非手术治疗

处理胸腰段骨折的最佳方法受生物力学和临床表现两个方面所决定,例如脊柱能够承受的生理载荷能力、任何神经损伤症状,是否合并非脊柱部位的其他创伤,以及其他一些相关的医学因素。无论是选择手术治疗还是非手术治疗,所有治疗策略的目标其实是相同的,即维持或恢复脊柱稳定性,矫正矢状面或冠状面上的脊柱畸形,最大限度地恢复神经功能、改善疼痛、使患者尽快获得康复。一般来说,许多胸腰段损伤患者在临床症状和影像学检查上没有证实任何神经压迫或脊柱不稳等情况,可以接受制动和早期恢复行走的非手术治疗方案。

考虑到整体稳定性,大多数椎体压缩骨折患者经制动治疗可能骨愈合和症状缓解。然而,对于椎体高度丢失 >50% 或局部后凸成角 >25°、PLC 损伤或影像学检查显示存在明显脊柱失稳的病例应该密切随访关注,因为这些类型的损伤即使早期进行了充分的支具制动,仍然容易出现椎体持续压缩,畸形程度加重。

当脊柱受到更大的轴向负荷时可造成椎体爆裂骨折。由于具有累及椎体中柱和后柱的特征,椎体爆裂骨折从定义上看就比椎体压缩骨折仍不稳定,且任何向后移位的骨折块都可能造成椎管狭窄从而导致神经功能障碍。通常认为对于那些无神经症状、PLC 完整的稳定性爆裂骨折可行最长达 3 个月的制动治疗,同样的方法也适用于那些不能耐受手术治疗的不稳定胸腰椎骨折患者。即使没有手术,爆裂骨折的移位骨折块能够在一定时间后发生自我塑形从而增大椎管空间,这可能减轻对神经的冲击。对所有经支具治疗的爆裂骨折患者均应定期复查支具保护下站立位 X 线片,以确保没有出现椎体进一步塌陷或节段性后凸加重。

单纯累及骨质的 Chance 骨折在无神经症状且后凸角度 <15° 的前提下可接受过伸位支具治疗,骨折复位可维持 3 个月或更长时间直至骨折愈合。然而,对于那些累及软组织的屈曲-分离

型骨折,以及几乎全部骨折脱位型损伤,必须进行内固定手术治疗以重建脊柱的正常序列和生物力学完整性,否则无法获得可靠的愈合。

二、手术治疗

尽管许多胸腰椎骨折类型可以通过硬质支具和及时制动进行治疗,但是大部分的胸腰椎骨折需要进行手术治疗,其目的在于使脊柱获得即刻稳定,矫正畸形,直接或间接去除残留的神经组织压迫以促进神经功能恢复。因此,手术治疗可增强临床疗效,促进患者康复,并能够避免非手术治疗方法带来的许多不良后果。

手术方式包括后路、前路或前后路联合三种。在大多数情况下,手术计划主要从患者临床表现和影像学检查结果两个方面进行考量,包括神经系统查体结果、患者是否存在非脊柱部位的严重创伤或其他合并症、脊柱矢状面畸形的严重程度、神经受压的方向及程度,以及任何脊柱不稳定的指征等。

(一)后路手术

1. 概述　对于许多胸腰椎骨折患者,后路手术技术通常用于实现骨折复位、恢复脊柱正常序列、解除神经组织压迫,为椎体间提供坚实的融合固定。后路手术的主要优点之一是可以避免那些胸腰椎前路手术固有的并发症,减少术中出血、缩短手术时间。传统的组合式椎板钩或椎板下钢丝捆扎技术已基本被经椎弓根内固定系统所取代。椎弓根螺钉通过后部附件拧入椎体中,能够为融合节段提供更强大的力学支持,并可以借此施加更大的轴向和旋转扭力进行脊柱骨折复位。椎弓根钉具有较强的抗拔出能力可以允许在某些情况下使用短节段固定,然而,此前的一些文献报道认为短节段固定会造成更高的内固定失败率和继发性后凸的发生率。因此,又有学者提出了经椎弓根植骨、骨水泥固化骨折椎体等辅助技术,进一步提高短节段融合固定稳定性。但是,短节段固定不适用于骨质疏松性胸腰椎骨折或重度的椎体粉碎性骨折;在这些情况下,需要谨慎使用传统指导原则,需要将融合固定节段分别延伸到伤椎上、下各两个相邻椎体,以减少术后后凸畸形和假关节的发生率。

除了能够稳定脊柱以实现融合目的之外,

后路内固定技术还可以用于骨折节段的撑开,借助韧带的整复作用可以间接实现椎管内神经减压。虽有研究证实使用该技术可以使椎管扩大高达 50%,但是在大多数情况下,压缩量的改善少于 20%,只有在后移入椎管的骨块仍与椎体后方韧带通过 Sharpey 纤维相连的前提下这种复位技术才能有效。此外,该操作必须及时完成,有效性会在受伤后 3 天下降,因为此时原位愈合开始。

单纯后路手术或者前后联合手术一般用于治疗绝大多数的不稳定椎体爆裂骨折、累及骨和软组织的屈曲 – 分离型骨折,以及合并 PLC 破裂的骨折脱位损伤。后路手术能够完成脊柱复位和固定,从而重建后方张力带。对于无神经症状的椎体爆裂骨折无需进行神经减压,仅行后路融合固定术即可;对于合并有中度椎管内占位或神经功能障碍的急性椎体爆裂骨折患者也可以实施后路融合内固定术,通过牵张骨折椎体并借助韧带整复作用可以实现后移骨折块的间接复位。然而,如上所述,短节段固定的后路方法可能导致胸腰椎骨折,尤其是重度粉碎性椎体骨折术后翻身导致的迟发性内固定失败;在这些情况下,通常需要辅助以前柱支撑来重建正常的矢状面脊柱序列。

遭受严重脊髓损伤、几乎无任何有意义的神经功能恢复且有不良预后的患者也适用于后路固定融合技术,可以降低患者脊柱畸形的危险性且有利于患者的康复。此外,对于后方附件骨折造成的神经功能障碍的患者,后路手术也是必要的,这样可以解决垂直椎板骨折中症状性硬膜压迫或神经根松解。椎板切除术也可以用于这类无法经前路胸廓切开显露的近端胸椎骨折(例如,T_2 爆裂骨折)。最后,考虑到前路手术带来一些严重的并发症及患者可能有肺部疾病、病态肥胖等内科合并症,以及合并胸、腹脏器的严重损伤,通过后路手术即可成功治疗大部分胸腰骨折。

2. 术后护理　目前几乎没有证据表明术后(特别是内固定术后)使用支具能够提高脊柱融合率或增强治疗效果。然而,根据患者损伤性质和术后愈合情况,我们经常使用腰围或胸 – 腰 – 骶椎矫形器(thoraco-lumbo-sacral orthosis, TLSO)

对患者进行制动,最长可达 3 个月。鼓励患者尽快恢复行走以减少卧床带来并发症的风险。对待术后的患者还应定期行站立位 X 线片,以尽早发现如进行性脊柱后凸或骨折椎体塌陷加重等提示有假关节形成的 X 线特征。

3. 潜在的陷阱和预防措施　有关后路技术的主要手术陷阱和预防措施见表 4-2-2 和表 4-2-3。

表 4-2-2　后路技术的手术陷阱和预防措施(骨折复位术)

陷阱	预防措施
复位期间医源性损伤	● 每一步操作都是 X 线透视进行,同时使用全程进行脊髓监测 ● 维持平均动脉压(大于 85mmHg)
难复的矢状面畸形	● 在损伤后 3~5 之天内进行手术复位 ● 通过手动压迫后凸顶点对脊柱矢状面畸形进行进一步复位
不经意损伤了拟固定融合节段以外的小关节囊、支持韧带和其他软组织可造成相邻节段的退变	● 手术节段使用 X 线透视进行定位,细致暴露、仔细的标识来避免医源性损伤稳定结构
后路牵张可能加重先前存在的后凸畸形,倾向于不愈合	● 小心维持复位后矢状面对位 ● 预弯连接棒,达到矫正后凸所需的矢状面曲度 ● 减少脊柱的前柱支撑;内固定后在离开手术室前术中 X 线片显示对位满意

表 4-2-3　后路技术的手术陷阱和预防措施(内固定术)

陷阱	预防措施
椎弓根钉道困难	● 沿着上关节突后内侧方向执行椎板切除术 ● 使用荧光导航时允许直接接触内侧椎弓根 ● 在前后位图像中内固定不宜出现在椎弓根内侧,直到其深达椎体内 20mm
椎弓根置入时骨折	● 确定椎弓根的直径,导航下安全置入螺钉 ● 采用外侧椎弓根外入路 ● 比拧入螺钉小 1mm 的丝攻对钉道进行攻丝 ● 跳过伤椎节段,以避免骨折块进入椎管
术后矢状面畸形	● 连接棒必须精确地预弯塑形以重建生理矢状平衡 ● 虽然万向头螺钉方便钉棒安装,但是固定头螺钉却可以获得对脊柱矫形更大的矫正能力 ● 椎体重度粉碎性骨折、胸腰段骨折和骨质疏松性骨折应用更长节段固定
椎体前穿孔可能导致危及生命的主要血管或其他器官受伤	● 在准备椎弓根钉道时,一只手应该靠在患者身上,锥子缓慢插入 ● 核实椎弓根探针测得深度和术前测量椎弓根直径,放置合适的螺钉到合适的深度

(二)前路手术

1. 概述　前路手术可以使术者直接观察到硬膜受压情况,从而能够进行更为精细的神经减压。因此,对于那些轴位断层影像显示有严重椎管狭窄的不完全性脊髓损伤患者更适合行前路手术。对于胸腰椎椎体重度粉碎性骨折的患者(如前所述易于出现椎体塌陷和畸形加重),一般建议行前柱支撑植骨或使用其他椎间融合物。这些用于分担椎体载荷的支撑物通常还需配合前路内固定系统共同使用，如螺钉、U形钉、钢板、固定棒等，以增强脊柱的生物力学性能。

椎管内占位 >67% 或局部后凸成角 30° 以上的胸腰椎骨折是前路手术的典型适应证。此外，损伤发生超过 5 天的亚急性骨折患者，由于很难再依靠后方骨折椎体撑开和韧带自身整复完成间接复位，往往也需要接受前路手术。前路手术也更易于清除症状性椎间盘突出。由于后方附件骨折或其他结构学限制（如椎弓根过小难以容纳螺钉）无法放置后方内固定物的情况下也考虑行前路手术。

3. 潜在的陷阱和预防措施　前路手术陷阱及预防措施见表4-2-4。

2. 术后护理　术后初期将胸腔引流管接为负压，引流量明显减少后可改为常压引流，引流管应保留至患者临床表现和 X 线检查结果均显示无气胸或气体渗漏征象时才能拔除。在患者出现明确的肛管排气或肠鸣音之前应予以禁食。与接受脊柱后路手术的患者相比，接受胸、腰椎前路手术治疗的患者可更快地恢复行走，佩戴支具的时间可以适当缩短。与后路手术相同的是，前路手术后患者也需要多行站立位 X 线片检查，以监测是否存在畸形进行性加重、植骨块下沉或其他提示骨不连的影像学证据。

表 4-2-4　前路手术技术的陷阱和预防措施

陷阱	预防措施
椎体次全切期间减压不充分	● 如果硬膜囊在椎体次全切除之后仍没有恢复正常的外观，则必须向相邻的椎管继续减压，去除可能持续压迫神经的游离椎间盘或骨折块 ● 当减压从一侧椎弓根横向延伸到另一侧椎弓根且在两个椎间盘间隙之间才能完成椎体次全切除
血管损伤	● 前路内固定器械应该放到椎体后外侧避免邻近脊柱前方的大血管 ● 前部螺钉突破椎体对侧皮质的部分过长可能导致急性或迟发性突发大血管损伤 ● 前路内固定器械不能放置在腰₄及以下椎体，因为这样会对上面的髂血管有潜在的损伤风险
植入物下沉	● 椎间植入物尽可能大，这样可以增强负荷分担、畸形矫正和减少脱位的风险 ● 前路螺钉尽可能为双皮质，这样具有更大的抗拔出力从而促进稳定性 ● 单纯前路固定的禁忌证包括脊柱后凸大于 30°、椎体塌陷大于 50%、移位大于 2.5mm 和后韧带复合体断裂 ● 去除软骨终板时对软骨下骨造成损伤也容易导致移植物下沉 ● 为了安放骨移植物在椎体上凿刻沟槽也容易导致植骨块下沉 ● 在老年患者中使用金属椎间融合器导致融合器的弹性模量和骨质疏松骨的弹性模量之间不匹配 ● 过小的支撑植骨块容易发生移位，并导致骨不连和进行性脊柱后凸加重

（三）前/后路联合手术

尽管通过单个入路的手术治疗效果一般都不错，但是对于某些类型的胸腰椎骨折患者，可能需要采用前后路联合手术治疗。如对重度椎体粉碎性骨折，仅行后方内固定而不进行脊柱前柱稳定，容易出现内固定失败和继发矢状面畸形。对已有 PLC 断裂的骨折患者仅行前路重建手术，很可能因为缺少对抗牵张外力的后方张力带而造成术后骨不连。对于骨折脱位损伤及存在椎体平移或旋转畸形的患者只进行前路复位和内固定手术也不可行，治疗这些损伤要先从后路进行脊柱骨折复

位和内固定术。由于骨质差，骨质疏松症患者易发生植骨块下沉，节段性椎体塌陷和假关节，因此也应行前后路联合手术。

考虑到前后联合的 360° 手术的发病率增加，因此需要谨慎实施，确实必要才采用联合手术。因此，在第一种入路手术后进行影像学检查以帮助医生做出是否需要加行第二种入路手术的临床决策。例如，在进行后路骨折椎体撑开和经韧带自身整复作用实现间接复位之后，应使用 CT 检查确定残余椎管占位对神经组织的压迫情况，这有助于临床医生决定是否需要加行前路手术进行

神经减压。事实上,前路手术有时可延期实施,例如后路手术后,疼痛症状已缓解、神经功能至少已有部分恢复,但仍持续存在椎管内神经压迫征象的胸腰椎骨折患者,可在几年后再进行前路手术。同样,当前路手术后 X 线片显示前方支撑性植骨或椎间融合装置出现延迟愈合或不愈合征象时,应考虑加行后路椎弓根钉棒系统固定。

第六节 并发症的处理

鉴于这些损伤的严重性,胸腰椎骨折毫无疑问会出现并发症(表 4-2-5)。因为这些骨折常常并发脊髓和腹部脏器损伤,还有胃肠道异常的发病率也相当高,包括肠梗阻、胃食管反流病和便秘,所有这些必须用适当的干预措施加以管理。胸腰段骨折的患者,特别是伴发脊髓损伤的患者,血栓栓塞风险增加。因此,这些患者需要采取预防措施,如药物抗凝、间歇性气动压缩装置或腔静脉滤器。尽管外观上骨折已愈合,其中很大比例患者会继发难以忍受的疼痛,可能保守和手术治疗都很难解决。最后,胸腰椎骨折患者的住院时间较长,这可能导致肺炎、压疮或营养不良等相关问题。

表 4-2-5 胸腰椎骨折的常见并发症

类型	并发症 / 不良事件
非手术	● 保守治疗后出现畸形加重 ● 由于畸形加重引起神经功能障碍(罕见) ● 血栓栓塞事件,特别是脊髓损伤患者 ● 骨折愈合后慢性疼痛 ● 与住院时间长相关的并发症:肺炎、压疮和营养不良
手术	● 继发于椎弓根置入(约 1%)或骨折复位引起的神经功能障碍 ● 手术部位感染(约 10%) ● 骨折块或医源性损伤导致硬膜囊破裂 ● 手术失血 ● 假关节和进行性畸形

有文献报道脊柱后路手术中因椎弓根钉位置失误导致的医源性神经损伤发生率约为 1%。内植物植入位置错误还可能导致内脏及大血管的严重损伤。有文献报道多达 10% 的接受内固定融

合术的胸腰椎骨折患者会发生感染,需要长期应用抗生素杀灭致病菌,在有手术指征时还需要行伤口切开灌洗或清创术。硬脊膜破裂导致的症状性脑脊液漏应尽可能进行手术修复,但是对脑脊液持续渗漏并已经出现皮肤瘘管的患者应常规采用延长卧床时间,甚至腰椎蛛网膜下置管引流,降低硬膜囊内压力直至伤口闭合等治疗方法。在脊柱植骨融合部位存在任何节段间失稳都可导致内固定失败及假关节形成、脊柱畸形复发及持续性疼痛等并发症。

第七节 争议和未来方向

一、手术时机

对于合并有进行性神经功能下降的胸腰椎骨折患者,目前普遍认为及时进行手术治疗会获得更好的临床效果。动物实验研究显示尽早进行神经减压能获得更好的神经功能恢复,但对于患者的临床调查结果并非如此。此外,对于无神经症状的脊柱骨折患者,其最佳手术时间目前仍存在争议。一项回顾性研究结果显示,在损伤后 8 小时内接受手术治疗的胸腰椎骨折患者与那些在更晚时间接受手术的患者相比有更好的神经功能恢复,但是并不存在显著的疗效-时间依赖性。Chipman 也进行过类似的临床调查研究,结论显示虽然早期手术并没有带来更好的术后神经恢复,但是在损伤后 3 天内接受手术的患者与 3 天后接受手术的患者相比,并发症发生率更小、住院时间更短。基于以上这些有限的研究结果,我们认为对于无神经压迫症状不需要急诊手术减压的胸腰椎骨折患者,在施行任何手术之前都需要谨慎考量,如在血流动力学恢复稳定、其他系统脏器(如心脏、肺脏)损伤得到有效治疗之后再进行脊柱稳定手术,不失为一种更谨慎的选择。

二、微创手术技术

近年来脊柱微创手术(minimally invasive spine surgery, MISS)逐渐成为热门技术。众多拥护者称,该技术具有降低术后并发症、保留脊柱节段稳定性的优势,MISS 能够使患者获得更好的远期功能恢复。尽管如此,这些所谓的优点很

多只是停留在理论层面,并没有得到任何针对
MISS 与开放手术治疗疗效对比的前瞻性随机对
照研究结果的支持。然而,对医生与患者而言,
MISS 的基本原理具有一种本能的亲和力。尽管
对许多胸腰椎骨折病例来说 MISS 并不适用,如

存在椎管内严重占位和不完全神经损伤患者,其
最好的治疗方法仍是开放手术彻底神经减压,
但 MISS 治疗胸腰椎骨折的可行性已得到初步
验证。

（马信龙　王　涛　王　雪）

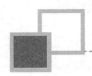

第三章　腰椎间盘突出症

第一节　概　　述

从猿到人的直立行走,开阔了人类的视野,但是人体脊柱也承受了更大的压力。Hult 估计有多达 80% 的人在他们一生当中的某一时期受到腰腿痛的困扰。在历史漫长的发展过程中,对腰腿痛的认识也有一个漫长的过程。

早在 1764 年 Contugno 曾描述过腰椎间盘突出症的综合症状。1911 年 Goodthwait 阐明腰椎间盘突出症与坐骨神经痛间的关系。1934 年 Mixter 及 Barr 首次提出腰椎间盘突出症这一疾病概念,首次揭示引起腰腿痛的真正病因,他们使人类对于常见的腰腿痛、腰椎间盘病变的认识取得了巨大的突破。之后,腰椎间盘突出症这一疾病概念得到普及,许多腰腿痛患者被实施手术治疗。Mixter 和 Barr 的科学观点开创了 20 世纪三四十年代所谓的"椎间盘朝代"。

其后国内外学者相继开展了腰椎间盘摘除术,并对腰椎间盘突出症进行了较为深入的研究。目前认为本症与 95% 的坐骨神经痛和 50% 的腰腿痛有着密切的关系。

第二节　解　剖　特　点

椎间盘突出包括颈椎间盘突出、胸椎间盘突出、腰椎间盘突出,但是 90% 的椎间盘突出发生在腰部,颈椎间盘突出不到 10%,胸椎间盘突出的发病率为 0.7%。

脊柱对人体起重要作用,第一个功能是支撑,没有脊柱人类就不可能直立行走,支撑人头部、上肢和整个躯干;脊柱第二大功能是运动,包括弯腰向前、后、左、右活动;第三个功能是缓冲震荡,人体跑跳时,脊柱分解和缓冲抗击力和压力;第四个功能是保护,在脊柱周围有肋骨可以保护胸腔脏器和腹腔脏器。

椎间盘由三部分组成:髓核、纤维环及软骨板。纤维环由大量呈同心圆排列的纤维软骨样组织所组成,每层内的纤维组织呈放射状交叉排列,各层之间借助于另外的斜行纤维互相联结,纤维环的前侧及两侧较厚,而后侧较薄;纤维环的前部有强大的前纵韧带,后侧的后纵韧带较窄、较薄,因此,髓核容易向后方突出,压迫神经根或马尾神经。胶状物质的髓核形成椎间盘的中心,髓核是一种弹性胶状物质,为纤维环和软骨板所包绕。髓核中含有糖胺聚糖蛋白复合体、硫酸软骨素和大量水分,出生时含水量可高达 90%,成年后随着年龄的增长而逐渐减少。骶椎的长度不计算在内,椎间盘总厚度约占脊柱全长的 1/4。

椎间盘本身无营养血管,其营养来源于椎体海绵样组织的渗透作用,因此容易变性,变性或损伤后椎间盘膨出或突出,产生疼痛的原因主要是刺激压迫韧带上的神经(如后纵韧带的脊神经脊膜支)或神经根,出现水肿和粘连而产生临床症状。

第三节　发　病　原　因

在运动员、舞蹈演员中较为常见,尤其是从事举重、体操、标枪及跨栏等项目的运动员。大约半数以上患者有搬、抬举重物及剧烈运动的外伤史。具体因素有以下几方面:

1. 腹压增高　如剧烈咳嗽、打喷嚏、便秘时用力排便等。

2. 腰姿不当　当腰部处于屈曲位时,如突然加以旋转则易诱发髓核突出。

3. 突然负重　在没有充分准备时,突然使腰部负荷增加,易引起髓核突出。

4. 腰部外伤　急性外伤时可波及纤维环、软骨板等结构,促使已退变的髓核突出。

5. 职业因素　如汽车驾驶员长期处于坐位和颠簸状态,易诱发椎间盘突出。

第四节　损伤病理

青春期后人体各种组织即开始出现退行性变,其中椎间盘的变化发生较早,主要变化是髓核脱水,脱水后椎间盘失去其正常的弹性和张力,

在此基础上由于一次较重的外伤或反复多次的不明显的轻微损伤,造成纤维环软弱或破裂,髓核即由该处突出,压迫神经根而产生神经根受损伤征象;也可由中央向后突出,压迫马尾神经,造成大小便功能障碍。如纤维环完全破裂,破碎的髓核组织脱入椎管,可造成广泛的马尾神经损害。由于下腰部负重大,活动多,故突出多发生于$L_{4、5}$与L_5~S_1间隙,这两个节段的突出比例约占整个腰椎间盘突出症的90%以上。根据椎间盘突出的程度由轻到重,可分为四个病理类型:膨出型、突出型、脱出型及游离型(图4-3-1,见文末彩插)。

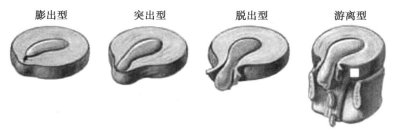

膨出型　　突出型　　脱出型　　游离型

图4-3-1　椎间盘突出的病理类型

第五节　症状及诊断

一、临床症状

疼痛和一侧下肢放射痛是该病的主要症状。腰痛常发生于腿痛之前,也可两者同时发生;大多有外伤史,也可无明确之诱因。疼痛具有以下特点:

1. 放射痛沿受累坐骨神经皮节支配区域传导,直达小腿前侧、外侧或后侧、足背或足趾。如为$L_{3、4}$椎间盘突出,因L_4神经根受压迫,产生向膝部、胫骨前方的放射痛。

2. 一切使腹压增高的动作,如咳嗽、喷嚏和排便等,都可加重腰痛和下肢放射痛。

3. 活动时疼痛加剧,休息后减轻。卧床体位,多数患者采用侧卧位,并屈曲患肢;个别严重病例在各种体位均感疼痛,只能取屈髋屈膝的被动体位跪在床上来缓解症状。合并腰椎管狭窄者,常有间歇性跛行症状。

二、体格检查

1. 脊柱侧弯畸形　主要表现在下腰部,为代偿性侧弯,前屈时更为明显。侧弯的方向取决于突出髓核与神经根间的关系:如突出位于神经根的内侧,躯干一般向患侧弯(图4-3-2)。反之,若突出位于神经根的外侧,躯干则弯向健侧。

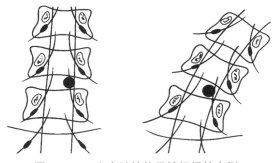

图4-3-2　突出髓核位于神经根的内侧,躯干代偿性弯向患侧

2. 腰部压痛伴放射痛　椎间盘突出部位的患侧棘突旁有局限的压痛点,并伴有向小腿或足部的放射痛,此点对诊断有重要意义。

3. 直腿抬高试验　由于个人体质或职业的差异,该试验阳性无统一的度数标准,应注意两侧对比。需要注意的是在体操运动员及舞蹈杂技演员行该检查时,往往脚近头部才出现下肢串麻或酸胀等不适。患侧抬腿受限,并感到向小腿或足的放射痛即为阳性。有时抬高健肢而患侧腿发生

麻痛,系因患侧神经受牵拉引起,被称为交叉试验阳性,此点对诊断有较大价值。

4. 神经系统检查　$L_{3,4}$椎间盘突出(L_4神经根受压)时,可有膝反射减退或消失,小腿内侧感觉减退。$L_{4,5}$椎间盘突出(L_5神经根受压)时,小腿外侧及足背感觉减退,踝及第一趾背伸肌力常有减退。$L_5、S_1$椎间盘突出(S_1神经根受压)时,小腿后侧及足外侧感觉减退,踝跖屈及第三、四、五趾肌力减退,跟腱反射减退或消失。

5. 马尾神经损害　神经压迫症状严重者患肢可有肌肉萎缩。如突出较大,或为中央型突出,或纤维环破裂髓核碎片突出至椎管者,可出现较广泛的神经根或马尾神经损害症状,患侧麻木区域常较广泛,可包括髓核突出平面以下患侧臀部、股外侧、小腿及足部。中央型突出往往导致两下肢均有神经损伤症状;应注意检查鞍区感觉,常有一侧减退,有时两侧减退,常有小便失控、湿裤尿床、大便秘结、性功能障碍,甚至双下肢部分或大部瘫痪,如单侧或双侧足下垂。

三、影像学检查

1. X线片　拍腰骶椎的正、侧位片,必要时加照左、右斜位片。常有脊柱侧弯,有时可见椎间隙变窄,椎体边缘唇状增生。X线征象虽不能作为确诊腰椎间盘突出症的依据,但可借此排除一些疾患,如腰椎结核、骨关节炎、骨折、肿瘤和脊椎滑脱等。

2. CT扫描　对于确诊和进一步了解突出物的性质、确定手术方案至关重要,如硬性还是软性突出。应作为常规检查手段。

3. 磁共振(MRI)检查　同样,MRI检查在最后确诊方面有着独特的用武之地,目前也是必备的常规检查方法。

综合患者的症状、体征及影像学检查结果,做出正确的诊断并不困难。

第六节　鉴别诊断

一、腰椎小关节紊乱

相邻椎体的上、下关节突构成腰椎小关节,为滑膜关节,有神经分布。当上、下关节突的关系不正常时,急性期可因滑膜嵌顿产生疼痛,慢性病例可产生后关节创伤性关节炎,出现腰痛。此种疼痛多发生于棘突旁1.5cm处,可有向同侧臀部或大腿后侧的放射痛,易与腰椎间盘突出症相混淆。该病的放射痛一般不超过膝关节,且不伴有感觉、肌力减退及反射消失等神经根受损的体征。对鉴别困难的病例,可在病变的小关节突附近注射2%普鲁卡因5ml,如症状消失,则可排除腰椎间盘突出症。

二、腰椎管狭窄症

间歇性跛行是最突出的症状,患者自诉步行一段距离后,下肢酸困、麻木、无力,必须蹲下休息后方能继续行走,骑自行车或开车多无症状。患者主诉多而体征少,也是其重要特点。少数患者有根性神经损伤的表现。严重的中央椎管狭窄可出现二便功能障碍,CT扫描及MRI检查可进一步确诊。

三、腰椎结核

早期局限性腰椎结核可刺激邻近的神经根,造成腰痛及下肢放射痛。腰椎结核有结核病的全身反应,腰痛较剧烈,X线片上可见椎体或椎弓根的破坏。CT扫描及MRI检查对X线片不能显示的椎体早期局限性结核病灶有独特作用。

四、椎体转移瘤

疼痛加剧,夜间加重,患者体质衰弱,多可查到原发肿瘤。X线片及CT扫描可见椎体溶骨性破坏。必要时可行CT引导下的穿刺活检明确诊断。

五、脊膜瘤及马尾神经瘤

慢性进行性疾患,无间歇好转或自愈现象,常有大小便功能障碍。脑脊液蛋白增高,奎氏试验(奎肯施泰特试验,Queckenstedt test)显示梗阻。MRI检查可明确诊断。

六、其他腰部疾病

如急性腰扭伤、急性棘间韧带断裂或腰(臀)部肌肉筋膜炎等,虽然也可出现类似的腰骶或臀部疼痛,但不会放射至膝部以下,查体没有下肢肌力和反射的减退或消失,鉴别诊断多比较容易。

第七节　治　疗

一、非手术治疗

1. **卧床休息**　是一种十分简单,但又较为有效的措施,卧床休息是非手术疗法的基础。卧床休息的作用机制是通过减少脊柱椎间盘的载荷,减轻神经根的机械压迫和化学刺激。对症状较重的腰椎间盘突出症患者,要求绝对卧床休息2~3周,症状多可缓解。

2. **牵引疗法**　是一种比较有效的减压措施,通过物理形式拉伸脊椎,达到减压缓解疼痛的目的;牵引疗法历史悠久,目前牵引疗法种类较多,但切忌暴力牵引。

3. **推拿疗法**　推拿疗法是祖国医学的重要组成部分,具有方法简便,舒适有效,同样切忌粗暴推拿。

4. **局部热敷**　经济、简便、有效。

5. **口服药物**　可服用非甾体抗炎药、神经营养药物和肌肉松弛剂,有助于减轻炎症反应及疼痛。

6. **封闭疗法**　由于其安全可靠、操作简便,是一种比较常用的注射治疗方法。它包括痛点局部封闭、椎间孔神经根封闭、穴位封闭等方法。可以在一定时间起到缓解疼痛的效果。

7. **腰围支持带**　主要目的是通过腰部制动,可使受损的腰椎间盘获得充分休息,是一种以缓解症状为主要目的的辅助性治疗手段。

8. **其他疗法**　医疗体育康复锻炼等疗法,适合于进入慢性期的患者。

可以说,保守疗法适合于大部分腰椎间盘突出症患者,即使是需要手术的患者,在术前、术后,非手术疗法都起着十分重要的作用。

二、手术治疗

(一)手术指征

1. 非手术治疗3~6个月无效或症状反复发作,症状较重且影响工作和生活者。

2. 神经损伤症状明显、广泛,甚至继续恶化,出现明显肌力减退者。

3. 中央型腰椎间盘突出有大小便功能障碍或足下垂者。

4. 合并明显的腰椎管狭窄或滑椎者。

(二)手术方法

腰椎间盘突出症的手术治疗方法有多种,已日渐形成"阶梯治疗"的模式。除经循证医学证实有效的经典方法外,如椎板间开窗椎间盘切除术、椎间盘切除融合内固定术等,还包括近20~30年来发展迅猛的各类微创治疗技术,如经皮穿刺髓核化学溶解术、髓核成形术、射频消融术、臭氧消融术、激光汽化椎间盘减压术、显微内镜辅助下的椎间盘切除术和近几年日益成熟的椎间孔内镜下髓核摘除术。

术后1~3天可嘱患者下地活动,功能恢复较快,2~3个月后即可恢复轻工作。较为剧烈的体育运动建议在术后半年开始进行。如果手术指征明确,手术方法选择适当,多可获得较为满意的疗效。

(齐　强)

第四章 腰椎峡部不连与腰椎滑脱症

脊椎峡部不连是指脊椎上下关节突间的椎板不连，又称峡部裂或椎弓崩裂。正常人体发育完好的椎骨是由椎体、椎弓、椎板、上下关节突、横突与棘突几部分共同组成。上下关节突之间较为狭小的部分称为椎弓根峡部，如果单侧或双侧峡部骨质不连续，则称为脊椎峡部不连。腰椎峡部不连是临床上腰痛的常见病因之一，其基本病变是峡部骨断裂，致使椎体关节突关节对抗剪切应力能力的丧失，腰椎失稳，最终导致椎体向前滑脱。该症多见于从事体操、举重、羽毛球、投掷、京剧、杂技等职业的运动员或演员。伤后不仅影响健康或训练，而且也会对其心理造成影响。

第一节 受伤原因及机制

关于峡部不连发生的原因，目前主要有两类观点：

1. 一种看法认为属先天性畸形。在胚胎期椎弓尚未形成，至出生时仍然是分离的；出生后1~2岁，椎弓开始联合，3~6岁后椎体与椎弓骨核融合。如果在发育过程中，椎弓没有联合，留下缝隙、缺口，则成为峡部裂。

2. 另一种观点认为本病系后天性外伤所致，与外伤及劳损关系明确。认为椎弓崩裂是一种应力性骨折或疲劳骨折，尽管一次严重的损伤也可造成急性骨折，但通常的发生机制是重复的应力。运动员，尤其是体操和举重运动员，椎弓崩裂的发生率较高，但在运动员中主要系外伤所致。其成因有两种：

（1）急性伤：这类病例多有明显的急性受伤史，系一次突然腰过度背伸所致。这时上一脊椎的下关节突，突然撞击下一脊椎的椎板，并将其撞断而成骨折，约占病例的1/3。常见致伤动作如跳马、跳远、冲刺撞线、单杠等突然挺腹、芭蕾舞的双人推举、体操作桥时教练担腰等，都可发生椎板骨折。

（2）慢性劳损致伤：这是一种椎板的疲劳骨折，无明显外伤史，约占运动员椎板骨折的2/3。其发生原因一类是体操训练时反复的下腰、作桥、后软翻及举重推举、塌腰等练习过多，脊椎的下关节突不断撞击下一脊椎的椎板逐渐损伤所致。另一类是标枪运动员投枪过多、羽毛球和排球运动员扣球过多所致。其成因很像胫腓骨、跖骨的疲劳骨折，所不同的是由于腰部不易制动固定最后发生不愈合，因此称之为"脊椎椎板疲劳骨折"更恰当些。这对预防本病及运动员伤后的训练安排都有重要实践意义。

第二节 损伤病理

该伤可以多发也可以单发，腰$_5$受伤者最多，腰$_4$次之。其组织病理改变包括：

1. 在X线片上只有裂隙的，组织切片中可见裂隙间骨小梁吸收，骨质部分坏死，组织中出现类软骨及类骨组织，显示既有吸收又有增殖的现象。

2. 损伤后期，断端呈不愈合改变，X线片界线清晰光滑。组织切片可见骨折部髓腔增大，断端的骨小梁清晰，并逐渐向软骨组织移行，间隙中的纤维软骨也逐渐向玻璃软骨移行，间隙中有大量的瘢痕组织。日久这些致密的瘢痕组织可与腰部马尾神经或神经根形成粘连，腰$_4$、腰$_5$的椎板骨折或峡不连，常因腰的前凸曲线及重力关系发生滑椎，进而引起坐骨神经痛或马尾神经损害的症状。

第三节 症状及诊断

一次急性致伤者，详细询问病史多有"折腰"及伤后疼痛史，可助诊断。慢性劳损致伤或晚期病例则症状变化多端，有的全无症状，有的表现为一般腰痛。体操、举重运动员发生腰腿痛，在检查时应想到本病存在的可能，并仔细检查。本症常见体征如下：

1. 腰骶部疼痛　多数病例于运动量大、过累或站、坐久时腰部发僵酸痛，只有少数病例有持续性腰痛，因此不能作为诊断的依据。

2. 下肢放射痛及麻木感　有的患者有此症状，有的属于一过性，如体操的高下法落地时出现，有的是随病程的发展或出现滑椎时发生，卧床休息时又可以消失。

3. 活动限制及活动时痛　多数病例腰于过伸时痛，前屈痛者较少。一般认为，腰部如无明显压痛点，过伸痛是诊断的依据。值得注意的是，此症常常与棘突骨膜炎并发（都是过伸伤），都有过伸痛，也都可以继发腰两侧肌肉痉挛及疼痛，因此有怀疑时，可用 1% 普鲁卡因先行痛点封闭，之后再检查，如仍有背伸疼痛，则高度可疑。

4. 腰部畸形及压痛　有滑椎时，多可见或摸到滑椎的上一棘突塌陷（如腰$_5$椎板骨折滑椎时，腰$_4$棘突塌陷），此点对诊断帮助很大。

5. 影像学检查是诊断本症的关键。

第四节　影像学检查

对于脊椎崩解及轻度滑脱，临床诊断困难，需行影像学检查，最为常用的是 X 线检查和 CT 扫描，当合并有神经症状时须进一步行磁共振检查（MRI）以了解椎管内神经受压的情况。

一、X 线检查

（一）正位相

即前后位相，峡部不连在 X 线正位相上常不易被发现，如有明显的峡部缺损，当裂隙的平面与X 射线投照平行时，可在环形阴影之下见一密度减低的斜行阴影，如有明显滑脱，可见滑脱椎体的下缘与下部椎体相重叠，呈新月形密度增厚，第 5 腰椎横突与椎体前缘相重叠，如同"拿破仑帽"样改变。

（二）侧位相

双侧峡部不连，可在椎弓根的后下方，上下关节突之间，见一斜行骨质密度减低阴影，其后部高于前部，如不连为单侧则不容易见到。如有滑脱，则可清晰判断椎体滑移的轻重程度。目前最常用的测量方法是 Meyerding 测量法（图 4-4-1，见文末彩插）。

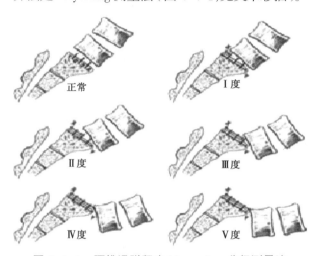

图 4-4-1　腰椎滑脱程度 Meyerding 分级测量法

（三）斜位相

左右 45° 斜位相为显示峡部的最好位置，正常椎弓附件形如"猎狗"，"狗嘴"表示同侧横突，"狗眼"表示椎弓根，"狗耳"为上关节突，"狗颈"为峡部，"狗体"为椎板，前后"狗腿"表示同侧与对侧的上下关节突，"狗尾"为对侧横突。峡部不连时如同"狗颈"部戴了个颈圈，故称"颈圈征"（图 4-4-2，见文末彩插）。

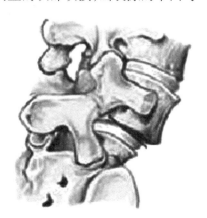
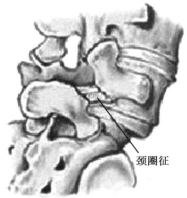

颈圈征

图 4-4-2　峡部不连的"颈圈征"

二、CT 检查

随着影像学的发展,目前对于峡部不连这类疾病,CT 检查已作为常规的必备检查。尤其对于有些在 X 线片上不能明确诊断的情况下,CT 检查便有了其独特的用武之地(图 4-4-3)。

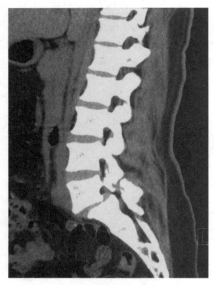

图 4-4-3　CT 检查显示腰椎滑脱合并峡部不连

三、磁共振检查

当存在峡部不连且合并有滑脱的情况下,尤其是患者还有下肢或马尾神经症状时,应进一步常规行 MRI 检查以明确椎管内神经结构的受压情况,从而指导治疗(图 4-4-4)。

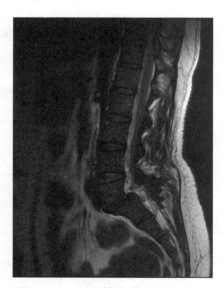

图 4-4-4　MRI 检查显示腰椎滑脱的
椎管内神经受压情况

第五节　治　疗

一、非手术治疗

(一)训练安排

1. **减轻腰部负担**　凡无症状者,可以参加体操、举重等的正规训练,但下腰动作应当控制量,不正确的下腰、塌腰动作应当改正,如推举时不要做塌腰的犯规动作。体操运动员应加强肩及髋的柔软度(特别是背伸度)的训练,以减少腰伤部的负担。

2. **支具背心固定**　急性伤,影像又证实其确系新鲜骨折者,应卧床休息 2 周,然后再用支具背心固定 6~8 周。

3. **慢性病例**　慢性有症状者,如无神经症状,可减少腰部的负重训练;同时,加强腰腹肌的训练,腰肌训练时禁忌急剧的摔腰练习,静力或缓慢的背肌负重练习(卧位或站位)较好。

4. **有神经症状者**　应停止训练,必要时卧床休息。

(二)局部治疗

慢性腰痛的病例,常常合并腰肌的症状,可以理疗(热敷、红外线、超短波)及按摩,痛点明显者可行封闭治疗。

在上述治疗过程中,应进行严格的医务监督。3~6 个月需行影像学复查,如滑椎程度有发展即应停止专业训练改做其他工作。

二、手术治疗

(一)手术指征

1. 滑椎程度有逐年发展加重者。

2. 严重滑椎至Ⅱ度或Ⅱ度以上者。

3. 椎板骨折合并持续的神经症状者。

(二)手术方法

1. **峡部修补术**　如果伤者年轻(通常 30 岁以内)、尚无滑椎发生、亦无相应的神经症状者,可以考虑行峡部不连修补术。手术方法为经腰部后方入路,显露不连的峡部,处理椎板骨折断端,其内若已有瘢痕组织形成,则需予以充分刮除;然后将取于髂后的松质骨植于骨折断端;再辅以经同一椎节的椎弓根螺钉和椎板钩予以固定抱紧骨折的峡部（图4-4-5）。该术式的优点在于手术固定操作节段仅仅局限于同一椎节，不牺牲运动节段，故骨折愈合后不会对腰的活动造成影响。

2. 椎板切除减压固定融合术　本术式适用于在峡部不连基础上合并有腰椎滑脱及存在有腰椎不稳、或有明显神经症状者。手术方法为经腰部后路显露峡部不连的椎节和其相邻的下位椎节，首先切除"漂浮"的椎板，以及硬膜表面的瘢痕组织松解神经，切除椎间盘、借助椎弓根螺钉行滑椎复位，最后行椎体间融合椎弓根螺钉固定（图4-4-6）。此术式累及一个运动节段，术后虽可以从事原项目的训练，但对质量会有一定的影响。

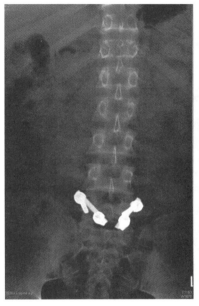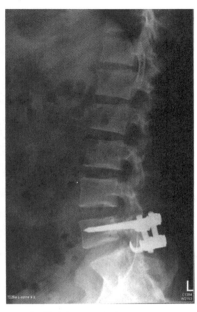

图4-4-5　X线检查显示经同一椎节的椎弓根螺钉及椎板钩固定修补峡部不连术后情况

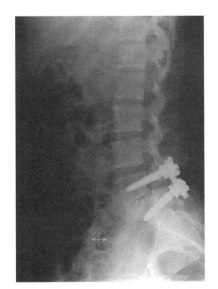

图4-4-6　X线显示腰椎滑脱复位、椎体间融合椎弓根螺钉内固定术后情况

第六节　预　防

在运动员、演员中，此伤的发生主要是由于腰部过伸所致，如能特别注意腰部的超常背伸活动和避免错误的动作，可以明显减少此症的发生。具体措施为，体操训练最好从9~10岁开始，这时关节较为柔软，容易发展关节韧性。训练下腰作桥时，应特别注意肩、上胸及髋的韧性训练，这样下腰作桥时就不至于把弯曲度集中在腰部；训练中也不应采取暴力的担腰、围腰、挤腰等错误手段。举重、羽毛球、排球等项目运动员在训练时应使用宽皮围腰保护，训练中应加强腰腹肌的训练以增强和保持腰部的稳定性。

（齐　强）

第五章　运动员椎体缘离断症

运动员椎体缘离断症,关于本病的命名比较混乱,目前有6种之多,分别为:①椎体骨骺炎;②腰椎软骨板破裂症;③腰椎椎体后缘离断症;④腰椎椎体后缘骨骺离断症;⑤腰椎椎体后缘Schmorl结节;⑥硬性椎间盘突出。在青少年运动员中多见,以体操运动员、舞蹈及杂技演员为著;有调查表明杂技体操运动员中女性发病率明显高于男性,该症是引起腰痛的重要原因之一,影响运动员训练和比赛。

第一节　相关解剖

椎骨在胚胎时期有3个原发化骨中心,椎体1个、椎弓2个;3~6岁融合,次发化骨中心的环状骨骺6岁钙化,17~20岁闭合;本病的损害在环状骨骺部,与之相接的组织有前、后纵韧带及椎间盘的纤维环。

第二节　病因、病理及发病机制

关于运动员椎体缘离断症的原因与发病机制目前尚不太清楚,未能形成共识。有学者认为运动员椎体缘离断症和舒尔曼病(休门氏病)都属于椎体骺板骨软骨病的范畴,两者间有着相近之处,如均以椎体前缘楔形变畸形为其X线表现形式,伴有或不伴有腰背部疼痛和脊柱后凸畸形为其临床表现。

虽然近来认识到两者间存在较大的区别,但既往对两者区别认识不足,关于椎体缘离断症的发生原因存在与舒尔曼病相似的多种学说,概括起来有以下几种:

1. 椎间盘组织侵入椎体学说　应力创伤是诱因,在青少年时期由于长期的压应力、旋转应力、屈曲应力,一方面加重了薄弱区软骨板的进一步损伤,另一方面加快了椎间盘的退变。在上述基础上,椎间盘通过薄弱区疝入椎体内部导致局部骨小梁吸收并被椎间盘组织替代形成结节,发生于中心区的形成Schmorl结节,而靠近椎体后缘的结节在纵向压力作用下,不断扩大最终使结节后壁突入椎管甚至断裂游离。

2. 骨软骨炎学说　认为是间盘向前突出时,压力压向前纵韧带及纤维环,牵拉骨骺引起坏死所致,但在组织学上未能得到证实。

3. 骨折学说　认为系脊柱过度伸屈造成的。

日益增多的流行病学资料表明:①该症多发于青少年运动员,普通人群中罕见;②Schmorl结节并非该症所独有,也常见于其他疾病;③病理组织检查均未发现坏死的骨组织;④绝大多数没有明确的急性外伤史。这些均不太支持上述观点。目前认为,该病症是一种过劳损伤;有学者推断认为:青少年尤其是12~14岁是环状骨骺尚未愈合和相对缺血时期,容易受到椎间盘的纤维环及前纵韧带等的牵拉造成慢性损伤,腰背伸动作过多是体操运动员、杂技及舞蹈演员发病的重要受伤机制。

第三节　发病率

普通人群中发病率为0.1%~5%;曲绵域教授报道在102名体操运动员调查中发现33名有此症,占32.4%;其中10~16岁中有13名,17~19岁中有15名。而33名举重运动员中仅有1名有此症,表明其发生与年龄和运动项目特点密切相关。

椎体缘离断症发生的位置多见于椎体前上角,前下角次之,偶见于后上角,罕有发生于椎体侧缘者。而实际临床中,有下肢神经症状而前来就诊的患者,其椎缘骨出现的部位多位于椎体的后下缘或后上缘(图4-5-1,图4-5-2)。

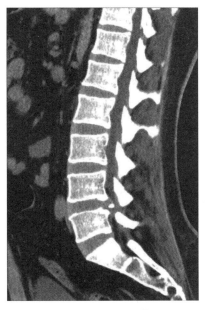

图 4-5-1　CT 显示腰₅椎体后上
缘椎缘骨离断（矢状面）

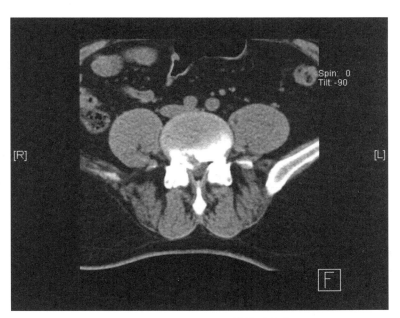

图 4-5-2　CT 显示腰₅椎体后上缘
椎缘骨离断（横断面）

第四节　症状及诊断

患病后不一定有腰痛症状，体操运动员及舞蹈演员的腰痛也不一定都是由本症所致；行痛点封闭后仍有疼痛者才有本症的可能。

普通人多以下肢坐骨神经痛或马尾损害症状前来就诊，椎体缘离断症的临床表现与椎间盘突出、腰椎椎管狭窄症极为相似，但也有如下特点：

1. 青壮年多见。

2. 起病隐匿，病程长，早期以反复发作的腰痛或臀部疼痛为主要症状，症状加重时可出现下肢放射痛、麻木无力。往往于创伤后出现腰痛症状加重并伴发剧烈下肢放射性疼痛。

这是由于椎间盘组织连同离断的骺环向后突出是一个慢性、进行性过程，且青壮年黄韧带柔软，椎板增厚不明显，椎管代偿空间大，因而临床表现症状通常不重但容易反复发作。

CT 检查对于本症有其独到之处，能清楚地显示椎体后缘骨块的大小、形态、部位及椎管狭窄的程度及分类；矢状位重建更可以了解骨块是否与椎体后缘分离，分离程度及结节周围骨质硬化程度，利于鉴别诊断，并为手术方案设计提供可靠依据。

第五节　治疗及预防

一、治疗

（一）保守治疗

此症对运动员的训练比赛及演员的训练演出多无影响；可配合应用理疗、按摩及佩戴护腰支具等治疗。

（二）手术治疗

适合于离断的椎体后缘突入椎管造成严重的神经压迫者。根据突出的范围和类型可采取不同的手术方法，手术治疗效果良好。

二、预防

预防本病关键是循序渐进和科学训练。

1. 因 10~12 岁次发骨化中心出现后易损伤，故体操、技巧运动员及舞蹈演员可从 9 岁前开始训练，增加前纵韧带和椎间盘纤维环的伸展性，避免急速摔腰过伸挤压的训练手段，以减少过度背伸对环状骨骺的牵拉和压迫。

2. 避免单一的训练方式，以利于骨骺损伤后的修复。

3. 加强肩、上胸、髋的韧性练习，以分担腰背伸动作的负担。

（齐　强）

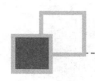

第六章 运动员腰背部肌肉筋膜炎

运动员腰背部肌肉筋膜炎(myofascitis)是运动员腰背部疼痛最常见的原因之一,临床上有时也用肌肉劳损、纤维炎或风湿症等名称。腰背部肌肉筋膜炎是指因寒冷,潮湿、急、慢性劳损而使腰背部肌肉筋膜及肌组织发生水肿、渗出及纤维性变,而出现的一系列临床症状,是身体富有白色纤维组织,如筋膜、肌膜、韧带、肌腱、腱鞘、骨膜及皮下组织等的一种非特异性变化。

第一节 相关解剖与发病机制

一、相关解剖

1. 筋膜 覆盖于斜方肌和背阔肌的部分筋膜较薄,而包绕骶棘肌的筋膜相对较厚,此部分筋膜被称为腰背筋膜。腰背筋膜分为深层、浅层两部分,浅层源于胸腰骶椎的棘突和棘间韧带,向下止于髂嵴,外缘止于肋骨角;深层分隔骶棘肌和腰方肌,紧张于腰椎横突、髂嵴、第12肋及髂腰韧带之间;浅、深两层筋膜在骶棘肌外侧会和构成骶棘肌鞘。

2. 脂肪组织 腰背筋膜下方的脂肪疝也是该疾患的病因之一。

3. 周围神经 腰背部的明显压痛点及串麻现象与周围神经的分布有关,其中腰部脊神经后外侧支参与构成臀上神经,支配相应区域的腰部、臀部皮肤。腰背部肌肉筋膜炎的疼痛与该神经受到损伤有关。

二、发病机制

多系日常训练或比赛中腰背部肌肉筋膜的急性损伤后治疗不彻底即投入训练,或反复的慢性损伤所致。训练比赛中出汗受凉是常见的发病因素之一;此外,筋膜损伤出现撕裂、脂肪疝、局部渗出、神经粘连等也会参与该病的发病。

潮湿、寒冷的气候环境,是最多见的原因之一,湿冷可使腰背部肌肉血管收缩、缺血、水肿引起局部纤维浆液渗出,最终形成纤维织炎,慢性运动损伤为另一重要发病因素,腰背部肌肉、筋膜受损后发生纤维化改变,使软组织处于高张力状态,从而出现微小的撕裂性损伤,最后又使纤维样组织增多、收缩,挤压局部的毛细血管和末梢神经出现疼痛。其他如经常一个姿势坐着、缺少相应的活动、久坐电脑前及病毒感染、风湿症的肌肉变态反应等都是诱因。

第二节 临床表现

一、症状

主要表现为腰背部弥漫性钝痛,尤以两侧腰肌及髂嵴上方更为明显,局部疼痛、发凉、皮肤麻木、肌肉痉挛和运动障碍。疼痛特点是晨起痛,日间轻,傍晚复重,长时间不活动或活动过度均可诱发疼痛,病程长,且因劳累及气候变化而发作。疼痛于站坐或弯腰时间稍久时加重。还有许多患者经常有腰背部隐隐作痛,早晨起床后就开始疼痛,甚至在夜里由于腰背部疼痛而从睡梦中醒来,不得不下床活动一会儿,疼痛才会有一定程度的减轻,然后再回到床上继续睡觉。在一个姿势下持续工作一段时间后,就会出现逐渐加重的腰痛,而不得不停止工作;不少人在持续久坐后便会出现腰背部酸痛无力,而不得不停下来休息一会儿。究其原因,有些人是由于睡觉的床不合适而导致的,有的就是由于腰部持续受力时间过长,使腰肌过分疲劳而诱发慢性腰肌劳损。疼痛与运动间的关系:多数运动员可以坚持小运动量训练,但训练后症状会加重;少数则不能坚持训练或影响动作的完成。

二、体征

查体时患部有明显的局限性压痛点,触压此区域可引起疼痛和放射。有时可触到肌筋膜内有结节状物,此结节称为筋膜脂肪疝。在检查慢性腰背痛的患者时,其脊柱生理曲度正常,活动范围基本不受影响,可以没有明显的肌肉痉挛,腰部可以有广泛的压痛,或者毫无压痛点。

第三节　诊　断

结合运动员在训练或比赛过程中有明确的腰背部外伤史,以及腰背痛相应的症状和体征,在排除相关病症的基础上,本病症的临床诊断并不困难。

诊断依据主要有:腰背部弥漫性钝痛,尤以两侧腰肌及髂嵴上方更为明显。腰部疼痛、发凉、皮肤麻木、肌肉痉挛和运动障碍。晨起痛,日间轻,傍晚复重,长时间不活动或过度活动均可诱发疼痛,病程长,且因劳累及气候性变化而发作。查体时患部有明显的局限性压痛点,触压此点可引起疼痛和放射。局部痛点封闭后疼痛症状立即消失。X线检查无异常。实验室检查抗"O"或红细胞沉降率正常或稍高。磁共振检查显示腰背部皮下可见条片状长 T_1、长 T_2 信号,边界较清,为渗出的液体信号。

第四节　治　疗

一、治疗原则

对于绝大多数运动员腰背部肌肉筋膜炎患者来说,采用消炎镇痛、物理治疗、局部封闭、对症处理等保守治疗的方法,可以获得很好的治疗效果。只有极少数症状较顽固、保守治疗效果不佳且症状反复发作的患者,若手术指征明确,可以考虑采用手术治疗。

二、治疗方法

（一）保守治疗

急性腰背部肌肉筋膜炎可以有自然缓解和反复发作的倾向,卧床休息可以减轻,劳累和受寒可以加重。经暂停训练、卧床休息、腰部制动、消炎止痛药物,以及理疗等治疗,大多患者疼痛能够迅速缓解,通常 2~3 天症状可以明显减轻,1~2 周内症状消失,不留后遗症。但本病可以反复发作,给患者造成一定的痛苦,影响了其训练与生活。在急性期由于没有得到彻底的治疗而转入慢性,或者由于患者受到反复的劳损、受凉等不良刺激,可以反复出现持续或者间断的慢性腰背部肌肉疼痛、酸软无力等症状。这在临床上又被称为慢性腰背部肌肉筋膜炎。这类患者的治疗以适当的休息,口服及外用消炎止痛药物,以及肌松镇静药物,使用活血化瘀的中药、适当的肌肉放松按摩为主。在腰肌劳损的腰背部酸痛症状缓解以后,应当积极加强腰背部肌肉的锻炼,调整运动员训练的节奏和强度。否则,慢性腰背部疼痛的症状可能非常容易反复发作。

除了上述药物治疗、物理治疗外,还可配合进行局部封闭治疗及手法治疗(如掌揉法、膊运法、按压法等)。

（二）手术治疗

多数患者经上述保守治疗症状即可得到缓解,热敷、按摩可消散结节,对疼痛结节的封闭也相当有效。少数症状顽固,病变部位形成筋膜脂肪疝者,久治不愈的患者需手术治疗或者微创治疗,其中超声引导下的小针刀或者射频等肌肉松解治疗疗效也较理想。手术时可见在局部的筋膜上有裂隙,有脂肪从裂隙中疝出,这就是临床上所扪及的结节。脂肪与周围组织包括筋膜及邻近的皮神经分支相粘连,这可能是疼痛的原因。手术应切除结节、修补筋膜、分离粘连及切除皮神经。效果常良好,但由于常为多发性病变,手术只能解决一处的症状,故仍应严格掌握手术指征。

第五节　预防护理

对于腰背部肌肉筋膜炎运动员患者,建议加强预防和护理,具体措施如下:长时间久坐办公人员应定时休息,使紧张的腰背肌肉得到缓解;注意防寒、防潮;积极加强腰背部肌肉锻炼;急性腰扭伤应积极治疗,调整好训练节奏和强度,防止转成慢性腰痛;体育运动或剧烈活动时,要做好准备活动;防止过劳,腰部作为人体运动的中心,过度劳累,必然造成损伤而出现腰痛。因此,在各项工作或运动中注意有劳有逸;注意减肥、控制体重、节制饮食、加强锻炼。

第六节 预 后

本病一般不会产生严重的并发症及后遗症。发病后,疼痛可持续数日或数周后可自行缓解,但易复发而影响运动员的训练和比赛成绩。

（齐 强）

第五篇 头颅、胸腹部运动创伤

第一章　头部运动创伤

第一节　解剖提要

一、头皮及颅骨解剖

（一）头皮解剖

头皮是被覆在头顶穹窿部的软组织,按位置可分为额顶枕部和颞部。额顶枕部范围:前至眶上缘,后至枕外隆凸和上项线,侧方至颞上线,该部分头皮由皮肤、浅筋膜(皮下组织)、帽状腱膜、腱膜下层,以及颅骨骨膜5部分构成;颞部范围:上界为颞上线,下界为颧弓上缘,该部分头皮由皮肤、皮下组织、颞浅筋膜、颞深筋膜、颞肌和颅骨骨膜6部分组成(图5-1-1)。

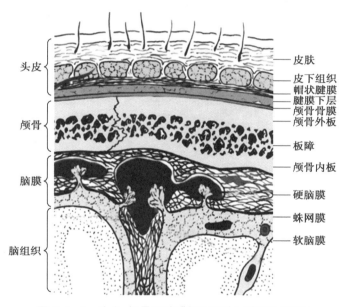

图 5-1-1　头皮、颅骨及脑膜解剖层次示意图(顶部)

1. **皮肤**　厚且致密,有皮脂腺、汗腺、淋巴、血管、毛囊和头发,再生能力强。

2. **皮下组织**　为结缔组织分隔的小叶,这些纤维小隔将皮肤与帽状腱膜紧密相连,其间充以脂肪、血管和神经。伤后易于出血,形成头皮血肿,该部位头皮血肿一般体积小、张力高、疼痛明显,无特殊治疗。

3. **帽状腱膜**　白色坚韧的膜状结构,帽状腱膜下出血可以向周围扩散,波及整个帽状腱膜下层,其边界与帽状腱膜附着边缘相一致,血肿的含血量可达数百毫升,扪及有明显波动感,疼痛不明

显。头皮外伤时,如未伤及帽状腱膜,则伤口裂开不明显;如帽状腱膜同时受伤,由于额枕肌的收缩牵拉则伤口裂开,尤以横向伤口为甚。缝合头皮时一定要将此层缝好,才能减少皮肤的张力,有利于伤口的愈合和止血。

4. **腱膜下层**　薄层疏松结缔组织,头皮借此层与颅骨外膜疏松连接,故移动性大,开颅时可经此间隙将皮瓣游离后翻起,头皮撕脱伤也多沿此层分离。腱膜下层出血时,可迅速蔓延到整个颅顶,形成较大的血肿。此间隙内的静脉,经导静脉与颅骨的板障静脉及颅内的硬脑膜静脉窦相

通,若发生感染,可经上述途径继发颅骨骨髓炎或向颅内扩散,故临床认为此层为颅顶部的"危险区"。

5. 颞浅筋膜 帽状腱膜在颞部的延续,止于颧弓的浅面。

6. 颞深筋膜 致密坚韧,止于颧弓的深面。

7. 颞肌 为咀嚼肌之一,扇形肌起自下颞线和颞深筋膜的深面,止于下颌骨冠突及其内侧面;颞部外伤时,常伴有颞肌出血、颞肌肿胀。

8. 颅骨骨膜 贴附于颅骨表面,在颅缝处紧密连接,并深入缝间,成为骨缝膜,与颅内的硬脑膜外层融合。因此,骨膜下血肿常局限于一块颅骨的范围内,这一特征易于与腱膜下血肿鉴别。严重的头皮撕脱伤可将头皮连同部分骨膜一并撕脱。

(二)颅骨解剖

颅骨由额骨、枕骨、蝶骨、筛骨各一块,以及顶骨、颞骨各一对组成。借助枕外隆凸–上项线–乳突根部–颞下线–眶上缘连线分为颅盖骨和颅底骨(图 5-1-2)。

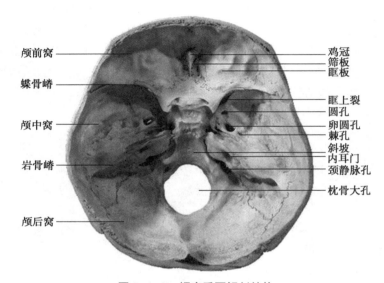

图 5-1-2 颅底重要解剖结构

（图中标注：颅前窝、蝶骨嵴、颅中窝、岩骨嵴、颅后窝；鸡冠、筛板、眶板、眶上裂、圆孔、卵圆孔、棘孔、斜坡、内耳门、颈静脉孔、枕骨大孔）

1. 颅盖骨 分为额骨、枕骨及顶骨、颞骨,由内、外骨板和板障构成,在内、外骨板的表面有骨膜被覆。颅盖骨呈圆顶状,并有一定的弹性。受外力打击时常集中于一点,成人骨折线多以受力点为中心向四周放射,而小儿颅顶骨薄而柔软,弹性较大,故外伤后常发生凹陷性骨折。颅骨的穹窿部,内骨膜与颅骨内板结合不紧密,颅顶骨折时易形成硬膜外血肿。翼点为额、顶、蝶、颞四骨相汇合处,内面有脑膜中动脉前支经过,此处遭受暴力打击时,骨折碎片可伤及此动脉,形成硬膜外血肿。

颅盖骨分为外板、板障和内板三层。外板较厚,平均厚度为 1~2mm,对张力的耐受性较大,弧度较内板小。内板较薄,平均厚度约 0.5mm,质地亦较脆弱,因此,外伤时外板可保持完整,而内板却发生骨折,或外板线性骨折,内板呈粉碎性骨折。骨折片可刺伤颅内的血管、静脉窦、脑膜和脑组织等引起严重的并发症。

2. 颅底骨 由蝶骨嵴和岩骨嵴分成颅前窝、颅中窝和颅后窝三部分,颅底部内骨膜与颅骨内板结合紧密,颅底骨折易撕裂硬脑膜,产生脑脊液漏。

3. 颅前窝 由额骨眶板、筛骨筛板、蝶骨小翼和蝶骨体的前部构成,以蝶骨嵴与颅中窝分界。额骨的眶板薄且不平,构成颅前窝的底,也是额窦、筛窦,以及眶部的顶,眶板骨折时,骨折面出血渗入眶内,形成眼睑及球结膜下淤血,出现"熊猫眼"征,筛窦顶骨折还可导致脑脊液鼻漏,嗅丝经颅前窝中央的筛孔入路,前颅底骨折时可损伤嗅丝引起嗅觉障碍。

4. 颅中窝 前界是蝶骨小翼后缘、前床突,后界是颞骨岩部上缘和蝶骨鞍背,外侧界是颞骨鳞部、顶骨和蝶骨大翼。中颅底骨折时可伤及颈内动脉,出现颈内动脉海绵窦瘘,表现为海绵窦综合征;蝶骨体也是骨折的易发部位,表现为脑脊液鼻漏;岩骨骨折时可伤及内耳迷路,引起眩晕和平衡障碍,伤及鼓室伴鼓膜撕裂时可引起脑脊液耳漏,也可经咽鼓管出现鼻漏。

5. **颅后窝**　最大、最深,前界为鞍背、蝶骨体后面和枕骨基底部,后界为枕鳞下部,外侧界为颞骨岩部、颞骨乳突部和枕骨侧部,上后界为顶骨乳突角。颅后窝容纳小脑、脑桥和延髓。后颅底骨折可损伤颈静脉孔,出现颈静脉孔综合征。

二、脑膜解剖

颅骨与脑间有三层膜,由外向内为硬脑膜、蛛网膜和软脑膜;三层膜合称脑膜。

1. 硬脑膜是一厚而坚韧的双层膜。外层是颅骨内面的骨膜,称为骨膜层;内层较外层厚而坚韧,与硬脊膜在枕骨大孔处续连,称为脑膜层。自上颌动脉发出的脑膜中动脉是营养硬脑膜的重要血管,它从颅底的棘孔入颅中窝,沿颞骨内面的脑膜中动脉沟走行,翼点骨折时骨折碎片可伤及此动脉,形成硬膜外血肿。

2. 蛛网膜是一层半透明的膜,位于硬脑膜深部,其间有潜在性腔隙为硬脑膜下隙;蛛网膜跨越脑,被覆于脑的表面,与软脑膜之间有较大的间隙,称为蛛网膜下腔,腔内充满脑脊液。在一定部位,蛛网膜下腔扩展并加深,成为蛛网膜下池。

3. 软脑膜是紧贴于脑表面的一层透明薄膜,并深入沟裂。

三、脑和脑神经解剖

1. 脑位于颅腔内,可分为大脑、小脑、间脑、中脑、脑桥和延髓。通常把中脑、脑桥和延髓合称为脑干。

(1)大脑包括左、右两个半球及连接两个半球的中间部分。大脑半球被覆灰质,称大脑皮质,其深方为白质,称为髓质,髓质内的灰质核团为基底神经节。由于大脑半球皮质各部分发育不平衡,在半球表面出现许多隆起的脑回和深陷的脑沟,脑回和脑沟是对大脑半球进行分叶和定位的重要标志(图5-1-3,见文末彩插)。每侧半球以三条恒定的沟分为5叶,即外侧沟、中央沟和顶枕沟分为额叶、顶叶、枕叶、颞叶和岛叶。额叶的功能与躯体运动、发音、语言及高级思维活动有关;顶叶与躯体感觉、味觉、语言等有关;枕叶与视觉信息的整合有关;颞叶与听觉、语言和记忆功能有关;岛叶与内脏感觉有关;边缘叶与情绪、行为和内脏活动等有关。

(2)间脑位于两大脑半球之间,下接中脑,除腹侧面的一部分露于表面以外,其他部分都被大脑半球所掩盖。在间脑中央有一矢状裂隙为第三脑室。间脑分为背侧丘脑、下丘脑、上丘脑和后丘脑等几部分。其中,背侧丘脑又称丘脑,是间脑背侧的一对卵圆形灰质团块借丘脑间黏合连接而成,为皮质下感觉中枢,能领略到粗糙的感觉和愉快不愉快的情绪。下丘脑位于背侧丘脑的下方,是神经内分泌中心和内脏活动的高级中枢,对机体体温、摄食、生殖、水盐平衡和内分泌活动等进行广泛调节。上丘脑为一对隆起,内侧的称内侧膝状体,与听觉冲动传导有关;外侧的称外侧膝状体,与视觉冲动传导有关。

(3)脑干包括延髓、脑桥及中脑,上接间脑,下连脊髓,背面与小脑连接,并同位于颅后窝中。由灰质、白质构成,脑干的灰质被穿行于其间的纤维束分隔成大小不等的灰质团块或短柱称神经核,包括与第3~12对脑神经相连的脑神经核和主要与传导束有关的非脑神经核(如网状结构)(图5-1-4)。

(4)小脑位于颅后窝内,分为中间的蚓部和两侧膨大的小脑半球。小脑的内部由白质和灰色的神经核所组成,白质称髓质,内含有与大脑和脊髓相联系的神经纤维。小脑主要的功能是协调骨骼肌的运动,维持和调节肌肉的紧张,保持身体的平衡。

2. 脑神经为从脑发出左右成对的神经,共12对,依次为嗅神经、视神经、动眼神经、滑车神经、三叉神经、展神经、面神经、前庭蜗神经、舌咽神经、迷走神经、副神经和舌下神经。12对脑神经连接着脑的不同部位,并由颅底的孔裂出入颅腔。这些神经主要分布于头面部,其中迷走神经还分布到胸、腹腔的内脏器官(图5-1-4)。

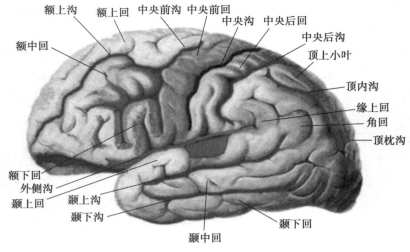

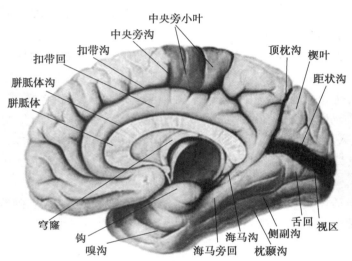

图 5-1-3　大脑的沟回（外面观、内面观）

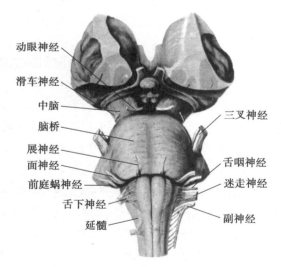

图 5-1-4　脑干及脑神经（前面观）

（杨　军　王　涛　陈素华）

第二节　颅脑损伤的主要临床表现、检查及其意义

一、临床表现

颅脑损伤的临床表现多种多样，可因受伤机制、损伤部位和伤后时间不同而有差异，但是伤后常见的症状和体征仍有一定的规律和共性。对于运动创伤患者来说，常合并有多个部位的损伤，临床表现更具多样性。同时，其他部位的损伤可能会对颅脑损伤的临床表现造成误导或干扰，所以既要全面，也要注意鉴别。

（一）意识障碍

绝大多数患者在伤后立即出现意识丧失，称之为原发性昏迷，这是判断患者有无脑损伤的重要依据。昏迷的时间可长可短,轻者数秒钟至数分钟即可逐渐清醒,重者可持续昏迷直至死亡。外伤引起广泛的皮层功能障碍或脑干网状激活系统的功能紊乱时,患者就发生时间长短不一的昏迷。颅脑损伤后意识障碍从轻到重可分为以下几种类型:

1. **意识模糊**　主要表现为轻度的知觉障碍,患者的抽象思维及反应速度减慢,常见于弥漫性脑功能障碍。

2. **嗜睡**　是指警觉水平已经降低至人类的自我认知能力受到损害的水平。在没有外界刺激的条件下,嗜睡患者保持静卧或者睡眠状态。患者能被唤醒,并可以配合查体,但合作欠佳,可以回答问题,但语言表达能力较差,很少或没有自发语言,对周围事物淡漠。各种生理反射存在,对物理刺激有反应。嗜睡患者的智力水平可以降低,也可以保持正常。

3. **昏睡**　昏睡的意识水平较嗜睡进一步降低,对外界刺激反应迟钝,在没有外界刺激的条件下,昏睡患者常常保持长期的睡眠状态。强刺激可以使患者清醒,并可回答简单问题,对检查不合作,停止外界刺激后,患者又立即恢复至睡眠状态。瞳孔、角膜及吞咽反射存在,蜷卧或轻度烦躁,能主动变换体位,昏睡患者常有明显的智力减退,通常回答问题时仅限于简单的词语,甚至一两个单词。

4. **木僵**　木僵状态的患者需要强刺激才可被唤醒。尽管他们可以对伤害性刺激做出适当的肢体反应,但已不能配合查体及正确回答问题。木僵患者可以"咕哝"地或简短地说出一些词语,但通常没有逻辑性,个别木僵患者尚可听从某种简单的命令。在停止外界刺激后,木僵患者常立即恢复至原先的深度睡眠状态。

5. **昏迷**　昏迷是指意识丧失,语言和强刺激都无法唤醒,根据程度不同,又可分为:

(1)浅昏迷:对痛刺激有逃避动作,深、浅反射尚存。

(2)中昏迷:对疼痛刺激反应迟钝,浅反射消失,深反射减退,角膜和吞咽反射尚存,常有溺尿。

(3)深昏迷:对外界一切刺激均无反应,深、浅反射消失,瞳孔对光反射迟钝或消失,角膜和吞咽反射消失,四肢肌张力消失或极度增强,尿潴留。

(二)头痛

头痛是颅脑损伤后常见症状,头痛可因头皮、颅骨的创伤而致,也可由蛛网膜下腔出血、颅内血肿、颅内压的高低或脑血管的异常舒缩而引起。头痛的部位和性质对于病情具有提示作用。头部局限性疼痛的部位常代表致伤的着力点,而整个头部持续性剧痛伴眼球胀痛并不断加重时,常提示颅内有继发性血肿的可能。

(三)呕吐

呕吐也是颅脑损伤后常见的症状之一。早期的呕吐多因迷走或前庭神经等结构受损而致,后期频繁呕吐,则可能是因颅内压进行性增高而引起的。高颅压引起的呕吐有其特点,即喷射性呕吐。颅脑损伤后头痛、呕吐不断加剧,并表现出喷射性呕吐的特点,应警惕颅内血肿或大面积脑挫裂等引起颅内压增高的情况。

(四)眼部征象

眼部的症状和体征对颅脑损伤患者的伤情判断和预后估计均有重要意义。特别是当患者处于昏迷状态时,眼部体征更是能够客观反映病情的可靠征象。眼部征象包括瞳孔改变、眼球运动和眼底改变。

1. **瞳孔改变**　动眼神经的副交感神经纤维支配瞳孔括约肌和睫状肌,瞳孔的变化要与眼球运动,视力和意识状态一起综合评估。如患者意识清楚,瞳孔改变多与脑外损伤如动眼神经损伤等有关。若双侧瞳孔大小不等,一侧或双侧时大时小,伴有眼球位置歪斜时,表示中脑受损;若双侧瞳孔极度缩小,对光反应消失,并伴中枢性高热时,表示脑桥损伤;若一侧瞳孔先缩小,继而散大,对光反应差,患者意识障碍加重,而对侧瞳孔早期正常,晚期亦随之散大,这是典型的小脑幕切迹疝的表现;若双侧瞳孔均散大固定,对光反应消失,多提示濒危状态。

2. **眼球运动**　眼球运动及位置异常,且伴有复视,常提示第Ⅲ、Ⅳ、Ⅵ脑神经及其核团损伤。如果双眼运动不协调,出现眼球分离、歪斜情况时,多提示存在脑干损伤;若双眼同向凝视,常表示额中回后部有损伤,如为激惹性损伤,双眼向对侧同向凝视,如为破坏性损伤,双眼向患侧同向凝视;脑桥侧视觉中枢受损时,双眼也向对侧凝视;眼球震颤多见于小脑或前庭系统的损伤,小脑损伤时呈水平粗大眼震,前庭系统损伤时呈水平或旋转性眼震,当前庭神经损伤时常伴有听觉障碍,当前庭神经核损伤时为旋转性眼震,顺时针旋转表示右侧受损,逆时针旋转则表示左侧受损。

3. 眼底改变 颅脑损伤后早期多无眼底改变,但偶尔可因急性颅内出血,伤后 30 分钟即可出现眼底视神经乳头水肿及火焰状出血。颅脑损伤后期伴有颅内压增高时,常出现视神经乳头水肿、眼底出血等改变。

(五)运动感觉障碍

颅脑损伤累及运动(感觉)中枢或其传导束时,常出现运动感觉障碍,以及锥体束征。如一侧上肢及面肌瘫痪和/或运动性失语,说明大脑半球运动区域下部靠近岛盖区的损伤;若偏身运动或感觉障碍,多为中央区前或后的脑挫裂伤和/或出血;头伤患者有一侧浅反射减退或消失,常表示对侧大脑半球损伤;若伤后单肢运动障碍,肌张力减低,可能为局限性脑皮质损伤,亦可能是周围神经损伤所致,后者常伴有感觉障碍,可资区别。当一侧肢体腱反射亢进并伴有恒定的病理反射阳性时,也说明对侧大脑半球运动区域有损伤。若有双侧锥体束征、双下肢肌张力增加、腱反射亢进、病理反射阳性,则为脑干受压或颅后窝血肿所致。凡伤后早期没有表现的锥体束征,继后逐渐出现,同时,伴有躁动和意识障碍加重者,常为颅内继发血肿的信号;若表现为阵发性四肢强直,角弓反张,两臂前旋时,呈去大脑强直发作,说明脑干受损。

(六)生命体征

颅脑损伤时,患者立即出现意识障碍、面色苍白及四肢松软等一过性表现,同时,伴有呼吸、脉搏浅弱、节律紊乱、血压下降,经数分钟及十多分钟后逐渐恢复正常。若伤后呼吸、脉搏、血压的暂时性紊乱时间延长,且无恢复的迹象,则常表明有脑干较严重的损伤;若伤后生命体征已恢复正常,但随后又渐次出现血压升高、脉压差加大、呼吸和脉搏变慢等改变时,即说明有进行性颅内压增高,常提示颅内有继发血肿;若头伤患者早期出现休克,除婴幼儿之外,均应考虑身体其他部分合并有创伤性出血。

(七)脑疝

颅脑损伤后颅内压增高,严重时可引起脑疝。脑疝是指颅内压增高后,由于颅内各腔室间压力不均衡,以致推压某些部分的脑组织向靠近的解剖间隙移位,并引起危及患者生命的综合征。最常见的脑疝有小脑幕切迹疝和枕骨大孔疝。

1. 小脑幕切迹疝 按疝出的脑组织和方向不同,又分为小脑幕切迹上疝与下疝两种。

(1)小脑幕切迹下疝:又名颞叶钩回疝,最为常见,多因幕上一侧大脑半球受压移位而致。颞叶底部靠内侧位于小脑幕切迹缘,从前到后有海马沟、海马回、舌回、齿状回。当上述结构受到推压、被挤向小脑幕切迹缘以下时,该部脚间池、环池,甚至大脑大静脉池均被填塞。位于小脑幕裂口区的中脑亦随着疝的发展而受压、移位和变形,并使整个脑干向下方和对方移位。动眼神经受到牵拉和大脑后动脉的嵌压而出现麻痹,致患侧瞳孔散大。继而因中脑受压、使大脑脚锥体束纤维和中脑、脑桥交界处网状上行激动系统受损,患者出现对侧肢体偏瘫和进行性意识障碍恶化。如果没有迅速解除脑疝,则不仅疝出的脑组织发生淤血、坏死,严重受压变形的脑干也将因穿支动脉的断裂、闭塞而引起继发性脑干实质内出血、水肿和梗死。这种病理改变向上可蔓延至丘脑下部,造成一系列内脏神经功能紊乱,向下可累及延髓而导致中枢性衰竭。

(2)小脑幕切迹上疝:又称小脑蚓部疝,较为少见,系因颅后窝压力增高,致使小脑上蚓部向上逆行经小脑幕裂孔,疝入大脑大静脉池。由于大脑大静脉池受压,影响大脑深静脉回流及四叠体受压而致导水管闭塞,引起脑积水、上睑下垂、两眼上视困难及瞳孔对光反射消失。严重时,患者意识丧失,去大脑强直,致呼吸骤停而衰竭,预后极差。

2. 枕骨大孔疝:又称小脑扁桃体疝,是因颅后窝占位病变或因幕上占位病变导致全面颅内高压的后果。当颅内压升高时,小脑扁桃体受到来自上方的压力较易疝入枕骨大孔,从而填塞枕大池,造成脑脊液循环受阻,使颅压进一步增高,并加重对延髓的挤压。小脑扁桃体本身亦因受压、嵌顿而发生淤血、水肿、出血乃至软化,严重时受压的延髓也将发生相同的一系列病理改变,并使邻近的舌咽、迷走、副神经、颈上段脊神经,以及小脑后下动脉受到波及,特别是延髓呼吸和心血管中枢最终亦将受累,如果脑疝不能及时解除,患者往往死于中枢性衰竭。这类患者常突然发生呼吸衰竭而猝死。

(八)老人颅脑损伤特点

一般 60 岁以上即属老年人,但老年人参加运动也很常见。与颅脑外伤有关的改变,首先是颅骨的硬化，由于钙盐增多，弹性减低，受伤时颅骨变形少，不能缓冲暴力强度，故不仅易于骨折，而且脑损伤亦较严重，特别是当脑血管硬化、变脆、脑组织萎缩，加大了在颅腔内的活动度，其颅脑间隙约为成年人2倍。因此，脑血管和脑实质的损伤均较青年人严重，往往很轻的外力也可能造成严重的脑损伤，加以老年人代偿能力差，修复功能衰退，各种神经功能废损的后遗症和重要器官的并发症也较多。其次是致伤外力的大小与临床表现往往不相吻合，从意识障碍程度看，因为老年人减速性损伤较多，脑组织在颅腔内的移动、冲撞、扭曲均较重，且脑实质内不同结构间的剪应力也较大，故患者原发昏迷或意识障碍的时间均较长，生命体征改变显著，且常因原有的高血压、糖尿病、冠心病、肺气肿及慢性支气管炎等老年性疾病而加重脑损伤。老年人易于发生脑卒中，对意识障碍的原因必须慎加分析，以免与脑卒中相混淆，鉴别时需详细询问病史，认真查体和及时行影像学检查。有时慢性硬膜下血肿患者否认有颅脑损伤史，而脑卒中患者却认为是因头部跌伤所致。老年患者并发颅内血肿往往因为代偿间隙较大，早期症状多不明显，甚至没有明显头痛表现，但多有脑膜激惹征，呕吐常见，待到颅内压增高时，症状急转直下，脑疝发展较快，旋即出现双瞳散大及中枢性衰竭，应予注意。

二、辅助检查

（一）CT

对颅脑损伤患者采用CT检查，可以如实反映损伤的病理及范围，同时，还可以动态观察病变的发展与转归，对一些特殊性脑损害、迟发性病变，以及预后的判定亦有重要意义。但CT也存在一些难以避免的缺点，例如，对等密度病变的认识较困难，位于颅底或颅顶的病变易遗漏，对脑干内或体积较小的病损显示较差，区别慢性硬膜下积液所致脑沟加宽与脑萎缩改变，尚有一定困难。

正常情况下各种组织都有相对固定的CT值，读片时除了需要熟悉头颅各层面的解剖结构之外，还需了解各正常组织和异常病变的CT值和形态特点，才能做出正确的诊断。一般脑灰质为32~40Hu，白质为28~32Hu，脑脊液为3~14Hu。增强后灰质可增加8~10Hu，白质增加2~3Hu，富含血液的组织增强明显，血供差的则不被增强。

1. 颅内血肿　血肿为高密度影像，CT值在40~100Hu，因部位和期龄的不同，血肿周围组织的反应和血肿本身的密度可有相应的变化。

（1）急性硬膜外血肿的密度一般均较高，因为硬脑膜与脑表面相隔，故脑水肿反应较轻，血肿内侧面比较平直，血肿形态呈平凸形。

（2）急性硬膜下血肿与硬膜外血肿相近似，但形态如新月状。由于紧贴于脑组织，或伴发有脑挫裂伤，故脑水肿反应明显，占位效应亦较显著。血肿密度随期龄改变，约在3天左右密度最高，CT值为50~70Hu。此后随着血肿液化吸收，逐渐出现密度分层，继而在伤后2~4周呈现等密度表现，至慢性阶段因有血肿被膜形成，可显示被强化的弧形线状内膜影像，血肿形态多为新月形。

（3）脑内血肿多呈圆形或不规则的椭圆形高密度影像，CT值可达50~90Hu，包绕血肿周围有显著的水肿带，随着期龄的增长，血肿液化吸收，血红蛋白崩解，血肿的体积和密度均渐减少，2~3周后行增强扫描，往往可以看到一个环状增强带，是为血肿周围的肉芽组织影像，至晚期血肿完全吸收，仅剩一囊性腔隙，增强环亦不复存在。

2. 脑挫裂伤　典型的表现呈混杂密度改变，在低密度水肿区内有斑点状高密度出血灶。较大的挫裂伤灶不仅周围有明显的脑水肿反应，并可见脑室、脑池移位变窄等占位效应。常见的挫裂伤区多在额、颞前份，易伴有脑内血肿，且蛛网膜下腔亦有出血表现，可见脑基底池、纵裂池有高密度影充填，CT值因出血多少而不同，介于25~95Hu之间。

3. 外伤性脑室内出血　CT扫描可见脑室内有高密度影像，出血少者仅占据部分脑室，出血多时可形成脑室铸形。3~4天后密度开始减低，12天左右消失。如系继发于脑室附近的脑内血肿破入脑室，则在CT上可以看到原发血肿灶。急性期由于脑水肿，脑室在一定程度上受压，故多无明显扩大，后期由于出血粘连，脑脊液循环受阻，故可引起脑积水。

（二）MRI

MRI技术对颅脑疾病做多方位的断层检查，利用两种弛豫时间（T_1、T_2）的不同，提高了病变的检出率，特别是对颅脑损伤中某些CT检查比较困难的病变，如等密度的硬膜下血肿、脑轻度的挫裂伤、小灶性出血、脑梗死的初期，以及位于颅底、颅顶或颅后窝等处的薄层血肿,均有明显的优越性。但由于 MRI 成像时间长,对不合作的躁动患者或危急抢救伤员难以检查,因此,对急性头外伤患者首选的检查方法仍以 CT 为佳。

1. 蛛网膜下腔出血 初期红细胞尚未破坏,其 T_1、T_2 值与正常脑组织相等,不易分辨,多无特殊表现。2~3 天之后红细胞开始溶解,去氧血红蛋白氧化为高铁血红蛋白,属短 T_1、长 T_2 的物质,故蛛网膜下腔呈高信号,有血凝块的地方更为明显,至慢性期高铁血红蛋白减少时,信号亦渐淡化。

2. 脑内血肿 急性期因 T_1、T_2 值与周围脑组织相近不易识别,但可以从血肿周围的水肿带看出周界,T_2 加权可示血肿区信号稍低,至亚急性期 T_1 加权成像可见点片状高信号则十分明确。慢性期血肿的信号逐渐减低,但仍可看到血肿周围残留的含铁血黄素环。

3. 脑外血肿 包括硬膜外和硬膜下血肿,两者均仍为亚急性期最明显,T_2 加权呈明亮的强信号,十分清楚。从血肿的占位形态特征可加以区别,硬膜外血肿为双凸形影像,常止于骨缝处;硬膜下血肿为新月形,延伸范围较广。对于等密度亚急性或慢性硬膜下血肿,MRI 明显优于 CT 扫描。

(三)X 线片检查

颅脑外伤后行 X 线片检查,不单有助于颅骨骨折、颅内积气或异物的诊断,同时,对分析致伤机制、脑伤情况,以及血肿的部位均有重要价值,故头部受伤患者均应行 X 线片检查,但遇有伤情重笃者,则不可强求,以免因摄片而延误手术时机。

颅骨缝常与颅骨线形骨折相混淆。颅缝外板呈锯齿状,内板呈直线,两者在照片上可分别成像,不相重合为其特点。颅骨平片上常有许多血管沟、静脉窦压迹、板障静脉沟和蛛网膜粒压迹,亦应与颅骨骨折或颅骨缺损相区别。颅骨线形骨折线越过血管沟或静脉窦压迹时应注意硬膜外血肿的可能。颅内积气或鼻旁窦积液常暗示有颅底骨折。对粉碎凹陷骨折或火器伤患者的 X 线片,应特别注意区分颅内的骨片或异物。此外,颅内某些生理性钙化斑,如松果体的钙化率就占 26.8%,若在 X 线片上得以显示,可根据此钙化斑的偏移而推断大脑半球的占位病变。

(四)脑血管造影检查

近年来 CT 扫描检查已在很大程度上取代了脑血管造影,但对无 CT 设备的地区或有外伤性动脉瘤、动静脉瘘的患者,脑血管造影检查仍有重要诊断价值。数字减影血管造影(digital subtraction angiography, DSA)对外伤性动脉瘤或颅内动静脉瘘的血管内治疗有重要价值。

正常情况下脑血管的影像,包括颈内动脉系统和椎动脉系统都有一定模式,如果血管的形态、位置、走向和粗细失去了故有的模式,则可根据其变化特点推断出病变的部位、大小甚至性质。颅脑损伤行脑血管造影检查主要针对颅内血肿、外伤性动脉瘤、颅内动静脉瘘及其他合并症。

颅内血肿的脑血管造影表现主要依靠脑血管造影的前后位观,因血肿占据一定的位置,除了其本身是一个无血管的区域以外,周围的血管也受到挤压而变形、移位。

1. 硬膜外血肿 于颅骨内板与脑表面之间形成平凸形无血管区,血肿内侧为硬脑膜,故较平直,大脑前动脉向对侧移位,因血肿距血管较远,故多呈平行移位或称方形移位。侧位片则视血肿的部位不同而异,可见大脑中动脉血管下压或上抬。

2. 急性硬膜下血肿 与硬膜外血肿相似,但无血管区呈新月形,大脑前动脉移位稍显著,略倾斜,即上份大于下份或下份大于上份,视硬膜下血肿的部位高低而异,侧裂组血管的下压和抬高亦较硬膜外血肿明显,且往往伴有额、颞前份脑挫裂伤脑内血肿。

3. 慢性硬膜下血肿 不同期龄的硬膜下血肿表现有所不同,其主要特点是血肿呈双凸形,大脑前动脉移位程度视血肿大小而异,但侧裂组血管常为下压变平。若慢性血肿包膜有钙化,则可见梭形钙化影。

4. 脑内血肿 因血肿居脑实质内,无血管区推压周围血管,呈抱球样表现,由于血肿靠近血管,大脑前动脉的移位不仅显著而且常为弧形,中动脉血管则往往向外扩张,使前、中动脉间距加宽。

5. 枕部与颅后窝硬膜外血肿 多系枕骨骨折所致,于静脉窦期侧位片上可以显示上矢状窦后份及窦汇前移,与枕骨内板之间形成无血管区。

(五)其他辅助检查

包括脑电图、脑诱发电位及放射性核素检查,适用于颅脑损伤后期合并症,或脑损伤患者的鉴定,较少用于急诊性颅脑外伤。

1. **脑电图检查**　目前脑电图主要用于外伤后癫痫及脑死亡的诊断。外伤性癫痫则需依靠脑电图做出诊断和癫痫灶定位。如果出现广泛快活动或高波幅棘波、尖波则表示有外伤性癫痫的可能。诊断脑死亡的必备条件之一就是等电位或脑电静息，指脑电活动不超过 2μV/min 或完全消失，并对针刺或声响刺激无反应者。

脑电地形图（brain electrical activity mapping，BEAM）系脑电图的新发展，是依靠电子计算机对脑生物电信号做出分析，用简明直观的脑电地形图显示出脑损伤的部位、范围和程度。较原脑电图灵敏，定位诊断更确切。对脑外伤特别是伴发癫痫或脑血管损伤时，有重要定位价值。

2. **诱发电位检查**　采用脉冲电流（50V，1 次 /s，0.1~0.5ms）电刺激的方式，刺激患者的视、听或躯体神经，诱发大脑皮层发生电位变化并加以记录，再经过放大器和电子计算机处理以波形显示出来，以供分析研究神经系统病损的程度和部位。包括躯体感觉诱发电位（somatosensory evoked potential，SEP）、脑干听觉诱发电位（brain auditory evoked potential，BAEP）和视觉诱发电位（visual evoked potential，VEP）。

3. **放射性核素检查**　使用核素脑显像剂注射到患者的血管或蛛网膜下腔，再用探测仪器检查放射性核素的聚集和消散过程，并摄成照片，然后进行分析做出诊断。对急性颅脑损伤的应用较少，目前主要是针对亚急性或慢性阶段的损伤并发症及后遗症，如慢性硬膜下血肿、脑血管损伤引起的栓塞、动静脉瘘、脑脊液瘘，以及脑积水等。此外，对脑脊液鼻漏和耳漏的定位是较为可靠的方法。

（杨　军　林国中）

第三节　急性颅脑运动创伤的种类及其处理

运动相关颅脑创伤患者中男性居多，有研究表明男女之比为 5.06∶1。以 21~30 岁年龄组所占比例最大，颅脑创伤多发生于足球、拳击等对抗性运动，大多数为轻型颅脑创伤（格拉斯哥昏迷评分 13~15 分），脑震荡是最常见的损伤类型且常合并有颌面部损伤。如果治疗得当，预后多良好，恢复良好占 80.0% 以上。国内华东地区研究显示，患者的伤情及预后与运动类型显著相关；拳击运动造成的神经损害在所有运动中最为严重，以脑部损伤为著。可分为急性损伤和慢性损伤两大类。急性脑部创伤表现为意识障碍、出血和脑挫伤，甚至造成死亡。根据意识障碍情况可将脑部急性外伤分为三型：①短暂型，短暂意识丧失，在 1 小时后完全恢复正常状态；②间歇性神经清醒型，间歇很短时间清醒后出现进展性神经损害表现；③恶化型，受伤后数分钟迅速进展性神志不清。急性严重脑外伤目前认为发生率约为 0.3%。拳击致慢性神经系统损害一般在受伤较长时间后才出现。最严重的慢性脑损伤是拳击后脑病，表现为小脑、锥体外系和智力障碍，有震颤、构音困难、精神行为障碍，而且长期拳击者是阿尔茨海默病和血中载脂蛋白 E4（Apo E4）升高的危险因素。血清胶质蛋白 S-100B 与外伤者痴呆程度也呈现出相关性。

一、急性颅脑损伤的分类

运动造成的急性颅脑损伤最常见于拳击等头面部易受到攻击的运动，急性颅脑损伤可分为原发性损伤和继发性损伤，原发性损伤指外伤在第一时间对颅脑造成的损伤，包括脑震荡、脑挫裂伤、原发脑干损伤、弥漫性轴索损伤、原发下丘脑损伤；继发性损伤指在外伤发生后逐渐出现的损伤，包括脑水肿及颅内血肿。原发性损伤及继发性损伤造成意识障碍的原理是不同的，原发性损伤为神经传导通路的完整性因外伤而破坏产生意识障碍，为受伤当时即出现；而继发性损伤是因水肿及出血引起颅内压增高造成脑灌注血流下降，进一步引发脑疝，对脑干网状上行激活系统造成压迫从而导致意识障碍，为逐渐加重的过程。意识障碍的轻重与病情密切相关，1974 年英国格拉斯哥大学的 Graham Teasdalet 和 Bryan J. Jennett 两位神经外科教授对 5 000 余例外伤进行总结，提出了对睁眼、言语、肢体运动三方面进行评分来客观反映意识情况，这就是著名的格拉斯哥昏迷评分（Glasgow coma scale，GCS），最低分为 3 分，最高分为 15 分，提出 8 分以下为昏迷，13~15 分为轻型损伤，9~12 分为中型损伤，3~8 分为重型损伤（表 5-1-1）。

表 5-1-1　Glasgow 昏迷评分（GCS）

睁眼反应		言语反应		运动反应	
能自行睁眼	4	能对答,定向正确	5	能按吩咐完成动作	6
呼之能睁眼	3	能对答,定向有误	4	刺痛时能定位	5
刺痛能睁眼	2	胡言乱语,不能对答	3	刺痛时肢体回缩	4
不能睁眼	1	仅能发音,无言语	2	刺痛时双上肢呈过度屈曲	3
		不能发音	1	刺痛时四肢呈过度伸展	2
				刺痛时肢体松弛,无动作	1

　　GCS 提出后被广泛应用于临床,但其没有将昏迷时间及瞳孔的变化列入评分的选项,后人对 GCS 评分进行了改良,同时 CT 在 1976 年应用于临床后,国内神经外科专家将其纳入了病情分级的选项,提出了中国的分型,将颅脑外伤分为轻型、中型、重型、特重型（表 5-1-2）。采用两个体系对患者进行评价时会出现 GCS 评分为轻型的患者,由于颅脑 CT 检查有外伤性蛛网膜下腔出血,国内分级系统会被定为中型颅脑损伤,后者对于患者的安全更为恰当。

表 5-1-2　颅脑损伤的国内分型

轻型	相当于单纯的脑震荡,无颅骨骨折。昏迷时间不超过 0.5 小时,有轻度头痛、头昏等自觉症状。神经系统检查和脑脊液检查均正常
中型	相当于轻的脑挫裂伤,有或无颅骨骨折,蛛网膜下腔出血,无脑受压征象。昏迷时间不超过 12 小时,有轻度神经系统病理体征,体温、脉搏、呼吸及血压有轻度改变
重型	相当于广泛的脑挫裂伤、脑干损伤或急性颅内血肿。深昏迷或昏迷在 12 小时以上,或出现再次昏迷。有明显神经系统病理体征,如瘫痪、脑疝综合征、去大脑强直等。有明显的体温、脉搏、呼吸和血压的变化
特重型	病理情况与重型相似,但病情的发展极快,伤后立即出现深昏迷,去大脑强直,或伴有其他脏器损伤、休克等。迅速出现脑疝,双瞳孔散大,生命体征严重紊乱甚至呼吸停止

二、急性颅脑损伤的处理原则

　　对于急性颅脑损伤的治疗,首先要遵循创伤急救的原则,由于合并颌面部损伤的情况较为常见,气道的管理对于颅脑损伤患者尤为重要,气道梗阻可以直接造成脑组织的缺氧,使颅内压进一步增高,可造成不可逆性的神经损伤,因而在处理颅脑损伤时先要管理好气道,对于合并颌面骨折、经口建立通气通道困难的患者,应早期决断进行气管切开,建立有效的呼吸,对于因呼吸节律异常而不能维持有效血氧交换的患者,应予以机械通气支持;神经外科患者由于颅内压增高引发的代偿反应（Cushing 反应）,患者血压一般是升高的,因而颅脑损伤患者出现低血压的情况见于:①原发脑干损伤或脑疝晚期所致的继发性脑干损伤;②合并有其他实质脏器破裂出血。患者通气及循环一旦稳定应立即行头颅 CT 检查,明确颅内的情况,对于原发性颅脑外伤患者多不需手术治疗干预,但脑挫裂伤因后期出现严重的脑水肿和迟发出血应予以足够的重视,患者意识障碍加重常出现在伤后 24 小时,在 3~7 天达到高峰,2 周后逐渐减轻,因此在关键的节点或病情恶化时,及时进行头颅 CT 检查对于早期手术干预以防脑疝有重要意义。对于特重型颅脑外伤患者,应争分夺秒地进行抢救工作,维持生命体征的稳定,及时处理和治疗颅内压增高症危象,为了争取手术时机,对于颅内血肿引发的脑疝患者可在急诊行锥颅或钻孔血肿引流术、脑室外引流术;对于重型颅脑损伤患者应及时去除颅内压增高的原因,如 CT 明确存在颅内血肿引发的颅内压增高,应尽快手术清除血肿减压,阻断脑疝的进程;对于中型颅脑损伤患者应密切观察病情变化,通过降颅压及支持治疗力争病情向平稳转化,同时及时复查 CT 了解颅内出血及水肿的治疗效果,由于颅脑损伤患者病情多变,对于采取非手术治疗的患者,要做好随时手术的准备,备有应急预案,一旦决定手术,力争在 1 小时内能够开颅减压;对于轻型颅脑损伤患者要进行留观,对症处理颅脑损伤引发的头痛、恶心、头晕等症状,避免下地活动及重脑力劳动,对于病情变化患者如出现头痛呕吐加重、意识障碍、偏瘫、失语、癫痫、瞳孔改变要及时复查 CT,一般留观 24 小时无新发颅内出血患者病情多趋于稳定。

三、手术指征及手术时机

开放性颅脑外伤应尽早进行清创,一般要求在伤后 8 小时进行清创,由于头部血运丰富,头皮抗感染能力强,在伤后 24 小时也可以进行清创缝合,基于颅腔对颅内压代偿能力的认识,急性颅内出血幕上大于 30ml,幕下大于 10ml 应积极处理,位于颞叶的血肿因较易导致小脑幕切迹疝,血肿量达 20ml 可以考虑手术治疗,对于急性的硬膜下血肿,血肿厚度大于 1cm 应考虑手术清除血肿;此外 CT 显示有明显的中线移位(大于 5mm)或脑干周围环池消失提示应急诊手术治疗。脑挫裂伤常因出血后血红蛋白的细胞毒作用导致恶性脑水肿,在保守治疗过程中患者 GCS 评分降低一个级别,由清醒转变为昏迷或意识障碍程度加重,CT 示脑水肿体积大于 50ml,应考虑手术清除挫伤脑组织,并根据情况行脑组织切除的内减压术和/或去骨片的外减压术,随着颅内压监测的广泛应用,可在发生脑疝之前做出预警,当颅内压力大于 400Pa 时应及时手术进行减压。

四、治疗方法

(一)支持治疗

头高 30° 卧位以利静脉回流,及时清理气道分泌物,保持呼吸道通畅,维持有效的血氧交换,积极治疗颅内压增高引发的肺水肿,监测血压及脉搏变化,颅内压增高时会出现 Cushing 反应(血压升高、脉搏减慢、呼吸深大),一旦出现要及时处理,对于低体温患者要注意保温,对于高热患者要进行亚冬眠低温治疗,维持体温在 34~36℃来降

低脑耗氧。

(二)脱水降颅内压药物治疗

应用甘露醇(0.5~1g/kg)快速滴入(小于 30 分钟)迅速降压,也可使用甘油果糖、利尿剂、白蛋白脱水治疗,在颅内压监护下可以调整脱水药物的使用,在治疗过程中注意维持出入量及水电酸碱平衡。

(三)防治消化道出血(Cushing 溃疡)

予以质子泵抑制剂、胃黏膜保护剂预防,可以降低 95% 以上的发生率,一旦出现应予以冰盐水洗胃、止血药物治疗,积极纠正贫血,必要时胃镜下止血或介入、手术治疗,防止失血性休克的发生,在禁食期间予以静脉营养支持。

(四)抗癫痫治疗

伤后发生率 4%~42%,癫痫持续状态可加重颅脑损伤并导致死亡,癫痫发作可选用地西泮 10mg 静脉注射,丙戊酸钠静脉泵入,根据血药浓度调整泵入速度,如果达到血药浓度仍控制不佳,应考虑加用卡马西平或苯巴比妥药物治疗。待癫痫控制后继续口服,平稳 1~2 年后逐渐减药,卡马西平有可能影响患者智力、情感,出现嗜睡,并有少数患者出现剥脱性皮炎,因而在使用前要检测相应的基因位点除外剥脱性皮炎的遗传易感性,使用过程中监测血药浓度。

五、手术方法

(一)钻孔引流术

对于特重型颅脑损伤出现脑疝、无法搬动行 CT 检查或不具备检查条件的患者,可以采取钻孔探查或锥颅进行减压,钻孔探查的次序依次为颞部、额部、顶部、枕部、颅后窝、对侧颞部、额部、顶部、枕部、颅后窝,一旦发现血肿,延伸切口骨瓣开颅进行血肿清除。

(二)去骨片减压术

对于重型颅脑外伤急性硬膜下血肿致脑疝患者,目前常采用外伤大骨瓣减压术,减压窗直径应大于 12cm,起自耳前颧弓上方向上后至顶结节,转向前方,止于发际内中线旁,可以显露额、颞、顶部脑叶,显露枕叶可附加向后切口。

(三)脑挫裂伤灶清除、颅内血肿清除术

术中清除表面挫伤坏死的脑组织及出血至正常瓷白色脑白质,如脑组织有膨出,可通过过度换

气、降低二氧化碳分压来降低颅内压,如不缓解,应考虑深方或对侧有迟发血肿,可通过术中 CT 或超声明确,必要时可行额极(额叶前部 6cm)或颞极(颞叶前部 6cm)切除术使脑组织能还纳。术中应严密止血,关颅前应提高血压至正常水平,证实脑内无活动出血。

(四)凹陷骨折复位术

可采用凹陷骨折周边钻孔,利用杠杆原理,使用较细的骨膜剥离器通过骨孔伸到骨折下方撬起复位,对于合并脑挫裂伤、颅内出血患者,行骨折周围骨瓣开颅,清除血肿及挫裂伤,严密修补硬脑膜,骨瓣整复后复位,如骨折呈粉碎性无法复位,可二期行人工材料颅骨修补术。对于压迫静脉窦的骨折,要评估患者意识状态,充分备血后方可手术治疗。

(五)清创术

对于开放性颅脑外伤,应早期(小于 8 小时)进行清创,充分去除坏死组织及异物,严密修补硬脑膜并缝合头皮。如有缺损可转移皮瓣覆盖创面,转移皮瓣区域进行植皮,以降低颅内感染概率,颅骨缺损可二期行颅骨修补术。

六、并发症的处理

(一)颅骨缺损

对于去骨片减压造成的颅骨缺损,在病情好转后可在术后 1~6 个月早期进行手术修补,以消除大气压对颅骨缺损患者颅内压的影响。颅骨缺损修补可采用自体骨或人工材料,自体骨来自减压手术时取下的骨片,低温无菌保存或埋置于皮下备二期进行修补用,目前采用的人工修补材料以 3D 打印钛板和高分子材料居多,可以有效改善患者的外观,强度和自体颅骨相仿,同时后者在 MRI 及 CT 检查时不产生伪影,对于患者的影像学复查没有影响。

(二)颅内感染

常于术后 2~3 天出现发热,脑脊液检查示白细胞增高,糖及氯化物低于正常,CT 可见颅内低密度病变,中线移位,诊断明确后根据细菌培养结果,应用敏感抗生素抗炎治疗,少数无效病例等待脓肿形成后可在立体定向下进行穿刺引流。

(三)脑积水

术后出现减压窗压力高、组织膨出,CT 示脑室扩张,第三脑室左右径大于 1cm,脑室周围可见低密度水肿,除外感染后应早期行脑室腹腔分流术,一般采用可调压分流管,减少裂隙脑室综合征的出现及利于二期进行的颅骨修补。

(刘彬 于涛)

第四节 急性颅脑损伤的现场急救

对于颅脑损伤者,现场急救是否及时、正确,不仅能消除或缓解某些致命的威胁,而且为进一步治疗创造必要的有利条件,是抢救成败的关键。

一、颅脑损伤的现场救治原则

1. 快速而简洁地了解病情 根据致伤原因、受伤机制、有无昏迷史及遗忘、头痛呕吐等颅内压增高等表现,有无再昏迷等,评估伤情。

2. 系统而简要地全身查体 神经系统检查同时关注全身其他器官、系统有无合并损伤。

3. 立即处理危及生命的病症 遵循所有急救的"A(airway)、B(breath)、C(circulation)"三个突出要素,即保持气道通畅、维持呼吸和循环、必要时行现场心肺复苏(cardio pulmonary resuscitation, CPR)。

4. 使伤者迅速脱离现场。

5. 转至医院进一步复苏及救治。

二、意识

1. 评价标准 对于颅脑损伤的患者,要根据患者对言语、疼痛刺激的反应,通过 E(睁眼反应)、V(语言功能)、M(运动功能)进行格拉斯哥昏迷量表(Glasgow coma scale, GCS)评分,判断患者的意识状况。

2. 分型 根据 GCS 评分,将颅脑损伤分为轻(13~15 分)、中(9~12 分)和重(3~8 分)三型。

3. 救治原则 对于昏迷者,注意呼吸、循环功能,必要时行 CPR 现场救治,观察瞳孔变化,除外有无脑疝等急症发生。

三、呼吸道

1. 保持呼吸道通畅 颅脑损伤者,无论轻重,均可发生窒息,故解除呼吸道梗阻,保持呼吸道通畅,是颅脑损伤救治的首要环节。要及时清除口鼻咽腔中异物、呕吐物、血凝块、分泌物,将伤员置于俯卧或侧俯卧位,必要时放置口鼻通气道或开口器,危重症患者应果断施行气管插管、环甲膜穿刺或气管切开,防止窒息。

2. 对于呼吸功能障碍者,在现场给予及时有效的人工呼吸,以防脑组织缺氧,包括口对口呼吸、面罩吸氧、机械辅助呼吸或控制呼吸,监测血气及氧饱和度。

四、血压

1. **维持血压平稳** 是防止脑缺血的重要保障,注意患者有无循环不足的表现,对收缩压下降至 90mmHg 以下、脉搏快弱、颜面苍白等休克表现者,应迅速查明休克原因,采取抗休克治疗,开放静脉,尽快输注液体补充血容量,同时检查有无活动性外出血。

2. **头皮损伤出血** 对于头皮裂伤应尽快止血,防止进一步污染;对头皮撕脱伤加压包扎,保护撕脱头皮;遇开放性脑损伤,应清创包扎伤口、止血、防止污染及保护脑组织。

3. **合并损伤出血** 合并肢体软组织开放伤出血,应视具体情况,选择加压包扎或缚扎止血带等临时止血措施。注意,对于开放性伤口注意预防感染的措施。

五、转运

1. **指征** 在以上现场救治基础上,如考虑进行迅速转运时,至少应具备以下条件:气道通畅及血氧保证有效维持、休克得到纠正、未处于濒死状态、无急性颅内压增高危象(脑疝)。

2. **转运途中** 有颅脑损伤急救知识的医护人员陪同护送,有抢救相关设备器械与药品,采用汽车、火车、船或飞机,力求平稳而迅速转至附近专科或综合医院,同时途中与接收医院急诊科或神经外科随时联系,时刻观察伤员生命体征、意识、瞳孔、肢体活动,及时处理躁动、癫痫等突发情况,送至接收医院后,将患者病情、急诊抢救经过、病情演变,做重点交接,以利于进一步处理。

(谢京城 陈晓东)

第五节 拳击运动的头部创伤

拳击运动是一项对抗性很强的竞技运动,人体碰撞最为直接的运动项目,是运动员双方通过两只拳头的对抗,进行体能、技术和心理的较量,不可避免会带来运动创伤。

一、致伤特点

由于拳击运动中主要的击打部位位于头面部,故头部在拳击运动创伤中首当其冲。尤其对于职业拳击运动员来讲,没有头部护具的保护在一定程度上会放大头部创伤的严重程度。

(一)创伤性质

主要是急性颅脑创伤混合有陈旧性的亚急性或慢性创伤,容易新伤和旧伤叠加,具体可根据受伤时间窗分为急性创伤、亚急性创伤和慢性创伤,混合型颅脑创伤导致临床诊断和处理时情况更加复杂,容易产生病情遗漏或发生急性致死性脑疝。

(二)致伤机制

根据头部受到拳击打击后受力不同,可分为直接接触力创伤和惯性力创伤,前者指头部受拳击直接打击引起局部着力部位形变带来的创伤;后者指直接接触力创伤发生后,由于头部继发出现的加速或减速运动,导致脑组织在颅内急速、震荡性挪移,与相关解剖结构如颅底、硬膜摩擦出现多处或弥散性创伤。

至于颅脑创伤机制中经常提到的加速和减速伤,拳击运动的头部创伤是很难用唯一的加速或减速伤来判定的,基本上都是加速和减速混合存在的多次叠加创伤。

(三)创伤类型

应分为开放性颅脑创伤和闭合性颅脑创伤,两者的区别在于前者常伴有颅骨骨折、硬膜破损、脑脊液漏。拳击运动的头部创伤多为对方拳脚的钝击伤,常为闭合性颅脑创伤,但也会发生眼眶或乳突部经受重复大力打击后的颅底骨折,出现熊猫眼、脑脊液鼻漏、脑脊液耳漏或乳突瘀斑等内开放性颅脑创伤。

根据创伤层次和严重程度又可分为单纯头皮

创伤如头皮裂伤、挫裂伤、头皮血肿；颅骨骨折可为线性骨折、凹陷性骨折、粉碎性骨折；颅内出血如蛛网膜下腔出血、硬膜下出血、硬膜外出血、脑挫裂伤等。在实际拳击运动中，由于运动员主动的保护和躲闪，多数情况下出现颅骨骨折、颅内出血等严重运动创伤的发生概率并不高，最常见的是轻型闭合性颅脑损伤——脑震荡。

二、拳击运动头部创伤的表现

1. 多数拳击运动急性头部创伤为脑震荡，表现为：①短暂的意识丧失，一般不超过半小时；②逆行性遗忘，即对受伤前后的经过不能回忆；③神经症状，如头痛、恶心呕吐、眩晕、畏光、乏力等；④内脏神经紊乱，如心慌、血压下降、面色苍白、冷汗等；⑤精神症状，如烦躁、悲伤、抑郁、紧张、焦虑、兴奋等。

2. 拳击运动急性头部创伤　若出现颅骨骨折、颅内出血等严重情况，可能伴有明显的头痛、恶心呕吐、意识障碍、失语、肢体感觉和运动功能障碍等，或出现进行性意识障碍加重、昏迷、呼吸频率改变等脑疝表现。

3. 拳击运动慢性头部创伤　多表现为神经精神方面长期慢性受损，如颤抖、构音困难和帕金森病；反应迟缓，记忆混乱，阿尔茨海默病；抑郁，攻击性和成瘾性。

三、拳击运动头部创伤的处理

1. 现场急救　运动员在拳击运动中，头部遭到重击后，出现倒地、短暂意识障碍，现场裁判及医务人员需评估患者生命体征、意识、定向力、言语、肢体活动情况，初步判断运动员能否继续竞技，若不能继续，须中止比赛。保持头部中立位，转运至医疗机构进一步检查和评估治疗。

2. 根据不同创伤类型决定下一步治疗方案　①如单纯脑震荡，可暂停训练和比赛，多数情况下，脑震荡是自限性的，病程也较短，治疗以观察、药物对症处理为主，一般能自愈，不会有明显后遗症，症状消失后可逐渐恢复训练、增加训练强度，直至可以参加比赛；②单纯头皮挫伤、血肿给予局部清创、包扎、冷敷24小时，待肿胀消退，若合

并头皮裂伤，需清创、缝合，5~7天拆线，训练中局部伤口处避免暴力打击以防伤口裂开；③颅骨骨折需根据骨折的部位、类型、有无压迫和功能障碍综合考虑治疗方案，一般颅盖骨线性骨折多保守治疗，凹陷性或粉碎性骨折多需手术处理；颅底骨折的骨折线一般不需要特殊处理，但伴发的脑脊液漏却需要严格卧床休息1~2个月；④若出现颅内出血，根据出血的速度和容量，决定是否需要急诊处理，处理的措施可以是保守观察，也可以是手术开颅清除血肿。

四、潜在颅脑病变的激惹性创伤

虽然拳击运动是一个特殊的竞技运动，选手都会进行健康检查，但并不都会进行颅脑全方位的体检式检查。抑或每次拳击大赛前，也不会像筛查兴奋剂那样预先了解运动员或拳击选手们的颅脑情况。颅脑全方位的检查包括颅脑磁共振和脑电图，也包括MRA、CTA和DSA对脑血管病的排查等措施。即使有选手做了某项检查，也不能面面俱到，不可能做到全方位无"死角"。

激烈和紧张的拳击运动过程中，颅脑组织在不断地承受来自对手无情的击打。癫痫发作、一过性脑缺血发作、脑动脉瘤等血管畸形病变的破裂出血、脑肿瘤的卒中等潜在颅脑病变，都容易被激惹后发作。但对手却不是医生，在比赛过程中，他必须以击打到对手为基本总则，所以潜在的颅脑病变发作时，往往会伴随额外的、附加的颅脑创伤。而且伤者倒地后，并不是被及时救治或查看，反倒是裁判要"计数10秒"倒地时间，从而裁定胜负。潜在颅脑病变的激惹性发作，加上"裁定时间"需要的延误，对"倒地"失败的运动员或选手可能是致命性的。所以作为拳击比赛中的医疗队员一定不能掉以轻心，自认为大部分倒地无力"再站"的运动员或选手都是"头外伤后神经性反应"，也有可能是真正的脑疝昏迷。所以笔者建议，在拳击运动中加一条：运动员或选手倒地、无力站起时，医疗队员要迅速检查患者瞳孔大小和反射情况。

（孙建军　韩芸峰）

第二章　颌面部运动创伤

第一节　眼部运动创伤

视觉器官的范畴包含眼球、眼附属器和视路。视路包括从视网膜光感受器至大脑枕叶皮质视觉中枢的整个视觉传导通路。从临床分科的角度，将视交叉以前的视神经归为眼部，视交叉及其之后的视路归为颅脑。

眼部损伤可分物理损伤、化学损伤和生物损伤，运动创伤多为机械性损伤，是物理损伤中的一类。按照眼部解剖结构，本节将眼部运动创伤分为眼球运动创伤、眼附属器运动创伤和视神经运动创伤三大类。

一、眼球运动创伤

眼球包括眼球壁（由外至内分为纤维膜、血管膜和视网膜三层）和眼内容物（由前向后为房水、晶状体和玻璃体）。眼球组织的机械损伤分为闭合性损伤和开放性损伤两大类，两大类损伤呈现不同的临床特征和自然修复的病理过程。目前，国际上已基本接受了1996年由美国"伯明翰眼外伤命名（The Birmingham Eye Trauma Terminology, BETT）"倡导的分类。这个分类是以眼球作为参照组织，把眼球壁限定为角膜和巩膜。凡是眼球壁全层破裂，为开放眼球伤；眼球壁部分损伤，未达全层者，为闭合眼球伤。

因为眼外伤的临床特征、预后和处理不仅与类型相关，而且与损伤的部位和范围相关，1997年眼外伤分类小组又将分类、伤后当时视力、相对传入性瞳孔阻滞和损伤分区4个变量确定为机械性眼外伤评价的重要指标，也是影响预后的主要影响因素，其后得到了眼外伤库的临床验证。

（一）闭合性眼损伤

闭合性眼损伤由于致伤物和致伤机制与开放性眼损伤不同，因此形成了特殊的临床症状。在诊断和治疗方面也显著有别于开放性眼损伤。

1. **外伤性瞳孔散大与外伤性瞳孔缩小**　外伤性瞳孔缩小通常是由于括约肌一过性痉挛引起，可在短时间内自行恢复，不需特殊治疗。外伤性瞳孔散大轻者由括约肌一过性麻痹引起，重者由括约肌撕裂所致。轻者可在近期内恢复，重者的恢复需要数周至数月不等。广泛而严重的外伤性瞳孔散大多仅可部分恢复，除明确影响阅读或出现难以适应的畏光，否则一般无需进行瞳孔成形手术。

2. **外伤性前房积血**　常常有钝物打击眼球病史，伤后视力显著下降；眼压可有升高或降低。如前房积血不完全充满前房则出现红色血性液平；如发生继发性青光眼则患眼疼痛，并可伴有呕吐等表现。前房积血如长时间不能吸收，且同时合并继发性青光眼者可引起角膜血染。受伤2周以上，如前房积血已经吸收，但仍持续高眼压时，应怀疑有血影细胞性青光眼和房角广泛损害的可能。对于持续性高眼压患者，如经过长时间对症处理无明显缓解，应考虑行滤过手术。

3. **晶状体脱位**　可分为晶状体半脱位和晶状体全脱位。晶状体半脱位如确定为分泌过多性青光眼需行晶状体摘除术；晶状体全脱位如晶状体脱位于前房应尽早摘除脱位的晶状体，否则将严重损伤角膜内皮。患者仰卧位时停留在前玻璃体的晶状体可经角膜缘切口摘除；全脱位于后玻璃体的晶状体必须经玻璃体手术摘除。

4. **视网膜震荡**　钝性外力作用于眼球前极时，在眼球后极受到的对冲力损伤所致。国外眼科学只有视网膜震荡一说。中国学者分成视网膜震荡和挫伤性视网膜病变两种程度不同的病变。前者预后好，后者预后差。

5. **外伤性黄斑裂孔**　显见者凭检眼镜或裂隙灯前置镜检查就能确诊。被出血遮挡患者，眼部光学相干断层成像（optical coherence tomography，OCT）检查多可以确诊。如伤后早期行玻璃体手术封闭裂孔，患者的视力预后通常要比特发性黄斑裂孔患者的手术预后好。

6. 睫状体解离 外伤性睫状体解离通常是钝性外力经房水传导到房角组织造成睫状体前端与巩膜突分离，引起局部或广泛的房角裂隙而形成。因使房角间隙与脉络膜上腔直接交通，临床表现为低眼压、视力下降、视神经乳头水肿、黄斑水肿皱褶。低眼压的发生机制多为房水排出过多和生成下降。房角镜下如观察到房角裂隙（通过裂隙可看到白色暴露的巩膜），结合病史和临床所见即可确定诊断。有时前房过浅，眼压过低，房角观察困难，眼科超声生物显微镜（ultrasound biological microscope，UBM）检查可观察到睫状体与巩膜突的解离处和脱离的睫状体从而确诊。微小的裂隙可采用氩激光光凝或电凝治疗，大的裂隙需行睫状体缝合术。

（二）开放性眼损伤

开放性眼损伤时，眼内的无菌环境与外界相通，出现感染可能，是与闭合性眼损伤不同性质的眼外伤。以晶状体后极为界，开放性眼损伤可大致分为眼前节开放伤和眼后节开放伤，前者指开放性损伤主要累及角膜、虹膜和晶状体，后者主要指开放伤主要累及玻璃体、睫状体、视网膜和脉络膜。

1. 眼前节开放伤 病史询问包括受伤环境、时间、眼内异物是否存在，以及可能的性质、是否应用了眼部防护、已做过的眼部处理。眼科的病史包括屈光状态、既往的眼病、近期曾接受过的眼科治疗、手术等。既往史包括已往的全身性疾病、近期的药物治疗、药物过敏史、HIV和肝炎等危险因素。

眼部检查主要包括视力、是否存在传入性瞳孔阻滞、损伤类型和损伤部位（分区）。在眼球壁开放的情况下，避免超声波、巩膜外加压、房角镜等检查。

治疗方面，原则上，一是尽快封闭眼球与外界相通状态，恢复眼球的密闭环境；二是尽可能地保存视功能；三是尽可能早期消除未来威胁眼球结构和视功能的潜在危险因素。具体地说，治疗应遵循以下原则：

（1）显微手术原则：即在可能的情况下尽可能采用显微手术处理眼球的外伤。

（2）强调将光学成像的理论引入眼前节外伤的处理过程。比如应用不同区域角膜裂伤引起的不同的屈光变化规律来指导对应的角膜缝合技术；应用虹膜在人眼光学成像中的作用来指导虹膜外伤的修复；应用不同年龄及不同屈光状态理论来指导外伤性白内障和人工晶体选择等。

（3）充分估计外伤眼的复杂性和动态规律性，包括伤道的特殊处理、角巩膜缘处等特殊位置的处理、急诊手术后2周内及二期处理等。

2. 眼后节开放伤 评价眼后节开放伤有四个重要参数：眼外伤类型、受伤部位（分区）、伤后最初视力和是否存在相对性瞳孔传入阻滞。其事关外伤的程度和诊治方面的特性、预后，因此成为评价眼外伤的基本参数。眼科检查同前节开放伤。

（1）贯通伤：指由一个致伤物引起的既有入口又有出口的开放性眼球伤。通常由锐器如刀剪、子弹、金属飞屑等致伤。

（2）巩膜破裂伤：钝性致伤物作用于眼球导致眼内压骤然升高致眼球壁破裂。常见的部位是巩膜沟和各直肌止点部。通常表现为球结膜下出血、深前房、前房积血、眼压低、视力差甚至仅存在光感，常出现传入性瞳孔阻滞。检查中常发现广泛脉络膜上腔出血（massive supra-choroidal hemorrhage，MSCH）。

开放性眼外伤的玻璃体手术时机根据伤情不同而异。通常如出现眼内炎表现，体检中发现视网膜脱离，主张尽早手术。伴有中度以上玻璃体积血的Ⅱ区和Ⅲ区开放眼球损伤应在伤后1~3周内实施玻璃体手术，最长不超过4周。屈光间质透明，没有视网膜脱离发生，允许间接检眼镜进行眼底评价的伤眼，可在密切随访下在必要时决定手术。眼球破裂伤、贯通伤手术时机要提前，最好在伤后2周之内手术。

（3）眼内异物：活泼金属如铜和铁，由于自身的毒性可在短期内造成眼的严重损害，远期可致眼铁质沉着症，给伤眼带来广泛损害，预后不良，故如眼内异物是铜或铁，应及时手术取出。另外，如受伤环境污染严重、存在有机异物如植物性异物时，还常导致外伤后眼内炎，故应及时手术取出。化学性质不太活跃的异物可进行充分评估后择期手术取出。详细询问病史在眼内异物的诊断中具有重要作用，特别是对于确定异物性质、陈旧的疑似异物等,对于儿童患者尤其重要。眼部超声波检查具有重要辅助诊断作用。CT 扫描对金属异物具有决定性价值。MRI 适用于非磁性异物诊断,磁性异物禁用。

（4）外伤后眼内炎:外伤后眼内炎在穿通性眼外伤中发生率占 2%~7%,常见于存在眼内异物者,临床过程进展迅速。临床上主要表现为伤眼疼痛、前房严重的纤维素渗出、前房积脓、晶状体后玻璃体内反射黄白色光、视网膜血管炎等。及时修复伤口、尽早摘除异物、预防性结膜下注射抗生素和严密随访可以减少外伤后眼内炎的发生。引起外伤后眼内炎感染的常见病原微生物有杆菌属、葡萄球菌属和各类真菌。杆菌属中蜡样芽孢杆菌占培养阳性的 26%~46%,常和泥土污染的致伤环境关系密切,其多对万古霉素和阿米卡星敏感。外伤后眼内炎属院外感染类型,细菌毒力强、发展快、预后差。临床确诊后需立即采取玻璃体手术治疗,疑似病例,无论是否实施了玻璃体腔注药,应每隔 2 小时就检查一次光感情况,如有恶化发展倾向应尽快行玻璃体手术。

二、眼附属器运动创伤

眼附属器包含眼睑、结膜、泪器、眼外肌和眼眶。鉴于运动创伤受累概率不同和实际临床诊疗的专科要求,本部分内容主要介绍眼睑、泪器和眼眶的运动创伤。

眼睑在面中份,对外观容貌作用显著,因此眼睑的运动创伤强调早期精确修复。眼睑运动创伤可分为挫伤、裂伤和撕脱伤等,其中以撕脱伤最为严重。开放性眼睑损伤的处理原则是准确对位创缘,不轻易切除损伤组织,彻底清除异物。修复重点是眼睑支撑结构,如睑板、韧带、睑缘等。临床最常发生的不足是内眦韧带下支断裂的漏诊和遗漏修复,以及眼睑组织不良对合修复。

（一）眼眶外伤

眼眶外伤根据临床特征可分为眼眶软组织挫伤、眼眶穿孔伤和眶内异物、眼眶骨折、眼眶创伤感染等。由于眼眶组织深在,眶内组织损伤多不能直接看到或触及,需要根据临床检查间接判断和影像学检查。由于眶缘坚厚而眶壁较薄,外伤常导致眶壁骨折而眶缘无骨折。眼眶与颅脑、鼻窦和颌面部毗邻,往往存在邻近组织的复合损伤。

眼眶外伤约 40% 合并有眼球损伤或视神经损伤、眼睑和眶内重要结构的损伤。上睑下垂、眼球突出、眼球固定、瞳孔散大被称之为眶上裂综合征。如果合并有视力的严重障碍谓之眶尖综合征,是眶尖部损伤的重要体征。

1. 眼眶外伤的诊断主要包括病史询问、临床检查和影像学检查三个方面。

（1）病史询问包括受伤的时间、地点和周围环境,致伤物的大小和力量,以便确定损伤的性质以及异物存留的可能。根据受伤后有无昏迷以及昏迷的时间,有无头痛、恶心、呕吐,有无外耳道出血、鼻出血或脑脊液鼻漏,可以判断有无颅脑损伤。伤后视力障碍及其发生时间,对判断原发性或继发性视神经损伤尤为重要。转诊患者应了解治疗经过、首次处理或手术的情况。

（2）临床检查除注意眼局部外,更应注意颅面部、全身情况和生命体征的观察。眼部检查包括眼眶的双侧对称情况、伤口检查、眼球检查、瞳孔检查。

（3）影像学检查包括 CT、MRI、超声和颅面部 X 线检查等。其中冠状位和三维成像 CT 是眼眶创伤较为常规的检查项目,也是眼眶骨折和眶内异物的最佳检查方法。

2. 眼眶外伤的治疗原则

（1）清创缝合:开放性眼眶外伤应在制止活动性出血的情况下,尽快行 CT 检查,明确诊断后及时行清创缝合术。术中彻底清洁创面,清除坏死组织,仔细检查和清除创面或深部的异物,修复损伤的眼外肌、上睑提肌、眶隔和骨膜、内外眦韧带、眼睑和泪道等重要结构,尽可能使损伤组织解剖复位、恢复功能和闭合伤口。

（2）加压包扎和止血:眼眶损伤在转运途中可加压包扎止血。闭合性损伤眶内出血或血肿应及时穿刺或切开引流积血,减轻眶内张力,引流后加压包扎,减少再次出血。清创缝合术后加压包扎可减少术后出血。

（3）防治感染:开放性损伤应在 24 小时内使用破伤风抗毒素 1 500~3 000IU,或破伤风人免疫球蛋白 250IU 肌内注射。严重的损伤或污染较重,应全身静脉应用广谱抗生素预防和治疗感染。

（4）抑制和减轻眼眶组织肿胀:伤后尽早使用冰敷可减少出血和水肿。早期大剂量糖皮质激素应用可有效抑制和减轻眶内组织肿胀和眶内压升高。如眶内压极高压迫视神经影响视力,可静脉使用甘露醇等脱水剂,以及应用糖皮质激素保护视神经。

（5）眶减压术或眶部引流术:如眶内出血使眶压急剧升高,导致视力下降和视力丧失,使用前述方法无效,应及时进行眶减压术或眶深部引流术,缓解眶内压力,以求挽救视力。

（6）并发症处理:爆裂性眶壁骨折眼肌嵌顿和眼球凹陷,为矫正复视和改善外观应手术治疗,以便获得解剖和功能恢复。眶内异物尤其是植物类异物,应在明确诊断后尽早取出。眶内脓肿形成应及时切开引流。眶缘骨折和颌面部骨折畸形应适时手术整复。

（二）爆裂性眶壁骨折

是眼眶运动创伤的典型性损伤,是指由物体钝性击打导致眶压突然增高和眶壁塌陷,眶壁薄弱处击出破裂,眶内软组织嵌顿在骨折窗部或疝出至鼻窦,造成眼球内陷、眼球运动障碍和复视等表现。相对于眶缘受损的鼻眶筛骨折、眶颧颌骨折、颅眶骨折等复杂骨折,爆裂性眶壁骨折又称为单纯性眶壁骨折。

由于眶内壁为筛骨纸板,眶下壁为中空的上颌窦顶部,此两壁为眼眶薄弱部位,因此眶内壁和眶下壁骨折最为常见。爆裂性眶壁骨折患者在伤后不同时间,临床表现可能差异较大,典型临床表现为:

1. 伤后短期眼球突出之后内陷。早期眶内组织肿胀和出血,以及眶周组织水肿导致不同程度眼球突出,伤后 2~3 周出血吸收,肿胀消退,出现明显的眼球内陷。

2. 伤后早期由于眼睑水肿淤血,睑裂不易分开,患者不出现复视,伤后约 1 周时,眼睑水肿逐渐缓解,睑裂可以分开,此时患者可能出现程度不等的复视、斜视和眼球运动障碍等。

3. 眼球移位。

4. 伤后早期肿胀疼痛明显,急性期过后眶下区麻木感。

5. 眶内气肿多出现于伤后早期,急性期后逐渐吸收消失。

6. 鼻出血。

7. 视力损害 伤后早期常因眼睑肿胀睑裂不易分开、视功能不易检查导致视功能受损漏诊。

CT 扫描是爆裂骨折的常规检查项目,CT 水平位和冠状位结合可以防止漏诊,同时可以明确大多数软组织损伤。根据眶部钝击伤的病史,外伤后眼球内陷、斜视、复视等临床表现和影像学检查,可以诊断裂爆性眶壁骨折。

爆裂性眶壁骨折是否需行手术治疗和手术时机因患者的不同临床表现而定。对于眶壁骨折范围小、无明显眼球内陷和移位、眼外肌被动牵拉试验阴性、影像学显示无明显眼外肌嵌顿者可给予保守治疗。如观察 7~10 天水肿消退仍有复视,应行手术治疗。眶壁骨折的典型手术指征包括伤后斜视、复视、眼球运动障碍明显、眼球内陷或移位≥3mm,CT 显示眶壁骨折范围大,眼外肌嵌顿等。早期手术的时间窗目前认为在伤后 2 周内,中期手术一般指伤后 3 周以后,晚期手术则多指伤后 3 个月以后。对于晚期手术,其顺序为先矫正眼球内陷,然后进行眼外肌手术治疗眼球运动障碍。

三、视神经运动创伤

视神经损伤是头面部和眼眶外伤的严重并发症或伴随损伤。根据解剖位置,视神经损伤可分为眼内段损伤,眶内段损伤,管内段损伤和颅内段损伤。临床常见的损伤类型为视神经撕脱伤、视神经管区骨折视神经损伤和外界物体刺入眶内所致的视神经直接损伤。最多见的部位是视神经颅内段和管内段。前者视神经位于大脑和前颅凹底部之间,后者位于骨管内,被硬脑膜固定于骨壁,所以易于被牵拉撕扯,使轴索受损或坏死,神经鞘内出血压迫导致视神经缺血病变,以及视网膜和睫状血管反射性血管痉挛或受压和继发性缺血病变,严重者可造成视神经撕脱。

（一）分类

1. 视神经撕脱伤 视神经撕脱伤是指眼眶受到暴力打击,眼球和视神经产生相对运动并使其交界处受力而产生的间接损伤。

2. 视神经管区视神经间接损伤 是指视神经管及其附近的视神经受到间接外力的作用而损伤,包括视神经管内段、眶口和颅口附近的视神经损伤。通常也将此类损伤称为"外伤性视神经病变(traumatic optic neuropathy, TON)"。

3. 视神经直接损伤 外界物体刺入眶内直接作用于视神经导致的损伤称为视神经直接损伤。

（二）临床表现

1. 视力大多于外伤后立即达无光感,有时仅有较低的视力。

2. 伤眼瞳孔散大,直接对光反射迟钝或消失。

3. 眼底根据损伤部位而不同:

（1）如损伤在颅内,眼底可正常,但可伴相应视野改变。晚期视神经乳头苍白萎缩。

（2）在眶内,可由于眶内出血、眶压高以及供应视神经的血管受压缺血,导致视神经乳头水肿、视网膜静脉扩张、视网膜出血等。视神经鞘内出血也可压迫视神经。

（3）视神经撕脱常伴有眼内出血,根据范围不同而有差异。如为边缘部撕脱,则围绕视神经乳头边缘有弓形出血呈放射状扩展至视网膜;如为部分性撕脱,通常在下部,该处视神经乳头下陷,血管于该处呈爬行状;如完全性撕脱,常有大出血而不能窥见眼底。待出血吸收后,相应视神经乳头处凹陷且呈弥漫性灰红色,视网膜血管纤细,甚至成白线,边缘色素沉着。

（4）视神经直接损伤时,还可能伴有眶上裂损伤,出现上睑下垂,眼球突出,眼球运动障碍,甚至瞳孔散大,呈现典型的眶尖综合征的表现。

（三）辅助检查

视野检查法（perimetry）,视网膜电图（electroretinogram,ERG）和视觉诱发电位（visual evoked potential,VEP）的检查对于判断视神经损伤的部位、程度和视力预后具有重要作用。

（四）视神经损伤治疗

视神经损伤是眼科急症,需及时治疗。

1. 立即用大量激素、甘露醇等脱水以减轻水肿,同时可使用维生素、血管扩张剂等,如有眶内出血可用止血剂助其吸收。

2. 视神经减压术是仍有争议的治疗措施,其时机、方式和适应证尚缺乏足够有力循证医学证据,可经颅或经眶手术,以开放视神经管,缓解压力。如果眶内出血、眶压高,可行外眦切开,以减轻眶压。

视神经直接损伤一般预后差,视力多不可恢复;但如及时治疗,有时无光感视力也可回转,保留一定视力。

（周吉超 田彦杰）

第二节 耳鼻喉部运动创伤

一、耳部及颞骨创伤

耳分为外耳、中耳和内耳三部分,其中,外耳道的骨部、中耳、内耳和内听道均位于颞骨内。颞骨左右成对,位于颅骨两侧的中下 1/3 部,构成颅骨的底壁和侧壁的一部分。颞骨上方与顶骨、前方与蝶骨及颧骨、后方与枕骨相毗邻,参与构成颅中窝及颅后窝。颞骨分为五部分:鳞部、鼓部、乳突部、岩部、茎突。

（一）外耳创伤

外耳分为耳郭（耳廓）及外耳道。

耳郭的皮肤与软骨粘连较紧,皮下组织少,当炎症或外伤发生肿胀时,感觉神经易受压迫,因而疼痛剧烈,且血肿及渗出难以吸收。创伤引起耳郭的软骨损伤,可引起耳郭软骨膜炎,甚至软骨坏死、耳郭变形。耳郭的血管表浅、皮肤菲薄,极易发生冻伤。耳郭由于暴露于头部两侧,容易遭受损伤。在如拳击、柔道等运动中,容易遭受机械性损伤,如挫伤、撕裂伤等。

1. 耳郭外伤

（1）耳郭挫伤:表现为局部的皮肤擦伤、肿胀、耳郭淤血,或耳郭局部形成血肿。早期血肿柔软有波动感,呈暗紫色,较小的血肿可自行吸收。由于耳郭血液循环差,较大的血肿难以自行吸收,后期形成血肿机化,局部增厚变形,或引起软骨坏死、感染等。在血肿早期应局部冰敷耳郭。如血肿较大,应在严格无菌情况下抽吸积血,并行耳部加压包扎,同时给予抗生素预防感染。

（2）耳郭撕裂伤:可伤及耳郭部分或全部。个别情况伤情较重,可合并其他部位的创伤。在全身一般情况可,生命体征平稳时,应尽早清创缝合。创面应注意消毒及清除异物,缝合时应注意对位、切忌缝线穿透软骨、确认无活力的组织和破碎软骨应去除。术后给予足量抗生素预防感染,及时换药。

2. 耳郭假性囊肿 耳郭假性囊肿又称为耳郭非化脓性软骨膜炎或耳郭软骨间积液,为耳郭上半部的囊肿样隆起,内含浆液性渗出物。其病因一般认为与局部机械性刺激有关,进而引起局部微循环障碍，血管通透性增加，组织间出现渗出。因此，从事特定运动如摔跤、柔道等的运动员，耳郭经常受到机械性挤压，此病更易发生。

临床上，可见耳郭上半部出现局限性隆起。大部分情况下，疼痛不明显，但会出现胀感不适、灼热或瘙痒感。囊肿由小渐大，皮肤表面无明显变化，按压有弹性感或波动感，无压痛。

治疗的目标是去除积液，促进囊壁粘连愈合，防止液体再生，恢复正常形态，避免耳郭畸形。治疗包括物理治疗、穿刺抽液石膏固定及手术治疗等。物理疗法包括射频、远红外线等。穿刺抽液后的石膏固定法历史悠久，临床上简便易行且疗效好，严格消毒后以注射器抽吸囊液，局部用小纱片覆盖伤口，随后将石膏纱布浸湿后包裹耳郭上半部，覆盖且超过囊肿范围，包含耳郭的前、后及侧缘。固定15~20天后，取下石膏即可，注意预防感染、石膏厚度适中注意服帖。

3. 耳郭冻伤 冻伤分为两种病理类型，第一类为非冻结性损伤，主要是由于低温（冰点以上）导致血管长时间收缩痉挛而引发的功能障碍。第二类为冻结性损伤，一般是冰点以下的温度致组织冻结。非冻结性损伤一般先出现刺痛、皮肤红肿，复温后可出现水疱、渗液或溃疡等。冻结性损伤有寒冷、刺痛、皮肤苍白麻木。

4. 外耳道创伤 外耳道的局部损伤因素包括烧伤、器械损伤及感染等。在颞骨骨折及颞颌关节损伤时亦可波及外耳道。外耳道皮肤的损伤容易引起局部肉芽及瘢痕生长，最终导致外耳道狭窄或膜性闭锁。外耳道的骨性损伤可造成耳道的出血、外耳道骨性狭窄及闭锁等，甚至可继发形成外耳道胆脂瘤或感染。因此，治疗和处理时要注意保护外耳道皮肤的完整性。当外耳道狭窄或闭锁时，应行外耳道扩张术或外耳道成形术。

（二）中耳创伤

中耳分为鼓室、咽鼓管、鼓窦及乳突四部分。鼓室是鼓膜与内耳外侧壁之间的空腔，前方经咽鼓管与鼻咽部相通，后方经鼓窦入口与乳突气房相通。

1. 鼓膜外伤 外耳道有异物进入、水流刺激及气压急剧变化（爆震、掌掴、用力屏气、跳水等）时，鼓膜可受到损伤致鼓膜穿孔。

患者会出现耳痛、听力下降、耳鸣及出血等症状。查体可见鼓膜穿孔，外伤性鼓膜穿孔多表现为裂隙状、三角形或不规则形。穿孔边缘可见血迹或血痂附着，外耳道内偶可见血迹。

可行耳内镜检查，并留存鼓膜穿孔影像资料。行主、客观听力检查，包括常用的纯音测听、声导抗测听、听脑干反应（auditory brainstem response, ABR）检查等。必要时行颞骨CT检查，以进一步明确损伤范围。

处理原则为保持干燥、预防感染。禁用任何液体滴药，避免上呼吸道感染。一般较小的穿孔大都可自愈，较大的穿孔或感染后的穿孔如观察3~6个月仍不愈合，可考虑行鼓膜修补术。

2. 耳气压伤 由于大气压发生急剧变化时，咽鼓管不能及时开放以调节鼓室内外的气压差，中耳处于相对正压或相对负压的状态，所产生的中耳损伤，如飞机起降、跳伞、潜水等。病因一方面是由于环境因素，如外界气压变化过大；另一方面由于患者自身咽鼓管功能障碍所导致。

患者多出现耳闷胀不适、耳痛、耳鸣及听力下降。严重者可出现鼓膜穿孔，迷路瘘时可出现剧烈眩晕。查体可见鼓膜充血、内陷、鼓室积液或积血、鼓膜穿孔等。听力学检查多提示传导性听力下降，声阻抗显示为 B 型图或 C 型图。

治疗方法包括两方面，一方面为改善中耳通气，包括气压舱治疗、咽鼓管吹张术、鼻腔使用减充血剂或鼻喷激素等。另一方面可行鼓膜穿刺、鼓膜切开术清除中耳积液。迁延不愈者可行鼓膜置管术。

（三）颞骨骨折

颞骨为颅底的一部分，颞骨骨折的发生多合并有严重的颅脑外伤。根据骨折线与岩骨长轴的关系，一般可分为纵行骨折、横行骨折和混合型骨折。其中纵行骨折多见，约占70%。

临床表现包括：①全身症状，如颅脑外伤所造成的神经系统症状，有时症状延迟发生，需提高警惕。②出血，血液可经外耳道或鼻咽部流出。③听力下降，其中纵行骨折易损伤中耳，造成传导性听力下降；横行骨折易损伤内耳，故呈感音神经性听力下降。④脑脊液漏，如骨折同时伴有硬脑膜撕裂时，可出现脑脊液耳漏或脑脊液鼻漏。⑤眩晕，横行骨折易损伤迷路而出现眩晕，并伴有自发性炎症。⑥面瘫，纵行骨折发生面瘫概率小，预后好；横行骨折面瘫发生率高，预后差。

外耳道内可见皮肤撕裂、出血、骨壁错位等。

鼓膜可出现穿孔或血鼓室。颞骨薄层 CT 可明确骨折线走向，并有助于明确内耳、中耳、面神经及脑板等处的损伤。

治疗应注意全身情况，耳道局部消毒后保持干燥。待全身情况稳定后可根据病情，行鼓室探查、听骨链重建或面神经减压及修复术。

（四）外伤性面瘫

颞骨的横行骨折易造成面瘫，包括面神经骨管骨折、骨管内出血致神经水肿受压致周围性面瘫，面神经中枢受损致中枢性面瘫。周围性面瘫可出现面部活动不对称，包括不能闭目、皱眉、鼓腮、示齿不对称、额纹消失。中枢性面瘫额纹对称。

诊断包括：①定程度，主要参考 House-Brackmann 评分；②定部位，可依据泪液分泌试验、味觉试验、镫骨肌反射及影像学检查；③定预后，如肌电图检查及神经电图检查等。

治疗早期包括糖皮质激素、营养神经等治疗。如完全性面瘫，6 天内神经变性达到 90% 以上，在伤后 3~4 周，全身情况允许下应行手术治疗。根据病情不同，可行神经减压术、神经改道吻合术、面神经移植术，远期可行面部整形及美容术。

二、鼻及鼻窦创伤

（一）创伤性鼻出血

鼻腔内有丰富的血管网，鼻及周围的创伤易造成鼻出血。病情由轻到重不一，甚至可致命。头面部外伤、气压伤都可引起鼻出血。

询问病史时应注意，哪侧出血、出血速度、出血量、有无其他合并症状。检查时务必首先注意生命体征及全身一般情况。鼻腔检查注意寻找出血点，如已自止的鼻出血应注意血迹集中的区域，可疑部位可擦拭。鼻腔后部或鼻窦出血可借助鼻内镜检查。对于意识不清的鼻出血者，注意口咽部检查，防止血液流入胃和肺中。警惕颅中窝骨折所致颈内动脉破裂引起的假性动脉瘤，瘤体破裂引起出血可致命。

治疗方面，全身治疗以预防窒息、休克为主，保持呼吸道通畅，开放静脉通道。局部治疗包括前鼻孔填塞术、后鼻孔填塞术、血管结扎、鼻内镜下烧灼及介入血管栓塞术等。

（二）鼻骨骨折

鼻骨骨折在鼻外伤中常见，严重者可合并鼻中隔骨折。鼻骨骨折多由于直接暴力所致，如运动时的碰撞、拳击或跌伤等。查体可见患者鼻梁歪斜、塌陷；外鼻及周围肿胀、淤血；鼻出血；鼻塞及通气不良；鼻中隔偏曲等。根据鼻骨侧位片及鼻骨 CT 可明确骨折及损伤情况。无移位的单纯骨折无需处理，合并外鼻软组织损伤的可进行清创缝合。外鼻畸形的患者可在伤后 10 天左右进行闭合式鼻骨复位术。合并鼻中隔骨折的可行开放式鼻骨复位术及鼻中隔矫正术。

（三）鼻窦骨折

鼻窦共 4 对，分为上颌窦、筛窦、额窦及蝶窦。鼻窦骨折都发生在上颌窦及筛窦，可合并颅脑损伤及面中段其他骨折。

1. 上颌窦骨折多由于直接外力导致，以前壁（上颌骨额突、眶下孔）塌陷性骨折最常见。

2. 额窦骨折多发生在前壁，分为单纯线性骨折、前壁塌陷性骨折和前后壁混合骨折。易合并发生骨髓炎。

3. 筛窦骨折 若损伤筛板可出现嗅觉丧失；若合并硬脑膜损伤，可出现脑脊液鼻漏；若损伤纸板，可有眶内出血等；若损伤血管，可出现鼻出血。

4. 蝶窦骨折常伴发于颅底骨折可引起严重的出血、昏迷或休克。

线性骨折无功能障碍者可不予手术处理。如功能障碍，可行手术治疗。如鼻出血，可行填塞、血管结扎或介入栓塞治疗。

（四）鼻窦气压伤

指人体所处环境的大气压力出现急剧变化时，鼻窦气压与外界气压相差悬殊而出现的病理损害。在乘飞机或潜水时，若鼻窦窦口受到鼻中隔偏曲、鼻炎、鼻窦炎及鼻肿物的影响，使得窦口阻塞，空气不能流通于鼻窦内外，鼻窦内出现相对负压，即可出现损伤。发病时，可有面部疼痛、麻木、鼻出血及鼻塞。查体可见鼻腔黏膜充血肿胀，严重者可见脓血性分泌物。治疗以鼻用减充血剂及鼻喷糖皮质激素为主，合并感染时使用抗生素，必要时行上颌窦穿刺及功能性鼻内镜手术。

三、咽、喉及颈部创伤

（一）咽部创伤

咽部机械性损伤可由于质硬异物造成咽内部损伤，也可由于锐器或其他爆炸等造成咽外部损伤。

咽内部损伤可出现黏膜擦伤或刺伤，异物经口咽刺入，可伤及颈椎甚至脊髓。异物刺入咽腔后，如存留时间过长，还可引起咽旁、咽后、椎前及颈部脓肿。处理以清除异物，控制感染为主。

咽外部损伤多为开放性损伤。伤口出血，多呈血气泡，严重者可出现窒息、休克致死亡。处理以外科原则进行，包括抗休克、止血、保持气道通畅（必要时行气管切开术）、止血（放置气栓）、伤口清创缝合等。术后注意鼻饲、控制感染及防止其他系统并发症及后遗症等。

（二）喉部创伤

喉体位置表浅，容易受到创伤，同时喉外伤还容易累及血管和气道，造成大出血及气道阻塞，严重者可危及生命。根据颈部有无伤口，分为闭合性喉外伤及开放性喉外伤。

1. 闭合性喉外伤 闭合性喉外伤指颈前皮肤无伤口的喉外伤，可伴有喉软骨骨折、脱位等，致伤原因包括挤压伤、拳击伤、扼颈伤及钝器伤等。可分为单纯黏膜及软组织损伤、甲状软骨骨折、环杓关节脱位、喉气管断裂及喉气管多发骨折。

临床表现为颈部及喉部疼痛、声嘶、呼吸困难、喉梗阻、咯血、颈部血肿及气肿。间接喉镜及显微喉镜检查可见声带水肿、声带麻痹、声门变形狭窄、杓状软骨脱位。

喉单纯挫伤，如软骨骨折移位者可给予对症处理，但需要注意观察病情变化，注意有无呼吸困难。出现呼吸困难者，应尽早行环甲膜切开或气管切开术。气管插管需格外慎重，容易加重喉损伤，尤其是有喉气管离断时。根据喉软骨损伤程度可选择喉软骨复位手术及喉气管断裂修复术等。

2. 开放性喉外伤 开放性喉外伤是指颈部皮肤软组织裂开，累及喉软骨、软骨间筋膜、喉内组织及周围组织。致伤因素包括刺伤、切割伤及爆炸伤等。

临床突出表现为出血、呼吸困难、声嘶失声、呛咳、颈部皮下气肿及吞咽困难。出血如伤及颈动脉，多来不及抢救。血块还可阻塞呼吸道出现呼吸困难或窒息。

根据全身一般情况、受伤史及伤口情况决定必要的检查。如病情危急、生命体征不稳定，应立刻开始急救。首先，维持呼吸道通畅，清除呼吸道内的组织、凝血块，尽快行气管插管或气管切开术，打气囊防止血液进一步流入。其次，尽快止血，包括压迫、结扎等。另外，需要注意纠正休克。待全身情况稳定后尽早行喉气管创伤修复手术。术后注意预防感染、咽瘘、肺部感染及喉气管狭窄。

（三）颈部创伤

1. 颈部软组织伤 颈部软组织损伤是指颈部肌肉、筋膜、韧带及关节囊等组织受到的直接或间接暴力所导致的损伤。严重时可合并颈部喉、气管、食管、血管、神经及胸导管等重要组织结构的损伤。根据皮肤有无损伤可分为开放性损伤和闭合性损伤。颈部外伤累及关节突关节的关节囊，可损伤脊神经后支，内侧支损伤引起斜方肌萎缩，外侧支损伤引起椎旁肌萎缩。

（1）开放性损伤：颈部软组织开放性损伤因致伤原因、损伤部位及组织损害深度不同而不同。浅表皮肤切割伤的伤口边缘较为整齐，组织缺损较少，若合并深方颈部大血管、咽、喉气管的损伤则可出现大量失血，空气自损伤血管进入可出现空气栓塞。血液流入喉气管腔或损伤组织突入喉气管腔可出现呼吸困难或窒息。诊断时应注意除检查局部外伤外，必要时可行颈部X线、CT、纤维支气管镜或食管镜明确及排除可能的继发损伤。处理原则：

1）止血：一般可采用局部压迫止血，如出血汹涌则在初步压迫止血的基础上，尽快转运至手术室进行伤口的探查及使用器械进行止血操作。

2）呼吸道处理：颈部软组织损伤可能伤及喉气管导致血凝块或损伤组织阻塞呼吸道引起呼吸困难。应尽快去除导致阻塞的原因，行气管切开，危及情况下可自伤口内直接插管，防止血液留到下呼吸道。

3）伤口处理：确保呼吸稳定的前提下，按一般外伤原则处理伤口。如组织缺损较多，可游离颈部或颈胸部组织移植修复伤口，放入支撑器，防止喉气管狭窄。喉气管软骨损伤应予对位缝合，软骨缺损可用带蒂肌皮瓣移植修复。

4）其他：防止休克，广谱抗生素预防感染，注射破伤风抗毒素。

（2）闭合性损伤：颈部软组织闭合性损伤多由于头颈部加速或减速性损伤、运动伤或生活伤所致。这些损伤是由于头颈部运动范围和载荷超过正常解剖生理限度外力作用。临床可表现为颈部无神经根性分布的弥漫性颈项疼痛,有时可合并中枢神经系统症状,包括脑震荡、交感神经功能障碍、头痛等,严重者甚至合并精神症状。诊断时应注意病史中疼痛的部位、性质、诱发因素等,要详细收集损伤病史细节,仔细体格检查,结合损伤机制和致伤外力的重量和速度,从中对严重程度和可能的预后做出判断。影像学检查是必要的,X线关注颈椎生理曲度,是否与肌肉痉挛相一致;颈椎 CT、MRI 排除可能存在的隐匿性骨折及椎间盘损伤。颈部闭合性软组织损伤早期处理措施主要是针对临床表现,并根据致病机制和损伤的严重程度制订治疗方案。借助颈部围领等外固定可以减少肌肉的痉挛,但应避免长时间使用所导致的颈部活动度下降和肌肉的失用性萎缩。受伤后合理使用药物对病情的恢复是大有裨益的,短期可以使用具有肌肉松弛作用的消炎镇痛药物,病情缓解后应尽快进入功能锻炼阶段。

2. 颈部血管损伤 颈部两侧有颈总、颈内、颈外动静脉及其分支和椎动脉。开放性颈部大血管损伤时,可引起猛烈出血,短时间内造成死亡。血肿、假性动脉瘤及空气栓塞都可引起严重并发症。

(1)颈动脉损伤:颈部创伤合并鲜红色大出血伴休克,应怀疑颈动脉损伤。首先压迫止血、必要时紧急手术探查,颈外动脉及其分支可采用结扎术。颈总动脉和颈内静脉不宜行结扎术,一般采用血管端端吻合或修补术。

(2)椎动脉损伤:较少,一般发生于颈喉部穿通伤或颈椎暴力弯曲扭转时。颈后血肿是椎动脉损伤的主要症状。一般采取结扎或介入血管栓塞。

(3)颈部静脉损伤:主要包括颈内静脉、颈外静脉和锁骨下静脉。静脉损伤可引起严重出血,另主要危险还包括空气栓塞,尤其是颈根部静脉。治疗以压迫为主,手术探查处理时头颈躯干上部放低,同时给予加压呼吸,找到出血静脉给予结扎。空气栓塞严重时给予右心室穿刺。

(4)外伤性动脉瘤:如果创伤使动脉管壁部分或完全离断,可形成假性动脉瘤。查体见颈部侧方搏动性包块,可闻及血管杂音,较大者可引起呼吸或吞咽困难,破裂可引起大出血。CT 血管造影或介入造影可明确诊断。治疗以介入和血管重建术为主。

3. 颈部神经损伤 颈部神经损伤较少见,多由于手术损伤、刺伤、枪弹伤等引起。有些闭合性外伤,由于神经受到挤压或过度牵拉也可以引起轻重程度不同的损伤。较容易受损伤的为臂丛神经、副神经、喉返神经、膈神经和颈交感神经链等。

治疗需根据神经受损机制予以针对性治疗。神经由于被挤压或过度牵拉引起的损伤,可通过全身应用激素、营养神经及局部理疗等措施促进其恢复。如神经已断裂,可通过显微外科技术进行神经吻合术或采用神经移植术治疗。

(张 珂)

第三节 口腔颌面部运动创伤

在全身各个部位的运动损伤中,由于口腔颌面部位于身体的最高部位,最容易在直接外力撞击下和自身跌倒时发生损伤,因此口腔颌面部损伤在运动损伤中占有相当高的比例。

一、口腔颌面部软组织创伤

在竞技体育运动中,口腔颌面部软组织创伤可以单独发生也可以与颌骨骨折同时发生。在处理口腔颌面部软组织损伤时除了常规的伤口清创处理,由于解剖生理特点的不同,各部位的缝合方法也不同。

1. 舌损伤的缝合 舌背有缺损者,采取纵缝,避免横缝,因舌部组织脆弱,宜采用较粗的线缝合舌部伤口。

2. 腭损伤的缝合 硬腭与鼻腔或上颌窦的贯通伤,用减张切口或邻位黏骨膜瓣修复。软腭贯通伤按三层缝合,依次为鼻腔黏膜、肌层和口腔黏膜。

3. 唇部损伤的缝合 先将唇红缘定点缝合,然后再按解剖层次由里向外缝合。避免术后瘢痕愈合形成唇红错位畸形。

4. 颊部损伤的缝合 无组织缺失的贯通伤先关闭与腔、窦相通的黏膜,然后再缝合肌层及皮肤,皮肤可用小针细线或皮内美容缝合。面颊部损伤要注意检查有无腮腺部损伤,累及腮腺的伤口应先结扎、缝合暴露的腺体,然后依次缝合腮腺筋膜、皮下组织和皮肤。检查有腮腺导管损伤、断裂者应在缝合伤口前做腮腺导管的端端吻合术。

二、牙及牙槽突创伤

牙及牙槽突损伤在竞技体育运动中是非常常见的,尤其在拳击、跆拳道、摔跤等近距离搏击运动中经常发生,可以单独发生也可伴随颌骨骨折一并发生。通常在碰撞和跌打损伤中前牙及上颌牙槽突损伤比较常见。

(一)牙损伤

牙损伤可分为牙挫伤、牙脱位及牙折。

1. 牙挫伤 在竞技体育运动中由于肢体外力直接撞击口腔或牙齿可造成牙的创伤,主要影响牙周膜和牙髓。伤后出现自觉牙伸长,松动及咬合痛。

治疗:轻度牙挫伤无需治疗,可自行恢复,重度牙松动者可简单结扎固定或用粘接法固定,若牙髓有症状则行根管治疗。

2. 牙脱位 分部分脱位和完全脱位两类。

(1)部分脱位:临床可见牙在牙槽窝中的位置有明显改变或脱出,分为以下两种情况。

1)部分脱出:牙齿有松动、伸长、移位和疼痛并妨碍咬合。

2)嵌入深部:临床牙冠变短,低于咬合平面。

(2)完全脱位:牙齿脱离牙槽窝或仅有软组织相连甚至完全离体。

治疗:以保存牙为原则,牙移位、半脱位及嵌入深部者均应先将牙充分复位,然后固定2~3周,如牙已经完全脱落但离体时间不长可将脱位的牙行再植术。

牙脱位的固定方法包括牙弓夹板固定法、金属丝结扎法及尼龙丝结扎粘接法。若后期牙髓坏死则应进一步根管治疗。牙脱位可由牙体牙髓专科医师进行牙齿的复位和固定,以及牙髓治疗。

3. 牙折 是指牙齿在外力的作用下发生折断,多见于前牙。由于牙齿发生折断后牙髓外露,对冷热刺激比较敏感,尤其影响喝水和进食。露髓患牙应由牙体牙髓专科医师及时处理牙髓,后期可根据折断部位进行牙齿修复或拔出折断牙根进行即刻种植修复。

(二)牙槽突损伤

牙槽突骨折常伴有唇和牙龈的撕裂、肿胀,以及牙松动、牙折或牙脱落,松动的牙槽骨片可移位引起咬合错乱。

治疗:可在局麻下将牙槽骨和牙复位到正常的解剖位置,应特别注意前牙咬合关系的解剖复位,再利用相邻牙齿采用牙弓夹板、金属颌间结扎丝和颌间结扎钉等方法进行牙槽骨骨折的复位及固定(图5-2-1)。

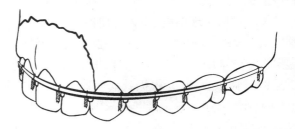

图5-2-1 牙弓夹板固定牙槽骨骨折

三、颌骨骨折

口腔颌面部密切相关的颌骨是人体面中、下部骨骼的主要构成部分,主要包括下颌骨、上颌骨、颧骨及颧弓。这些颌骨构成了面部外形并且发挥着咀嚼、吞咽、呼吸,以及面部表情运动等一系列生理功能。颌骨同时还与相邻的鼻骨、泪骨、额骨、颞骨、蝶骨构成了鼻腔、眼眶的一部分。因此在面中、下部受到运动中的冲击创伤时,颌骨一旦发生骨折,不仅影响面容和咀嚼功能,同时很容易累及鼻腔和眼眶。

(一)下颌骨骨折

1. 解剖特点 下颌骨位于面部最突出的部位,由下颌体和下颌支组成,形成面下1/3的骨性支架,是颌骨中最大也是最粗壮的骨,是颌面部唯一能够活动的骨骼。周围有强大的咀嚼肌群附着,与多个颌周间隙毗邻,并与很多重要的神经(如三叉神经、面神经等)、血管(如颈外动、静脉等)有密切关系。附着下颌骨的肌群分为表情肌、咀嚼肌、舌骨上肌群及舌、咽肌。

下颌骨也存在一些薄弱部位:①正中联合,位置最突出,胚胎发育期两侧下颌突的连接处;②颏孔区,颏孔及尖牙、前磨牙槽窝位于其间;③下颌角,在下颌支及下颌体的转折处,骨质较薄,如有阻生的第三磨牙,则更增加其薄弱性;④髁突颈,细长,介于强大的升支及较粗壮的髁头之间。下颌骨薄弱部位的存在对于运动损伤造成的骨折发生有重要的临床意义(图5-2-2)。

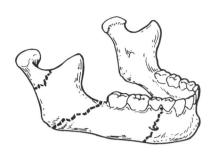

图 5-2-2 下颌骨骨折的好发部位

下颌骨的髁突与颞骨下颌关节窝共同组成颞下颌关节,左右对称,是颌面部唯一的可动关节(图 5-2-3)。下颌骨受到外力的直接撞击或颞下颌关节区域的损伤可造成颞下颌关节结构的损伤,容易造成张口或咀嚼疼痛严重可导致张口受限。关节窝位于颅窝底,其厚度个体差异很大,薄的关节窝顶只有皮质骨,厚者上、下皮质骨间有松质骨存在。关节窝内界的内侧由前向后排列着圆孔、卵圆孔、棘孔及颈动脉管外口,分别有上颌神经(圆孔)、下颌神经、连接翼丛和海绵窦的导血管(卵圆孔)、硬脑膜中动脉(棘孔)及颈内动脉(颈动脉管外口)等重要神经、血管通过。口腔颌面外科手术一般不超过关节窝内界,以免损伤重要组织。

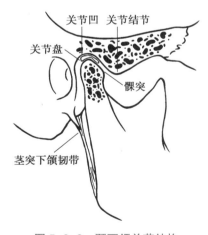

图 5-2-3 颞下颌关节结构

下颌骨受暴力撞击常在细窄的髁突颈部发生骨折,但在少数情况下(如关节窝顶骨质菲薄)髁突可穿破关节窝而进入颅中窝,形成颅底骨折甚至脑损伤,并可有脑脊液自外耳道流出。髁突骨折的断端刺破外耳道皮肤时亦可见血液自外耳道流出。颅颌创伤并有外耳道出血时,应鉴别其为脑脊液漏抑或皮肤裂伤所致。

2. 临床表现

(1)骨折段移位:由于骨折的部位、外力的大小和方向、骨折线的方向和倾斜度、骨折段有无牙齿及附着肌肉牵拉方向的不同,骨折段的移位表现各异。

1)颏部骨折:①颏部单发正中骨折,由于骨折线两侧的肌力相等,无明显移位。②颏部双发骨折,正中骨折段因降颌肌群的牵拉向下后方移位。③颏部粉碎性骨折或骨质缺损,正中向下后方移位,两侧向中线移位,使下颌牙弓变窄。骨折块向下后方移位者,使舌后坠,可发生呼吸困难。

2)颏孔骨折:①颏孔区一侧骨折,前骨折段受降颌肌群的牵拉,向下后外移位;后骨折段受升颌肌群的牵拉,向上内移位。②颏孔区双侧骨折,两侧后骨折段受升颌肌群的牵拉,向上前方移位;前骨折段受降颌肌群的牵拉,向下后移位,可导致舌后坠发生呼吸困难。

3)下颌体骨折:下颌体骨折将下颌骨分成前后两段。前段受降颌肌群和健侧翼外肌牵拉,向下、向后、向患侧移位,造成牙列内收、偏斜和早接触;后段受开口肌群和患侧翼外肌牵拉,向上偏向对侧移位,造成前牙区偏斜开牙合。下颌体骨折除局部疼痛、肿胀和轻度张口受限外,还可因骨折移位挫伤下牙槽神经造成下唇及牙龈麻木。该区骨折经常发生牙齿根折,如果出现多个牙齿松动提示为斜面状骨折。

4)下颌角骨折:前、后骨折段的升降颌肌群肌力相等,不发生移位。①角前方自后上斜向前下的骨折,因为骨折块的方向阻止骨折段的移位,故不发生移位。②前上斜向后下的骨折和垂直骨折,前、后骨折段受升、降颌肌群的反向牵拉,发生移位。该区骨折常波及阻生牙,阻生牙的存在也会影响骨折复位。

5)髁突骨折:约占下颌骨骨折的 1/3,髁突在翼外肌附着的上方骨折,不受翼外肌的牵拉,不发生移位;在翼外肌附着的下方骨折,受翼外肌的牵拉,髁突向前内移位,升支受升颌肌群的牵拉向上方移位,出现后牙早接触,前牙开合。髁突骨折发生于一侧者,不能做侧合运动;发生于两侧者不能前伸运动。关节囊若破裂,髁突可被挤入颅中窝。

(2)咬合紊乱和骨折处分离活动:咬合紊乱是骨折段移位的必然表现,骨折段移位也必然出现骨折处的分离活动,所以,咬合紊乱和骨折处分离活动是下颌骨骨折的主要体征。

（3）下唇麻木:下颌骨骨折损伤下牙槽神经时,出现下唇麻木。

3. 治疗原则　下颌骨骨折大多采用全麻下解剖复位并进行坚固内固定或辅助颌间结扎（图5-2-4）。现代治疗观点主张解剖复位、稳定固定、无创外科和早期功能。治疗原则要从以下三个方面考虑:

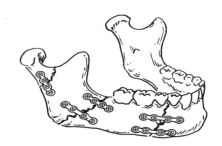

图 5-2-4　下颌骨骨折坚固内固定

（1）骨折的处理时机:下颌骨骨折应及早进行治疗,但是,如果合并颅脑等重要脏器损伤,患者处于休克状态时,应先抢救生命,待全身情况好转与稳定后再进行下颌骨骨折的处理。

（2）诊断与治疗的关系:在下颌骨骨折诊断明确的基础上,进行复位与固定,这是下颌骨骨折治疗的基本原则。下颌骨骨折的患者应该在急救处理后,病情稳定的情况下先进行颌面部及全身的细致检查,掌握了患者的全身情况,确定了下颌骨骨折的部位与类型,然后再进行下颌骨骨折的治疗。下颌骨骨折的复位一定要以恢复原有的正常的咬合关系为标准。下颌骨是颌面部唯一能够活动的骨头,发生骨折后,无论是保守治疗还是手术内固定都要注意早期功能锻炼,防止发生颞下颌关节强直。

（3）局部处理与全身治疗

1）局部处理开放性骨折最好软硬组织同时处理。骨折线上的牙齿根据有无病变决定拔除和保留。在恢复到外伤前咬合关系的情况下,做坚固稳定的内固定是下颌骨骨折治疗的宗旨。根据骨折的时间长短和骨折移位的情况,采取手法复位、颌间牵引复位或手术切开复位。使用微型和小型金属板做单颌坚固内固定。

2）全身疗法增加营养和预防感染是骨折愈合的基本条件。下颌骨骨折后,咀嚼功能受到很大影响。对这类患者要采取多种方法补充营养,合理应用抗生素,保持口腔清洁,防止骨创感染,为骨折愈合创造条件。

（二）上颌骨骨折

1. 解剖特点　上颌骨是颜面部最大的骨骼,左右各一块,参与眶下壁、鼻腔下壁和外壁,以及口腔上部的构成。上颌骨分为一体和四突:①额突,分别与额骨、鼻骨和泪骨相连;②颧突,与颧骨相连接;③腭突,构成口腔顶部和鼻腔底;④牙槽突,上颌骨包绕上牙牙根的部分。

2. 临床表现

（1）低位水平骨折多因前方外力所致,因致伤力的方向、骨块重力及翼内、外肌的牵引向后下移位使得面中1/3变长,前部塌陷,后牙早接触,前牙开牙合。如骨折系侧前方外力所致,骨折块可能向一侧移位,出现偏牙合。口腔检查发现上颌骨有异常动度,有的伴有牙槽突的纵裂线,可见牙龈撕裂、可触及骨台阶和骨块活动。

（2）高位水平骨折常波及鼻、眶、颧、额等周围结构,出现面部肿胀、眼周瘀斑、结膜下出血、眼球下陷和复视、鼻底黏膜撕裂和鼻出血、脑脊液鼻漏,亦可损伤眶下神经造成眶下区及上唇麻木。骨折移位多呈嵌顿性,骨块异常动度不明显。骨折块向下后移位造成面中部塌陷,向一侧移位造成面中部扭曲畸形。

3. 治疗原则　上颌骨骨折应及早进行治疗,但是当创伤合并颅脑等重要脏器损伤时,应先抢救生命,待全身情况好转与稳定后再进行上颌骨骨折的处理。

（1）保持呼吸道通畅,防止口腔内的血块、异物、脱落牙齿或碎骨片、呕吐物、唾液引起的误吸。应及时处理口腔及颌面部的软组织外伤,清创、止血关闭口腔及面部创口,检查牙齿咬合情况,简单固定松动牙齿以减少上颌骨骨折断端的活动。转送医疗机构拍摄CT明确上颌骨骨折部位。

（2）止血的应急处理:在运动冲击或撞击中的上颌骨骨折因血运丰富出血多,止血不及时失血量过多容易引起失血性休克。当上颌骨或下颌骨发生骨折错位时应及时简单复位发生错位的骨折部位,上颌骨可采用口外悬吊复位,下颌骨可以钢丝结扎骨折线两端牙齿来复位。

（3）骨折复位固定治疗的时机:首先明确颅

脑损伤的情况,面中部骨折,尤其是上颌骨Le Fort Ⅱ型骨折和Le Fort Ⅲ型骨折通常伴有颅脑损伤和脑脊液鼻漏。脑脊液鼻漏不应填塞鼻腔以免逆行感染。通常待生命体征和颅脑损伤稳定再行上颌骨骨折固定(图5-2-5),脑脊液鼻漏者自行愈合2~3周后再手术,否则再复位骨折时可造成筛板碎裂、硬脑膜撕裂及嗅神经损伤。

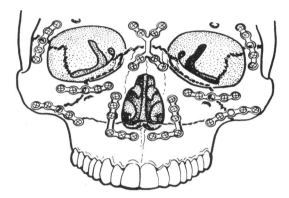

图5-2-5 上颌骨骨折坚固内固定

(三)颧骨颧弓骨折

1. 解剖特点 颧骨是上颌骨和颅骨之间的主要连接支架,在面部的外形中起着重要的作用。颧骨比较小,为外突内凹的近似四边形的扁状骨,左右各一,构成面中部的外侧面。颧骨和颧弓是面部比较突出的部分,易受撞击而发生骨折。颧骨与上颌骨、额骨、蝶骨和颞骨相连接,其中与上颌骨的连结面最大,故颧骨骨折常伴发上颌骨骨折。面中部骨折同时伴有颧骨、颧弓骨折。颧骨的颞突与颞骨的颧突连接构成颧弓,较细窄,更易发生骨折。

颧骨颧弓骨折的分类方法很多,简单的分类法可分为颧骨骨折、颧弓骨折、颧骨颧弓联合骨折和复杂骨折(图5-2-6)。

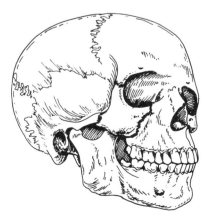

图5-2-6 颧骨颧弓骨折

2. 临床表现

(1)颧骨区塌陷畸形:来自前方垂直力量的打击,骨折线发生在眶下缘、颧额缝及颧弓处,颧骨体向下内后的方向移位,并可突入上颌窦,使突起的颧骨外形消失,出现塌陷畸形的外观。

(2)张口受限:来自侧方垂直力量的打击,颧弓可发生典型的V字形(三线型)骨折,内陷成角的骨折片阻挡喙突的运动,导致张口受限。咬肌和颞筋膜皆附着于颧弓,颧弓骨折的疼痛可反射性引起咬肌和颞肌的痉挛,造成张口受限。

(3)复视:①眶下壁和眶外壁骨折时,眶外侧壁上的眼球悬韧带随骨折片下降,导致眼球下移,两瞳孔不在同一水平线上出现复视。②眶底粉碎性骨折,眶内容物进入上颌窦时,导致眼球下移或眼下直肌被夹于骨折处出现复视。③颧骨骨折后,眼部肌肉出血、水肿,导致眼球运动障碍而出现复视。

(4)神经症状:①颧颌缝处骨折,眶下神经可被骨折片压迫或牵拉,使同侧眶下、鼻旁及上唇皮肤出现麻木感。②开放型颧骨骨折也可损伤面神经的颧支,出现同侧眼睑闭合功能障碍。③眼眶的外壁、下壁或底壁骨折移位致眶腔扩大,眼球内陷压迫视神经,出现视力下降甚至失明。

(5)瘀斑和肿胀:颧骨在眼眶壁发生闭合性骨折时,同侧的眶周、皮下、结膜下、口内上磨牙颊侧的前庭沟及尖牙凹有出血性瘀斑,伴有不同程度肿胀。

3. 治疗原则

(1)保守治疗:移位不明显、畸形不显著、对功能无影响或影响不大的高龄患者,都可以采取保守治疗。保守治疗是不处理骨折,只对受伤的局部和全身进行非手术的对症治疗。如止血止痛、预防感染、促进骨折愈合,以及为防止受伤处皮肤与骨膜粘连而凹陷或血肿纤维化而凸起所采取的各种治疗方法。

(2)手术治疗:凡有功能障碍(张口受限和复视)的患者,不论年龄大小都应该进行手术治疗。仅有面部塌陷畸形无功能障碍的患者,应根据患者的职业、年龄、经济状况等决定是否采取手术治疗。手术治疗是在直视下将移位的骨折段复位,并进行固定(图5-2-7),使骨折线在正常位置愈合,达到矫正畸形和恢复功能的目的。

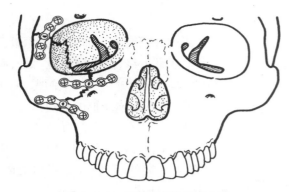

图 5-2-7 颧骨骨折坚固内固定

四、计算机辅助设计与制造技术在严重面中部颌骨骨折治疗中的应用

面中部颌骨骨折的手术复杂,涉及多块骨的复位和固定,以及面型和面侧突度的恢复,近年来临床上对于严重的面中部骨折多采用数字化头颅模型和 3D 打印技术指导,更精准地复位和固定累及上颌骨、颧骨、颧弓、眼眶、鼻骨的多部位骨折。应用计算机辅助设计与制造(computer-aided design and manufacturing, CAD/CAM)技术对严重面中部骨折进行全面评估,做出准确的诊断和术后效果的判断。同时采用多学科协同手术治疗,简化了手术程序,降低了治疗费用,提高了疗效(图 5-2-8,见文末彩插)。临床上的具体实施步骤包括:

1. 在对患者的头颅和面部进行三维 CT 重建并得到相关 DICOM 数据的情况下,将数据输入相应的软件中进行颅颌面部骨折的图像分析并做模拟骨块移动、切割。特别是采用镜像技术将严重塌陷、移位、畸形的颌骨和面部外形恢复到近似正常的影像。这期间术者同软件操作者反复交流、沟通、协商,最后确定手术方案和手术效果。经过数据融合获得数字化模型图像,指导制订准确的手术方案。

2. 在数字化模型建立的的基础上通过 3D 打印技术制作出树脂的术前伤者头颅模型(以下简称头模)和模拟术后效果的头模,以及几个重要部位的树脂手术导板。

3. 手术中参照数字化头模进行截骨、复位、固定,进而顺利完成颌骨、鼻、眶、筛骨手术恢复并建立良好的咬合关系,恢复面中部外形和突度。

4. 术后三维 CT 进一步评估手术效果和功能恢复的前景,制订功能锻炼和复查、随访计划。

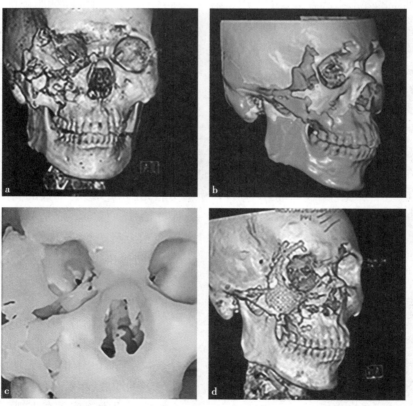

图 5-2-8 计算机辅助设计与制造技术在严重面中部颌骨骨折治疗中的应用
a. 术前三维 CT 图像;b. 数字化模型;c. 3D 打印头颅模型;d. 术后三维 CT 图像

(李志刚)

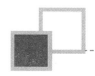

第三章 胸腹部运动创伤

第一节 肋骨骨折

肋骨骨折在运动员中常见,篮球、乒乓球、摔跤运动中容易发生,单纯肋骨骨折多见,可以合并血气胸。第1~3肋骨较短,位置深,较少发生骨折,第1肋骨如果骨折,多属严重创伤,常合并锁骨、肩胛骨骨折及第2、3肋骨骨折,且容易合并臂丛、锁骨下动脉及颈部、颅脑损伤;第4~7肋骨前后固定,容易发生骨折;第8~10肋骨与其肋软骨在前方构成肋弓,有弹性缓冲作用,不易骨折;第11、12肋骨为浮肋,骨折更少。下部的肋骨骨折一般暴力大,应排除心、肺及腹腔脏器的损伤。

一、病因学

损伤的原因有直接暴力、间接暴力、混合暴力与肌肉收缩导致受伤。

1. **直接暴力** 在肋骨承受打击的部位向内弯曲而骨折,呈横行骨折或粉碎性骨折,骨片多向内移位,容易损伤胸膜与肺脏,引起血气胸,骨折断端撕裂肋间血管可引起大出血。篮球运动时胸部被肘尖顶伤,或乒乓球运动时为救球而发生胸部撞击台角,都是常见损伤机制。

2. **间接暴力** 骨折发生在承受外力之外的部位,外力作用于胸廓,使其前后径短缩,左右径拉长,导致肋骨向外过度弯曲而发生骨折,多发生于肋骨中段处,骨折多为斜形,断端向外,较少损伤胸膜与肺脏,较少引起血气胸。摩托车比赛时撞到树上,摔跤时的搂抱用力均为常见损伤机制。

3. **混合暴力** 一骨双折,为直接暴力与间接暴力联合作用的结果,容易损伤胸膜与肺脏,引起血气胸。

4. **肌肉收缩导致受伤** 如第1、2肋骨疲劳骨折。因急剧呼吸时斜角肌或前锯肌猛烈收缩造成。

二、临床表现与辅助检查

(一)临床表现

1. **单纯肋骨骨折** 骨折部位疼痛,深呼吸、咳嗽、打喷嚏或转体时加重。骨折的局部软组织肿胀,可有皮下瘀斑。患者在呼吸时可以感觉到骨擦音。前后或左右挤压胸廓时受伤部位有锐性疼痛,患者喜欢坐位,缩胸,用手安抚受伤部位。

2. **肋骨骨折并发胸膜或肺部损伤** 如果胸腔积血或气胸,叩诊出现浊音与鼓音,听诊有呼吸音减弱与消失,严重者有气管偏移,出现发绀与呼吸困难。

3. **肋骨多发骨折** 运动员中少见,赛车、摩托车比赛等高速运动中发生撞击可以出现,是严重的胸廓损伤,如为肋骨塌陷性骨折,则在呼吸时出现胸壁的反常运动、纵隔左右摆动,严重影响呼吸功能与循环功能,产生呼吸困难及发绀。

(二)辅助检查

1. **胸部X线片检查** 可显示肋骨骨折线及错位,可显示气胸、血胸,但肋软骨损伤不能显示。

2. **胸部CT检查** 可显示肋骨骨折线及错位,尤其是X线片未能发现的骨折,同时可以发现移位明显的肋软骨骨折;对于血胸、气胸、心包积液等均有明确的诊断价值。

三、诊断与鉴别诊断

根据病史、体征及影像学检查,诊断不困难。注意鉴别合并损伤,主要包括气胸、血胸、肺脏损伤、心脏与心包损伤、脾破裂、肝破裂等。

四、治疗

1. **单处单纯性肋骨骨折** 因骨折上、下有正常肋骨支撑保护而较少错位,处理上主要是解除疼痛,固定即可止痛,可用胶布固定胸廓,或用弹力带固定,对于疼痛严重者,可以用1%利多卡因做肋间神经阻滞和骨折处封闭(包括上、下肋间神经)。鼓励患者咳嗽、排痰。

2. **闭合多发肋骨骨折** ①包扎固定法,如果胸壁软化范围小,无或小范围胸壁反常运动,用厚敷料压盖于胸壁软化区,胶布或多头胸布带固定;②内固定法,适用于错位较大,病情较重的患者,行切开复位内固定;③牵引固定法,如果胸壁软化范围大,包扎固定无效,可消毒后在局麻下用无菌巾钳经胸壁夹住中间游离的肋骨段,再用绳子吊起,经滑轮牵引,重量为2~3kg,时间1~2周,但不利于患者活动,固定于胸部牵引支架上可以便于患者活动。目前已少用。

3. **大块胸壁软化(连枷胸)** 患者因反常呼吸运动、呼吸道内分泌物增多、血痰及纵隔摆动,病情危重,应采取紧急措施,清除呼吸道分泌物,保证呼吸道畅通;咳嗽无力、不能有效咳痰或呼吸衰竭者,做气管插管或气管切开,以利于供氧、吸痰与实施辅助呼吸,常用的通气模式是间歇正压通气加呼气末正压通气,增加肺泡通气量,提高功能残气量,防止和纠正肺泡萎陷,减少肺内分流,改善气体交换。

（刘 平）

第二节 肋软骨骨折

一、病因学

和肋骨骨折相似,摔跤运动搂抱用力时,最容易损伤对方肋骨,损伤部位可以是肋骨、肋软骨、肋骨–肋软骨交界处,可以在胸骨侧,也可在季肋部。

二、临床表现与辅助检查

（一）临床表现

局部疼痛,深呼吸及咳嗽时加重,程度轻于肋骨骨折。患者常诉说局部有骨折错动感,也可听到骨折错动音,这是最好的诊断指征。如果在季肋部,两侧对比常可见伤侧有明显凹陷。

（二）辅助检查

1. X线片 无阳性结果。

2. CT检查 对于移位明显的肋软骨骨折有明确的诊断意义,对于移位不明显者,难以发现。

三、诊断与鉴别诊断

根据外伤史、症状、体征,诊断肋软骨损伤即可成立。

四、治疗

休息,疼痛明显者,可以用弹力带外固定,可以理疗与外用药。季肋部软骨骨折一般3周左右可以参加比赛。

（刘 平）

第三节 胸骨骨折

一、病因学

比较少见。发生机制与肋骨骨折相同,多因胸前受挤压冲撞造成。骨折多发生于胸骨体,或体–柄交界部。骨折的下段多重叠于骨折上段的前面。胸骨后面的骨膜一般由胸膜内韧带附着加固,不容易发生断裂。

二、临床表现与辅助检查

（一）临床表现

患者有胸前受伤史,胸骨部肿胀、疼痛,深呼气、咳嗽及抬头时加重。因而头、颈、肩多向前倾。骨折的重叠畸形多较明显,可看到或摸到重叠的骨折端随呼吸而错动。如果乳房内动脉损伤,可以发生血胸。

（二）辅助检查

1. X线片检查 胸骨侧位片或斜位片可确诊。

2. CT检查 可明确诊断。

三、诊断与鉴别诊断

根据明确的外伤史、症状、体征及辅助检查结果,胸骨骨折容易明确。

四、治疗

1. 无错位的胸骨骨折 可以在肩部绑8字绷带,骨折部位置毡垫并用胶布交叉压迫固定,6周后骨折可愈合。疼痛较重的患者可卧床,在背部中央垫薄枕头，并在骨折部压沙袋。2 周后，再按疼痛不严重者方法处理。

2. **有错位的胸骨骨折**　局麻下手法复位，复位时，患者后伸仰卧，头低脚高位，背后垫枕，双手过头，两肩后伸，突起上胸部，术中下压突起于前面的断端，即可复位。复位后，按照无错位的胸骨骨折进行固定。

（刘　平）

第四节　肋 软 骨 炎

肋软骨炎在体操运动员中多见，有时因呼吸困难而被误诊为心血管疾病。

一、病因学

病因不清，一般认为与损伤有关，与感染的关系不清楚。在双杠扩胸、高低杠展胸等动作中容易受伤。另外，直接撞击、剧烈咳嗽也可致病。在运动员中常常与背部肌肉筋膜炎并发。

二、临床表现与辅助检查

（一）临床表现

多见于第 2、3 肋软骨部。局部有肿胀、疼痛及压痛，可以单侧，也可双侧，可侵犯胸锁关节。局部皮肤不红，皮温可轻度升高。患者自诉胸部受压或憋气，深呼吸、咳嗽、扩胸或训练后疼痛加重。天气转变，呼吸道感染或情绪忧虑时疼痛也加重。

（二）辅助检查

1. **X 线片**　肋软骨无特殊改变，可见局部钙化灶。
2. **病理检查**　可见软骨膜水肿，软骨出现变性、坏死及钙化。

三、诊断与鉴别诊断

此病不易立即确诊，根据症状、体征及辅助检查，可高度怀疑该病，必须与心血管疾病、纵隔和肺部疾病、肿瘤、结核、胸锁关节损伤等相鉴别。

四、治疗

主要采取保守治疗。包括理疗、肋间神经封闭、局部氢化可的松封闭、服用非甾体抗炎药等，可以采用中医中药治疗。

（刘　平）

第五节　腹腔内部的运动创伤

在高强度冲撞、接触等运动中，腹腔内部损伤并不少见，包括肝、脾、胰腺、肾脏，以及空腔脏器等，尤其以脾损伤和肝损伤所占比例最高，脾、肝损伤也是导致死亡的最常见原因，如何快速识别腹腔内部损伤的有无及严重程度是决定运动员能否继续上场或迅速转运的关键，另外上述损伤发生后运动员何时，以及如何恢复训练也是决定运动员安全的重要保障。

一、受伤机制及危险因素

大多数运动所致腹腔内部损伤都是钝性伤，包括由身体接触撞击或投射物碰撞所产生的高能钝性伤或低能钝性伤，因此身体接触多的运动较没有身体接触的运动更容易发生腹腔内部损伤，此外，如果运动员存在导致脾大或肝大的基础疾病，也是腹腔内部损伤的高危因素。因此，在很多运动中建议使用保护腹部的装备。

二、常见腹腔内部损伤的表现与处理

（一）肝损伤

肝脏是最常见的腹腔内部损伤器官，肝损伤主要由局部直接打击所致，表现为肝被膜下或实质的血肿，也可由减速伤引起，表现为肝被膜或被膜下肝实质的撕裂伤。临床上肝损伤常表现为右上腹疼痛，有时还伴有肩部或颈部的放射痛，查体常有右季肋区的压痛，有时伴有腹肌紧张。

肝损伤的治疗方式主要由损伤的严重程度决定。首先评估的是血流动力学，在血流动力学不稳定的情况下，如果伴有腹部阳性体征且意识清楚，应该立即开腹探查；如果腹部体征不明确且伴有意识模糊，应行诊断性腹腔灌洗，对诊断性腹腔灌洗阳性的患者，应行剖腹探查。而对于血流动力学稳定的患者，可进一步行腹腔增强 CT 评估肝损伤的程度，肝损伤严重程度的分级主要依据损伤深度及有无大血管损伤。另外，在肝脏钝伤的患者中，血谷草转氨酶和谷丙转氨酶的升高程度与肝损伤的严重程度成正相关，然而在儿童

肝脏钝伤患者中,上述两项指标有一定的局限性。

鉴于大多数肝脏损伤出血发生于伤后 24 小时,迟发出血比较罕见,且 50%~80% 的肝脏损伤可以自行止血,很多血流动力学稳定肝脏损伤的患者可以选择保守治疗。保守治疗一般需密切监测 48 小时,主要包括如下几个方面:卧床、持续监测腹部体征和血红蛋白及血细胞比容。

(二)脾损伤

脾损伤是最常见的运动相关腹腔内部器官损伤,也是引起运动员死亡的最常见原因。鉴于脾脏独特的解剖特点,前述任何损伤机制都可引起脾损伤,即使是轻微的打击也可能引起脾损伤,因此,在任何运动损伤发生后都要想到及评估脾损伤的可能性。尤其在单板滑雪运动中,脾损伤发生率是其他滑雪运动脾损伤的 6 倍。脾损伤主要由直接暴力伤及左季肋区所致,在感染、妊娠及门静脉高压所致脾大患者中更常见。儿童的胸腔不能完全覆盖脾脏,而且儿童胸腔的顺应性更好,可以缓冲暴力伤,因此,相对轻微的打击伤所致脾损伤更常见于成人。而且,儿童脾脏被膜更厚、脾实质弹力更强且含有更多的平滑肌成分,因此迟发性脾损伤在儿童也相对少见。

迟发性脾损伤较迟发性肝损伤常见,统计发现成人和儿童的迟发性脾损伤发病率分别为 1%~8% 和 0~7.5%,主要原因有以下 3 个方面:假性动脉瘤形成、脾脓肿或粘连大网膜所致的脾实质二次撕裂。最初的 CT 检查不能预测迟发性脾损伤的发生(迟发性脾损伤指损伤 48 小时后发生的脾损伤),虽然目前没有关于脾损伤后 CT 检查的明确频率,一些研究表明,损伤后第一周及伤后每个月的 CT 检查是必须的,直至损伤完全愈合,在此期间,如果患者有任何与脾损伤相关的不适加重,应考虑行增强 CT 检查。

由于脾被膜相对较厚,早期的脾损伤出血常被脾被膜裹住,因此患者在早期阶段可以没有明显腹腔出血的表现,早期的物理检查不一定准确反映脾损伤的情况。脾损伤的疼痛一般表现为左上腹季肋区刺痛后的持续钝痛,也可表现为弥漫的腹痛或腹胀,偶尔同时伴有肌紧张和反跳痛。另外,当游离的积血刺激膈肌后也可表现为左肩部或右肩部的放射痛。压痛一般在左第 10~12 肋骨的区域。一旦怀疑脾损伤应立即转运患者至附近的医院。

转运至医院后需进一步查血常规,血白细胞升高在脾被膜下损伤的患者中比较常见。对于血流动力学不稳定的患者应首选腹腔穿刺灌洗检查。对于血流动力学稳定的患者可进一步行影像学检查,在腹部 X 线片上脾外伤一般表现为脾轮廓的模糊及脾背景的扩大。CT 检查是脾损伤的最佳影像检查手段,在增强 CT 上脾裂伤表现为不规则的线性低密度带,而脾血肿则表现为脾内无灌注的低密度区。

脾损伤的严重程度评估有很多种方法,基本都是基于被膜有无破裂、裂伤深度及受累脾血管的粗细。

在血流动力学稳定的患者中首选保守治疗,如果患者血流动力学不稳定或者腹腔穿刺灌洗阳性,应立即行剖腹探查手术。鉴于脾切除术后凶险感染的风险,一般主张尽量采取保留脾脏的治疗方法。脾切除后的患者应预防注射乙型流感、脑膜炎球菌,以及肺炎链球菌疫苗。

(三)肾损伤

可疑肾损伤的患者需密切关注血尿及血压情况,明显血尿及低血压是严重肾损伤的重要指标。在不存在上述两项表现且无明确受损机制的情况下,明显的肾损伤基本不会漏诊。与成人相比,儿童更容易发生肾钝性伤,考虑主要与儿童的肾脏相对大、肾周脂肪囊薄、腹肌薄弱,以及胸廓活动性更大有关。

尿液分析是重要的实验室检测,包括红细胞计数、葡萄糖、淀粉酶、脂肪酶和人绒毛膜促性腺激素水平。如果患者尿血细胞计数大于 50 个 / 高倍镜视野,且同时存在低血压或有明确的肾损伤诱因,应行进一步的盆腔 CT 检查。在 X 线片上一般表现为受损侧腰大肌模糊,CT 检查是肾损伤的"金标准"。延迟期肾门周围血肿、肾门对比剂外漏或者早期肾实质强化不明显都提示存在严重的肾损伤。另外对于肾损伤的患者建议出院前以及肾损伤后 6~8 周复查 CT。

(四)胰腺损伤

胰腺损伤在运动相关损伤中比较罕见,但是在鉴别诊断中需要考虑到胰腺裂伤及胰管损伤,上述情况漏诊可能产生严重的并发症。一般来讲胰腺损伤都是直接接触损伤所致,常表现为伤后

2 小时内腹痛和上腹部压痛，2 小时后疼痛常常消失，而 6~8 小时后再次出现疼痛加重。胰腺损伤后的并发症主要是胰腺假性囊肿形成。

胰腺损伤的处理原则依据损伤的程度来定，而胰腺损伤程度的评估需借助一系列临床物理检查、血淀粉酶测定、X 线影像、磁共振胰胆管成像（magnetic resonance cholangiopancreatography，MRCP），以及内镜逆行胰胆管造影（endoscopic retrograde cholangiopancreatography，ERCP）。血淀粉酶在腹部其他损伤中常表现为升高，因此对于诊断胰腺损伤的敏感度和特异度都不高，而持续的血淀粉酶或脂肪酶升高对诊断胰腺损伤特异度较高。影像检查方法包括诊断性腹腔穿刺灌洗、CT 或床旁创伤重点超声评估。

三、场外初步评估与处理

作为场外医生应该区分运动员是轻伤还是存在具有潜在危及生命的腹腔内部损伤，在此基础上来决定受伤的运动员是重返赛场，还是场外休息观察，或者是马上送到医院接受进一步的检查评估。一般来说，当存在腹壁损伤时，给予休息或冰敷即可，复杂的腹腔内部损伤常需要腹部外科医生的专科处理。具体来说场外初步评估的主要内容包括以下两个方面：

（一）损伤机制的评估

一般来讲，直接打击伤造成的腹部损伤与打击部位及打击力度有关，而且这一机制所致损伤常首先引起腹部皮肤及皮下血管的损伤，在这种情况下腹腔内部损伤的程度可通过表面损伤的程度做初步推测；而减速或加速运动所致损伤由于不存在腹部直接接触伤，在伴有腹腔内部损伤的同时很少有腹壁表面的损伤，因此这类患者容易漏诊，应保持警惕。

（二）是否存在休克的表现

如果存在休克的征象，运动员需要立即转运。休克的表现主要包括心率快、血压低、呼吸困难、冷汗、烦躁，以及意识模糊等，一旦出现上述任何征象，提示运动员存在出血等所致休克可能，需要马上转运至最近的医疗中心，在等待转运和转运途中，须使运动员平卧保持头低位，以增加回心血量及脑灌注。

对不存在休克的患者，在评估损伤机制的基础上深入分析疼痛的类型，可以对腹部损伤的程度及转归做出一定判断。疼痛类型从症状上包括疼痛是否持续存在及有无加重、疼痛范围是局部还是弥漫，以及是否存在放射疼痛；从体征上包括肌紧张、反跳痛，以及腹膜炎体征。有一些少见的体征提示特殊的腹腔内部损伤，包括以左肩部放射痛为表现的凯尔尼格征（Kernig 征）常提示脾脏破裂出血刺激膈肌，以脐周淤青为特点的卡仑征（Cullen 征），以及腹部两侧淤青为特点的格雷·特纳征常提示腹腔出血。

对于场外队医，熟悉并掌握常见腹部肌肉伤的诊断及处理尤为重要，主要包括以下三种常见损伤：

1. **膈肌痉挛** 常发生于上腹部直接打击伤后，是接触或冲撞运动中最常见的损伤，通常表现为呃逆与呼吸困难。憋气是运动员最常见的主诉，膈肌痉挛缓解前上述表现可以持续存在，通过屈髋动作、解除束缚腹部的衣物、防护装备等可以缓解上述不适。一般情况下，运动员经过场外休息及上述方法的辅助很快可以恢复，而且可以继续上场比赛，如果上述不适持续存在，需警惕更严重的膈肌或腹腔内部损伤。

2. **腹壁损伤** 腹壁损伤也是常见的腹部运动损伤，主要表现为挫伤，可由直接接触或间接损伤引起，在直接接触伤中，主要由头盔或护肩撞击引起，常见的为挫伤，重者可出现血肿；间接损伤主要由突然的剧烈腹肌收缩引起。腹壁损伤常表现为躯干收缩或旋转时的疼痛，另外腹壁局部压痛也是常见表现。腹壁损伤多可自行恢复，恢复过程中主要是休息，起病阶段也可以辅助冰敷及止痛治疗。对于较重的腹壁损伤，理疗和康复训练可以帮助肌肉力量及耐力的恢复。

3. **腹直肌血肿** 腹直肌是一种垂直肌，起于耻骨联合，止于剑突，主要作用是使脊柱屈曲和保护腹盆腔，它还可以通过下拉胸腔及肋骨辅助呼吸。腹直肌血肿是腹壁损伤的一种特殊损伤，主要由腹壁上血管或腹直肌内大血管的损伤引起，上述血管的损伤导致腹直肌出血及腹直肌前后鞘之间的血肿。腹直肌血肿的临床表现与急腹症比较相似，表现为突发的腹痛、腹部包块，有时也伴有恶心、呕吐，查体时可有肌紧张和反跳痛，躯干伸屈活动时疼痛加重，而当躯干处于屈曲位时疼痛有所缓解。查体时常可在脐下摸到压痛包块，以脐周淤青为特点的库仑征出现常提示存在腹腔出血，一般在伤后 72 小时出现。X 线侧位片上可表现为血肿密度的软组织包块，超声及腹盆腔 CT 检查可以明确上述诊断。通过冰敷、休息及止痛药物基本可以缓解症状，同时要避免躯干弯曲及腹直肌拉伸，使腹直肌处于正常状态。一般的腹直肌血肿通过上述治疗可以自行恢复，大的腹直肌血肿则需要外科手术清理血肿及结扎腹壁上动脉。一般来讲，症状完全消失后，运动员即可恢复训练。

四、腹腔内脏损伤后恢复运动时间

（一）肝损伤

运动员恢复训练的时间主要由肝损伤的严重程度决定。一般来说，肝被膜下血肿或轻微裂伤 2~4 个月即可恢复，相对大的、复杂的肝裂伤则需要长达 6 个月的愈合时间。在没有症状的情况下一般不需要超声或 CT 监测肝损伤的恢复情况。

（二）脾损伤

关于脾钝性伤保守治疗后的活动受限时间存在一定争议。鉴于大多数脾损伤 2~2.5 个月才能愈合，一般建议 3 个月的活动受限。由于影像学愈合迟于临床愈合，影像学评估不能为运动恢复提供更好的评估。一般建议出院后的前 3 周可以在家中进行安静的活动。脾切除后的患者主要根据切口愈合情况及意愿决定运动恢复时间。

（三）肾损伤

恢复正常运动须血尿完全消失后，一般来讲，轻微肾损伤需 2~6 周，青少年运动员可能恢复时间更长。严重肾损伤的患者一般需要 6~12 个月才能正常参加运动。

（四）胰腺损伤

目前还没有关于胰腺损伤后恢复运动的明确标准及时间，一般是依据损伤后症状及病情的缓解情况。

五、最新进展

腹腔内部运动损伤的进展主要源于其他腹部外伤领域的进展，包括损伤控制理念，以及随着影像学诊断技术及影像辅助治疗技术的进展，越来越多的腹腔内部运动损伤的患者可以选择保守治疗，另外需接受手术的脾外伤患者可以尝试腹腔镜脾部分切除术。

（修典荣　张铃福）

第六篇 运动创伤康复

第一章　运动创伤康复的原则

运动创伤通常是指在体育运动中发生的创伤,肌肉、肌腱、韧带和关节软骨等软组织损伤多发,骨折等严重创伤相对较少。随着全民健身和体育休闲运动的广泛开展,不仅是专业运动员,普通大众的运动创伤也越来越多见。本章介绍了运动创伤康复的概念和目标设定,简述了主要组织损伤后愈合过程中康复的注意事项,指出运动创伤康复的原则和重返运动的参考标准,最后说明在康复计划制订过程中体现出运动创伤康复的个体化原则及其重要性。

第一节　康复的概念和运动创伤康复的目标

康复(rehabilitation)一词起源于中世纪拉丁语 "rehabilitare",字面意思是 "恢复到一定等级"。由此来看,康复是一个用于描述身体功能恢复的概念术语,包含内容广泛。康复与其他类型的健身锻炼有相似之处,从本质上讲,都是通过身体在应对压力时的调整和适应(生理再适应过程),达到提高机体功能的目的。健身和康复都会影响涉及人体运动功能的多个生理系统,例如心血管系统、神经系统、肌肉骨骼系统等。健身属于预防性的,可在康复前进行或者在未损伤的肢体上进行,作为康复期间的补充练习。而康复一般是指根据组织恢复到特定活动所面临的特定压力对愈合组织施加应力的过程。因此,康复包括重新训练受损组织、促进受损组织的恢复,并避免可能对组织愈合过程有害的各种应力。

运动创伤康复的总体目标:①逆转或阻止因制动或失用而产生的不良后遗症;②促进受伤组织愈合并避免对未成熟组织施加不当压力。如果康复不全面或过早重返运动,容易使组织再次受伤。

运动创伤康复的阶段性目标是:①控制疼痛、肿胀等炎症反应;②恢复完全主动且无疼痛的关节活动度和灵活性;③重建正常的肌力、耐力和神经肌肉控制能力;④达到损伤前的肢体功能和活动能力。

第二节　运动创伤后主要组织的愈合过程和影响因素

运动创伤后不管是保守治疗,还是手术前后,想要在康复期间制订出适合的康复计划实现上述目标,需要充分了解人体组织的生理功能、病理改变和不同组织损伤后的愈合过程。

不同组织在损伤后的愈合能力和对应力的反应是不同的。了解这些,将使得康复从业人员一方面能将组织应力降低到所需的程度,从而使受损组织最大限度地愈合,同时使再损伤最小化;又可以增加组织应力至所需的程度,以促进功能的最大恢复。

康复医师和外科医生进行沟通,了解损伤组织的病理改变和外科操作过程,会对康复期间制订训练计划大有裨益,也可了解患者在术后组织愈合期间的注意事项,比如愈合时间、是否需要免负重、制动情况、关节活动范围,以及肌肉活动情况等。组织愈合程度是制订和调整康复计划的重要依据,一些组织愈合需要在术后制动一段时间,另一些组织可以立即接受关节活动度训练。同理,一些组织需要在一段时间内减重或免负重,而另一些组织则可在负重下获益。另外患者的特殊因素如既往健康程度、组织质量、并发症等也会影响组织愈合过程及康复计划的制订。

一、肌腱

肌腱损伤修复术后通常要制动一段时间,然后逐渐增加肌腱的活动度和应力。健康的肌腱对线性应力和偏心运动有很好的反应。然而,受损或健康程度较低的肌腱可能不会像健康肌腱那样能耐受应力活动,吸烟和高脂血症等健康状况会对愈合带来不利影响。

二、韧带

愈合开始时,骨骼和韧带固定装置的交界区通常是韧带重建的薄弱环节,因此应根据此处的强度决定活动限制。当韧带移植物进行"韧带化"时,移植物中的细胞结构会出现紊乱和减弱的情况,对活动的限制应参考移植物的强度。而韧带断裂直接修复时在修复部位是最薄弱的,这意味着术后活动安排应更为保守,需要先制动一段时间。

三、盂唇和半月板

盂唇和半月板损伤部位不同,导致的组织血供改变不同,因此愈合能力也不同。一般来说,血供丰富的部位损伤更容易愈合,而血供不足部位损伤后的愈合能力有限。这种愈合能力的不同会直接影响外科手术的操作方式。在行盂唇或半月板清创术后,由于该组织已被去除,手术后的运动限制将基于剩余组织对应力的耐受性,因此分布在下肢关节软骨上的力会增加,应该逐渐增加应力,以使组织适应这种新情况。而在行盂唇或半月板修复术后,应首先保护组织免除应力,目的是在保护修复界面的同时尽可能使组织结构愈合。这种组织对压缩应力耐受良好,但对剪切应力耐受性差,因此安排术后康复时可以允许一些压缩应力存在,同时要尽量减少剪切应力的产生。

四、关节软骨

关节软骨的愈合能力也有限,部分原因是缺乏血液供应,外科手术方式要么旨在刺激增强愈合反应,要么将其他区域软骨移植到损伤区域。因此,如果损伤位于承重面上,通常会要求一段较长的免负重期。外科医生还可能会根据损伤部位,要求限制关节的活动度。

五、骨骼

骨对压缩应力反应良好,X线片可很好地监测骨组织愈合情况。通常6周的制动已可提供足够的愈合时间,之后可以开始增加训练负荷。

有许多其他的患者因素也会影响组织的愈合。包括已知的会导致组织愈合延迟的危险因素,如吸烟、糖尿病、肥胖、营养状况和当前的运动耐受性。如果患者具有这些危险因素,外科医生可能会要求更加缓慢的术后康复方案。

第三节 运动创伤康复的原则

运动创伤康复的原则包括组织愈合分期的概念应用、创伤后的早期活动原则,以及组织应力的逐渐增加原则。

一、运动创伤后组织愈合分期

通常将运动创伤后组织愈合过程分为三个时期:急性期、亚急性期、慢性期。急性期涉及初始损伤及随后的炎症、水肿和疼痛。这个时期通常是短暂的,持续数天不等,主要取决于损伤的严重程度。亚急性期软组织损伤的修复可持续6~8周,它涉及细胞增殖、肉芽组织和新血管形成,观察进展至亚急性期的标准是炎症反应的减轻(红、肿、热、痛和功能丧失)。慢性期涉及组织结构重塑,这是在组织成熟和重新排列时发生的。

二、运动创伤康复的不同阶段

参照运动创伤分期,通常将康复相对应的分为三或四个阶段:早期阶段(不负重阶段)、中期阶段(进展阶段)、后期阶段(动态阶段)、出院前阶段(最后评估阶段),每个阶段都有各自的目标。康复阶段是在考虑组织愈合限制基础上制订的时间框架,协助康复医师制订康复计划。要注意不同康复阶段间没有明确的界限,阶段可能会重叠,而且在这些时间框架内存在着个体差异。总的来说,这些阶段是渐进的,它们应该像搭积木一样逐步建立起来。例如当关节活动度改善后,患者可以在新获得的运动范围内进行强化训练。另外,随着组织愈合及新形成的结缔组织成熟,对增加运动强度的耐受性也会提高。

（一）早期阶段

创伤急性期康复阶段的重点是减轻疼痛和炎症反应，促进受伤的组织愈合，同时尽可能维持关节活动范围和减少肌肉萎缩。持续性疼痛、炎症和肿胀可能导致长期并发症，包括关节僵硬、肌力下降和康复时间延长。肿胀刺激感觉神经加重疼痛，肿胀时间越长失用性肌萎缩越严重。

本阶段康复治疗通常遵循经典的 PRICE 方法。保护和休息对于在受伤后的最初 24 小时内控制炎症至关重要，也是为了避免再次损伤的发生。休息、冷敷、加压包扎和抬高肢体是对抗急性损伤状态下疼痛和肿胀所必需的，特别是冷敷治疗在早期控制出血、水肿等炎症进程和疼痛方面发挥着重要作用。对损伤部位加压包扎也是为了减轻软组织水肿程度，可从远端到近端方向加压包扎，随着包裹物向近侧移动，压力梯度逐渐减小。抬高肢体有助于通过淋巴系统促进损伤区域细胞外组织液回流，达到减轻肿胀的目的。在此阶段也可以使用药物、手法治疗和其他物理因子治疗。必要时可采用佩戴支具、穿刺注射或手术的方式来加强保护，促进损伤组织更好愈合。

本康复阶段要尽可能地维持好关节活动度、肌力和心肺功能。例如下半身受伤的运动员可以通过锻炼上半身维持心肺功能。合适的被动和主动辅助锻炼有助于软组织损伤更好愈合，运动会对未成熟的胶原蛋白产生应力，使新生组织沿着应力线生长，有助于减少关节活动度的丢失，同时防止粘连的过度发展。在急性至亚急性损伤阶段采用被动关节活动度训练时要密切观察临床表现的变化，因为可能会伤害组织，导致疼痛和炎症加重。应仔细监测新的锻炼，以确保康复的节奏适当，组织不会过度承受应力，这对于涉及关节软骨的手术尤其重要。可在此阶段开展等长收缩训练，以减轻疼痛、肿胀和预防肌肉萎缩。如果达到足够的疼痛控制，临床表现提示炎症反应明显消退，就可以考虑进入下一阶段的康复。

（二）中期阶段

本阶段通常是康复计划中最长的部分，创伤亚急性期组织愈合还在继续，但康复重点从症状管理转移到恢复力量和耐力，关节活动范围应明显改善，灵活性、平衡和本体感受等都将涉及，这意味着当炎症得到控制时，康复重点转移到恢复功能，因为减轻的疼痛并不意味着功能已经恢复。

患者此阶段的康复治疗也从被动活动为主逐渐转为主动运动为主。肌力训练方式从等长到等张，可以开链也可以闭链训练。根据临床症状变化情况，肌力训练计划的参数可以在此期间进行调整（如频率、阻力、速度、多关节运动等），而且随着康复计划的不断调整，越来越多的运动动作加入其中（如跑步、跳跃等）。由于组织正在积极重塑，因此这一恢复阶段变化最大，并且具有最高的再次受伤可能性，所以此阶段针对患者的临床和功能评估需经常进行，据此对康复计划进行及时和必要的调整。在这个阶段，愈合的结缔组织仍然不成熟且相对脆弱，因此训练应该是温和的且不会引起过度疼痛。如果训练过度会导致炎症再次发生，组织损伤再次进入急性期；如果训练不足会延迟关节活动度的完全恢复，还可能导致粘连形成。随着关节运动范围和力量的提高，平衡性、协调性和灵活性训练内容开始增加，这些功能无论是对日常活动还是专业运动动作都非常重要。正常运动需要在相似或相反的肌肉群（或两者）之间进行复杂的神经肌肉协调，当肌肉群的作用协调时，运动模式更平滑、更流畅。

创伤亚急性期康复的最终目标是让患者或运动员为重返运动所需的更复杂活动做好准备。当组织愈合成熟时，重点转向更积极的训练，康复将进入下一阶段。

（三）后期阶段

通过上述阶段的康复积累，当达到完全无痛的全关节活动度，且肌力也恢复到 75%~80% 甚至更高（与未受伤侧或伤前相比），康复将考虑进入最后的运动功能训练和重返运动评估阶段。此阶段的康复目标针对患者的不同而有所区别，对于非专业运动员患者，重点是恢复日常生活和工作能力；对于专业运动员，针对运动所需的特殊要求，还要逐步开展专项运动所需的灵活性、平衡性、协调性训练内容，使其尽早、安全地重返运动和赛场。

此时灵敏性、协调性和强化运动训练在更激烈的层面上进行，康复计划要积极处理好平衡、肌力、耐力、神经肌肉控制能力的训练内容，可采用重返运动所需的专项训练进行练习。肌肉耐力也是后期康复的重要内容，与田径相关的一些活动涉及重复和微创伤事件,训练肌肉组织以承受这些事件是预防伤害所必需的。

尝试返回体育专项运动的标准是:令人满意的临床检查结果,完全无痛的主动全关节活动度和动态稳定性,令人满意的肌肉力量、耐力,能够完成和重复适当的运动相关技术动作。在许多情况下,这个康复阶段后期将成为一种功能维持训练。在成功完成康复计划后,运动员必须开始以受控方式逐步恢复运动计划和体育活动,其中的变异性基于每个运动员技能水平、训练目标和受伤程度。

三、运动创伤后的早期活动原则

运动创伤后的急性期需要限制运动以促进组织愈合,而且由于疼痛和肿胀等因素的存在可能妨碍早期运动开展,但肢体不活动会带来很多不利影响。例如在单侧肢体悬吊或绝对卧床期间:股四头肌横截面积每天可萎缩 0.5%~1%,足底屈肌和股四头肌力量每天减少 0.5%~2%,肌肉运动耐力下降,关节囊纤维组织结构变化导致关节活动度减小,甚至关节挛缩,关节软骨退化,心肺功能减退,骨密度降低等。

因此必须尽量减少固定或制动所带来的有害影响。目前的研究表明,尽量避免固定、早期控制性运动是成功的关键,运动是关节的润滑液。增强肌力训练可以从基本的等长收缩开始,等长收缩是在没有关节运动的情况下激活肌纤维,是早期康复安全有效的训练方法,已被证明是增加肌张力和提高肌力的有效形式。肌肉电刺激经常在等长训练中配合使用以增加肌纤维收缩时的募集,进行肌肉再教育可能有助于重建患者对受限肌肉的主动控制。早期的被动关节运动通常要由临床医师指导或有经验的物理治疗师(physical therapist,PT)来完成,也可以通过活动锻炼下肢受伤患者的上肢来维持甚至提高心肺功能。

早期康复阶段的运动减少了固定或制动的不利影响,维持或改善患者身体功能,这样当组织开始愈合,患者会更容易恢复功能和更快重返运动。

四、组织应力的逐渐增加原则

合理的康复计划应该是渐进的、连续的。激进的康复计划可能会导致炎症、疼痛和潜在的组织损伤,不利于组织愈合。

运动创伤的康复应该在基本不影响受伤或术后组织愈合的情况下,施加组织应力以刺激机体适应。组织对应力的反应是应力强度和频率的结果。当强度和频率合适时,患者在"动态平衡区"做功能锻炼,不会产生组织适应或组织损伤。当组织能适应时,给予超生理量的应力是有利的(例如肌肉接受超生理量的应力锻炼时发生肥大和神经再适应),但是当超过了组织的最大耐受阈值则会导致组织损伤(无论是应力强度还是频率)。当创伤或手术导致组织损伤,曾经适合的功能区内训练将变得不合适。因此在康复开始时,对于所涉及的组织要确定施加应力强度和频率的限制。康复训练项目应从一般(简单)发展到特定(复杂),未经训练或愈合的组织可能无法忍受某些专业运动动作所带来的压力,随着组织完整性的改善,逐渐可以更好地耐受特定的锻炼。

工作应力代表结构所承载的所有应力。例如骨挫伤后的股关节软骨不仅承受康复锻炼时的应力,也有日常生活中的活动应力(例如行走、上下楼梯、坐起等)。康复进程中也应强调工作应力的逐步增加,使得组织适应和减少再损伤风险。理想的康复应该从受伤或手术后到完全回归运动期间循序渐进地增加应力,在此期间需要协调好所有的康复参与者。

第四节 运动创伤康复个体化原则及其重要性

康复评定是收集评定对象的病史和相关资料,提出假设,实施检查和测量,对结果进行比较、综合、分析、解释,最后形成结论和障碍诊断的过程。全面、动态的临床检查和康复评定是任何康复目标和康复计划制订、实施和完成的基础。运动创伤的康复评定工作主要包含以下几部分:

一、详细的病史采集

在病史采集过程中,除了常规项目,康复医师与前期临床医学团队的沟通非常必要,充分的沟通应涉及运动创伤的类型、手术过程、手术固定方法、任何诊断检查的结果、患者组织的完整性和质量，以及临床医生对患者的特殊要求，这样才能制订出适合的康复计划。

二、特定系统的查体

神经系统（感觉、肌力和反射）；肌肉骨骼系统（关节活动度、肌力、平衡、敏捷性、特殊体征和功能检查）；心肺功能（呼吸频率、心率和血压）；皮肤（皮肤一般情况、颜色和温度）。体格检查时还应关注肌肉柔韧性、本体感觉、姿势、行走和步态模式等。

通过全面和系统的康复评定来确定功能障碍部位和类型，在此基础之上，全面、准确和专业的诊断便是成功康复的开始。康复医师根据上述评定结果、患者对伤害的个体反应和重返运动所需的特定功能，设立康复的短期目标（1~2周）和长期目标（功能目标），判断康复潜力，制订出个体化的康复计划，内容可能涉及多个方面。

运动创伤的全面康复是一项团队工作，团队中包括康复医师、康复护士、物理治疗师、作业治疗师（occupational therapist，OT）、心理医师、队医、教练等。每个人都有其特定的职责，不同成员的职责有时会部分重叠，但这并不影响其在康复过程中的积极作用。根据患者病情和需求不同制订的个体化康复计划中，组建的康复团队成员会有所增减，但康复医师无疑是整个团队的召集人、协调者和指路人，最终通过共同努力以满足运动员康复期间的多方面需求。

康复计划无论是针对保守治疗还是在手术前后进行，都是专门针对受伤或外科手术干预而设计的，旨在制订出在康复过程中特定时间点及组织愈合不同时间范围内的具体康复内容，每个康复阶段都有必须满足的具体目标。患者将在不同时间达到阶段目标，因此在康复计划中更加强调阶段目标的设定，而不是单纯时间的设定，这样有助于明确患者的功能是否正在逐步改善。还有一点需要提醒，组织损伤虽然可人为地被分为急性期、亚急性期，慢性期或再次损伤，但患者可能在不同的组织愈合点前来就诊，因此不是每一个患者都能制订出从早期到后期阶段的康复计划。除此以外，在康复计划的具体实施过程中，患者的年龄、健康状况、营养状况、并发症等因素都会影响康复的具体进程。

（李建军）

第二章　运动创伤康复方法概述

第一节　康复锻炼方法分类

一、按肌肉收缩类型分类

可分为向心收缩和离心收缩。

（一）向心收缩

向心收缩又称为克制工作。这是指当肌肉工作时,肌肉的起止点相互接近,肌肉长度收缩。当肌肉收缩力量大于外界阻力时,产生向心收缩。这是康复锻炼中的常用方法。

（二）离心收缩

离心收缩又称为退让工作。当外界阻力大于肌肉力量时,产生离心收缩运动。此时肌肉起止点相互远离,肌肉长度增加。离心收缩可以减缓外力引起的肌体运动速度。

二、按力量锻炼的方法分类

可分为等张练习、等长练习,以及等速练习。

（一）等张练习

等张练习又称为动力性练习。一般解释为肌肉收缩工作时,肌肉长度缩短,但肌肉张力不变,这是指向心收缩。在离心收缩中则是肌肉张力不变,但肌肉长度增加。等张练习优点在于可在全关节运动幅度内活动,在任何角度上均可获得锻炼效果。

（二）等长练习

等长练习又称为静力性练习。肌肉练习时,肌肉张力增加,但肌肉长度没有改变。等长练习的优点在于动作简单、容易掌握、不需要很多的设备、花费少。可锻炼四肢内外的肌群,不容易引起肌肉的肥大。

（三）等速练习

等速练习指在全关节运动幅度内,运动速度不变,但阻力的大小随肌肉力量的变化而变化。进行等速练习需要有专门的练习器。优点在于在关节运动幅度内任一个角度上都可以获得最好的锻炼效果,此外,等速练习不会引起肌肉酸痛。

三、按是否使用器械分类

可分为徒手锻炼和利用器械锻炼。可作康复锻炼的器械有很多,如大型力量练习器、等动练习器、牵引装置、悬挂装置,以及一些小型器械,如沙袋、哑铃、橡皮条等。

四、按活动时用力方式分类

可分为被动运动、助力运动、主动运动、阻力运动,以及一种特殊的本体感神经肌肉易化法。

（一）被动运动

指全部练习都在他人的帮助下运动。

被动练习通过被动的关节活动,来保持或恢复关节的正常活动范围,预防挛缩和粘连形成;增强本体感觉;保持肌肉的静止长度;刺激屈、伸反射;可以明显降低运动时能量消耗。

具体方法:固定近侧关节、扶托整个远侧的肢体;运动时应保持在无痛范围内进行;运动要在全关节运动幅度内缓慢而平稳进行,避免冲击式的动作,为主动运动做好准备。

（二）助力运动

指锻炼需在借助部分外力的情况下进行,患者无法独立完成关节运动全范围内的练习。

助力运动是肌肉在训练计划中的第一步,使其逐步过渡到主动运动。其作用是在主动计划开始时,进行精心的指导和辅助,不仅可以强壮肌肉,而且还可以建立起协调工作的模式。

具体方法:先让患者明确活动的要求;仅给予运动所需要的辅助练习;随着肌肉力量增加,逐渐增加辅助练习的力量;助力可来自他人、自身、重力，以及大、小器械。

（三）主动运动

指完全靠自己自身的力量来运动。

主动运动主要用于增强肌肉的力量，还可以用于加大关节的运动幅度。主动运动除能改善运动系统的功能、增强肌肉力量，还可以改善心脏功能、呼吸功能，从而改善全身功能。

具体方法：让患者明确练习的内容和要点，特别是准备姿势、运动方向和运动幅度；动作难度应该适合患者的练习水平；物理治疗师只起指导、监督作用，使患者按要求完成练习。

（四）阻力运动

指靠自身的力量来运动，并克服一定的外力。

阻力运动除增强肌肉力量和耐力外还可以让患者克服一定的阻力，可使患者信心增强。

具体方法：如用人工增加阻力时，治疗师应该注意自己的身体力学，尽量做到省力；阻力应该加在运动关节的远端；按一般的规律，在活动开始和结束时施加的阻力较小，在运动的中间时段施加的阻力最大。要有足够的阻力，但不要大到阻止患者完成练习。除了用人工阻力外，还可以用器械施加阻力，如各种力量练习器等。

（五）本体感神经肌肉易化法练习

本体感神经肌肉易化法（proprioceptive neuromuscular facilitation，PNF）是通过刺激本体感受器而促进和加速机体神经肌肉系统反应的一种方法。在运动前或运动时刺激本体感觉，有时配合刺激其他感觉，使其作用于运动中枢，加强其运动冲动，使更多的前角细胞或运动单元投入兴奋，从而提高锻炼的效果。通常用于神经瘫痪的患者，或仅有1~2级肌力时的肌肉锻炼。

PNF练习的常用方法有：对动作施加阻力；利用本体反射的练习（牵张反射、屈曲反射、支撑反射、姿势反射等）；利用中枢神经的兴奋集中、扩散、相互诱导；利用大型综合动作等。使跨过关节的肌肉尽量放松，以增加关节的运动幅度，而且可在不容易造成肌肉拉伤的前提下，有效地加大关节的运动幅度。具体方法：将患者肢体移动到最大限度；治疗师给予足够大的阻力，使紧张的肌肉用力收缩，做对抗阻力的等长练习；坚持10秒左右，放松肌肉，此时肢体很容易被移动到新的最大限度；反复做以上练习，可达到理想的关节运动幅度。

第二节　上下肢损伤康复锻炼

开始功能恢复锻炼的同时，如果关节的可动区域和肌肉力量能得到恢复，就必须逐渐进入到针对性的肌肉力量及活动能力的锻炼中去。恢复了基本的关节可动区域和肌肉力量就可以适当参加一些练习，还应当坚持进行恢复性锻炼。

一、上肢功能康复锻炼

如图6-2-1，以肩关节和肘关节损伤为例。首先，在坐位或站立时，肩和肘如果有针扎般的疼痛或上肢在直立位时有疼痛的感觉时，必须躺下进行训练。当即使站立也无疼痛感觉可以进入下一个阶段，这时可以试着自然地伸屈肘臂以及转动腕关节，如还有疼痛则表示目前还不适宜活动。然后试着做一些抓握小球、握棍棒等的动作，如果进一步用力都无疼痛感觉时，则进入下一阶段。肩、肘、腕关节如无疼痛，可以进行一些专项性的练习，如篮球的投篮动作，排球的扣球动作。最初开始动作的幅度及速度一定要小、要慢，然后逐渐地加大动作的幅度，加快动作的速度，如有疼痛感觉必须停止练习，要注意"少许的疼痛"，不要勉强进行活动。

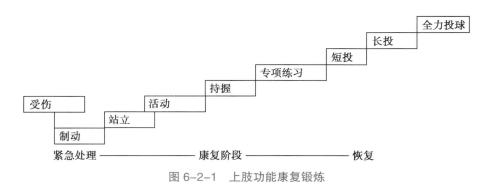

图6-2-1　上肢功能康复锻炼

有些患者往往只注重上肢而不注重下肢的运动，忽略了上、下肢的协调锻炼。实际上，上肢的活动是连带着下肢一起的，所以重要的是要恢复上、下肢的协调性。这一阶段还要注意在顺利恢复身体活动能力的同时，防止伤病的复发。以篮球运动为例，无论是远投还是全力投篮，主要分为 3 个阶段，即最初用 50% 的力量，第二阶段用 70%~80%，最后才能用 100% 的力量。感觉疼痛时应返回前一阶段重新开始。

在无疼痛感的前提下，循序渐进、升降结合，可以用最快的速度完成功能康复锻炼的过程。同下肢一样，不能跳越 2~3 个阶段，勉强进行则会前功尽弃。

二、下肢的功能康复锻炼

如图 6-2-2，主要提示了下肢受伤后为恢复速度奔跑能力的功能康复步骤。在最初阶段是无疼痛感的站立。膝关节和踝关节如有疼痛感，那么就说明无法承担体重的负荷，这时为了不增加下肢的负担应坐下或躺在床上进行锻炼。站立无疼痛感时，则进入步行阶段，行走时有疼痛感，那么行走甚至持拐杖走要禁止。步行的下一个阶段为登台阶，上下台阶如有疼痛感，则不能进入慢跑阶段。能否进入慢跑阶段关键取决于上下台阶时身体的感觉，虽然上下台阶时有疼痛感也能进行慢跑，但会导致不良的情况。只有上下台阶无疼痛感才能进入慢跑阶段，这样才能顺利由慢跑进入一般跑的阶段。

从慢跑阶段到全力跑阶段的过程中大约要经过 3 个阶段：功能康复锻炼中，不能突然以受伤前的速度，而首先应以其 50%，接下来以 70%~80% 的速度，最后再恢复到受伤前的速度来进行。其中如果出现疼痛必须返回前一阶段重新进行，这样才能以最快的速度完成整个功能康复的过程。

但是为什么有的运动员在恢复阶段总是失败，主要是无视"少许的疼痛"所造成的。如果轻视或无视"少许的疼痛"，则会发展为严重的疼痛，对这一点应该有足够的认识。下肢的损伤不仅在运动场所容易发生，即使在日常生活中也常常会因各种外来的压力而发生，所以一定要慎重对待。

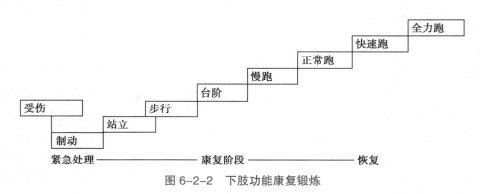

图 6-2-2 下肢功能康复锻炼

（吕红斌 蒋锦霞）

第三章 常见运动创伤的康复策略

软组织愈合分期包括炎症反应期、成纤维细胞修复期、成熟重塑期。组织损伤后立即进入急性炎症期，其特点是红、肿、热、痛。炎症阶段涉及毛细血管损伤和血管舒张，导致受伤部位的血流增加。中性粒细胞和巨噬细胞到达受伤部位，去除该区域的外来碎片和损坏组织，从而改善愈合环境，炎症反应期持续2~4天。成纤维细胞修复期通常在伤后3天开始，持续约2周，此期间新血管形成，成纤维细胞迁移到该区域合成新的基础物质和胶原蛋白。伤口边缘开始缩小，弱Ⅲ型胶原无序沉积形成瘢痕组织，在成熟重塑期进行胶原纤维的合成和重组。随后Ⅰ型胶原继续沉积，损伤软组织的张力使瘢痕组织中的胶原纤维平行排列，胶原纤维的平行排列通常在伤后2个月实现，它使组织能承受大的张力。然而，这个最后的愈合阶段是一个长期的过程，伤后约3周开始，可能会持续1年。重塑过程中，伤口的抗拉强度持续增加，3个月时约恢复到正常组织强度的80%。重塑阶段完成后，受损组织常常不能恢复到未损伤时的抗拉强度，抗拉强度的限制通常不会影响功能。组织愈合的三个分期有所重叠，表现了软组织愈合的连续性。

第一节 韧带损伤的康复训练

一、韧带损伤的病理基础与康复

韧带损伤可为局部挫伤、部分断裂和全断裂。有的韧带是关节囊增厚部分，韧带断裂时常合并关节内积血。康复时必须全面考虑韧带断裂后因关节不稳、脱位与半脱位常常导致其他组织的损伤，如半月板撕裂、软骨骨折、骨软骨骨折等。若有急性创伤性关节炎（关节积血）时，应穿刺抽出关节积血后再固定及进行康复训练。

韧带断裂后或术后常需要支具或石膏制动，制动不仅使肌肉和关节软骨发生系列改变，也会改变韧带。骨关节持续被动活动（continuous passive motion，CPM）由加拿大著名骨科专家Salter在1975年首次提出，动物实验表明术后早期进行持续被动活动可明显提高前交叉韧带移植物的组织学和生物力学性能，为术后早期活动提供了理论基础，而且适当活动促使损伤的韧带结构正常化，防止制动副作用。因此韧带损伤后早期活动是康复训练的原则。

二、膝关节韧带损伤的康复

（一）前交叉韧带重建的康复分期

前交叉韧带重建术后立即开始康复，同时必须保护ACL重建物。应考虑到术后康复过程中ACL的生理变化，重建时的ACL强度最大，然后经历坏死、再血管化、塑形重建。坏死期重建物强度下降，再血管化、塑形重建期重建物强度逐步增加。

1. 术前康复 术前恢复关节活动度可以减少术后关节粘连的可能性。择期手术的患者可能需要几周的治疗实现术前目标。

术前的一项重要内容是康复教育，术前的康复教育要让患者为术后练习做好思想准备。教育和术后康复练习中的独立性可以加速康复进程，减少并发症。术前康复计划包括股四头肌和腘绳肌等长练习、后跟垫高被动过伸、直抬腿练习、静蹲、主动屈曲或用对侧肢体帮助伸直ROM。ACL重建术后早期应避免最后30°的开链伸膝练习。教会患者自行松动髌骨以改善髌股关节生物力学。为患者定做术后支具，并教其如何穿卸；定做拐杖，教会其50%部分负重。鼓励患者在睡眠、行走和仰卧位直抬腿练习时戴上支具。教会患者在术后应用致冷设备（如冰袋）冷疗来控制术后疼痛和渗出。膝韧带测量仪记录术前松弛度，如果可能,进行肌力测试(等速和/或功能测试)和平衡测试。

本阶段避免热疗,以及长时间站立、行走、减速和旋转运动;合并内侧副韧带损伤者,在治疗训练和功能活动过程中避免外翻应力。

在炎症消退、关节活动度正常、肌肉功能和步态恢复后才能进行重建手术。术前应有物理治疗咨询,为患者提供教育材料,包括手术治疗方案、运动治疗、术后进程、常见问题和答案。

2. 术后康复 术后康复目的可概括为重建关节稳定度和活动性、保证术后适当的肌力和耐力、重新恢复本体感觉、恢复伤前的功能性活动能力。重要的是康复计划的速度和进度要有区别地针对不同个体,而训练的重点是在保护愈合中的移植物的同时尽量避免发生术后并发症。以下分别介绍 ACL 重建术后康复过程中的几个重要指标。

(1)制动时间:制动对移植物的保护有积极作用,但同时限制了周围肌肉收缩,导致疗效降低。早期活动有利于减轻疼痛,减少关节软骨退变,防止关节挛缩等。早期正确的活动能使愈合的韧带瘢痕更强壮、更好,但过于剧烈或太快的进度都会牵张和损害重建的组织。

(2)关节活动度训练:术后 2 周内强调完全被动伸膝,术后 2 周、6 周、12 周时屈膝分别达到 90°、120°、140° 左右。

(3)肌力训练:术后早期避免在最后 40° 范围内主动伸膝开链肌力练习,防止过度牵拉移植物。

(4)支具的使用:ACL 重建术后需要一段保护时间,使愈合过程中的移植物能有良好的血管生成,张力增加。但术后支具使用方面存在争议,Harilainen 等认为减少或不使用支具无明显不利。

(5)负重训练:一般术后第 1 天即可开始使用腋拐辅助行走,在可耐受范围内负重;达到完全伸膝后,在术后 2~3 周就可以戴支具完全负重而不使用腋拐。若早期需要部分负重或不负重,可考虑水疗或减重练习,也同时改善了髋关节周围肌群力量以及关节活动度。Shelboum 等的回顾性观察研究表明,强化康复训练(包括术后立即全负重行走,8 周后恢复体育锻炼)比保守康复更有效。保持膝关节在伸直状态下进行练习,几乎对 ACL 无任何牵拉应力,建议尽早进行,有助于平衡及本体感觉的恢复进程,预防局部骨质疏松。

(6)平衡及本体感觉训练:经多项实验验证,单侧的前交叉韧带损伤会使双下肢受累。因此,前交叉韧带重建术后本体感觉的恢复需要相当长的一段时间,而且不仅仅局限于受伤侧。从目前的手术方法来看,手术重建 ACL 难以使本体感觉恢复。本体感觉的恢复主要靠术后的功能训练,训练方式多采用闭链运动(自行车训练),还可进行"振动训练(即不稳定平面上的站立练习)"来协调神经肌肉功能。

前交叉韧带重建常用的自体材料主要有腘绳肌腱、骨-髌腱-骨,用腘绳肌腱重建时,尚有肌腱股数上的不同。重建材料不同时,移植物的愈合过程有区别;肌腱股数不同时,其术后训练中所能承受的最大应力刺激又有差别。此外,手术方法和固定方式多样。从这些因素考虑,前交叉韧带重建术后无普适的康复训练方法,在不违背韧带愈合以及生物力学规律的基础上,应该根据不同重建材料、手术方法及个体差异分别制订合适的训练计划。

目前,虽然还没有一个大家公认的最具权威性的 ACL 重建术后康复程序,但最可靠的康复程序重点强调以下原则:①早期控制水肿;②膝关节支具的使用;③早期 ROM 训练和患肢负重;④肌肉力量训练;⑤配合闭链训练;⑥本体感觉的再训练和神经肌肉功能的再教育;⑦特殊运动的敏捷性训练;⑧耐力训练;⑨从低一级康复治疗进入高一级康复治疗的评估标准;⑩回到损伤前运动水平的评估标准。

(二)急性膝关节侧副韧带损伤的康复

如为挫伤,冰敷压迫包扎,伤后 1~2 日即可在粘膏支持带的保护下开始练习。如为部分断裂应固定 4 周。如为全断裂(内或外侧副韧带全断),运动员都应立即手术缝合修补。北京大学第三医院运动医学研究所的术后常规为采取棉花夹板加前后石膏夹板固定,固定时间为 4~6 周。术后进行肌肉的收缩练习,每日 2 次,每组 30 次。在固定期间由于厚棉花夹板有一定的弹性,在固定的棉花夹板内有约 15° 的伸屈活动范围,有利于防止因关节固定而带来的肌肉萎缩与关节僵直,值得推广应用。切忌使用贴皮石膏管型固定,以免关节僵直。

三、踝关节韧带损伤的康复

踝关节韧带结构损伤是一种常见的运动损

伤,有 80%~90% 的踝关节损伤基于踝跖屈 - 内翻机制。由于力的传导方向,初始是距腓前韧带受伤,进一步影响跟腓韧带和距腓后韧带。踝关节内侧的损伤相对较少,一般基于踝关节过度外翻旋前。踝关节损伤容易复发,踝不稳发生率为 10%~60%,但通过神经肌肉和本体感觉的康复训练可以大幅减少踝不稳的复发。

（一）分类

表 6-3-1 中列出了一些评估运动员踝关节外侧扭伤严重程度的标准。这种分级是合理估算治疗和康复阶段的速度和强度的基本原则,也能估算运动员返回赛场的时间。

功能障碍可能因距下关节不稳或粘连形成;或下胫腓关节分离。即使没有结构病变,功能不稳定也可能会持续。

治疗和康复使受损的韧带愈合,肌肉等收缩组织恢复动态稳定能力,恢复本体感觉,减少再伤风险。表 6-3-2 为推荐的踝关节扭伤保守治疗方案。

表 6-3-1　外侧踝关节扭伤的症状和体征

等级	严重程度	累及部位	功能状态	肿胀	疼痛 / 压痛	韧带松弛
I	轻度	通常只有距腓前韧带	关节功能完整	轻度	轻度疼痛,距腓前韧带局部疼痛	前抽屉试验和距骨倾斜试验阴性
II	中度	距腓前韧带;跟腓韧带	中等障碍,行走受限	较重,可有瘀斑	中等疼痛和压痛	松弛较明显
III	重度	距腓前韧带、跟腓韧带;可能伴距腓后韧带	功能明显障碍,活动范围减少,完全不能负重	前外侧肿胀,扩散到整个踝关节周围	明显压痛	前抽屉试验和距骨倾斜试验阳性

表 6-3-2　踝关节扭伤的保守处理

参数	急性期阶段	中期（亚急性期）在制动之后	慢性期	返回运动（功能性）阶段
目标	保护关节完整性控制炎症反应控制疼痛、水肿和痉挛	促进组织再生	负重下的功能性训练本体感觉再训练纠正 / 控制生物力学	为重返运动做准备
负重状态	可耐受范围内负重	渐进到完全负重	完全负重	完全负重
物理治疗	冰敷间歇 / 持续加压抬高患肢III / IV级关节松动冷激光	冷疗（冰敷—关节活动—再冰敷）	冷疗（冰敷—关节活动—再冰敷）	冷疗（冰敷—负重类活动—再冰敷）按需治疗
手法治疗	高速低幅牵伸踝关节	后侧胫骨滑动伤处按摩	必要的跗骨间松动术	—
活动范围 / 灵活性	脚趾活动足底肌肉练习	坐位和站立进行跟腱牵伸	在旋后的位置牵伸跟腱	—
非负重运动	等长收缩	无痛关节活动范围,短弧度 - 亚极量等速训练	全范围收缩	
负重练习	—	负重活动范围,蹲起 / 提踵、踝泵、弓步	提踵练习	步行、跑步
本体感觉,灵敏,平衡练习	—	平衡和渐进性负重训练、单脚站立	平衡和全负重训练,逐步增加负荷	原地跑步练习,功能性跑步
补充替代练习	臀中肌和臀大肌肌力训练	水疗、固定自行车	椭圆训练器跑步机	固定越野滑雪器、侧登台阶

康复目标是为不稳定的踝关节提高动态稳定能力。在急性期，重点放在控制症状和维持神经肌肉的连续性，尽量减少水肿和疼痛。踝关节积液会挤压关节囊内的结构并影响机械性刺激感受器。冰敷、局部加压、电疗、抬高患肢等方法有助于减少积液。支具提供支撑，关节不需要严格制动，可在保护范围内谨慎缓慢训练。抬高患肢可以减少急性踝关节肿胀，在负重训练过程中，可以间歇性抬高并压迫患处持续5分钟左右，以便更早、更长时间地负重运动。负重功能性活动有踝泵、单脚站立、骑固定自行车、弹力带抗阻练习等。早期正确的活动有利于功能恢复。

（二）踝外侧副韧带重建术后管理

重建术后康复治疗与上述Ⅲ度踝关节损伤的保守康复原则相似。通常情况下，短腿石膏或支具需应用6周，踝关节处在背屈和轻度外翻位。在术后2周内，应用拐杖，患肢不负重，然后逐步部分负重。6周后，开始助力下屈伸踝关节练习。8周后，进行主动的踝关节活动范围练习，包括跟骨的内翻和外翻，同时进行抗阻练习踝跖屈和背屈。若患者走路没有跛行，逐步开始运动功能康复，术后4~6个月逐步恢复运动。

第二节 肌腱损伤的康复训练

肌腱血管较少，损伤后获得的氧气和营养更少，因此，肌腱的伤后恢复比肌肉更慢。肌腱愈合可能通过内在和外在两种途径。外在机制是周围的炎性细胞和成纤维细胞参与协助修复肌腱，而内在机制则是肌腱内的炎性细胞和成纤维细胞参与肌腱修复。

一、康复原则

结合解剖知识和对愈合时间框架的了解，综合运用以治疗肌肉和肌腱病变。另外，要考虑患者的个人特点、训练水平、动机，以及其他个人和外在因素。

二、急性肌腱损伤的康复训练

急性损伤后，受损组织出现炎症反应，包括疼痛、发热、肿胀、皮肤发红。应用RICE原则控制疼痛和水肿。冷疗在48小时内每天可应用2次，以限制周围组织出血量。

虽然愈合反应的炎症很重要，但如果肌肉或肌腱没有完全断裂，受损组织的制动和固定不应超过2天。这时根据急性损伤的另一康复原则，受损组织的早期活动可恢复其抗拉强度。软组织会对其物理需求做出反应：软组织会沿拉力方向改变形状或进行调整，早期施加外力的运动可作为物理刺激，帮助胶原蛋白的形成和维持。长期制动和不受外力会导致胶原纤维的缺失，换句话说，可控的运动比制动更能有效恢复组织的抗拉性。另外，制动可导致挛缩、肌肉萎缩、胶原纤维排列混乱。如果肌肉或肌腱完全断裂，需要数周制动，以便组织愈合。

伤后早期活动应为无痛范围内练习。被动和主动练习对受损结构施加纵向应力，有助于适应新的应力。急性损伤的恢复应从低强度练习开始，逐步达到使胶原纤维不受损的最大强度。随着疼痛和肿胀的消退，逐步增强可控的活动范围、柔韧性和力量练习，开始在无痛范围内进行主动练习。初期可用等长肌力练习进行力量训练，结合平衡活动，恢复本体感觉。当逐渐加大强度时，应持续监测疼痛等变化，及时调整康复计划。

康复的最后阶段是恢复工作、娱乐、体育运动的能力。这一阶段应在几周内进行循序渐进的训练。由于恢复功能性运动有一定难度，应持续监测疼痛和肌力，若出现疼痛和力弱，提示应降低负荷，这一点至关重要，以免造成再次损伤。

急性肌腱炎和跟腱腱围炎的初期治疗包括制动、避免反复动作、去除可能压迫或摩擦组织，加重炎症的外部因素。包括冰疗或抗炎药物来控制局部炎症。在疼痛和肿胀消退后，逐步进行活动范围和肌力练习。

急性肌腱损伤康复原则包括结合软组织愈合分期、伤后早期逐步活动但避免再损伤、逐步增强肌力以恢复功能。具体来说，急性损伤后的治疗目标是：①控制疼痛和水肿；②恢复正常活动范围和灵活性；③恢复正常肌力、耐力、神经肌肉控制；④恢复伤前功能和活动，避免再伤。

三、肌腱病的康复训练

肌腱病的首要治疗原则是减轻肌腱疼痛，因为疼痛会限制功能性活动。

肌腱病的最有效治疗措施是离心练习或主动拉长肌肉－肌腱单元。离心训练可减轻疼痛并增强功能，目的是逐渐增加肌腱受力，最终达到增强其对拉力的承受能力，使肌腱结构更为正常。然而，离心训练有效的具体机制并不十分清楚。

牵伸也有助于肌腱病患者减轻疼痛和增强功能。牵伸可拉长肌肉－肌腱单元，进而改善其柔韧性和活动范围，增加肌肉－肌腱单元的静息长度，减少关节受力。定期进行牵伸练习可帮助降低肌肉－肌腱单元紧张程度。

其他能减轻肌腱疼痛的方法包括调整休息时间和训练强度、支具、矫形鞋（垫）和肌贴，均可防止肌腱损伤。虽然应用激素类在一定程度上能缓解肌腱病变引起的疼痛，但其使用仍有争议。为注射过皮质类固醇的患者进行康复训练时要特别小心，因为皮质类固醇会导致组织损伤和降低胶原蛋白的抗拉强度。

四、常见肌腱损伤的康复训练

（一）跖肌腱断裂（网球腿）的康复

跖肌腱位于腓肠肌和比目鱼肌之间，断裂后若将踝跖屈制动，常常因局部粘连造成足跟不能着地走路的"尖足"。最好的治疗方法是防止受伤局部粘连，影响活动。伤后平卧床上时，足下垫枕，使踝背伸于 0° 位，将跖肌腱的断端拉长后固定，同时厚棉花压迫包扎。固定 2 日后下地走路，走路时脚后跟先着地，2 周后开始逐步训练。

（二）跟腱断裂的康复

运动员或爱好体育运动患者，跟腱断裂后建议手术修补。术后康复方法是：

1. 长腿棉花夹板压迫包扎，并以石膏托将膝和踝关节屈曲制动，48 小时后做足趾的屈伸活动，并鼓励小腿三头肌收缩抽动。在厚棉花夹板里允许约 15° 的踝关节伸屈活动，防止粘连。

2. 3 周后将长腿石膏改为短腿石膏，活动膝关节。在床上练习踝关节的屈伸活动，进行滚筒练习（20min/d）。下地时拄双拐，患侧足踝应用短腿石膏托保护，避免摔倒。

3. 6 周后膝屈曲 90° 位主动勾脚 / 绷脚 / 内翻 / 外翻练习，练习后冰敷 20 分钟，然后带上短腿石膏。

4. 术后 8~12 周经手术医生允许后去石膏垫足跟垫（将踩实的硬纸板剪成鞋后跟状 10~12 层垫于鞋内，3~3.5cm 厚，每 2~3 天去 1 层），持拐逐步负重行走。

5. 术后 12 周恢复全范围关节活动度，被动牵伸。逐步进行提踵练习（进度：平面上双脚提踵→斜坡上双脚提踵→平面上单脚提踵→斜坡上单脚提踵），逐步开始慢跑练习。

6. 术后 6 个月逐步开始专项训练。

若局部皮肤条件不允许手术者，也可用保守治疗，参照上述康复原则。

（三）肱三头肌肌腱断裂的康复

常常与肘内侧副韧带断裂并发，注意避免漏诊。最好的诊断方法是肱三头肌重力试验，患者身体前屈，双臂侧平举，如果肘不能完全主动伸直即为试验阳性，提示肱三头肌肌腱的止点撕脱。应手术将断腱止点重建，术后制动的时间一般是 4 周，具体康复内容有：

1. 术后用棉花夹板加压包扎，肘伸直位石膏托制动，每日练习手及腕的屈伸及握拳活动。棉花夹板制动的好处是止血并保证肘关节有 10° ~15° 的伸屈活动，防止粘连。

2. 4~5 周后去掉棉花夹板，练习屈肘活动。

3. 术后 6 周可逐步加强关节活动度训练，若角度进展顺利，逐步进行肌力练习。

4. 术后 5 个月后逐步全面恢复关节活动角度及肌肉力量，术后 10 个月后逐步回返运动。注意循序渐进，避免暴力动作。

（四）髌腱断裂的康复

可为单纯断裂也可与韧带断裂和半月板损伤并发，容易漏诊，伤后必须手术修补。康复的原则是：

1. 康复成功的关键在于早期膝的伸屈活动，因此手术修补的同时采用张力钢丝减张固定。但术后 6 周内避免主动伸膝，防止术后髌腱再次断裂。

2. （术后 1 周后开始）关节活动度练习 术后 1~3 周可屈曲至 0° ~45°，不得盲目追求角度和被动推拿。每日 1 次，不可反复练习，练习后即刻冰敷 15~20 分钟，伤口愈合后，可进行瘢痕松动和轻柔的髌骨松动术来预防髌股关节活动受限（但先不进行上推髌骨）。利用坐位顶墙方法进行膝关节被动屈曲练习，术后 6~8 周屈膝

90°~100°,可坐位被动屈膝,术后 8~11 周屈膝至 125°。复查后决定是否开始练习无痛范围内的主动屈膝、平衡和步态练习。

3. 术后 16 周根据评定和复查,若关节活动度和膝关节周围力量基本恢复正常,可根据自身情况进行户外散步或游泳等缓慢运动。

第三节 腱止点末端病的康复训练

腱止点末端病是由于运动过劳损伤引起的一种腱止点的变性。常见的伤病有髌腱腱围炎(末端型)、网球肘、跟腱止点末端病等。

一、髌腱腱围炎(末端型)的康复

常见于篮球、排球、足球运动员,又称跳跃膝。主要症状是膝起跳或落地时痛软无力,检查时髌尖有锐利压痛、增大及膝关节 130° 位时伸膝抗阻痛。

1. 急性期局部冰敷、停止跑跳动作。

2. 慢性期应停止或减少膝低位屈曲的起跳动作。杠铃负重全蹲起的训练应暂停。

3. 股四头肌肌力的等长训练 最好的方法是负重静蹲。

二、网球肘的康复

又称肱骨外上髁炎,多见于网球、乒乓球、羽毛球运动员。康复方法是:

1. 急性期局部冰敷,停止训练。

2. 慢性期的练习过程中避免以反复屈伸作为练习方法,防止引发炎症及肿胀加剧,造成骨化性肌炎、骨折等严重后果。

3. 加强伸肌柔韧度的练习。反复重复 Mills 征的动作以拉长腕伸肌。做法是:握拳、屈腕屈肘、前臂旋前再将肘伸直。10 次为 1 组。

4. 肌力训练必须在急性炎症消退后进行,即开始肌力训练前 2 周没有疼痛。如出现症状(如疼痛)提示训练进度需要调整,减少强度或加强冰敷。肌力训练范围:手握力、屈腕肌力、伸腕肌力、肱二头肌、肱三头肌、肩袖肌力。在无痛情况下逐渐增加肌力、灵活性和耐力。

(1)伸腕肌的等长训练:全屈、中立位和背伸位用力并停 10 秒,30 次为 1 组,每日 1 组。完全不痛后训练时加负重 0.5kg。

(2)持 1~2kg 哑铃做腕的肌肉向心及离心收缩运动,练习时前臂应以弹力绷带裹缠保护。

三、跟腱止点末端病的康复

跟腱止点末端病是一种常见病,由于跟腱负荷过重导致的过度使用损伤,多见于跑跳项目及体操运动员。虽然绝大部分跟腱病患者可以逐步恢复正常活动,但跟腱病和跟腱断裂之间明显相关,跟腱断裂前常伴有跟腱病。因此应重视对跟腱病的早期治疗,避免出现跟腱断裂。慢性跟腱病的保守治疗包括物理疗法、离心牵伸练习、冷疗、冲击波。然而,有 24%~45% 的慢性跟腱病变患者可能保守治疗失败。若保守治疗 6 个月依然无效时,建议采用超声引导下介入治疗或其他手术。

第四节 关节软骨损伤的康复训练

一、软骨损伤修复康复总则

(一)制订康复计划的准备工作

1. 了解关节软骨的生物学及影响软骨愈合的因素。

2. 考虑损伤细节 ①损伤的性质(急性、慢性);②缺损的位置(股骨髁、胫骨平台,髌骨或滑车);③缺损的尺寸;④缺损的深度。

3. 详细的手术过程 成功的康复程序应该根据手术方案制订。

4. 考虑患者的特殊性 年龄、术后运动水平预期、职业等。

(二)软骨修复术后康复的总体要求

1. 关节制动或不负重对关节软骨有害,因为这将导致软骨基质中的蛋白多糖减少。

2. 尚未成熟的新生组织若过度负重,不利于愈合或破坏新生组织。

3. 给软骨组织的生长提供一个良好的环境或提供刺激生长的因素,即控制关节的活动度、控制负重的力量和所施加的外力。

4. 重新恢复肌肉的功能,保持关节的稳定性。

5. 要求下肢力线正常,保持损伤区的受力正常。

6. 对患者的正确教育和患者的依从性对手术能否成功至关重要。

（三）康复治疗的步骤

应根据软骨修复的不同时期来制订:①保护期(0~8周);②组织化生期(8~12周);③成熟期(12~26周);④塑形期(26~38周)。

二、软骨损伤修复康复要素

（一）活动度练习

控制下的早期运动可以防止软骨变性,也能促进软骨愈合。

1. 软骨损伤修复以后,控制安全的活动范围促进愈合。

2. 在一定安全范围内的活动避免制动的危害。

3. **临床指导方针** ①保持被动伸膝功能;②逐渐恢复屈膝功能;③使用被动运动、辅助主动运动和非负重的主动运动练习;④每小时练习关节运动10~15分钟,通常情况下要持续3周;⑤CPM要比膝关节制动或膝关节过度活动更有利于软骨缺损的修复。

（二）减少关节肿胀

1. **危害** ①关节肿胀导致股四头肌活动受到抑制;②仅少量(50~55ml)关节积液就可以对下蹲造成影响。

2. **减少术后肿胀方法** 可以用加压包扎、冰敷或抬高患肢等方法。

（三）重建肌肉功能

1. **改善肌肉的力量和耐力** 正常膝关节周围的肌肉可以吸收膝关节受到的冲击。

2. 肌力练习的方式和进度要基于软骨缺损的位置。

3. **术后软骨保护期的肌肉训练** ①0~4周,不同角度的等长练习及直抬腿练习,可以使用肌肉电刺激。②4~8周,主动运动(有限的)、游泳池运动、自行车、有轻负荷阻力和少量活动度的闭链练习。③组织化生期(8~12周),使用中等负荷抗阻和关节活动度的渐进训练,但是必须同时监控疼痛和肿胀。此期还适合做以下功能训练:闭链训练、自行车、爬台阶和游泳池中的练习等。④成熟期(12~26周),关节逐渐负重。

（四）控制负重量

1. 负重的指导原则是由损伤的尺寸、特点和术中情况来决定的。

2. 在术后2~6周对负重进行控制。

3. **缺损的分布** ①对股骨髁和胫骨平台要控制负重8周;②对滑车区的损伤在膝关节完全伸直时允许负重;③使用减少负重的支具或练习时负荷很少的机器,如无阻力固定自行车、进行减重跑台行走练习,在低负重练习中每周增加10%~20%的负重,也可以用水中训练来减少负重。

（五）患者的依从和教育

1. 对患者的教育可以促使他们更好地依从。

2. **患者要掌握的知识** ①了解愈合的过程;②过度负重的后果;③剪力和压力的概念。

三、微骨折技术术后康复

微骨折技术术后康复对手术的疗效至关重要,为骨髓干细胞在手术所创造的环境下分化成为软骨细胞产生影响。其中微骨折处理后形成的血凝块提供的生化环境也很重要。局部的细胞分化和成熟将修复缺损的关节软骨。在制订术后康复方案的时候要考虑许多因素,尤其是软骨损伤所在的解剖部位。

（一）减少术后肿胀和疼痛

1. 术后1~7天内给予冰敷,减轻患者的疼痛和炎性反应。

2. 经常抬高患肢。

3. 术后7天进行理疗,促进膝关节积液的吸收。

4. 踝泵练习促进患肢血液循环。

（二）术后的CPM练习

1. 如果软骨缺损部位在股骨负重区,微骨折技术后可以立即开始CPM练习。

2. 早期CPM的膝关节屈伸角度是30°~70°,如果患者可以忍受,还可以增加10°~20°。但要注意在术后早期避免软骨修复部位受到摩擦。

3. CPM的速度一般是每分钟1个来回,但要根据患者的舒适程度进行调整。

4. 如果没有 CPM 仪器，可以进行膝关节被动屈伸练习，每组 500 次，每天 3 组，持续到术后 3 周。

（三）膝关节的被动活动范围

值得重视的是，术后被动屈伸膝的活动范围必须尽快达到正常。

（四）术后负重

1. 术后 1~2 周酌情开始无阻力固定自行车练习和水中练习，在进行深水练习时，应用浮力背心和踏水鞋，以便在深水中跑步。

2. 根据缺损的大小，在术后 6~8 周内扶拐部分负重。

3. 负重区域的软骨损伤术后 8 周内进行部分负重练习时应该去掉支具，练习结束后必须再戴上支具。而髌股关节区域的软骨缺损，微骨折技术后 8 周内进行负重练习时要用支具限制屈膝范围小于 20°，以便保护髌股关节面的手术区域。

4. 术后 8 周以后逐渐从部分负重过渡到完全负重。

（五）肌力练习

1. 早期进行健侧肢体肌肉的最大抗阻练习，防止肌肉萎缩。

2. 逐步进行弹力带抗阻练习肌肉，同时逐步从部分负重到完全负重练习。

3. 术后 16 周以后酌情尝试应用机器进行肌肉的抗阻练习。

（六）术后恢复运动

1. 术后 12 周逐步进行正常步行和地面慢跑。

2. 术后 4~6 个月以后酌情开始急转、急停和跳跃运动练习。

（七）对髌股关节软骨损伤的特殊考虑

必须了解缺损的具体部位，在术后至少 4 个月内，设计的康复动作应该避免冲击被修复的软骨区域。比如，可以在 0°~20° 的范围内屈伸膝关节；术后尽早开始 CPM 练习，但活动范围要避免对软骨修复区的挤压；被动屈伸膝关节的活动范围尽快达到全范围。

（黄红拾）

第四章　运动创伤的防护

运动防护是指在体育活动中,从事运动创伤和疾病预防、评估、治疗、急救、康复的行为,可由运动医学医师、理疗师或者运动防护师(athletic trainer,AT)完成。在专业或者职业的运动队中,美国的运动防护大多由运动防护师完成,而国内大多是由队医、理疗师(physiotherapist,PT)和运动防护师完成。运动创伤的防护原则主要包括:运动创伤内外风险因素的评估;制订和实施运动创伤的预防措施;运动创伤的现场急救;运动创伤的伤后与术后康复。在国内,运动创伤的防护开始大多应用于运动队中,但目前随着全民健身的普及,运动防护的一些知识也越来越广泛地应用到群众体育运动之中。

第一节　运动创伤防护的历史和团队构成

运动防护的理念来源于运动队中,主要是针对运动员的运动伤病进行预防、急救、治疗和康复工作。在美国运动队中,运动防护实施的主体是运动防护师,要求运动防护师长期驻扎队伍中,同运动队一起训练、比赛,在训练和比赛中配合医师对运动员的伤病进行医疗关照。运动防护师经过系统培训后,需要通过美国统一的执业认证资格考试,考试内容包括理论考试和实践操作。在国内运动队,运动防护实施主体主要包括运动队队医和康复理疗师,运动防护师的职业认证工作还在进行中。

运动创伤防护在运动队中开展得更为规范和系统。在专业或者职业运动队中,要完成针对运动员运动创伤的预防、急救、治疗与康复工作需要一个医疗团队完成。运动创伤防护医疗团队不仅包括医生、运动防护师,还包括教练员和运动员本身,多方面共同合作保障运动员健康。将来如果运动防护师能够普及到中学和大学运动队,则家长和监护人也应成为医疗团队中的重要一员。

1. 医生职责　医疗团队负责人,可由具有医师资格的骨科医师、运动医学医师或者内科医师担任。对运动员伤病进行决策性诊断,选择治疗方案,在队伍中开具处方,进行相关治疗,并对伤病后运动员训练或者比赛进行判断和抉择。与运动防护师一起协作,并通过运动防护师的实践对运动伤病进行预防和治疗。

2. 运动防护师职责　负责运动员日常医疗保障,也是运动员的首诊人员,运动防护师具备相应的医学和训练学知识。其工作职责和内容包括:运动创伤的预防和风险管理;运动创伤早期评价和急救处理;运动创伤的治疗和场边处理,包括手法、物理治疗、贴扎等措施;运动创伤的进一步处理和转运;运动创伤受伤后和手术后的康复,帮助运动员重返赛场;针对运动队内医疗事务,负责协调与联系医师、运动员、教练员。

3. 教练员职责　在运动队医疗事务中,教练员同样有一定职责,教练员应该具备一定和项目特点相关的医学知识,并应接受相关培训。结合项目特点包括通过加强力量、柔韧训练,以及提高身体状态预防运动创伤;对重大伤病第一时间进行判断和急救。

4. 运动员职责　在运动队医疗事务中,运动员是主体和核心,运动员需配合运动防护师进行预防、治疗和康复,同时和运动防护师保持良好的沟通关系。

第二节　运动创伤的预防

运动员高强度、长时间的训练量会导致运动创伤的高发,对运动创伤进行预防是降低运动创伤高发的有效措施。预防的理念和实践也是运动防护的核心内容之一，建立有效预防措施主要包括：赛季前严格评估运动员的身体状况和功能；根据项目特点，充分调查致伤因素，包括外部因素和内部因素；对易伤关节和部位进行有效的保护；通过内在肌肉力量和柔韧性训练加强易伤部位的保护和创伤预防。

一、赛季前体检与评估

目的包括：评价身体状态；确认是否有不适合运动的生理病理问题；充实自身生理特征数据，包括心血管功能与耐力、柔韧性与力量等；完善运动员创伤数据库。

赛季前对运动员进行常规体检和评估是运动队医疗的重要工作，对于运动员在训练和比赛中的重大伤病至关重要。严格对容易导致运动员猝死或者重大疾患的疾病进行排查，如马方综合征、先天性心脏疾患、冠状动脉异常、脑血管异常（假性动脉瘤）等，需要进行有侧重的专业体检，防止在比赛和训练中产生重大疾患。

赛前运动功能的评估和临床检查有所不同，除了对某些项目易损伤的部位进行临床检查，排除或者确诊某些运动创伤，还需要对机体的功能进行综合评价，主要包括柔韧性（flexibility）和力量（strength）。柔韧性和力量是运动员运动表现的基础，根据专项项目的不同其要求也不一样。柔韧性的测试主要针对关节活动度和专项能力进行测试。

此外，赛季前的体检和评估还能够帮助制订该赛季运动队运动创伤基线，有利于统计该赛季伤病的发病率（incidence rate），通过不同训练周期的伤病发病率变化情况，进行分析性流行病学调查，找出伤病的致病原因，进行有针对性的预防。

二、运动创伤的致伤因素

找出运动创伤的致伤因素是制订针对性预防措施的基础。根据不同的运动项目，运动创伤的致伤因素包括内部因素和外部因素。

常见的内部因素除了年龄和性别，其他均可以通过相应的防护措施进行预防。但是对于年龄因素，一定要对儿童或者青少年的生理特点进行

分析，有的放矢地进行相应预防，包括了解青少年常见的损伤如胫骨结节骨骺炎、应力性骨折等。对于性别因素，根据女性生理特点对女性运动员损伤进行针对性预防，如对于女性运动员前交叉韧带发病率高的特点，有针对性地进行力量、本体感觉训练，女性特有生理周期避免疲劳训练等，均能有效降低发病率。其中内部因素包括：①年龄、性别；②既往伤病不完全康复；③肢体优势；④柔韧性；⑤肌肉力量与平衡；⑥疲劳；⑦反应时间；⑧姿势稳定性与解剖对线；⑨水合状态。

内部因素中既往伤病不完全康复和疲劳均容易导致再次损伤，柔韧性不足容易导致肌肉拉伤、肌腱断裂等问题，肌肉力量不足容易导致关节和韧带的损伤，水合状态则会导致全身系统病理性状态和肌肉痉挛等。

常见的外部因素主要和环境、装备、训练等相关，这方面需要同教练员、队伍管理进行沟通，减少致伤的外部因素：①比赛级别、强度；②自身技术水平；③比赛装备；④场地条件；⑤气候与环境；⑥不当的训练方法与计划；⑦设备缺乏；⑧比赛或训练因素如犯规；⑨意外撞击。

比赛级别、强度越高，损伤发病率越高。训练前关节护具和贴布的使用均能有效降低运动创伤发病率。比赛中无论是湿热天气还是寒冷天气均需要进行有针对性预防，防止伤病产生。竞赛规则同样会影响运动创伤的发病率，针对各类犯规的严格判罚也会减少运动创伤的发生。

三、运动创伤防护技术

运动创伤防护技术主要包括各种力量训练（包含神经肌肉训练）、牵拉练习、平衡训练、护具的应用、贴扎技术等。

（一）力量训练

力量素质是运动素质的基础，也是运动创伤预防的重要基础。有效、有针对性的肌肉力量加强可以有效地预防运动创伤。力量训练是通过多次、多组有节奏的负重练习达到改善肌肉力量、耐力和形状的运动方式。不同的次数、组数，以及负重会产生不同的效果。力量训练主要从以下几个方面起到预防运动创伤的作用。

1. 加强关节稳定性　关节的稳定依赖于静力性稳定结构和动力性稳定结构。静力性稳定结

构包括骨、关节囊和韧带;动力性稳定结构主要包括关节周围的肌肉,通过肌肉的收缩保护关节,又称为功能性关节稳定。当通过力量训练加强关节周围的肌肉力量时,关节周围的肌肉可以在运动时产生强有力的收缩,从而维持关节稳定性,预防运动创伤。例如前交叉韧带(ACL)断裂是膝关节最常见的运动创伤之一,并且大部分是非接触性原因造成的。当膝关节处于屈曲、外翻外旋时,膝关节周围肌肉共同作用,对膝关节进行保护,避免关节内结构受到损伤。

2. 提高中枢神经系统的兴奋性　力量训练可以提高运动单位募集水平、数目、神经冲动的频率、对抗肌共同参与活动的程度及主动肌、协同肌、对抗肌之间的协调能力,使神经系统和动作效能对力量训练产生新的适应,达到专项运动中所需的力量素质,从而预防运动创伤。尤其是在急性损伤或者意外动作时,能够快速通过神经肌肉反馈动员肌肉及时有效收缩,避免运动创伤。

3. 提高力量耐力　力量耐力是人体长时间进行持续肌肉工作的能力,即对抗疲劳的能力。力量耐力训练的目的在于改善主动肌与对抗肌之间的协同性,提高动作的经济性,最大限度延长疲劳的出现,从而降低运动创伤的风险。

总之,力量训练可以增加运动单位的动员、增加肌肉收缩蛋白含量、增强肌肉力量、增强关节稳定性、提高中枢神经兴奋性、避免意外或者急性损伤,同时延缓疲劳,降低运动创伤风险。

(二)牵拉练习

牵拉是指拉长挛缩或短缩软组织的技术,其目的是增加身体柔韧性,改善关节活动范围。紧张、僵硬的肌肉会妨碍正常的肌肉活动。一旦肌肉无法有效收缩和放松,就会导致肌肉活动表现不佳,以及肌肉活动控制不良。缩短、紧绷的肌肉也可能造成身体在运动时,肌力和爆发力大幅减弱。另外,紧张、僵硬的肌肉甚至还可能限制血液循环,影响肌肉的自我修复过程,导致肌肉更容易疲劳和劳损。牵拉技术可以有效地增加肌肉的延展性,防止肌肉紧张和僵硬。

牵拉练习的方式主要包括:静态牵拉、动态牵拉和PNF牵拉。静态牵拉指的是拉长肌肉长度并使其保持一段时间,静态拉伸可以自我完成,也可由他人帮助完成。静态牵拉能够改善关节活动度、增加肌肉延展性,有效预防肌肉、韧带和关节的运动创伤。

静态牵拉强调缓慢而顺滑地运动,并配合深呼吸进行,当牵拉到感到肌肉有紧张甚至微痛的位置进行深呼吸,有助于肌肉放松;在静力牵拉的终末位保持20~30秒的时间,并保持节奏性的呼吸,重复进行2~3次;牵拉时不应该有明显疼痛的感觉,如果有明显的疼痛,则说明牵拉的幅度过大;在机体关节的生理范围内进行牵拉;如果身体有些部位异常紧张、僵硬,则要询问物理治疗师或者体能师,让专业人员检查关节活动范围并评估肌肉状态后,在指导下进行牵拉练习。

动态牵拉是利用肌肉主动收缩来拉长肌肉,但最后的姿势是不固定的。动态牵拉除了能增加关节活动范围外,还能增强肌肉、肌腱弹性,使肌肉与肌腱的性能得到一定程度的改善,从而起到预防运动创伤的作用。

PNF牵拉技术是根据人体发育学和神经生物学,结合日常运动模式创建的。强调多关节、多肌群的联动参与,其方法通常是在他人的协助下,通过拮抗肌的收缩来拉伸目标肌肉,再进行目标肌肉的等长收缩进行肌肉的牵拉。PNF牵拉可以对本体感受器刺激的同时改善神经肌肉的兴奋性,从而改变肌肉的张力,缓解肌痉挛、肌肉僵硬,有效地改善身体柔韧性、增加关节活动范围,并提高神经肌肉反应能力,从而预防运动创伤的发生。

(三)平衡训练

平衡是指人体所处的一种稳定状态,以及不论处在何种位置、运动或受到外力作用时,能自动地调整并维持姿势的能力。平衡训练在预防下肢运动创伤中发挥着重要作用,有利于促进肌肉神经控制能力,它是一种渐进性、系统性、目的性较强的训练方式,对肌肉多个维度进行强化。

在训练和比赛中,具备良好的平衡能力是避免损伤和再损伤所必须具备的。机体的平衡是由前庭感受器来控制,而肢体的平衡则主要由本体感受器来控制,平衡和本体感觉的训练可以增强动作控制能力,例如足球运动中变向跑,以及急停和急转都是本体感受器的精确控制。而在受伤特别是关节或肌腱受伤后,由于解剖结构的改变,如组织的撕裂,本体感受器装置及其功能也会被破坏,从而失去了对肢体位置的精确控制,造成再次损伤。因此,平衡能力的训练在预防运动创伤中是必不可少。

（四）护具与贴扎

1. 运动护具 运动护具是保护运动人群在运动过程中免受伤害的一种穿戴装备，主要可分为头盔类运动护具和四肢类运动护具。一般可分为护头、护肩、护肘、护腕、护腰、护腿、护膝、护踝、组合运动护具等。在一些运动项目中，运动护具是必须佩戴的，如自行车、滑雪、冰球和橄榄球等运动，运动护具在这些运动中已经作为运动装备中不可缺少的重要组成部分。例如，在进行滑雪、赛车等运动时，必须佩戴头盔来保护头部；举重和投掷类项目的运动员常常佩戴护腰，这是因为在这些项目中，腰部要承受相当大的负荷，佩戴护腰可以起到支撑和固定的作用，有效防止腰部扭伤；而在网球、羽毛球和篮球等球类项目中运动员常佩戴护腕，这是因为护腕可以有效减轻手腕部的过度屈伸，并减少球触拍（网球）或手触球（排球）瞬间手腕所受的冲击力，从而起到保护手腕和肘关节的作用。在护具中，还包含维持生理结构的鞋垫等，用于治疗足底筋膜炎和足部结构异常等。

另外，佩戴护具时应掌握正确的佩戴方法，保证护具松紧适度。护具佩戴过紧会影响肌肉收缩发力和血液流通，可能由此加重已有的损伤，而太松的护具无法和身体贴合，起不到稳定的作用，还会影响运动时技术的发挥。当关节和肌肉已经损伤时，必须在康复医师的建议和指导下正确佩戴护具，以免加重损伤。不运动时不要长期佩戴护具，避免其阻碍肌肉与韧带的恢复。

2. 贴扎 相较于其他护具，贴扎（图6-4-1，见文末彩插）最大的不同是它可以根据不同关节形状及需求进行相应的改变，某种意义上说，它是更有效、更方便的量身定做的护具。目前常用的贴布有两种，一种是由重弹贴与无弹性的白色贴布所组成的传统贴扎，另一种是使用肌内效贴布的肌内效贴扎。

传统贴扎不需要其他工具做辅助，徒手即可撕开贴布，传统贴扎预防运动创伤的机制主要在于：①使关节能够在无痛的范围内活动；②弥补生物力学方面的缺陷；③加强肌腱与韧带；④减轻水肿和疼痛并提高本体感觉。

肌内效贴布目前广泛应用于运动创伤的防治，通常由柔软透气且有弹性的纯棉布配上水波纹状的丙烯酸酯低敏胶组合而成，它不含乳胶及药性，同时延展性强，可达原始长度的120%~140%，并对皮肤产生一定的压力。贴布及背胶采用水波纹设计，贴扎处的皮肤表面出现皱折效应使皮下组织与肌肉间的空间加大，有利于体内淋巴液流动顺畅，以维持良好的体液循环。

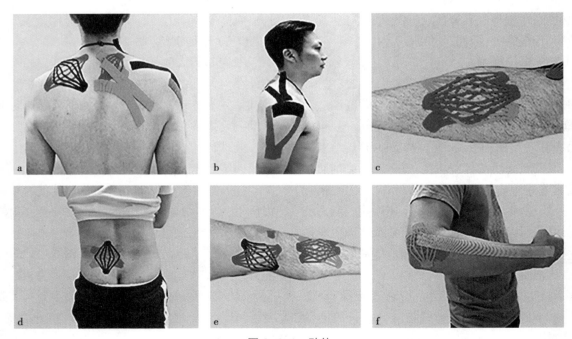

图6-4-1 贴扎

a. 颈背部贴扎；b. 肩部贴扎；c. 小腿肿胀贴扎；d. 下腰痛贴扎；e. 腘绳肌肌腱拉伤与小腿肿胀贴扎；f. 网球肘贴扎

肌内效贴布设计考虑色彩学原理采用多种颜色设计,较白贴等传统贴布的主要区别在于:其厚度适宜,透气性好,人体的皮肤耐受性好,不易过敏;具有一定的弹性,在人体运动中达到与人体软组织的力学互动,满足了运动时对灵活度和舒适度的需要。肌内效贴布的作用主要包括:①改善疼痛、肿胀和出血,肌内效贴布使皮下组织和筋膜之间的间隙增大,使淋巴液的循环加快,促进新陈代谢,增强人体的自然愈合能力;②减少肿胀和出血,肌内效贴布可改善淋巴和血液循环,促进分子运送氧气和养分,促进疲劳恢复;③改善关节的活动,关节是运动的"枢纽",当拉动关节肌力不平衡,各关节的活动将受到限制。肌内效贴布可以加强薄弱肌群的力量,使关节活动正常化。

此外,在使用肌内效贴布时,除了要考虑损伤的程度、部位、发力点,还需综合考虑浅筋膜组织、肌肉组织、关节、血液循环与淋巴循环、神经组织等因素。贴扎时需沿着肌肉的走向,直接贴在受伤或需要保护的肌肉皮肤上。

第三节　运动创伤的急救

一、运动创伤的急救原则

运动创伤的急救原则可概括为"PRICE"或者"RICE"原则。

(一)P(protect),保护

损伤早期适当地采取积极保护措施,避免肢体再次损伤和搬运损伤。在急性损伤中,如未能明确损伤程度,避免早期因不当移动造成二次损伤,尤其是在脊柱如颈椎和腰椎损伤后,切忌盲目进行搬运,可通过现场佩戴颈托,或者采用脊柱护板进行转移。膝关节损伤后可以采取绷带保护,或者膝关节伸直位支具保护。肩关节急性外伤后脱位不要盲目复位,避免骨折脱位后的二次损伤,可暂时采取前臂吊带临时固定。

(二)R(rest),休息

注意损伤后的肢体休息,避免二次损伤,反对带伤上阵。运动创伤后的充分休息是伤病愈合的重要条件,任何损伤均有一定的生物愈合期,违反愈合规律,片面强掉早期重返赛场不利于伤病的充分愈合。因此,在运动医学领域,损伤程度是根据缺席比赛或者训练的时间进行划分的。

(三)I(ice),冰敷

通过冰敷使局部血管收缩,减轻患处出血、肿胀和炎症反应,促进早期恢复。

(四)C(compression),加压包扎

采用绷带或者弹力绷带,根据一定方法对损伤部位进行加压包扎,减少局部出血,避免早期肿胀。加压包扎对于早期控制出血和肿胀远优于冰敷,可以作为首选治疗方案。

(五)E(elevation),抬高患肢

将患肢抬高,位置高于或者平于心脏,促进血液和淋巴回流,减轻局部肿胀。

同"PRICE"或者"RICE"原则相对应,在运动创伤尤其是关节创伤的早期还要避免一些不当的治疗方式,遵循"HARM"原则,避免早期H(heat),热敷,加重患处血液循环,加重肿胀;A(alcohol),酒精,这里不仅仅指外用或内服酒精,而是泛指在早期不要外用刺激类的药品(如辣椒碱、红花油等);R(run),跑动,损伤早期勿"轻伤不下火线"、带伤坚持训练或者比赛,早期让患肢充分休息有利于完全康复;M(massage),按摩,创伤早期禁止一切形式的手法刺激和按摩,避免加重损伤和局部炎性反应加重。

二、急性运动损伤的早期治疗方法

急性运动损伤在最初24~48小时内,肌肉、韧带、骨骼等组织发生的损伤可引起诸如肌肉韧带撕裂、血管破裂、骨折等,这些损伤处不仅在开始时出现肿胀和疼痛、破损的血管出血增加,进一步引发继发性低氧性损伤,导致细胞组织坏死。因此,早期治疗目的在于有效地减轻肿痛、控制局部过度出血。

(一)出血和止血

常用的外出血临时止血法有以下几种:①加压包扎止血法,生理盐水冲洗伤部后用厚敷料覆盖伤口,外加绷带增加血管外压,促进自然止血过程,达到止血目的。②抬高伤肢法,用于四肢小静脉和毛细血管出血。方法是将患肢抬高,使出血部位高于心脏,降低出血部位血压,达到止血效果。此法在动脉或较大静脉出血时,仅作为一种辅助方法。③屈肢加压止血法,前臂、手或小腿、足出血不能制止时,如未合并骨折和脱位,可在肘窝和腘窝处加

垫,强力屈肘关节和膝关节,并以绷带"8"字形固定,可有效控制出血。④指压止血法,这是现场动脉出血常用的最简捷的止血措施。用手指压迫身体表浅部位的动脉于相应的骨面上,可暂时止住该动脉供血部位的出血。根据全身动脉的走行分布,在体表有一些动脉搏动点,即为压迫止血点,指压法简单易行,但因手指容易疲劳不能持久,只能作为临时止血,随后应改用其他止血方法。

(二)肌肉拉伤

轻者可即刻冷敷,局部加压包扎,抬高患肢。24小时后可施行按摩或理疗。如果肌肉已大部分或完全断裂者,在加压包扎急救后,固定患肢,立即送医院手术缝合。

(三)关节、韧带扭伤

扭伤是由于受到外力的冲击,使关节和韧带产生非正常的扭动而致伤。伤后立即抬高患肢,伤情严重的要立即冷敷或用自来水冲淋、加压包扎、固定休息使毛细血管收缩,防止肿胀。24小时后即可拆除包扎,可采用热敷、理疗,使毛细血管扩张,促进血液循环。严重扭伤如韧带断裂、关节脱位,应尽快到医院缝合或做固定处理。

三、关节脱位

脱位或脱臼是指关节面失去正常的联系。关节脱位可分为损伤性脱位、先天性脱位、习惯性脱位、病性脱位、开放性脱位和闭合性脱位、以及完全脱位与不完全脱位等。关节脱位同时可伴有关节囊、骨膜、关节软骨、韧带、肌腱等组织的损伤或撕裂,严重时还会伤及神经。

在运动损伤中以肩、肘关节脱位为常见,膝关节髌骨脱位也很常见,但通常能自动复位。肩关节脱位后,可用大悬臂带悬挂伤肢前臂于屈肘位。轻度肩锁关节脱位也通常采用前臂吊带固定。肘关节通常在及时复位后采用支具固定于功能位置。

四、骨折

运动创伤中骨折的急救原则是保护伤口、固定骨折。即在发生骨折时,应密切观察,如有休克存在,则首先是抗休克,如有出血,应先止血,然后包扎好伤口,再固定骨折,并及时送往医院。

(陈亚军)

第四节　运动创伤的重返赛场问题

重返赛场问题是运动创伤与术后康复的核心问题,也是运动员进行各种康复训练的目的。重返赛场的时间绝对不等同于"临床愈合时间"。在运动员受伤后或者手术后根据治疗的侧重分为几个阶段:第一阶段,主要场所在医院的康复,这期间的主要目的是防治并发症和适当保持功能,该阶段严格遵从医师医嘱;第二阶段,主要场所在康复机构的康复训练,这期间主要是针对伤后或者术后进行关节活动度、力量、柔韧性、以及神经肌肉反应性训练等,该阶段同理疗师配合;第三阶段,主要场所在运动队并直接和"重返赛场"相关的训练,该阶段也是运动防护师的主要舞台,但同时又与运动员的专项训练有关,因此需要运动防护师同体能师密切结合。

2002年由美国六个权威运动医学协会组织提出了"重返赛场(return to play,RTP)"相关概念。该学术权威联盟对运动医学中涉及的"重返赛场"问题发表了联合声明,即重返赛场是指受伤或者患病运动员能够安全地重新参加训练或者比赛的一个决定性策略,其目的是让伤病运动员痊愈后避免再次受伤,并减少运动员重返赛场后受伤风险。

影响重返赛场的因素包括多方面,如手术因素、非手术因素、运动员从事的项目、运动员资历、竞技水平、心理状况、政治和经济因素等。医学治疗会让肢体具有更好的生物学和生物力学功能,但运动员重返赛场受多因素控制和影响,如重返赛场的意向和积极性,高水平运动员重返赛场的概率要高于低水平运动员,重点运动员重返赛场概率要高于非重点运动员和低资历运动员(表6-4-1)。

但是从医学角度讲,重返赛场需要重视两个方面的问题,第一是受伤组织的自然愈合规律,第二是以力量、柔韧性和神经肌肉反应性为评价指标的肢体功能。在重返赛场问题中,目前运动医学研究最多的是前交叉韧带损伤手术后和运动性脑震荡重返赛场。

表 6-4-1 常见运动损伤的重返赛场或恢复训练建议时间

疾病名称	建议恢复训练时间	疾病名称	建议恢复训练时间
颈肩背筋膜炎	症状轻者不必停训	股骨头缺血性坏死	12~24 个月
腰椎峡部裂与脊椎滑脱	有神经症状者停训，3 个月之后开始训练	髋关节撞击综合征	术后 3~12 个月
脊椎棘突痛	症状轻者不必停训	弹响髋	术后 8 周
肩关节脱位	保守 3~4 周，术后 6 个月	大转子下滑囊炎	3 日 ~4 周
肩袖损伤	保守 0~4 周，术后 6 个月	前交叉韧带损伤	术后 10~12 个月
肩峰撞击综合征	保守 0~2 周，术后 3~6 个月	后交叉韧带损伤	术后 10~12 个月
肘关节骨关节炎和游离体	术后 2~3 个月参加训练	半月板损伤	术后 3~6 个月
网球肘、高尔夫球肘	一般无需停训	踝关节不稳与周围韧带损伤	8 周 ~6 个月
尺神经损伤	症状轻者无需停训	踝关节撞击综合征	2 周 ~3 个月
		踝关节骨折	3~6 个月

1. 自然愈合规律 组织的自然愈合是重返赛场的生物学基础。不同组织、不同手术方式均是影响组织愈合能力的基础。在膝关节韧带损伤中，内侧副韧带损伤后的愈合能力就高于前交叉韧带和外侧副韧带，Ⅲ度以下的损伤可以通过积极的保守治疗短期内愈合，并具有较佳的生物力学功能。而前交叉韧带断裂后，则需要通过手术重建才能达到其膝关节的生物力学稳定功能。修复和重建时不同的手术方案均对组织愈合时间有一定影响。前交叉韧带重建后的愈合时间还需要充分考虑手术方式、移植物情况、有无伴随损伤等。一般来说同种自体移植物愈合时间早于异体肌腱，即使同种自体肌腱也需要经历韧带的坏死与重塑期等过程，因此在重视康复功能锻炼的同时，务必重视韧带的生物愈合。前交叉韧带重建术后韧带愈合周期从 1 年到 2 年不等，但一般在 9~12 个月已经达到了较为稳定的生物力学功能。普遍认为，运动员 ACL 术后重返赛场的时间在术后 6~9 个月，也有国际优秀运动员术后 12 周甚至更早重新参加对抗项目职业级比赛的病例。

2. 肢体功能 术后重返赛场的评估仍然需要力量、柔韧性、神经肌肉反应性，以及运动表现作为评价指标，作为用于重返赛场的运动医学参考指标。运动医学参考指标包括：①足够的组织愈合时间；②临床检查结果满意（无关节积液、活动度接近健侧、运动时无明显疼痛）；③静力性稳定结构达到一定要求，如韧带损伤后膝关节松弛度双侧差异 <3mm，半月板缝合后充分愈合，肩关节脱位结构稳定等；④较佳地肌肉力量，通常较对侧等速测力差异 <15%，膝关节韧带损伤屈膝 / 伸膝 >60%；⑤神经肌肉控制能力较佳，平衡能力与本体感觉 >90%（比较对侧），对于下肢损伤，下肢平衡系数 <3.0；⑥针对不同的运动专项，达到符合要求的运动表现能力。

（周敬滨）

参 考 文 献

［1］敖英芳.关节镜外科学.北京:北京大学医学出版社, 2012.

［2］鲍善柱,雷玉平.散打和拳击运动员运动损伤特点的比较研究.山东体育学院学报,2006,22（6）: 63-65.

［3］高亮.美国第四版《重型颅脑损伤救治指南》解读.中华神经创伤外科电子杂志,2017,3（6）: 321-324.

［4］郭世绂.临床骨科解剖学.天津:天津科学技术出版社,1988.

［5］胡蕴玉.现代骨科基础与临床.北京:人民卫生出版社,2006.

［6］裴福兴,邱贵兴.骨科临床检查法.北京:人民卫生出版社,2008.

［7］曲绵域,高云秋,浦钧宗,等.实用运动医学.3版.北京:北京科学技术出版社,1996.

［8］曲绵域,于长隆.实用运动医学.4版.北京:北京大学医学出版社,2003.

［9］田伟.积水潭骨科教程.2版.北京:北京大学医学出版社,2018.

［10］王成,胡跃林,焦晨,等.跟腱断裂修补术后再断裂与感染的发病率、危险因素及临床预后.中国运动医学杂志,2010,29（5）: 516-519.

［11］王正义.足踝外科学.北京:人民卫生出版社,2006.

［12］吴林生,曲绵域,田小明,等.骨骺慢性损伤的实验病理研究.中国运动医学杂志,1983,2（2）: 13-21.

［13］肖利华.眼眶手术学.郑州:河南科学技术出版社, 2000.

［14］邢聪,吴瑛,项贤林,等.美国在运动损伤领域的研究热点分析.首都体育学院学报,2017,29（5）: 468-473.

［15］胥少汀,葛宝丰,徐印坎,等.实用骨科学.4版.北京:人民军医出版社,2012.

［16］于长隆,敖英芳.中华骨科学:运动创伤卷.北京:人民卫生出版社,2010.

［17］袁强,刘华,姚海军,等.运动相关颅脑创伤流行病学调查.体育科研,2011,32（5）: 63-66.

［18］张益,孙永刚.颌骨坚固内固定.北京:北京大学医学出版社,2003.

［19］张益,张杰,孙永刚.颅颌面骨骼手术入路精要.北京:人民卫生出版社,2008.

［20］张震康,俞光岩.口腔颌面外科学.2版.北京:北京大学医学出版社,2013.

［21］赵金忠.膝关节重建外科学.郑州:河南科学技术出版社,2016.

［22］Altchek DW, DiGiovanni CW, Diens JS, et al. Foot and ankle sports medicine. Philadelphia: Lippincott Williams & Wilkins, 2013.

［23］Andrews JR, Harrelson GL, Wilk KE. Physical Rehabilitation of the Injured Athlete. 4th ed. Philadelphia: Elsevier, 2012.

［24］Anthony JT, Bertram GK, Susan BM. Katzung and Trevor's pharmacology: examination and board review. 7th ed. New York: McGraw-Hill, 1998.

［25］Avery DM 3rd, Rodner CM, Edgar CM. Sports-related wrist and hand injuries: a review. J Orthop Surg Res, 2016, 11（1）: 99.

［26］Aynardi M, Pedowitz DI, Raikin SM. Subtalar instability. Foot Ankle Clin, 2015, 20（2）: 243-252.

［27］Azar FM, Beaty JH, Canale ST. Campbell's Operative Orthopaedics. 13th ed. Philadelphia: Elsevier, 2017.

［28］Azar FM, Beaty JH, S. Terry Canale. 坎贝尔骨科手术学.唐佩福,王岩,卢世璧,译.13版.北京:北京大学医学出版社,2018.

［29］Bankart AS. Recurrent or habitual dislocations of shoulder joint. Br Med J, 1923, 2（3285）: 1132-1133.

［30］Bardakos NV. Hip impingement: beyond femoroacetabular. J Hip Preserv Surg, 2015, 2（3）: 206-223.

［31］Bauer T, Abadie O, Hardy P. Arthroscopic treatment of glenoid fractures. Arthroscopy, 2006, 22（5）: 569. e1-e6.

［32］Bichara DA, Henn RF 3rd, Theodore GH. Sesamoidectomy for hallux sesamoid fractures. Foot Ankle Int, 2012, 33（9）: 704-706.

［33］Blundell CM, Nicholson P, Blackney MW. Percutaneous screw fixation for fractures of the sesamoid bones of the hallux. J Bone Joint Surg Br, 2002, 84（8）: 1138-1141.

［34］Brostrom L. Sprained ankles. Ⅵ. Surgical treatment of "chronic" ligament ruptures. Acta Chir Scand, 1966,

132（5）：551-565.

［35］ Brukner P, Khan K. Brukner & Khan's Clinical sports medicine. 4th ed. Sydney：McGraw-Hill, 2010.

［36］ Calvo-Lobo C, Painceira-Villar R, López-López D, et al. Tarsal Tunnel Mechanosensitivity Is Increased in Patients with Asthma：A Case-Control Study. J Clin Med, 2018, 7（12）. 541.

［37］ Camarero-Espinosa S, Rothen-Rutishauser B, Foster EJ, et al. Articular cartilage：From formation to tissue engineering. Biomater Sci, 2016, 4（5）：734-767.

［38］ Canale ST, Beaty JH. Campbell's Operative Orthopaedics. New York：Elsevier, 2008.

［39］ Carballo CB, Nakagawa Y, Sekiya I, et al. Basic science of articular cartilage. Clin Sports Med, 2017, 36（3）：413-425.

［40］ Cheatham SW. Extra-articular hip impingement：a narrative review of the literature. J Can Chiropr Assoc, 2016, 60（1）：47-56.

［41］ Chen L, Dong SW, Liu JP, et al. Synergy of tendon stem cells and platelet-rich plasma in tendon healing. J Orthop Res, 2012, 30（6）：991-997.

［42］ Choisne J, Hoch MC, Alexander I, et al. Effect of Direct Ligament Repair and Tenodesis Reconstruction on Simulated Subtalar Joint Instability. Foot Ankle Int, 2017, 38（3）：324-330.

［43］ Cifu DX. Braddom's Physical Medicine and Rehabilitation, 5th ed. Philadelphia：Elsevier, 2015.

［44］ Colville MR. Reconstruction of the lateral ankle ligaments. Instr Course Lect, 1995, 44：341-348.

［45］ Correa D, Lietman SA. Articular cartilage repair：Current needs, methods and research directions. Semin Cell Dev Biol, 2017, 62：67-77.

［46］ Court-Brown CM, Wood AM, Aitken S. The epidemiology of acute sports-related fractures in adults. Injury, 2008, 39（12）：1365-1372.

［47］ Crossley KM, Stefanik JJ, Selfe J, et al. 2016 Patellofemoral pain consensus statement from the 4th International Patellofemoral Pain Research Retreat, Manchester. Part 1：Terminology, definitions, clinical examination, natural history, patellofemoral osteoarthritis and patient-reported outcome measures. Br J Sports Med, 2016, 50（14）：839-843.

［48］ Dakin SG, Newton J, Martinez FO, et al. Chronic inflammation is a feature of Achilles tendinopathy and rupture. Br J Sports Med, 2018, 52（6）：359-367.

［49］ Darren L. Johnson. 膝关节重建外科. 王卫明, 王健全, 戴国锋, 等. 译. 沈阳：辽宁科学技术出版社, 2018.

［50］ Dean BJ, Franklin SL, Carr AJ. The peripheral neuronal phenotype is important in the pathogenesis of painful human tendinopathy：a systematic review. Clin Orthop Relat Res, 2013, 471（9）：3036-3046.

［51］ Degroot H, Al-Omari AA, El Ghazaly SA. Outcomes of suture button repair of the distal tibiofibular syndesmosis. Foot Ankle Int, 2011, 32（3）：250-256.

［52］ DeLee J, Drez D, Miller MD. Delee & Drez's Orthopaedic Sports Medicine：Principles and Practice. 5th ed. Philadelphia：Elsevier, 2015.

［53］ Doral MN, Karlsson J. Sports injuries：prevention, diagnosis, treatment and rehabilitation. Berlin：Springer, 2015, 1429-1437.

［54］ Elser F, Braun S, Dewing CB, et al. Anatomy, Function, Injuries, and Treatment of the Long Head of the Biceps Brachii Tendon. Arthroscopy, 2011, 27（4）：581-592.

［55］ Ferkel RD, Karzel RP, Del Pizzo W, et al. Arthroscopic treatment of anterolateral impingement of the ankle. Am J Sports Med, 1991, 19（5）：440-446.

［56］ Fithian, DC, Paxton EW, Stone ML, et al. Epidemiology and Natural History of Acute Patellar Dislocation. Am J Sports Med, 2017, 32（5）：1114-1121.

［57］ Flanum ME, Keene JS, Blankenbaker DG, et al. Arthroscopic treatment of the painful "internal" snapping hip: results of a new endoscopic technique and imaging protocol. Am J Sports Med, 2007, 35（5）：770-779.

［58］ Forster MC, Clark DI, Lunn PG. Elbow osteoarthritis：prognostic indicators in ulnohumeral debridement-the Outerbridge-Kashiwagi procedure. J Shoulder Elbow Surg, 2001, 10（6）：557-560.

［59］ Foster TE, Pukas BL, Mandelbaum BR, et al. Platelet-rich plasma：from basic science to clinical applications. Am J Sports Med, 2009, 37（11）：2259-2272.

［60］ Galatz LM, Ball CM, Teefey SA, et al. The outcome and repair integrity of completely arthroscopically repaired large and massive rotator cuff tears. J Bone Joint Surg Am, 2004, 86（2）：219-224.

［61］ Ganz R, Parvizi J, Beck M, et al. Femoroacetabular impingement：a cause for osteoarthritis of the hip. Clin Orthop Relat Res, 2003, 2003（417）：112-120.

［62］ Geaney LE, Mazzocca AD. Biceps brachii tendon ruptures：A review of diagnosis and treatment of proximal and distal biceps tendon ruptures. Phys Sportsmed, 2010, 38（2）：117-125.

［63］ Giannini S, Buda R, Mosca M, et al. Posterior ankle impingement. Foot Ankle Int, 2013, 34（3）：459-465.

［64］ Goutallier D, Postel JM, Gleyze P, et al. Influence of cuff muscle fatty degeneration on anatomic and functional outcomes after simple suture of full thickness tears. J Shoulder Elbow Surg, 2003, 12（6）：550-554.

［65］ Grassi A, Carulli C, Innocenti M, et al. New Trends in Anterior Cruciate Ligament Reconstruction：A Systematic

Review of National Surveys of the Last 5 Years. Joints, 2018, 6(3): 177-187.

[66] Gregory BP, Wysocki RW, Cohen MS. Controversies in Surgical Management of Recalcitrant Enthesopathy of the Extensor Carpi Radialis Brevis. J Hand Surg Am, 2016, 41(8): 856-859.

[67] Griffin, DR, Dickenson EJ, O'Donnell J, et al. The Warwick Agreement on femoroacetabular impingement syndrome (FAI syndrome): an international consensus statement. Br J Sports Med, 2016, 50(19): 1169-1176.

[68] Gulish HA, Sullivan RJ, Aronow M. Arthroscopic treatment of soft-tissue impingement lesions of the ankle in adolescents. Foot Ankle Int, 2005, 26(3): 204-207.

[69] Haraguchi N, Haruyama H, Toga H, et al. Pathoanatomy of posterior malleolar fractures of the ankle. J Bone Jonit Surg Am, 2006, 88(5): 1085-1092.

[70] Harwin JR, Richardson ML. "Tennis leg": gastrocnemius injury is a far more common cause than plantaris rupture. Radiol Case Rep, 2016, 12(1): 120-123.

[71] Hasegawa Y, Iwase T, Kitamura S, et al. Eccentric rotational acetabular osteotomy for acetabular dysplasia and osteoarthritis: follow-up at a mean duration of twenty years. J Bone Joint Surg Am, 2014, 96(23): 1975-1982.

[72] Hawkins RB. Arthroscopic stapling repair for chronic lateral instability. Clin Podiatr Med Surg, 1987, 4(4): 875-883.

[73] Henn CM, Wolfe SW. Distal radius fractures in athletes: approaches and treatment considerations. Sports Med Arthrosc Rev, 2014, 22(1): 29-38.

[74] Hetsroni I, Larson CM, Dela Torre K, et al. Anterior Inferior Iliac Spine Deformity as an Extra-Articular Source for Hip Impingement: A Series of 10 Patients Treated With Arthroscopic Decompression. Arthroscopy, 2012, 28(11): 1644-1653.

[75] Hetsroni I, Poultsides L, Bedi A, et al. Anterior Inferior Iliac Spine Morphology Correlates With Hip Range of Motion: A Classification System and Dynamic Model. Clin Orthop & Relat Res, 2013, 471(8): 2497-2503.

[76] Hofbauer M, Muller B, Murawski CD, et al. The concept of individualized anatomic anterior cruciate ligament (ACL) reconstruction. Knee Surg Sports Traumatol Arthrosc, 2014, 22(5): 979-986.

[77] Hofbauer M, Thorhauer ED, Abebe E, et al. Altered tibiofemoral kinematics in the affected knee and compensatory changes in the contralateral knee after anterior cruciate ligament reconstruction. AmJ Sports Med, 2014, 42(11): 2715-2721.

[78] Hong YC, Zhong HM, Lin T, et al. Comparison of core decompression and conservative treatment for avascular necrosis of femoral head at early stage: a meta-analysis. Int J Clin Exp Med, 2015, 8(4): 5207-5216.

[79] Hood W. ON "LAWN-TENNIS LEG". Lancet, 1884, 124(3191): 728-729.

[80] International Olympic Committee Pediatric ACL Injury Consensus Group, Ardern CL, Ekås G, et al. 2018 International Olympic Committee Consensus Statement on Prevention, Diagnosis, and Management of Pediatric Anterior Cruciate Ligament Injuries. Orthop J Sports Med, 2018, 21, 6(3): 2325967118759953

[81] Jessel RH, Zurakowski D, Zilkens C, et al. Radiographic and patient factors associated with pre-radiographic osteoarthritis in hip dysplasia. J Bone Joint Surg Am, 2009, 91(5): 1120-1129.

[82] Jeuken R, Roth A, Peters R, et al. Polymers in cartilage defect repair of the knee: Current status and future prospects. Polymers, 2016, 8(6): 219.

[83] Jewson JL, Lambert GW, Storr M, et al. The sympathetic nervous system and tendinopathy: a systematic review. Sports Med, 2015, 45(5): 727-743.

[84] Komagamine J. Bilateral Tarsal Tunnel Syndrome. Am J Med, 2018, 131(7): e319.

[85] Kontos AP, Sufrinko A, Sandel N, et al. Sport-related Concussion Clinical Profiles: Clinical Characteristics, Targeted Treatments, and Preliminary Evidence. Curr Sports Med Rep, 2019, 18(3): 82-92.

[86] Kroshus E, Utter AC, Pierpoint LA, et al. The First Decade of Web-Based Sports Injury Surveillance: Descriptive Epidemiology of Injuries in US High School Boys' Wrestling (2005-2006 Through 2013-2014) and National Collegiate Athletic Association Men's Wrestling (2004-2005 Through 2013-2014). J Athl Train, 2018, 53(12): 1143-1155.

[87] Kubo Y, Motomura G, Ikemura S, et al. Factors influencing progressive collapse of the transposed necrotic lesion after transtrochanteric anterior rotational osteotomy for osteonecrosis of the femoral head. Orthop Traumatol Surg Res, 2017, 103(2): 217-222.

[88] Kweon CY, Hagen MS, Gee AO. What's New in Sports Medicine. J Bone Joint Surg Am, 2018, 100(8): 712-718.

[89] Larsen E, Lauridsen F. Dislocation of the tibialis posterior tendon in two athletes. Am J Sports Med, 1984; 12(6): 429-430.

[90] Lee JW, Suh JS, Huh YM, et al. Soft tissue impingement syndrome of the ankle: diagnostic efficacy of MRI and clinical results after arthroscopic treatment. Foot Ankle Int, 2004, 25(12): 896-902.

[91] Littlewood C, May S, Walters S. Epidemiology of rotator cuff tendinopathy: a systematic review. Shoulder &

Elbow, 2013, 5（4）: 256–265.

［92］ Liu B, Fok M. All–arthroscopic reconstruction of chronic foveal triangular fibrocartilage complex tears with a tendon graft. Asian J Arthroscopy, 2017, 2（2）: 8–10.

［93］ Locks R, Utsunomiya H, Bolia I, et al. Arthroscopic Focal Subspinal Decompression and Management of Pincer–Type Femoroacetabular Impingement. Arthrosc Tech, 2017, 6（4）: e1029–e1034.

［94］ Luchetti R, Atzei A. Arthroscopic assisted tendon reconstruction for triangular fibrocartilage complex irreparable tears. J Hand Surg Eur Vol, 2017, 42（4）: 346–351.

［95］ Madden CC, Putukian M, McCarty EC, et al. Netter's Sports Medicine, 2nd ed. Philadelphia: Elsevier, 2010.

［96］ Magnusson SP, Langberg H, Kjaer M. The pathogenesis of tendinopathy: balancing the response to loading. Nat Rev Rheumatol, 2010, 6（5）: 262–268.

［97］ Makhni EC, Stone AV, Ukwuani GC, et al. A Critical Review: Management and Surgical Options for Articular Defects in the Hip. Clin Sports Med, 2017, 36（3）: 573–586.

［98］ Mall NA, Chalmers PN, Moric M, et al. Incidence and trends of anterior cruciate ligament reconstruction in the United States. Am J Sports Med, 2014, 42（10）: 2363–2370.

［99］ Margheritini F. Rossi R, Orthopaedic Sports Medicine. Principles and Practice. Milano: Springer, 2011.

［100］ Mauser N, Gissel H, Henderson C, et al. Acute lower–leg compartment syndrome. Orthopedics, 2013, 36（8）: 619–624.

［101］ McCormick JJ, Anderson RB. Turf toe: anatomy, diagnosis, and treatment. Sports Health, 2010, 2（6）: 487–494.

［102］ Mencio GA, Swiontkowski MF. Green's skeletal trauma in children. 5th ed. Philadelphia: Elsevier, 2014.

［103］ Middleton KK, Hamilton T, Irrgang JJ, et al. Anatomic anterior cruciate ligament（ACL）reconstruction: a global perspective. Part 1. Knee Surg Sports Traumatol Arthrosc, 2014, 22（7）: 1467–1482.

［104］ Miller MD, Thompson SR. Orthopaedic Sports Medicine: Principles and Practice. 4th ed. Philadelphia: Elsevier, 2015.

［105］ Mithoefer K, Hambly K, Logerstedt D, et al. Current concepts for rehabilitation and return to sport after knee articular cartilage repair in the athlete. J Orthop Sports Phys Ther, 2012, 42（3）: 254–273.

［106］ Muñoz G, Eckholt S. Subtalar arthroscopy: indications, technique and results. Foot Ankle Clin, 2015, 20（1）: 93–108.

［107］ Musahl V, Karlsson J. Anterior Cruciate Ligament Tear. N Engl J Med, 2019, 13, 380（24）: 2341–2348.

［108］ Nakashima Y, Yamamoto T, Fukushi JI, et al.

Transtrochanteric rotational osteotomy for avascular necrosis of the femoral head after unstable slipped capital femoral epiphysis: 10–year clinical results. J Orthop Sci, 2016,（21）6: 831–835.

［109］ Nayak SR, Krishnamurthy A, Ramanathan L, et al. Anatomy of plantaris muscle: a study in adult Indians. Clin Ter, 2010, 161（3）: 249–252.

［110］ Neer CS 2nd. Anterior acromioplasty for the chronic impingement syndrome in the shoulder: a preliminary report. J Bone Joint Surg Am, 1972, 54（1）: 41–50.

［111］ Neer CS Ⅱ. Shoulder Reconstruction. Philadelphia: WB Saunders, 1990.

［112］ Neer CS, Ⅱ. Displaced proximal humeral fractures. Ⅰ. Classification and evaluation. J Bone Joint Surg Am, 1970, 52（6）: 1077–1089.

［113］ Okamoto N, Kushida T, Oe K, et al. Treating Achilles tendon rupture in rats with bone–marrow–cell transplantation therapy. J Bone Joint Surg Am, 2010, 92（17）: 2776–2784.

［114］ Okura T, Hasegawa Y, Morita D, et al. What factors predict the failure of curved intertrochanteric varus osteotomy for the osteonecrosis of the femoral head. Arch Orthop Trauma Surg, 2016, 136（12）: 1647–1655.

［115］ Olson SA, Glasgow RR. Acute compartment syndrome in lower extremity musculoskeletal trauma. J Am Acad Orthop Surg, 2005, 13（7）: 436–444.

［116］ Otani T, Kawaguchi Y, Marumo K. Diagnosis and treatment of slipped capital femoral epiphysis: Recent trends to note. J Orthop Sci, 2018, 23（2）: 220–228.

［117］ Pajala A, Kangas J, Ohtonen P, et al. Rerupture and deep infection following treatment of total Achilles tendon rupture. J Bone Joint Surg Am, 2002, 84（11）: 2016–2021.

［118］ Peck D. Slipped Capital Femoral Epiphysis: Diagnosis and Management. Am Fam Physician, 2010, 82（3）: 258–262.

［119］ Pengas IP, Assiotis A, Khan W, et al. Adult native knee extensor mechanism ruptures. Injury, 2016, 47（10）: 2065–2070.

［120］ Philippe Neyret, Guillaume Demey. 膝关节手术学. 冯建民, 王毅, 译. 上海: 上海科学技术出版社, 2016.

［121］ Pill SG, Ganley TJ, Flynn JM, et al. Osteochondritis dissecans of the capitellum: Arthroscopic–assisted treatment of large, full–thickness defects in young patients. Arthroscopy, 2003, 19（2）: 222–225.

［122］ Plaweski S, Cazal J, Rosell P, et al. Anterior cruciate ligament reconstruction using navigation: a comparative study on 60 patients. Am J Sports Med, 2006, 34（4）:

542-552.

[123] Post M, Silver R, Singh M. Rotator cuff tear. Diagnosis and treatment. Clin Orthop Relat Res, 1983, 173: 78-91.

[124] Pulos N, Kakar S. Hand and Wrist Injuries: Common Problems and Solutions. Clin Sports Med, 2018, 37 (2): 217-243.

[125] Purchase RJ, Wolf EM, Hobgood ER, et al. Hill-Sachs "remplissage": an arthroscopic solution for the engaging Hill-Sachs lesion. Arthroscopy, 2008, 24 (6): 723-726.

[126] Rahim S, Rahim F, Shirbandi K, et al. Sports Injuries: Diagnosis, Prevention, Stem Cell Therapy, and Medical Sport Strategy. Adv Exp Med Biol, 2019, 1084: 129-144.

[127] Rinkel WD, Castro Cabezas M, van Neck JW, et al. Validity of the Tinel Sign and Prevalence of Tibial Nerve Entrapment at the Tarsal Tunnel in Both Diabetic and Nondiabetic Subjects: A Cross-Sectional Study. Plast Reconstr Surg, 2018, 142 (5): 1258-1266.

[128] Rio E, Moseley L, Purdam C, et al. The pain of tendinopathy: physiological or pathophysiological? Sports Med, 2014, 44 (1): 9-23.

[129] Rockwood CA, Matsen FA, Wirth MA, et al. The shoulder. 4th ed. Philadelphia: Saunders, 2009.

[130] Saied AM, Redant C, El-Batouty M, et al. Accuracy of magnetic resonance studies in the detection of chondral and labral lesions in femoroacetabular impingement: systematic review and meta-analysis. BMC Musculoskelet Disord, 2017, 18 (1): 83.

[131] Salter RB. Textbook of Disorders and Injuries of the Musculoskeletal System: An Introduction to Orthopaedics, Fractures and Joint Injuries, Rheumatology, Metabolic Bone Disease and Rehabilitation. Baltimore: Williams Wilkins, 1999.

[132] Sampson TG. Arthroscopic treatment for chondral lesions of the hip. Clin Sports Med, 2011, 30 (2): 331-348.

[133] Schrader T, Jones CR, Kaufman AM, et al. Intraoperative monitoring of epiphyseal perfusion in slipped capital femoral epiphysis. J Bone Joint Surg Am, 2016, 98 (12): 1030-1040.

[134] Servien E, Walch G, Cortes ZE, et al. Posterior bone block procedure for posterior shoulder instability. Knee Surg Sports Traumatol Arthrosc, 2007, 15 (9): 1130-1136.

[135] Shah SN, Kapoor CS, Jhaveri MR, et al. Analysis of outcome of avascular necrosis of femoral head treated by core decompression and bone grafting. J Clin Orthop Trauma, 2015, 6 (3): 160-166.

[136] Shakked RJ, Raikin SM. Insertional Tendinopathy of the Achilles: Debridement, Primary Repair, and When to Augment. Foot Ankle Clin, 2017, 22 (4): 761-780.

[137] Sidor ML, Zukerman JD, Lyon T, et al. The Neer classification system for proximal humeral fractures. An assessment of interobserver reliability and intraobserver reproducibility. J Bone Joint Surg Am, 1993, 75 (12): 1745-1750.

[138] Singh A, Calafi A, Diefenbach C, et al. Noninsertional Tendinopathy of the Achilles. Foot Ankle Clin, 2017, 22 (4): 745-760.

[139] Song YJ, Hua YH. Similar Outcomes at Early Term After Arthroscopic or Open Repair of Chronic Ankle Instability: A Systematic Review and Meta-Analysis. J Foot Ankle Surg, 2019, 58 (2): 312-319.

[140] Sophia Fox AJ, Bedi A, Rodeo SA. The basic science of articular cartilage: Structure, composition, and function. Sports Health, 2009, 1 (6): 461-468.

[141] Stuplich M, Hottinger AF, Stoupis C, et al. Combined femoral and obturator neuropathy caused by synovial cyst of the hip. Muscle Nerve, 2005, 32 (4): 552-554.

[142] Teel EF, Register-Mihalik JK, Appelbaum LG, et al. Randomized Controlled Trial Evaluating Aerobic Training and Common Sport-Related Concussion Outcomes in Healthy Participants. J Athl Train, 2018, 53 (12): 1156-1165.

[143] Tibor LM, Leunig M. The pathoanatomy and arthroscopic management of femoroacetabular impingement. Bone Joint Res, 2012, 1 (10): 245-257.

[144] Tol JL, Verheyen CP, van Dijk CN. Arthroscopic treatment of anterior impingement in the ankle. J Bone Joint Surg Br, 2001, 83 (1): 9-13.

[145] Tsukada S, Fujishiro H, Watanabe K, et al. Anatomic variations of the lateral intercondylar ridge: relationship to the anterior margin of the anterior cruciate ligament. Am J Sports Med, 2014, 42 (5): 1110-1117.

[146] Tu P. Heel Pain: Diagnosis and Management. Am Fam Physician, 2018, 97 (2): 86-93.

[147] Upasani VV, Birke O, Klingele KE, et al. Iatrogenic hip instability is a devastating complication after the modifi ed Dunn procedure for severe slipped capital femoral epiphysis. Clin Orthop Relat Res, 2017, 475 (4): 1229-1235.

[148] Vaishya R, Agarwal AK, Ingole S, et al. Current Trends in Anterior Cruciate Ligament Reconstruction: A Review. Cureus, 2015, 7 (11): e378.

[149] Wagner E, Melo R. Subtalar Arthroscopic Fusion. Foot Ankle Clin, 2018, 23 (3): 475-483.

[150] Wang CJ, Weng LH, Hsu CC, et al. Arthroscopic single-versus double-bundle posterior cruciate ligament reconstructions using hamstring autograft. Injury, 2004, 35 (12): 1293-1299.

［151］ Wang J, Hua Y, Chen S, et al. Arthroscopic repair of lateral ankle ligament complex by suture anchor. Arthroscopy, 2014, 30(6): 766-773.

［152］ Watanabe M, Takeda S, Ikeuchi H. Atlas of arthroscopy. Tokyo: Igaku Shoin, 1957.

［153］ Weber, AE, Nathani A, Dines JS, et al. An Algorithmic Approach to the Management of Recurrent Lateral Patellar Dislocation. J Bone Joint Surg Am, 2016, 98(5): 417-427.

［154］ Weil LS, Hill M. Bipartite tibial sesamoid and hallux abducto valgus deformity: a previously unreported correlation. J Foot Surg, 1992, 31(2): 104-111.

［155］ Wolfe SW, Hotchkiss RN, Pederson WC, et al. Green's operative hand surgery. 6th ed. Philadelphia: Elsevier Churchill Livingstone, 2005.

［156］ Xie Y, Cai L, Deng Z, et al. Absorbable Screws Versus Metallic Screws for Distal Tibiofibular Syndesmosis Injuries: A Meta-Analysis. J Foot Ankle Surg, 2015, 54(4): 663-670.

［157］ Yamaguchi R, Nimura A, Amaha K, et al. Anatomy of the Tarsal Canal and Sinus in Relation to the Subtalar Joint Capsule. Foot Ankle Int, 2018, 39(11): 1360-1369.

［158］ Youm YS, Cho SD, Lee SH, et al. Modified transtibial versus anteromedial portal technique in anatomic single-bundle anterior cruciate ligament reconstruction: comparison of femoral tunnel positionand clinical results. Am J Sports Med,(12): 2941-2947.

［159］ Yukata K, Sho Nakai, Tomohiro Goto, et al. Cystic lesion around the hip joint. World J Orthop, 2015, 6(9): 688-704.

［160］ Zuckerman SL, Kerr ZY, Pierpoint L, et al. An 11-year analysis of peripheral nerve injuries in high school sports. Phys Sportsmed, 2019, 47(2): 167-173.

中英文名词对照索引

H

J

K

N

Q

S

08

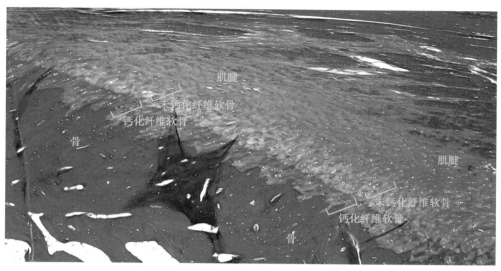

图 1-2-4 骨腱界面四层组织结构（Masson 染色）

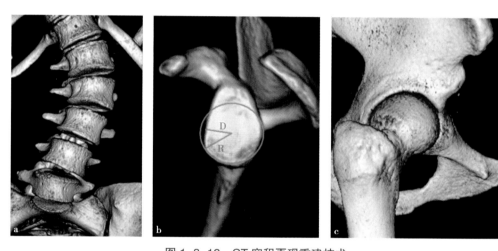

图 1-3-12 CT 容积再现重建技术

a. 脊柱侧弯 VR 图像；b. 骨性 Bankart 损伤的 VR 测量图像；c. 棘下间隙形态的 VR 观察

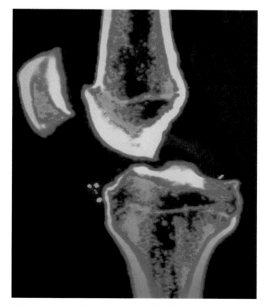

图 1-3-13 能谱技术对尿酸结晶的显示（绿色）

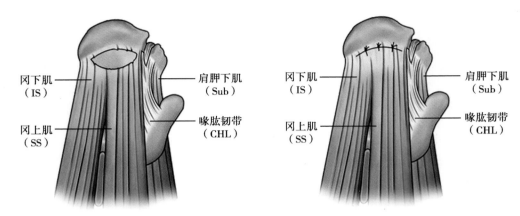

图 2-1-16　"新月型"撕裂示意图

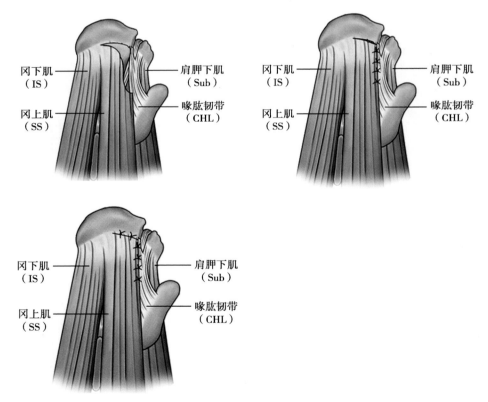

图 2-1-17　"L"型撕裂示意图

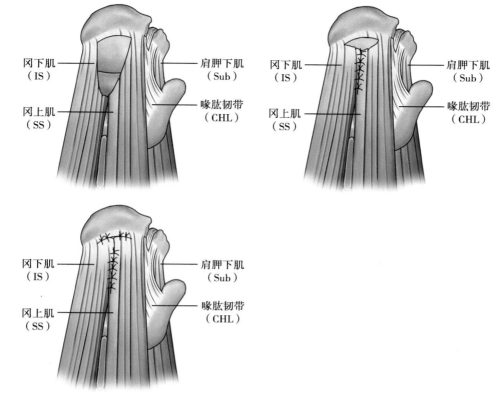

图 2-1-18 "U"型撕裂示意图

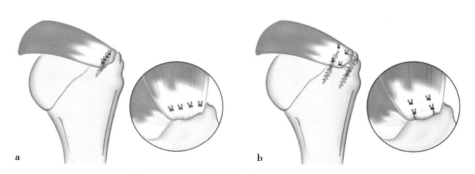

图 2-1-19 单排修复与双排修复示意图
a. 单排修复；b. 双排修复

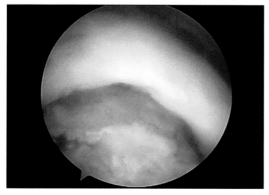

图 2-1-20 肩袖损伤缝线桥技术修复术前

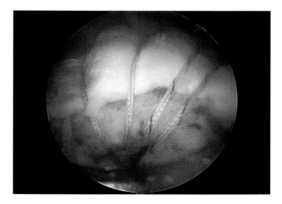

图 2-1-21 肩袖损伤缝线桥技术修复术后镜下所见

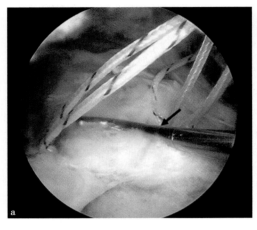

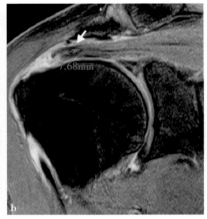

图 2-1-28 肌腱长度与腱腹交界处的测量

a. 术中测量,箭头为腱腹交界处;b. MRI测量,红色双箭头为肌腱长度,白色箭头为腱腹交界处

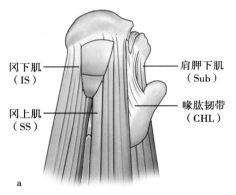

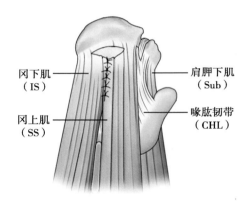

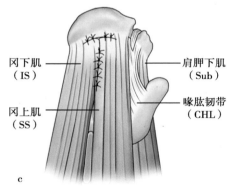

图 2-1-31 边缘汇聚技术缝合 "U" 型撕裂

a. 累及冈上肌与冈下肌的 "U" 型撕裂;b. 采用边缘汇聚技术,将撕裂前后缘进行边对边缝合;c. 将撕裂缘缝合至骨面

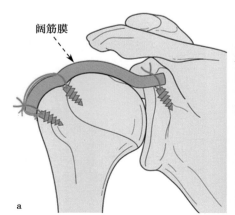

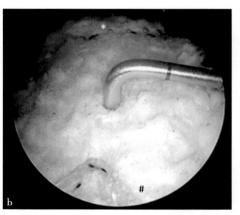

图 2-1-32 上关节囊重建技术

a. 上关节囊重建技术示意图;b. 上关节囊重建完成后的结构,探钩示重建的上关节囊,"*" 示肩盂方向,"#" 示肱骨头方向

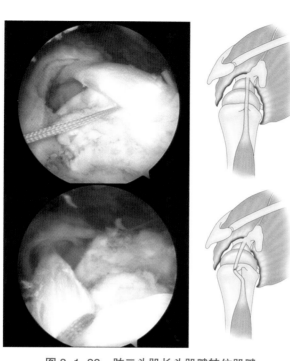

图 2-1-33 肱二头肌长头肌腱转位肌腱
固定代上关节囊重建技术

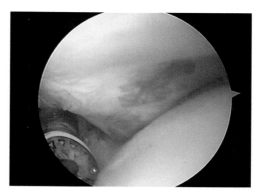

图 2-1-37 草莓征

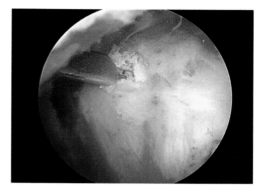

图 2-1-38 用香蕉刀沿肌腱走行
方向切开肩袖,暴露钙化灶

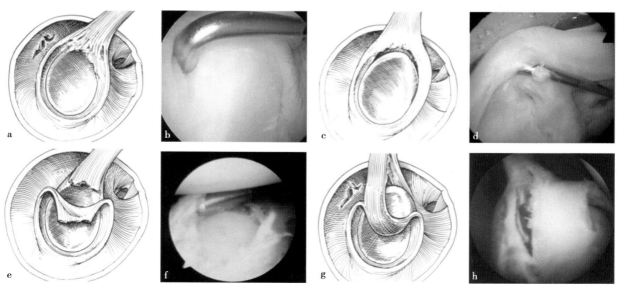

图 2-1-39 SLAP 损伤分型 I~IV型镜下观及示意图
a、b:I型;c、d:II型;e、f:III型;g、h:IV型

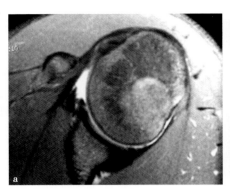
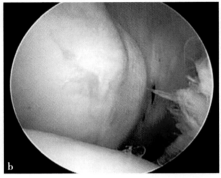

图 2-1-40 Bennett 损伤 MRI 表现 (a) 及镜下观 (b)

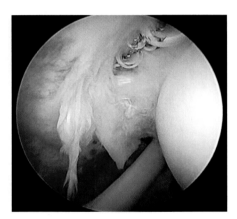

图 2-1-42 冈下肌腱关节面层部分撕裂镜下观 (后方入路)

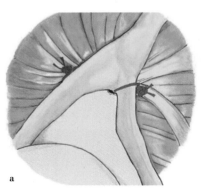
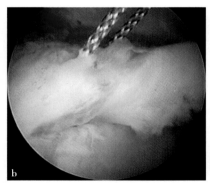
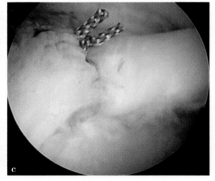

图 2-1-44 新的 SLAP Ⅱ 型损伤修补方法示意图和镜下观

a. 新的 SLAP Ⅱ 型损伤修补方法示意图;b、c. 后方褥式缝合打结前 (b)、打结后 (c)

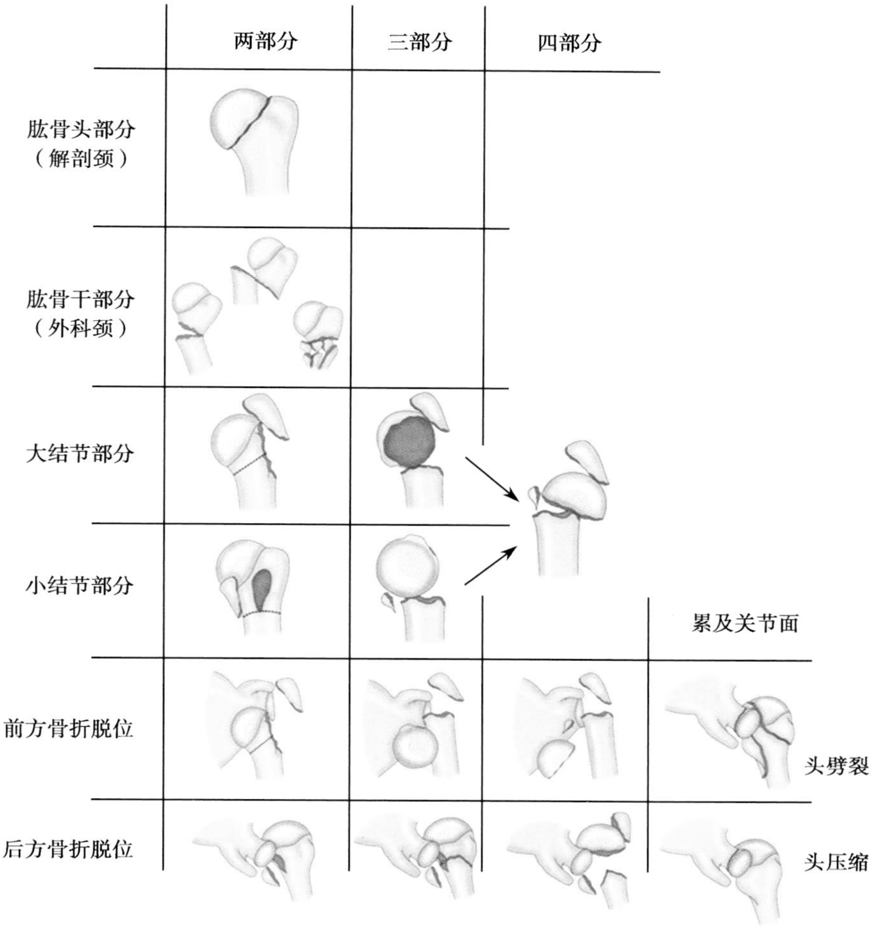

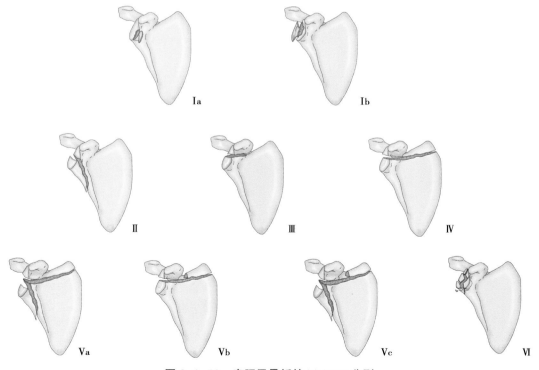

	两部分	三部分	四部分
肱骨头部分（解剖颈）			
肱骨干部分（外科颈）			
大结节部分			
小结节部分			累及关节面
前方骨折脱位			头劈裂
后方骨折脱位			头压缩

图 2-1-49　肱骨近端骨折 Neer 分型

Ia

Ib

II

III

IV

Va

Vb

Vc

VI

图 2-1-56　肩胛盂骨折的 Ideberg 分型

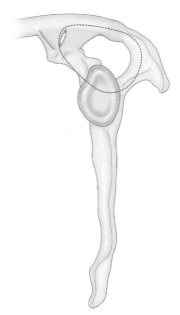

图 2-1-57　肩关节上方悬吊复合体

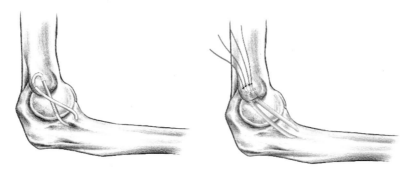

图 2-2-12　Tommy John 手术及其改良 Docking 技术

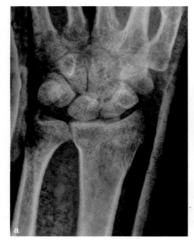
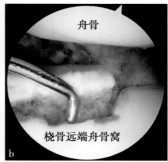
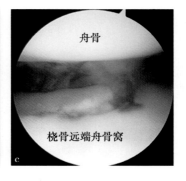

图 2-3-1　左腕桡骨远端骨折

a. 复位石膏固定后 X 线片显示桡骨远端关节面似有不平整,但不能清晰显示骨折移位情况;

b. 关节镜下见桡骨远端舟骨窝关节面台阶约 3mm;c. 关节镜监视下进行关节面骨块复位固定后,关节面恢复平整

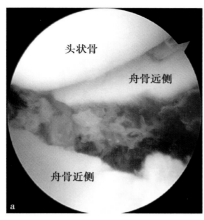
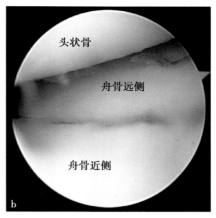

图 2-3-3　腕关节镜辅助复位经皮固定治疗明显移位的舟骨骨折

a. 腕中关节镜下显示舟骨腰部骨折存在分离移位；b. 关节镜监视下经皮撬拨复位及空心螺钉固定后，镜下显示骨折解剖复位，加压良好

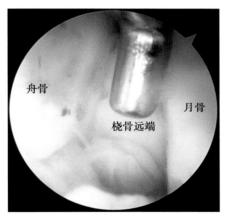

图 2-3-7　腕中关节镜检查显示舟月韧带 Geissler Ⅳ度损伤
镜头可以完全进入舟月间隙并向近侧看到桡骨远端关节面

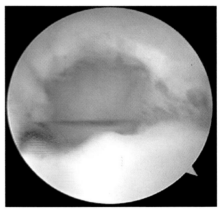

图 2-3-14　关节镜检查可见 TFCC 尺骨侧撕裂，
TFCC 张力减弱

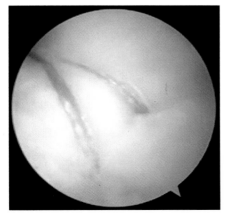

图 2-3-15　锚钉上的 2 根缝线，分别打结固定，
重建 TFCC 的张力

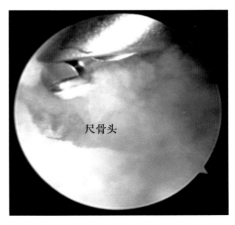

图 2-3-24　Wafer 手术中用关节镜磨钻
磨除尺骨头穹顶部

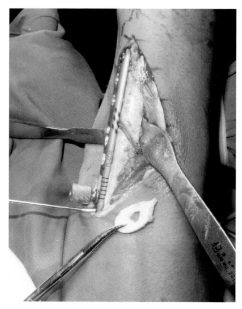

图 2-3-25 斜行截骨法进行尺骨短缩截骨术

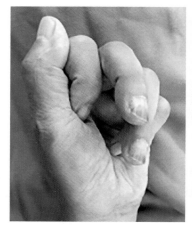 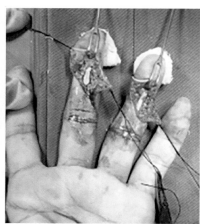 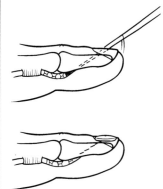

图 2-3-31 中环指 FDP 断裂腱骨固定方法

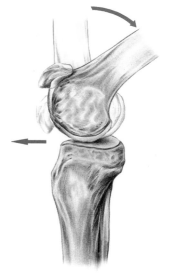

图 3-3-1 膝关节屈曲
过程示意图

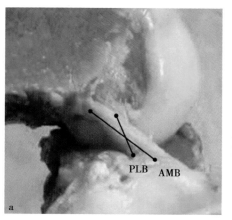 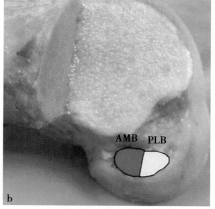

图 3-3-4 左膝关节屈曲位前交叉韧带前内束和后外束

a. 左膝关节屈曲位 AMB 与 PLB 交叉排列；b. AMB 和 PLB 止点轨迹水平排列
（AMB，前内束；PLB，后外束）

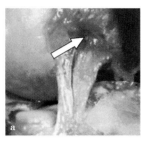
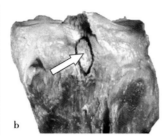

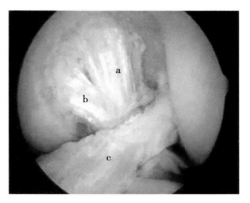

图 3-3-6　PCL 与 ACL

a：PCL 的前外侧束；b：PCL 的后内侧束；c：ACL

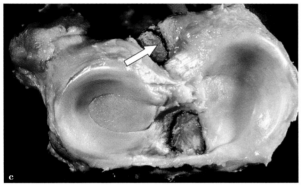

图 3-3-5　PCL 股骨及胫骨附着区

a. 箭头所指为 PCL 股骨端附着区；
b、c. 箭头所指为 PCL 胫骨端附着区

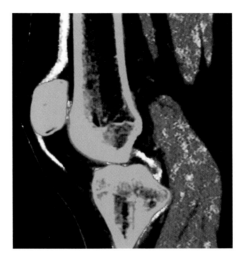

图 3-3-13　双能量 CT 重建下的 PCL

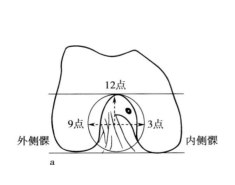

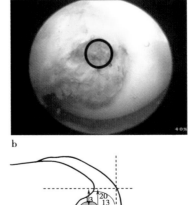

图 3-3-15　PCL 重建股骨定位

a. "表盘法"定位；b. 单束重建股骨定位术中图片
（圆圈表示定位点）；c. 双束重建股骨定位点

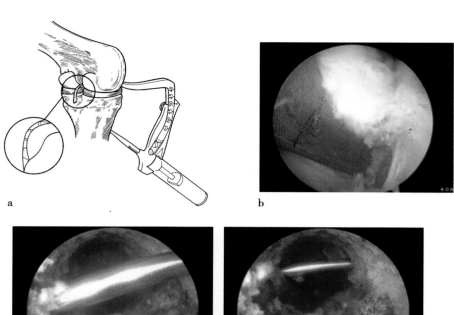

图 3-3-16　PCL 重建胫骨定位

a. 示意图；b. 关节镜术中图片

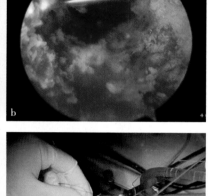

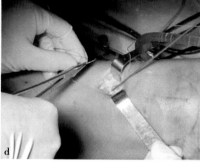

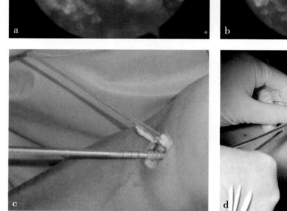

图 3-3-17　移植物的固定

a，b. 横穿钉隧道的建立；c. 可吸收挤压螺钉固定胫骨肌腱端；d. 将移植物胫骨端及其牵引线与鹅足腱残端拉紧缝合以加强固定

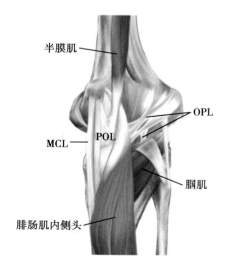

图 3-3-22　膝关节后内侧结构

半膜肌腱及其扩张部，POL: posterior oblique ligament（后斜韧带），OPL: oblique popliteal ligament（腘斜韧带），MCL: medial collateral ligament（内侧副韧带）

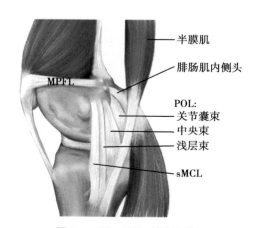

图 3-3-23　POL 的浅层束、中央束和关节囊束

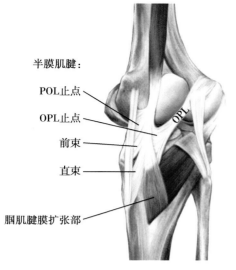

半膜肌腱:

POL止点

OPL止点

前束

直束

腘肌腱膜膜扩张部

图 3-3-24 半膜肌腱

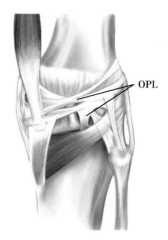

图 3-3-25 腘斜韧带

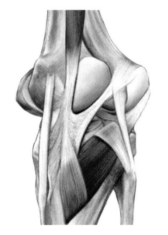
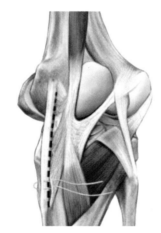
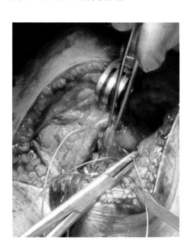

图 3-3-28 将半膜肌腱以"裤子套背心"的方式缝至 sMCL 之上

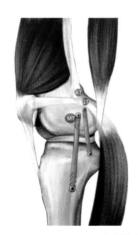

图 3-3-29 PMC 重建技术

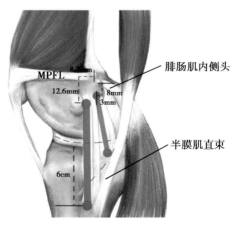

图 3-3-30 PMC 重建技术定位示意图

关节线远端 6cm 处可识别 sMCL 的远端胫骨止点,股骨内上髁位于内收肌结节远端 12.6mm 及前方 8.3mm 处。sMCL 隧道位于股骨内上髁的略偏近端和前方。POL 股骨隧道位于腓肠肌结节远端近 8mm 和前方 3mm 处,胫骨隧道在内侧关节线远端 12~13mm,半膜肌腱前束止点的前方

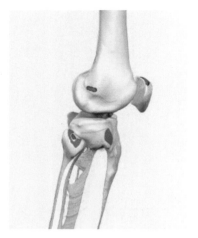

图 3-3-31　外侧副韧带附着点（红色位置）

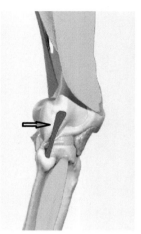

图 3-3-32　外侧副韧带结构示意图

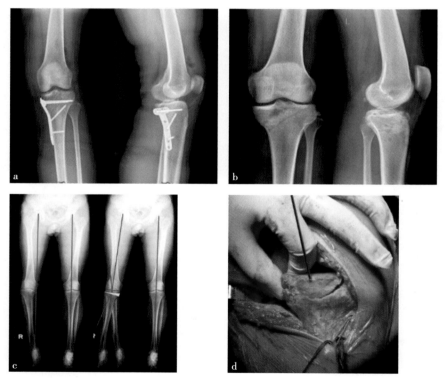

图 3-3-36　骨折内固定和关节截骨技术

a. 骨折金属固定；b. 骨折非金属固定；c. 矫正下肢力线的截骨；d. 关节内截骨

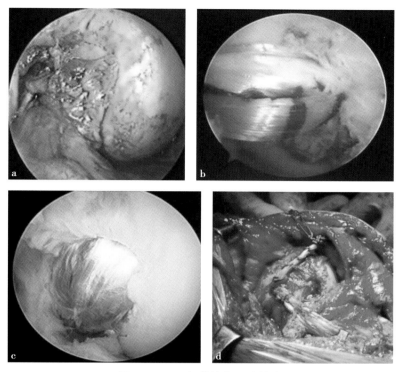

图 3-3-37　韧带修复重建技术
a. 前交叉韧带穿骨缝合；b. ACL 重建；c. PCL 重建；d. MPFL 重建

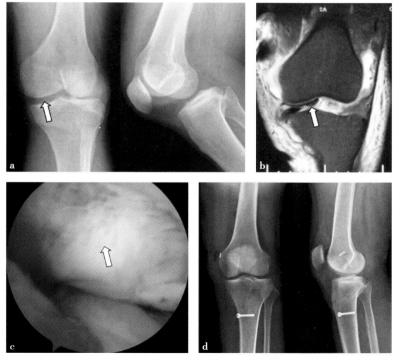

图 3-3-38　左膝后外侧旋转纽扣卡锁式脱位（KD-Ⅲ-M 型）
a. 术前左膝 X 线片，内侧胫股关节增宽（箭头）；b. 左膝 MRI，显示内侧副韧带、关节囊等软组织卡压（箭头）；c. 关节镜下可见内侧关节间隙卡锁的内侧副韧带、关节囊组织（箭头）；d. 术后 X 线提示膝关节对位良好

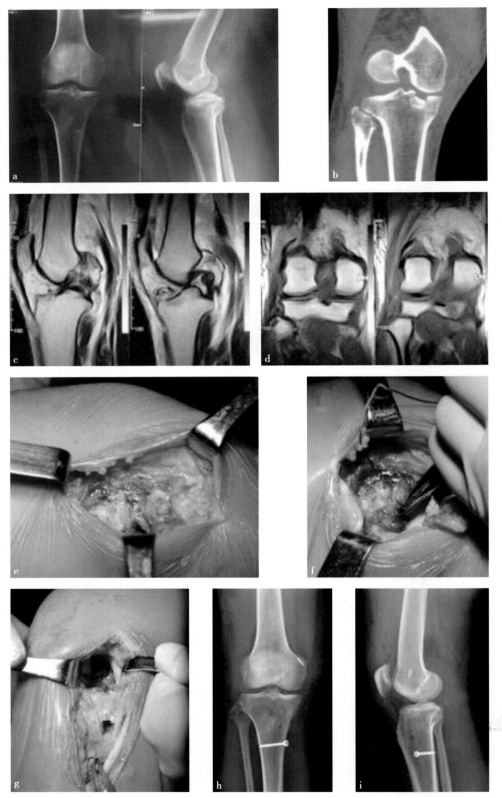

图 3-3-39　急性期右膝后内侧旋转脱位（KD-Ⅲ-L 型）伴内侧胫骨平台压缩骨折

a. 术前 X 线片；b. CT 提示内侧胫骨平台中心性塌陷；c、d. MRI 提示后交叉韧带和后外侧内侧复合体损伤；e. 术中见后外侧复合体损伤；f. 穿骨缝合修复后外侧复合体；g. 内侧胫骨平台下方开窗，撑起内侧胫骨平台塌陷骨折块；h、i. 术后复查 X 线提示塌陷骨块复位良好

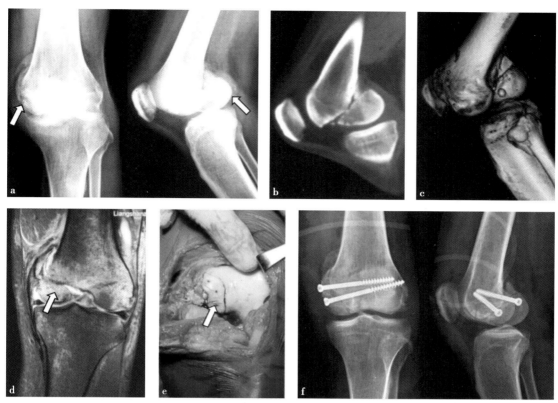

图 3-3-41 急性期左膝股骨内侧髁 Hoffa 骨折（KD-V-F 型）

a. 术前 X 线片显示股骨内侧髁骨折（箭头）；b. 术前 CT；c. CT 三维重建；

d. 术前 MRI 示股骨内侧髁骨折（箭头）；e. 术中复位骨折（箭头）；f. 术后 X 线片

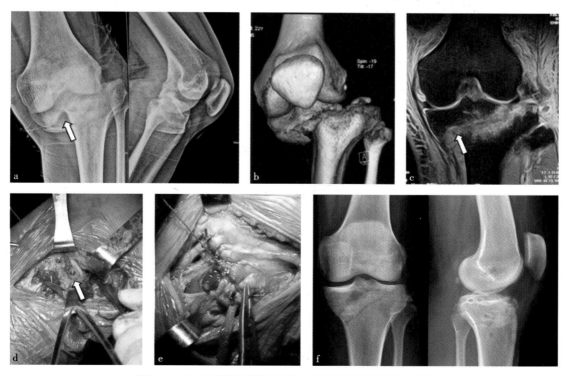

图 3-3-42 左膝骨折脱位胫骨内侧平台骨折（KD-V-T）

a. 术前 X 线片示胫骨平台骨折（箭头）；b. 术前 CT 三位重建；c. 术前 MRI 示胫骨平台外侧

斜向内下的骨折线（箭头）；d. 术中骨折复位可吸收螺钉内固定（箭头）；e. 缝合修复内侧结构；f. 术后 X 线片

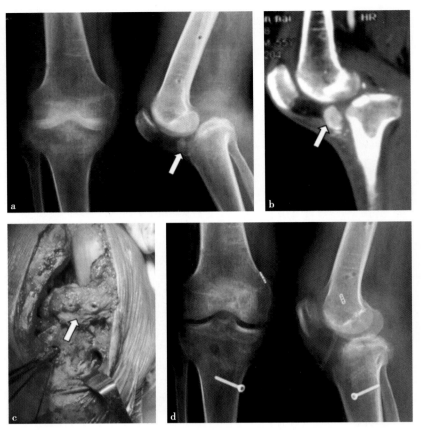

图 3-3-43　陈旧性右膝脱位伴骨折（KD–Ⅵ–T 型）

a. 术前 X 线片示胫骨前份骨折（箭头）；b. 术前 CT（箭头即骨折块）；

c. 术中复位骨折及恢复关节面高度（箭头）；d. 采用可吸收螺钉固定骨折块

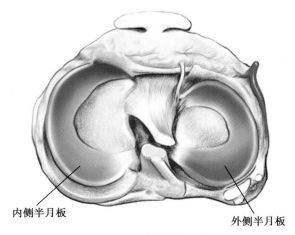

内侧半月板　　　　　　　外侧半月板

图 3-3-44　膝关节水平切面

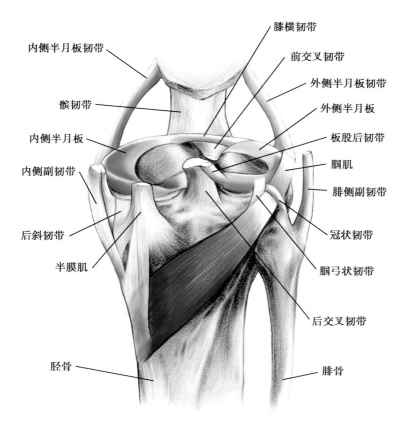

内侧半月板韧带

髌韧带

内侧半月板

内侧副韧带

后斜韧带

半膜肌

胫骨

膝横韧带

前交叉韧带

外侧半月板韧带

外侧半月板

板股后韧带

腘肌

腓侧副韧带

冠状韧带

腘弓状韧带

后交叉韧带

腓骨

图 3-3-46　半月板的稳定结构

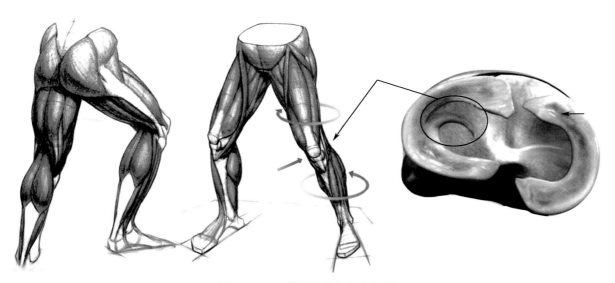

图 3-3-47　常见半月板损伤机制

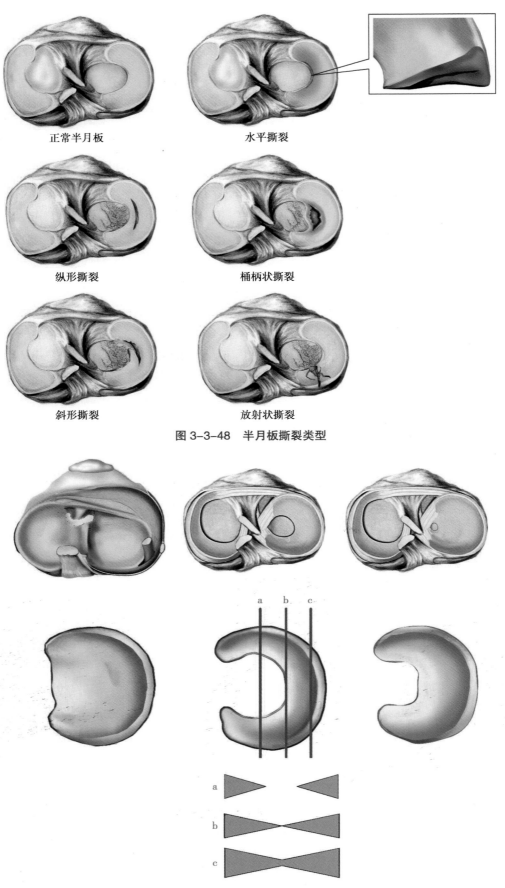

正常半月板　　　　　　　水平撕裂

纵形撕裂　　　　　　　桶柄状撕裂

斜形撕裂　　　　　　　放射状撕裂

图 3-3-48　半月板撕裂类型

图 3-3-49　盘状半月板

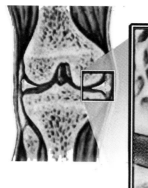
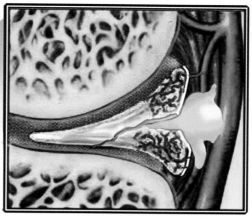

图 3-3-50 膝关节半月板囊肿

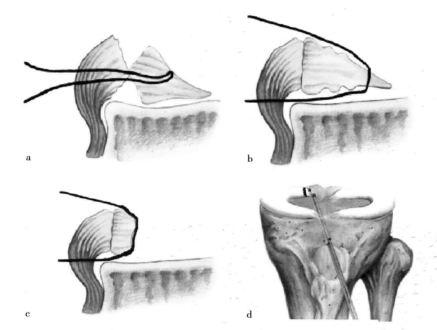

图 3-3-56 关节镜下半月板缝合方式示意图
a. 水平褥式；b. 垂直褥式；c. 环抱捆扎缝合；d. 经胫骨骨道止点重建

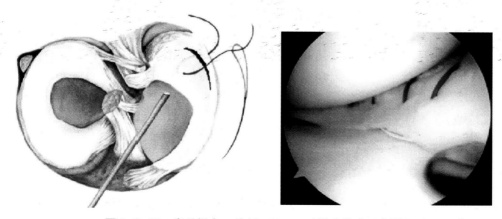

图 3-3-57 半月板内 - 外（inside-out）缝合技术示意图

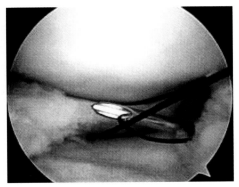

图 3-3-58　半月板外 – 内（outside-in）缝合技术示意图

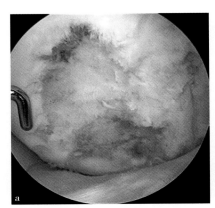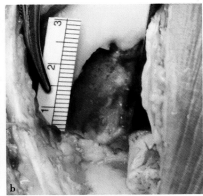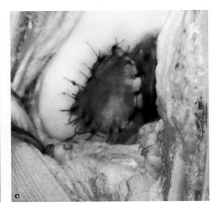

图 3-3-62　MACI 技术治疗股骨内侧髁骨软骨损伤
a. 镜下观；b. 大体观（b）；c. MACI 术后

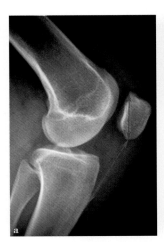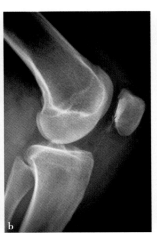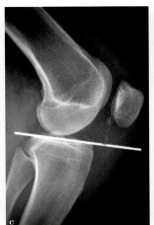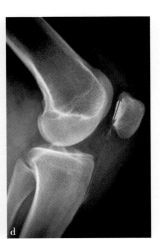

图 3-3-69　髌骨高位的指数测量

a. Insall-Salvati 指数 = 髌腱长度（TL）/ 髌骨长度（上下极之间的距离）（PL）。红色实心箭头为髌骨长度（上下之间的距离），蓝色虚线箭头为髌腱长度；

b. Caton-Deschamps 指数 = 髌骨下极至胫骨前上缘的长度 / 髌骨关节面的长度。红色实心箭头为髌骨关节面的长度，蓝色虚线箭头为髌骨下极至胫骨前上缘的长度；

c. Blackburn-Peel 指数 = 髌骨下极至胫骨前上缘的长度 / 髌骨关节面的长度。红色实心箭头为髌骨关节面的长度，蓝色虚线箭头为髌骨关节面最低点至胫骨平台直线的距离；

d. 改良 Insall-Salvati 指数 = 先做经过胫骨平台的直线，髌骨关节面最低点至该直线的距离 / 髌骨关节面长度。红色实心箭头为髌骨关节面的长度，蓝色虚线箭头为髌骨关节面最低处至胫骨结节长度

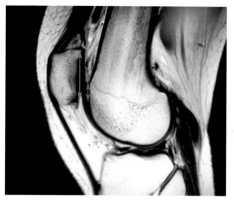

图 3-3-70　髌骨滑车指数测量

髌骨滑车指数 =BLT/BLP，蓝色箭头为 BLP，

红色箭头为 BLT

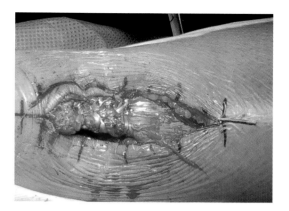

图 3-4-4　跟腱修补和跖肌腱加固

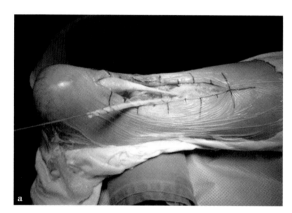

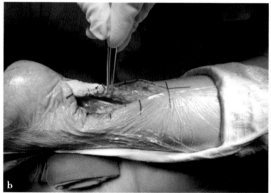

图 3-4-6　踇长屈肌腱转位用可吸收挤压螺钉固定在跟骨结节

a. 跟腱陈旧断裂，仅残余纤细的跖肌腱，内踝后方取踇长屈肌腱编织缝合；

b. 利用瘢痕组织重建跟腱，同时将踇长屈肌腱转位用可吸收挤压螺钉固定在跟骨结节

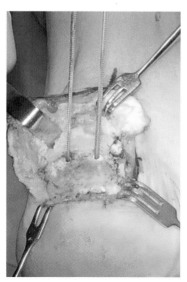
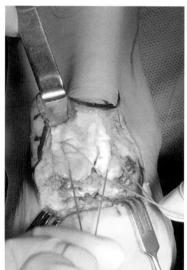
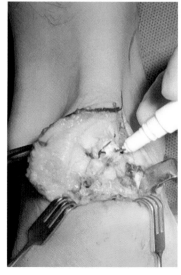

图 3-4-10　双排缝合桥 - 无结技术对跟腱止点"足印迹"重建手术

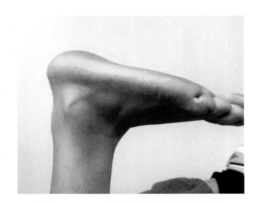

图 3-4-12 查体跟腱体部周围肿胀

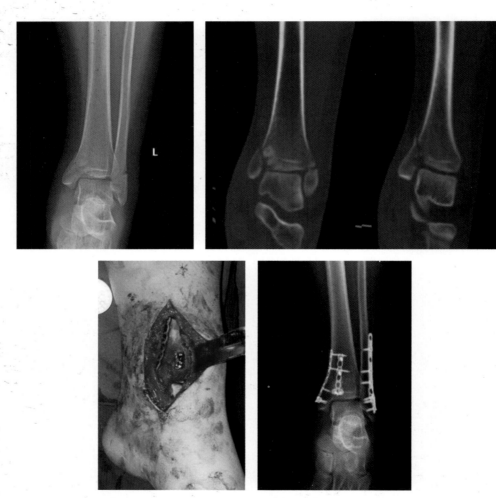

图 3-5-6 旋后内收型骨折固定
内踝骨折线位于矢状面,合并胫骨远端关节面内侧角骨软骨骨折,
复位骨软骨塌陷后植骨,内踝使用钢板螺钉固定

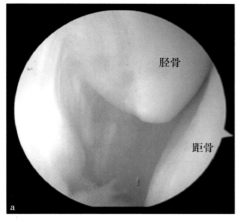
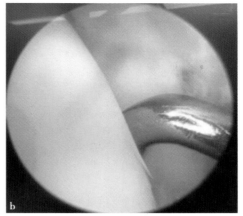
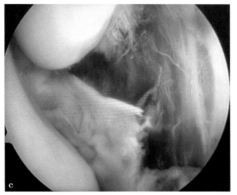

图 3-5-28　胫距前韧带镜下表现

a、b. 正常；c. 胫距前韧带断裂

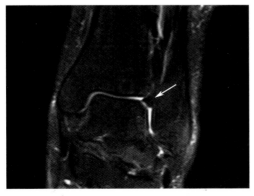
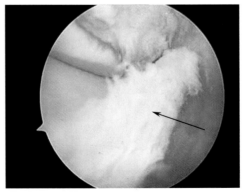

图 3-5-31　箭头显示踝关节前外侧半月板样损伤

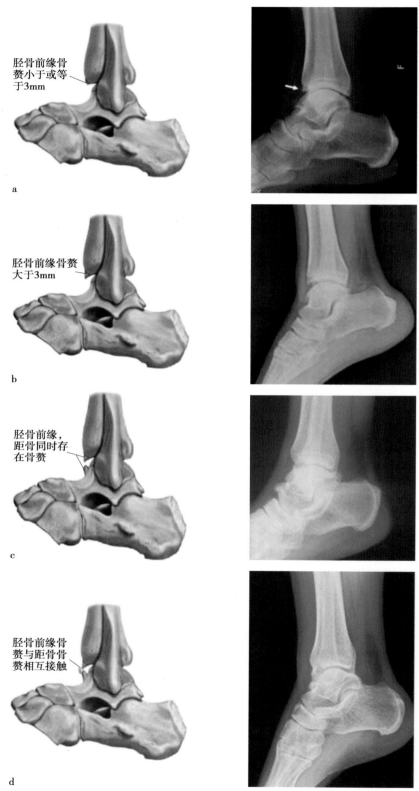

胫骨前缘骨赘小于或等于3mm

a

胫骨前缘骨赘大于3mm

b

胫骨前缘，距骨同时存在骨赘

c

胫骨前缘骨赘与距骨骨赘相互接触

d

图 3-5-32　前方踝关节撞击征分级

a. Ⅰ级损伤；b. Ⅱ级损伤；c. Ⅲ级损伤；d. Ⅳ级损伤

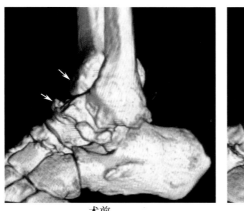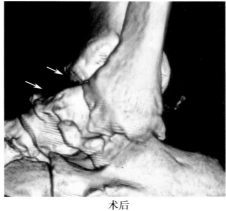

术前　　　　　　　　　　　　　　　　　　术后

图 3-5-34　踝关节前方撞击征术前与术后三维 CT 表现（箭头）

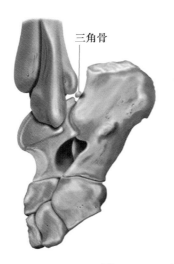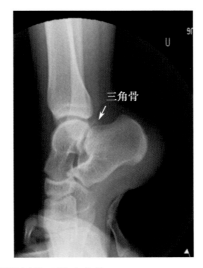

图 3-5-35　极度跖屈侧位 X 线应力片

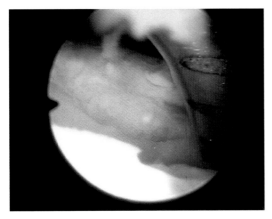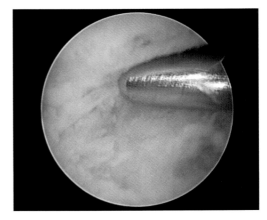

图 3-5-40　距下关节软骨损伤微骨折技术　　　　图 3-5-41　距下关节镜下关节融合（关节面切除）

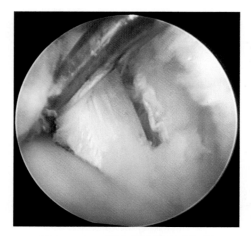

图 3-5-43 重建的距跟骨间韧带

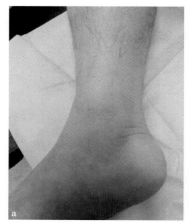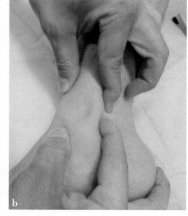

图 3-5-45 胫后肌脱位

a. 胫后肌脱位外观；b. 胫后肌脱位触诊

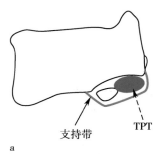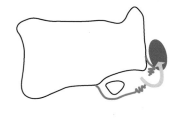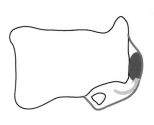

支持带　TPT

图 3-5-48 胫后肌腱（TPT）脱位分类

a. 正常；b. 皮下脱位；c. 骨膜下脱位

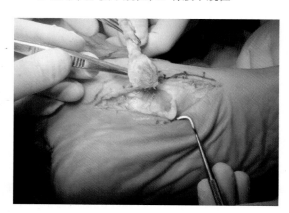

图 3-5-49 变性的胫后肌腱

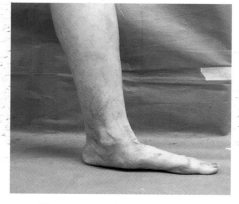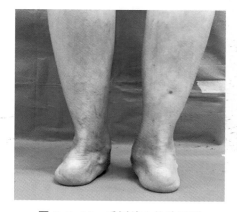

图 3-5-50 侧面站立位外观照　　　图 3-5-51 后侧站立位外观照

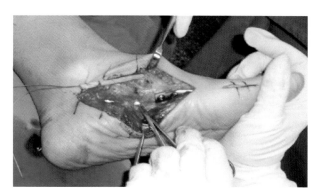

图 3-5-55　趾长屈肌腱转位

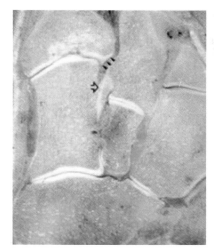

图 3-5-57　箭头处为 Lisfranc 韧带

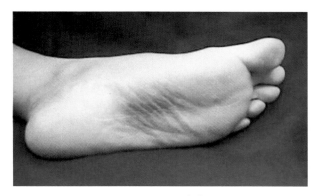

图 3-5-58　足底瘀斑

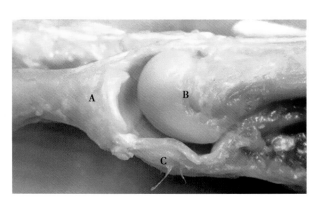

图 3-5-61　跖趾关节的矢状面解剖图
A：近节趾骨；B：跖骨头；C：跖板

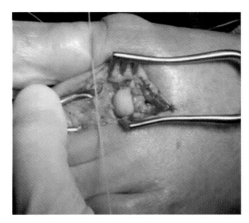

图 3-5-69　将跖骨头复位后用螺钉固定，缝合修复跖板
的缝线从两个骨道引出后在近节趾骨基底拉紧打结

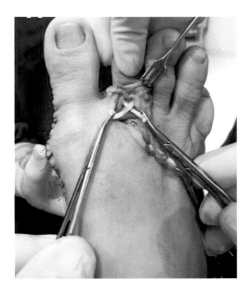

图 3-5-71　将趾长屈肌腱自伸肌腱帽两侧引至背侧，
维持关节跖屈 20° 拉紧与腱帽缝合固定

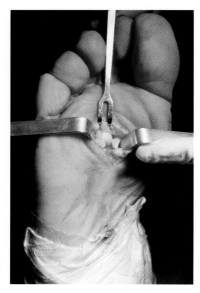

图 3-5-74 趾间神经瘤切除

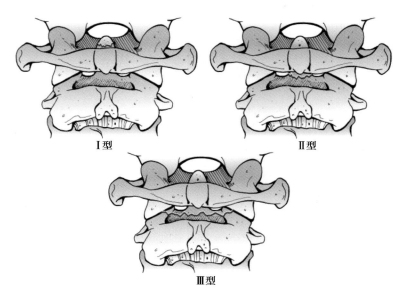

I 型　　　　　　　　II 型

III 型

图 4-1-14 齿状突骨折 Anderson-D'Alonzo 分型

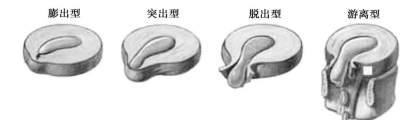

膨出型　　　突出型　　　脱出型　　　游离型

图 4-3-1 椎间盘突出的病理类型

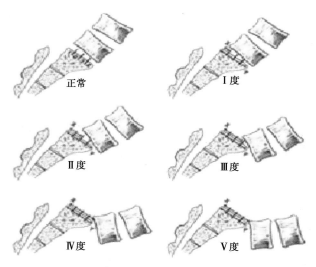

正常　　　　　　　　I 度

II 度　　　　　　　　III 度

IV 度　　　　　　　　V 度

图 4-4-1 腰椎滑脱程度 Meyerding 分级测量法

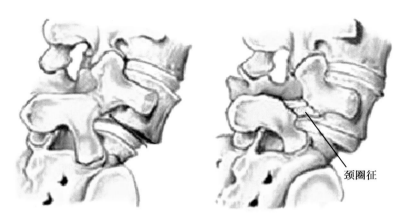

图 4-4-2　峡部不连的"颈圈征"

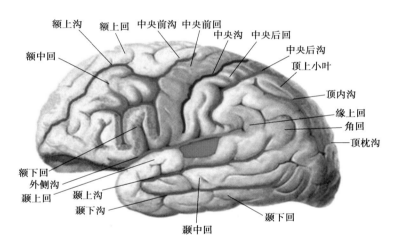

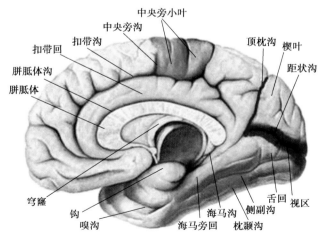

图 5-1-3　大脑的沟回（外面观、内面观）

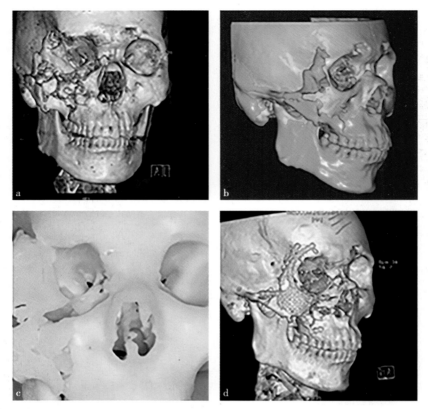

图 5-2-8　计算机辅助设计与制造技术在严重面中部颌骨骨折治疗中的应用
a. 术前三维 CT 图像；b. 数字化模型；c. 3D 打印头颅模型；d. 术后三维 CT 图像

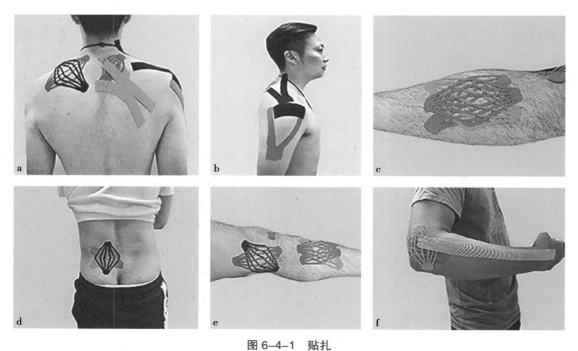

图 6-4-1　贴扎
a. 颈背部贴扎；b. 肩部贴扎；c. 小腿肿胀贴扎；d. 下腰痛贴扎；e. 腘绳肌腱拉伤与小腿肿胀贴扎；f. 网球肘贴扎